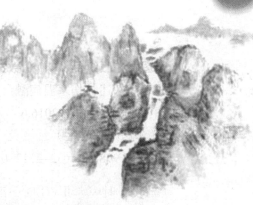

中医师承学堂

时门医述：
伤寒温病融会贯通
（上）

时振声 / 著

中国中医药出版社
·北京·

图书在版编目（CIP）数据

时门医述：伤寒温病融会贯通 / 时振声著 .—北京：
中国中医药出版社，2016.6
（中医师承学堂）
ISBN 978-7-5132-2752-0

Ⅰ.①时…　Ⅱ.①时…　Ⅲ.①伤寒（中医）—研究
②温病—研究　Ⅳ.① R254

中国版本图书馆 CIP 数据核字（2015）第 207897 号

中国中医药出版社出版
北京市朝阳区北三环东路 28 号易亨大厦 16 层
邮政编码　100013
传真　010 64405750
三河市宏达印刷有限公司印刷
各地新华书店经销
*
开本 710×1000　1/16　印张 66.5　字数 1119 字
2016 年 6 月第 1 版　2016 年 6 月第 1 次印刷
书号　ISBN 978-7-5132-2752-0
*
定价　198.00 元
网址　www.cptcm.com

社长热线　010 64405720
购书热线　010 64065415　010 64065413
微信服务号　zgzyycbs
书店网址　csln.net/qksd/
官方微博　http://e.weibo.com/cptcm
淘宝天猫网址　http://zgzyycbs.tmall.com

再版说明

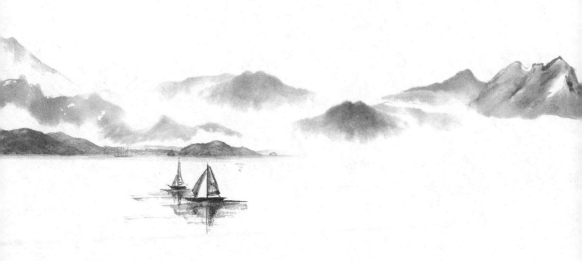

　　本书是总结时逸人、时振声父子数十年中医临床经验的一部文集。时振声生前将其重要论文与临床经验记录，交由杨思澍先生编辑整理。经过杨思澍先生一年多编辑整理工作，在时振声去世之前终于得以成书，1994年由中国医药科技出版社出版发行，当时书名为《时门医述》。

　　2014年，中国中医药出版社受托重新整理出版此书，并做了大量编辑工作，由冯建春、史原朋、李伟、王新昌等对原书进行了数十处的认真校订，书名最终确定为《时门医述：伤寒温病融会贯通》。由此使得该书更加完善，更有利于广大读者学习与使用。

作者简介

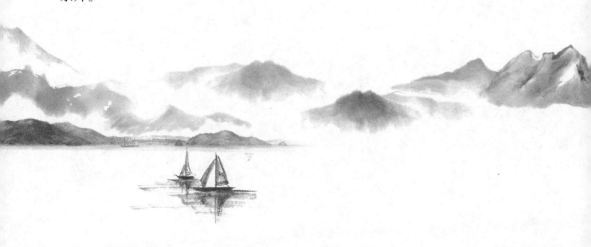

　　时振声，是我国当代著名医学家，幼承庭训，家学渊源，得到其父时逸人的口传心授，且多有发挥与创新。1959 年调至中国中医研究院（现更名为中国中医科学院）从事中医临床治疗、科研、教学工作。时振声先生既是现代伤寒大家，也是治疗肾脏病大家，曾出"治肾十三法"，对提高急慢性肾炎、肾病综合征的疗效大有裨益。先生曾任中国中医研究院研究生部副主任、西苑医院内科主任医师。先生理论本源《内经》，博通众家百流，主张伤寒与温病融会贯通，提倡急病防变，久病治肾，形成了一整套颇具特色的诊疗体系。先生坚持以中医为主导的中西医结合。在医疗实践中，发挥两医之长，其治愈率既优于中医治疗，又高于西医治疗，从医四十年活人无数，在中医理论、科研等方面多有建树，乃医坛巨匠，一代宗师。

内容简介

对伤寒、温病两大体系及历代各流派的认识，本书作者时振声先生秉承其父时逸人学术思想，主张伤寒、温病应统一；六经辨证、卫气营血辨证和三焦辨证也要统一。

本书分为四部分：第一部分是医论，选录了作者时振声在中国中医研究院研究生部为培养研究生所做的专题讲座、报告，以及有关中医理论和临床总结的资料。第二部分是医话，选录作者在临床实践中的有关看法，包括思路方法、病机证治、研究述评、经验体会、分析探讨等。第三部分是医案，为作者从医 40 年来临床实践记录，重点探讨肾病的临床研究。第四部分介绍作者父亲时逸人老中医"融治中西之学说"的学术思想与临床经验。

本书适宜广大中医药院校学生、中西医临床医师学习使用。

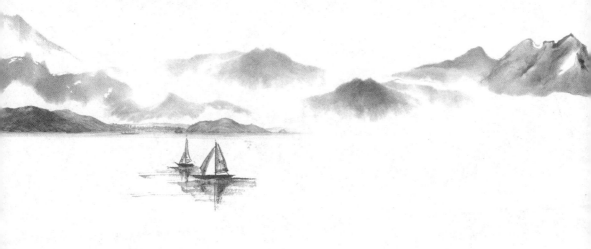

序

　　我国当代著名医学家时振声教授出身于中医世家，幼承庭训，家学渊源，得到了其父我国著名中医学家时逸人翁的口传心授，耳提面命，在中医理论和临床方面奠定了坚实的基础。俟后，考入医学院，系统地学习了现代医学。先生步入医坛后，坚持以中医为主导的中西医结合，在医疗实践中，发挥两医之长，其治愈率既优于中医治疗，又高于西医疗效。先生本源《内经》，博通众流百家，在中医教学、临床、科研等方面多有建树，尤其对伤寒及温病学说的研究，对肾病的研究、治疗，颇具独到之处。对疑难重症，屡起沉疴，扶危救难，活人甚众，深为世人所推崇。

　　笔者忝在学生之列，耳濡目染之余，既叹服先生的才智、渊博的学识和精湛的医术及高尚的医德，更钦佩先生有若兰蕙般的情操和温良恭俭让的传统美德。有幸协助老师编辑《时门医述：伤寒温病融会贯通》，值此付梓之际，先睹文稿，恭读再三，爰作数语，谨志于兹。

　　对伤寒、温病两大体系及历代各流派的认识，先生以为从广义的范畴而言，伤寒、温病所研究的客体是统一的，都是外感热病。六经、三焦、卫气营血等辨证体系，是临床医家在不同的条件下，从不同角度对同一客体进行考察、分析、归纳乃至科学抽象的结果，它们从各个不同的方面反映了外感热病的本质特性和客观规律。因此，先生主张伤寒、温病应统一；六经辨证、卫气营血辨证和三焦辨证也要统一，进而可建立一个新的热病辨证体系，以促进中医热病学的发展。

　　先生对学习《伤寒论》有两点要求：一是不赞成纠缠字句之争、条文之辩，而主张紧密结合临床实践，从宏观角度和动态转化的观点进行考察和研究；二是运用现代医学知识，与中医同类疾病进行类比和验证。因此，先生能跳出古人窠臼，独辟蹊径，对《伤寒论》六经辨证及其传变，尤其对厥阴病的实质做出了客观阐释。

简而言之，先生以为所谓伤寒，并非一独立的疾病，而是多种外感病的统称，其临床表现和发展转归，既有共性，又有个性。六经体系实质上是从宏观的角度对外感热病的发展规律进行的一种把握和总结。由于古人看到急性热病多种多样，其具体表现和预后转归各不相同，便创立了传经理论，通过不同的传经方式和典型证候，阐述了各种热病不同的临床表现和传变规律，达到了共性和个性的统一。

厥阴病是外感热病发展的最后阶段，其具体表现及轻重缓急如何，各家见仁见智，莫衷一是。先生认为诸论均未抓住厥阴病的要害，认为厥阴病的关键在于一个"厥"字。从现代医学微观理论来看，所谓"厥"，实际上是多种感染性疾病发展到感染性休克阶段所导致的微循环障碍的一种临床表现。感染性休克又分为两种类型，即高动力型休克（暖休克）和低动力型休克（冷休克）。一般认为暖休克是感染性休克的早期阶段，类似厥阴病的热厥；冷休克为晚期阶段，类似寒厥。如果高动力型休克转化为低动力型休克，是厥多于热。反之，则为热多于厥。至于厥阴病提到的"必发痈脓""其喉为痹"及"必便脓血"等症，分别相当于现代医学的败血症、中毒性肺炎和中毒性痢疾等病，都是容易出现感染性休克的急性传染病或感染性疾病。

另外，《伤寒论》阳明腑实、少阴热结和厥阴热厥都是下法，貌似相同，其病理机转则有质的差别。从阳明病、少阴病的无肢厥发展到厥阴病的肢厥，是质的变化。从微观上看，前者没有循环性障碍，后者则有之。

先生对于外感热病的治疗，熔伤寒、温病于一炉，认为伤寒化热夹湿即湿温。治疗不拘经方、时方，随宜而用。有时用六经辨证，而用温病之方；有时用三焦、卫气营血辨证，而用伤寒之方；有时则数方化裁，自成新方。遣方用药，古无定法，运用之妙，存乎一心。先生治疗热病，用药注重轻、灵、疏、透，时时给邪以出路，认为轻可去实，是其特点。先生强调治疗急性病要防其传变，有两层含义，一是早期治疗，免生变证；二是预护其虚，减少进一步的伤阳耗阴，以防转化。这在急性热病的治疗中有重要意义，可以及时控制感染，预防并发症，促使病情向愈。

对内科杂病的治疗，先生强调辨病与辨证相结合，重视证的动态变化。每种疾病都有其特殊性，而证则是一般的。因此，必须辨病与辨证相结合。根据病的发展规律，证是在不断地变动，因此对内科杂病的辨证论治要重视证的动态变化，这样才能体现治疗个体化的特点，体现中医辨证论治的优势。如先生在诊治慢性肾小球肾炎的过程中发现，慢性肾炎也有证的转化，脾肾气虚证或肝肾阴虚证都可以转化为气阴两虚证。先生于 1980 年首先提出这种证型的机理和证治，得到了愈来愈多同道的认可。这不但是对慢性肾炎的中医辨证规律的进一步深化，而且提高了临床疗效，说明在慢性病的治疗中同样要重视证的动态变化。

在慢性病的诊治中，先生强调还要把握正邪关系，特别是正虚邪实比较明显的疾病，如慢性肾衰竭等。慢性肾衰竭在病情稳定时以扶正为主，但也要兼顾祛邪；在邪实突出、病情有波动时，则以驱邪为主。慢性肾衰竭的邪实在多数情况下是属于可逆性的加剧因素，如湿热、水湿、风寒、风热等，控制住这些实邪，常可使病情转危为安。对于顽固性肾病综合征的水肿，长期不消者，先生强调审证求因，注重调理气、血、水三者之间的关系，不同意朱丹溪所谓脾虚水肿者，只要脾气得实，水肿自消；亦不同意张景岳所谓"温补即所以化气"。先生认为水肿严重时，邪不去则正气难复，应权衡虚实，分析标本，有时是邪去正安，有时是扶正祛邪，不能一概以健脾或温补印定眼目。否则，肿胀不但不消，反徒增病人痛苦。

慢性病多沉疴痼疾，由于中医理论认为五脏相关，先生强调在治疗中要注意"虚邪之至，害必归阴，五脏之伤，穷必及肾"，慢性病久治不愈时要注意从肾论治的问题。先生所治一氧化碳中毒性脑病、运动神经元疾病，常以补肾活血法而获治愈；治疗糖尿病常以补肾法收功；治疗老年慢性喘息性支气管炎常以补肾纳气而取效；治疗慢性溃疡性结肠炎、肠功能紊乱经久不愈者，常以补肾固涩法而奏效；治疗老年前列腺肥大，常以补肾通利法而获殊功；至于慢性肾小球肾炎、慢性肾衰竭则更多采用补肾法治疗。凡此种种，足见先生在补肾治肾方面独具慧眼，匠心妙运。先生在《肾命学说的发展及临床应用》一文中设补肾十三法，即温肾补气、温肾纳气、温肾利水、温肾固涩、温肾补督、回阳救逆、滋养肾阴、滋肾降火、滋肾息风、滋肾润肺、滋肾填精、滋肾通淋、阴阳双补，补肾大法于此，可一览无遗。先生认为，对慢性虚损性疾病，调理肾中真阴真阳，使之归于平衡，不但能提高一些慢性疾病的临床疗效，而且有助于中医理论的进一步发展。先生是我国治疗肾脏病大家，在理论上详细阐发了肾脏病的治疗规律，其临床疗效居国内外先进水平。先生尝出治肾十三法，即疏风宣肺、健脾益气、健脾固肾、温补脾肾、滋养肾阴、气阴双补、阴阳双补、清热解毒、活血化瘀、通利三焦、渗利水湿、祛风胜湿、攻泻逐水。先生在临床过程中灵活运用，或一法单用，或数法合用，对提高急慢性肾炎、肾病综合征的疗效大有裨益，亦为世人所重视。有的地区在晋升中医主治医师考试时，亦曾有"时氏治肾十三法"的命题，说明先生的学术思想已被世人所应用。先生在中医理论方面发前人所未发，取得突破性进展，创立了肾脏病治疗规律，在中医学术界产生了重大影响，对中医肾脏病的研究与发展作出了突出贡献。

先生对中医这门传统医学的评价，认为其形成经过了由实践到理论、再由理论回到实践的反复验证和升华过程，已发展成为一门结构相对完善，内容丰富多彩的医学科学。其理论有着深远的科学内涵，其临床有相当的先进性和独有的优势，而且二者紧密联系，相互依存，构成了一个统一的不可分割的实用科学体系。因此，尽管其指导思想是朴素辩证法，不可避免地具有笼统、直观、简单、片面等缺陷，但就其形成的具体过程和存在价值而言，其科学性和先进性是毋庸置疑的，即非一些人所说的单纯经验医学，而欧洲古代自然哲学也不可与之比拟。

关于中医学的发展前景，先生以为中医现代化是历史发展的必然趋势。科学发展的动力在于不断地变革自身，中医学亦是如此。中医的发展既要遵循自身的固有规律，又要与现代自然科学（包括现代医学）的长河相沟通。在运用中医辨证论治理论的同时，发挥西医对疾病诊断的长处。逐步形成辨病与辨证相结合、宏观辨证与微观辨病相结合的思维体系。临证则利用现代科学的先进技术，并借鉴其分析方法对疾病加以微观辨病，同时按照中医理论对疾病进行全面分析，既可观察到疾病过程中的动态变化，又不忽视局部的病理改变。以辩证唯物主义思想为指导，继承中医传统理论，吸取现代医学精华，密切联系临床实践，不断前进，不断发展。

先生1949年高中毕业后随其父、著名中医学家时逸人翁侍诊，并就读于前中央国医馆附设中国医学专修科，1951年卒业。1952年取得中医师资格，在南京考试合格取得南京市卫生局颁发的中医师开业执照。1953年又赴山东大学医学院医疗系学习西医五年，毕业后留学院附属医院内科工作。1959年调至中医研究院（现更名中国中医科学院）从事中医临床治疗、科研、教学工作。先生在西苑医院传染病组、消化组、肾病组从事临床工作。承担国家"七·五"攻关课题"慢性肾炎肾虚证的临床及实验研究"，现已结题。所研制的保肾冲剂、滋肾补血片、肾衰胶囊等，治疗慢性肾炎、慢性肾衰的临床疗效达到国内领先水平。有关课题鉴定按照新药审批办法仍在进行中。

　　先生从医40余年，先后发表学术论文200余篇，在学术上造诣深厚。主要著作有《伤寒论串解》《外感热病证治要义》《肾炎的中医证治要义》《中医诊断与辨证纲要》（日文版）等；并参与编著《实用中医内科学》《现代中医内科学》《中医证候鉴别诊断学》《中医疾病鉴别诊断学》《实用中西医结合诊断治疗学》等大型中医学术著作；主审《中医肾脏病学》《中医临床大全》等临床著作。

　　先生擅长中医内科，尤其对热病、脾胃病及肾病更见专长，疗效卓著。先生是全国著名肾病大家，享受国务院政府特殊津贴。先生现为中国中医研究院研究生部副主任，西苑医院内科主任医师，中医内科专业博士研究生导师，国务院学位委员会第三届学科评议组成员，中国中医研究院专家委员会和学位评定委员会委员，中华全国中医药学会内科肾病专业委员会副主任委员及老年病肾虚证专业委员会副主任委员，中国中西医结合研究会肾脏病专业委员会委员，北京中医学会理事及内科专业学会委员，《中国中西医结合杂志》编委、《北京中医杂志》编委、《中医研究》杂志编委、《仲景学术与临床》杂志编委。

　　先生言传心授，教书育人，在西苑医院培养肾病专业进修生，16年来共有200余人得益于先生的教诲。迄今先生已培养中医内科肾病专业硕士研究生9人、博士研究生3人，均成为本院及各地中医技术骨干力量，其中5人还担任了国家级、部级、局级、院级有关肾病的研究课题组长，使肾病的中医研究进一步深入。现仍在攻读博士研究生3人，硕士研究生（含新加坡籍）2人。先生还曾多次主持全国各地中医学院的内科博士生、硕士生的论文答辩会，以及参加各地组织的肾病研究成果鉴定会，审阅全国中医及中西医结合有关杂志的中医理论及肾病临床的稿件，并在全国各地进行多次讲学及医疗活动，深受各界人士欢迎。

　　先生的学术成就蜚声海内外，曾先后多次应邀赴墨西哥、比利时、荷兰、日本、泰国等国家和中国香港、台湾地区进行讲学、诊病及学术交流。有关先生治疗肾病的经验，台湾报纸在1989年曾有详细报道。1990年日本富山医科药科大学和汉药研究所曾请先生赴日做有关慢性肾衰竭中医治疗的专题讲演。1993年先生应邀赴台湾访问，在天真中医医院及台湾中国医药学院做了三次治疗慢性肾炎及尿毒症的经验介绍专题演讲，深受台湾医界同仁欢迎。在对外交流活动中，先生为弘扬中医药学及推广中医治疗肾病的经验作出了卓越贡献。先生对肾病及相关疑难重症辨证准确，疗效卓著。不仅内地慕名前来求医者甚众，我国港澳台地区、东南亚，甚至北美、西欧，亦有不少患者慕名而来，求诊于先生，足见先生在国内外均享有盛誉。

先生在40余年的从医生涯中，博采众家，坚持以中医为主导的中西医结合的诊疗原则，强调继承与发扬相结合，寓创新于发扬之中；理论与实践结合，在实践中不断丰富理论；辨病与辨证结合，尤其重视证的动态变化。先生主张伤寒与温病融会贯通，以息经方与时方门户之见，提倡急病防变，久病治肾，形成了一整套颇具特色的诊疗体系，创造性地发展了中西医学术。对中医体系的完善，对临床疗效的提高，对科研思路的开拓，必将产生深远的影响和推动作用。

杨思澍

1993 年 8 月于国家医药管理局

前 言

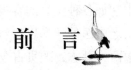

　　中医的理论来自临床实践，从实践中得出的经验上升到理论，再用以指导实践，这是中医理论形成的过程，因此应当重视中医理论，但中医理论的学习又必须密切结合临床实践，学用结合，才能见病知源，得心应手。《医学心传》说："夫巧妙讵能骤得，必博览群书，简炼揣摩，由博返约；加之临证多则见识广，所谓熟能生巧是也。若读书多而临证少，则胸中了了，指下难明；临证多而读书少，则大海茫茫，望洋莫辨。是以读书临证两不可废，诚能久久圆熟。临证即是读书，读书无殊临证，巧妙自此而生，心传由此而得，其于岐黄之道，思过半矣。"也指出了理论联系实践，则巧妙自生，知行并重为医道之全功。

　　本书乃余从医40年来的心得体会。第一部分是医论，选录了余在中国中医研究院研究生部为培养研究生所做的专题讲座、报告，以及有关中医理论和临床总结的资料。目的在于理论要和实践紧密结合，用中医理论指导当前的临床实践，通过实践再来提高理论认识。中医理论的发展，历经了漫长的自我发展的过程，从不完善到比较完善，从低层次走向比较高的层次。虽然中医的理论来自临床实践，由于受古代哲学——朴素辩证法思想的影响，不可避免地带有一些直观、笼统、自发的性质，但是瑕不掩瑜，中医理论绝大部分还是能够指导临床实践、提高临床疗效的。我们在通过实践提高理论认识的同时，就应当自觉地摆脱有关朴素辩证法思想的影响，使中医理论得到进一步的完善和提高，这样将有助于中医学的飞跃发展。第二部分是医话，选录了一些余在临床实践中的有关看法，包括思路方法、病机证治、研究述评、经验体会、分析探讨等，以供临床参考，有些看法虽不全面，但是从临床实践中得来的认识，为了开拓思路、丰富理论、提高疗效，似有探索的必要。第三部分是医案，为余从事临床实践的部分记录，从医40年来，虽然在内科专业范围内做了一点工作，但20世纪60年代重点是传染病的临床研究，20世纪70年代开始至今重点探讨肾病的临床研究。由于专科的特点，心得体会比较局限，亦属皮毛鳞爪，但力求做到结合实际，不空谈理论，亦不拘派绳方，希望从临床实践中掌握各种疾病的客观规律，目的在于提高疗效。第四部分为介绍先父时逸人老中医的学术思想与临床经验，先父一向以"整理医学"为主张，以汇通中西为耿志，融贯古今，俾切合实用为唯一目的。虽然有"融冶中西之学说，化中化西，而成为第三者之医学，始可言融会"之意志，与现今之中西医结合的道路相同，但个人奋斗，无济于事。先父历经战争纷乱，颠沛流离，导致体弱多病，但也考察了各地的风土人情，用药特点，积累了丰富的临床经验，这也是难能可贵之处。书中之犀角、虎骨等，为古书原方原药，故予以保留。先父晚年勤于著作，总结经验，在20世纪50年代，著作流传于我国港台、东南亚各地甚广，对推动中医药学术发展作出一定贡献。今介绍先父有关热病及内科、妇科、儿科的临床经验，由于资料不全，特别是早期的资料阙如，以及多数资料在浩劫中丧失，无法弥补，只好就现存资料分析，也难免有失片面。先父强调医者要作恒医，即不图虚名、实事求是，但技术要精益求精、不断提高。如早年先父在《折背曳笔记》中"恒医与扁鹊"一文所述，今节录如下，以共勉之。

《论衡》有云："微病恒医皆巧，笃剧扁鹊乃良。"恒医，寻常之医也；扁鹊，乃春秋时之良医，姓秦名越人，少遇长桑君，授之以禁方，因以医名也。其技之神奇，数见于《史记》，宜其名为后世所传诵而不置。惜乎居今之世，如扁鹊之医者，已不可复得，而恒医则比比皆是，虽然有自号今日之扁鹊者，究能治笃剧之危症否耶？愈则贪天之功以为己有，不愈则不任其咎，其实际几恒医之不若，故市人有不愿见近世扁鹊之叹也。余主张医者当恒医其名，而扁鹊其实，有著手回春之实效，无矜张夸大之虚名，孙子所谓："善用兵者，无赫赫之功"。愿同志者，味乎吾言。

以上，充分说明了医者应具有的医德，即医者不应追名逐利，要兢兢业业地为提高人民的健康而奋斗。古人云："天下之至变者，病也；天下之至精者，医也。"疾病之变化多端，如不勤求博采，究其所变，焉能有回春之效。

清代程杏轩有《医述》之著，取述而不作之意，采集各家医论，上至灵素，下及晚清，综贯众说，分类比附，揭要提纲，便于取法。本书题名《时门医述》者，是取记述时门两代对中医理论与实践的心得体会，其中或有助于理论上的提高，或有助于临床之应用，是余所企望也。

余已年逾花甲，肤浅所得，不揣固陋，抛砖引玉，还请诸同道参正。

本书能够付梓，得到了我的学生国家医药管理局杨思澍研究员的鼎力相助，值此表示衷心的感谢。

时振声

1993 年 8 月于北京

目 录
CONTENTS

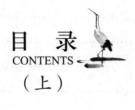

（上）

医 论

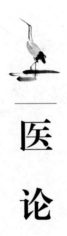

医

论

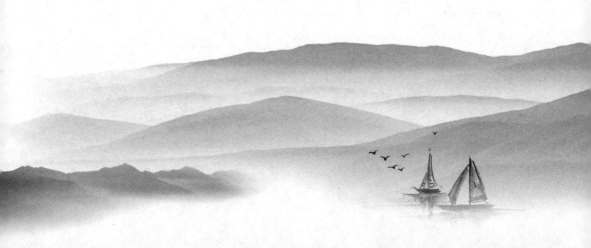

《内经》中的病因与发病

人体内部各脏腑之间的生理活动，由于某些因素的影响，使原来处在相对平衡的状态遭到破坏，因而引起疾病的发生，这一过程称为发病。而引起发病的某些因素称为病因。中医的病因学说是在古代朴素的辩证法和唯物论思想指导下形成的，是直观的、笼统的，是根据发病过程和临床表现推理出来的，即所谓"审证求因"，如果没有发病过程的表现，也就不存在所谓的病因，因此中医的病因与发病是密切联系不可分割的。本文试图讨论《内经》中的病因与发病的内容，两者之间的关系，以及对后世的影响。

一、病因

《内经》中认为致病因素可以有内外两方面。如《素问·调经论》："夫邪之生也，或生于阴，或生于阳。其生于阳者，得之风雨寒暑；其生于阴者，得之饮食居处，阴阳喜怒。"所谓生于阴、生于阳，张景岳解释为："风雨寒暑生于外也，是为外感，故曰阳；饮食居处，阴阳喜怒生于内也，是为内伤，故曰阴。"初步将致病因素分为两类。现将有关病因归纳如下：

1. 六气

在正常情况下，风寒暑湿燥火六气，分别主管四季，《内经》中以六气为三阴三阳之本，故又名六元。一般认为感受四时之常气，即风、寒、暑、湿、燥、火六气为病者，属伤寒温病一类的急性热病。后世称此六气为六淫，以下简述六气引起疾病的特点。

风：《素问·生气通天论》："风者，百病之始也。"指六淫之邪侵于肌表莫不缘风气以入，故风为百病之始。《素问·生气通天论》："因于露风，乃生寒热。"《素问·风论》："风气藏于皮肤之间，内不得通，外不得泄，风者善行而数变，腠理开则洒然寒，闭则热而闷，其寒也则衰食饮，其热也则消肌肉，故使人怢栗而不能食，名曰寒热。"指出了风邪侵入可以发生寒热的病机。由于风邪善行而数变，因此不仅发生寒热，还可出现各种变证，故《素问·风论》又云："故风者，百病之长也，至其变化，乃为他病也，无常方，然致有风气也。"由于风性疏泄，所以《伤寒论》中："太阳病，发热汗出恶风脉缓者，名为中风。"《素问·太阴阳明论》："伤于风者，上先受之。"所以《金匮要略》："寸口脉沉滑者，中有水气，面目肿大，有热，名曰风水。"由于《素问·阴阳应象大论》有"风胜则动"，故《素问·至真要大论》有"诸暴强直皆属于风"等。都是根据风的特性及临床表现，来推论其病因属风。

寒：《素问·举痛论》："寒则气收。""寒气入经则稽迟，泣而不行，客于脉外则血少，客于脉中则气不通，故卒然而痛。"指出经脉气血受寒邪则凝塞不通而疼痛，故《素问·痹论》："痛者，寒气多也，有寒，故痛也。"由于寒主收引，故《灵枢·岁露论》："四时八风之中人也，故有寒暑，寒则皮肤急而腠理闭……"由于腠理闭，阳气不得外泄而浮于表，可见发热，故《素问·生气通天论》："因于寒，欲如运枢，起居如惊，神气乃浮。"指出伤于寒以后，阳气当如运枢以外应。《伤寒论》中太阳伤寒证亦具有发热恶寒，无汗身痛的特点，方能确定是伤于寒。

暑：《素问·生气通天论》："因于暑，汗烦则喘喝，静则多言，体若燔炭，汗出而散。"指感受暑邪后，汗出而烦，喘喝有声，因暑热影响神明，气伤神虚，不烦亦见多言。体热如燔炭，必汗出而散热。《灵枢·岁露论》："暑则皮肤缓而腠理开。"指出暑邪伤人有汗出的特点。因汗出多则伤气，故《素问·举痛论》："炅则腠理开，荣卫通，汗大泄，故气泄矣。"《金匮要略》："太阳中热者，暍是也，汗出恶寒，身热而渴，白虎加人参汤主之。"指出伤于暑有身热，汗出伤津而口渴，汗多气泄则恶寒的特点。

湿：《素问·生气通天论》："因于湿，首如裹，湿热不攘，大筋软短，小筋弛长，软短为拘，弛长为痿。"指出伤于湿，可以头部重胀如裹，湿热相合则大筋可以收缩而短，屈而不伸为拘挛，小筋反见弛松而长，伸而不屈为痿弱。《素问·六元正纪大论》："湿胜则濡泄，甚则水闭胕肿。"指出伤于湿可以发生泄泻及尿少浮肿。《素问·痿论》："有渐于湿，以水用事，若有所留，居处相湿，肌肉濡渍，痹而不仁发为肉痿。故下经曰：肉痿者，得之湿地也。"指出从事水中工作或居住湿地，因日渐感受湿邪，可以使肌肉顽木不仁，而为肉痿。《素问·调经论》也有："寒湿之中人也，皮肤不收，肌肉坚紧，荣卫泣，卫气去……"指出寒湿相合，使皮肤不能收缩。肌肉则坚紧，并有荣血涩滞，卫气不足等现象发生。因湿为阴邪，阻遏气机，损伤阳气，故可见荣血涩滞，肌肉不仁，拘挛痿弱等症。如果湿与风、寒相杂，则可为痹，故《素问·痹论》有："风寒湿三气杂至，合而为痹也。其风气胜者为行痹，寒气胜者为痛痹，湿气胜者为著痹也。"所谓行痹有风胜则动的特点，痛痹有寒凝而痛的特点，著痹则有重著不移、顽麻不仁等特点。

燥：《素问·六元正纪大论》："燥胜则干。"故《伤寒论》中将燥之为病见于热盛化燥，如口干舌燥，胃中燥、胃中有燥屎五六枚等是。后世喻嘉言对燥邪为病尤多发明，如谓："燥之与湿有霄壤之殊，燥者天之气也，湿者地之气也，水流湿，火就燥，各从其类，此胜彼负，两不相俸……奈何《内经》病机一十九条独遗燥气，他凡秋伤于燥皆谓秋伤于湿，历代诸贤随文作解，弗察其讹，昌特正之。大意谓春伤于风，夏伤于暑，长夏伤于湿，秋伤于燥，冬伤于寒，觉六气配四时之旨，与五运不相背戾，而千古之大疑始一抉也。""天秋不遽燥也，大热之后，继以凉生，凉生而热解，渐至大凉而燥，金乃行焉"。"若病起于秋而伤其燥，金受火刑，化刚为柔……欲仍清肃之旧，其可得耶？"乃创立辛凉甘润之清燥救肺汤，以治疗秋伤于燥的肺燥咳嗽，对后世温病学中的秋燥一证的确立有很大影响。

火：《素问·五运行大论》："南方生热，热生火……其在天为热，在地为火……其性为暑。"说明热、火、暑三者同性。《素问·六微旨大论》："岁火太过，炎暑流行……"《素问·五常政大论》："升明之纪，正阳而治……其类火，其政明耀，其候炎者，其令热……"皆是相同之意，故火亦可作为外因之一。《素问·阴阳应象大论》有"壮火之气衰""壮火食气""壮火散气"，皆是指过于亢奋的火（包括外来的及内生的）能导致耗散正气。除了外来的感受暑邪而见火证外，其他外来的致病因素也皆可转变为火证，故刘河间云："六气皆能化火。"《内经》中的热病多由寒邪化热而来，如《素问·热论》"人之伤于寒也，则为病热……凡病伤寒而成温者，先夏至日者为病温，后夏至日者为病暑"，说明热病、暑病皆属火之为病。《素问·阴阳应象大论》"阳盛则热"，《素问·至真要大论》"诸躁狂越，皆属于火""诸热瞀瘛，皆属于火"，指出凡是临床上有发热、狂躁、神昏、抽掣等症，皆与火邪有关。另外内因情志之病亦可化火，故朱丹溪云"气有余，便是火"，"五脏各有火，五志激之，其火随起"。

2. 疫疠

《素问·刺法论》："五疫之至，皆相染易，无问大小，症状相似。""疫之与疠，即是上下刚柔之名也，穷归一体也。"《内经》看到了某些传染病的流行，提出疫疠的病名，认为仍是六气之病，但是与司天在泉的阳干阴干失守有关。后世认为是感受非时之气，如《诸病源候论》时气候云："时行病者，是春时应暖而反寒，夏时应热而反冷，秋时应凉而反热，冬时应寒而反温，非其时而有其气，是以一岁之中，病无长少，卒相似者，此则时行之气也。"疫疠病候云："其病与时气温热等病相类，皆由一岁之内，节气不和，寒暑乖候，或有疾雨，雾露不散，则民多疾疫，病无长少，率皆相似，如有鬼疠之气，故云疫疠病。"其看法与《内经》相同。至吴又可《温疫论》才明确提出："大约病遍一方，延门合户，众人相同，皆时行疫气，即杂气所钟。为病种种，是知气之不一也。盖当其时，适有某气专入某脏腑经络，专发为某病，故众人之病相同，非关脏腑经络或为之证也。不可以年岁四时为拘，盖非五运六气所能定者，是知气之所至无时也……疫气者，亦杂气中之一，但有甚于他气，故为病颇重，因名之疠气……盖因诸气来而不知，感而不觉，惟向风寒暑湿所见之气求之，既已错认病原，未免错投他药。"吴氏提出杂气之说，有别于一般六气，认识到传染病有其特殊的病原，是中医病因学说上的一个重大进展。

3. 七情

七情是指喜怒忧思悲恐惊的情志变化，影响于人体致病。《素问·举痛论》："怒则气上，喜则气缓，悲则气消，恐则气下……惊则气乱……思则气结。"说明了情志的变化可以引起内脏的气机失常，使气血功能紊乱而发病。《素问·阴阳应象大论》："怒伤肝""喜伤心""思伤脾""悲伤肺""恐伤肾"，《灵枢·本神》有："心怵惕思虑则伤神，脾忧愁而不解则伤意，肝悲哀动中则伤魂，肺喜乐无收则伤魄，肾盛怒而不止则伤志。"又有"肝气虚则恐，实则怒……心气虚则悲，实则笑不休"。虽然各种情志改变及五脏的说法不尽相同，但是人体是一个有机的整体，无论哪一种情志变化，皆可影响到心的功能，然后再分别影响到其他各脏，出现各种不同的功能失调。故《灵枢·口问》："心者，五脏六腑之主也……故悲哀愁忧则心动，心动则五脏六腑皆摇。"《素问·痿论》："悲哀太甚则胞络绝，胞络绝则阳气内动……"《素问·举痛论》："喜则气和志达，营卫通利，故气缓矣。悲则心系急，肺布叶举而上焦不通，营卫不散，热气在中，故气消矣……惊则心无所依，神无所归，虑无所定，故气乱矣……思则心有所存，神有所归，正气留而不行，故气滞矣。"皆说明神志的变化可以通过心，然后再影响他脏发生变化。由于情志变化在发病学中占有重要位置，故《素问·阴阳应象大论》中强调："喜怒不节，寒暑过度，生乃不固。"

4. 饮食

《素问·经脉别论》："饮入于胃，游溢精气，上输于脾，脾气散精，上归于肺，通调水道，下输膀胱，水精四布，五经并行，合于四时五脏阴阳，揆度以为常也。"说明饮食进入人体后的运化分布，机体的代谢过程适应四时变化，按着阴阳胜复的规律以衡量五脏生理功能的正常活动。故《素问·生气通天论》又云："是故谨和五味，骨正筋柔，气血以流，腠理以密，如是则骨气以精，谨道如法，长有天命。"说明了要注意饮食调和，则肌肉健壮，骨气旺盛，精髓充实。如果饮食不节，饥饱失常，则可导致脾胃受损，故《素问·痹论》："饮食自倍，肠胃乃伤。"《素问·太阴阳明论》："食饮不节，起居不时者阴受之……阴受之则入五脏……入五脏则䐜满闭塞，下为飧泄，久为肠澼。"《灵枢·百病始生》："卒然多食饮则肠满。"李东垣亦强调饮食不节的致病因素，认为："元气之充足，皆由脾胃之气无所伤，而后能滋养元气。若胃气之本弱，饮食自倍则脾胃之气既伤，而元气亦不能充，而诸病之所由生也。""饮食不节，寒温不适，则脾胃乃伤。"其他如饮食的偏嗜，亦可引起机体的阴阳偏胜而致病。如《素问·生气通天论》"高粱之变，足生大丁"即是。过食生冷，损伤脾胃，可使脾胃虚寒，如《素问·调经论》："因寒饮食，寒气薰满，则血泣气去，故曰虚矣。"

5. **劳倦**

《内经》中有关养生之道注重"法于阴阳，和于术数，食饮有节，起居有常，不妄作劳，故能形与神俱，而尽终其天年"。指出不妄作劳，不是不要劳动，而是不要过度。《素问·宣明五气论》有："久视伤血，久卧伤气，久坐伤肉，久立伤骨，久行伤筋，是谓五劳所伤。"《灵枢·百病始生》："起居不节，用力过度则络脉伤……"《素问·举痛论》："劳则气耗。"都说明了过度的劳力则有损于机体。李东垣亦强调"形体劳役则脾病"，指出过度体力消耗之危害。至于房劳过度对机体的影响，《内经》中更是极为重视，如谓："以酒作浆，以妄为常，醉以入房，以欲竭其精，以耗散其真，不知持满，不时御神，务快其心，逆于生乐，起居无节，故半百而衰也。"《灵枢·百病始生》有"醉以入房"，《灵枢·邪气脏腑病形》也有"入房过度"等，均是构成发病的因素。《伤寒论》中有"阴阳易"之病名，《金匮要略》有"房室所伤"之因素，皆说明无论外感热病或内伤杂病，对房室致病的问题，都是十分重视的。

6. **其他**

《灵枢·邪气脏腑病形》"有所堕坠，恶血留内"，"有所击仆"，也是一种致病因素。《金匮要略》则提出金刃虫兽所伤，皆属于其他的致病因素。

总之，致病因素在《内经》中提到内外两个方面，如《灵枢·邪气脏腑病形》"邪之中人也奈何？岐伯答曰：邪之中人也高……身半以上者，邪之中也，身半以下者，湿之中也，故曰邪之中人也，无有常，中于阴则溜于腑，中于阳则溜于经"，所指邪为外邪，亦即风雨寒暑之类，外邪中于阳则入三阳经，中于阴则入三阴经，这是指外感热病按六经辨证来区分的。至于内伤因素则入脏，如"邪之中人脏奈何？岐伯曰：愁忧恐惧则伤心；形寒寒饮则伤肺，以其两寒相感，中外皆伤，故气逆而上行；有所堕坠，恶血留内，若有所大怒，气上而不下，积于胁下则伤肝；有所击仆，若醉入房，汗出当风则伤脾；有所用力举重，若入房过度，汗出浴水则伤肾"，所谓愁忧、恐惧、大怒、寒饮、堕坠、击仆、房室过度、强力举重皆能影响脏腑气血阴阳失调，皆是造成脏腑内伤的因素。《金匮要略》提出："千般疢难，不越三条，一者经络受邪入脏腑为内所因也；二者四肢九窍，血脉相传，壅塞不通，为外皮肤所中也；三者房室金刃虫兽所伤。由此详之，病由都尽。"《金匮要略》是以发病部位来区分内所因或外所中，至于房室金刃虫兽所伤，既非由经络受邪传入脏腑，亦非血脉壅塞不通，故单独列为一类。至于陈无择提出外感六淫为外因，内伤七情为内因，而房室饮食劳倦、跌仆金刃虫兽所伤与六淫七情无关，属不内外因，是从发病学的角度来区分，与《金匮要略》的含义有所不同，不要混淆。自此以后，中医的病因学说形成了三因论。由于中医的病因学说除疫疠等少数致病因素直接对机体有伤害作用，其他诸因素大都与病机属性相合，因此形成了独特的中医诊疗体系。

二、发病

中医认为疾病的发生，表现在机体原来处在相对平衡的状态遭到破坏，亦即所谓阴阳失调。《素问·阴阳应象大论》云："阴胜则阳病，阳胜则阴病，阳胜则热，阴胜则寒。"说明阴阳偏胜则疾病的病机属性有寒热之不同。阴阳失调的过程反映了机体与病因之间的关系，亦即正邪关系。由于中医独特的诊疗体系，着眼点是在调整机体的阴阳失调，因此对发病过程的认识，重点不在于病因，而在于机体的抗病能力，故《素问·评热病论》谓"邪之所凑，其气必虚"，《素问·刺法论》谓"正气存内，邪不可干"。正与邪的斗争不仅决定着发病，而且也决定着疾病的转归。如《伤寒论》的六经辨证是以阳气及阴气的多少来决定疾病的发展和传变的。正气增长则邪气消退，邪气增长则正气减弱，随着正邪的消长，机体反映出两类不同的病机与证候，即所谓虚证与实证。《素问·通评虚实论》云："邪气盛则实，精气夺则虚。"因此在疾病过程中尤其要注意正气的问题，即使是祛邪也是要达到扶正的目的。重视机体的正气是中医学在发病学上的重要贡献，也是符合辩证唯物主义思想的。以下就正气在发病过程中的地位略述于后。

1. 正虚是发病的根本

《灵枢·百病始生》："风雨寒热，不得虚邪不能独伤人。卒然逢疾风暴雨而不病者，盖无虚，故邪不能独伤人。此必因虚邪之风，与其身形，两虚相得，乃客其形。"指出了发病过程必因正虚，而后外邪方能乘虚而入，此外来之虚邪贼风，与机体之虚，两虚相得，乃客其形。《素问·八正神明论》亦云"以身之虚，而逢天之虚，两虚相感，其气至骨，入则伤五脏"，亦是此意。

《素问·太阴阳明论》："贼风虚邪者，阳受之；食饮不节，起居不时者，阴受之。"指受病部位，外邪侵犯肌表，肌表属阳，故曰阳受之；内脏属阴，饮食内伤，故曰阴受之。《灵枢·五变》云"人之有常病也，亦因其骨节皮肤之不坚固者，邪之所舍也，故为常病也"。也说明外邪侵入，是因骨节皮肤之不坚。外邪侵及人体，中于阳，甚则传入于内，如脏气实则邪不能入脏，则还之于腑。故《灵枢·邪气脏腑病形》："邪之中人也，无有常，中于阴则溜于腑，中于阳则溜于经。"如果外邪中于脏，必"阴阳俱感，邪乃得注"。如"形寒寒饮则伤肺，以其两寒相感，中外皆伤，故气逆而上行"，"有所击仆，若醉入房，汗出当风则伤脾"，"有所用力举重，若入房过度，汗出浴水则伤肾"之类即是，必有内伤于脏，而后外邪方得传入于脏，而阴阳俱感，表里同病。

以上说明了中医认为发病必有正虚，外邪方得乘虚而入。而内伤诸因素如七情、饮食、劳倦、房室均可导致正虚，在发病学上有重要意义。

2. 体质因素对发病的影响

人的体质因素在发病过程中起很重要作用，体质不同对病邪的反应不同，也可有不同的发病过程。《灵枢·论勇》云："有人于此，并行并立，其年之长少等也，衣之厚薄均也，卒然遇烈风暴雨，或病或不病，或皆病或皆不病，其故何也？少俞曰……皮厚肉坚，固不伤于四时之风……"指出体质不同，表现各异，薄皮弱肉则不胜四时之虚风，皮厚肉坚则不伤于四时之风。《素问·逆调论》："人身非常温也，非常热也，为之热而烦满者何也？岐伯对曰：阴气少而阳气胜，故热而烦满也。帝曰：人身非衣寒也，中非有寒气也，寒从中生者何？岐伯曰：是人多痹气也，阳气少阴气多，故身寒如水中出。"指出阴气少阳气胜的人，虽未外感温热之邪气，亦觉热而烦满；阳气少阴气多的人，不是衣服单薄，亦非感受外寒，但仍觉身寒如从水中出，这是体质不同，故表现也不相同。热病的传变亦与体质有关，如《素问·热论》："人之伤于寒也，则为病热，热虽甚不死；其两感于寒者，必不免于死。"两感是表里俱受邪，病情较重，之所以形成两感者，必其人有内虚的因素，以致形成阴阳俱感，内外皆伤的局面，否则中于阳仅表现三阳经证候，即使人内中于阴亦留于腑，表现较两感为轻，预后亦较两感为佳。《伤寒论》中的六经传变，当然亦与体质因素有很大关系，素体虚者，感受外邪，可以形成太阳与少阴两感之证，亦可由太阳病迅速传变为少阴病。如283条云"病人脉阴阳俱紧，反汗出者，亡阳也，此属少阴，法当咽痛而复吐利"，即是太阳病转属少阴，由于太阳是少阴之表，素体阳虚者，外感风寒可导致由太阳病迅速转变为少阴病，尤在泾称为太阳飞渡少阴。又如外感湿邪可以寒化，亦可热化，素体脾胃虚者则多见寒化，素体阴虚或有胃热者则多见热化。都说明体质因素不仅可以表现为不同症状，而且也可决定病情的转归。

《素问·金匮真言论》"夫精者，身之本也，故藏于精者，春不病温"。认为冬不藏精，至春能病温。朱丹溪亦谓"恣嗜欲以戕贼，至春升之际，下无根本，阳气轻浮，必有温热之病"。李东垣亦认为房室劳伤辛苦之人，肾水涸竭，无以制春木之发生，所以发为温病。此皆以房劳立说。吴鞠通云："示人春养生以为夏奉长之地，夏养长以为秋奉收之地，秋养收以为冬奉藏之地，冬养藏以为春奉生之地。盖能藏精者一切病患皆可知，岂独温病为然哉！《金匮要略》谓五脏元真通畅，人即安和是也……不藏精三字须活看，不专主房劳说，一切人事之能摇动其精者皆是。"藏精与否，实质上也是体质问题，不藏精不专主房劳的看法较为合理，如仅指房劳，其义较狭窄。

3. 四时气候对发病的影响

六淫即四时气候的变化，由于古人认为外来病因与四时气候变化有关，故特别强调要适应四时，如《素问·四气调神大论》云："夫四时阴阳者，万物之根本也，所以圣人春夏养阳，秋冬养阴，以从其根。"《素问·生气通天论》云："苍天之气清净，则志意治，顺之则阳气固，虽有贼风，弗能害也，此因时之序。"均说明要适应自然环境的变化，就可不发生外感一类的疾病。

四时气候的变化可以发生各种急性热病（包括疫疬），是作为诱因而存在。《内经》认为感四时之常气，则病伤寒与温病，感受非时之气，是病疫疬，虽然《内经》认识到疫疬的发病呈流行性，但病因仍属六气。至吴又可《温疫论》则认为疫疬是杂气为病，与六气无关。如吴氏云："夫疫者，感天地之戾气也，戾气者，非寒、非暑、非暖、非凉，亦非四时交错之气，乃天地别有一种戾气。"吴氏的看法在中医界长期地占有统治地位，以致认为伤寒温病与温疫之间有明显的区别，实际上这三种都是指多种急性热病而言。不能将古人认为六气所致的急性热病与戾气所致温疫对立起来，因为前者所包括的是多种急性热病，后者所包括的也是多种急性热病，都是属于现今的传染病范畴，只不过后者呈暴发性或流行性而已。

《素问·生气通天论》："春伤于风，邪气留连，乃为洞泄；夏伤于暑，秋为疟疟；秋伤于湿，上逆而咳，发为痿厥；冬伤于寒，春必温病。"《素问·阴阳应象大论》："冬伤于寒，春必病温；春伤于风，夏生飧泄；夏伤于暑，秋必疟疟；秋伤于湿，冬生咳嗽。"以上两节，说明《内经》认为外感六淫之邪，可以使邪气留连，延缓发病，此亦即后世伏邪为病之由来。

《伤寒例》云："冬令严寒……中而即病者，名曰伤寒；不即病者，寒毒藏于肌肤，至春夏为温病。"仍本《内经》之说，《诸病源候论》提出了"寒毒藏于肌骨之中"。宋庞安常与朱肱皆认为辛苦之人，冬令易触寒毒之气，伏而不发，至春遇温气而变，即为温病。元末明初王安道提出伏热的看法，谓"温病不得混称伤寒，因伏热在内，虽见表证，惟以里证为多"。并提出新感引动伏邪为病，而出现表轻里重的情况。明汪机提出"有不因冬伤于寒而病温者，此特春温之气，可名曰春温，如冬之伤寒，秋之伤湿，夏之中暑相同，此新感之温病也"。以后温病便分为新感温病与伏邪温病两类。

古人对于伏邪学说的邪伏部位，除了肌肤、肌骨外，还有柳宝诒的邪伏少阴；俞根初的实邪多发于少阳募原，虚邪多发于少阴血分阴分；章虚谷的邪伏血气之中，等等。由于古人对伏邪的部位是从临床表现推理而来，因此不必追究其到底伏于何处，问题在于外邪能否伏藏于机体。吴又可《温疫论》认为："风寒所伤，轻者感冒，重则伤寒。即感冒一证……当即为病，不能容隐，今冬时严寒所伤，非细事也，反能藏伏过时而发耶……况风寒所伤，未有不由肌表而入，所伤皆营卫，所感均系风寒，一者何其懞懂，藏而不知；一者何其灵异，感而即发？"可见吴氏对于伏邪之说是采取否定态度的。吴氏认为："伤寒与中暑，感天地之常气，疫者感天地之疠气，在岁运有多寡，在方隅有厚薄，在四时有盛衰。此气之来，无论老少强弱，触之者即病。"指出疠气（戾气）为病是触之者即病，但又提出邪伏募原之说，谓："温疫之邪，伏于膜原，如鸟栖巢，如兽藏穴，营卫所不关，药石所不及。至其发也，邪毒渐张，内侵于肺。外淫于经，营卫受伤，诸证渐显，然后可得而治之。

方其浸淫之际，邪毒尚在膜原，必待其或出表或入里，然后可导邪而去，邪尽方愈。"吴氏提出邪伏募原与冬寒伏藏至春化温的伏邪概念不同，但是容易混淆。吴氏提出的杂气说，在中医病因学上是一重大进展，由比较明确的病原侵入机体，经过一定时间而发病，倒是相当于现代传染病的潜伏期。但是冬寒伏藏化温的伏邪概念不能与潜伏期等同，因为六气的病因，基本上与病机相混，是从临床表现来审证求因的，可以认为是急性热病的诱因，但不是真正的病因，伏邪学说也是从临床表现推理而来，因此伏邪学说的意义不在于感邪后发病的迟早，而在于区别温病初起的不同证候类型。一般认为急性热病在初起阶段，出现表证，解表后热退或病程较短，症状轻微的，称之为新感；如果一发病即是显露里热炽盛，很快化燥伤阴，病程较长，症状严重的，称之为伏邪。但临床上往往多见是表证出现后，变化迭出，病程延长，症状危重，这种类型则称为新感引动伏邪。

但是同样得病，有的症状轻微，有的症状严重。古人以内有伏热来解释，也就是用伏邪学说解释，由此可见伏邪学说实质上也是属于体质因素了。又如传染病中，一些潜在性感染，在机体抗病能力强盛的情况下并不发病，如果由于外感六淫或内伤诸因素，使机体抗病能力减退，相对稳定破坏，因而发病，亦可认为是伏邪外发，可以用伏邪学说来解释，这样伏邪学说似又有病因学的概念了。但是古人的伏邪学说恐怕仍是以体质因素，即内有伏热的概念解释较妥。

《内经》中的诊法

诊法是辨证的基础，古人对于诊法强调望、闻、问、切四诊合参，如《素问·阴阳应象大论》："善诊者，察色按脉，先别阴阳，审清浊而知部分，视喘息、听声音而知所苦，观权衡规矩而知病所主，按尺寸观浮沉滑涩而知病所生，以治无过，以诊则不失矣。"后世《难经·六十一难》亦曰："经言望而知之谓之神，闻而知之谓之圣，问而知之谓之工，切脉而知之谓之巧，何谓也？然望而知之者，望见其五色以知其病；闻而知之者，闻其五音以别其病；问而知之者，问其所欲五味以知其病所起所在也；切脉而知之者，诊其寸口，视其虚实以知其病在何脏腑也。以外知之曰圣，以内知之曰神，此之谓也。"《难经》虽然是以神圣工巧来说明望、闻、问、切四诊，但亦可看出诊法必须四诊合参，方能做出比较正确的诊断。

一、望诊

《内经》的诊法虽然是四诊合参，但四诊中重点是望诊中的望色和切诊中的脉诊，《素问·脉要精微论》："切脉动静，而视精明，察五色，观五脏有余不足，六腑强弱，形之盛衰，以此参伍，决死生之分。"《素问·五脏生成》："夫脉之大小滑涩浮沉，可以指别；五脏之象，可以类推；五脏相音，可以意识；五色微诊，可以目察；能合脉色，可以万全。"今将望诊中有关望神、望色、望形，分别述之于后：

1. 望神

《灵枢·邪气脏腑病形》："十二经脉，三百六十五络，其血气皆上注于面而走空窍……"说明面部的神气、色泽是脏腑经络内在变化而反映于外的一个重要标志。因此，可以从面部的神色来判断脏腑的变化。《灵枢·天年》："失神者死，得神者生也……何者为神？岐伯曰：血气已和，营卫已通，五脏已成，神气舍心，魂魄毕具，乃为成人。"《素问·移精变气论》："得神者昌，失神者亡。"说明了神的重要性，但是什么是神回答尚不具体。《素问·八正神明论》："血气者，人之神。"《灵枢·小针解》："神者，正气也。"就比较具体了。由于五脏六腑的精气皆上注于目，故从目色的变化也可反映出神的情况，如《素问·解精微论》："夫心者，五脏之专精也。目者其窍也，华色者其荣也，是以人有德也，则气和于目，有亡，忧知于色，是以悲哀则泣下……"说明了目色能反映出精神的喜悦或忧愁。《灵枢·大惑论》："目者，五脏六腑之精也，营卫魂魄之所常营，神志之所生也……目者，神之使也，心者，神之舍也，故神精乱而不转……"指出精与神虽统于心，而外见于目，如神乱则目不能转。《灵枢·四时气》："视其目色，以知病之存亡也。"指目色不仅反映精神状态，还可反映出疾病之进展、存亡。这些都是从神的有无来判断的。

另外神志的异常还可从全身状态表现出来，如《素问·脉要精微论》："衣被不敛，言语善恶，不避亲疏者，此神明之乱也。"《素问·阳明脉解》云："病甚则弃衣而走，登高而歌，或至不食数日，逾垣上屋，所上之处，皆非其素所能也……"均是从望诊而得其神志异常。

2. 望色

望色主要是面部的颜色，由于五脏各有气色见于面部，所以由气色的变化也可推测五脏疾病的预后，如《素问·五脏生成》云："五脏之气，故色见青如草兹者死，黄如枳实者死，黑如炱者死，赤如衃血者死，白如枯骨者死，此五色之见死也；青如翠羽者生，赤如鸡冠者生，黄如蟹腹者生，白如豕膏者生，黑如乌羽者生，此五色之见生也。生于心，如以缟裹朱；生于肺，如以缟裹红；生于肝，如以缟裹绀；生于脾，如以缟裹栝蒌实；生于肾，如以缟裹紫，此五脏所生之外荣也。"所谓生于心，是指心有生气的色泽，余脏均同此义。五脏之生气显露于外，必须含蓄，如缟裹之外观。如过于显露则预后不好。《素问·脉要精微论》："赤欲如白裹朱，不欲如赭；白欲如鹅羽，不欲如盐；青欲如苍璧之泽，不欲如兰；黄欲如罗裹雄黄，不欲如黄土；黑欲如重漆色，不欲如地苍。五色精微象见矣，其寿不久也。"其意亦同。

面部的五色，不仅反映了五脏的气色，还反映了机体阴阳气血平衡失调后产生的病理变化，如《素问·举痛论》："五脏六腑，固尽有部，视其五色，黄赤为热，白为寒，青黑为痛，此所谓视而可见者也。"《灵枢·五色》也有相似之记载。

在望色中，目色的变化也常被重视，如《灵枢·论疾诊尺》："目色赤者，病在心，白在肺，青在肝，黄在脾，黑在肾，黄色不可名状，病在胸中。"因五脏之血气行于脉中，变见于色出于目，故可从目色反映出五脏疾病的情况，所谓黄色不可名状，指黄色而兼见他脏之色，故谓不可名，病在胸中是五脏之气皆从胸中而出，故所见之色若是。《内经》中还有目色与面色合参来判断预后，如《素问·五脏生成》："面黄目青，面黄目赤，面黄目白，面黄目黑者，皆不死也；面青目赤，面赤目白，面青目黑，面黑目白，面赤目青，皆死也。"说明望目色时注意面色黄者是有胃气之色，故预后较好。如面色无黄色是土气已败，预后不好。

另外，色泽变化还见于皮肤的经络部位。《素问·经络论》："经有常色而络无常变也。帝曰：经之常色何如？岐伯曰：心赤，肺白，肝青，脾黄，肾黑，皆亦应其经脉之色也……阴络之色应其经，阳络之色变无常，随四时而行也。寒多则凝泣，凝泣则青黑；热多则淖泽，淖泽则黄赤；此皆常色，谓之无病。五色俱见者，谓之寒热。"指出阳络位置浅表，易受外界环境影响，在正常情况下，就可随四时气候而变化，故谓无病。《素问·皮部论》在观察浮络的色泽时也提到："其色多青则痛，多黑则痹，黄赤则热，多白则寒，五色皆见，则寒热也。"其意亦相类似。《灵枢·经脉》："凡诊络脉，脉色青则寒且痛，赤则有热。胃中寒，手鱼之络多青矣；胃中有热，鱼际络赤；其暴黑者，留久痹也；其有赤有黑有青，寒热气也；其青短者，少气也。"指出鱼际之络脉反映疾病的情况。

《灵枢·五色》："审察泽夭，谓之良工。沉浊为内，浮泽为外。黄赤为风，青黑为痛，白为寒，黄而膏润为脓，赤甚者为血，痛甚为挛，寒甚为皮不仁。五色各见其部，察其浮沉，以知浅深；察其泽夭，以观成败；察其散抟，以知远近；视色上下，以知病处。"指出望色应观察其浮沉、泽夭、散抟、上下。大凡由色之泽夭，可以略知其病。其色为沉为浊，病在脏；其色为浮为泽，病在腑。察其色之浮，可知病之浅；察其色之沉，可知病之深；察其色之泽，可以知功之成；察其色之夭，可知病之难已；察其色之散，可以知病之近；察其色之抟，可以知病之久；察其色在上，可知病位在上；察其色在下，可知病位在下。这是从色之浮沉泽夭等来判断病情。

以望色配合形体变化来诊断者，如《素问·痿论》："肺热者，色白而毛败；心热者，色赤而络脉溢；肝热者，色苍而爪枯；脾热者，色黄而肉蠕动；肾热者，色黑而齿槁。"由于五痿生于大热，此以色泽配合形体变化，来鉴别五痿。《素问·平人气象论》"溺黄赤，安卧者黄疸……目黄者曰黄疸"等，都是以望色配合形体变化而诊断者。

关于面部分属五脏的部位，《灵枢·五色》有："明堂者鼻也，阙者眉间也，庭者颜也，蕃者颊侧也，蔽者耳门也。""庭者首面也，阙上者咽喉也，阙中者肺也，下极者心也，直下者肝也，肝左者胆也，下者脾也。方上者胃也，中央者大肠也，夹大肠者肾也，当肾者脐也，面王以上者小肠也，面王以下者膀胱子处也，颧者肩也。颧后者臂也，臂下者予也，目内眦上者膺乳也，挟绳而上者背也，循牙车以下者股也，中央者膝也，膝以下者胫也，当胫以下者足也，巨分者股里也，巨屈者膝膑也。"

根据面部部位色泽变化来判断预后，如《素问·刺热》："太阳之脉，色荣颧骨，热病也，荣未交，曰今且得汗，待时而已；与厥阴脉争见者，死期不过三日，其热病内连肾。少阳之脉，色荣颊前，热病也，荣未交，曰今且得汗，待时而已；与少阴脉争见者，死期不过三日。"《灵枢·五色》："大气入于脏腑者，不病而卒死，何以知之？曰：赤色出两颧，大如拇指者，病虽小愈，必卒死。黑色出于庭，大如拇指，必不病而卒死。"

3. 望形

望形主要观察形体的变化，《素问·脉要精微论》："夫五脏者，身之强也，头者，精明之府，头倾视深，精神将夺矣；背者，胸中之府，背曲肩随，府将坏矣；腰者，肾之府，转摇不能，肾将惫矣；膝者，筋之府，屈伸不能，行则偻附，筋将惫矣；骨者，髓之府，不能久立，行则振掉，骨将惫矣。得强则生，失强则死。"说明头、背、腰、膝、骨，是支持身体强健的基础，如果以上诸形态改变，则预示疾病的严重。《素问·经脉别论》："诊病之道，观人勇怯，骨肉、皮肤，能知其情，以为诊治也。"说明观察人体的强弱、骨肉、皮肤，可以了解病情。

其他如《素问·咳论》对咳的各种症状予以归类，《灵枢·胀论》对胀的各种症状予以归类等等，皆可从望诊观察不同形态的变化，大致能确定属于何类。至于身体各部分具体变化的描述，在《内经》中更是多见了。如：《素问·玉版论要》"色夭面脱不治"。《素问·评热病论》："诸有水气者，微肿先见于目下也"。《素问·长刺节论》："病大风，骨节重，须眉堕"。《素问·风论》"疠者，有荣气热胕，其气不清，故使其鼻柱坏而色败，皮肤疡溃"。《灵枢·五阅五使》"愿闻五官……以官何候？岐伯曰：以候五脏。故肺病者，喘息鼻张；肝病者眦青；脾病者，唇黄；心病者，舌卷短，颧赤；肾病者，颧与颜黑"。《素问·玉机真脏论》"大骨枯槁，大肉陷下，胸中气满，喘息不便，其气动形……"《素问·阴阳别论》"三阳三阴发病，为偏枯痿易，四支不举"。以及《素问·诊要经终论》有十二经脉之终的表现等皆是。

二、闻诊

《灵枢·四时气》："睹其色，察其以。知其散复者，视其目色，以知病之存亡也。一其形，听其动静者，持气口人迎以视其脉……"说明诊察时要望色，了解其所以然，知病气之或散或复，其要在于视其目中之色，以知病之存亡。一其形者，静守其神，形与神俱也。听其动静者，即指闻诊而言，说明望诊、闻诊、切诊要彼此合参。此闻诊是指听声，但是闻诊尚包括嗅味，如《素问·腹中论》云："有病胸胁支满，妨于食，病至则先闻腥臊臭，出清液，先唾血，四支清，目眩，时时前后血……"描写出"血枯"的临床表现，吐血前可闻到人口中腥臊臭味。但闻诊中大部分是指听声音而言，如《素问·六节藏象论》"天食人以五气，地食人以五味，五气入鼻藏于心肺，上使五色修明，音声能彰"。说明正常的色泽及发声来自五气及五味。《素问·脉要精微论》："言而微，终日乃复言者，此夺气也。"此即《伤寒论》中之郑声："夫实则谵语，虚则郑声，郑声者重语也。"（见《伤寒论》210条）神志改变出现的语言异常，如《素问·阴阳应象大论》尚有肝在志为怒，在声为呼；心在志为喜，在声为笑；脾在志为思，在声为歌；肺在志为忧，在声为哭；肾在志为恐，在声为呻。《灵枢·本神》"心气虚则悲，实则笑不休"，皆是从呼、笑、歌、哭、呻等发声来辨别神志的正常与否。

其他各种症状所表现出来的声音，如《素问·逆调论》："人有逆气，不得卧而息有音者……有起居如故而息有音者……"《素问·痹论》"肺痹者，烦满喘而呕"。《灵枢·四时气》"腹中常鸣，气上冲胸，喘不能久立"，"善呕，呕有苦，长太息……"《素问·奇病论》"人有重身，九月而瘖"。《素问·宣明五气》"心为噫，肺为咳，肝为语，脾为吞，肾为欠为嚏，胃为气逆为哕……"所谓咳、喘、息有音、呕、腹中鸣、太息、瘖、噫、语、欠、嚏、哕等，皆可在临床表现中有声音的改变，故可从闻诊得之。

三、问诊

《素问·疏五过论》云："凡示诊病，必问尝贵后贱，虽不中邪，病从内生，名曰脱营；尝富后贫，名曰失精。""凡欲诊病者，必问饮食居处，暴乐暴苦，始乐后苦，皆伤精气，精气竭绝，形体毁沮。""问年少长，勇怯之理。"《素问·征四失论》云："诊病不问其始，忧患饮食之失节，起居之过度，或伤于毒，不先言此，卒持寸口，何病能中？"说明了问诊的重要性，病人的社会地位、经济情况、饮食起居、情志改变等，通过问诊可以得知。问诊时要注意周围环境，以免有隐曲之情不得相告，故《素问·移精变气论》指出要"闭户塞牖，系之病者，数问其情，以从其意"。另外，在问诊时还要问明症状之起始及现在的情况，如《素问·三部九候论》："必审问其所始病，与今之所方病，而后各切循其脉。"在询问现在情况时，必须要了解临床表现的特点，如《素问·举痛论》即是通过痛证的发生情况："其痛或卒然而止者，或痛甚不休者，或痛甚不可按者，或按之而痛止者，或按之无益者，或痛甚不休者，或痛甚不可按者，或按之而痛止者，或按之无益者，或喘而应手者，或心与背相引而痛者，或胁肋与少腹相引而痛者，或腹痛引阴股者，或痛宿昔而成积者，或卒然痛死不知人，有少间复生者，或痛而呕者，或腹痛而后泄者，或痛而闭不通者"等，来区别病因病机，而达到"言而可知"，即听病人主诉，而大致了解病情。此亦即问诊所要询问的具体内容。

后世医家为了问诊时避免遗漏，乃有张景岳的十问歌："一问寒热二问汗，三问头身四问便，五问饮食六胸腹，七聋八渴皆当辨，九问旧病十问因，再兼服药参机变，妇女尤必问经期，迟速闭漏皆可见，再添片语告儿科，天花麻疹全占验。"比较详细地概括了问诊的顺序，可作为临床上的参考。

四、切诊

切诊包括脉诊及触诊两部分，其中脉诊的应用尤为广泛，如《素问·脉要精微论》云："夫脉者，血之府也。长则气治，短则气病。"《灵枢·逆顺》："脉之盛衰，所以候血气之虚实，有余不足。"指出从脉诊即可测知病人气血的盛衰，因此脉诊在辨证中占有突出的位置，故《素问·脉要精微论》有"微妙在脉，不可不察，察之有纪，从阴阳始，始之有经，从五行生，生之有度，四时为宜，补泻勿失，与天地如一，得一之情，以知死生"。脉诊与色诊相结合，从客观能大致反映出疾病的情况，故《素问·五脏生成》曰："能合脉色，可以万全。"但是全面地了解病情，仍应四诊合参。

脉诊

《内经》的诊脉法，大致有三种：一是三部九候法。如《素问·三部九候论》以上部天，两额之动脉，候头角之气；上部地，两颊之动脉，候口齿之气；上部人，耳前之动脉，候耳目之气。中部天，手太阴，候肺之气；中部地，手阳明，候胸中之气；中部人，手少阴，候心之气。下部天，足厥阴，候肝之气；下部地，足少阴，候肾之气；下部人，足太阴，候脾胃之气。一是气口诊法。如《素问·五脏别论》："气口何以独为五脏主……气口亦太阴也，是以五脏六腑之气味，皆出于胃，变见于气口。"认为气口可以反映五脏六腑的情况。《素问·经脉别论》"气口成寸，以决死生"，亦说明脏腑之气变见于气口而成寸口也。《灵枢·经脉》："经脉者，常不可见也，其虚实也，以气口知之，脉之见者，皆络脉也。"由于气口可以反映五脏六腑的情况，所以后世《难经·一难》云："十二经中皆有动脉，独取寸口，以决五脏六腑死生吉凶之法，何谓也？然寸口者，脉之大会，手太阴之脉动也……五脏六腑之所终结，故取法于寸口也。"《难经·十八难》："脉有三部九候，各何所主之，然三部者，寸关尺也，九候者，浮中沉也。"其三部九候虽与《内经》同名，但内容已不同了。一是寸口与人迎脉合参法。寸口指右手寸部，人迎《灵枢》指颈侧之动脉，《脉经》指左手寸部，《灵枢·禁服》："寸口主中，人迎主外，两者相应，俱往俱来，若引绳大小齐等，春夏人迎微大，秋冬寸口大，如是者平人。"指出太阴行气于脏，故寸口主中；阳明行气于腑，故人迎主外；寸口人迎一表一里，故往来相应。《灵枢·终始》："持其脉口人迎，以知阴阳有余不足，平与不平，天道毕矣。所谓平人者不病，不病者脉口人迎应四时也，上下相应而俱往来也。六经之脉不结动也，本末之寒温之相守司也，形肉血气必相称也，是谓平人。少气者，脉口人迎俱少，而不称尺寸也。"指出平人之脉无不足之结涩，亦无有余之动疾，脏气为本，肌体为末，表里寒温司守，不致相失，外之形肉，内之血气，皆相称也。如少气者，寸口与人迎皆衰少无力，两手之尺寸亦不相称也。《灵枢·四时气》："持气口人迎以观其脉，坚且盛且滑者，病日进，脉软者，病将下。"说明气口人迎脉合参，阳盛之脉则病进，阳脉转软则病退。

诊脉的时间：《素问·脉要精微论》"诊法常以平旦，阴气未动，阳气未散，饮食未进，经脉未盛，络脉调匀，气血未乱，故乃可诊有过之脉"。指出诊脉之时间最好在平旦，以减少外界环境之影响。

诊脉次数：《灵枢·根结》"持其脉口，数其至也，五十动而不一代者，五脏皆受气；四十动一代者，一脏无气；三十动一代者，二脏无气；二十动一代者，三脏无气；十动一代者，四脏无气；不满十动一代者，五脏无气，予以短期，要在终始。所谓五十动而不一代者，以为常也"。古人认为脉五十动无断续不匀，是可知血气之未败，若不及五十至而断续不匀，是血气不相联属也。由此以预测疾病之预后。

平人脉象：《素问·平人气象论》云"人一呼脉再动，一吸脉亦再动，呼吸定息，脉五动，闰以太息，命曰平人"。指出正常人的脉象为一息脉四动到五动。又云"平人之气常禀于胃，胃者平人之常气也，人无胃气曰逆，逆者死"。指出正常人的脉象要有胃气，所谓有胃气，指脉来柔和、悠扬之形状，《素问·平人气象论》云"脉弱以滑，是有胃气"。《灵枢·终始》云"谷气来也，徐而和"。

脉应四时：《素问·平人气象论》云"春胃微弦曰平，弦多胃少曰肝病，但弦无胃曰死……夏胃微钩曰平，钩多胃少曰心病，但钩无胃曰死……长夏胃微耎弱曰平，弱多胃少曰脾病，但代无胃曰死……秋胃微毛曰平，毛多胃少曰肺病，但毛无胃曰死……冬胃微石曰平，石多胃少曰肾病，但石无胃曰死"。《素问·玉机真脏论》有春弦、夏钩、秋浮、冬营脉的描述，即"其气来耎弱轻虚而滑，端直以长，故曰弦"，"其气来盛去衰，故曰钩"，"其气来轻虚以浮，来急去散，故曰浮"。"其气来沉以搏，故曰营"。此即是四时之正常脉象。《素问·脉要精微论》中形容更为具体："春日浮，如鱼之游在波；夏日在肤，泛泛乎万物有余；秋日下肤，蛰虫将去；冬日在骨，蛰虫周密，君子居室。""春应中规，夏应中矩，秋应中衡，冬应中权。"所谓规矩衡权，指春脉软弱轻虚而滑，圆活而动，如规之象；夏脉洪大滑数，方正而盛，如矩之象；秋脉浮毛轻涩而散，其取在平，如衡之象；冬脉如石兼沉而滑，其势下垂，如权之象。

如果不与四时相应，则为逆四时，《素问·玉机真脏论》："所谓逆四时者，春得肺脉，夏得肾脉，秋得心脉，冬得脾脉，其至皆悬绝沉涩者，命曰逆四时。未有脏形，于春夏而脉沉涩，秋冬而脉浮大，名曰逆四时也。""脉逆四时，为不可治。"《素问·平人气象论》也有类似记载，如"脉有逆从四时，未有脏形，春夏而脉瘦，秋冬而脉浮大，命曰逆四时也。风热而脉静，泄而脱血脉实，病在中脉虚，病在外脉涩坚者，皆难治，命曰反四时也"。所谓未有脏形，指不出现本脏之脉形，反见他脏脉形者：风热脉应躁而反静，泄而脱血脉虚反实，病在内脉应实反虚，病在外脉应浮滑反涩坚，皆难治，称为反四时，亦即反常之意。《素问·玉版论要》："行奇恒之法，以太阴始，行所不胜曰逆，逆则死，行所胜曰从。从则活。"指出诊脉以奇恒法运用时，从手太阴之寸口脉来看，行所不胜者，指所见之脉在四时是不胜的（如春见秋脉）为逆；行所胜者，指所见之脉在四时是所胜的（如春见长夏脉）为从。此以脉与四时之所胜或所不胜来判断疾病之预后。

五脏平脉、病脉、死脉：《素问·平人气象论》中描写"平心脉来，累累如连珠，如循琅玕，曰心平，夏以胃气为本；病心脉来，喘喘连属，其中微曲，曰心病；死心脉来，前曲后居，如操带钩，曰心死。平肺脉来，厌厌聂聂，如落榆荚，曰肺平，秋以胃气为本；病肺脉来，不上不下，如循鸡羽，曰肺病；死肺脉来，如物之浮，如风吹毛，曰肺死。平肝脉来，耎弱招招，如揭长竿末梢，曰肝平，春以胃气为本；病肝脉来，盈实而滑，如循长竿，曰肝病；死肝脉来，急益劲，如新张弓弦，曰肝死。平脾脉来，和柔相离，如鸡践地，曰脾平，长夏以胃气为本；病脾脉来，实而盈数，如鸡举足，曰脾病；死脾脉来，锐坚如乌之喙，如鸟之距，如屋之漏，如水之流，曰脾死。平肾脉来，喘喘累累如钩，按之而坚，曰肾平，冬以胃气为本；病肾脉来，如引葛，按之益坚，曰肾病；死脉来，发如夺索，辟辟如弹石，曰肾死"。

真脏脉：由以上可知平脉为有胃气，病脉则胃少，死脉则无胃气，所谓无胃气即是真脏脉见。如《素问·玉机真脏论》："五脏者，皆秉气于胃，胃者五脏之本也，脏气者，不能自至于手太阴，必因于胃气，乃至于手太阴也。故五脏各以其时，自为而至于手太阴也。故邪气胜者，精气衰也，故病甚者，胃气不能与之俱至于手太阴，故真脏之气独见，独见者，病胜脏也，故曰死。"至于具体真脏脉的描述，本篇中提到："真肝脉至，中外急，如循刀刃责责然，如按琴瑟弦……真心脉至，坚而搏，如循薏苡子累累然……真肺脉至，大而虚，如以毛羽中人肤……真肾脉至，搏而绝，如指弹石辟辟然……真脾脉至，弱而乍数乍疏……诸真脏脉见者，皆死不治也。"

孕脉：《素问·平人气象论》"妇人手少阴脉动甚者，妊子也"。按照三部九候诊法，手少阴是中部人（神门穴），其脉动甚则为孕脉。《素问·阴阳别论》："阴搏阳别，谓之有子。"阴仍是指手少阴而言，阴脉鼓动滑利有别于阳邪之脉。《素问·腹中论》云："何以知怀子之且生也，身有病而无邪脉也。"亦有此义，身有病指闭经、恶阻、腹大，而无邪脉，乃指阴搏阳别而言。

五减太过不及脉：《素问·脉要精微论》有"心脉搏坚而长，当病舌卷不能言，其耎而散者，当消环自已。肺脉搏坚而长，当病唾血，其耎而散者，当病灌汗，至今不复散发也。肝脉搏坚而长，色不青，当病坠若搏，因血在胁下，令人喘逆，其耎而散，色泽者，当病溢饮……脾脉搏坚而长，其色黄，当病少气，其耎而散，色不泽者，当病足骺，肿若水状也。肾脉搏坚而长，其色黄而赤者，当病折腰，其耎而散者，当病少血，至今不复也"。所谓搏坚而长指有余之阳脉，皆为太过，耎而散为不足之阴脉，皆为不及，五脏各因太过不及而病所见之脉证若是。

病脉：《内经》中各种病脉甚多，而且有的指三部九候而言，如《素问·三部九候论》云"何以知病之所住？岐伯曰：察九候，独小者病，独大者病，独疾者病，独迟者病，独热者病，独寒者病，独陷下者病"。指出九候中有一部不正常即是病态。有的是指寸口脉异常而言，如《素问·平人气象论》云："寸口之脉中手短者，曰头痛；寸口之脉中手长者，曰足胫痛；寸口脉中手促上击者，曰肩背痛；寸口脉沉而坚者，曰病在中；寸口脉浮而盛者，曰病在外；寸口脉沉而弱，曰寒热及疝瘕，少腹痛；寸口脉沉而横，曰胁下有积，腹中有横积痛；寸口脉沉而喘曰寒热。"指出寸口脉有短、长、促上击、沉而坚、浮而盛、沉而弱、沉而横、沉而喘等不同，主病亦各不相同。其他如《素问·四时刺逆从论》有六经有余、不足、滑、涩脉之主病；《灵枢·邪气脏腑病形》有五脏脉的六变，即脉之缓急小大滑涩主病；《素问·玉版论要》有孤及虚脉主病；《素问·脉要精微论》有长、短、数、大、代、细、涩及上盛、下盛、粗大、来疾去除、来除去疾、俱沉细数、沉细数散、浮而散、诸浮不躁、诸浮而躁、诸细而沉、细沉而静、数动一代等脉象及主病；《素问·平人气象论》还有滑、涩、急、盛滑坚、小实坚、小弱涩、滑浮疾、缓而滑、盛而紧等脉及三阳脉，如"太阳脉至，洪大长；少阳脉至，乍数乍疏，乍短乍长；阳明脉至，浮大而短"；《素问·阴阳别论》又有静、动、迟、数、溜等脉。其他散见于《内经》各篇还有不少脉象。由于缺乏系统性及规律性，以至后世很少具体运用《内经》的脉法来诊病，但《内经》脉诊的精神，特别是寸口脉法为后世所广泛运用，并有重要发展，以至成为今日中医诊断的重要手段之一。

死脉：《素问·大奇论》有各种死脉，如脉至浮合如数，一息十至以上，是经气予不足也；脉至如火薪然，是心精之予夺也；脉至如散叶，是肝气予虚也；脉至如省客，脉塞而鼓，是肾气予不足也；脉至如丸泥，是胃精予不足也；脉至如横格，是胆气予不足也；脉至如弦缕，是胞精予不足也；脉至如交漆，左右傍至也；脉至如涌泉，浮鼓肌中，太阳气予不足也；脉至如颓土之状，按之不得，是肌气予不足也；脉至如悬壅，浮揣切之益大，是十二俞之予不足也；脉至如偃刀，浮之小急，按之坚大急，五脏菀熟，寒热独并于肾也；脉至如丸，滑不直手，按之不可得也，是大肠气予不足也；脉至如华者，令人善恐，不欲坐卧，行立常听，是小肠气予不足也。以上各种死脉，是古人的经验，可供参考。《素问·脉要精微论》还有"浑浑革至如涌泉，病进而色弊，绵绵其去如弦绝，死"。《素问·平人气象论》"人一呼脉四动以上曰死，脉绝不至曰死，乍疏乍数曰死"。《素问·三部九候论》"参伍不调者病，三部九候皆相失者死，上下左右之脉相应如参舂者，病甚；上下左右相失不可数者死，中部之候虽独调与众脏相失者死，中部之候相减者死"。以上死脉皆说明血气欲绝，故为危重之候。

形色脉合参：《素问·脉要精微论》"征其脉小色不夺者，新病也；征其脉不夺，其色夺者，此久病也；征其脉与五色俱夺者，此久病也；征其脉与五色俱不夺者，新病也"。此以脉色合参，判其新病久病论。《素问·方盛衰论》"形气有余，脉气不足死；脉气有余，形气不足生"。此以形脉合参，判其预后。所谓形气有余脉气不足，乃阳证见阴脉，脉气有余形气不足，是阴证见阳脉之谓。《素问·通评虚实论》"乳子中风热，喘鸣肩息者，脉实大也，缓则生，急则死"。指出脉由实大变缓，预后好，如实大变急，则预后不好。《素问·三部九候论》"形盛脉细，少气不足以息者危；形瘦脉大，胸中多气者死，形气相得者生……"亦强调要形脉合参，所指皆正虚邪实之证，故预后不好。《内经》中还有形色脉合参者。如《素问·玉机真脏论》："凡治病察其形气色泽，脉之盛衰，病之新故，乃治之，无后其时，形气相得，谓之可治，色泽以浮，谓之易已。脉从四时，谓之可治，脉弱以滑，是有胃气，命曰易治，取之以时；形气相失，谓之难治，色夭不泽，谓之难已，脉实以坚。谓之益甚，脉逆四时，为不可治，必察四难，而明告之。"指出根据病之新久及形气、望色、持脉合参，以便及时治疗。

《内经》中触诊主要是触尺肤。《灵枢·论疾诊尺》"余欲无视色、持脉，独调其尺，以言其病，从外知内，为之奈何？岐伯曰：审其尺之缓急小大滑涩，肉之坚脆，而病形定矣"。说明调尺为诊察方法之一。故《素问·脉要精微论》"尺内两傍则季肋也。尺外以候肾，尺里以候腹。中附上，左外以候肝，内以候膈，右外以候胃，内以候脾。上附上，右外以候肺，内以候胸中，左外以候心，内以候膻中。前以候前，后以候后。上竟上者，胸喉中事也；下竟下者，少腹腰股膝胫足中事也"。《灵枢·邪气脏腑病形》"脉急者，尺之皮肤亦急；脉缓者，尺之皮肤亦缓；脉小者，尺之皮肤亦减而少气；脉大者，尺之皮肤亦贲而起；脉滑者，尺之皮肤亦滑；脉涩者，尺之皮肤亦涩。凡此变者，有微有甚，故善调尺者，不待于寸"。说明调尺即可知寸口之脉。

《灵枢·论疾诊尺》"尺肤滑其淖泽者，风也，尺内弱者，解㑊安卧，脱肉者，寒热不治；尺肤滑而泽脂者，风也；尺肤涩者，风痹也；尺肤粗如枯鱼之鳞者，水泆饮也；尺肤热甚，脉盛躁者，病温也，其脉盛而滑者，病且出也；尺肤寒，其脉小者，泄、少气；尺肤炬然，先热后寒者，寒热也；尺肤先寒，久持之而热者，亦寒热也"。此论调尺而知内外之病。《素问·平人气象论》"人一呼脉三动，一吸脉三动而躁，尺热曰病温，尺不热脉滑曰病风，脉涩曰痹"，"尺脉缓涩，谓之解㑊安卧。脉盛谓之脱血，尺涩脉滑，谓之多汗；尺寒脉细，谓之后泄；脉尺粗常热者，谓之热中"。与之相类似。《灵枢·论疾诊尺》尚有"尺炬然热，人迎大者，当夺血；尺坚大，脉小甚，少气，悗有加，立死"。此以调尺合人迎脉之诊法。人迎大者为三阳之气偏盛，故易夺血；小者为阳盛而阴绝，正气衰少故少气，再加躁闷气憋则立死也。

在触诊中《内经》尚有触肘、手臂、掌之冷热而诊其各病者。如《灵枢·论疾诊尺》："肘所独热者，腰以上热；手所独热者，腰以下热；肘前独热者，膺前热；肘后独热者，肩背热；臂中独热者，腰腹热；肘后粗以下三四寸热者，肠中有虫；掌中热者，腹中热；掌中寒者，腹中寒；鱼上白肉有青血脉者，胃中有寒"。尚有弹足诊法，如《素问·三部九候论》有"以左手足上，上去踝五寸按之，庶右手足当踝而弹之，其应过五寸以上，蠕蠕然者不病；其应疾，中手浑浑然者病；中手徐徐然者病；其应上不能至五寸，弹之不应者死"。这些经验，均有待于临床上进一步观察之。

以上是有关《内经》中诊法的大要，由于后世诊法是在此基础上发展起来的，故了解《内经》的诊法，有助于进一步探讨其运用规律。

《内经》厥证的探讨

"厥"，《说文解字》作"瘚"，云"屰气也"或作"欮"，而"屰"云"不顺也"。因此厥的意思是指气不顺而言。《内经》中厥的记载颇多，其含义是什么？后世对厥的概念，多数是根据《伤寒论》中的定义，所谓"凡厥者，阴阳气不相顺接便为厥。厥者，手足逆冷者是也"。因此《内经》中厥的含义，是否手足逆冷？还有没有其他的含义，便是本文探讨的目的。

一、《内经》中厥的含义

《素问·方盛衰论》中提到："是以气多少，逆者皆为厥。"所谓气是指阳气与阴气，阳气与阴气不相协调而有偏胜，或多或少，以致气逆皆可为厥。如"问曰：有余者厥耶？答曰：一上不下，寒厥到膝……气上不下，头痛巅疾"。张景岳解释云："有其少，必有其多，故以阳厥多阳，阴厥多阴，皆疑其为有余也。阳逆于上而不下，则寒厥到膝……巅顶巅也，上实下虚，故病如此。"说明阳气上逆则上实下虚，上实而有巅顶疾患，下虚则有寒厥到膝。故《素问·通评虚实论》"气逆者，足寒也"。《素问·五脏生成》："足冷为厥"。说明足冷是厥，而原因在于气逆于上所致。

《素问·解精微论》："夫人厥则阳气并于上，阴气并于下，阳气并于上则火独光也，阴气并于下则足寒，足寒即胀也。"张志聪解释为："诸阳之气合并上……阳并于上，不得阴气以和之，则火独光于上也……阴并于下，不得阳气以和之，则足寒，足寒则脏寒生满病也。"说明阳气盛于上则必衰于下，阴气盛于下则必衰于上，亦即在上为阳盛阴衰，在下为阳衰阴盛，阳盛则火独光，阴盛则足寒，仍是指阳气上逆而言。

《灵枢·口问》："下气不足，则乃为痿厥、心悗。"所谓下气不足可能是指肾气不足，因肾气虚而致足痿弱及逆冷，下气不足则升降不交，故心气不舒而为之悗闷。《灵枢·本神》"肾气虚则厥，实则胀"，《素问·调经论》："志有余则腹胀飧泄，不足则厥。"在肾藏志，实际上也是指"肾气虚则厥，实则胀"而言。由于肾为生气之原，故虚则厥冷，因此厥也可因肾气虚所引起。

《灵枢·逆顺肥瘦》："少阴之脉独下行何也？岐伯曰：不然，夫冲脉者，五脏六腑之海也……故别络结则跗上不动，不动则厥，厥则寒矣。"此言肾脉之下行者，以冲脉入肾之络而与之并行也，冲脉起于足阳明胃经之气冲穴，为五脏六腑之海，其在前者。伏行出于足面之跗，如别络有邪相结，则跗上之脉不动，不动则厥冷，此厥又是因邪结所致，与肾气虚者病因不同。以上是指厥为下肢逆冷。

《素问·举痛论》："寒气客于五脏，厥逆上泄，阴气竭，阳气未入，故卒然痛死不知人，气复反，则生矣。"指寒气侵及五脏，气逆上越，五脏阴经气竭，阳气未入，阴阳相离，故痛死不知人事，如果阳气回，阴阳得和，则可苏醒。又有："寒气客于肠胃，厥逆上出，故痛而呕也。"指寒气侵入肠胃。气逆上行，故疼痛而呕吐。《灵枢·口问》："寒气客于胃，厥逆从下上散，复出于胃，故为噫。"指寒气侵入于胃，气逆从下而上，其气之散也，复出于胃，故为噫。又有："人之自啮舌者，何气使然？此厥逆走上……"指啮舌之因气逆走上所致。此厥是指气逆而言，又与厥为下肢逆冷有别。《灵枢·厥病》所指厥头痛、厥心痛皆气逆之为病。《灵枢·杂病》："厥夹脊而痛至顶，头沉沉然，目晄晄然，腰脊强……""厥胸满面肿、唇漯漯然，暴言难，甚则不能言……""厥气走喉而不能言，手足清，大便不利……""厥而腹响响然，多寒气，腹中谷谷便溲难……"为邪气客于足太阳、足阳明、足少阴、足太阴经脉，以致经气逆而为病。《素问·厥论》还有六经脉之厥状病能及六经厥逆之证，亦皆各个经脉之气逆而为病。以上是指厥为气逆之含义。

《灵枢·五乱》："何谓逆而乱？岐伯曰：清气在阴，浊气在阳，荣气顺脉，卫气逆行，清浊相干……乱于臂胫则为四厥，乱于头则为厥逆，头重眩仆。"张景岳解释云："清气属阳而升，在阴则乱；浊气属阴而降，在阳则乱。""气乱于外者，下在于四肢，上在于头也。"指气逆则乱，不仅限于气逆而上也。故张志聪云："厥，逆也，气逆则乱，故忽为眩仆，卒不知人，此名为厥。"说明气逆之甚者，可以昏不识人，如《内经》有暴厥、大厥、尸厥等，皆指厥有神昏之含义。

以上可以看出《内经》中厥的含义，除了下肢逆冷外，还有气逆的含义，甚则有神昏的临床表现，因此《内经》中的厥与后世所指的厥，有些是不完全相同的。

二、《内经》中的厥证分类

《内经》中的厥证，可作如下的分类。

1. 按证候寒热分类

寒厥：阳气衰于下所致。《素问·厥论》云："寒厥之为寒也，必从五指而上于膝者，何也？岐伯曰：阴气起于五指之里，集于膝下而聚于膝上，故阴气胜，则从五指至膝上寒，其寒也，不从外，皆从内也。"指足少阴经脉之血气起于五指内侧之端，集于膝下为三阴交于踝上也，聚于膝上为三阴经脉皆循内股而上，故其寒不从外皆从内也。至于寒厥发生的原因，则是"下气上争不能复，精气溢下，邪气因从之而上也。气因于中，阳气衰，不能渗营其经络，阳气日损，阴气独在，故手足为之寒也"。以下焦阳气一上逆，不能回复，阴精之气漏泄下夺，阴寒邪气得以从之，阳衰阴盛而为寒厥。由于脏腑经络之气赖中焦脾胃之资生，今阳气衰，脾胃亦不能渗营于经络，因而阳气日损，阴气独在，故手足为之寒也。

热厥：阴气衰于下所致。《素问·厥论》云："热厥之为热也，必起于足下者，何也？岐伯曰：阴气起于足五指之表，阴脉者，集于足下而聚于足心，故阳气胜则足下热也。"指足三阳经脉之血气出于足指外侧之端，而三阴经脉集于足下而聚于足心。阳气盛则阴气虚，阳气乘之，故足下热。至于热厥发生的原因，则是"阴气虚则阳气入，阳气入则胃不和，胃不和则精气竭。精气竭则不营其四支也"。"热盛于中，故热偏于身，内热而溺赤也……肾气有衰，阳气独胜，故手足为之热也"。指出阴气虚而阳邪乘虚而入，影响胃气不和，后天资源无继，以致精气衰竭不能营养四肢，阳邪入而热盛于中，肾气不能藏精，更使阴虚阳胜，故手足发热。

2. 按发病缓急分类

煎厥：《素问·生气通天论》云："阳气者，烦劳则张，精绝，辟积于夏，使人煎厥；目盲不可以视，耳闭不可以听，溃溃乎若坏都，汩汩乎不可止。"指阳气在过度烦劳的情况下，则引起紧张亢盛，并使阴精耗竭，这种情况重复地发生，到夏天加以暑热熏灼，可以产生昏厥。由于是内热逐渐消烁阴液，如物之煎熬而然，故名煎厥。其症状为目昏糊不清，两耳闭塞不闻，如水流决口，堤防败坏，不可收拾。《素问·脉解》云："肝气当治而未得，故善怒，善怒者，名曰煎厥。"指出肝气郁结，不得疏泄，故当治而未得，由善怒的情志变化，可以引起煎厥的发生。既称为煎厥，其发病当逐渐产生。

薄厥：《素问·生气通天论》云："阳气者，大怒则形气绝，而血菀于上，使人薄厥。"指阳气因大怒而逆乱，使气血隔绝，血郁于上，突然发生昏厥，称为薄厥。薄者，迫也，气血俱乱，相迫而厥，故曰薄厥。

暴厥：《素问·大奇论》云："脉至如喘，名曰暴厥，暴厥者，不知与人言。"暴厥是指猝暴而厥，人事不省，不能语者，脉来如喘指滑急也，多因痰火上壅所致。

大厥：《素问·调经论》云："血之与气，并走于上，则为大厥，厥则暴死，气复反则生，不反则死。"大厥指突然昏倒，如同暴死，是由于血与气相并上逆所致。

尸厥：《素问·缪刺论》云："邪客于手足少阴、太阴、足阳明之络，此五络皆会于耳中，上络左角。五络俱竭，令人身脉皆动而形无知也，其状若尸，或曰尸厥。"五络闭厥而不通，故其状若尸也，身脉虽动而昏晕迷心，其形任人推呼而无有知觉，名曰尸厥。

3. 以发病原因分类

风厥：《内经》中提到的风厥有三，一是指巨阳与少阴俱病，亦即两感之第一日，如《素问·评热病论》云"有病身热，汗出烦满，烦满不为汗解，此为何病？岐伯曰：汗出而身热者，风也；汗出而烦满不解者，厥也，病名曰风厥……巨阳生气，故先受邪；少阴其为表里也，得热则上从之，从之则厥也"。因风主疏泄，故汗出而身热，下气上逆则烦满，亦当有足寒，病由风邪所致，故曰风厥。一是指肉不坚、腠理疏之体质，善病风厥，如《灵枢·五变》"人之善病风厥漉汗者，何以候之？少俞答曰：肉不坚、腠理疏则善病风……"实际上此风厥与巨阳、少阴俱病之风厥是一致的，因肉不坚、腠理疏，易感受风邪而致多汗，既云风厥，则尚有身热、烦满、足寒。一是指阳明厥阴合病，如《素问·阴阳别论》云"……二阳一阴发病，主惊骇，背痛，善噫，善欠，名曰风厥"。指风木犯胃，肝气上逆，而为风厥之证。

阳厥：《素问·病能》云："有病怒狂者，此病安生？岐伯曰：生于阳也。帝曰：阳何以使人狂？岐伯曰：阳气者，因暴折而难决，故善怒也，病名曰阳厥。"由于精神刺激，如因猝暴之顷，所以挫折，而有难决事，志不得伸，故阳气上逆而善怒发狂，病乃阳气之厥逆，故名阳厥。

煎厥：亦由善怒而致。

薄厥:由大怒引起。

寒厥:《素问·厥论》云:"以秋冬夺于所用,下气上争不能复,精气溢下,邪气因从之而上也……"秋冬应藏而反妄加斩丧,致下焦阳气上逆,阴精漏泄下夺,邪必凑之,阳衰阴盛而为寒厥。

热厥:《素问·厥论》云:"必数醉若饱以入房,气聚于脾中不得散,酒气与谷气相薄,热盛于中……夫酒气盛而慓悍,肾气有衰,阳气独胜……"指出热厥病因与经常酒醉,饱食后入房有关,酒气与谷气相搏,酝酿生热。且酒气阳盛而性烈,肾气必受损伤,以致阴虚阳盛,形成热厥。

痦痱:《素问·脉解》云:"内夺而厥,则为痦痱,此肾虚也,少阴不至者,厥也。"因房劳过度而使精气耗散,乃至厥逆,甚则音哑不能言语及四肢发软而冷,称为痦痱,乃少阴经气不能到达四肢所致,属肾虚之病。

4. 以六经病能分类

根据《素问·厥论》中的记载,有六经之厥与六经厥逆之证。

巨阳之厥:肿首头重,足不能行,发为眴仆。

阳明之厥:癫疾欲走呼,腹满不得卧,面赤而热,妄见而妄言。

少阳之厥:暴聋,颊肿而热,胁痛,骱不可以运。

太阴之厥:腹满膜胀,后不利,不欲食,食则呕,不得卧。

少阴之厥:口干溺赤,腹满心痛。

厥阴之厥:少腹肿痛,腹胀,泾溲不利,好卧屈膝,阴缩肿,骱内热。

以上六经之厥,皆由本经经气之虚实引起经脉不和而本经自病,其临床表现与经脉循行及所络脏腑的功能失调有关。

太阴厥逆:骱急挛,心痛引腹。

少阴厥逆:虚满呕变,下泄清。

厥阴厥逆:挛腰痛,虚满前闭,谵言。

太阳厥逆:僵仆,呕血善衄。

少阳厥逆:机关不利,腰不可以行,项不可以顾,发肠痈不可治,惊者死。

阳明厥逆:喘咳身热,善惊、衄、呕血。

以上六经厥逆之证,有的是本经为主,有的则波及他经,故名厥逆。实际上厥就是逆,不必细分。

三、对后世的影响

《内经》中的厥有的是指足冷,有的是指气逆,而表现各种证候,有的是有神昏的临床表现，其范围比较广泛，因此容易造成概念的混乱。《伤寒论》将厥局限于手足逆冷的范围。由于《伤寒论》厥阴篇中病情危重又影响生命者，主要是寒厥与热厥，而且不论是寒厥或热厥最后都伴有神昏的表现，因此《伤寒论》是在《内经》寒厥与热厥的基础上进一步发展了它，并在实践中丰富了它的内容，使《内经》的寒厥与热厥有了新的含义，成为急性热病六经辨证的终末阶段。使人们对于六经辨证不是仅仅局限在经络循行部位及其脏腑的病变上，而是能从动态的变化，了解急性热病的发展，了解急性热病的全过程。这对于把握邪正斗争的时机，及时地祛邪或扶正，促使人体健康的恢复是有重要意义的。

关于《伤寒论》中的寒厥与热厥，究竟与《内经》中的寒厥与热厥有什么不同？《伤寒论》中的寒厥与热厥在病因上与外邪感受有关；在病机上寒厥是阳亡阴盛，热厥是阳亢阴竭；在临床表现上寒厥有下利清谷、手足厥逆、脉微欲绝，或有格阳于外，或有戴阳于上；热厥则身热肢厥，或有目中不了了、睛不和，或有下利，脉滑。《内经》中的寒厥病因是秋冬夺于所用，邪气因从之而上；热厥病因是数醉若饱以入房。病机上寒厥是阳气日损，阴气独在；热厥是肾气有衰，阳气独胜。在临床表现上寒厥是手足寒，热厥是手足热。由上可见，《伤寒论》的寒厥与热厥是比较符合临床实际的，后世罗天益《卫生宝鉴》中有关寒厥（阴厥）、热厥（阳厥）的描述更为细致，云："阳厥手足虽冷，有时或温，脉虽沉伏，按之则滑，或畏热，或渴欲饮水，或扬手掷足，烦躁不得眠，大便秘，小便赤；阴厥则四肢冷，手心亦冷，身无热，有恶心，蜷足以卧，欲盖被，口不渴，或下利，脉沉微不数。"

至于《伤寒论》中的其他厥证，有的仅是从手足逆的角度，与寒厥、热厥相鉴别而已，故不一定全都是属于《伤寒论》厥阴篇中的厥阴病。

《内经》中有关气逆为病的厥证，如厥头痛、厥心痛、六经厥、六经厥逆等，这些属于经气不和不顺为病，不一定有手足逆冷。又如《素问·腹中论》云："有病膺肿颈痛，胸满腹胀……名厥逆。"《素问·奇病论》云："人有病头痛，以数岁不已……当有所犯大寒，内至骨髓，髓者脑为主，脑逆，故令头痛，齿亦痛，病名曰厥逆。"这类情况，后世已不属厥证的范畴了。

《内经》中的暴厥、大厥、尸厥、薄厥，其发病急骤。暴厥多为痰火上壅，大厥则是血之与气并走于上，薄厥为血菀于上，此三者多为后世的卒倒暴仆之中风不语。尸厥虽然亦发病急骤，但身脉皆动而形无知，则类似后世的气厥。至于煎厥则内有伏火之因素，如果在夏季发生则类似后世的暑厥。

如果暴厥是痰火上壅亦属后世之痰厥。由于大厥与薄厥有血气逆于上的表现，亦属后世的血厥。这一类的厥逆多同时伴有神昏，故张景岳《类经》中云："厥者，逆也，气逆则乱，故忽为眩仆脱绝，是名为厥……轻则渐苏，重则即死，最危急候，后世不能详察，但以手足寒热为厥……谬之甚也。虽仲景有寒厥热厥之分，亦以手足为言，盖被以辨伤寒之寒热耳，实非若《内经》之所谓厥也。"张景岳认为厥要具备发病快及神昏的特点，所谓卒仆暴死之类，是指后世将厥证分为气厥、血厥、痰厥、酒厥等而言，但实际上发病的缓急不能作为厥的特点，倒是神昏及四肢逆冷可以作为厥证的诊断条件，因为《伤寒论》中的寒厥与热厥在最后阶段也有神昏的表现。既有神志障碍，又有四肢逆冷，自当属于危急之候。

《内经》热病理论及其对后世的影响

热病，是指急性发热的疾病。《内经》中有关热病的记载很多，它从病因病机到辨证治疗都提出一套比较系统的认识，某些理论至今仍有效地指导着临床实践，但由于受朴素的辩证法思想的影响，它也给后世带来了长期的争论，今就个人学习体会，谈谈《内经》中有关热病的理论及其对后世的影响。

一、病名

《素问·热论》："今夫热病者，皆伤寒之类也。"提出了凡急性发热的疾病皆属于伤寒（广义伤寒），故《难经·五十八难》说"伤寒有五：有中风，有伤寒，有湿温，有热病，有温病"。指出了广义伤寒所包含的内容。可见当时伤寒就是指急性发热的疾病。张仲景继承内难，著《伤寒杂病论》，亦是指的广义伤寒，因其中有伤寒，有中风，有温病，有风湿，有中热等病。

《素问·热论》："凡病伤寒而成温者，先夏至日者为温病，后夏至日者为暑病。"以夏至作为温病与暑病命名的分界线，后世医家亦多遵此。如王叔和《伤寒例》中说："从霜降以后，至春分以前，凡有触冒霜露，体中寒即病者，谓之伤寒也。""中而即病者，名曰伤寒；不即病者，寒毒藏于肌肤，至春变为温病，至夏变为暑病。暑病者，热极重于温也。""其冬有非节之暖者，名曰冬温。"《温病条辨》也说："风温者，初春阳气始开，厥阴行令，风夹温也；温热者，春末夏初，阳气弛张，温盛为热也。""暑温者，正夏之时。暑病之偏于热者也。湿温者，长夏初秋，湿中生热，即暑病之偏于湿也。秋燥者，秋金燥烈之气也。冬温者，冬应寒而反温，阳不潜藏，民病温也。"《通俗伤寒论》"夏伤于暑，被湿所遏而蕴伏，至深秋霜降及立冬前后，为外寒搏动而触发"者为伏暑。故后世医家对温病及暑病又分别列出风温、温热、暑温、湿温、秋燥、冬温、伏暑等各种病名。

《内经》还有疫疠、温疠、温疫的病名，如《素问·刺法论》："疫之与疠，即是上下刚柔之名也，穷归一体也。"《素问·本病论》在讨论五运六气上下升降迁正退位的变化中，可影响人体，产生温疫、温疠之病。《内经》中还指出疫疠具有传染性，如《素问·刺法论》："五疫之至，皆相染易，无问大小，病状相似。"后世医学也看到某些急性热病有流行性，但张仲景《伤寒杂病论》中没有专门论述，仍归入广义伤寒之中，如其自序中说："余宗族素多，向余二百，建安纪年以来，犹未十稔，其死亡者，三分有二，伤寒十居其七。"说明了伤寒包括温疫在内。《伤寒例》则有时行寒疫、温疫之称，但仍包括在广义伤寒之内。《肘后备急方》说："伤寒、时行、温疫，三者同一名耳，而源本小异……又贵胜雅言，总名伤寒，世俗因号为时行。"说明当时温疫也归属于广义伤寒。隋《诸病源候论》也有疫疠病诸候，并提出："病无长少，率皆相似，如有鬼厉之气，故云疫疠病。"认识到具有传染性、流行性的特点。以后逐渐突出疫疠病的传染性，并与温病一道脱离伤寒门。如刘河间《伤寒标本》中提到："凡伤寒疫疠之病，何以别之？盖脉不浮者，传染也。"至明·吴又可著《温疫论》更从病因病机、辨证治疗等方面将温疫与伤寒区别，初步形成一套温疫的理论体系，以后清戴天章的《广温疫论》、余师愚《疫疹一得》、杨栗山《伤寒温疫条辨》等，均以温疫命名，并从不同角度对温疫学说进行补充和发展，使温疫理论更加完善。这样便形成了伤寒、温病、温疫三个理论体系，但是由于温疫学说没有与近代自然科学相结合，因而不能进一步得到发展，由于温病学派创立的卫气营血及三焦辨证，对温病及温疫均有临床指导意义，于是温疫学说后来又被概括在温病理论之中，如《温病条辨》中的温毒、温疫都概括在九种温病之内即是。于是热病形成伤寒与温病两大体系。

二、病因

《内经》认为外感发热的病因与六淫有关，在正常情况下，风寒暑湿燥火六气，分别主管四季。《内经》中以六气为三阴三阳之本，故又名六元。感此六气为病者，皆属伤寒温病一类的急性热病，后世称此六气为六淫，以下简述六淫引起疾病的特点。

风：《素问·生气通天论》："风者，百病之始也。"《素问·风论》："风者，百病之长也，至其变化乃为他病也，无常方，然致有风气也。""风之伤人也，或为寒热……风气藏于皮肤之间，内不得通，外不得泄，风者善行而数变，腠理开则洒然寒，闭则热而闷，其寒也则衰食饮，其热也则消肌肉，故使人怢栗而不能食，名曰寒热。"《素问·生气通天论》："因于露风，乃生寒热。"指出了六淫之邪侵于肌表莫不缘风气以入，故风为百病之始，风善行而数变，风邪侵入，可以变化为各种不同的疾病。风邪侵入而腠理开则恶寒，腠理闭则发热，说明外感风邪后可出现寒热。

寒：《灵枢·岁露论》："四时八风之中人也……寒则皮肤急而腠理闭。"由于腠理闭，阳气不得外泄浮于表，可见发热。故《素问·生气通天论》："因于寒，欲如运枢，起居如惊，神气乃浮。"指出伤于寒以后，阳气当如运枢以外应。《素问·热论》："人之伤于寒也，则为病热。"一方面说明了因感寒而致发热，另一方面也说明古人认为发热的产生均是伤于寒邪所致，故亦为广义伤寒命名的由来。

暑：《素问·生气通天论》："因于暑，汗烦则喘喝，静则多言，体若燔炭，汗出而散。"指感受暑邪后，汗出而烦，喘喝有声；因暑热影响神明，气伤神虚，不烦亦见多言；体热如燔炭，必汗出而散热。《灵枢·岁露论》："暑则皮肤缓而腠理开。"指出暑邪伤人有汗出的特点。因汗多则伤气，故《素问·举痛论》说："炅则腠理开，荣卫通，汗大泄，故气泄矣。"《素问·刺志论》也说："气虚身热，得之伤暑。"

湿：《内经》认为伤于湿，可以发为肉痿、肌肉不仁、拘挛弛长，或见濡泄、水闭胕肿等症，对于因伤于湿而致发热者记载较少。后世医家对伤于湿而引起发热的认识逐渐增多，如《金匮要略》有："病者一身尽痛，发热，日晡所剧者，名风湿。"李东垣《脾胃论》有湿热成痿，肺金受邪论，以肺热叶焦则生痿躄为依据，认为在六七月间燥金感受湿热之邪，而绝肾水生化之源，以致痿厥之病大作，在湿热壅肺时则有发热表现。明·戴思恭《证治要诀》说："伤湿为病，发热恶寒，身重自汗，骨节疼痛，小便秘涩，大便多泄……"也说明了湿邪作为六淫之一，可以导致发热。

燥：《素问·六元正纪大论》"燥胜则干"，故《伤寒论》中将燥之为病见于热盛化燥，如阳明病之口干舌燥、胃中燥等是。刘完素《素问玄机原病式》说："燥金虽属秋阴，而其性异于寒湿，而反同于风热火也。"指出了燥性特点。清·喻嘉言《医门法律》对燥邪为病尤多发明，谓世俗相沿误以湿病为燥病，解者亦竟以燥病为湿病，而于《内经》所谓"秋伤于燥，上逆而咳，发为痿厥"数语，全然误会，可谓独具只眼，大声喝破矣。惟燥有凉、热之分，这对温病学派秋燥病名的确定有很大影响。

火：《素问·五运行大论》："南方生热，热生火……其在天为热，在地为火……其性为暑。"说明热、火、暑三者同性。《素问·至真要大论》"诸热瞀瘛，皆属于火"、"诸躁狂越，皆属于火"，说明热病、神昏、抽搐、躁动、发狂等与火邪有关。《素问·阴阳应象大论》"壮火之气衰"、"壮火食气"、"壮火散气"皆是指过于亢奋的火（包括外来的及内生的），能导致耗散正气，故《伤寒论》阳明病及《金匮要略》的中热，多用白虎加人参汤。外感暑邪是火证、热证，其他外来的致病因素也可转变为火，故刘河间说"六气皆能化火"；另外内伤情志之病也可转变为火，故朱丹溪云"气有余，便是火"。"五脏各有火，五志激之，其火随起"。

《内经》看到了某些具有流行传染的热病称为疫疠，但在病因上仍然认为是六气之病，与司天在泉的阳干阴干失守有关。《素问·刺法论》云："升降不前，气交有变，则成暴郁（疫）。"后世认为是感受非时之气，如《诸病源候论》时气候说："时行病者，是春时应暖而反寒，夏时应热而反冷，秋时应凉而反热，冬时应寒而反温，其非时而有其气，是以一岁之中，病无长少，卒相似者，此则时行之气也。"疫疠病候云："其病与时气温热等病相类，皆由一岁之内，节气不和，寒暑乖候，或有疾雨、雾露不散，则民多疾疫，病无长少，率皆相似，如有鬼疠之气。故云疫疠病。"其看法与《内经》相同。至明·吴又可《温疫论》杂气论才明确提出："天地之杂气，种种不一……大约病遍一方，延门合户，众人相同，皆时行疫气，即杂气所钟。为病各种，是知气之不一也。盖当其时，适有某气专入某脏腑经络，专发为某病，故众人之病相同，非关脏腑经络或为之证也。不可以年岁四时为拘，盖非五运六气所能定者，是知气之所至无时也；或发于城市，或发于村落，他处安然无有，是知气之所着无方也。疫气者，亦杂气中之一，但有甚于他气，故为病颇重，因名之疠气……盖因诸气来而不知，感而不觉，惟向风寒暑湿所见之气求之，既已认错病原，未免误投他药，刘河间作原病式，盖祖五运六气，百病皆原于风寒暑湿燥火，无出此六气为病者，实不知杂气为病，更多于六气，六气有限，现在可测，杂气无穷，茫然不可测，专务风寒暑湿燥火，不言杂气，岂能包括天下之病欤。"吴氏提出杂气学说，有别于一般六气，认识到传染病各有其特殊的病原，这是中医病因学说上的一个重大进展。但由于中医辨证体系并非针对病原，因此杂气学说未能得到进一步发展。

总之，在病因学说上六淫作为急性热病的发病因素，一直在中医学占有重要位置，根据审证求因的原则，它也为辨证论治提供了依据。

三、发病

人体内部脏腑之间的生理活动，由于某些因素的影响，使原来处在相对平衡的状态遭到破坏，因而引起疾病的发生，这一过程称之为发病。《内经》以脏腑的阴阳协调来说明这一平衡状态，如《素问·生气通天论》指出"阴平阳秘，精神乃治"即是。如果阴阳偏胜则可出现疾病，病机属性有寒热的不同，如《素问·阴阳应象大论》云："阴盛则阳病，阳盛则阴病，阳盛则热，阴盛则寒。"脏腑阴阳失调过程反映了机体与病因之间的关系，亦即正邪关系。《素问·通评虚实论》云："邪气盛则实，精气夺则虚。"说明了随着正邪的消长，机体反映出两类不同的病机与证候，即所谓虚证与实证，而在疾病过程中正气的盛衰又是决定疾病发生、发展、转归的关键。即使是祛邪也是要达到扶正的目的。重视机体的正气是中医学在发病学上的重要贡献，现仅就《内经》在发病学的内容上，以及对后世的影响分三方面略述于后。

1. 正虚是发病的根本

《灵枢·百病始生》："风雨寒热，不得虚邪，不能独伤人，卒然逢疾风暴雨而不病者，盖无虚，故邪不能独伤人，此必因虚邪之风，与其身形，两虚相得，乃客其形。"《素问·八正神明论》指出："以身之虚，而逢天之虚，两虚相感，其气至骨，入则伤五脏。"都指出了发病的过程必因正虚，而后外邪方能乘虚而入，此外来之虚邪贼风，与机体之虚，两虚相得，乃客其形。故《素问·评热病论》中谓："邪之所凑，其气必虚。"《素问·刺法论》"五疫之至，皆相染易……不相染者，正气存内，邪不可干"也是这个意思。说明人的正气可以抗邪，外因与内因的关系，内因是主要的，外因通过内因而起作用。

《素问·太阴阳明论》："贼风虚邪者，阳受之；食饮不节，起居不时者，阴受之。"此指受病部位，外邪侵犯肌表。肌表属阳，故曰阳受之；内脏属阴，饮食内伤，故曰阴受之。《灵枢·五变》也提到外邪侵入，是因骨节皮肤之不坚所致。《灵枢·邪气脏腑病形》"邪之中人也，无有常，中于阴则溜于腑，中于阳则溜于经"，所指邪是外邪，中于阳指外邪入三阳经，中于阴为外邪入三阴经，这是指外感热病按六经辨证来区分的，同有正气内伤的因素，则脏气不虚，外邪不得入内，虽至三阴经亦可还之于腑，散于肠胃。《伤寒论》中"阳明居中土，万物所归，无所复传"可能是指此种情况而言。如果有脏气内伤的因素，则邪可入脏，《灵枢·邪气脏腑病形》提到："愁忧恐惧则伤心，形寒寒饮则伤肺，以其两寒相感，中外皆伤，故气逆而行；有所堕坠，恶血留内。若有所大怒，气上而不下，积于胁下则伤肝；有所击仆，若醉入房。汗出当风则伤脾；有所用力举重，若入房过度，汗出浴水则伤肾。"所谓愁忧、恐惧、大怒、寒饮、堕坠、击仆、房劳、强力举重皆能影响脏腑气血阴阳失调，造成脏气内伤的因素，以致外邪入脏，故谓"阴阳俱感，邪乃得注"正虚可以发病，而发病后又可因病致虚。

《金匮要略》说："夫人禀五常，因风气而生长，风气虽能生万物，亦能害万物，如水能浮舟，亦能覆舟。若五脏元真通畅，人即安和……不遗形体有衰，病则无由入其腠理。"也说明了虽然六淫外邪可以致病，但还与人的对外适应能力有关，如正气充盛，营卫通畅，就能适应反常的气候变化，不一定发病，反之则易于感受外邪，甚至死亡，故《金匮要略》中又提出："客气邪风，中人多死。"

《伤寒论》97条"血弱气尽，腠理开，邪气因入……"也说明了血气衰弱之人，外邪易趁机而入引起发病。与《内经》的认识是一致的。《温病条辨》："盖时和岁稔，天气以宁，民气以和，虽当盛之岁亦微，至于凶荒兵火以后，虽应微之岁亦盛，理数自然之道，无足怪者。"吴鞠通认为每岁之温，有早暮微盛不等，司天在泉，主气客气，相加临而然也。如凶荒兵火，则饥饿、劳役、正气必虚，虽应微之岁，则发病亦重，亦说明了正虚是发病的根本，亦吴氏强调之要亦不外正气存内，邪不可干之理。

2. 体质因素与发病

人的体质因素在发病过程中起着很重要的作用，体质不同对外邪的反应也不同，因此可以有不同的发病过程。《灵枢·五变》："一时遇风，同时得病，其病各异……凡此五者，各有所伤，况于人乎？"文中以匠人砍伐木材为例，举出五种树木不同，遭受自然界气候的侵袭，其结果也有所不同，即使是同一树木，坚脆不同，砍伐时坚者则刚，脆者易伤，从而说明人的体质不同，虽同时感受外邪，所患疾病不尽相同。由于古人认识自然是朴素的辩证法思想所指导，不可能对每种致病因素分得很细致，所以中医病因学上是比较直观的、笼统的，但是古人的确也看到了体质不同的影响，如同一种致病因素，可有不同的发病过程，即使是同一种传染病，也可因体质不同，可出现或轻或重的不同类型，因此体质因素是不容忽视的。《灵枢·论勇》云："有人于此，并行并立，其年之长少等也，衣之厚薄均也，卒然遇烈风暴雨，或病或不病，或皆病或皆不病，其故何也？少俞曰……皮厚肉坚，固不伤于四时之风……"提出体质不同，表现各异，薄皮弱肉则不胜四时之虚风，皮厚肉坚则不伤于四时之风，也是这个意思。

热病的传变也与体质有关，如《素问·热论》："人之伤于寒也，则为病热，热虽甚不死，其两感于寒者，必不免于死。"两感是表里俱受邪，病情较重，之所以形成两感者，必其人有内虚的因素，以致形成阴阳俱感、内外皆伤的局面，否则中于阳仅表现三阳经证候。即使入内中于阴亦留于腑，表现较两感为轻，预后亦较两感为佳。《伤寒论》中的六经传变，当然亦与体质因素有很大关系，素体阳虚者感受外邪，可以形成太阳与少阴两感之证，亦可由太阳病迅速传变为少阴病，又如外感湿邪可以寒化，也可热化，素体阳虚则多寒化，素体阴虚则多热化，都说明体质因素不仅可以表现有不同证型，而且也可决定病情的转归。

3.四时气候与发病

古人认为外来病因与四时气候变化有关，故特别强调要适应四时，如《素问·生气通天论》："苍天之气清净，则志意治，顺之则阳气固，虽有贼风，弗能害也，此因时之序。"说明了顺应自然环境的变化，就可以不发生外感一类的疾病。四时气候变化可以发生各种急性热病（包括疫疬），《内经》认为感四时之常气，则病伤寒与温病，感受非时之气，则病疫疬，虽然《内经》认识到疫疬的发病呈流行性，但病因仍为六淫，至吴又可则认为疫疬是杂气为病，与六淫有别，但吴氏的杂气学说，索其源仍受《内经》"非其时而有其气"的四时气候发病学说的启示和影响。不要将古人认为六淫所致伤寒温病与杂气所致温疫对立起来。实际上都是属于现今的传染病范畴，只不过后者呈暴发性或流行性而已。

《素问·生气通天论》："春伤于风，邪气留连，乃为洞泄；夏伤于暑，秋为痎疟；秋伤于湿，上逆而咳，发为痿厥；冬伤于寒，春必温病。"说明《内经》认为外感六淫之邪，可以使邪气留连，延缓发病，此亦即后世伏邪为病之由来。

《伤寒例》云："冬令严寒……中而即病者，名曰伤寒，不即病者，寒毒藏于肌肤，至春夏为温病。"仍本《内经》之说，说明发病与四时气候有关，并可邪气留连。《诸病源候论》提出了"寒毒藏于肌骨之中"，宋·庞安常与朱肱皆认为辛苦之人，冬令易触寒毒之气，伏而不发，至春遇温气而变，即为温病。元末明初王安道提出伏热的看法，以及新感引动伏邪为病，因而出现表轻里重的病变。明·汪石山提出"有不因冬伤于寒而病温者，此特春温之气，可名曰春温，如冬之伤寒，秋之伤湿，夏之中暑相同，此新感之温也"。于是以后温病便分为新感温病与伏邪温病两类。

古人对于伏邪学说的邪伏部位，除了肌肤、肌骨外，还有柳宝诒的邪伏少阴，俞根初的实邪多发于少阳募原，虚邪多发于少阴血分阴分，章虚谷的邪伏血气之中等。伏邪学说的意义不在感邪后发病的迟早，而在于区别温病初起的不同证型。一般认为急性热病在初起阶段出现表证，解表后热退，或病程较短，症状轻微者，称之为新感；如果一发病即是显露里热炽盛，很快化燥伤阴，病程较长，症状严重者，称之为伏邪。临床上如果表证出现后，变化迭出，病程延长，症状危重者，这种类型则称为新感引动伏邪。由于同样得病，有的症状轻微，有的症状严重，古人以内有伏邪来解释，于是创立了伏邪学说。由此可见伏邪学说实质上也是属于体质因素了。

四、病机

病机是指疾病发生、发展、变化的机理，通过探讨疾病发生之所由，以达到认识疾病的本质，掌握疾病的变化规律。《素问·至真要大论》云："经言盛者泻之，虚者补之，余赐以方士，而方士用之尚未能十全，余欲令要道必行，桴鼓相应，犹拔刺雪污？岐伯曰：审察病机，无失气宜。"也说明了审察病机是使治疗效果能够桴鼓相应的重要措施。

如何审察病机，《素问·至真要大论》中提出"谨守病机，各司其属"，从热病的病因来说，根据临床表现可分析其病因各属于风、寒、湿、火、热等，病机十九条中缺燥，后世对此作了补充。从热病的辨证来说，根据临床表现可分析其是六经中的何经，后世《伤寒论》的六经辨证理论较《内经》更为完备。《素问·至真要大论》还指出："有者求之，无者求之，盛者责之，虚者责之，必先五胜，疏其血气，令其调达，而致和平，此之谓也。"所谓有者、盛者，是指实证；无者、虚者，是指虚证。即是在分析病因及辨证定位的基础上，确定其虚实。《素问·通评虚实论》："何谓虚实？岐伯对曰：邪气盛则实，精气夺则虚。"虚是指正气虚，实是指邪气实，因此虚实也反映了正邪的关系，审察病机还要判断邪正盛衰，这对决定治疗有很大关系。

另外，在病机十九条中还举出了属于五脏的病证和属于五气（风、寒、湿、火、热）的病证，因此还要"必先五胜"，即分析五脏中何脏受病，五气中何气所胜，仍属病因及辨证定位问题。后世对热病的审察病机，虽然温病学派有卫气营血及三焦辨证的不同，但亦不外分析病因、确定辨证定位及判断邪正盛衰而已，仍然是按照《内经》中审察病机的原则进一步在临床上加以运用。

五、辨证

《内经》对热病的辨证是采用六经辨证的，根据临床症状在经脉循行部位上的表现而确定六经辨证。如《素问·热论》云："伤寒一日，巨阳受之，故头项痛，腰脊强；二日阳明受之，其脉夹鼻，络于目，故身热，目疼而鼻干，不得卧也；三日少阳受之，少阳主胆，其脉循胁络于耳，故胸胁痛而耳聋……四日太阴受之，太阴脉布胃中，络于嗌，故腹满而嗌干；五日少阴受之，少阴脉贯肾，络于肺，系舌本，故口燥舌干而渴；六日厥阴受之，厥阴脉循阴器而络于肝，故烦满而囊缩。"由于足太阳膀胱经脉起于目内眦，上额交巅，从巅入络脑，还出别下项，循肩髆内，夹脊抵腰中，故头项痛、腰脊强属太阳。足阳明胃经脉起于鼻之交频中，旁纳太阳之脉，下循鼻外，故目疼、鼻干属阳明。足少阳胆经脉起于目锐眦，上抵头角，下耳后，至肩上，入缺盆；其支者入耳中，出走耳前，至目锐眦后；其直者，从缺盆下腋，循胸过季胁，故胸胁痛、耳聋属少阳。足太阴脾经脉起于大趾之端，循趾内侧上内踝前廉，上踹内，上膝股内前廉，入腹属脾络胃，上膈，夹咽，连舌本，散舌下，故腹满、嗌干属太阴。足少阴肾经脉起于小趾之下，邪走足心，循内踝之后，以上踹内，出腘内廉，上股内后廉，贯脊属肾络膀胱；其直者，从肾上贯肝膈，入肺中，循喉咙，夹舌本，故口燥、舌干属少阴。足厥阴肝经脉起于大趾，上循足跗上廉，去内踝一寸，上腘内廉，循股阴入毛中，过阴器，抵小腹，夹胃属肝络胆，故烦满囊缩属厥阴。

《伤寒论》对热病也是采用六经辨证，继承了《内经》所有的六经理论（经脉循行、证候分类、三阴三阳与六气相配、六气的标本中见、阴阳之气各有多少等），并且还有所发展，因此《伤寒论》的六经辨证与《内经》的六经辨证不完全相同，近代顾古生也认为《伤寒论》的六经是来自《内经》多方面的，如说："盖六经部分有横行者，十二经流注，自手太阴至足厥阴，十二时相传者是也；有分层者，伤寒由表入里，由三阳、二阳、一阳、三阴、二阴、一阴者是也；有分形者，背为太阳，面为阳明，胸胁为少阳，大腹为太阴，少腹为少阴，凡隐曲处为厥阴是也；言非一端各有所当。"但顾氏只说了部位，对病情、病性并未涉及。

姜春华认为《伤寒论》确实统括了整个《内经》的阴阳体系，如说："仲景虽分三阴三阳，其总纲则是一阴一阳。"以阴阳为辨证论治的基础，也就是从《内经》所说的"治病必求于本"而来。在《伤寒论》中普遍看出它从《内经》的阴阳而来，如《内经》言人之阴阳，外为阳，内为阴；于《伤寒论》则胃实为阳明，脾虚为太阴。《内经》言人身之阴阳，则背为阳，腹为阴；于《伤寒论》则颈背强之为太阳，腹满痛之为太阴。《内经》之寒为阴，热为阳；于《伤寒论》则三阴主寒，三阳主热，"发热恶寒者发于阳也，无热恶寒者发于阴也"。《内经》阴胜则阳病，阳胜则阴病，阳胜则热，阴胜则寒；于《伤寒论》则少阴脉微细，欲寐，下利清谷，四肢厥冷，背恶寒，阳明脉大，大热大渴，大汗出，胃中干，便秘。《内经》静者为阴，动者为阳，迟者为阴，数者为阳；于《伤寒论》则脉数急者为阳，脉迟弱者为阴。《内经》阳胜则身热，腠理闭，喘粗，为之俯仰，汗不出而热，齿干以烦冤……阴胜则身寒，汗出身常清，数栗而寒，寒则厥；此则《伤寒论》三阴三阳之总则也。《内经》阴在内，阳之守也，阳在外，阴之使也；故伤寒重津竭于内，急阳亡于表。其取诸《内经》者，尚有虚为阴，实为阳等多方面。故《伤寒论》之六经，赅表里寒热虚实，经络脏腑营卫气血精气，以及邪正消长诸方面，实由《内经》而来，而归纳之于三阴三阳，发展成为新体系，则仲景之创获也。姜氏认为《伤寒论》六经来自《内经》，但含义已不同于《内经》六经，而是包括《内经》整个阴阳体系。

清·程郊倩将《内经》六经证候与《伤寒论》六经证候做了比较，如谓："《内经》云：热病者皆伤寒之类也。着一类字，见热病特伤寒中之一类耳。然类而不类，亦不类而类。盖同此六经，而病因之寒热有不同。如一日巨阳受之，头项强痛腰脊强，类也，其不类者，恶寒与不恶寒也；二是阳明受之，身热目痛鼻干不得眠，类也，其不类者，伤寒入胃，热病不入胃，入胃则不传故也（《伤寒论》184条：阳明居中土也，万物所归，无所复传）；三日少阳受之，胸胁痛而耳聋，类也，其不类者，伤寒有往来寒热，热病但有半里之热而无半表之寒也；伤寒三阴证有寒热错杂之不齐，热病则但有热而无寒；

四日太阴受之，则腹满嗌干，全不类伤寒腹满吐利食不下之太阴也；五日少阴受之，则口燥舌干而满，虽类伤寒少阴负趺阳之一证，而总不类伤寒脉微细但欲寐之少阴也；六日厥阴受之，则烦满而囊缩，在伤寒烦或有之，而却不类伤寒食不下下即吐蛔之厥阴也。"程氏是从条文上所描写的症状加以比较，未免过于刻板，忽略了急性热病是一个动态的发展过程。

实际上《伤寒论》的六经辨证是来源于《内经》所有的六经理论，它与《素问·热论》的六经证候分类有相同处，也有不同处。其相同处是都有经脉循行部位所表现的症状，但《伤寒论》更重视与经脉相联系的脏腑病理变化。不同处是《素问·热论》的六经证候分类为三阳属表热，三阴属里热，都是热证、实证，因而治疗上在表可汗，在里可泄；《伤寒论》的六经辨证不仅有热证、实证，还有寒证、虚证，另外虚实互见、寒热错杂也不少见，说明了《伤寒论》的六经是动态地反映了热病的发展、变化过程的，因而治疗上不仅汗下两法，而是汗、吐、下、和、温、清、消、补八法俱备。因此不可否认，《伤寒论》的六经辨证是受了《素问·热论》六经证候分类的影响而发展起来的，更为适用于临床。

六、病传

病传是指疾病的传变，《内经》中关于急性热病的传变有以下五种形式。

一是五脏相传，即《素问·玉机真脏论》所说："五脏受气于其所生，传之于其所胜，气舍于其所生，死于其所不胜，病之且死，必先传行至其所不胜，病乃死。""风者，百病之长也。今风寒客于人，使人毫毛毕直，皮肤闭而为热……弗治，病入舍于肺，名曰肺痹，发咳上气；弗治，肺即传而行之肝，病名曰肝痹，一名厥，胁痛出食……弗治，肝传之脾，病名曰脾风发瘅，腹中热，烦心出黄……弗治，脾传之肾，病名曰疝瘕，少腹冤热而痛，出白，一名曰蛊……弗治，肾传之心，病筋脉相引而急，病名曰瘛。"但亦可有"卒发者，不必治于传或其传化有不以次……"说明五脏可以按相克而传，这种相克而传，表示病情深入，又称"不间脏"，五脏亦可按相生而传，是传其所生之脏，又称"间脏"，间脏者生。五脏按相克而传可能在某些热病中存在，但并非绝对，故《内经》也提到传化有不以次。

二是按经络相传，如《素问·皮部论》所谓："是故百病之始生也，必先于皮毛，邪中之则腠理开，开则入客于络脉，留而不去，传入于经，留而不去，传入于腑，禀于肠胃。邪之始入于皮也，溯然起毫毛，开腠理；其入于络也，则络脉盛色变；其入客于经也，则感虚乃陷下。其留于筋骨之间，寒多则筋挛骨痛，热多则筋弛骨消，肉烁䐃破，毛直而败。"按经络由浅入深而传，为后世认为伤寒由皮毛而入，提供了理论基础。

三是按上下相传，如《素问·太阴阳明论》："阳病者，上行极而下；阴病者，下行极而上。故伤于风者，上先受之，伤于湿者，下先受之。"指出手三阳经脉之气，从手上行至头，足三阳经脉之气，从头下行至足。因此风邪侵入三阳经，必由上往下。足三阴经脉之气，从足上行至头，手三阴经脉之气，从胸腹循臂至指。因此湿邪侵入三阴经，必由下往上。按上下相传，对后世温病的三焦传变，由上往下起到一定影响；由于喉主天气，咽主地气，也为后世认为温病由口鼻而入提供了理论基础。

四是按营卫相传，《灵枢·本脏》："卫气者，所以温分肉，充皮肤，肥腠理，司开阖者也。"卫气具有慓疾滑利的特性，能卫外御邪、调节皮表，如果"卫气和则分肉解利，皮肤调柔，腠理致密矣"。《灵枢·邪客》："营气者，泌其津液，注之于脉，化以为血，以荣四末，内注五脏六腑。"说明了营可化血，血中有营。《灵枢·营卫生会》："清者为营，浊者为卫，营行脉中，卫在脉外。"更说明营卫的关系密切。《素问·调经论》："风雨之伤人也，先客于皮肤，传入于孙脉，孙脉满则传入于络脉，络脉满则输于大经脉，血气与邪并客于分腠之间，其脉坚大，故曰实。"说明了卫气失却卫外作用，因而外邪内传，血气在内，与外邪并客于分腠之间，而成实证。《素问·气穴论》也有："营卫稽留，卫散营溢，气竭血著，外为发热，内为少气。"这些为后世温病由浅入深，按卫、气、营、血的传变提供了理论基础。

五是按六经相传，即《素问·热论》中的日传一经，如："伤寒一日，巨阳受之……二日阳明受之……三日少阳受之……四日太阴受之……五日少阴受之……六日厥阴受之……"一般常以此作为《内经》中热病的传变规律来看，但《素问·热论》中尚提到："七日巨阳病衰，头痛少愈；八日阳明病衰，身热少愈；九日少阳病衰，耳聋微闻；十日太阴病衰，腹减如故，则思饮食；十一日少阴病衰，渴止不满，舌干已而嚏；十二日厥阴病衰，囊纵，少腹微下，大气皆去，病日已矣。"有人认为这是日传一经，至第七日又周而复始。后世对此提出疑问，如明·马玄台说："自太阳以至厥阴，犹人入户升堂，以入于室矣。厥阴复出传于太阳，奈有二阴、三阴、一阳、二阳以隔之，岂有遽出而传之太阳之理……皆初时所传之邪，至此方衰也。"马氏指出不是复传，而是指病在太阳七日可愈，病在阳明八日可愈……而非由厥阴复转太阳。

《伤寒论》的六经辨证也有类似一日一经之意，如第 4 条有："伤寒一日，太阳受之，脉若静者为不传，颇欲吐，若躁烦，脉数急者，为传也。"第 5 条有："伤寒二三日，阳明、少阳证不见者，为不传也。"第 270 条："伤寒三日，三阳为尽，三阴当受邪，少阳脉小者，欲已也。"指出一日是太阳受之；二三日阳明、少阳证不见，亦示二日为阳明、三日为少阳之意；三日指出三阳为尽，也表示三日为太阳、阳明、少阳；三日少阳脉小，也是一日一经之意。但《伤寒论》实质上是否定一日一经的，而是根据临床实际情况来决定日数的，所以还有许多条文不是一日一经，如第 37 条有："太阳病，十日以去，脉浮细而嗜卧者，外已解也；设胸满胁痛者，与小柴胡汤；脉但浮者，与麻黄汤。"第 99 条："伤寒四五日，身热恶风，颈项强，胁下满，手足温而渴者，小柴胡汤主之。"第 186 条："伤寒三日，阳明脉大。"凡此等等，均说明临床表现是千变万化的，而不是按一日一经来传变的。

《伤寒论》的六经传变还有循经传、越经传、表里传，以及直中、合病、并病等，也说明不是按一日一经地去传变。戴元礼说："伤寒先犯太阳，以次而传，此特言其概耳，然其中变证不一，有发于阴即少阴受之者……亦不循经而入，如初得病径犯阳明之类，不皆始于太阳也，亦有首尾止在一端不传他经，亦有止传一二经而止者，不必尽传经也。至如病之逾越，不可泥于次序。"张景岳说："盖寒邪中人，本无定体，观陶节庵曰：风寒之初中人也无常，或入于阴，或入于阳，非但始太阳终厥阴也。或自太阳始，日传一经，六日至厥阴，邪气衰不传而愈者；亦有不罢再传者，或有间经而传者，或有传至二三经而止者，或有始终只在一经者，或有越经而传者，或有自少阳阳明而入者，或有初入太阳不作郁热，便入少阴证者。""又有合病并病之证，曰合病者，两经或三经齐病，不传者为合病；并病者，一经先病未尽，又过一经者为并病。"都说明了临床上的病传是很复杂的，不是刻板地一日一经来传变，虽然也提到所谓日传一经的问题，但实为遵经而言。

七、治则

《内经》在疾病的治疗过程中，确定了不少治则，有的是治疗热病所应遵循者，今略举如下。

1. 调理阴阳

《素问·阴阳应象大论》："阴阳者，天地之道也，万物之纲纪，变化之父母，生杀之本始，神明之府也，治病必求于本。"阴阳是一个抽象概念，它代表了自然界万物变化的规律，《易经》曾说"一阴一阳谓之道"，就是这个意思。事物的变化、发展乃至消亡，都是阴阳互相对立的两个方面相互作用的结果，因此人的生理、病理、诊断、治疗各个方面，同样也是阴阳互相对立的两个方面相互作用的结果，只有从阴阳变化的角度去分析、去认识，才能抓到事物的根本。如《内经》用以解释生理者，有《素问·生气通天论》"夫自古通天者，生之本，本于阴阳"。"阴者藏精而起亟也，阳者卫外而为固也"。《素问·阴阳应象大论》"阴在内，阳守也；阳在外，阴之使也"。用于解释病理者，如《素问·阴阳应象大论》"此阴阳更胜之变，病之形能也"、"阴阳反作，病之逆从也"、"阴胜则阳病，阳胜则阴病，阳胜则热，阴胜则寒"。用于指导诊断者，如《素问·阴阳应象大论》"察色按脉，先别阴阳"，《素问·脉要精微论》"微妙在脉，不可不察，察之有纪，从阴阳始"。用于指导治疗者，如《素问·阴阳应象大论》"谨察阴阳所在而调之，以平为期"，"审其阴阳，以别柔刚，阳病治阴，阴病治阳"，"故善用针者，从阴引阳，从阳引阴"。《内经》在用阴阳学说到具体事物时，阴阳又代表了具体的概念。

在热病中调理阴阳，主要用于热病的阴阳偏胜、阴阳消长及阴阳转化诸方面，"阴胜则阳病，阳胜则阴病"，阴胜或阳胜的阴阳是指邪而言，阳病或阴病的阴阳是指正而言，由于邪气的阴阳偏胜，必然影响正气的受损，阴阳消长也正是在这个基础上产生的，阴邪的长而引起阳气的消，阳邪的盛而则引起阴气的衰。《素问·阴阳应象大论》"重阴必阳，重阳必阴"、"重寒则热，重热则寒"，体现了阴阳转化。

《伤寒论》的六经辨证即体现了阴阳偏胜、阴阳消长及阴阳转化，如《伤寒论》213 条："阳明病，其人多汗，以津液外出，胃中燥，大便必硬，硬则谵语，小承气汤主之。若一服谵语止者，更莫复服。"阳明病由于邪亢盛而伤及阴液，故治疗宜用小承气汤以泻邪热，一服谵语止者，邪热已除，即止后服，以免伤及阳气，而使病情由阳证转化为阴证。《伤寒论》315 条："少阴病下利，脉微者，与白通汤；利不止，厥逆无脉，干呕烦者，白通加猪胆汁汤主之；服汤脉暴出者死，微续者生。"少阴病因阴邪极盛而伤及阳气，故治疗宜用白通汤回阳散寒；利不止者，厥逆无脉，阴阳气不相顺接，干呕烦者是阳气无所附而欲上脱，故用白通汤通阳气。加猪胆汁引阴中的阳气上升，人尿导浮越的阳气下达，使阴阳之气相接。服汤后脉暴出者，是孤阳发泄无遗，预后不好；如脉微续者，是阳气逐渐恢复，从而使病情由阴证转化为阳气恢复而向愈。这里所用的小承气汤、白通汤等，即是调理阴阳。

《温病条辨》在热病的辨证论治方面也提出："天地运行之阴阳和平，人生之阴阳亦和平，安有所谓病也哉。天地与人之阴阳，一有所偏，即为病也。偏之浅者病浅，偏之深者病深，偏于火者病温病热，偏于水者病凉病寒，此水火两大法门之辨，医者不可不知。烛其为水之病也，而温之热之，烛其为火之病也，而凉之寒之，各救其偏，以抵于平和而已。""夫春温、夏热、秋燥，所伤皆阴液也，学者苟能时时预护，处处提防，岂复有精竭人亡之虑；伤寒所伤者阳气也，学者诚能保护得法，自无寒化热而伤阴，水负火而难救之虞。即使有受伤处，临证者知何者当护阳，何者当救阴，何者当先护阳，何者当先救阴，因端竟委，可备知终始而超道妙之神。"由上可以看出，吴氏将狭义伤寒与温病对比，说明两者阴阳各有所偏，在辨证治疗上均应加以区别，但就每一种热病而言（包括伤寒及温病），也各有阴阳偏胜、阴阳消长及阴阳转化诸方面。

2. 补虚泻实

《素问·通评虚实论》说"邪气盛则实，精气夺则虚"，说明了实是邪所有余、邪气旺盛，而不是正气的有余；虚是正气不足、精气被夺，而不是邪气的不足。既然是邪气有余，正气不足，故在治疗上应当泻其有余，补其不足。如《灵枢·根结》："形气不足，病气有余，是邪胜也，急泻之；形气有余，病气不足，急补之。"《素问·三部九候论》："实则泻之，虚则补之。"如果实证而补，虚证反泻，则可使病情加重，预后不良。如《灵枢·胀论》："泻虚补实，神去其室，致邪失正，真不可定，粗之所败，谓之夭命。"《素问·热论》对于热病的治疗有："其未满三日者，可汗而已；其满三日者，可泄而已。"是指邪气盛而言，如病程稍长或有所遗者，则应"视其虚实，调其逆从，可使必已矣。"说明了在虚实夹杂的情况下，可根据病情予以适当的治疗。

《伤寒论》中对补虚泻实的运用是很重视的，如第50条："脉浮紧者，法当身疼痛，宜以汗解之，假令尺中迟者，不可发汗，何以知其然，以荣气不足，血少故也。"表有寒邪，当应发汗祛邪，但因精血不足，发汗则伤阴血，故不能发汗。115条："脉浮，热甚，而反灸之，此为实，实以虚治，因火而动，必咽燥吐血。"脉浮热甚，为热邪在表，属实证，反用灸法补之，则必病甚。285条："少阴病，脉细沉数，为在里，不可发汗。"少阴虚证，病位在里，不能当做实证来治。279条："本太阳病，医反下之，因尔腹满时痛者，属太阴也，桂枝加芍药汤主之。大实痛者，桂枝加大黄汤主之。"280 条："太阴为病，脉弱，其人续自便利，设当行大黄芍药者，宜减之，以其人胃气弱，易动故也。"太阳病在表属实，医反下之，转为太阴病在里属虚，故不能作实证治，但大实痛又是虚中夹实，故在补虚的基础上祛邪，如果虚多实少，而又当用大黄芍药者，亦应减少其用量，以照顾其虚。

后世对于热病中虚实夹杂者，在补虚泻实如何掌握分寸方面也有发展，如吴又可《温疫论补注》："病者先虚后实者，宜先补而后泻；先实而后虚者，宜先泻而后补。假令先虚后实者，或因他病先亏，或因年高气弱，或先有劳役，或因新产下血过多，或旧有吐血及崩漏之疾，温疫将发，触动旧疾，或吐血或崩漏，以致亡血过多，然后疫气渐渐加重，以上并宜先补而后泻。泻者，谓疏导之剂，并承气汤下剂概而言之也。凡遇先虚后实者，此万不得已而投补剂，一二帖后，虚证少回，便宜治疫。"日本丹波元简也曾提到："病本邪实，当汗吐下，而医失其法，或用药过剂，以伤真气，病实未除，又见虚候者，此实中兼虚也。治之之法，宜泻中兼补。倘虚甚者，或不得已姑从于补，虚复而后议泻矣。其人素虚，阴衰阳盛，一旦感邪，两阳相搏，遂变为实者，此虚中兼实也，治之之法，不清凉无由解热，不通腑无由逐结，然前之虚不得不顾，故或从缓下，或一下止服，前哲于此证，以为先治其虚，后治其实，此殆未是也。大抵邪不解则不受补，有邪而补，徒增壅塞，且积日之虚，岂暂补所能挽回乎！"这些对于热病中虚实夹杂之证，如何衡量虚实程度，或先泻后补，或先补后泻，或泻中兼补，或补中兼泻，在临床实践中均有重要意义。

3. 标本缓急

《素问·标本病传论》："知标本者，万举万当；不知标本，是谓妄行。"《素问·至真要大论》说："夫标本之道，要而博，小而大，可以言一，而知百病之害。言标与本，易而勿损，察本与标，气可令调，明知胜复，为万民式，天之道毕矣。"说明了明辨标本在治疗上的重要性。

《内经》中有关标本的含义，大致有以下几种。

（1）病人为本，医工为标。《素问·汤液醪醴论》："病为本，工为标，标本不得，邪气不服，此之谓也。"说明在疾病过程中强调以病人的临床表现作为客观依据，强调病人在治疗中要配合医疗，树立与疾病作斗争的信心，才能制服病邪。

（2）气血所出为本，络外径路为标。《灵枢·卫气》："能知六经标本者，可以无惑于天下。""足太阳之本，在跟以上五寸中，标在两络命门……"张隐庵云："十二经脉之本出于手足之腕踝，其标在于络外之径路；本者，犹木之根干，经脉之血气从此而出也。"此以十二经脉气血所出为本，而十二经脉气血尽出于络外的路径为标。十二经脉的标本与十二经的根结有相近似处，《内经》强调标本、根结的含义，可能是突出经脉血气的源与流。根本为源，标结为流。故四肢肘膝以下穴位，不仅能治局部疾患，还能治疗远端、内脏与头身疾患，而头身部穴位则多治疗局部疾患。

（3）六气为本，三阴三阳为标。《素问·六微旨大论》："少阳之上，火气治之，中见厥阴；阳明之上，燥气治之，中见太阴；太阳之上，寒气治之，中见少阴；厥阴之上，风气治之，中见少阳；少阴之上，热气治之，中见太阳；太阳之上，湿气治之，中见阳明。所谓本也，本之下，中之见也，见之下气之标也。本标不同，气应异象。"六气所应病形不同，故气应异象。所谓气之标，指三阴三阳为六气之标，亦即六气为本，三阴三阳为标，也是病因为本，症状为标。故《素问·至真要大论》："是故百病之起，有生于本者，有生于标者，有生于中气者，有取本而得者，有取标而得者，有取中气而得者，有取标本而得者……"所指生于本，生于标，生于中气者，即指六气为本，三阴三阳为标，三阴三阳各有表里，其气相通，故各有互根之中气，故凡互为表里者，在六气则互为中见。

（4）原发为本，继发为标。《素问·标本病传论》"先病而后逆者治其本"，指出凡先病，而后病势逆者，必先治其初病之本。《素问·至真要大论》："从内之外者，调其内；从外之内者，治其外；从内之外而盛于外者，先调其内而后治其外；从外之内而盛于内者，先治其外而后调其内；中外不相及，则治主病。"也说明了要先治原发，后治继发。《素问·标本病传论》："病发而有余，本而标之，先治其本，后治其标；病发而不足，标而本之，先治其标，后治其本。"根据《素问·五运行大论》提到："气有余，则制己所胜，而侮所不胜；其不及，则己所不胜侮而乘之，己所胜轻而侮之。"所谓病发而有余，即是指某脏发病有余时，会影响到所胜与所不胜的其他二脏，其不足也同样如此。故张景岳说："此以病气强弱而言标本也。如病发之气有余，则必侮及他脏他气，而因本以传标，故必先治其本；病发之气不足，则必受他脏他气之侮，而因标以传本，故必先治其标，盖亦治所从生也。"这也是指原发为本，继发为标。

（5）正虚为本，邪实为标。《素问·评热病论》"邪之所凑，其气必虚"，说明了正气先虚，才能受邪，故以正邪而论，正虚为本，邪实为标，既然在发病上是以正气为主，在病情之轻重、病程之长短、病变之转归等，亦莫不以正气为主。明·缪仲淳《本草经疏》说"五虚为本，五实为标"，也是指正虚为本，邪实为标的意思。《素问·标本病传论》中提到"先病而后生中满者治其标""小大不利治其标"，以中满、尿闭、便结是标急的三大症状，如不紧急处理，则可导致不可挽回的局面，故均应标急治标。

以上《内经》中所述的各种标本关系，都是在临床上经常遇到的，既有本质与现象的关系，也有原因与结果的关系，还有主要与次要的关系，在治疗上应"治病求本"，但疾病是动态变化着的，所以中医又有"急则治其标，缓则治其本"的说法，以适应变动的情况。

《伤寒论》中的标本关系也体现了《内经》的思想，如 13 条："太阳病，头痛发热，汗出恶风者，桂枝汤主之。"35 条："太阳病，头痛发热，身疼腰痛，骨节疼痛，恶风无汗而喘者，麻黄汤主之。"这两条是外感风寒邪气而导致太阳病的产生，以六气为本，三阴三阳为标，故治疗应祛风散寒，用桂枝汤或麻黄汤。163 条："太阳病，外证未除，而数下之，遂协热而利，利下不止，心下痞硬，表里不解者，桂枝人参汤主之。"太阳病为原发，协热而利为继发，如果不是利下不止，治太阳病则下利可止，说明原发为本；现因利下不止，标证亦较突出，此处标本同治而用桂枝人参汤。91 条："伤寒，医下之，续得下利，清谷不止，身疼痛者，急当救里；后身疼痛，清便自调者，急当救表。救里宜四逆汤，救表宜桂枝汤。"伤寒指太阳病为原发，续得下利为继发，现清谷不止，里急为重，故标急治标，而不治原发（本）。但换句话说，下利不止，正虚突出，温里又正是治本，虽外有邪实则属于标，这又是指正邪关系而言了。

总之，在临床辨治过程中分析标本，也是《素问·至真要大论》中所说的"必伏其所主，而先其所因"之意。

4. 正反逆从

《素问·至真要大论》："正者正治，反者反治。"所谓正者正治，即临床表现和证候性质完全一致者，用正治的方法来治疗，正治法所用方药与临床表现及证候性质完全相反，故正治法又名逆治法。所谓反者反治，即临床表现和证候性质完全相反者，用反治的方法来治疗，反治法所用方药与临床表现一致，故反治法又叫从治法。《素问·至真要大论》："逆之，从之，逆而从之，从而逆之，疏气令调，则其道也。"也是说明这个问题，所谓逆之，即正治法；从之，即反治法；逆而从之，即先用正治法后用反治法；从而逆之，即先用反治法后用正治法等，使人体气血因治疗后恢复正常流畅，而使疾病得除。

《内经》中正治法，如《素问·至真要大论》"寒者热之，热者寒之"即是。反治法即"热因热用，寒因寒用，塞因塞用，通因通用"之谓。（**按**：原文为热因寒用，寒因热用，因原文是回答反治何谓？故应改作热因热用，寒因寒用为妥）

《伤寒论》在正反逆从的运用中，也是根据《内经》的精神的，如215条："阳明病，谵语，有潮热，反不能食者，胃中必有燥屎五六枚也，若能食者，但硬尔，宜大承气汤下之。"277条："自利不渴者，属太阴，以其脏有寒故也，当温之，宜服四逆辈。"前条治热以寒，后条治寒以热，即属正治法，亦即逆治法。又如335条："伤寒一二日至四五日，厥者必发热，前热者后必厥，厥深者热亦深，厥微者热亦微，厥应下之……"339条："既吐且利，小便复利，而大汗出，下利清谷，内寒外热，脉微欲绝者，四逆汤主之。"前条有四肢厥冷，而用承气汤下之，为寒因寒用；后条外有身热，而用四逆汤温之，为热因热用。321条："少阴病，自利清水，色纯青，心下必痛，口干燥者，可下之，宜大承气。"66条："发汗后，腹胀满者，厚朴生姜半夏甘草人参汤主之。"前条下利仍用下法，为通因通用；腹胀满而用补法，为塞因塞用。此寒因寒用、热因热用、通因通用、塞因塞用之例，即属反治法，亦即从治法。

总之，《内经》的治则虽然举了调理阴阳、补虚泻实、标本缓急、正反逆从四个方面，但要点还在于《素问·至真要大论》所说的"微者调之，其次平之，盛者夺之，汗之下之，寒热温凉，衰之以属，随其攸利，谨道为法，万举万全，气血正平，长有天命"。所谓微者调之，是指病轻而浅，在治疗时只需用轻剂帮助机体调节作用的恢复，其病即可痊愈。其次平之，是指疾病稍重，邪气偏胜，机体的阴阳气血也有明显偏胜，因此要用稍重之剂，根据标本缓急，补虚泻实，调理阴阳，以平为期，从而达到疾病的痊愈。盛者夺之，汗之下之，寒热温凉，衰之以属，说明了邪气亢盛，病情急重者，必须用重剂以攻其邪，邪气不去，正气不复，夺邪则在外汗之，在内下之，在治疗上可根据病情用寒热温凉之药物，以使病邪衰减，而达到治愈目的。说明了对疾病的治疗应以恢复正气为主，邪盛时，才用重剂攻邪。

八、调护

在热病的治疗过程，调护是很重要的，调护的目的，在于使正气早日恢复。《素问·五常政大论》："大毒治病，十去其六；常毒治病，十去其七；小毒治病，十去其八；无毒治病，十去其九；谷肉果菜，食尽养之，无使过之，伤其正也。"所谓大毒、常毒、小毒、无毒，是指药物作用的峻烈和缓、有毒无毒，因药物用于攻邪者，虽可祛邪，但亦可伤正，故在使用时要适可而止。余邪未尽之处，可以饮食调养之。《素问·脏气法时论》："毒药攻邪，五谷为养，五果为助，五畜为益，五菜为充，气味合而服之，以补精益气。"也是这个意思。但食尽养之也要根据疾病的不同而有所宜忌。

在热病的治疗中还要注意遗热的问题，《素问·热论》说："热病已愈，时有所遗者，何也？岐伯曰：诸遗者，热甚而强食之，故有所遗也。若此者，皆病已衰而热有所藏，因其谷气相薄，两热相合，故有所遗也。帝曰：治遗奈何？岐伯曰：视其虚实，调其逆从，可使必已矣。帝曰：病热当何禁之？岐伯曰：病热少愈，食肉则复，多食则遗，此其禁也。"说明了热病恢复过程中，由于饮食不当而食复的原因。并认为热甚时，不宜食肉，亦不宜多吃。至于病瘥以后，自可谷肉果菜食尽养之。

《伤寒论》中在祛邪时亦特别强调固护正气，如服桂枝汤时要注意"遍身微似有汗者益佳，不可令如水流漓""若一服汗出病差，停后服，不必尽剂""若病重者，一日一夜服，周时观之""若汗不出，乃服至二三剂""禁生冷、黏滑、肉面、五辛、酒酪、恶臭等物。"服麻黄汤也如桂枝法将息，服大承气汤也告知"得下，余勿服"，服大陷胸汤则"得快利，止后服"等，均说明攻邪不可伤正。《伤寒论》390条："病人脉已解，而日暮微烦，以病新差，人强与谷，脾胃气尚弱，不能消谷，故令微烦，损谷则愈。"也与《内经》精神一致，虽病后可以谷肉果菜食尽养之，但因脾胃气弱，不能多食，故损谷则愈。

温病学派亦是处处固护阴液，恢复期重视调护，《广温热论》并专章列出温热复证（劳复、食复、自复、怒复）、温热遗证的治疗，并指出："温热大病后，正气未复，凡饮食起居，俱不可不慎也。如酒肴、甘脆、肥鲜、生冷等物，皆不可犯；只宜糜粥自养，少食而频，则易运化，不可过饱，及他有所食，虽思之勿与也。且其气血必虚，凡费心费力，过喜过怒，多言多动，皆可因劳而复病也。因劳而动其既虚之血气，生其未尽之余热，热邪退而病差，热邪生而病复。凡病皆然，温热证为尤甚，病者务宜自重。"在温热病恢复阶段，因饮食不慎，极易引起变证，古人已经注意，故特别强调之，避免反复。一俟热病痊愈，食尽养之，则有助于恢复。

研究《伤寒论》中应注意的几个问题

《伤寒论》是中医学的一部经典著作，它以六经辨证的体系将急性热病的发生、发展和转归予以高度概括，总结出许多共性的规律。至今仍有效地指导着急性热病的临床实践。因此研究《伤寒论》不仅能了解到古代医家在防治急性热病方面的成就，而且也为今后在急性传染病和感染性疾病的临床研究中，能够起到开拓科研思路、丰富治疗手段、提高临床疗效等作用。但要了解《伤寒论》的精髓所在，我认为要注意以下几个问题。

一、端正指导思想

我们今天要以历史唯物主义和辩证唯物主义的观点，去研究一切古代文化遗产，这是大家所公认的，也是毫无异议的，但是在研究中医学理论这一伟大宝库时，往往又是不自觉地仍然站在朴素的辩证法的立场上去研究它了。其原因是：由于中医学的指导思想，两千多年以来一直是以朴素的辩证法思想所指导，用阴阳五行学说来说明中医整体的、变动的、制约的观点，并以此指导着中医学的理论与实践，要学习它、了解它，就不可避免地也站在朴素的辩证法立场上来看问题，跳不出朴素的辩证法思想的圈子，我想对发扬和提高中医学的理论是有影响的。从《内经》热病的理论，发展到《伤寒论》的辨证体系，再由伤寒学说发展到温病学说，在热病的理论与实践上均有飞跃的发展，可是这个发展长达两千年之久，如此发展也太缓慢了。从指导思想上来说是受朴素的辩证法思想束缚所造成的，许多问题争论不休，不能做到对的就发展，错的就抛弃，旧的理论不能被新的学说所替代，结果问题越来越多，反阻碍了中医学的发展。

《伤寒论》忠实地、原始地记录了古代医家在防治多种急性热病的经验，并创造性地利用逻辑思维方法，建立了六经辨证体系，奠定了中医辨证论治的基础。但因朴素辩证法的影响，某些内容不可能很深入，某些定义不太准确，某些概念不太清晰，以致遗留一些问题争论不休，妨碍理论上的提高。如共性与个性没有明确指出，仍有顺序与传变之争，实际上六经辨证讲的是共性，是按阴阳气的多少排列的，临床上的传变是个性，亦即每种急性热病的传变都有其特殊的个性，不可能按六经顺序刻板地进行传变，共性虽然来自个性，但不能代替个性。因此争论传变时少阳在太阳与阳明之间，或是少阳在阳明太阴之间是没有意义的，临床实践中既有由少阳转属阳明之例，也有由阳明传入少阳之病，临床上是复杂的，所以可以不必争论。如病与证的区别不很明确，仍有六病与六经之争，实际上《伤寒论》虽然讲的是病（太阳病、阳明病、少阳病、太阴病、少阴病、厥阴病），但缺少病的独立性及自身的发展与转归，绝大程度上彼此互相联系，仍属证候类型的表现。唯物辩证法认为：从事物的内部，从一事物对他事物的关系去研究事物的发展，即把事物的发展看作是事物内部的必然的自己的运动，而每一事物的运动都和它的周围其他事物互相联系着和互相影响着。对于疾病来说也是如此，认识疾病要从它的发生、发展、变化和转归的全过程来看，不能把它割断，要整体地、动态地来看，《伤寒论》六经辨证是具备了这一思想的。如果把六经辨证当做急性热病的六种病，每种病都有它独立的始终，如所谓六经都有表证、六经都有厥证，则未免把急性热病简单化了。《伤寒论》中的急性热病如果拿现代的观点来看，至少包括二十多种急性传染病与感染性疾病，而每种病各有其不同的发展与转归，古人看到了有许多不同转归的这一现象，无法分辨，在朴素的辩证法思想指导下，创立了传经理论，由于传经不同，其发展转归也各不相同，这就比较灵活地解决了这个矛盾。如果看作六病，很容易导致把每一个病孤立起来，而不是互相联系地去看问题，这样脱离了六经辨证是一个整体的、时相转移的过程。又如太阳病篇的内容几乎占了《伤寒论》的一半，说明了各种急性热病开始时见太阳表证者甚多，太阳病篇的内容显示了各种急性热病的个性不同，并有向其他各经传变的趋向。有的是已经转属他经（完成式），有的是正在传变的过程中（进行式），因此在太阳病篇的内容虽然都与太阳表证有关，但并不完全都是太阳病了，如果把已经转属他经的内容全都算作太阳病，则太阳病的外延无限扩展到他经，从逻辑思维上也不一定恰当。这些与朴素辩证法思想的影响不无关系。

因此，我认为研究《伤寒论》时，要自觉地运用唯物辩证法的思想作指导，避免引经据典，以古代医家的意见为标准的弊病，或可减少朴素辩证法思想的影响。

二、联系临床实践

联系临床实践是指联系急性热病的临床实践，急性热病按现代的观点当属急性传染病与感染性疾病，这些病初起绝大部分都有发热，不要认为《伤寒论》里面包括了许多杂病，有些症状看起来是杂病，但恰恰正是各种急性热病的个性所在。王履《医经溯洄集》："厥阴篇中下利呕哕是杂病，所附各方是与厥阴无关的杂疗方。"我们从临床实践来看，构成"犹未十稔，其死亡者，三分有二"的流行特点，而又死亡率很高的，正是在《伤寒论》厥阴病篇中所反映的一些与下利呕哕有关的急性传染病（如中毒性痢疾等）。正是这些急性传染病恰恰又是能够引起感染性休克（热厥），通过下法的治疗（厥应下之）又恰恰是降低死亡率的根本措施，能够达到热彻厥回，如果再不能及时治疗，热厥可以向寒厥转化。在转化的过程中，热是真热，寒是真寒，出现寒热夹杂的情况，由于内环境的紊乱，病人常在死亡前有吐蛔的表现，这可能就是厥阴病寒热夹杂本质的由来。

又如古代医家认为六经辨证是三阳为热，三阴为寒，遂将《伤寒论》研究的对象与温病分开，一寒一温，水火不容。在临床实践中如果持这种立场者，则看到的都是温病，看不到伤寒。我认为《伤寒论》与温病学研究的对象是一致的，都是急性传染病与感染性疾病，任何一种疾病都可以有寒热两种类型，体质偏阴虚者可能出现寒轻热重的温病卫分见证，体质偏阳虚者可能出现寒重热轻的伤寒太阳病表现，甚则为太少两感证，因此寒温宜合不宜分，因为是每一种急性热病的两个侧面。古人为了维护三阴为寒这一结论，所以才会有厥阴寒热胜复、阳复过度的理论出现，实际上本来就是厥阴热厥，只因通过治疗后（特别是热厥向寒厥转化时，用四逆汤后肢厥已回），厥回而邪热仍盛，故出现其喉为痹、必便脓血、必发痈脓等症状，这些症状的出现与原发病不同有关，如中毒性肺炎可以出现呼吸困难、其喉为痹；中毒性痢疾可以出现腹痛下利、必便脓血；败血症可以出现脓毒血症，必发痈脓等，不宜用阳复过度来解释，再说阳气（代表了正气）回复，回复到一定程度，如果是寒厥亡阳，阳回则当治愈，为何阳气又变成邪热呢？岂能由寒厥再转变为热厥？这种例子在临床上是找不到的。如果一定要用阳复过度来解释，则阳既代表正气，又代表邪气，这种概念上的含混，恰恰又是朴素辩证法思想的局限所形成的。

三、利用现代成果

利用现代成果，是指在防治急性传染病与感染性疾病的过程中，要尽量利用已知的现代科学研究的成果，以微观的变化来弥补宏观的不足，使中医理论更提高一步有何不可？

急性传染病与感染性疾病的临床经过，常可出现感染性休克，而有微循环障碍，类似厥阴病篇的热厥与寒厥。一般感染性休克有 2 种类型：一为心输出量降低，外周阻力增高，被称为低排高阻型（低动力型）；一为心输出量正常或增高，外周阻力降低，被称为高排低阻型（高动力型）。现代不少学者把高动力型休克看作是感染性休克发展过程的早期阶段，预后比较好；而低动力型休克是感染性休克的晚期阶段，预后极差，高动力型休克可以转化为低动力型休克，也有认为在发生感染性休克之前，如果有血容量丢失者（如汗吐下、失血等），就多表现为低动力型休克。

高动力型休克临床以高热、皮肤潮红而干燥，但四肢厥冷为主要表现，同时可见呼吸急促、烦躁不安，甚至神昏，脉搏充实有力，类似热厥；低动力型休克在临床上体温可以不升，皮肤苍白湿冷，四肢厥冷更甚，感觉迟钝，神昏加深，脉搏细速无力，类似寒厥。

由以上可以看出，《伤寒论》厥阴病篇中的热厥与寒厥，不能不与感染性休克相联系，这是因为《伤寒论》中的厥阴病是急性热病的最后阶段，也是病人生死存亡的阶段，而感染性休克也是某些急性传染病与感染性疾病发展到危重阶段所表现出的综合征，同样也是生死存亡的危急阶段。其次《伤寒论》厥阴病热厥的治疗原则——厥应下之，已经在临床上被证实确实是治疗感染性休克中高动力型的有效措施。再有热厥转化为寒厥，如《伤寒论》厥阴病篇中的"伤寒，厥四日，热反三日，复厥五日，其病为进，寒多热少，阳气退，故为进也"。"伤寒，发热下利，厥逆，躁不得卧者，死"。"伤寒，发热，下利至甚，厥不止者，死"。均类似原来为热厥，但厥逆加重，病情恶化，转化为寒厥，预后不好，与高动力型因病情恶化，逐渐转变为低动力型，极为一致。

有人认为热厥属阳明病，如吴又可说："皆属气闭，阳气内郁，不能四布于外，胃家实也。宜下之。"（《瘟疫论·四逆脉厥体厥》）吴鞠通也将阳明温病肢厥，甚至通体皆厥列于中焦篇。陆九芝说："所谓厥应下之，且于少阴亦三言急下者，为少阴已入阳明腑之证"。"夫仲景下法，皆谓腑证，皆谓为里，下法固独为阳明热病设也。"(《世补斋医书·再与云依论中阴留腑》)我认为把热厥列入阳明，是受朴素辩证法思想的影响，阳明之用下法，并不能说他经不能用下法。对六经辨证要整体地、动态地来看，阳明腑实证之用下法，发展至少阴病而用下法，再发展至厥阴病热厥而用下法，应当看作是一个量变到质变的过程，从无肢厥发展到肢厥，是一个突变，从没有微循环障碍发展到有微循环障碍，两者是应当有区别的，不能等同看待。出现了厥，说明病情转折到了生死存亡的关头，即转入了厥阴病的范畴，每一经病都应当有它特定的内涵与相应的外延，外延绝不能扩展到他经。因此，我认为《伤寒论》阳明病篇中的"三阳合病，腹满身重，难以转侧，口不仁，面垢，谵语遗尿。发汗则谵语，下之则额上生汗，手足逆冷……"是阳明转属厥阴之例。

有人认为少阴病是生死关，如柯韵伯说："六经中独少阴历言死证，他经无死证，甚者但曰难治耳，知少阴病是生死关。"(《伤寒来苏集·伤寒论注》)我曾统计厥阴病篇死证，较少阴病篇还多，因此说独少阴历言死证是不确切的。另外，我认为少阴病阳虚的特点是手足寒，如果发生四肢厥逆，当是转属厥阴寒厥。但是古人对寒厥还要仔细区分并不了解，由于吐下、大汗以致亡阳出现的寒厥，是低血容量休克（脱水性休克），这类寒厥病情比较单纯，恢复比较容易，预后也较好，阳回即生。远非热厥转化为寒厥者所可比，后者预后极差，多为不可逆的休克。

总之，《伤寒论》时代对厥阴病热厥和寒厥的治疗手段还很差，温病学派做了很多的补充，有了很大的发展。因此，研究《伤寒论》寒温不能分家，两者的研究对象是相同的，不能否认厥阴病，如果丢弃厥阴病，则急性热病不成体系，也不完整了。

以上是我对《伤寒论》研究中一些问题的看法，作为一个临床医生，对《伤寒论》的研究只会接触实际，从临床出发，对《伤寒论》重新探讨的过程中，愈来愈多地认识到尽管古人没有现代的实验研究手段，但临床观察是很细致的，六经辨证作为宏观的、整体的观察方法为辨证论治提供依据，是多么切合临床实用。从研究《伤寒论》的过程中，也可使中医理论摆脱朴素辩证法思想的束缚，使理论与实践更加紧密结合，为提高当前的中医治疗水平服务。

《伤寒论》的辩证法思想

《伤寒论》是中医的经典著作之一，历代医家评价很高，如徐灵胎曾说："医者之学问，全在明伤寒之理。"《伤寒论》之所以能有如此强大的生命力，在于它确立了中医的辨证论治体系，其指导思想是我国古代哲学——朴素的唯物论和辩证法思想，正确理解和运用唯物辩证法来分析《伤寒论》中的内容，有助于深入了解《伤寒论》的精神实质。今就《伤寒论》中的辩证法思想，试作如下的探讨：

一、阴与阳

对立统一的思想是辩证法的主要思想，中医学用阴阳对立统一的关系，概括地说明人体一切生理、病理现象。《伤寒论》中的阴阳渊源于《内经》，《素问·阴阳应象大论》："阴阳者，天地之道也，万物之纲纪，变化之父母，生杀之本始，神明之府也，治病必求于本。"指出对立统一的思想是一个规律，是一切事物变化、发展的纲纪。一切事物都存在相互对立的两个方面，如《素问·阴阳应象大论》"水为阴，火为阳"、"阴静阳躁"等是。阴阳的每一方都以另一方为自己存在的必要条件，如《素问·阴阳应象大论》："阴在内，阳之守也；阳在外，阴之使也。"无阳则阴无以生，无阴则阳无以化，独阴不生，孤阳不长，如果阴阳双方失去互为存在的条件则可形成阴阳离决的状况，最后可导致精气乃绝。阴阳双方不是静止不变的，而是都在不断地变化中，并可互相转化。如《素问·六微旨大论》："夫物之生，从于化；物之长，由于变。变化之相薄，成败之所由也。成败倚伏生乎动，动而不已，则变作矣。""升降出入，无器不有。"指出升降出入的阴阳对立面的运动，无时无处不有，阴阳的消长到一定程度即可转化，如《素问·阴阳应象大论》指出的"重阴必阳，重阳必阴，寒极生热，热极生寒"即是。阴阳双方还各自存在相互对立的两个方面，如《素问·天元纪大论》提到的"阳中有阴，阴中有阳"即是。以上有关阴阳的特征，在《伤寒论》中都有所体现，在急性热病的发病过程中，可根据临床表现来判断是发于阳或是发于阴，如：

《伤寒论》第7条："病有发热恶寒者，发于阳也；无热恶寒者，发于阴也。"

本条各家均视为辨病之总纲，有认为根据疾病初起表现，观察其有无发热，以判定病发于阳或发于阴，阳气能与邪气相争，则发热恶寒同时并见，即病发于阳，亦即邪在阳经；如果阳气已衰，不能与邪气相争，则无热恶寒，根本不发热，而非未发热，即病发于阴，亦即邪在阴经。也有认为本条是以阴阳分辨寒热表证，如丹波元简指出："邪既乘人也，随其人阳气盛衰化而为病，于是有寒热之分焉。阳盛之人，邪从阳化，以为表热，此为发于阳之义也；阳衰之人，邪从阴化，以为表寒，此为发于阴之义也。"然不论其邪在阴经、阳经，或是邪在太阳之表热、表寒，均是以阴阳作为相互对立的两个方面存在的。

阴阳的相互对立，在一件事物还有统一的一面，即阴阳的各方都是互相依存的，阴阳的每一方都以另一方作为自己存在的必要条件，任何一方都不能单独存在。如疾病过程中的正与邪的关系，没有邪，也体现不出正，然而矛盾着的对立面又统一，又斗争，由此推动事物的运动和变化。《伤寒论》中正与邪的关系也是用阴阳表示。在邪气方面，有阴邪，有阳邪，阴邪能伤正气中的阳气，阳邪能伤正气中的阴液；在正气方面，有阳气，也有阴气（阴液）。在正常情况下，机体的阴气与阳气虽也在不断运动，但是保持着稳态平衡。在病理情况下，由于邪气的存在，正气（阴气与阳气）必然与之相争，造成机体阴阳稳态的失调，如正气战胜邪气，疾病趋向好转，正气不能战胜邪气，则疾病就发生传变，甚至使正气中的阴气与阳气不相顺接，最后阴阳离决而死亡。如：

《伤寒论》252条："伤寒六七日，目中不了了，睛不和，无表里证，大便难，身微热者，此为实也，急下之，宜大承气汤。"

286条："少阴病，脉微，不可发汗，亡阳故也……"

以上两条说明正不胜邪，阳邪伤阴，阴邪伤阳。阳明病阳热亢盛，耗伤阴液，阴津即将枯竭，故目中不了了，睛不和，故宜急下存阴。少阴病阴寒内盛，阳气式微，故不可发汗以耗散阳气。

《伤寒论》58条："凡病，若发汗，若吐，若下，若亡血、亡津液，阴阳自和者，必自愈。"

59条："大下之后，复发汗，小便不利者，亡津液故也，勿治之，得小便利，必自愈。"

以上两条说明正能胜邪，太阳病阶段，经过汗、吐、下各法驱邪以后，虽然有亡血、伤津，但正气恢复以后，阴阳自和，小便通利，即可自愈。

《伤寒论》26条："服桂枝汤，大汗出后，大烦渴不解，脉洪大者，白虎加人参汤主之。"

29条："伤寒脉浮，自汗出，小便数，心烦，微恶寒，脚挛急，反与桂枝汤，欲攻其表，此误也，得之便厥……"

以上两条说明正不胜邪而转化，前条是太阳病阶段，因正不胜邪，由太阳病转属阳明病；后条是太阳病桂枝加附子汤（太阳少阴合病），误用桂枝汤攻表，以后正不胜邪，由太阳病转属厥阴病的寒厥。

《伤寒论》342条："伤寒，厥四日，热反三日，复厥五日，其病为进，寒多热少，阳气退，故为进也。"

368条："下利后，脉绝，手足厥冷，晬时脉还，手足温者生，脉不还者，死。"

以上几条都说明正不胜邪，病情发展至阴阳气不相顺接时，如阴邪盛，阳气退，病情加重；有阴无阳，为阴阳离决，故死。如果经过治疗，阳气回，阴气退，手足转温，阴阳气已相接，则病情好转。

在疾病的发展变化中，在一定条件下，阴阳可以互相转化，原来是寒证可以转化为热证，原来是热证可以转化为寒证，体现了阴阳双方不是静止不变的，而是处于阳消阴长，阴消阳长的不断变化之中，这种相互消长到一定程度，就会向着各自相反的方面转化。如：

《伤寒论》82条："太阳病，发汗，汗出不解，其人仍发热，心下悸，头眩，身𥆧动，振振欲擗地者，真武汤主之。"

187条："伤寒，脉浮而缓，手足自温者，是为系在太阴。太阴者，身当发黄。若小便自利者，不能发黄，至七八日，大便硬者，为阳明病也。"

以上两条说明各自向对立面转化，前条为太阳病向少阴病转化，后条为太阴病向阳明病转化，所谓实则太阳，虚则少阴；实则阳明，虚则太阴。表热证可以向里寒证转化，虚寒证有时也可以向实热证转化，均是阴阳消长的体现，由阳转阴，由阴转阳。

阴阳双方，还可各自存在相互对立的两个方面，即阴中有阳，阳中有阴。也是互相渗透，互相依存。如：

《伤寒论》191条："阳明病，若中寒者，不能食，小便不利，手足濈然汗出，此欲作固瘕，必大便初硬后溏。所以然者，以胃中冷，水谷不别故也。"

278条："伤寒，脉浮而缓，手足自温者，系在太阴，太阴当发身黄。若小便自利者，不能发黄。至七八日，虽暴烦下利日十余行，必自止，以脾家实，腐秽当去故也。"

以上两条，以阳明中有寒象说明阳中有阴，太阴中有热象说明阴中有阳。阳明中寒可以看出是阳明病转化为太阴病的一个过渡类型；太阴病阳回利止也可看出是太阴病转化为阳明病的一个过渡类型。另外，在急性热病的治疗过程中，汗下亡阳，阴液亦损，也是阳中有阴；高热耗阴，阳气亦衰，又是阴中有阳。彼此互相渗透、互相依存。

二、邪与正

《伤寒论》在疾病过程中，除了以阴阳来表示邪正外，在发病、辨证、治疗、护理等方面，也都考虑邪正的关系。《素问·评热病论》："邪之所凑，其气必虚。"说明了急性热病的发病过程中的外因与内因的关系，外邪是致病的一个方面，但是还有更主要的内因正虚的一个方面，正与邪的关系在发病学上，即是外因与内因的关系。但是"邪之所凑，其气必虚"的虚，是相对的虚，是从发病学的角度上来看问题的，并不等于发病后所表现的证候都是"虚证"，发病之后，由于邪气郁闭，在很多情况下又是表现为"实证"的，如果邪实不能控制，正气耗损，又可变为正虚。这种由虚致实，也是辩证法思想的体现。

《伤寒论》的六经辨证，除了具有手足十二经脉脏腑含义外，在六经的顺序上也体现了以正气为中心的阴阳消长变化，也是正邪斗争的变化。疾病开始的时候，正邪斗争而恶寒发热，机体的阳气有卫外的功能，阳气比较旺盛，故称此时为太阳（三阳）病；热病在发展过程中，由于正邪斗争剧烈而表现为不恶寒但发热，但邪热亦能耗伤正气，阳气必然减少，此时称为阳明（二阳）病；在病情发展过程中，如果阳气耗伤过多，或其人原即阳虚，则正邪斗争表现为往来寒热，由于阳气不足，此时称为少阳（一阳）病。由三阳而二阳再至一阳，说明了邪胜正却，阳气减弱。如果邪至三阴，阳气都是不足的，从正气的角度分析，阴气阴津在开始时尚不衰，故太阴下利尚有自愈的可能（严重时转化为少阴、厥阴，又当别论），此时称太阴（三阴）病；病情进一步发展，阴气也虚，病人呈以阴虚为主或阳虚为主的表现，阴虚可以热化，阳虚可以寒化，各自向两个不同的方向发展，此时称为少阴（二阴）病；最后阴或阳都衰微到了极点，热化而阳盛阴微，寒化而阴盛阳微，前者为热厥，后者为寒厥，因为阴气很少而微，故为厥阴（一阴）病；由三阴而二阴再至一阴，也说明了邪胜正却，阳气本衰，阴气也逐渐减少。因此，六经辨证反映了邪正阴阳消长的情况。

《伤寒论》的六经辨证也反映了整体与局部的关系，六经病虽然有经络脏腑的局部变化，但还要从整体的邪正阴阳消长的变化去认识它，因此六经病是在整体邪正阴阳消长变化基础上的经络脏腑病变的反映。《伤寒论》中提到"知犯何逆，随证治之"，说明了急性热病的动态变化是发展的，不是静止的，而且随证治之是从整体考虑，不是见症治症。《伤寒论》的辨证论治重视整体，重视因时因人的不同，重视同中求异，异中求同，重视邪与正的关系，说明了整体与局部也是辨证的统一。

关于治疗中的邪正关系，在邪实为主时，治以祛邪泻实，邪去则正气可复，如：

《伤寒论》12条："太阳中风，阳浮而阴弱。阳浮者，热自发；阴弱者，汗自出。啬啬恶寒，淅淅恶风，翕翕发热，鼻鸣干呕者，桂枝汤主之。"

35条："太阳病，头痛发热，身疼腰痛，骨节疼痛，恶风无汗而喘者，麻黄汤主之。"

166条："病如桂枝证，头不痛，项不强，寸脉微浮，胸中痞硬，气上冲咽喉，不得息者，此为胸有寒也，当吐之，宜瓜蒂散。"

212条："伤寒，若吐、若下后不解，不大便五六日，上至十余日，日晡所发潮热，不恶寒，独语如见鬼状。若剧者，发则不识人，循衣摸床，惕而不安，微喘直视。脉弦者生，涩者死。微者，但发热谵语者，大承气汤主之。若一服利，则止后服。"

350条："伤寒，脉滑而厥者，里有热，白虎汤主之。"

以上汗、吐、下、清四法，均以祛邪的手段，使邪去而正安。太阳中风虽然是表虚，但表虚是与表实相对而言，观其恶寒、恶风、发热、鼻鸣等症，仍属表邪郁闭之证，故以桂枝汤解肌发汗，服后须吃稀粥以助药力，并温覆令遍身漐漐微似有汗，不可令如水流漓，若一服汗出病瘥，停后服，不必尽剂。说明了漐漐微似汗出则邪去而营卫调和，其病可愈。太阳表实用麻黄汤辛温发汗，亦覆取微似汗，但不须吃粥，亦是汗出病瘥，停后服，不必尽剂，邪去自安。瓜蒂散证亦是得快吐乃止，以免过用伤正，大承气汤则一服利，则止后服，都说明了虽然是祛邪，也要注意勿使伤正。

对于正虚，而又夹有邪实者，则应扶正祛邪，如：

《伤寒论》20条："太阳病，发汗，遂漏不止，其人恶风，小便难，四肢微急，难以屈伸者，桂枝加附子汤主之。"

26条："服桂枝汤，大汗出后，大烦渴不解，脉洪大者，白虎加人参汤主之。"

97条："血弱气尽，腠理开，邪气因入，与正气相搏，结于胁下。正邪分争，往来寒热，休作有时，嘿嘿不欲饮食，脏腑相连，其痛必下，邪高痛下，故使呕也，小柴胡汤主之……"

163条："太阳病，外证未除，而数下之，遂协热而利，利下不止，心下痞硬，表里不解者，桂枝人参汤主之。"

301条："少阴病，始得之，反发热，脉沉者，麻黄细辛附子汤主之。"

太阳病在表，应表汗解，如汗出太过则伤及少阴，阴阳俱不足，因表证未除，如不扶正祛邪，仍用桂枝汤治之，必亡阳而厥，故宜桂枝加附子汤温经解表，使卫阳固护而止漏汗。太阳病如数下之，伤及太阴，故利下不止，里急自当救里，但又有表证未除，故用桂枝加人参汤以表里双解，扶正祛邪。阳明病邪热亢盛，耗气伤阴，故必用白虎加人参汤清阳明热、益气生津，以防阴液进一步耗竭。少阳病因血弱气尽，阳气不足，故感受外邪后当扶正祛邪，小柴胡汤必用人参即是为扶正祛邪之用。少阴病本已阳虚，兼有太阳表证，故必温经散寒，麻黄细辛附子汤即是助阳解表之剂。

以上从正邪关系来看，邪盛者必祛邪而正安，正虚者必扶正兼祛邪，解决正邪之矛盾，目的是为了去病，病去虽体虚亦有生存之望，病留则体壮也有死亡之虞。《伤寒论》中有关正邪的辩证法思想，对临床有很大的指导意义。

三、标与本

标与本是一对相对的概念，在辨证论治过程中，如何处理好标与本的关系，是值得重视的问题。《素问·标本病传论》指出："知标本者，万举万当；不知标本，是谓妄行。"可见辨证论治过程中，如果能明辨标本，才能取得较好的治疗效果。中医学的标本是随着疾病的具体情况而定的。如从正邪关系来说，正气为本，邪气为标；如从疾病的病因来说，病因是本，症状是标；如从病变的部位来说，内脏为本，体表为标；如从发病的先后来说，原发是本，续发是标；如从症状的新旧来说，旧病为本，新病为标；如按六经与六气来说，六气是本，六经是标。说明了标本关系是多种多样的，有因果关系，有主次关系，有先后关系，有新旧关系，既有本质与现象的关系，也有正气与邪气的关系。说明了疾病的标与本，并不是固定不变的，而是随着不同情况的变化，整体地、变动地看问题，具体问题具体分析。试分析《伤寒论》中的标与本，如：

《伤寒论》11条："病人身大热，反欲得衣者，热在皮肤，寒在骨髓也；身大寒，反不欲近衣者，寒在皮肤，热在骨髓也。"

317条："少阴病，下利清谷，里寒外热，手足厥逆，脉微欲绝，身反不恶寒，其人面色赤，或腹痛，或干呕，或咽痛，或利止脉不出者，通脉四逆汤主之。"

335条："伤寒一二日至四五日，厥者必发热，前热者后必厥，厥深者热亦深，厥微者热亦微。厥应下之，而反发汗者，必口伤烂赤。"

热在皮肤，寒在骨髓，是指真寒假热，热是现象，寒是本质。通脉四逆汤证的里寒外热，里寒是真寒，外热是假热，其中身热是阴盛格阳的现象；面赤，则又是阴盛戴阳的现象，都是说明寒是本质，热是现象。寒在皮肤，热在骨髓，是指真热假寒，寒是现象，热是本质。热深厥深者，热是真热，厥是假寒，说明了热是本质，寒是现象。这是指本质与现象而言。亦是内脏为本，体表为标的体现。

《伤寒论》91条："伤寒，医下之，续得下利，清谷不止，身疼痛者，急当救里；后身疼痛，清便自调者，急当救表。救里宜四逆汤，救表宜桂枝汤。"

50条："脉浮紧者，法当身疼痛，宜以汗解之。假令尺中迟者，不可发汗，何以知其然，以荣气不足，血少故也。"

此两条说明正虚为本，伤寒指太阳病表证，理当汗解，误用下法，以致下利不止，正虚突出，正虚为本，故当温里。因是误治，虽仍有表证，但续得下利，不治原发而治续发，这是因为外邪虽有，但正为主，这是标本中的主次关系，也是指正邪中正气为本的体现。

《伤寒论》172条："太阳与少阳合病，自下利者，与黄芩汤；若呕者，黄芩加半夏生姜汤主之。"

215条："阳明病，谵语，有潮热，反不能食者，胃中必有燥屎五六枚，若能食者，但硬尔，宜大承气汤下之。"

355条："病人手足厥冷，脉乍紧者，邪结在胸中，心下满而烦，饥不能食者，病在胸中，当须吐之，宜瓜蒂散。"

371条："热利下重者，白头翁汤主之。"

374条："下利，谵语者，有燥屎也，宜小承气汤。"

太少合病而下利，因邪热偏盛于少阳，或利或呕均是症状，当用黄芩汤治其病因；阳明病谵语、潮热、不能食，亦是症状，胃中必有燥屎五六枚为其病因，为邪热与宿食糟粕相结所致，故用大承气汤治其病因，厥阴篇中的痰厥，因邪结在胸中，虽有心下满而烦，饥不能食等症状，仍以瓜蒂散治其病因；热利、下重、谵语均是症状，但病因为邪热所致，故用白头翁汤及小承气汤治其病因，这些都是以病因为本，症状为标，是标本中的因果关系。

《伤寒论》324条："少阴病，饮食入口则吐，心中温温欲吐，复不能吐，始得之，手足寒，脉弦迟者，此胸中实，不可下也，当吐之；若膈上有寒饮，干呕者，不可吐也，当温之，宜四逆汤。"

320条："少阴病，得之二三日，口燥咽干者，急下之，宜大承气汤。"

321条："少阴病，自利清水，色纯青，心下必痛，口干燥者，可下之，宜大承气汤。"

322条："少阴病，六七日，腹胀不大便者，急下之，宜大承气汤。"

少阴病，或为阳虚，或为阴虚，324条为少阴病阳虚，但有胸中实邪，虽属正虚，但因邪实突出，以正虚为本，邪实为标，则属标急治标；少阴三急下证均属阴虚，但邪热甚重，如不急下存阴，阴液有耗竭之虞，故用大承气汤急下之以治标，亦属标急治标。此亦是指正气与邪气的关系，虽然是正气为本，但不从本治，而从标治。《伤寒论》在先病后病方面，虽然有先病（原发）为本，后病（继发）为标，但标急则治标，如91条的里急救里即是。《伤寒论》从急性热病的动态变化上，又提出了："观其脉证，知犯何逆，随证治之。"并不一定拘于先病、原发，亦是符合辩证法思想的。

四、常与变

常与变，是指矛盾的一般性与特殊性，共性与个性，原则性与灵活性的辩证关系。我们认识事物是从个性到共性，然后又从共性到个性的辩证过程。共性是从个性中来，没有个性，就没有共性。《伤寒论》的六经辨证就是从大量的个性中归纳出来的共性的规律，再用来指导对个性的认识，使人们的认识不断深化。因此在辨证论治的过程中，既要了解其共性规律，又要辨别病人目前的个性特点，有了共性的规律，才能去认识个性的特点。临床上共性的规律是总结出来的"死"的东西，而每个急性热病病人所表现的症状是"活"的现象，因此在辨证论治中用已知的六经辨证规律来探求未知病人的临床表现时，切忌从主观出发。共性是抽象概括，形成共性后要注意和个性的联系。

六经顺序是根据机体的阴阳气的多少来定的，是共性的东西，但对每个急性热病病人的临床表现，不都是按着六经顺序刻板地进行传变的，六经传变的形式是多种多样的，古人亦认为有"循经传""越经传""表里传"等，不能把临床上多变的传变形式用六经顺序硬套，也不要因为临床上有多变的传变形式，而去否定六经顺序。共性不能拿来代替个性，但共性可以指导个性。因临床上每种急性热病的发展规律不同，亦即每个的个性不同，所以各种急性热病传变的规律绝不会相同，但都有一个六经辨证的共性，即由表入里，由阳入阴，由实致虚的过程，因此可以用共性来指导个性。了解了个性与共性的关系后，就没有必要就《伤寒论》中的少阳位置、少阴位置的问题，进行无意义的争论了。

常与变的对立统一关系，还体现在《伤寒论》中立法处方的原则性与灵活性方面，如发热汗出、恶风脉缓是桂枝汤证，是常法，其变法则有桂枝加厚朴杏子汤证、桂枝汤去芍药汤证、桂枝去芍药加附子汤证、桂枝去桂加茯苓白术汤证、桂枝加葛根汤证等，均是根据桂枝汤主证兼有他证而设立的，是在桂枝汤原则下的具体灵活运用。

总之，《伤寒论》中的辩证法思想虽然是朴素的，但它含有一些唯物辩证法的思想在内，唯物辩证法有三个基本规律，对立统一规律表现在阴与阳，邪与正，标与本，常与变，斗争是绝对的（如正邪斗争），统一是相对的（在相对的条件下构成某经病）。六经辨证中的传变，反映了量变到质变的转化，如少阴病的手足寒，传变到厥阴病的寒厥，不仅有量的不同，而且亦有质的不同，从少阴病的阳虚转变为厥阴病的阴阳气不相顺接，是质变而非量变。六经辨证的传变还反映出否定与肯定的具体表现，如实则太阳，虚则少阴，太阳病过汗而致阳气式微，说明了由太阳病转变为少阴病，从而肯定了少阴病，否定了太阳病。病情继续发展，由少阴病的阳虚转属厥阴病的寒厥，则又否定了少阴病，肯定了厥阴病。否定之中包含着肯定，那种认为六经都有厥，或者寒厥属少阴，热厥属阳明的看法，恐怕不太符合《伤寒论》的辩证法思想，因为把六经辨证看成绝对的、僵死的东西了，没有从动态的、变化的观点来看问题。全面地、互相联系地、动态地、变化地分析问题，从运动变化及相互联系中去把握事物，从事物的内部矛盾运动去把握事物发展变化的原因，正是唯物辩证法的特点。

对《伤寒论》六经辨证及其传变的看法

《伤寒论》是一部阐述多种急性热病的中医经典著作，它以六经辨证的规律，揭示了急性热病的动态变化，说明了急性热病的发生、发展、变化，以及各种转归的全过程。因此，六经辨证是《伤寒论》的精髓。但是，怎样认识六经辨证？六经的实质是什么？六经的顺序与传变的关系是什么？急性热病又是如何传变的？历代医家的说法不一，正确理解这个问题，对于我们学好《伤寒论》有着十分重要的意义。为此，本文拟就《伤寒论》中有关六经辨证及其传变的问题，提出以下几点看法，供有志研究《伤寒论》的同道共同讨论。

一、《伤寒论》的六经辨证是在继承《内经》的六经理论基础上发展起来的

《伤寒论》的六经辨证是在继承《内经》六经理论的基础上发展起来的，因此《伤寒论》的六经应当包含了《内经》中所有的六经理论。《内经》中六经究竟包括哪些内容，以及《伤寒论》是怎样继承的，今列举如下：

一是《灵枢·经脉》有手足六经经脉循行的部位，如足膀胱太阳之脉，起于目内眦，上额交巅，从巅直络脑，还出别下项，夹脊，抵腰中，入循膂，络肾，属膀胱。其支者，从腰中下夹脊，贯臀，入腘中。另外还有一支贯胛，夹脊内，过髀枢，循髀外，从后廉下，合腘中，以下贯踹内，出外踝之后，至小趾外侧。而足太阳膀胱经的是动则病：冲头痛，目似脱，项如拔，脊痛，腰似折，髀不可以曲，腘如结，踹如裂。所生病又有头囟项痛、目黄泪出、项背腰尻腘踹脚皆痛等。《伤寒论》中的太阳病也是头项强痛，表实证还身疼腰痛、骨节疼痛等，不能说与经脉的循行无关。

二是《素问·热论》有六经证候分类，是按经络循行部位及其所属脏腑功能的变化表现的证候来分类的，《伤寒论》的六经证候与之更为密切。如《素问·热论》："伤寒一日，巨阳受之，故头项痛，腰脊强……"《伤寒论》的太阳病也有头项强痛，腰痛，身痛等症。《素问·热论》的六经顺序是太阳、阳明、少阳、太阴、少阴、厥阴，《伤寒论》的六经顺序与《素问·热论》也

是一致。另外,《素问·热论》中还提出了表里俱病的两感及治疗原则、热病禁忌, 在《伤寒论》中也均有所体现。

三是《素问·天元纪大论》的三阴三阳与六气相配, 即太阳寒水、阳明燥金、少阳相火、太阳湿土、少阴君火、厥阴风木,《伤寒论》中虽未明言,但还是包含了《内经》上述的精神, 如太阳寒化, 后世解释是因太阳寒水所致, 因此太阳表寒与之有关, 如柯韵伯说"六经虽各恶寒, 而太阳应寒水之化, 故恶寒特甚"。阳明燥化, 包括足阳明胃之燥土与手阳明大肠之燥金, 故阳明受邪易燥化。少阳火化, 足少阳胆与手少阳三焦皆内寓相火, 故少阳受邪易气郁而化火。太阴湿化, 脾则喜燥恶湿, 太阴为病, 脾阳不足而生湿。少阴热化, 少阴心肾的正常功能以阳热之气为用, 但由于少阴为水火之脏, 阳虚固可从水化寒, 阴虚则可从火化热。厥阴风化, 所谓风化, 是指肝的疏泄功能, 肝的疏泄失职, 气血郁滞, 阴阳之气不相顺接而为"厥"; 或风气流行, 脾土受邪, 故多见呕、吐、哕、利等症。

四是《素问·六微旨大论》的六气标本中见, 如:"少阳之上, 火气治之, 中见厥阴; 阳明之上, 燥气治之, 中见太阴; 太阳之上, 寒气治之, 中见少阴; 厥阴之上, 风气治之, 中见少阳; 少阴之上, 热气治之, 中见太阳; 太阴之上, 湿气治之, 中见阳明。所谓本也, 本之下, 中之见也, 见之下, 气之标也, 本标不同, 气应异象。"《内经》以六气为本, 三阴三阳为六气之标, 以经脉互为表里者即是互为中见, 由于三阴三阳各有表里, 其气相通, 故有互根之中气。说明由于六气标本的不同, 所反映出来的临床表现也不一致, 而且经脉互为表里者, 还可兼见。《伤寒论》中表里互相兼见或转化者, 如太阳与少阴: 太阳病在治疗过程中, 或因治疗不当, 或因邪气太盛, 可以伤及心阳或肾阳, 甚至转化为少阴病; 或者太阳少阴相兼的两感亦可见到。从太阳少阴的生理病理上也可见具有互为中见的表现, 太阳寒水须借助少阴阳气方可化生, 故麻黄汤、桂枝汤以及五苓散等方必用桂枝温阳化气, 方能解表散寒、化气利水。阳明与太阴亦是, 实则阳明, 虚则太阴, 可以互相转化; 兼见者, 如在阳明有湿热相兼为病的发黄、下利、痞满等均是。少阳与厥阴也有类似表现, 如柯韵伯说:"厥阴热证, 皆少阳相火内发也。"并举出少阳咽干, 即厥阴消渴之机, 胸胁痞满即气上撞心之兆, 心烦即邪热之初, 不欲食则饥不欲食之根, 喜呕即吐蛔之渐等, 说明了少阳病可以转化为厥阴病。少阳转属厥阴之始, 亦可两者兼见。

五是《素问·天元纪大论》指出:"阴阳之气, 各有多少, 故曰三阴三阳也。"《素问·至真要大论》："愿闻阴阳之三也，何谓？岐伯曰：气有多少，异用也。"说明阴气与阳气之所以分为三阴三阳，是根据气之多少而分。《内经》以太阳称巨阳，或称三阳，阳明称二阳，少阳称一阳；太阴为三阴，少阴为二阴，厥阴为一阴。《伤寒论》中的六经也体现了阳气与阴气的定量变化，说明了以阴阳的相互消长，来反映急性热病正邪的变化。

《伤寒论》的自序中提到："勤求古训，博采众方，撰用素问九卷……"可知《伤寒论》的成书过程，是离不开当时的医学理论的，由此也可知《伤寒论》是继承了《内经》理论体系的，《伤寒论》的六经辨证当然也是继承了《内经》所有的六经理论的。不仅如此，《伤寒论》还通过了大量的临床实践，进一步发展了它。因此，单纯用《内经》中热病的六经，或是经脉篇的手足六经经络循行，或是以三阴三阳结合六气来解释《伤寒论》中的六经，有些地方的确是不好解释的。故陆渊雷曾说："用热论之意读《伤寒论》固误，用经脉读《伤寒论》则误之又误，为其由经脉附会热论，由热论附会《伤寒论》，有两重误会；用气化以读《伤寒论》，则再误三误，为其由气化附会经脉，由经脉附会热论，由热论附会《伤寒论》，有三重附会故也。"陆氏又说："《伤寒论》中太阳、少阴等六经之名，源虽出《内经》，意义已非《内经》之旧，不宜以彼释此。"由于陆氏认为《伤寒论》的六经是六个症候群，因此对《伤寒论》继承《内经》六经理论这一事实是采取否定的。

那么，《伤寒论》中的六经实质究竟怎样理解，先看看历代医家的认识。

二、历代医家对《伤寒论》六经实质的看法

1. 认为《伤寒论》的六经实质仅是代表了经络与脏腑的变化

尤在泾《伤寒贯珠集》："人身十二经脉本相联贯而各有畔界，是以邪气之中，必各有所见之证与可据之脉，仲景首定太阳脉证曰：脉浮，头项强痛而恶寒。盖太阳居三阳之表，而其脉上额交巅，入络脑，还出别下项，故其初病，无论中风、伤寒，其脉证皆如是也。"此以经络循行部位所表现的证候，来说明《伤寒论》六经实质是与经络有关。

张景岳《类经》的热论篇注释中提到："……草窗刘氏不明其理，遂谬创伤寒传足不传手之说……夫人之血气运行周身，流注不息，岂传遇手经而邪有不入者哉！且寒之中人，必先皮毛，皮毛者，肺之合，故在外则有寒栗、鼻塞等证，在内则有咳喘、短气等证，谓不传于肺乎？其入手少阴、厥阴也，则有舌胎、怫郁、神昏、错乱等证，谓不传于心主，包络乎？其入手阳明也，

则有泄泻、秘结等证，谓不传于大肠乎？其入手太阳也，则有癃闭不化等证，谓不传于小肠乎？其入手少阳也，则有上下不通、五官失职、痞满燥实俱全等证，谓不传于三焦乎？再观本节云：三阴三阳、五脏六腑皆受病，岂手经不在内乎？所以仲景有肺、心、肝、脾、肾五脏绝症，义又可知。然本经之不言手者何也？盖伤寒者，表邪也，欲求外证，但当察于周身，而周身上下脉络，惟足六经则尽之矣，手经无能偏也，且手经所至，足经无不至者，故但言足经，则其左右、前后、阴阳诸证，无不可按而得，而手经亦在其中，不必言矣。"李梴《医学入门》中也指出《伤寒论》中有手经见证，如："喘咳发热，分明手太阴、太阳病也；狂言谵语，分明手少阴、阳明病也；胸满干呕耳聋，分明手厥阴、少阳病也。"

虽然《伤寒论》六经辨证中有手足六经经络循行及脏腑变化的证候表现，但是如果认为《伤寒论》六经就是代表经络脏腑，为何太阳病（包括手足太阳经脉）中有手太阴肺经证候，如桂枝汤、麻黄汤、大小青龙汤等证，都是以肺经证候为主，而太阴病（包括手足太阴经脉）又不见手太阴肺经证候；阳明病（包括手足阳明经脉）有手厥阴心包经证候，如神昏、谵妄等，而厥阴病（包括手足厥阴经脉）反而不提手厥阴心包经的证候；因此单纯以经络脏腑变化并不能完全概括《伤寒论》的六经。

2. 认为《伤寒论》的六经实质是指脏腑与体表相应部位的变化

方有执《伤寒论条辨》云："太阳者，风寒之著人，人必皮肤当之，当之则发热，热在皮肤，皮肤在躯壳之外，故曰表……表合太阳足膀胱。""阳明者，风寒之邪过皮肤而又进，接皮肤者肌肉也，不曰肌肉而曰阳明者，肌肉居五合之中，为躯体之正，肉与足阳明胃合也。""少阳者，邪过肌肉而又进，则又到躯壳之内，腑脏之外，所谓半表半里者，少阳足胆经之合也。""太阴脾也，脾居中……故次少阳而为三阴之先受，少阴肾也，厥阴肝也。"方氏以体表肌肉等分属膀胱、胃、胆，在外属阳；脾、肾、肝在内属阴，配合而为三阴三阳。

柯韵伯《伤寒论翼》认为："六经是分六区地面，所赅者广，虽以脉为经络，而不专在经络上立说……仲景既云撰用《素问》，当于《素问》之六经广求之。按皮部论云：皮有分部，脉有经纪，其生病各异，别其部分，左右上下，阴阳所在，诸经始终，此仲景创立六经部位之原。"柯氏以腰以上为三阳地面：内由心胸，外自巅顶，前至额颅，后至肩背，下及于足，内合膀胱，是太阳地面；内自心胸至胃及肠，外自头颅，由面至腹，下及于足，是阳明地面;由心至咽,出口颊,上耳目,斜至巅,外自胁内属胆,是少阳地面。腰以下为三阴地面:自腹由脾及二肠魄门,为太阴地面;自腹至两肾及膀胱溺道,为少阴地面;自腹由肝上膈至心,从胁肋下及于小腹宗筋,为厥阴地面。并认为:"经络之经是六经道路,非六经地面。"而《伤寒论》六经则是地面经界。由于太阳病有许多肺经证候,故创心肺属太阳之理论,并认为:"营卫行于表而发源于心肺,故太阳病则营卫病,营卫病则心肺病矣。"

上述以脏腑与体表相应部位来解释《伤寒论》六经的证候,也是只能说明在某些部位的临床表现与该脏腑有一定关系,同样不能解释所有的临床征象,也不能从动态的变化上来观察病情、了解病情。所以说也不能反映《伤寒论》六经的实质。

3.认为《伤寒论》六经实质是气化

陆九芝《世补斋医书》云:"六经提纲皆主气化,六经为标,六气为本。"又云:"太阳之为病,寒水之气先为病也,头项最在上,皮毛最在外,其象与太阳相应,感于寒故强痛恶寒也,气化先病,然后太阳之经脉亦病矣。"陈修园亦云:"六气之本、标、中气不明,不可以读伤寒论"。关于标、本、中气之应用,陆九芝云:《内经·六微旨大论》以火燥寒风热湿为本,本者六元本始之气也;以少阳太厥少太为标,标者六经标著之气也;以上本下标之中见者为中气,中气者人身脏腑表里互相为络之气也。经之言气,则曰有从本者,有从标本者,有不从标本者;经之言病,则曰有生于本者,有生于标者,有生于中气者;经之言治,则曰少阳太阴从本,少阴太阳从本从标,阳明厥阴不从标本从乎中也。"

所谓气有从本、从标本、不从标本者,即是反映在少阳太阴从本,少阴太阳从本从标,阳明厥阴不从标本,从乎中也。少阳太阴从本,是指少阳相火,火为其本,少阳之经亦阳;太阴湿土,湿为其本,太阴之经亦阴,故曰从本。少阴太阳从本从标,是指少阴本热标阴,其中气太阳,则本之热同中阳,中之寒又同标阴;太阳则本寒标阳,其中气少阴,本之寒同中阴,中之热又同标阳;中与本同,而标与本则异,中与标同,而本与标则异,故或从于本,或从于标。阳明厥阴不从标本从乎中,是指阳明本燥标阳而中为湿,厥阴本风标阴而中为火,病生于中气,即不从标本而从乎中。至于病有生于本者,即生于风热湿火燥寒之气;生于标者,即生于三阴三阳;生于中气者,即是由中气转化而来。

由于临床经过比较复杂,虽然六经各有标、本、中三气,外邪侵入,可以从标为病，可以从本为病，也可从中气为病；有初见在标，转瞬发生传变在中；种种不一，必须细究。

总之，气化学说强调了外界环境六气与机体三阴三阳的变化，认为《伤寒论》六经的实质就是气化，仍然是注意到疾病所占据的空间位置，忽视了时间上的变动。

4. 认为《伤寒论》的六经实质是脏腑、经络、气化的综合反映

《伤寒论讲义》强调把脏腑、经络、气化三者结合起来看，认为六经联系着人体整个五脏六腑，它们之间有着不可分割的相互联系，气化又是脏腑经络生理活动与病理现象，气化离开了脏腑经络则失去了物质基础，而脏腑经络如果没有气化的作用，则也失去其功能或变化。因此脏腑、经络、气化三者是息息相关的，不能孤立地强调某一方面来解释六经的实质问题，而应当把三者互相联系起来看。应当指出《伤寒论讲义》中所指的气化，指脏腑经络遭受外邪的基础上所产生的功能变化，与陆九芝、陈修园所提到的六气与三阴三阳的变化的气化学说，有所不同。

笔者认为即使把脏腑、经络、气化三者结合起来看，还觉不够，似仍不能反映出急性热病的全过程，不能反映出正邪消长的变化规律，因此还不能真正地反映出《伤寒论》六经的实质，那么《伤寒论》的六经实质是什么呢？

三、《伤寒论》的六经实质反映了急性热病全过程正邪消长的变化

《伤寒论》的六经是有其脏腑经络的定位概念，也有六气寒热的属性，但是更重要的是以人的正气（包括阳气及阴气）强弱为中心，对急性热病的发展过程做了动态观察，既看到了六经的物质基础，又看到了六经所反映的正邪消长，既有急性热病所占据的空间位置，又有病情发展变化的时间概念，因此笔者认为反映正邪变化的阴阳消长是《伤寒论》六经的实质。当然，这里所指的阴阳是具体的阴阳，亦即具有定量和定位的三阴三阳。

六经的辨证方法，是《伤寒论》在急性热病的具体运用，急性热病都有一个共同的发生、发展、变化、恢复或死亡的过程，六经辨证所归纳的证候又是一些具有共性的东西，所以对六经的辨证，要从动态的时相转移过程中了解正邪消长的情况。

六经辨证的全过程，是指太阳、阳明、少阳、太阴、少阴、厥阴，它反

映了外邪和正气（包括阳气及阴气）这一对矛盾双方力量对比和病情变化的关系。邪胜正却则病进，邪气由表入里，由阳入阴；正胜邪衰则病退，可以不发生传变，或从阴转阳。

《伤寒论》六经辨证的顺序是根据《内经》而来，不宜随便更动，因为它体现了邪正消长的情况，如急性热病开始阶段，外邪初入，邪盛而人体的阳气亦盛，故此阶段称为三阳（太阳）。热病在发展过程中，邪热耗伤正气，阳气略衰，但仍是正邪相争的剧烈阶段，此时则为二阳（阳明），或谓在这一阶段是正邪斗争最剧烈的阶段，符合《内经》所说"两阳合明"的含义，怎么反而是二阳？实际上六经的阴阳消长是以人的正气（包括阳气及阴气）强弱为中心来看的，邪热亢盛必然耗伤气阴，而三阳阶段是以阳气的多少来权衡的，既然热已伤及气阴，故不能如刚发病那时的阳气旺盛了，阳气已耗伤，故为二阳。如果病情再进一步发展，阳气衰减更多，此阶段为一阳（少阳）。由三阳而二阳再至一阳，说明了邪胜正却，阳气减弱。在阳气旺盛阶段宜祛邪，阳气衰减则宜扶正祛邪。如果邪气仍盛，阳气不能抗邪，则由阳入阴，故少阳为邪气由阳入阴之枢。邪入三阴，有一个共同的特点，即阳气都是衰微的，但正气中的阴气在开始时尚不衰，故称为太阴（三阴），因太阴下利尚有自愈的可能，严重时转化为少阴、厥阴又当别论。病情进一步发展，阳气本衰，阴气亦减，则见病人表现以阳虚为主或是以阴虚为主，此时称为少阴（二阴）；阴虚可以热化，阳虚可以寒化，各自向两个不同的方向发展，故少阴亦是阴中之枢。至最后阶段，阳气或阴气都衰微到极点，寒化而阴盛阳亡是为寒厥，热化而阳盛阴竭是为热厥，则为厥阴（一阴）。由三阴而二阴再至一阴，也说明邪胜正却，阳气本衰，阴气也逐渐减少，在阴气尚不衰减的情况下，扶阳即可；在阴气与阳气俱虚的情况下，视其以阴虚为主或是以阳虚为主，分别养阴或扶阳，或阴阳双补；如阴或阳都衰微到极点，阳盛阴竭是指邪热很盛，宜攻下祛邪而存阴；阴盛阳亡则回阳为急。

根据阴阳消长的六经辨证，比较全面地反映了各种急性热病发生、发展、变化、恢复或死亡过程中的一些共性的规律，指导了临床的辨证和治疗，奠定了中医辨证论治的基础，这也是《伤寒论》继承了《内经》的六经理论，而又有所发展的体现。由于《伤寒论》的六经辨证是根据各种急性热病在各阶段表现中的一些共性的东西所归纳出来的规律，因此它必然要反映出正与邪的一对矛盾，及其相互作用的关系，只有根据阴阳气的多少，反映正邪消长的变化，再结合脏腑经络与六气气化作用，才能比较全面地理解《伤寒论》

中的六经辨证。

四、六经顺序与临床传变之间的关系

《内经》中六经排列的顺序是太阳、阳明、少阳、太阴、少阴、厥阴。这个顺序又与阴阳气多少有关，不宜任意变换。《素问·至真要大论》云："阳明何谓也？岐伯曰：两阳合明也。""厥阴何谓也？岐伯曰：两阴交尽也。"高士宗解释云："有少阳之阳，太阳之阳，两阳相合而明，则中有阳明也。""有太阴之阴，少阴之阴，两阴交尽，故曰厥阴。"指出阳明在太阳、少阳之间，厥阴在太阴、少阴之后，也是说明六经的顺序是：太阳、阳明、少阳、太阴、少阴、厥阴。

六经排列顺序，本不应该有所争论，为何对少阳的位置、少阴的位置有所争论呢？主要是概念不清所造成。如对少阳的位置，戴原礼《证治要诀》云："太阳主表，少阳在表里之间，阳明在里，自外渐入内，次第正当如此。果如《伤寒论》中所说，一日太阳，二日阳明，三日少阳，岂可第二日在里，而第三日方半表半里乎？"陆九芝《世补斋医书》中亦提到："论经则以太阳、阳明、少阳为次，论病则太少之邪，俱入阳明。窃谓太阳主表，为躯体最外一层。"又说："由是推之，三阳传经亦当以太阳、少阳、阳明为次。"日人山田氏云："盖邪之中人，始于太阳，中于少阳，终于阳明，自表入里，由轻而重，势之必然也。"陆渊雷云："仲景次少阳篇于阳明篇后，沿热论之名也，然仲景之少阳来自太阳，传诸阳明……次少阳篇于阳明篇之后者，仲景之不得已，亦仲景之不彻底也。"这些认为阳明顺序应在少阳之后，是混淆了六经顺序与临床传变所致。

《伤寒论》148条"此为半在里，半在外"一句，本无半表半里之词，成无己《注解伤寒论》首先提出邪在少阳半表半里，以致造成误解。表里是相对的，从六经来说，三阳为表，三阴为里；以三阳经来说，太阳为表，阳明为里。因此说少阳位于表里之间，是一个比较含糊的词，根据《伤寒论》148条所谓半在里，半在外，是指阳微结的证候有表证，复有里证而言，不是纯阴结，因为纯阴结则悉入在里，不得复有外症，阳微结半在里，半在外，故为少阳；纯阴结则在少阴。因此，里并不是指的阳明，而是指的阴经，这里说的是六经顺序，少阳介于阳经与阴经之间。少阳病往来寒热，尤在泾解释为"进而就阴则寒，退而从阳则热"，说明往来寒热的性质也是半在阳，半在阴。再从小柴胡汤方剂来看，小柴胡汤既有柴芩之清热，又有参草之益气，其立意在于扶正祛邪，为攻补兼施之法，也反映出少阳病的正虚比较突出。又少阳病禁汗、禁吐、禁下，也表明少阳病的正虚，与以祛邪为主的太阳或阳明病不同。《伤寒论》269 条："伤寒六七日，无大热，其人躁烦，此为阳去入阴故也。"无大热绝不是入阳明，其人躁烦为虚阳外越，故知阳去入阴是指入三阴经而言。270 条："伤寒三日，三阳为尽，三阴当受邪，其人反能食而不呕，此为三阴不受邪也。"该条列于少阳篇末，亦说明少阳的顺序是位于阳经与阴经之间，为由阳入阴之枢，而不是位于太阳与阳明之间，不是太阳与阳明之枢。这是说明六经顺序，少阳应当在阳经与阴经之间。但从临床传变来看，每种急性热病的个性不同，少阳可以按此顺序传入阴经，但亦可传入他经，古今医家之所以对少阳的位置争论不休者，主要是将顺序与传变等同来看，把共性与个性混淆，如此争论，实无必要。

又如关于少阴的位置，成都中医学院主编的二版教材《伤寒论讲义》，认为六经的顺序是厥阴病在前，少阴病在后，其根据是：自然界季节阴阳更迭的理论为冬至一阳生，夏至一阴生和"少""太"为阴阳消长的"始"与"极"，认为自然界的情况是少阳（1～2 月）、阳明（3～4 月）、太阳（5～6月）、少阴（7～8 月）、厥阴（9～10 月）、太阴（11～12 月）。另外《内经》："太阳为开，阳明为阖，少阳为枢。""太阴为开，厥阴为阖，少阴为枢。"以及少阴病的病情多较厥阴为重，将少阴病列于厥阴病之后，这样六经病的先后顺序恰好与自然界季节阴阳更迭的方向相反，即太阳、阳明、少阳、太阴、厥阴、少阴。根据这一说法，现在不少有关《伤寒论》六经的提法，都把少阴病放在最后，也造成一些混乱现象。

按照自然界每年主气，立春、雨水（正月）至惊蛰、春分（二月）为厥阴风木，清明、谷雨（三月）至立夏、小满（四月）为少阴君火，芒种、夏至（五月）至小暑、大暑（六月）为少阳相火，立秋、处暑（七月）至白露、秋分（八月）为太阴湿土，寒露、霜降（九月）至立冬、小雪（十月）为阳明燥金，大雪、冬至（十一月）至小寒、大寒（十二月）为太阳寒水，自然界情况与《伤寒论讲义》所述不相符合。即使按照《伤寒论讲义》所述，夏至一阴生，一阴为厥阴，亦不是少阴，而且根据夏历一般夏至多在 5 月间，冬至多在 11 月间，并不是如《伤寒论讲义》所述，夏至在 7 月，冬至在 1月，从自然界季节阴阳更迭的理论来说，《伤寒论讲义》的说法欠妥。

再从临床表现来看，少阴篇中主要有阳虚寒化及阴虚热化的两类不同表现，其中属于不治及死证者 6 条，占所有少阴篇条文 13.6%，而厥阴篇中死证 9 条，占所有厥阴篇条文 16.3%，从条文所述病情来看，也无法说明"少阴病的病情多较厥阴病为重"的这一观点，因此从临床来看，少阴放在厥阴之后也是欠妥的。因此关于《伤寒论》六经顺序，我认为不宜更改，仍是太阳、阳明、少阳、太阴、少阴、厥阴。

既然六经顺序如此，临床传变与六经顺序有没有关系？是不是按这个顺序传变？那倒不一定。因为六经顺序是按人体正气（阳气及阴气）与邪气作斗争，以正气的盛衰为中心，所可能出现的情况，归纳出来的共性的东西，结合到每一种急性热病的具体病程来说，那就不一定是按照六经的顺序进行传变了，每一种急性热病的病程都有其特殊性，共性包含了个性，但共性不能代替个性，也就是说普遍性不能代替特殊性。如果认为所有急性热病的传变必定要按六经顺序进行，那就是混淆了两种不同的概念，因而也就无法理解《伤寒论》中的传变了。

五、《伤寒论》的传经理论

《伤寒论》中的传经是继承了《内经》的传经理论的。《内经》对急性热病传变有五种形式：一是按五脏相传；一是按经络相传；一是按上下相传；一是按营卫相传；一是按六经相传。特别是按六经相传，六经的顺序都是完全一致的。《伤寒论》中虽没有"传经" 2 个字，但精神是相同的。《伤寒论》第 4 条："伤寒一日，太阳受之，脉若静者为不传；颇欲吐，若躁烦，脉数急者为传也。"第 5 条："伤寒二三日，阳明、少阳证不见者，为不传也。" 270 条："伤寒三日，三阳为尽，三阴当受邪，其人反能食而不呕，此为三阴不受邪也。" 271 条："伤寒三日，少阳脉小者，欲已也。"从以上几条来看，不仅六经顺序与《内经》相同，连日传一经的内容也相似，但实际上《伤寒论》主要还是根据临床实践，根据具体情况来看它的传变，而不拘于一日一经，所以如《伤寒论》37 条"太阳病，十日以去……" 104 条"伤寒，十三日不解……"说明临床表现是千变万化的。

《伤寒论》的传经理论还表现与经络有关，如第 4 条的"伤寒一日，太阳受之……"太阳是以足太阳膀胱经的具体物质来承受的，受之以后，乃有头项强痛而恶寒的表现，足太阳膀胱经是受之以前即存在的，而不是受之以后作为病的一个类型存在的。第 8 条："太阳病，头痛至七日以上自愈者，以行其经尽故也。若欲作再经者，针足阳明，使经不传则愈。"使经不传说明是有传经，针足阳明即是针足阳明胃经的穴位。292 条："少阴病吐利，手足不逆冷，反发热者不死；脉不至者，灸少阴七壮。"243条："伤寒六七日，脉微，手足厥冷，烦躁，灸厥阴，厥不还者死。"这两条经络名称与病名一致，也不能认为是偶然现象。说明六经或传经的"经"与经络有关，否认经络反而不能说通。柯韵伯极力提倡"仲景六经非经络之经"，但他讲太阳病提纲时，又大谈"太阳经络营于头，会于项"，"太阳脉抵腰中"，讲少阳病提纲时，又指出"少阳经络萦于头，循于胸中"，"两耳为少阳经络出入之地"等，未脱离经络，反遗为笑柄。

传经一词见于《伤寒例》，如"其不两感于寒，更不传经"。一般认为此非仲景原文。但《伤寒论》中有"为传""为不传""使经不传"之语，可知仲景有传经之意，但没有具体地说传经二字，在《伤寒论》中更多的是用转属、转入、转系、系在、属等词，如《伤寒论》185条："本太阳病，初得病时，发其汗，汗先出不彻，因转属阳明也……"266条："本太阳病不解，转入少阳者，胁下硬满，干呕不能食，往来寒热，尚未吐下，脉沉紧者，与小柴胡汤。"188条："伤寒转系阳明者，其人濈然汗出。"187条："伤寒，脉浮而缓，手足温者，是为系在太阴……"279条："本太阳病，医反下之，因尔腹满时痛者，属太阴也……"

传经就是转属，就是传变，有人将传与转属分开，认为急性热病的前期还不能看出将来要发展为哪一经病，由前驱期进入出现各经的症状期称为"传"，而这一经病变成另一经病则称为"转属"，认为传与转属不同，传之前驱期和传之后的典型症状期，其临床表现虽然不同，但前后仍是一个病；而转属则不同，转属之前是一经病，转属之后又是另一经病了。并以"病有发热恶寒者，发于阳也，无热恶寒者，发于阴也"作为前驱期还未出现各经的症状期作为根据。我认为传就是转属，不必再强分之。因为有一分恶寒，便有一分表证，虽然有发于阳、发于阴之分，但都是邪在太阳。《伤寒论》第7条："太阳后或已发热，或未发热，必恶寒体痛呕逆，脉阴阳俱紧者，名为伤寒。"这是指伤寒为发于阴；如果发于阴指的是阴经，则属直中，又根本不存在"传"的问题了。有认为表证不等于太阳病，表证是肌表营卫不和的反映，其症状为发热恶寒、脉浮或体痛等，虽然也是太阳病的必有症状，但若仅就发热恶寒来说，也常是阳明病和少阳病初得病时的共同症状，认为发热恶寒为伤寒三阳初发病时所共有，因此仅凭表证并不能确定病位。我认为表证就是太阳病，至于阳明病、少阳病初得病时有发热恶寒，正说明此阳明病或少阳病是由太阳病传变或转属而来，不能认为阳明病及少阳病开始均有表证，所谓传变或转属要与六经辨证的动态变化紧密地联系起来看，不可分割，否则就会出现六经都有表证，六经都有厥证等看法，是不符合六经辨证的动态变化规律的。

有谓《伤寒论》中有太阳中风、阳明中风、少阳中风、太阴中风、少阴中风、厥阴中风，认为六经都有表证的根据，我认为急性热病由太阳传至他经是言其传变，临床现象是复杂的，有的一发病即在阳明、少阳、太阴、少阴、厥阴者，则称之为阳明中风、少阳中风、太阴中风、少阴中风、厥阴中风，其表现并不是表证。如《伤寒论》189 条："阳明中风，口苦咽干，腹满微喘，恶寒发热，脉浮而紧，若下之，则腹满小便难也。"实际上本条是三阳合病，而非阳明表证。264 条："少阳中风，两耳无所闻，目赤，胸中满而烦者，不可吐下，吐下则悸而惊。"亦非少阳表证，而是胆火上炎的表现。274 条："太阴中风，四肢烦疼，阳微阴涩而长者，为欲愈。"太阴中风可能指一发病即出现腹满而吐、腹痛下利、四肢烦痛，而没有恶寒发热的表证，故也不能认为是太阴表证。290 条："少阴中风，脉阳微阴浮者，为欲愈也。"少阴病如有表证为两感，本条为发病即出现阳虚，而无表证表现，因阳气恢复故欲愈。327 条："厥阴中风，脉微浮，为欲愈，不浮为未愈。"一发病即出现四肢厥逆，脉当微，如脉现微而浮，表示正气恢复，故欲愈。不浮则脉仍微，自然未愈。故本条亦非厥阴表证。由此可见六经均有表证之说根据不足。六经无法单独成为六病，它没有独立的从发病、发展到转归的结局，六经是彼此互相紧密地联系在一起的。了解这一点，对理解《伤寒论》的传经理论是有很大帮助的。

六、急性热病在临床实践中按六经辨证的传变规律

急性热病发生以后，总是每日甚至是每时都在不断地变化着的，不可能没有变化。因此，《伤寒论》的六经辨证就是以人的正气为中心，来反映邪正的阴阳消长变化，从这一经转化为另一经，就是传变。六经辨证，如前所述顺序要和传变分开，不能混淆。既然急性热病不一定按六经的顺序来传变，那么还要六经辨证做什么？由于古人没有办法分辨每种急性传染病的特殊的病程经过，临床上只是看到许多急性热病所表现的症状有相同的，有不同的，其传变发展情况也是有相同的，有不同的，于是古人长期在临床治疗中积累了认识急性热病的方法，使之系统化，上升到理论，乃形成了中医独特的辨证论治体系——六经辨证，然后再用已知的诊疗手段去探索未知的疾病规律，

不断地丰富已知，这符合唯物主义的认识论。在今天每种急性传染病大致能够确定的情况下，我们还要学习六经辨证，就是要挖掘古人长期总结出来的宝贵遗产，丰富治疗急性传染病的手段，减轻病人痛苦，缩短病程，并降低死亡率。

既然六经辨证所归纳的是共性的东西，共性又包含了个性，为什么又不一定按六经顺序来传变呢？这是因为每一种急性热病不但有其特殊的病程经过，而且治疗中还有许多因素的影响，例如：

一是病人的体质不同，即使是患同一种急性热病，或者热化，或者寒化，其转归可能不完全相同。

二是病人原有的宿疾不同，虽然患同一种急性热病，其传变也可能不同。

三是病人如果同时合并其他疾病，与没有合并其他疾病的传变，可能又有所不同。

四是由于误治后发生的变证，与没有误治者，其转归显然有所差别。

五是由于自然界气候的变异所影响，虽然患同一种急性热病，临床表现及其发展也可能并不完全一样。

由于影响因素较多，所以造成的传变情况极为复杂，古人以"循经传""越经传""表里传"，还有所谓"直中""合病""并病"等来解释，说明在临床实践中并不是刻板地按六经顺序来传变，当然更不是如《素问·热论》日传一经了。

根据《伤寒论》的条文，可以看出实际上的传变，有如下图所示，根据图 1 说明如下：

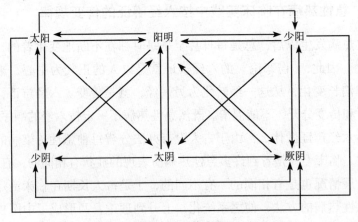

图1　六经传变图

由太阳转属阳明：有因汗吐下利小便，亡津液而热结在里所致（168、181、250条），有因汗出烦渴所致（26、110、220条），或是由太阳病直接发展而成（170、244条）。

由太阳转属少阳：多是太阳病逐渐发展，出现胸满胁痛而成（37、96、104、149、266条）。

由太阳转属太阴：有的是下后形成（163、279条），有的是太阳病汗后脾虚胀满（66条）。

由太阳转属少阴：或因汗多亡阳而恶寒（20、68、283条），或因下后脉微而恶寒（22条），或因汗后心阳不足（64条）、兼有水气上逆（65条），或汗后肾阳不足水气上逆（82条）。

由太阳转属厥阴：太阳病经过传变而为厥阴病，可以是寒厥（343条），也可有热厥（341条）。

由阳明转属少阳：热入血室有胸胁下满，《伤寒论》用小柴胡汤或刺期门，可以认为是邪在少阳，阳明病出现热入血室，亦可认为是阳明转属少阳（216条）。

由阳明转属太阳：阳明中风，胃气有权，能驱阳明之水与热，与汗共并而出。奄然发狂，汗出而解，似可看作阳明之湿热从太阳表解之例（192条）。也可以看作是太阳阳明并病。

由阳明转属太阴：见于胃中冷（191、194、226条），病人可有不能食或哕，或食谷欲呕（243条），实则阳明，虚则太阴，胃中虚寒，当属向太阴转化的过渡类型。

由阳明转属少阴：阳明病者脉浮发热，渴欲饮水，小便不利的猪苓汤证，是热在下焦，为转属少阴阴虚兼水热互结（223条），阳明病发汗多，若重发汗，亡其阳，则属阳明转属少阴阳虚之证（211条）。

由阳明转属厥阴：如热厥用白虎汤即是（350条）。

由少阳转属阳明：如少阳病发汗而谵语，此属胃（265条）即是。

由少阳转属太阴：身热恶风、颈项强、胁下满痛、手足温而渴，是少阳病小柴胡汤证（99条），如有身黄、小便难，仍是少阳，用小柴胡汤并无错误（98条），只是以后转属太阴，食谷者哕，故柴胡不中与也。

由少阳转属少阴、厥阴：《伤寒论》中无明确的条文。曹颖甫认为："少阳之传，不入少阴，即入厥阴。所以入少阴者，则由手少阳三焦传入，三焦主水道，外散为汗，下泄为溺，皆恃相火之力排泄，相火日消，则有水藏不温，由是水藏固有之元阳，遏于寒水而不能外达，故有吐利、手足逆冷、烦躁欲死之吴茱萸汤证。所以入厥阴者，则由足少阳胆经传入……胆火虚则其血不温，肝脾俱寒而生阳垂绝，故有脉微、手足厥冷而烦躁，灸厥阴而脉不还之死证。盖此二证，阳回则生，阳绝则死……本节无大热而躁烦，实为少阴、厥阴两证之渐，仲师以为阳去入阴，盖其始则为无大热，其继即有逆冷，厥冷之变……"曹氏根据少阳篇269条无大热及躁烦，指有传入少阴、厥阴之趋势，因为少阴阳虚，虚阳外越可以躁烦；厥阴寒厥，则更可真阳涣散而躁烦。

由太阴转属阳明：原太阴病，可因大便硬（187、384条）或大实痛（279条）转属阳明。

由太阴转属少阴：霍乱吐利原属太阴，吐利而亡阳脱液，用四逆加人参汤即是（385条）。

由太阴转属厥阴：如霍乱吐利后发生的寒厥（388、390条），即是转入少阴阳虚寒化的进一步发展而来。

由少阴转属阳明：可以从少阴三急下证来理解，因少阴阴虚热化，邪结则更进一步伤津，故用大承气汤急下之（320、321、322条）。实际上是阳明三急下的进一步发展的结果，成为少阴三急下证。

由少阴转属厥阴：少阴阳虚寒化进一步发展成寒厥（370、377条）。

由厥阴转属少阳：可以从"呕而发热者，小柴胡汤主之"（379条）来理解。

由厥阴转属阳明：可以从热厥的热深厥深，厥应下之来理解（335条）。

以上是《伤寒论》中所记载传变的举例，由此也可看出在临床实践中，急性热病的传变是很复杂的，不可能刻板地按照六经顺序，从太阳而阳明，从阳明而少阳，再从少阳而太阴，从太阴而少阴，再由少阴而厥阴，模式地传变。因此在太阳表证阶段多半是各种急性热病初起共有的，表证阶段以后，即按照不同急性热病发展规律，各自向不同方向转归，故有的太阳转属阳明，有的太阳转属少阳，有的太阳转属太阴，有的太阳转属少阴，有的太阳转属厥阴。在古人看来，认为与机体正气强弱有关，根据在太阳阶段，正气（包括阳气和阴气）受损害的情况，以及机体原来体质的情况（阳虚或阴虚的程度），而决定其转归，大致可以用六经辨证的方法予以概括，这是古人在临床实践中的经验积累。同样在阳明阶段或其他阶段，也是根据正邪斗争的情况，决定其发展和转归。历来由于没有重视正与邪在六经中的重要意义，以及概念上的模糊，所以曾有对少阳与少阴的位置提出了疑义。如果重视了正与邪的关系，这种争论实无必要。

以上是对《伤寒论》中六经辨证及其传变的看法，根据《内经》精神，提出六经辨证是以正气为中心，反映邪正消长规律的辨证体系；传变亦是按照六经辨证的规律来转化，即按正邪斗争的情况，决定其转归趋向，而不是按六经顺序刻板地传变。由于《伤寒论》的六经辨证是归纳急性热病的共性的东西，而每一种急性热病又各有其不同的发生、发展、变化及转归的个性，从已知的共性规律来探讨未知的千变万化的个性，这是《伤寒论》六经辨证的精髓所在，也是《伤寒论》对中医学发展的重大贡献。

六经辨证与卫气营血及三焦辨证的统一性

六经辨证是《伤寒论》用于急性热病的辨证方法，卫气营血及三焦辨证是温病学用于急性热病的辨证方法。长期以来，由于人们对急性热病的认识，局限于伤寒邪从皮毛而入，由表及里，须横看；温病邪从口鼻而入，由上及下，须竖看。伤寒的病因为寒邪，寒为阴邪，最易伤阳；温病的病因为温邪，温为阳邪，最易伤阴。伤寒用六经辨证，温病用卫气营血及三焦辨证。伤寒始于足太阳，传足不传手；温病始于手太阴，传手不传足。伤寒的治疗宜温宜热，温病的治疗宜寒宜凉。伤寒下不嫌迟，温病下不嫌早等，两者完全不同，绝对不能混称。这样把两者完全对立起来，是与临床实际不相符合的。对本来应当是统一的分成了两个，斤斤计较伤寒与温病之异名、异源、异治，形成了伤寒学派与温病学派，以致一些伤寒家不善于用温病法之长以治急性热病，温病家也不善于用伤寒法之长以治急性热病，无论从教学上或是临床上都脱离了实际，这样显然是不利于进一步发展和提高的。实际上两者研究的对象是相同的，古代医家也有类似的看法，如宋伤寒学家朱肱在《伤寒类证活人书》中说："论伤寒、中风、热病、中暑、温病、湿病、湿疟、风温、温疫、中湿、湿温、痉病、温毒之名，天下之事，名定而实辨，言顺则事成，又况伤寒之名，种种不同。"指出伤寒包括了各种不同热病。吴鞠通《温病条辨》也指出温病有九种："温病者，有风温，有温热，有温疫，有温毒，有暑湿，有湿温，有秋燥，有冬温，有温疟。"两者何其相似，因此伤寒与温病应当是一个同义语，从现代的各种急性传染病及感染性疾病来说，是属于中医急性热病范围内的，亦即是属于伤寒温病范围内的，虽然伤寒学派和温病学派在对急性热病的认识上，各自从不同的角度加以探讨，但对辨证、治疗的一些实质性内容，并无原则上的分歧。诚然，从伤寒发展到温病，在对各种急性热病发展、辨认、治疗等方面的认识，确实比较深入而细致，但毕竟是在朴素的辨证法思想指导下，主要研究急性热病的共性规律，不管是风温、春温、暑温、伏暑、秋燥、湿温、冬温等也好，或是卫气营血辨证和三焦辨证也好，都是共性的东西，要使中医急性热病的理论与实践在唯物辩证法的思想指导下进一步整理提高，必须将宏观的共性认识与微观的个性认识相结合，而要做到这一步，又首先必须将作为共性认识的六经辨证与卫气营血及三焦辨证统一起来。否则各行其是，对急性热病各自的共性认识还不统一，必将妨碍对各种急性热病个性的正确而全面的认识。因而也谈不上对中医的急性热病学的整理提高了。本文着重探讨六经辨证与卫气营血及三焦辨证的统一性的问题。

一、三种辨证的由来及其相互联系

1. 六经辨证

《伤寒论》的六经辨证是全面地继承了《内经》的六经理论，它包括《灵枢·经脉》有关手足六经经脉的循行及其部位，《素问·热论》的六经证候分类及六经的顺序，《素问·天元纪大论》的三阴三阳与六气相配，《素问·六微旨大论》的六气标本中见，以及《素问·天元纪大论》的"阴阳之气各有多少，故曰三阴三阳也"（具体内容可参阅《对伤寒论六经辨证及其传变的看法》一文）。

《伤寒论》的六经辨证，不仅继承了《素问·热论》的六经证候分类及其顺序，而且还有新发展，使原来的六经实证、热证，发展为既有实证和虚证，也有热证及寒证，以辨证法的观点，不仅看到事物的正面，也同时看到了它的反面，再结合阴阳气的多少，客观地反映了各种急性热病正邪阴阳消长的共性规律，指导了临床的辨证与治疗。

但是《伤寒论》中也有部分有关卫、气、营、血的辨证内容，如：

《伤寒论》53条："病常自汗出者，此为营气和，营气和者外不谐，以卫气不共营气谐和故尔，以营行脉中，卫行脉外，复发其汗，营卫和则愈，宜桂枝汤。"

54 条："病人脏无他病，时发热，自汗出而不愈者，此卫气不和也，先其时发汗则愈，宜桂枝汤。"

95 条："太阳病，发热汗出者，此为营弱卫强，故使汗出，欲救邪风者，宜桂枝汤。"

50 条："脉浮紧者，法当身疼痛，宜以汗解之，假令尺中迟者，不可发汗，何以知其然，以营气不足，血少故也。"

106 条："太阳病不解，热结膀胱，其人如狂，血自下，下者愈。"

124 条："太阳病……其人发狂者，以热在下焦，少腹当硬满，小便自利者，下血乃愈，所以然者，以太阳随经，瘀热在里故也，抵当汤主之。"

125 条："太阳病，身黄，脉沉结，少腹硬，小便不利者，为无血也，小便自利，其人如狂者，血证谛也，抵当汤主之。"

126 条："伤寒有热，少腹满，应小便不利，今反利者，为有血也，当下之，不可余药，宜抵当丸。"

从以上几条来看，《伤寒论》太阳篇中所称营与卫，是指皮肤的营卫而言。其中太阳表证的卫气不和，明显的是属卫分证，太阳蓄血的血证谛也，明显的是属血分证。《伤寒论》中虽未明确指出气分及营分，但阳明热盛即属于气分证。《金匮要略》中的阳毒面赤斑斑如锦纹，据《诸病源候论》"伤寒证在表……热毒乘虚出于皮肤，发斑疮隐疹如锦纹"亦即温邪入营分之证。可见卫、气、营、血的证候，在《伤寒论》中是存在的。六经本为十二经络手足同名经的合称，经络外连肢节，内属脏腑，为营卫气血通行流贯之道路，故六经分证，应包括卫气营血辨证在内。

《伤寒论》也有关于三焦的辨证的内容，如：

《伤寒论》230 条："阳明病，胁下硬满，不大便而呕，舌上白苔者，可与小柴胡汤。上焦得通，津液得下，胃气因和，身濈然汗出而解。"

243 条："食谷欲吐，属阳明也，吴茱萸汤主之。得汤反剧者，属上焦也。"

159 条："伤寒服汤药，下利不止，心下痞硬，服泻心汤已，复以他药下之，利不止，医以理中与之，利益甚。理中者，理中焦，此利在下焦，赤石脂禹余粮汤主之……"

124 条："太阳病，六七日表证仍在，脉微而沉，反不结胸，其人发狂者，以热在下焦，少腹当硬满，小便自利者，下血乃愈……"

从以上几条来看，《伤寒论》中明确提出上焦得通，属上焦，理中焦，利在下焦，热在下焦等名称，是包括了三焦辨证的。《伤寒论》中未明确指出三焦者还很多，但实质上是属于三焦的内容，如上焦的麻黄汤治"无汗而喘"，麻杏石甘汤治"汗出而喘"，小青龙汤治"咳而微喘"等；中焦的如小陷胸汤治"正在心下，按之则痛"，半夏泻心汤治"心下痞而不痛"等；下焦的如五苓散治"小腹满，小便不利"，抵当汤治"少腹硬满、小便自利"等均是。因此可以看出：伤寒的传变，也是由上焦传中焦，再传下焦，或由上焦直接传至下焦，并非如吴鞠通所说一定要横看，因此六经分证也应包括三焦辨证在内。

2. 卫气营血辨证

卫气营血辨证肇始于叶香岩，叶氏根据其临床实践，吸收了《内经》的营卫学说，在《外感温热篇》提出了："温邪上受，首先犯肺，逆传心包。肺主气属卫，心主血属营……"又曰："大凡看法，卫之后方言气，营之后方言血。在卫汗之可也，到气才可清气，入营犹可透热转气……入血就恐耗血动血，直须凉血散血……"将急性热病的共性规律，分为四个阶段，在急性热病全过程中，体现了动态的变化过程，也体现出由浅入深，从量变到质变的过程，卫从属于气、营从属于血，从卫到气是量变的过程，进入营血则是发生了质变，而在量变转入质变的过程中，还可以有一个移行的阶段如气营两燔或气血两燔即是。

叶氏提到："气病有不传血分，而邪留三焦者，亦如伤寒中之少阳病也。彼则和解表里之半，此则分消上下之势……"虽则治疗方法不同，但实质是相同的。

卫气营血辨证的优点是以简赅繁，也反映了正邪消长的变化，缺点是没有和脏腑定位紧密结合。虽然急性热病是全身性疾病，而不是单纯的某个脏腑受犯，但每个阶段中总有一个脏腑功能受损比较突出，如果结合具体脏腑经络的变化则更为全面。

3. 三焦辨证

叶香岩有："仲景伤寒，先分六经；河间温热，须究三焦。"吴鞠通亦谓："温病由口鼻而入，自上而下，鼻通于肺，始手太阴。太阴金也，温者火之气，风者火之母，火未有不克金者，故病始于此，必从河间三焦定论。"设伤寒六经与温病三焦对峙之局。其实仲景早言温病，河间亦未及三焦。正式列为三焦辨证者，则于《温病条辨》中可见，论中分上焦、中焦、下焦篇，认为温病过程的主要病机变化，反映在肺、心包、脾、胃、肝、肾，由上焦传到中焦，再及下焦，也是急性热病由浅入深的发展过程。唯三焦辨证着重定位，卫气营血辨证着重定性，因此温病学派多将三焦辨证与卫气营血辨证相结合来判断病情，决定预后，比较全面。如：

《温病条辨》上焦篇 15 条："太阴温病，寸脉大、舌绛而干，法当渴，今反不渴者，热在营中也，清营汤去黄连主之。"

上焦篇 10 条："太阴温病，气血两燔者，玉女煎去牛膝加元参主之。"

上焦篇 34 条："大人暑痫……热初入营，肝风内动，手足瘛疭，可于清营汤中加钩藤、丹皮、羚羊角。"

中焦篇 20 条："阳明温病，舌黄燥，肉色绛，不渴者，邪在血分，清营汤主之……"

中焦篇 41 条："暑温蔓延三焦，舌滑微黄，邪在气分者，三石汤主之；邪气久留，舌绛苔少，热搏血分者，加味清宫汤主之……"

以上几条可以看出三焦辨证可与卫气营血辨证结合应用。卫分虽然未提及，但《温病条辨》中提到"肺亦主卫"，由此手太阴温病即是邪在卫分之谓。《温病条辨》中亦有采用六经的内容，如：

《温病条辨》上焦篇 17 条："邪入心包，舌蹇肢厥，牛黄丸主之，紫雪丹亦主之。"吴氏自注谓："厥者，尽也。阴阳极造其偏皆能致厥。伤寒之厥，足厥阴病也。温热之厥，手厥阴病也。舌卷囊缩，虽同系厥阴现证，要之舌属手，囊属足也……再热厥之中亦有三等：有邪在络居多，而阳明证少者，则从芳香，本条所云是也；有邪搏阳明，阳明太实，上冲心包，神迷肢厥，甚至通体皆厥，当从下法，本论载入中焦篇；有日久邪杀阴亏而厥者，则从育阴潜阳法，本论载入下焦篇。"

中焦篇 1 条："面目俱赤，语声重浊，呼吸俱粗，大便闭，小便涩，舌苔老黄，甚则黑有芒刺，但恶热，不恶寒，日晡益甚者，传至中焦，阳明温病也。脉浮洪躁甚者，白虎汤主之；脉沉数有力，甚则脉体反小而实者，大承气汤主之……"吴氏自注云："温病自口鼻而入，鼻气通于肺，口气通于胃。肺病逆传则为心包，上焦病不治，则传中焦，胃与脾也，中焦病不治，即传下焦，肝与肾也。始上焦，终下焦，温病以手经为主，未始不关足经也。"

中焦篇 44 条："足太阴寒湿，痞结胸满，不饥不食，半苓汤主之。"吴氏自注云："痞结胸满，仲景列于太阳篇中，乃湿郁脾阳，足太阴之气不为鼓动运行。"

中焦篇 94 条："自利腹满，小便清长，脉濡而小，病在太阴，法当温脏，勿事通腑，加减附子理中汤主之。"

中焦篇95条："自利不渴者属太阴，甚则哕，冲气逆，急求土败，附子粳米汤主之。"

中焦篇84条："少阳疟如伤寒证者，小柴胡汤主之。"吴氏自注云："少阳疟如伤寒少阳证，乃偏于寒重而热轻，故仍从小柴胡法。"

下焦篇8条："热邪深入，或在少阴，或在厥阴，均宜复脉。"

下焦篇11条："少阴温病，真阴欲竭，壮火复炽，心中烦，不得卧者，黄连阿胶汤主之。"

下焦篇18条："痉厥神昏，舌短烦躁，手少阴证未罢者，先与牛黄紫雪辈，开窍搜邪；再与复脉汤存阴；三甲潜阳，临症细参，勿致倒乱。"吴氏自注云："痉厥神昏，舌蹇烦躁，统而言之厥阴证。然有手经足经之分；在上焦以清邪为主，清邪之后，必继以存阴；在下焦以存阴为主，存阴之先，若邪尚有余，必先以搜邪。"

下焦篇36条："暑邪深入少阴消渴者，连梅汤主之……"

下焦篇37条："暑邪深入厥阴，舌灰，消渴，心下板实，呕恶吐蛔，寒热，下利血水，甚至声音不出，上下格拒者，椒梅汤主之。"吴氏自注云："此土败木乘，正虚邪炽，最危之候……椒梅汤酸苦复辛甘法，即仲景乌梅圆法也。"

下焦篇72条："久痢伤及厥阴，上犯阳明，气上撞心，饥不欲食，干呕腹痛，乌梅圆主之。"吴氏自注云："仲景厥阴篇中，列乌梅圆治木犯阳明之吐蛔，自注曰：'又主久痢方。'然久痢之症不一，亦非可一概用之者也。叶氏于木犯阳明之疟痢，必用其法而化裁之，大抵柔则加白芍、木瓜之类，刚则加吴萸、香附之类，多不用桂枝、细辛、黄柏，其与久痢纯然厥阴见证，而无犯阳明之呕而不食撞心者，则又纯乎用柔，是治厥阴久痢之又一法也……乌梅圆则又寒热刚柔并用矣……若乌梅圆则治厥阴、防少阳、护阳明之全剂。"

以上条文内容，均属按六经辨证论治，其治疗方法亦可看出较之《伤寒论》是更加丰富多彩了。柳宝诒说："近贤叶氏始有伤寒分六经，温病分三焦之论，谓出河间。其实……河间并无此说，其书俱在，可复按也。厥后，吴鞠通著《温病条辨》，遂专主三焦，废六经而不论，殊不知人身经络有内外深浅之别，而不欲使上下之截然不通也……况伤寒温病为病不同，而六经之见证则同；用药不同，而六经之立法则同。"柳氏之论，说明吴氏虽然立三焦辨证欲废六经而不用，但实际上是很难办到的。也说明了温病也完全可以采用六经辨证的。

二、三种辨证的统一性

1. 从脏腑经络定位上统一

《伤寒论》的六经辨证有其脏腑经络的物质基础。方中行说:"太阳者,膀胱经也,其脉起于目内眦,上额交巅,从巅入络脑,还出别下项,连风府,循肩膊内,夹背抵腰中,乃六经之首,主皮肤而统营卫,所以为受病之始也……皮肤营卫,一有感受,经络随感而应,邪正争扰也。"太阳主皮肤主表,而肺合皮毛,肺主气属卫,因此太阳病中有肺失宣降的表现,如太阳中风有鼻鸣,太阳伤寒有喘。叶香岩云:"温邪上受,首先犯肺,肺主气属卫,心主血属营,辨营卫气血虽与伤寒同,若论治法则与伤寒大异也。"说明了卫气营血的辨证,邪在卫分也有肺失宣降的表现。吴鞠通云:"凡病温者,始于上焦,在手太阴。"章虚谷云:"温邪上受,首先犯肺者,由卫分而入肺经也。"以上说明了无论是伤寒或是温病,开始有肺的症状较多,因此作为脏腑定位,上焦肺、卫、太阳应该是统一的。病在上焦肺,如果热甚、汗出、烦渴者,则属肺的气分证,亦属太阳。

阳明属胃,伤寒与温病的看法一致,叶香岩所谓:"风夹温热而燥生,清窍必干,谓水主之气,不能上荣,两阳相劫也。"章虚谷解释说:"此言风热两阳邪劫其津液,而成燥渴","凡温病初感,发热而微恶寒者,邪在卫分;不恶寒而恶热,小便色黄,已入气分矣。"吴鞠通云:"阳明者,两阳合明也,温邪之热与阳明之热相搏,故但恶热也。"在脏腑定位上,中焦胃、气、阳明应该是统一的。

少阳属胆及三焦,叶香岩云:"气病有不传血分,而邪留三焦,亦如《伤寒论》中少阳病也。彼则和解表里之半,此则分消上下之势。随证变法,如近时杏朴苓等类,或如温胆汤之走泄……"说明了邪留三焦类似少阳,因此在脏腑定位上胆及三焦、气、少阳应该是统一的。

太阴属脾。伤寒与温病的看法一致,叶香岩说"太阴为满",章虚谷说:"湿为阴邪,脾为湿土,故脾阳虚则湿聚腹满,按之不坚。虽见各色舌苔而必滑,色黄为热,白为寒,总当扶脾燥湿为主。热者佐凉药,寒者非大温,其湿不能去也。"因太阴寒湿,舌苔必白腻白滑,故仍在气分。在脏腑定位上,中焦脾、气分、太阴应当统一。

少阴属肾,《伤寒论》少阴病有肾阳不足寒湿内生及肾阴亏损内热亢盛两类证候，在温病卫气营血辨证来看，少阴病的阳虚证仍属气分寒化证，少阴病的阴虚内热证则属于营分证，甚至有迫血妄行的血分证。《伤寒论》在少阴病营液涸竭的阴虚内热证方面是比较简单的，治疗方法也不完备，温病学派在这方面做了很多补充。这是对《伤寒论》的重大发展。在脏腑定位上，下焦肾、气分、少阴，下焦肾、营血、少阴应该统一。

厥阴属肝与心包，按照《伤寒论》六经辨证以阴阳气多少来分，厥阴是阴与阳均衰微到极点。阴衰阳亢为热厥，阳衰阴盛为寒厥，因此厥阴病以热厥及寒厥为主。厥阴病如是热厥则必伴有热入心包，有神昏、痉厥、囊缩；如是寒厥亦有湿浊蒙蔽心包，亦可神昏、痉厥、囊缩。如薛生白《湿热病篇》所说"湿热证七八日，口不渴，声不出，与饮食亦不却，默默不语，神识昏迷……此邪入厥阴"即是。心主血属营，但因古人有"心不受邪，包络代受"，故邪入心包必然神昏，故用牛黄、紫雪、至宝之类清心开窍。因此可以看出上焦心包、营血、厥阴应该统一，下焦肝、营血、厥阴亦应当统一。

2. 从临床表现上统一

（1）太阳病－上焦肺－卫分：《伤寒论》12条："太阳中风，阳浮而阴弱。阳浮者，热自发；阴弱者，汗自出。啬啬恶寒，淅淅恶风，翕翕发热，鼻鸣干呕者，桂枝汤主之。"

35条："太阳病，头痛发热，身疼腰痛，骨节疼痛，恶风无汗而喘者，麻黄汤主之。"

《温病条辨》上焦篇4条："太阳风温，温热、温疫、冬温、初起恶风寒者，桂枝汤主之；但热不恶寒而渴者，辛凉平剂银翘散主之。"

上焦篇5条："太阳温病，恶风寒，服桂枝汤已，恶寒解，余病不解者，银翘散主之；余证悉减者，减其制。"

以上几条说明太阳属寒水而主表，肺合皮毛亦主表；太阳主皮肤营卫，肺亦主卫。故初起不论风寒、风温，皆在太阳、上焦肺、卫分。

（2）太阳病－上焦肺－气分：《伤寒论》63条："发汗后，不可更行桂枝汤，汗出而喘，无大热者，可与麻黄杏仁甘草石膏汤。"

162条："下后，不可更行桂枝汤，若汗出而喘，无大热者，可与麻黄杏子甘草石膏汤。"

《温病条辨》上焦篇7条："太阳温病，脉浮洪，舌黄，渴甚，大汗、面赤、恶热者，辛凉重剂白虎汤主之。"

以上几条，可以看作是在肺的气分，吴鞠通认为太阴温病，如大汗出，大烦渴不解，脉浮洪，是邪在肺经气分，因此凡邪在太阳或上焦肺，又有汗出，口渴者，则属邪入气分，需用石膏以清气分之热，但仍有肺的症状（如喘），故肺的气分，仍在太阳；如无肺的症状则属里，故在气分，亦即传入阳明矣。

（3）阳明病－中焦胃－气分：《伤寒论》219条："三阳合病，腹满身重，难以转侧，口不仁，面垢，谵语，遗尿。发汗则谵语，下之则额上生汗，手足逆冷，若自汗出者，白虎汤主之。"

215条："阳明病，谵语，有潮热，反不能食者，胃中必有燥屎五六枚也，若能食者，但硬尔，宜大承气汤下之。"

《温病条辨》中焦篇1条："面目俱赤，语声重浊，呼吸俱粗，大便闭，小便涩，舌苔老黄，甚则黑有芒刺，但恶热，不恶寒，日晡益甚者，传至中焦，阳明温病也。脉浮洪躁甚者，白虎汤主之，脉沉数有力，甚则脉体反小而实者，大承气汤主之。"

以上几条可以看出阳明病与中焦胃的气分证是一致的。

（4）少阳病－胆及三焦－气分：《伤寒论》149条："伤寒五六日，呕而发热者，柴胡汤证具，而以他药下之，柴胡症仍在者，复与柴胡汤，此虽已下之不为逆，必蒸蒸而振，却发热汗出而解……"

《外感温热篇》："气病有不传血分，而邪留三焦，亦如伤寒中少阳病也。彼则和解表里之半，此则分消上下之势，随证变法。如近时杏朴苓等类，或如温胆汤之走泄，因其仍在气分，犹可望其战汗之门户，转疟之机括。"

少阳病服柴胡汤后，可以战汗而解，三焦湿热，气机通达，亦可战汗而解。所谓转疟者，指其蒸蒸而振，以后发热汗出似疟而言。

（5）太阴病－中焦脾－气分：《伤寒论》273条："太阴之为病，腹满而吐，食不下，自利益甚，时腹自痛，若下之，必胸下结硬。"

386条："霍乱，头痛发热，身疼痛，热多欲饮水者，五苓散主之。寒多不用水者，理中丸主之。"

《温病条辨》中焦篇44条："足太阴寒湿，痞结胸满，不饥不食……"

中焦篇51条："湿伤脾胃两阳，既吐且利，寒热身痛，或不寒热，但腹中痛，名曰霍乱。寒多，不欲饮水者，理中汤主之。热多欲饮水者，五苓散主之。"

以上几条，可以看出太阴病与中焦脾的气分病是一致的。

（6）少阴病－下焦肾－气分：《伤寒论》316条："少阴病，二三日不已，至四五日，腹痛，小便不利，四肢沉重疼痛，自下利者，此为有水气，其人或咳，或小便利，或下利，或呕者，真武汤主之。"

305条："少阴病，身体痛、手足寒、骨节痛，脉沉者，附子汤主之。"

《温病条辨》下焦篇43条："湿久不治，伏足少阴，舌白身痛，足跗浮肿，鹿附汤主之"。

下焦篇44条："湿久，脾阳消乏，肾阳亦惫者，安肾汤主之。"

以上几条，可以看出少阴病阳虚证，与下焦肾的气分证是一致的。

（7）少阴病－下焦肾－营分：《伤寒论》303条："少阴病，得之二三日以上，心中烦，不得卧，黄连阿胶汤主之。"

《温病条辨》下焦篇11条："少阴温病，真阴欲竭，壮火复炽，心中烦，不得卧者，黄连阿胶汤主之。"

上焦篇15条："太阴温病，寸脉大，舌绛干，法当渴，今反不渴者，热在营中也。清营汤去黄连主之。"

以上几条可以看出少阴病阴虚证，因内热亢盛，与下焦肾的营分证是一致的。又因肾阴不足心火亢盛，少阴属肾也属心，亦可与上焦心的营分证相类。

（8）少阴病－下焦肾－血分：《伤寒论》293条："少阴病，八九日，一身手足尽热者，以热在膀胱，必便血也。"

294条："少阴病，但厥无汗，而强发之，必动其血，未知从何道出，或从口鼻、或从目出者，是名下厥上竭，为难治。"

《温病条辨》下焦篇20条："时欲漱口不欲咽，大便黑而易者，有瘀血也，犀角地黄汤主之。"

以上几条说明少阴病阴虚证，如热甚则可迫血妄行，故可用犀角地黄汤以清下焦血分之热。少阴病阴虚迫血妄行与下焦肾的血分证是一致的。294条则以少阴转属厥阴，热甚迫血妄行，则亦可看作属厥阴——下焦肝的血分证。

（9）厥阴病－上焦心包－营血：《伤寒论》335条："伤寒一二日至四五日，厥者必发热，前热者后必厥，厥深者热亦深，厥微者热亦微，厥应下之，而反发汗者，必口伤烂赤。"

《温病条辨》中焦篇6条："阳明温病，面目俱赤，肢厥，甚则通体皆厥，不瘛疭，但神昏，不大便，七八日以外，小便赤，脉沉伏，或并脉亦厥，胸腹满坚，甚则拒按，喜凉饮者，大承气汤主之。"

中焦篇17条："……邪闭心包，神昏舌短，内窍不通，饮不解渴者，牛黄承气汤主之。"

下焦篇 2 条："温病误表，津液被劫，心中震震，舌强神昏，宜复脉法复其津液，舌上津回则生，汗自出，中无所主者，救逆汤主之。"

下焦篇 14 条："下焦温病，热深厥甚，脉细促，心中憺憺大动，甚则心中痛者，三甲复脉汤主之。"

上焦篇 16 条："太阴温病，不可发汗，发汗而汗不出者，必发斑疹，汗出过多者，必神昏谵语……神昏谵语者，清宫汤主之，牛黄丸、紫雪丹、局方至宝丹亦主之。"

以上几条可以看出，《伤寒论》中热厥因症状记录甚简，宜与温病合参，热厥多伴有神昏，可以认为是热入心包。《温病条辨》中热入心包而神昏者，一般治疗宜清心开窍。伴有中焦腑实者则可用下法，或清心开窍与通腑泄热合法。伴有下焦肝肾阴亏者，兼以滋养肝肾，或先清心开窍后滋养肝肾。如《温病条辨》下焦篇 13 条："热邪深入，或在少阴，或在厥阴，均宜复脉。"下焦篇 18 条："痉厥神昏，舌短烦躁，手少阴证未罢，先与牛黄紫雪辈，开窍搜邪；再与复脉汤存阴、三甲潜阳，临证细参，勿致倒乱。"由于热入厥阴心包，还可出现斑疹。因此厥阴病热厥可与上焦心包和营血证相一致。

（10）厥阴病 – 下焦肝 – 营血：《伤寒论》294 条："少阴病，但厥无汗，而强发之，必动其血，未知从何道出，或从口鼻，或从目出者，是名下厥上竭，为难治。"

《温病条辨》下焦篇 16 条："热邪久羁，吸烁真阴，或因误表，或因妄攻，神倦瘛疭，脉气虚弱，舌绛苔少，时时欲脱者，大定风珠主之。"

以上两条说明热入厥阴，可以迫血妄行，或肝风内动，因此厥阴病与下焦肝的营血证也是相一致的。

3. 从热病传变上统一

（1）按卫气营血传变：急性热病由卫分而气分，再入营分、血分，是谓顺传。这种传变在《伤寒论》中也有体现。如：

《伤寒论》26 条："服桂枝汤，大汗出后，大烦渴不解，脉洪大者，白虎加人参汤主之。"

212 条："伤寒若吐若下后不解，不大便五六日，上至十余日，日晡所发潮热，不恶寒，独语如见鬼状。若剧者，发则不识人，循衣摸床，惕而不安，微喘直视。脉弦者生，涩者死。微者，但发谵语者，大承气汤主之，若一服利，则止后服。"

257条："病人无表里症，发热七八日，虽脉浮数者，可下之。假令已下，脉数不解，合热则消谷善饥，至六七日有瘀血，宜抵当汤。"

以上各条可以看出，26条为太阳传入阳明，亦即卫分传入气分，212条阳明而致神昏谵妄，显系热入心包之证，属由气分传入营分；257条阳明而致有瘀血，则当属气分传入血分之证。卫气营血辨证中有逆传心包，即在卫分，不经气分而入营分血分之证，《伤寒论》中也有描述。如：

《伤寒论》6条："太阳病，发热而渴，不恶寒者，为温病。若发汗已，身灼热者，名风温。风温为病，脉阴阳俱浮，自汗出，身重，多眠睡，鼻息必鼾，语言难出。若被下者，小便不利，直视失溲。若被火者，微发黄色，剧者如惊痫，时瘛疭……"

106条："太阳病不解，热结膀胱，其人如狂，血自下，下者愈。其外不解者，尚未可攻，当先解其外，外解已，但少腹急结者，乃可攻之，宜桃核承气汤。"

124条："太阳病，六七日，表证仍在，脉微而沉，反不结胸，其人发狂者，以热在下焦，少腹当硬满，小便自利者，下血乃愈，所以然者，以太阳随经，瘀热在里故也。抵当汤主之。"

125条："太阳病，身黄，脉沉结，少腹硬，小便不利者，为无血也；小便自利，其人如狂者，血证谛也，抵当汤主之。"

126条："伤寒有热，少腹满，应小便不利，今反利者，为有血也，当下之，不可余药，宜抵当丸。"

以上几条，说明在太阳阶段，不经过气分即可逆传心包而入营分，以致发生神昏鼾声，直视失溲，或是不经过气分而入营血，而有如狂发狂，出血下血等症。

（2）按三焦传变：吴鞠通云："上焦病不治则传中焦，胃与脾也，中焦病不治，即传下焦，肝与肾也。始上焦，终下焦，温病以手经为主，未始不关足经也。"按三焦顺传，实质上也是卫气营血的传变方式，在《伤寒论》中如：

《伤寒论》279条："本太阳病，医反下之，因尔腹满痛者，属太阴也，桂枝加芍药汤主之。大实痛者，桂枝加大黄汤主之。"

322条："少阴病六七日，腹胀不大便者，急下之，宜大承气汤。"

335条："伤寒一二日至四五日，厥者必发热，前热者后必厥，厥深者热亦深，厥微者热亦微，厥应下之……"

以上几条，说明上焦不治，传入中焦脾胃，中焦不治，传入下焦肝肾，少阴三急下证可以看作是中焦阳明热盛耗伤肾阴，转属少阴形成。传入厥阴者，由于阳亢阴衰，以致肝的疏泄失职，阴阳气不相顺接而发为热厥。可以热入心包而神昏，或肾阴耗竭而肝风内动，或因肝肾阴竭而迫血妄行。

由以上列举各项，可以看出六经辨证与卫气营血辨证及三焦辨证，都是对急性热病共性规律的反映，其中有内在的联系。伤寒与温病是从各自不同的角度，对急性热病的发展、变化的规律加以认识，应当结合起来看才比较全面。为了更好地体会三种辨证的统一性，试作如下图解（图2）。

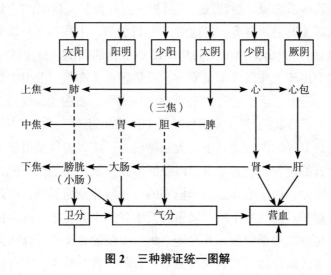

图2　三种辨证统一图解

以上试图沟通三种辨证，为中医的急性热病学的进一步发展与提高打基础。

《伤寒论》太阳病的探讨

《伤寒论》的太阳病，是六经辨证的开始阶段，也是急性热病的表证阶段，由于太阳病篇的内容很多，几乎占所有《伤寒论》条文的一半，是不是所有太阳病篇的内容都属于太阳病？太阳病的内涵与外延又是什么？太阳病在六经传变中占有什么样的位置？如何看待太阳病的经证、腑证……这些问题至今仍有争论，我想就太阳病的条文，结合临床实践，试分析如下，并就上述问题，谈谈个人的看法。

一、太阳的含义

太阳主表，统辖营卫，已为历代医家所公认，凡外邪侵入，必先犯太阳，抵御外邪者又主要是卫气的作用。其性刚悍，运行迅速流利，具有温养内外，护卫肌表，抗御外邪，滋养腠理，启闭汗孔等功能。《灵枢·营卫生会》有"卫出于下焦"之说，但《灵枢·决气》："上焦开发，宣五谷味，熏肤，充身，泽毛，若雾露之溉，是谓气。"《灵枢·五味论》又指出："上焦者，受气而荣诸阳也。"《灵枢·痈疽》也指出："肠胃受谷，上焦出气，以温分肉而养骨节，通腠理。"指出上焦出气的功能即是卫气的功能。杨上善《黄帝内经太素》载"卫出于上焦"，《千金要方·三焦脉论》亦载"荣出中焦，卫出上焦"。《难经·三十二难》也有："心者血，肺者气，血为荣，气为卫，相随上下，谓之荣卫。"到底卫气出于下焦还是上焦？如何统一？由于卫气是由肾间动气所蒸发，卫气的循行又始于足太阳膀胱经，所以卫气是出于下焦；气属肺，卫气因肺的宣发而输布全身，以温润肌腠皮肤，皮毛位于肌表，是人体抵御外邪的屏障，而皮毛亦是由肺输布的卫气与津液所温养，因此，卫气是赖上焦肺以敷布；而气生于精，又靠后天水谷的供养化生，故后世有谓卫气是根源于下焦，滋养于中焦，开发于上焦。太阳的含义，可以认为是肌表阳气（卫阳）的活动功能。肌表的营卫是并行的，营行脉中，卫行脉外，故谓太阳主表，统辖营卫。陈修园亦云："太阳主人身最外一层"，程郊倩曰："太阳在六经为纲，统皮肤而主表，凡外邪之来，必先犯之，捍御在我，纵有感邪，终不能越我疆而侵彼界。"形容了太阳是人体的最外层，外邪侵犯，太阳必先受之。一般认为太阳与经脉有关，如《医宗金鉴·伤寒论注》云："太阳，膀胱经也。"但柯韵伯认为太阳属心，如《伤寒论翼》云："今伤寒书皆以膀胱为太阳，故有传足不传手之谬，不知仲景书只宗阴阳大法，不拘阴阳之经络也……心为阳中之太阳，故更称巨阳以尊之。"柯氏根据《难经》心肺主营卫之说，认为营卫行于表而发源于心肺，太阳主营卫，心肺则为太阳之里。

根据《内经》阴阳气之多少而分三阴三阳，太阳为三阳，为阳气最充足的阶段，是六经的开始阶段，外邪侵犯，卫阳有足够的能力奋起抵御，以正邪相争来理解更为确切。当然，六经也有其物质基础，手足太阳经脉及膀胱、小肠与之有关；但太阳主表与卫气的功能密切联系，而肺合皮毛主卫气，因此太阳与肺亦有关。前者是具体的经络，后者是藏象的功能。两者是统一的，不矛盾的。

二、太阳病的含义

《伤寒论》关于太阳病的提纲是："太阳之为病，脉浮，头项强痛而恶寒。"对于太阳病的解释，大多数伤寒注家皆以经脉循行来解释，如《医宗金鉴·伤寒论注》云："太阳经脉上额交巅，入络脑，还出别下项，连风府，故邪客其经，必令头项强痛也。"亦有以经脉循行及气化来解释者，如张志聪云："太阳为诸阳主气，有通体分部之不同，通体太阳如天，主周身皮肤毫毛肌表，一似天之环绕于地外，分部太阳如日，主头项脊背尾闾血室，一似日之旋转缠度。此首明太阳主通体之毫毛，而复有循经之分部也，太阳之为病脉浮，言太阳运行于周身之肤表，病通体之表阳，故其脉应大而浮也。头项者，太阳经脉所循行之分部也，病在表而涉于分部，故强痛也。恶寒者，恶本寒之气也，盖太阳之上，寒气主之，以寒为本，以热为标，故也。"陈修园又将太阳病分为经之为病，气之为病。以太阳之脉连风府，上头项，夹脊抵腰至足，循身至背，故其病头项强痛，为经之为病；以太阳之上，寒气主之，其病有因风而始恶寒者，有不因风而自恶寒者，虽有微甚，而总不离乎恶寒，为气之为病。此以经脉循行并结合气化来解释太阳病的病机。

柯韵伯认为太阳只重在表证表脉，不重在经络主病，但亦用经络及气化解释，如《伤寒来苏集·伤寒论注》云："太阳经络营于头，会于项，故头连项而强痛，与阳明头额痛，少阳头角痛者少间矣。恶寒为病在表，六经虽各恶寒，而太阳应寒水之化，故恶寒特甚，与阳明二日自止，少阳往来寒热，三阴之内恶寒者悬殊矣。"但柯氏于《伤寒论翼》又提出："营卫行于表而发源于心肺，故太阳病则营卫病，营卫病则心肺病矣。心病则恶寒，肺病则发热，心病则烦，肺病则喘。桂枝疗寒，芍药止烦，麻黄散热，杏仁除喘，所以和营者，正所以宁心也，所以调卫者，正所以保肺也。麻桂二方，便是调和内外表里两解之剂矣。"柯氏因为强调心为太阳，以及心肺为太阳之里，故认为营卫病则心肺病，实际上在太阳病阶段表现的表证是卫气抗邪及肺的证候，并同时也有太阳经脉不舒的表现。如以太阳表证为心病，显与病机不符，因心病毕竟属于里证，即便按卫气营血辨证亦属营分之病，在卫分时只有逆传心包方可见心病证候，而太阳病阶段在入里后发生太阳蓄血证，方见心病证候。

关于太阳病为肺之病，李时珍亦曾提出，如《本草纲目》麻黄条下指出："麻黄乃肺经专药，故治肺病多用之。张仲景治伤寒无汗用麻黄，有汗用桂枝，历代名医解释，皆随文附会，未有究其精微者……风寒之邪皆由皮毛而入，皮毛者，肺之合也。肺主卫气，包罗一身，天之象也。是证虽属乎太阳，而肺实受邪气，其证时兼面赤怫郁，咳嗽有痰，喘而胸满诸证，非肺病乎？盖皮毛外闭，则邪热内攻，而肺气膹郁……是则麻黄汤虽太阳发汗重剂，实为发散肺经火郁之药也。"再看《灵枢·经脉》："肺手太阴之脉……是动则病肺胀满，膨膨而喘咳……是主肺所生病者，咳，上气，喘渴，烦心，胸满……气盛有余，则肩背痛，风寒，汗出中风，小便数而欠。气虚则肩背痛寒，少气不足以息，溺色变。"大部分表现都在太阳病中可以见到。因此太阳病除以经脉气化解释外，还宜从藏象的角度，和肺联系起来，才比较恰当，也符合临床实际。这样，也能和温病学在辨证上统一起来。

总之，太阳病的提纲反映了表证表脉。外邪侵犯，卫阳与之抗拒于表，故现脉浮；太阳经气运行受阻，故头项强痛；因开始卫阳被遏，阳气外达不及，故有恶寒，继则卫阳与邪抗拒，阳气浮盛，故必发热。以下凡言太阳病必有如是之证候，凡是太阳病必都是表证，但有风、寒、温、暑、湿、燥等邪之分。

三、太阳病的分类

太阳病都是表证，由于感受外邪的不同，和病人体质上的差异，所以同一太阳病中又可有不同类型。

1. 太阳中风

《伤寒论》2条："太阳病，发热、汗出、恶风、脉缓者，名曰中风。"

12条："太阳中风，阳浮而阴弱，阳浮者，热自发；阴弱者，汗自出。啬啬恶寒，淅淅恶风，翕翕发热，鼻鸣干呕者，桂枝汤主之。"

以上两条说明了太阳中风的特点，除了具备太阳病的特点外，还有发热、汗出、恶风、脉象浮缓。由于热在肌表，故为翕翕发热，由于肌腠疏缓，卫气不谐，虽无寒而若不能御，虽无风而常觉洒淅，故曰啬啬恶寒，淅淅恶风。由于肌腠疏松，卫气不固，以致营阴外泄，故见自汗出。因汗出营弱，故脉见浮缓。

2. 太阳伤寒

《伤寒论》3条："太阳病或已发热，或未发热，必恶寒、体痛、呕逆、脉阴阳俱紧者，名为伤寒。"

35条："太阳病，头痛发热、身疼腰痛、骨节疼痛、恶风无汗而喘者，麻黄汤主之。"

以上两条是太阳伤寒的特点，尤在泾云："唯骨痛、脉紧、无汗为麻黄汤的证，其余太阳中风亦得有之。"寒主凝涩，寒邪外束，阳气不伸，故一身尽疼。寒主闭藏，皮毛闭塞，故无汗。寒主劲急，营阴内郁，卫阳外闭，故脉见浮紧。阳气不得宣越，壅塞于内，故令作喘。

成无己倡风伤卫、寒伤营之说，方有执乃有三足鼎立之说，柯韵伯大加反对，谓："前辈以桂枝主风伤卫，麻黄主寒伤营，大青龙主中风见寒，伤寒见风，分三纲之说拘之，所以埋没仲景心法，而又败毁仲景正法。"实际上风既伤卫，亦能及营，寒既伤营，必先伤卫。不论中风或伤寒必先伤卫，使卫气的功能受到影响，如果卫气的司开阖的功能发生变化，阖而不开，则营阴郁闭而无汗，如开而不阖，则营阴外泄而有汗。无汗与有汗全看卫气的功能变化。另外平素病人的体质亦与之有关，平素体质不强，病则易于肌表疏泄而出汗，平素体质壮实，病则肌表仍可致密而无汗。另外恶风与恶寒亦仅是程度上的差别，恶风必然恶寒，恶寒必有恶风，恶风与恶寒上不能区别是中风或伤寒。

3. 太阳温病

《伤寒论》6条："太阳病，发热而渴，不恶寒者，为温病。若发汗已，身灼热者，名风温。风温为病，脉阴阳俱浮，自汗出，身重，多眠睡，鼻息必鼾，语言难出。若被下者，小便不利，直视失溲。若被火者，微发黄色，剧则如惊痫，时瘛疭。若火熏之，一逆尚引日，再逆促命期。"

本条指出了温病邪在卫分的表现，温热邪在卫分，可以微恶寒或不恶寒，但必热重而口渴。风温者，非温病之风温也，程郊倩云："误治温病而辛温发散是风温源头，风温即温病之变证，非温病外又有风温也。""温病为风药所坏，遂名风温。"根据风温的临床表现，类似逆传心包，由卫分直入营分之证。邪热在表，故脉阴阳俱浮；热熏于内，故自汗出；热伤经络，转动不灵，故身重；热甚而神昏，故多眠睡；风温上壅于肺，故鼻息必鼾，语言难出。被下则伤津，致小便不利；五脏六腑之精气上注于目，伤其精气，故直视；水亏阴竭，少阴肾气不藏，故失溲。被火则两阳相搏，热郁于内而微发黄色；

剧则热极生风，而惊痫，瘛疭，为邪入血分，或入厥阴。

4. 太阳中暍

《金匮要略》痉湿暍病脉证篇有："太阳中暍，发热恶寒，身重而疼痛，其脉弦细芤迟，小便已，洒洒然毛耸，手足逆冷，小有劳，身即热，口开，前板齿燥，若发其汗，则恶寒甚，加温针，则发热甚，数下之，则淋甚。"

"太阳中热者，暍是也，汗出恶寒，身热而渴，白虎加人参汤主之。"

"太阳中暍，身热疼重，而脉微弱，此以夏月伤冷水，水行皮中所致也，一物瓜蒂汤主之。"

太阳中暍，《伤寒论》中未载，由于《伤寒论》与《金匮要略》原为一书，以后分为二书，因此有必要互相联系。柯韵伯云："太阳主表，六气皆得而伤之。"中暍为外感暑热之气而成的急性热病，初病亦从太阳开始，故称太阳中暍。夏季天气炎热，人多出汗，阳气随汗多泄，阴液因热内耗，气阴常感不足；夏令土润溽暑，湿热上蒸，易于受湿，故曰暑必夹湿。此为暑热感人的两个特点，临床上必须考虑，暑热从太阳开始故有发热恶寒，或是因夏令天气郁蒸，汗液大泄，卫阳不固而见恶寒，因感受暑热而有发热。因暑必夹湿，故见身重而疼痛。夏令毛窍疏松，表虚而外风易乘，故小便已，洒洒然毛耸。手足逆冷者是指手足寒，非阴阳气不相顺接也，由于暑湿郁于肌表，阳气不能达于四肢所致。由于暑热耗伤气阴，故小有劳，身即热。暑病热甚，热甚伤津，故口开，前板齿燥。热盛伤气，阳气不足，寒湿凝滞，热又伤阴，故脉见弦细芤迟。

白虎加人参汤证之太阳中热即中暍，是暑病热重的表现，由于暑热熏蒸迫汗外出，汗出则腠理空疏故有恶寒；一物瓜蒂汤证是暑病湿重的表现，由于夏天为冷水所伤，水寒之气滞留于肌表，故见身热病重，脉象微弱。太阳中暍治疗上的注意点：发汗则益虚其阳，故恶寒甚；温针反助其热势，故发热甚；数下则重伤其津液，故小便短少如淋。

5. 太阳风湿

《伤寒论》174条："伤寒八九日，风湿相搏，身体疼烦，不能自转侧。不呕不渴，脉浮虚而涩者，桂枝附子汤主之；若其人大便硬，小便自利者，去桂枝加白术汤主之。"

175条："风湿相搏，骨节疼烦，掣痛不得屈伸，近之则痛剧，汗出短气，小便不利，恶风，不欲去衣，或身微肿者，甘草附子汤主之。"

《金匮要略》痉湿暍病脉证篇有："太阳病，关节疼痛而烦，脉沉而细者，此名湿痹。湿痹之候，小便不利，大便反快，但当利其小便。"

"风湿相搏，一身尽疼痛，法当汗出而解，值天阴雨不止，医云：此可发汗，汗之病不愈者，何也？盖发其汗，汗大出者，但风气去，湿气在，是故不愈也。若治风湿者，发其汗，但微微似欲出汗者，风湿俱去也。"

"湿家身烦疼，可与麻黄加术汤，发其汗为宜，慎不可以火攻之。"

"病者一身尽疼，发热，日晡所剧者，名风湿。此病伤于汗出当风，或久伤取冷所致也，可与麻黄杏仁薏苡甘草汤。"

"风湿，脉浮身重，汗出恶风者，防己黄芪汤主之。"

以上各条，说明了太阳风湿的证治。外感湿邪，滞留关节，而致关节疼痛而烦；湿性濡滞，故脉沉而细；湿盛于内，膀胱气化不行，故小便不利；里湿重而大便泄泻。此《金匮要略》太阳湿痹之候。《金匮要略》中对风湿初起，恶寒发热，一身尽痛，分表虚、表实治之。凡身痛无汗者，则用麻黄加术汤，以麻黄汤发表散寒，加术以祛湿。如寒轻热重而又无汗者，则用麻黄杏仁薏苡甘草汤散风寒而祛湿，麻杏苡甘草是麻黄汤以薏苡易桂枝，可知其寒轻热重，方后有微汗避风，可知是微汗之剂。如表虚而汗出恶风者，则用防己黄芪汤固表祛湿，因属风湿表虚，其夹寒不明显，故不用桂枝散寒，而以防己、白术祛湿，黄芪益卫固表，湿去则风与之俱去，服后觉虫行皮中，乃卫阳振奋，风湿欲解之兆。如夹寒突出，以致疼烦不能自转侧者，则以桂枝附子汤祛风散寒逐湿治之，因其脉浮虚而涩，仍属表虚而又有湿滞，故以姜桂附助表阳，散风寒，兼祛湿邪。如寒湿俱盛，掣痛不得屈伸，且小便不利，或身微肿者，则以甘草附子汤温经除湿，因仍有汗出恶风，亦是表虚，故用术桂附助阳胜湿而兼祛寒。

在桂枝附子汤条文后有："若大便坚，小便自利者，去桂加白术汤主之。"是指在肌表的风寒湿已去，患者有脾虚表现，脾虚气陷，不能约束小便而自利；脾虚气弱，无力运行而大便秘结。因不在肌表故去桂，加白术者重在健脾，术附并走皮肉，如仍有残留肌表风湿未除，可以引起"其人如冒状"勿怪，如是则仍可加桂。甘草附子汤因是术桂附合用，故不出现类似反应。或谓去桂加白术汤是治内湿，内湿者当小便不利，今小便自利与病情不符，恐属大便溏，小便不利之误，殊不知脾虚气陷者多有小便自利，甚则不能自禁；脾虚气弱不能运化，排便无力，自可大便硬结，因此应去桂加术。风湿的治疗尚应注意气候变化，以及不可大汗，宜微微似欲出汗，则可风湿俱去。

《伤寒论》风湿三方以后有以下的条文可以注意：

176 条："伤寒，脉浮滑，此以表有热里有寒，白虎汤主之。"

177 条："伤寒，脉结代，心动悸，炙甘草汤主之。"

178 条："脉按之来缓，时一止复来者，名曰结；又脉来动而中止，更来小数，中有还者，反动，名曰结，阴也；脉来动而中止，不能自还，因而复动者，名曰代，阴也。得此脉者，必难治。"

此三条紧接在《伤寒论》风湿三方之后，不无原因。176 条白虎汤证表有热，里有寒，历代医家皆认为有误，是表有寒，里有热或是表、里俱热。我认为由于本条在风湿处提出，可能是指热痹而言，即风湿三方为风湿寒证，本条为风湿热证，湿为阴邪留滞骨节，热盛于表而见外有发热，里则骨节痛，故曰表有热，里有寒。表里是相对的，以肌肤与脏腑言，肌肤为表，脏腑为里；以皮毛与骨节言，皮毛在表，骨节在里。《伤寒论》："病人身大热，反欲得衣者，热在皮肤，寒在骨髓也；身大寒，反不欲近衣者，寒在皮肤，热在骨髓也。"亦是以皮肤为表，骨髓为里而言。179 条为解释 177 条的脉结代，而 177 条的脉结代，心动悸尤多见于风湿，以现代医学证之，风湿热多合并有风湿性心肌炎，可以出现心律紊乱，而有脉结代，心动悸，由此可见这几条都与风湿有关，可见原书编排顺序不宜任意更动。

6. 太阳痉病

《金匮要略》痉湿暍病篇："太阳病，发热无汗，反恶寒者，名曰刚痉。"

"太阳病，发热汗出，而不恶寒者，名曰柔痉。"

"太阳病，发热，脉沉而细者，名曰痉，为难治。"

"太阳病，其证备，身体强，几几然，脉反沉迟，此为痉，栝蒌桂枝汤主之"。

"太阳病，无汗，而小便反少，气上冲胸，口噤不得语，欲作刚痉，葛根汤主之。"

"痉为病，胸满口噤，卧不着席，脚挛急，必齘齿，可与大承气汤。"

以上各种，说明了太阳痉病的证治，根据《金匮要略》的记载，痉病产生的原因，可因误施汗下，伤津亡液引起风动，但外感也是主要原因，故痉病上冠以太阳病字样。根据审证求因的原则，痉病可因伤津亡液引起，也可因外感风寒化燥或温热化燥伤阴而致。临床上则可见身体强，几几然，以及口噤、卧不着席，脚挛急，必齘齿等筋膜失于濡养和拘挛的表现。在临床上无汗为刚痉，有汗为柔痉，可能与表实、表虚有关。治疗痉病的葛根汤与栝蒌桂枝汤，以葛根及栝蒌根为主药，均有起阴气而滋筋脉，生津润燥的作用，即使用大承气汤也是急下存阴，由此也可证明痉病和燥邪的关系密切了。

葛根汤是以麻桂合方加葛根，栝蒌桂枝汤是以桂枝汤加栝蒌根，皆是为有表证而设，故属太阳痉病，治疗除解表外，还要注意照顾津液，以免汗后伤津。至于"痉为病，胸满口噤，卧不着席，脚挛急，必齘齿，可与大承气汤"，则应当从动态的观点来看，已由太阳病证型转属至阳明病证型，为痉病燥热内盛之候。《灵枢·热病》说："热而痉者死，腰折瘛疭，齿噤齘也。"也说明痉病因热盛所出现的一系列危候，与之是极为相似的，因此急宜用大承气汤泻下燥热，以存阴液。

由上可知，太阳病除有中风、伤寒外，还有温病、中暍、风湿、痉病等证，可见太阳专主寒水之气似觉不够全面了。

四、太阳病的证治

太阳病的分类，已如上述，由于温病未出治法，暑热、风湿及痉病证治于上节已略述及，为了更好地探讨太阳病的证治，本节将对太阳中风及太阳伤寒的内容加以阐明。

1. 中风

《伤寒论》12条："太阳中风，阳浮而阴弱，阳浮者，热自发，阴弱者，汗自出，啬啬恶寒，淅淅恶风，翕翕发热，鼻鸣干呕者，桂枝汤主之。"

13条："太阳病，头痛，发热，汗出，恶风者，桂枝汤主之。"

42条："太阳病，外证未解，脉浮弱者，当以汗解，宜桂枝汤。"

44条："太阳病，外证未解，不可下也，下之为逆。欲解外者，宜桂枝汤。"

95条："太阳病，发热汗出者，此为营弱卫强，故使汗出，欲救邪风者，宜桂枝汤。"

以上各条，说明桂枝汤的适应证是头痛发热，汗出恶风，鼻鸣干呕，脉象浮弱，属表虚之证。另外如非表证，凡有卫气不和而时发热，自汗出，或因营卫不和者，皆可用桂枝汤以调和营卫，复发其汗，使营卫谐和协调，以达到止汗的目的。用桂枝汤发汗，可在服汤后啜稀粥，以助药力，温覆取汗，使遍身絷絷微似有汗为佳，不可令如水流漓，病必不除。若服后汗出病瘥，停后服，不必尽剂。《伤寒论》有关桂枝汤的其他条文尚有：

24条："太阳病，初服桂枝汤，反烦不解者，先刺风池、风府，却与桂枝汤则愈。"

57 条："伤寒发汗已解，半日许，复烦，脉浮数者，宜桂枝汤。"

柯韵伯云："桂枝汤本治烦，服后外热不解，而内热更甚，故曰反烦；麻黄证本不烦，服汤汗出，外热初解，而内热又发，故曰复烦。凡曰麻黄汤主之，桂枝汤主之者，定法也。服桂枝汤不解，仍与桂枝，汗解后复烦，更用桂枝者，活法也。服麻黄复烦者，可更用桂枝，用桂枝复烦者，不得更用麻黄。且麻黄脉证，但可用桂枝更汗，不可先用桂枝发汗，此又活法中定法矣。"柯氏将用桂枝汤或麻黄汤后，表证仍在，如何进一步解表，根据仲景治疗原则作了总结，有助于临床实践。24 条太阳中风服桂枝汤后，表证未解，仍可用桂枝汤以解表，但可辅以针刺风池、风府，以疏通太阳经气，再服桂枝汤则可表解而愈。57 条太阳伤寒服麻黄汤后，复烦，表证仍在，只能用桂枝汤更汗，不可再用麻黄汤矣。

56 条："伤寒不大便六七日，头痛有热者，与承气汤。其小便清者，知不在里，仍在表也，当须发汗。若头痛者必衄，宜桂枝汤。"

240 条："病人烦热，汗出则解，又如疟状，日晡所发热者，属阳明也。脉实者，宜下之；脉浮虚者，宜发汗。下之与大承气汤，发汗宜桂枝汤。"

此两条为太阳病转属阳明与否的鉴别，240 条烦热，汗出则解为太阳病，日晡所潮热如疟为转属阳明，但在传变过程中，脉浮虚则太阳之表证未解，必待脉实方可攻下，表邪未解则用桂枝汤。56 条则头痛有热，虽不大便六七日，但小便清者，仍属表证，仍宜桂枝汤解表。

45 条："太阳病，先发汗不解，而复下之，脉浮者不愈。浮为在外，而反下之，故令不愈。今脉浮，故在外，当须解外则愈，宜桂枝汤。"

91 条："伤寒，医下之，续得下利，清谷不止，身疼痛者，急当救里；后身疼痛，清便自调者，急当救表。救里宜四逆汤，救表宜桂枝汤。"

164 条："伤寒，大下后，复发汗，心下痞，恶寒者，表未解也，不可攻痞，当先解表，表解乃可攻痞。解表宜桂枝汤，攻痞宜大黄黄连泻心汤。"

以上三条为太阳病误治后，出现各种不同情况：如仍有表证脉浮者，当须解外，仍宜桂枝汤以解表；如有心下痞，但同时仍有表证，亦宜桂枝汤先解表，表解后乃可攻痞；如出现下利清谷，而同时又有表证者，则里急救里；如清便自调而有表证，则表急救表，也可用桂枝汤。

15 条："太阳病，下之后，其气上冲者，可与桂枝汤，方用前法。若不上冲者，不得与之。"

43 条："太阳病下之，微喘者，表未解故也，桂枝加厚朴杏子汤主之。"

太阳病下之后，邪未内陷，正气不衰，故仍可用桂枝汤解表。所谓其气上冲者，成无己谓："里不受邪而气逆上与邪争也。"柯韵伯谓："气上冲者，阳气有余也，故外虽不解，亦不内陷，仍与桂枝汤汗之。"张志聪云："气上冲者，谓太阳之气从下而上，根气盛，不因下后内陷，故上冲也。"张令韶曰："经云：太阳根于至阴，是太阳之气，由阴而上胸膈，由胸膈而出肌腠，由肌腠而过皮毛，外行于三阳，内行于三阴，正气从此而出入，邪亦从此而出入，师所谓其气者，指此而言也。"一般认为其气上冲者，指仍有表证而言，太阳病之脉浮、头项强痛即是气上冲的表现，邪仍在表，正未受伤，故仍可用桂枝汤。

微喘也有认为是胸中气逆，也有认为属其气上冲的表现，故仍应用桂枝汤以解表，但可加杏仁、厚朴以降气定喘。

以上说明了桂枝汤的适应证及其他各种情况的应用范围。

2. 伤寒

《伤寒论》35 条："太阳病，头痛发热，身疼腰痛，骨节疼痛，恶风无汗而喘者，麻黄汤主之。"

36 条："太阳与阳明合病，喘而胸满者，不可下，宜麻黄汤。"

37 条："太阳病，十日以去，脉浮细而嗜卧者，外已解也，设胸满胁痛者，与小柴胡汤；脉但浮者，与麻黄汤。"

46 条："太阳病，脉浮紧，无汗，发热，身疼痛，八九日不解，表证仍在，此当发其汗。服药已，微除，其人发烦，目瞑，剧者必衄，衄乃解。所以然者，阳气重故也，麻黄汤主之。"

51 条："脉浮者，病在表，可发汗，宜麻黄汤。"

52 条："脉浮而数者，可发汗，宜麻黄汤。"

55 条："伤寒，脉浮紧，不发汗，因致衄者，麻黄汤主之。"

以上各条，说明麻黄汤的适应证是头痛发热，无汗恶风，喘而胸满，全身疼痛，脉浮紧或浮数，属表实之证。柯韵伯云："麻黄八症（指头痛、发热、身疼、腰痛、骨节疼痛、恶风、无汗、喘），头痛发热恶风同桂枝证，无汗身疼同大青龙证，本证重在发热身疼，无汗而喘。"指出麻黄汤与桂枝汤的鉴别。由于有风伤卫，寒伤营之说，故徐灵胎云："风寒本同一气，风中无寒，即是和风，同是病人，必风开腠理，则寒得入于经络，乃病伤寒耳。故不必于风寒而凿分，但审脉之虚实施治，庶几无差误矣。"尤在泾云："桂枝主风伤卫则是，麻黄主寒伤营则非，盖有卫病而营不病者矣，未有营病而卫不病者也。"由此可见不得以风寒析分营卫也明矣。

麻黄汤证可与《伤寒论》3 条结合来看，3 条尚有呕逆一证。尤在泾云："中湿、风湿并兼体痛，中风、中暍俱有恶寒，风邪上壅多作干呕，湿家下早亦成哕逆。故论太阳伤寒者，当以脉紧无汗，身不即热为主；犹中风以脉缓多汗，身热为主也，其恶寒，体痛，呕逆则以之合证焉可耳。"

五、太阳病兼证

太阳病兼证是在中风与伤寒的基础上，兼见其他症状，其病机则可以是停水、蓄血、夹饮、兼热、里寒、风动等，今分述之。

1. 停水

《伤寒论》71 条："太阳病，发汗后，大汗出，胃中干，烦躁不得眠，欲得饮水者，少少与饮之，令胃气和则愈；若脉浮，小便不利，微热消渴者，五苓散主之。"

72 条："发汗已，脉浮数，烦渴者，五苓散主之。"

73 条："伤寒，汗出而渴者，五苓散主之；不渴者，茯苓甘草汤主之。"

74 条："中风发热，六七日不解而烦，有表里证，渴欲饮水，水入则吐者，名曰水逆。五苓散主之。"

以上各条，是太阳病发汗后，出现渴欲饮水，小便不利，甚则水入则吐，微热或发热，脉浮或浮数，结合原文"有表里证""微热""发热六七日不解"，可知仍有表热，但因停水，三焦气化不行，故小便不利；津液不得上承，水津不布而渴欲饮水；邪水凝结于内，水饮拒绝于外，故水入即吐。本病既有表证，又有停水，故曰有表里证。《医宗金鉴·订正伤寒论注》解释此表里证，认为是："非发热有汗、口干烦渴、水入则消、小便自利，太阳阳明之表里证也。乃发热无汗、口润烦渴、水入则吐、小便不利，太阳膀胱之表里证也，此病虽未发明无汗，小便不利之证，若汗出，小便利，则渴饮之水，得从外越下出，必无水逆之证。仲景用五苓散多服暖水令汗出愈，其意在利水发汗，故知必有无汗，小便不利之证也。"

古人认为五苓散证是太阳表证未解，外邪随经入腑，而成太阳腑证，太阳之腑是膀胱，膀胱气化不行，引起水饮内停，故名蓄水。尤在泾云："按古法从经腑言，则太阳为经，而膀胱为腑；从标本言，则太阳为标，膀胱为本。"有的注家称为太阳里证，如程郊倩云："太阳一经，有标有本。何谓标？太阳是也。何谓本？膀胱是也。中风发热，标受邪也，六七日不解而烦，标邪转入膀胱，是谓犯本。犯本者，热入膀胱，其人必渴，必小便不利，是为太阳经之里证。"所谓太阳腑证或太阳里证，皆是根据太阳经脉与膀胱联系而定名。

2. 蓄血

《伤寒论》106条："太阳病不解，热结膀胱，其人如狂，血自下，下者愈。其外不解者，尚未可攻，当先解其外，外解已，但少腹急结者，乃可攻之，宜桃核承气汤。"

124条："太阳病，六七日，表证仍在，脉微而沉。反不结胸，其人发狂者，以热在下焦，少腹当硬满，小便自利者，下血乃愈，所以然者，以太阳随经，瘀热在里故也，抵当汤主之。"

125条："太阳病，身黄，脉沉结，少腹硬。小便不利者，为无血也；小便自利，其人如狂者，血证谛也，抵当汤主之。"

126条："伤寒有热，少腹满，应小便不利，今反利者，为有血也，当下之，不可余药，宜抵当丸。"

以上各条，说明蓄血证是太阳表证未解，外邪内传，"瘀热在里""热结膀胱""热在下焦"之故，可以是仍在太阳表证未解，如所说"六七日表证仍在"，也可以是太阳表证已解，如所说"外解已，但少腹急结者"，故可有表证或无表证，但主要的临床表现是少腹急结或硬满，小便自利，如狂或发狂，喜忘，脉沉结或微而沉，或有身黄，或屎虽硬，大便反易，其色必黑，由于热在下焦，热与血结，故少腹急结，甚则硬满；热在阴分、血分，无伤于阳分、气分，则三焦之气化仍得运行，故小便自利；血病则知觉昏昧，故如狂、发狂或喜忘；因蓄血在里，故见脉沉；气血凝滞，故脉象结涩或微；或见身黄，为蓄血发黄，燥血内结，营气不敷所致；屎虽硬，大便反易，其色必黑，为有宿血，以血主濡也，血久则黑，故大便反易。王肯堂云"瘀血则溏而黑腻如漆，"确是经验之谈。因血热相搏，结于下焦，故治疗宜行瘀逐血，泄热攻下为主，方剂有桃核承气汤、抵当汤（丸），依病情缓急分别应用之。

蓄血是不是太阳腑证，因为原文有"热结膀胱"之说。尤在泾云："太阳之邪，不从表出，向内传于腑，与血相搏，名曰蓄血，其人当如狂，所谓蓄血在下，其人如狂是也。""所谓热邪传本，有水结、血结之不同也。""膀胱者，小肠所由出，其变为小便不利，今反利者，乃血瘀而非水结。"程知曰："太阳病不解，随经入腑，故热结膀胱。"柯韵伯云："太阳病六七日不解……此因误下，热邪随经入腑，结于膀胱，故少腹硬满而不结胸，小便自利而不发黄也。"多数注家均认为是太阳腑证，热结膀胱。柯氏并认为热结膀胱，血自下为尿血。钱潢认为是血在小肠，如谓："注家有血蓄膀胱之说，尤为不经，盖太阳在经之表邪不解，故热邪随经，内入于腑，而瘀热结于膀胱，则热在下焦，血受煎迫，故溢入回肠，其所不能自下者，蓄积于少腹而急结也。膀胱为下焦清道，其蒸腾之气，由气化而入，气化而出，未必能藏蓄血也。若果膀胱之血，蓄而不行，则膀胱瘀塞，所谓少腹硬满，小便自利者，又何自出乎？"钱氏之说有理，观阳明篇有蓄血证三条如下：

237 条："阳明证，其人喜忘者，必有蓄血。所以然者，本有久瘀血，故令喜忘，屎虽硬，大便反易，其色必黑者，宜抵当汤下之。

259 条："病人无表里证，发热七八日，虽脉浮数者，可下之。假令已下，脉数不解，合热则消谷善饥，至六七日不大便者，有瘀血，宜抵当汤。"

258 条："若脉数不解，而下不止，必协热便脓血也。"

阳明蓄血三条均是与大便有关，故知太阳蓄血证亦必与大便有关，所谓"血自下，下者愈"、"下血乃愈"、"当下之"，皆是指攻下而言，再看桃核承气汤、抵当汤及丸，亦皆是破瘀攻下之剂，更可明确是指大便下血，并非如柯氏所说："用以攻膀胱蓄血，使出乎前阴。"仲景所谓热结膀胱是泛指热在下焦之意，而非膀胱内蓄血，如以血在小肠，作为手太阳小肠经之随经入腑，尚可勉强能够解释。

太阳蓄血与阳明蓄血有联系，太阳表证仍在则为太阳蓄血，太阳表证已除，则当属阳明蓄血的范畴。蓄血证有神志障碍，如狂、发狂、喜忘等，如在温病学则归入营分证及血分证。

3. 夹饮

《伤寒论》40 条："伤寒表不解，心下有水气，干呕发热而咳，或渴，或利，或噎，或小便不利，少腹满，或喘者，小青龙汤主之。"

41 条："伤寒，心下有水气，咳而微喘，发热不渴，服汤已，渴者，此寒去欲解也，小青龙汤主之。"

以上两条为伤寒表不解，表有寒，心下有水气，为夹饮邪内停，内外合邪，寒水相搏，故见肺寒气逆。有或然之证者，水性动而多变也。水性趋下，其上升者但气耳，故有干呕、咳、噎、喘等症；水仍下流，故有下利、尿少、少腹满等症。柯韵伯云："水气在心下，则咳为必然之证，喘为或然之证，亦如柴胡汤证，但见一证即是，不必悉具。咳与喘皆水气射肺所致，水气上升，是以不渴，服汤已而反渴，水气内散，寒邪亦外散也……服汤即小青龙汤，若寒既欲解，而更服之，不惟不能止渴，且重亡津液，转属阳明而成胃实矣。"

《伤寒论》152条："太阳中风，下利呕逆，表解者，乃可攻之，其人漐漐汗出，发作有时，头痛，心下痞硬满，引胁下痛，干呕短气，汗出不恶寒者，此表解里未和也，十枣汤主之。"

本条太阳中风，兼有心下水气泛溢，水气上攻而头痛，水停心下而心下痞硬满引胁下痛，并有干呕、短气，说明是由太阳中风夹饮而形成，在发展过程中，如漐漐汗出，不恶寒，则可知表解，但余症不减乃里未和，表已解故可攻水，故用十枣汤。《金匮要略》指出："水流在胁下，咳唾引痛，谓之悬饮。""病悬饮者，十枣汤主之。"可知悬饮病初起发热时，属急性热病范围，是太阳中风夹饮之证，表证解后则属悬饮病。

4.兼热

《伤寒论》38条："太阳中风，脉浮紧，发热恶寒，身疼痛，不汗出而烦躁者，大青龙汤主之；若脉微弱，汗出恶风者，不可服之。服之则厥逆，筋惕肉瞤，此为逆也。"

39条："伤寒脉浮缓，身不疼，但重，乍有轻时，无少阴证者，大青龙汤主之。"

以上两条合看，脉浮紧，发热恶寒，不汗出是属麻黄汤证，但多烦躁一证，是因外邪侵入，表寒外束，里热郁蒸，加之无汗，邪无出路，而致烦躁。39条身重乍有轻时，是邪在太阳不得汗，而寒郁气滞，故有别于少阴病的四肢沉重（316条）。至于伤寒脉浮缓身不疼一句，柯韵伯云："寒有重轻，伤之重者，脉阴阳俱紧而身疼；伤之轻者，脉浮缓而身重，亦有初时脉紧渐缓，初时身疼继而不疼者，诊者勿执一以拘也。然脉浮紧者必身疼，脉浮缓者身不疼，中风伤寒皆然，又可谓之定脉定证矣。"可资参考。兼热者，为太阳表证外有表寒，内有伏热，故除恶寒发热无汗外，并有口渴烦躁表现，故用大青龙汤外解表寒，内清伏热。身痛非必见之证。如果脉微弱、汗出、恶风为少阴阳虚，则不可饮大青龙汤，否则可导致亡阳而厥逆，以及筋惕肉瞤，属厥阴病范畴了。

《伤寒论》63条："发汗后，不可更行桂枝汤，汗出而喘，无大热者，可与麻黄杏仁甘草石膏汤。"

162条："下后不可更行桂枝汤，若汗出而喘，无大热者，可与麻黄杏子甘草石膏汤。"

此二条可能仍外有表邪未尽，内有郁热蕴肺，蒸发皮毛而不能透达，故汗出而喘，柯韵伯将汗出而喘，无大热，改为"无汗而喘大热"。柯韵伯说："发汗而不得汗，或下之而仍不汗，喘不止，其阳气重也，若与桂枝加厚朴杏仁汤，下咽即毙矣。故与麻黄汤去桂枝之辛热，加石膏之甘寒，佐麻黄而发汗，助杏仁以定喘，一加一减，温解之方转为凉解之剂矣。"黄坤载则认为："表寒未解，郁其肺气，肺郁生热，蒸发皮毛而不能透泄，故汗出而喘，表寒里热，宜麻杏石甘双解之可也。"

《伤寒论》23条："太阳病，得之八九日，如疟状，发热恶寒，热多寒少，其人不呕，清便欲自可，一日二三度发，脉微缓者，为欲愈也；脉浮而恶寒者，此阴阳俱虚，不可更发汗、更下、更吐也；面色反有热色者，未欲解也，以其不能得小汗出，身必痒，宜桂枝麻黄各半汤。"

25条："服桂枝汤，大汗出，脉洪大者，与桂枝汤如前法；若形似疟，一日再发者，汗出必解，宜桂枝二麻黄一汤。"

27条："太阳病，发热恶寒，热多寒少，脉微弱者，此无阳也，不可发汗，宜桂枝二越婢一汤。"

以上三条，均是太阳病日久不解，热郁于表，而有发热恶寒如疟状，一日二三度发，或形似疟，一日再发等症状，是指正胜邪将却而言，热多寒少亦是将解之征。23条指出脉微缓者为欲愈也，为邪衰正复，若脉微不缓是正犹未复，恶寒为表虚，脉微为里虚，故为阴阳两虚；面色反有热色为热郁于表，邪气欲从表出而不得小汗，邪无从出所致。邪盛则攻走经筋而痛，邪微则游走皮肤而痒。惟既不得汗出，则非桂枝所能解；而邪气又微，亦非麻黄所可发，故合两方小其量以取其微汗而解。25条服桂枝汤后，大汗出，脉洪大，但未转属阳明，即无大热、大渴、大烦的表现，邪仍在表，故仍可用桂枝汤取汗如前法；如一日再发，正胜邪退之势，设得汗出，其邪必从表解，然亦非重剂所可发，故用桂枝二麻黄一汤小其剂，以助正而散邪。27条热多寒少亦是正胜邪却，设得小汗，其邪必解，故用桂枝二越婢一汤以小发汗，两解表里之热。依方测证，桂枝二越婢一汤除有热多寒少的表证外，当有烦渴等里热之象。脉微弱者，乃属阳气不足。故曰：不可发汗。桂枝二越婢一汤是接在热多寒少下，为倒装句。

5. 里寒

《伤寒论》139条："太阳病二三日，不能卧，但欲起，心下必结，脉微弱者，此本有寒分也。反下之，若利止，必作结胸；未止者，四日复下之，此作协热利也。"

163 条："太阳病，外证未除，而数下之，遂协热而利，利下不止，心下痞鞕，表里不解者，桂枝人参汤主之。"

前条太阳病二三日，卧起不安，心下痞结，是病邪由表传里。脉微弱者，本属虚寒，内有寒饮，反因心下结而误下之，邪热与痰水互结，必作结胸；如下利未止，因心下结误认为病不尽，而复下之，则外热夹里寒，而成协热利。

后条太阳病表证未解，数下之，而利下不止，为脾胃虚寒；里虚而寒气上逆，故心下痞硬；因表证未解，里虚寒而夹表热，乃成协热利。故以理中汤温里寒，再加桂枝解表，为表里两解之剂。

6. 风动

《伤寒论》31 条："太阳病，项背强几几，无汗恶风，葛根汤主之。"

14 条："太阳病，项背强几几，反汗出恶风者，桂枝加葛根汤主之。"

风寒外束，又兼化燥，邪入太阳经输，经气不利，津液不能敷布，以致经脉失养，而见项背强几几的紧张拘急感，因燥热而致津伤，为阴虚风动的前兆。此时可根据病人如属表实证，以葛根汤治之，表虚证则宜桂枝加葛根汤治之。《伤寒论》中葛根汤为桂枝汤加葛根、麻黄，以葛根生津液而滋养筋脉，麻黄加强辛温发表以取汗，则可表解而病除。桂枝加葛根汤则用于汗出表虚者，方中则不应有麻黄。

《金匮要略》痉湿暍病脉证有："太阳病，发汗太多，因致痉。""夫风病，下之则痉，复发汗，必拘急。""疮家，虽身疼痛，不可发汗，汗出则痉。"说明太阳病，汗之太过，损伤津液，使筋脉失于滋养，可以导致痉病。风病中风也，误用下法伤阴，再行发汗益虚其津，则亦可引起四肢拘急。疮家如兼表证而身疼痛，说明有表证，因疮家津血已亏，如用辛温发汗之剂，则津液不济，亦可致痉。痉病的症状，则是"病者，身热足寒，颈项强急，恶寒，时头热，面赤目赤，独立动摇，卒口噤，背反张者，痉病也……"指出痉病有恶寒发热，颈强直，角弓反张，口噤龂齿，既有太阳表证，又有痉病表现。但还应分是刚痉或柔痉，发热恶寒无汗者为刚痉，发热汗出不恶寒者为柔痉。刚痉可用葛根汤，柔痉可用栝蒌桂枝汤，栝蒌桂枝汤与桂枝加葛根汤相比较，栝蒌桂枝汤证病情较桂枝加葛根汤证为重，故于桂枝汤中加栝蒌根以养阴生津。痉病进一步发展，则可见"胸满口噤，卧不着席，脚挛急，必龂齿"。因胸为阳明经脉所过之处，里热壅盛于上，故胸为之满；热盛伤津，筋脉失于濡养，故出现拘挛之症状；龂齿为口噤之甚，卧不着席则为背反张。此则宜用大承气汤泄热以保阴液。

7. 合病

太阳病同时兼见他经证候者，谓之合病，太阳篇中合病有太阳阳明合病与太阳少阳合病两种，但太阳与少阳合病实是并病。

《伤寒论》32 条："太阳与阳明合病，必自下利，葛根汤主之。"

33 条："太阳与阳明合病，不下利，但呕者，葛根加半夏汤主之。"

36 条："太阳与阳明合病，喘而胸满者，不可下，宜麻黄汤。"

太阳与阳明合病，表里之气升降失常，表热炽盛迫及于里而下利。柯韵伯云："不言两经相合何等病，但举下利而言，是病偏于阳明矣。太阳主表则不合下利，下利而曰必，必阳并于表，表实而里虚耳。葛根为阳明经药，惟表实里虚者宜之，而胃家实非所宜也。"葛根能解阳明初入之邪，表热炽盛迫及于里而下利，表解则里和而下利自止，故用葛根汤治疗。二阳合病如不下利，逆而为呕，甚则仍以葛根汤解外，加半夏降逆止呕。但二阳合病不下利者，则麻桂之外，尚可应用石膏，即柯氏所谓越婢汤以治太阳阳明合病之意。

太阳与阳明合病，喘而胸满，是表证未解，表寒外束，肺气受阻所致，而非阳明里实之腹满而喘，虽有其他阳明见证，亦不可攻下，故仍应用麻黄汤以解表定喘，则胸满自除。

《伤寒病》172 条："太阳与少阳合病，自下利者，与黄芩汤，若呕者，黄芩加半夏汤主之。"

本条实为太阳与少阳并病，为太阳在表之邪并于少阳，内迫于里而下利，故用黄芩汤以清里热，若呕，则加生姜、半夏以降逆止呕。

六、太阳病的误治

太阳病，病位在表，应当用汗法解表，当汗不汗，或汗之太过，或误用吐下，皆可使病情转化，可以表现为伤正，也可以表现为邪陷。由于六经辨证是归纳的共性的东西，对每种急性热病的发展过程中，亦可出现不同的结果，因此有的不一定是误治引起，而是病情本来发展的表现，误治也可能作为一种诱因而引起。兹将误治后伤正的表现，分析如下。有关误治后邪陷的情况，将在下节太阳病的变证中探讨。

伤正，即正气有所损伤，可分伤阳、伤阴、阴阳两伤三种。由于实则太阳，虚则少阴，不问其伤阳、伤阴或阴阳两伤，实际上可以认为是向太阴、少阴、厥阴转化的过渡形式。今列举如下：

1. 伤阳

（1）伤脾阳：《伤寒论》28 条："服桂枝汤或下之，仍头项强痛，翕翕发热，无汗，心下满微痛，小便不利者，桂枝去桂加茯苓白术汤主之。"

本证是汗或下后，伤及脾阳，水湿内停，仍有表证未解之证。对本条的看法，历代医家殊多分歧，特别是《医宗金鉴》提出本方去桂疑有讹误之后，去桂、去芍为争论的焦点。历代医家对本条大致有以下几种不同意见。

一是主张去桂者，如王肯堂、柯韵伯、尤在泾、陈修园、唐容川等，其理由是：一为《伤寒论》16 条有发热汗不出者，不可与桂枝汤的规定；二为虽外有表邪，但内有水饮，故不可攻表，必先治水饮，小便得利，水饮去则表可解；三为方后有"小便利则愈"一语，可见本方以利小便，逐水饮为主。柯氏提出虽有表证，但非桂枝汤未罢，而是太阳之本病，但得膀胱水去，而太阳表里证悉除，唐容川认为此与五苓散一看自明，五苓散证是太阳之气不外达，故用桂枝以宣太阳之气，气外达则水自下行而小便利矣；此方是太阳之水不下行，故去桂枝重加苓术以行太阳之水，水下行则气自外达，利水即所以发汗。

其他还有主张去桂者，如徐灵胎认为本证是亡津液而停饮，一方面因无汗而去桂枝，另一方面是经汗或下后，津液已伤，故应去桂枝。由于水饮尚存，故以苓术助脾利湿。章虚谷认为："太阳外邪不解而无汗者，必有恶寒，里有水邪上逆，必有心悸，或咳或呕等证，如小青龙、五苓散各条之证可见也。此条外证无恶寒，内证无心悸，咳呕，其非水邪上逆，表邪不解可知矣。其心下满微痛者，由误下而邪陷三焦表里之间也。经云'三焦为膀胱者，腠理毫毛其应'，故翕翕发热，无汗而不恶寒，非太阳之邪也。翕翕者，热在皮毛，应在三焦也。盖脾胃之气，必由三焦转输，外达营卫，三焦邪阻，脾胃之气不能行于营卫经络，故内则心下满微痛，外则头项强痛，发热无汗，中则水道不通而小便不利也。所以此方示在助脾和胃，以生津液，宣化三焦之气，使津气周流，表里通达，小便自利，其邪亦解，故曰小便利即愈。不曰汗出愈者，明其邪不在表，而在三焦中道也，故其方又与小柴胡和解表里相同，小柴胡主足少阳，此方主手少阳，其与五苓散证治不同，亦非方之加减有错误也。"其说亦可参考。

二是主张去芍者，如《医宗金鉴》、陆渊雷等。其理由是：一为头项强痛是桂枝汤本证，去桂曰"余依桂枝汤法"则无所谓矣；二为心下逆满不宜用芍药；三为无汗亦非芍药所宜；四为桂枝解表兼温阳化气，逐水方多用桂枝，加苓术以利小便，去芍则逐饮力更专，观《伤寒论》的逐水诸方均无芍药可知。但近世有对《医宗金鉴》提出的论点加以商榷，认为《医宗金鉴》所谓去桂何以治表证，而本论明言发热汗不出者不可与之;《医宗金鉴》认为方后有"余依桂枝汤法"，但下面还有"利小便则愈"，且所引证仅是成氏本第十卷附录之文，赵氏复刻本并无此句，只是作"温服一升，利小便则愈"，并考《金匮玉函经》《千金翼方》等，都是作利小便则愈，由此可见此项根据并不全面;《医宗金鉴》认为心下满与桂枝去芍药汤证的胸满相同，故去芍药，不究病因病机，亦属片面。

三是主张用桂枝汤加苓术，如成无己，其理由为一是外有头项强痛，翕翕发热之表证；二是内有水饮，中焦心下微满，故加苓术以利小便。近世有人根据"桂枝本为解肌，若其人脉浮紧，发热汗不出者，不可与之也，常须识此，勿令误也"，结合本条来看，本条的"仍头项强痛，翕翕发热，无汗"的症状，与前条汗不出的机转不同，因为翕翕发热是与自汗并发，本条未服桂枝汤前，仍是桂枝汤证，由于服桂枝汤后没有"遍身漐漐微似有汗"，所以临床症状仍然如前一样，未能减轻。桂枝汤本为解肌，本论42、53、54条均明确指出其发汗之作用，在桂枝汤后用法中，也有"汗出病差，停后服，不必尽剂"，若"不汗，更服依前法"、"若汗不出，乃服至二三剂"的嘱咐。本条无汗恐是桂枝汤后"不汗"之意，因此更应服桂枝汤依前法。根据"太阳病下之后，其气上冲者，可与桂枝汤"，丹波元简解释"其气上冲为太阳经气上冲，为头项强痛等证"，故本条仍适用桂枝汤以解表证，再加茯苓、白术以利小便，且桂枝尚可温化水饮以利湿，这种解释是恰当的。

四是认为条文传抄讹错，如钱潢云："头项强痛，中风伤寒均有之证也，翕翕发热是热在皮毛，中风证也，无汗则又伤寒之本证矣。就此诸证，为风寒兼有无疑矣。而但服桂枝汤，是治风而未治寒也，故仍头项强痛，翕翕发热，无汗而不解也。又或误下之，所以有心下满微痛之证，乃下后邪气陷入而欲结也。小便不利，太阳之热邪内犯膀胱，气化不行也。治之以桂枝去桂加茯苓白术汤，未详其义，恐是后人传写之误，未可知也。"

总之，不论是去桂或去芍，或是加苓术，皆是因汗下以后，伤及脾阳，致水湿内停。根据去桂、去芍，或加苓术，其方剂组成各有不同。如是去桂，柯氏云："君以苓术，则姜芍即散邪行水之法，佐甘枣效培土制水之功"；如是去芍，《医宗金鉴》云："用桂枝汤去芍药之酸收，避无汗心下之满，加苓术之渗燥，使表里两解，则内外诸证自愈矣"；如是桂枝汤加苓术，成氏云："与桂枝汤以解外，加茯苓白术利小便行留饮。"

《伤寒论》66条："发汗后，腹胀满者，厚朴生姜半夏甘草人参汤主之。"

太阳病发汗后，脾阳不足而腹胀满，用厚朴生姜半夏甘草人参汤温脾阳兼以泻满，为补泻兼施之剂。

《伤寒论》67条："伤寒，若吐若下后，心下逆满，气上冲胸，起则头眩，脉沉紧，发汗则动经，身为振振摇者，茯苓桂枝白术甘草汤主之。"

吐下则伤及脾阳，水饮内停，故心下逆满；水气逆于上，则气上冲胸，起则头眩；水饮入于经，则振振而动摇，故以苓桂术甘汤温脾阳、利水饮。

《伤寒论》160条："伤寒吐下后，发汗，虚烦，脉甚微，八九日心下痞硬，胁下痛，气上冲咽喉，眩冒，经脉动惕者，久而成痿。"

本条与67条相似，心下痞硬即心下逆满，气上冲咽喉即气上冲胸，眩冒即起则头眩，经脉动惕即动经身摇，本条多一心烦，胁下痛，脉为甚微。方有执谓67条未发汗，故脉沉紧；本条发汗后，故脉甚微。因脾阳伤，脾不能散精，故久而成痿。

《伤寒论》73条："伤寒，汗出而渴者，五苓散主之；不渴者，茯苓甘草汤主之。"

厥阴篇356条有："伤寒，厥而心下悸，宜先治水，当服茯苓甘草汤，却治其厥；不尔，水渍入胃，必作利也。"指出茯苓甘草汤证有心下悸。心下悸者，阳虚水停也。因水饮内停，阻遏阳气，故四肢厥冷，甚则水饮渗入肠间，必作下利。73条仅提不渴者，茯苓甘草汤主之，是汗出之后伤及脾阳，脾虚湿盛则必不渴，水停心下故心下悸。

徐灵胎云："此方之义，从未有能诠释者，汗出之后而渴不止，与五苓人所易知也。乃汗出之后并无渴证，又未与指明别有何证，忽端而与茯苓甘草汤，此意何居？要知此处汗出二字，乃发汗后汗出不止也。汗出不止，则亡阳在即，当与以真武汤；其稍轻者，当与以茯苓桂枝白术甘草汤；更轻者，则与以此汤。何以知之，以三方同用茯苓知之。盖汗大泄，必引肾水上泛，非茯苓不能镇之，故真武则佐以附子回阳，此二方则以桂枝甘草敛汗，而茯苓则皆以为主药，此方之义不了然乎，观厥阴篇心悸治法益明。"本方以苓桂甘姜，共建温阳散水之功。

《伤寒论》120条："太阳病，当恶寒发热，今自汗出，反不恶寒发热，关上脉细数者，以医吐之过也。一二日吐之者，腹中饥，口不能食；三四日吐之者，不喜糜粥，欲食冷食，朝食暮吐，以医吐之所致也，此为小逆。"

122条："病人脉数，数为热，当消谷引食，而反吐者，此以发汗令阳气微，膈气虚，脉乃数也，数为客热，不能消谷，以胃中虚冷，故吐也。"

前条为吐后伤及脾胃阳气，后条为汗后伤及脾胃阳气，前条吐后表解，因吐得汗，寓有发散之义。但关上脉细数为虚阳外现之假象，后条汗后脉数，亦为虚阳外现之假象，故曰客热。前条不能食，甚则朝食暮吐；欲食冷食者为假象，冷食入胃必不能运化而仍吐出，故有朝食暮吐。后条亦不能消谷，故吐。虽一为吐后，一为汗后，而伤及脾胃阳气则同。太阳病因汗、吐、下以后，伤及脾阳，可以看作是太阳转化为太阴的过渡类型。

（2）伤心阳：《伤寒论》64条："发汗过多，其人叉手自冒心，心下悸，欲得按者，桂枝甘草汤主之。"

75条："未持脉时，病人叉手自冒心，师因教令咳，而不咳者，此必两耳聋无闻也。所以然者，以重发汗，虚故如此。发汗后，饮水多必喘，以水灌之亦喘。"

汗多而亡心阳，故心下悸，虚故欲按，心寄窍乎耳，心阳不足故耳聋。汗后津液外泄故口渴，只能少少与饮之，令胃气和则愈。如饮水多，则水饮上逆于肺而喘，因阳虚不能制水故也。以水灌之，则外寒闭郁于肌表，肺气不宣亦喘。此亦即形寒饮冷伤肺之义，用桂枝甘草汤以温心阳。

《伤寒论》21条："太阳病，下之后，脉促胸满者，桂枝去芍药汤主之。"

22条："若微寒者，桂枝去芍药加附子汤主之。"

脉来数时一止复来者，名曰促。促为阳盛，此下后而见脉促，则不得认为阳盛，故柯韵伯云："阳盛则促，阳虚亦促；阳盛则胸满，阳虚亦胸满，此下后脉促而不汗出，胸满而不喘，非阳盛也。"本条有谓脉促胸满是胸阳被遏而欲外伸之象，有谓表邪陷入胸中而有胸满。根据34条"脉促者，表未解也"，本条应汗而反误下，表证未解，而心阳受损，故见胸满。甚则微寒，则更应加附子以温阳。

《伤寒论》112条："伤寒，脉浮，医以火迫劫之，亡阳，必惊狂，卧起不安者，桂枝去芍药加蜀漆牡蛎龙骨救逆汤主之。"

118条："火逆下之，因烧针烦躁者，桂枝甘草龙骨牡蛎汤主之。"

太阳病，以火劫迫汗，心阳随汗而泄，故曰亡阳，心阳外浮故烦躁，甚则惊狂，卧起不安，张志聪云："太阳合心主之神外浮于肤表，以火迫劫之，此为逆也。用桂枝加蜀漆牡蛎龙骨汤，启下焦之生气，助中焦之谷精，以续外亡之阳,故名救逆。"桂枝去芍药加蜀漆龙骨牡蛎救逆汤,是以桂枝甘草汤之温心阳,加龙牡以镇惊,蜀漆以消痰止狂,加姜枣以佐桂枝散未尽之表邪,桂枝甘草龙骨牡蛎汤则仅有心阳不足,阳气浮越而烦躁,故以桂枝甘草汤温心阳,而以龙牡收敛浮越之阳气即可。故顾尚之云:"此虽未至惊狂亡阳之变,而心君不安,已见烦躁,故用救逆汤之半以救之。"

《伤寒论》117条:"烧针令其汗,针处被寒,核起而赤者,必发奔豚,气从少腹上冲心者,灸其核上各一壮,与桂枝加桂汤,更加桂二两也。"

65条:"发汗后,其人脐下悸者,欲作奔豚,茯苓桂枝甘草大枣汤主之。"

前条以烧针取汗,伤及心阳,后条汗后亦损伤心阳;前条针处受外寒,引起水气上凌,阳虚阴乘,而发奔豚,后条心阳虚,水气尚在下焦欲上凌于心,故脐下悸,欲作奔豚。柯韵伯认为桂枝加桂汤:"此因当汗不发汗,阳气不舒,阴气上逆,必灸其核以散寒,仍用桂枝以解外,更加桂者,补心气益火之阳,而阴自平也。"因同时配合灸法散寒,故加桂,温阳而水气自平。茯苓桂枝甘草大枣汤则是温心阳而利水,水气去则脐下悸自止。《医宗金鉴》云:"此方即苓桂术甘汤去白术,加大枣,倍茯苓也,彼治心下逆满,气上冲胸;此治脐下悸,欲作奔豚。盖以水停中焦故用白术,水停下焦故倍茯苓,其病由汗后而起,自不外乎桂枝之法也。"

(3)伤肾阳:《伤寒论》61条:"下之后,复发汗,昼日烦躁,不得眠,夜而安静,不呕不渴,无表证,脉沉微,身无大热者,干姜附子汤主之。"

下之虚其里,汗之虚其表,表里阳气均衰,阴寒内盛,昼日属阳,已虚之阳乘阳旺之时而与阴争,故昼日烦躁,不得眠;夜间阴气盛,已衰之阳无力与阴相争,故夜反安静。为肾阳虚衰,阳气欲脱之象。故用干姜附子汤以回阳也。

太阳病汗、下后,伤及心阳及肾阳者,皆可看作是太阳转属少阴的过渡类型。

《伤寒论》82条:"太阳病,发汗,汗出不解,其人仍发热,心下悸,头眩,身瞤动,振振欲擗地者,真武汤主之。"

发汗则心阳受伤,水气上凌,阴盛阳虚,进一步肾阳亦随之伤亡于外。水气上泛则头眩,水气凌心则心下悸,阳虚液涸,失养于经,则身瞤瞤然瞤动,阳虚不能温煦经脉,则振振欲擗地。又大青龙汤证末后为逆之证,尚有厥逆,似为真武汤证之进一步发展,由少阴转属厥阴亡阳之势。

2. 伤阴

《伤寒论》62条："发汗后，身疼痛，脉沉迟者，桂枝加芍药生姜各一两、人参三两新加汤主之。"

此汗后身疼痛为邪未尽，脉沉迟为营血不足，故予桂枝汤以解未尽之邪，加芍药、生姜、人参以益不足之血。亦有认为是太阳病汗后，表邪已净而营血不足，身疼痛虽似外邪，实为血虚不能营养之故，恐人误认为表证，故重申脉沉迟，以脉沉者痛不在表，迟为血虚无以荣脉也。营血不足也可看作是太阳转属少阴阴虚的过渡类型。

3. 阴阳两伤

《伤寒论》20条："太阳病，发汗，遂漏不止，其人恶风，小便难，四肢微急，难以屈伸者，桂枝加附子汤主之。"

太阳病发汗过多，汗出不止，阴阳两伤，阳伤而恶风，阴伤而小便难。四肢微急，难出屈伸是阳不足以煦，阴不足以濡所致。以附子加入桂枝汤，大补表阳也，表阳密则漏汗自止，恶风自罢矣。汗出津回，则小便自调，四肢自柔矣。

《伤寒论》60条："下之后，复发汗，必振寒，脉微细，所以然者，以内外俱虚故也。"

68条："发汗，病不解，反恶寒者，虚故也，芍药甘草附子汤主之。"

前条下后复发汗为伤阳而津不继，振寒为阳伤，脉微亦为阳伤，脉细则为津不继，以下后虚其里，汗后虚其外，故内外俱虚也；后条汗后表不解，反恶寒者，营卫俱虚也，汗出则营虚，恶寒则卫虚，与20条桂枝加附子汤证相似，因营卫俱虚，故用芍药甘草附子汤以补营卫。

《伤寒论》69条："发汗若下之，病仍不解，烦躁者，茯苓四逆汤主之。"

汗下后病仍不解，发汗则外虚阳气，下之则内虚阴气，阴阳俱虚也。尤在泾云："按汗下后烦躁一证，悉是正虚邪扰之故，而有邪多虚少或虚多邪少之分，邪多者宜逐邪以安正，虚多者宜助正以逐邪。仲景既著栀豉汤之例，复列茯苓四逆之法，其于汗下后烦躁一证，虚实互举，补泻不遗。"柯韵伯云："未经汗下而烦躁属太阳，是烦为阳盛，躁为阴虚；汗下后烦躁属少阴，是烦为阳虚，躁为阴竭矣。"

成无己云："四逆汤以补阳，加茯苓、人参以益阴。"有谓加茯苓者，阳虚则水饮内停，故用茯苓利水。但《别录》谓茯苓能益阴气，《本草纲目》亦谓茯苓能生津液而利水。《药征》云："茯苓主悸及筋惕肉瞤也，旁治小便不利，头眩，烦躁。"《药征》所记载的主治，是指茯苓有镇静安神及利水的作用而言，《别录》《本草纲目》均指出有益阴的作用，而且现代茯苓有用以制作食品者，恐茯苓亦类似山药，有滋益脾阴之作用。因其味淡，功能渗湿，故亦为利水之药。

以上太阳病汗、下后所导致的阴阳两伤，亦可看作是太阳转属少阴的过渡类型。

七、太阳病的变证

太阳病的变证，是指太阳病误治以后，外邪内陷，因而发生种种变证。邪陷与正伤分不开，正不伤则邪不能陷，有关误治后正伤的临床表现已列入太阳病的误治中，今将误治后的邪陷情况列入太阳病的变证中，以供参考。

1. 热利

《伤寒论》34条："太阳病，桂枝证，医反下之，利遂不止。脉促者，表未解也，喘而汗出者，葛根黄芩黄连汤主之。"

阳盛亦可脉促，且仍有表证。热迫胃肠而有下利，热壅于肺则喘，热越于外则汗出，故为表里俱热。用葛根芩连汤以表里双清，因里热气逆为主，故主要在于清里。

2. 虚烦

《伤寒论》76条："发汗后，水药不得入口为逆，若更发汗，必吐下不止。发汗吐下后，虚烦不得眠，若剧者，必反覆颠倒，心中懊恼，栀子豉汤主之。若少气者，栀子甘草豉汤主之；若呕者，栀子生姜豉汤主之。"

77条："发汗若下之，而烦热，胸中窒者，栀子豉汤主之。"

78条："伤寒五六日，大下之后，身热不去，心中结痛者，未欲解也，栀子豉汤主之。"

79条："伤寒下后，心烦腹满，卧起不安者，栀子厚朴汤主之。"

80条："伤寒，医以丸药大下之，身热不去，微烦者，栀子干姜汤主之。"

从以上几条可以看出，虚烦的病因是误汗、误吐、误下以后，邪热乘虚入内，热扰胸膈所致。其临床表现是：虚烦不得眠，反覆颠倒，心中懊恼，或烦热，胸中窒，或身热，心中结痛。所谓虚烦是与结胸相对而言，指无形热邪郁于胸中，不得发散所造成，与烦热之意相同。胸中窒，心中结痛，心中懊恼皆相似，仅程度上有所差异，结痛则甚于窒，窒为窒塞不通，又较懊恼郁闷为重。因邪热郁于胸中，或懊恼，或胸中窒，或心中结痛，故反覆颠倒,不得眠。可用栀子豉汤以清热除烦。栀子豉汤后有"得吐者,止后服"。张令韶云:"本草并不言栀子能吐,奚仲景用为吐药,此皆不能思维经旨,以讹传讹者也。此因瓜蒂散内用香豉二合,而误传之也。"本方用于汗吐下后,焉有复吐之理,条文中还有"若吐者,栀子生姜豉汤主之",可见栀子豉汤绝非催吐之剂,"得吐者,止后服"必有错误。少气者则加甘草以补之,呕者则加生姜以宣通之。如腹满者则用栀子厚朴汤,里寒者则用栀子干姜汤。《伤寒论》中有病人旧微溏者,不可与服之禁例,实际上可用栀子干姜汤治之。

3. 结胸

(1)大结胸:《伤寒论》128条:"问曰:病有结胸,有脏结,其状何如?答曰:按之痛,寸脉浮,关脉沉,名曰结胸也。"

131条:"……所以成结胸者,以下之太早故也。结胸者,项亦强,如柔痉状,下之则和,宜大陷胸丸。"

134条:"太阳病,脉浮而动数,浮则为风,数则为热,动则为痛,数则为虚,头痛发热,微盗汗出,而反恶寒者,表未解也。医反下之,动数变迟,膈内拒痛,胃中空虚,客气动膈,短气烦躁,心中懊侬,阳气内陷,心下因硬,则为结胸,大陷胸汤主之;若不结胸,但头汗出,余处无汗,剂颈而还,小便不利,身必发黄。"

135条:"伤寒六七日,结胸热实,脉沉而紧,心下痛,按之石硬者,大陷胸汤主之。"

136条:"伤寒十余日,热结在里,复往来寒热者,与大柴胡汤;但结胸无大热者,此为水结在胸胁也;但头微汗出者,大陷胸汤主之。"

137条:"太阳病,重发汗而复下之,不大便五六日,舌上燥而渴,日晡所小有潮热,从心下至少腹硬满而痛不可近者,大陷胸汤主之。"

大结胸证的临床表现主要是心下痛,按之石硬,甚则从心下至少腹硬满而痛不可近,其他尚可见不大便,舌上燥而渴,小有潮热。由于胸腹紧实,不能俯屈,故项强如痉病状。因热已结,不能散开,郁热上蒸,故也可有头微汗出。其脉为寸脉浮,关脉沉,因表邪误下,病位在上故寸脉浮;误下之后,邪陷于内,与有形之痰水搏结于胸中及心下,故关脉沉。如不经误下,其脉沉紧,沉为在里,紧则为痛,其病因是"病发于阳,而反下之,热入,因作结胸"。但也可不经误下而本身发展为结胸者,治疗则可根据病情,剧者用大陷胸汤以软坚逐水,通结泄热,略缓或结胸邪踞高位者,则用大陷胸丸,变汤为丸，煮而并渣服之，以荡涤之体，为和缓之用。

根据 134 条，大结胸证与发黄有一定内在联系，临床上应注意之。

大结胸的预后：《伤寒论》132 条："结胸证，其脉浮大者，不可下，下之则死。"133 条："结胸证悉具，烦躁者亦死。"脉浮大是表脉，脉浮在表，大则为虚，多见于正气极虚，阳浮于外，因此不能攻下，下之则促其死亡。烦躁者，亦是正气散乱也，故预后亦不好。

（2）小结胸：《伤寒论》138 条："小结胸病，正在心下，按之则痛，脉浮滑者，小陷胸汤主之。"

小结胸为痰热互结于心下，病势较大结胸轻浅。脉浮滑而不沉紧，可知热未深结；正在心下且按之方痛，故非痛不可近，亦说明病情较轻。故治疗宜清热消痰，苦辛开结。

（3）寒实结胸：《伤寒论》141 条："病在阳，应以汗解之，反以冷水㗫之，若灌之，其热被劫不得去，弥更益烦，肉上粟起，意欲饮水，反不渴者，服文蛤散；若不差者，与五苓散；寒实结胸，无热证者，与三物小陷胸汤，白散亦可服。"

本条前段是指表寒被冷水阻碍，不能发越，郁热在内，因而烦躁，而外仍有表寒，宜用文蛤汤（大青龙汤去桂枝加文蛤），为解表清里之剂，文蛤散恐有误。如不愈，可能是兼有停水，可用五苓散。寒实结胸是对热实结胸而言，为水寒互结。既称结胸，必有心下硬痛；无热证，则无口燥、烦渴等热象，舌必白滑。治宜温散寒结。《医宗金鉴》云："结胸证，身无小热，口不燥渴，则为无热实证，乃寒实也，与三物白散。"

4. 脏结

《伤寒论》129 条："何谓脏结？答曰：如结胸状，饮食如故，时时下利，寸脉浮，关脉小细沉紧，名曰脏结，舌上白胎滑者难治。"

130 条："脏结无阳证，不往来寒热，其人反静，舌上胎滑者，不可攻也。"

167 条："病胁下素有痞，连在脐旁，痛引少腹，入阴筋者，此名脏结，死。"

以上几条可以看出，脏结属阴属虚，与结胸属阳属实者不同。脏结亦因于太阳病误下，但阴寒之邪结于脏，故症如结胸状，心下硬痛；因邪结在脏而不在腑，故饮食如故；脏为寒结，中焦虚寒，阳气衰微，不能运行，故时时下利；寸脉浮与结胸相同，是表邪误下内陷所致，关脉小细沉紧，细小为不足之象，沉为在里，紧则主寒主痛，故为里虚寒之证。舌上白胎滑，白苔属寒，滑为阴盛，是胸中无热，阳气衰惫的表现，有别于结胸之舌燥。由于脏结为正虚邪实，故攻邪则碍正，扶正则助邪，故为难治。167条之脏结是另一种，因宿疾胁下素有痞，连在脐旁，痛引少腹，入阴筋者指阴茎因疼痛而缩入，为阴盛阳绝之死候。

5. 痞证

（1）热痞：《伤寒论》154条："心下痞，按之濡，其脉关上浮者，大黄黄连泻心汤主之。"

164条："伤寒大下后，复发汗，心下痞，恶寒者，表未解也，不可攻痞，当先解表，表解乃可攻痞。解表宜桂枝汤，攻痞宜大黄黄连泻心汤。"

155条："心下痞，而复恶寒，汗出者，附子泻心汤主之。"

痞是一个症状，指心下痞塞而言，可以汗吐下误治引起，亦可由疾病本身发展而来。《伤寒论》151条有："脉浮而紧，而复之下，紧反入里，则作痞，按之自濡，但气痞耳。"指的是由误下而来，131条又有："病发于阴，而反下之，因作痞也。"外邪内陷入里，其脉浮紧变为沉紧，心下痞满而不痛，但气痞耳。所谓气痞指邪阻于里，气不宣通所致。这是对于痞证的一个总的概念。但是痞的原因很多，宜进一步分辨之。

无形热邪于心下，故脉关上浮，而有心下痞。如太阳病误下及汗后，表未解，又有心下痞，则按先表后里的原则，先解表，后攻痞。如误下后，无形热邪聚于心下，但下后阳气已虚，卫气不固而汗出，阳气不足而恶寒，不是表证，则应扶阳以泄痞，攻痞用大黄黄连泻心汤，扶阳泄痞用附子泻心汤。

（2）寒热互结痞：《伤寒论》149条："伤寒五六日，呕而发热者，柴胡汤证具，而以他药下之，柴胡证仍在者，复与柴胡汤，此虽已下之不为逆，必蒸蒸而振，却发热汗出而解。若心下满而硬痛者，此为结胸也，大陷胸汤主之。但满而不痛者，此为痞，柴胡不中与之，宜半夏泻心汤。"

157条："伤寒汗出解之后，胃中不和，心下痞硬，干噫食臭，胁下有水气，腹中雷鸣下利者，生姜泻心汤主之。"

158条："伤寒中风，医反下之，其人下利，日数十行，谷不化，腹中雷鸣，心下痞硬而满，干呕，心烦不得安。医见心下痞，谓病不尽，复下之，其痞益甚，此非结热，但以胃中虚，客气上逆，故使硬也，甘草泻心汤主之。"

半夏泻心汤证为柴胡证误下后，寒热互结心下，而有痞满呕逆。生姜泻心汤证为汗后胃中不和，脾不运化，胁下有水气，故有干噫食臭，腹中雷鸣下利，亦是寒热互结，故见心下痞硬。甘草泻心汤证为误下后，寒热互结成痞，下利、谷不化、腹中雷鸣是里虚寒证，邪热上扰而心烦不安。再次误下，而使痞硬加重，故曰："此非结热，但以胃中虚，客气上逆，故使硬也。"因再次误下，故胃气重虚。

（3）水痞：《伤寒论》156 条："本以下之，故心下痞，与泻心汤，痞不解，其人渴而口燥烦，小便不利者，五苓散主之。"

152 条："太阳中风，下利呕逆，表解者，乃可攻之。其人漐漐汗出，发作有时，头痛，心下痞硬满，引胁下痛，干呕短气，汗出不恶寒者，此表解里未和也，十枣汤主之。"

前条为兼停水之证，因气不输化，心下受水气的影响而有心下痞，津液不能上升故口燥渴，水液不能通调于下故小便不利，用五苓散治其停水兼祛表邪，则心下痞即愈。后条为外中风寒，内有停水悬饮，其人漐漐汗出则表解，心下痞硬为水停胁下所致，头痛为饮邪上攻，干呕为饮邪犯胃，短气为饮邪犯肺。由于正邪相争，互有进退，故发作有时，用十枣汤峻攻水饮，则心下痞硬满自愈。唐容川云："痞是水火虚气，然亦有单水痞之实证，十枣汤是也；又有单水痞之虚证，五苓散是也。"

（4）痰痞：《伤寒论》166 条："病如桂枝证，头不痛，项不强，寸脉数浮，胸中痞硬，气上冲咽喉，不得息者，此为胸有寒也，当吐之，宜瓜蒂散。"

寸脉微浮，指病在上焦，胸中痞硬非表邪内陷之结胸证，亦无误下，因痰涎壅塞于胸中，阻碍气机，以致胸中痞硬。痰随气逆，故气上冲咽喉而不得息。因病位在上，故可用瓜蒂散涌吐之。

（5）胃虚夹饮痞：《伤寒论》161 条："伤寒发汗，若吐若下，解后，心下痞硬，噫气不除者，旋覆代赭汤主之。"

汗吐下后，虚其胃气，浊气不降，而致心下痞硬，噫气不除。汪琥云："此噫气比前生姜泻心汤之干噫不同，是虽噫而不至食臭，故知其为中气虚也。"方有执云："正气未复，胃气尚弱，伏饮为逆也。"因此用旋覆代赭汤补虚降气，和胃去饮。

（6）协热利痞：《伤寒论》163 条："太阳病，外证未除，而数下之，遂协热而利，利下不止，心下痞硬，表里不解者，桂枝人参汤主之。"

太阳病表证未除，数下之则虚其里气，寒气凝泣不通，故心下痞硬；里虚寒夹表热，故为协热而利，以桂枝人参汤温中祛寒，加桂枝以解表，则可表解利止而心下痞硬自消。

八、太阳病的传变

每种急性热病都有其一定的发展变化规律，如果在太阳病阶段未能治愈，则将发生传变，传变的顺序当然不会是按六经顺序而传，因此古人有循经传、越经传、表里传之说，一般在太阳阶段都可直接传入他经。

1. 太阳转属阳明

《伤寒论》26条："服桂枝汤，大汗出后，大烦渴不解，脉洪大者，白虎加人参汤主之。"

168条："伤寒，若吐若下后，七八日不解，热结在里，表里俱热，时时恶风，大渴，舌上干燥而烦，欲饮水数升者，白虎加人参汤主之。"

169条："伤寒，无大热，口燥渴，心烦，背微恶寒者，白虎加人参汤主之。"

170条："伤寒脉浮，发热无汗，其表不解者，不可与白虎汤；渴欲饮水，无表证者，白虎加人参汤主之。"

以上几条中可以看出，无论是太阳中风或太阳伤寒均可转属阳明，邪热入里，里热太甚，其气腾达于外，因而表里俱热，热极多汗，肌腠疏松，故可时时恶风或背微恶寒，因热邪弥漫于周身表里，未与肠中糟粕相搏结，故表现身大热，汗大出，大烦渴，脉洪大，舌上干燥等症状，可用白虎汤或白虎加人参汤。但要注意无表证时方可用之。

《伤寒论》48条："二阳并病，太阳初得病时，发其汗，汗先出不彻，因转属阳明，续自微汗出，不恶寒。若太阳病证不罢者，不可下，下之为逆……"

70条："发汗后，恶寒者，虚故也；不恶寒，但热者，实也，当和胃气，与调胃承气汤。"

240条："病人烦热，汗出则解，又如疟状，日晡所发热者，属阳明也，脉实者，宜下之；脉浮虚者，宜发汗。下之与大承气汤，发汗宜桂枝汤。"

248条："太阳病三日，发汗不解，蒸蒸发热者，属胃也，调胃承气汤主之。"

188条："伤寒转系阳明者，其人濈然汗出也。"

以上几条说明太阳病转属阳明，邪热与肠中糟粕相搏结，里成实也。程郊倩云："其热如炊笼蒸蒸而盛，则知其汗必连绵濈濈而来，此即大便已硬之证。"指出蒸蒸发热，濈然汗出皆是将成里实之征兆。日晡所发潮热似疟，亦是里成实的表现，故当用承气类下之。

2. 太阳转属少阳

《伤寒论》37条："太阳病，十日以去，脉浮细而嗜卧者，外以解也；设胸满胁痛者，与小柴胡汤；脉但浮者，与麻黄汤。"

96条："伤寒五六日，中风，往来寒热，胸胁苦满，嘿嘿不欲饮食，心烦喜呕，或胸中烦而不呕，或渴，或腹中痛，或胁下痞硬，或心下悸，小便不利，或不渴，身有微热，或咳者，小柴胡汤主之。"

99条："伤寒四五日，身热恶风，颈项强，胁下满，手足温而渴者，小柴胡汤主之。"

148条："伤寒五六日，头汗出，微恶寒，手足冷，心下满，口不欲食，大便硬，脉细者，此为阳微结，必有表，复有里也。脉沉，亦在里也，汗出为阳微，假令纯阴结，不得复有外证，悉入在里。此为半在里半在外也，脉虽沉紧，不得为少阴病，所以然者，阴不得有汗，今头汗出，故知非少阴也，可与小柴胡汤。设不了了者，得屎而解。"

以上几条说明太阳病可以直接转属少阳，太阳病转属少阳病以后，就表现为少阳病的热型：往来寒热。如果是小柴胡汤证则有往来寒热，胸胁苦满，心烦喜呕，嘿嘿不欲饮食等临床表现。

148条为辨别阳微结与纯阴结的区别，以及阳微结的治法。头汗出为阳热上越，微恶寒是表证仍在；手足冷，心下满，口不欲食，大便硬为邪结在里。但表证不应只头汗出，里实证不应脉沉细。大便硬为阳结，此邪热虽传于里，然以外尚有表证，则热结犹浅，故称阳微结，指邪是半在里半在外也。纯阴结则属少阴，无表证，亦无头汗出，悉入在里。阳微结因是邪半在里半在外，可用小柴胡汤和解枢机，使上焦得通，则心下不满而欲食，津液得下，胃气因和，如病人尚不轻快，自当微通其大便，故曰得屎而解。

《伤寒论》146条："伤寒六七日，发热微恶寒，支节烦疼，微呕，心下支结，外证未去者，柴胡桂枝汤主之。"

147条："伤寒五六日，已发汗而复下之，胸胁满微结，小便不利，渴而不呕，但头汗出，往来寒热，心烦者，此未解也，柴胡桂枝干姜汤主之。"

太阳病至六七日，表证未解，出现心下支结之里证，表里均未解，为太阳未尽传入少阳，故以桂枝汤合小柴胡汤组成柴胡桂枝汤治之。如太阳病汗下以后，出现胁满微结，为太阳转属少阳。此微结为心下支结之轻者，小便不利而渴是水饮停结，头汗出为邪热郁蒸所致。用柴胡桂枝干姜汤和解少阳，逐饮开结。

《伤寒论》143条："妇人中风，发热恶寒，经水适来，得之七八日，热除而脉迟身凉，胸胁下满，如结胸状，谵语者，此为热入血室也，当刺期门，随其实而泻之。"

144条："妇人中风，七八日续得寒热，发作有时，经水适断者，此为热入血室，其血必结，故使如疟状，发作有时，小柴胡汤主之。"

145条："妇人伤寒，发热，经水适来，昼日明了，暮则谵语，如见鬼状，此为热入血室，无犯胃气及上二焦，必自愈。"

太阳病未解，因经水适来或适断，热入血室。寒热如疟、胸胁下满，病浅者留于少阳，病深者陷入厥阴，虽有谵语而不是胃实，故无犯胃气，因病在下焦血分，故无犯上二焦，治疗当刺期门，随其实而取之。如病浅者，亦可用小柴胡汤以解传经之邪。

《伤寒论》103条："太阳病，过经十余日，反二三下之，后四五日，柴胡证仍在者，先与小柴胡。呕不止，心下急，郁郁微烦者，为未解也，与大柴胡汤下之，则愈。"

104条："伤寒十三日不解，胸胁满而呕，日晡所发潮热，已而微利，此本柴胡证，下之以不得利；今反利者，知医以丸药下之，此非其治也。潮热者，实也，先宜服小柴胡汤以解外，后以柴胡加芒硝汤主之。"

165条："伤寒发热，汗出不解，心中痞硬，呕吐而下利者，大柴胡汤主之。"

太阳病十余日不解，出现胸胁满而呕，是太阳转入少阳，为小柴胡汤证，服小柴胡汤后，呕不止，心下急、郁烦为热结于里，则属少阳兼阳明，故以加减小柴胡、小承气为一方，少阳固不可下，然兼阳明则当下，故用大柴胡汤。如有日晡所发潮热，亦是兼有胃实，也是少阳兼阳明，可先用小柴胡和解少阳之邪，后用柴胡加芒硝汤以下阳明之热。165条也是太阳病表邪未解，转属少阳，但因心中痞硬，呕吐而下利，也为少阳兼阳明，里实阻滞气机，故有痞硬，治疗也应用大柴胡汤开达少阳，通利阳明。

《伤寒论》173："伤寒，胸中有热，胃中有邪气，腹中痛，欲呕吐者，黄连汤主之。"

胃中寒邪阻隔，胸中之热不得下降，故上炎作呕；胃中寒邪独治于下，故腹中痛。柯韵伯云："热不在表，故不发热；寒不在表，故不恶寒。胸中为里之表，腹中为里之里，此病在脏腑之半表里，非形躯之半表里。"柯氏认为在人体真有半表半里之部位，我认为半表半里是一个概念，并非有真正的部位。所谓半表半里，在148条阳微结中已经提到，是症状有半在里半在外的特点，半在里半在外主要表现是寒热夹杂，虚实互见，如阳微结之轻微热结兼表微恶寒，既有邪实又有正虚之脉沉细即是。小柴胡汤证有往来寒热在表，黄连汤证则寒热相搏于中（上热下寒），皆属少阳范畴。近世亦有人将半夏、生姜、甘草泻心汤证归入少阳范畴，因亦属寒热夹杂，虚实互见之证也。

《伤寒论》172条："太阳与少阳合病，自下利者，与黄芩汤；若呕者，黄芩加半夏生姜汤主之。"

本条虽为太阳少阳合病，但并无太阳表证，为太阳在表之邪并于少阳，内迫于里而见下利，故用黄芩汤以清里热，里热清则下利可止。若呕，则加生姜、半夏以降逆止呕。黄芩汤为治痢之祖方，丹溪用以治热痢腹痛，更名为黄芩芍药汤，洁古更加木香、槟榔、大黄、黄连、当归、官桂，名芍药汤以治热痢。

《伤寒论》142条："太阳与少阳并病，头项强痛或眩冒，时如结胸，心下痞硬者，当刺大椎第一间、肺俞、肝俞，慎不可发汗，发汗则谵语，脉弦。五日谵语不止，当刺期门。"

171条："太阳少阳并病，心下硬，颈项强而眩者，当刺大椎、肺俞、肝俞，慎勿下之。"

150条："太阳少阳并病，而反下之，成结胸，心下硬，下利不止，水浆不下，其人心烦。"

以上三条为太少并病，头项强痛为太阳病，眩冒为少阳病，为结胸，心下痞硬亦为少阳病，汗吐下法均非少阳所宜，督脉主诸阳，故刺大椎以泄阳气，肺肝二俞属太阳膀胱经，肺又主气，肝又主血，调其气血，则诸症可消除。如发汗伤津而胃热，故谵语。脉弦为土病而见肝脉也，慎不可下，当刺期门以直泻其肝可也。如下之则成结胸，心下硬（阳结于上），下利不止（阴耗于水），邪热燥极而心烦，胃气衰败则水浆不下，为误下后的结胸坏病，邪实正虚之候。

3. 太阳转属太阴

《伤寒论》91条："伤寒，医下之，续得下利，清谷不止，身疼痛者，急当救里；后身疼痛，清便自调者，急当救表。救里宜四逆汤，救表宜桂枝汤。"

279条："本太阳病，医反下之，因而腹满时痛者，属太阴也，桂枝加芍药汤主之。"

太阳病误下后，伤及脾阳，以致腹满时痛，或续得下利，皆属由太阳传入太阴，根据"自利不渴者，属太阴，以脏有寒故也，当温之，宜四逆辈"，故91条用四逆汤治疗，以及279条用桂枝加芍药汤治疗，皆属太阴治法。

4. 太阳转属少阴

《伤寒论》82条："太阳病，发汗，汗出不解，其人仍发热，心下悸，头眩，身瞤动，振振欲擗地者，真武汤主之。"

发汗则伤阳，心阳受伤，水气上凌，阴盛阳虚，肾阳亦随之伤亡于外，水气上泛则头眩，水气凌心则心下悸，阳虚液涸，失养于经，则身蠕蠕然瞤动；阳虚不能温煦筋脉，则振振欲擗地。又大青龙汤证末后为逆之证，尚有厥逆，似为真武汤证之进一步发展，有少阴转属厥阴亡阳之势。

《伤寒论》159条："伤寒服汤药，下利不止，心下痞硬，服泻心汤已，复以他药下之，利不止，医以理中与之，利益甚。理中者，理中焦，此利在下焦，赤石脂禹余粮汤主之；复利不止者，当利其小便。"

本条则明指利在下焦，由于肾阳不足，下焦滑脱不固，故理中汤不能有效。以肾主下焦，为胃之关也，关门失禁，故下利不止，必以固涩止利为主，再辅以温肾，其效更佳。

5. 太阳转属厥阴

《伤寒论》29条："伤寒，脉浮，自汗出，小便数，心烦，微恶寒，脚挛急，反与桂枝汤，欲攻其表，此误也，得之便厥。咽中干，烦躁，吐逆者，作甘草干姜汤与之，以复其阳；若厥愈足温者，更作芍药甘草汤与之，其脚则伸；若胃气不和，谵语者，少与调胃承气汤；若重汗，复加烧针者，四逆汤主之。"

本条原表阳不固，故有自汗出，微恶寒；心阳不足而虚怯发烦；阳气不足，不能摄下，故小便数；筋脉缺乏阳气温煦和阴液濡养，故脚挛急，因此为阴阳两虚之证。反误用桂枝汤攻表，则汗出亡阳而厥，汗出过多，阴液更亏而咽中干；阴虚于下，阳逆于上而烦躁，吐逆，仍为阴伤阳亡之证，既有亡阳，急宜回阳为先，故以甘草干姜汤先复其阳，阳回则厥愈足温，阳复后再复阴，用芍药甘草汤益阴，阴生则两脚自伸矣。胃气不和与姜桂热药有关，故以调胃承气汤以和胃。如再误用汗法，又加烧针，则厥逆加重当以四逆汤回阳救逆。说明处理疾病，应权衡缓急先后，凭证立方，绝非以药试病，寒热杂投。本条在汗出亡阳而厥，则属厥阴寒厥。

38 条："太阳中风，脉浮紧，发热恶寒，身疼痛，不汗出而烦躁者，大青龙汤主之；若脉微弱，汗出恶风者，不可服之。服之则厥逆，筋惕肉瞤，此为逆也。"

脉微弱则属少阴阳虚，服之则厥逆，也属转入厥阴寒厥。

厥阴篇中凡是发热后厥者，可能是由太阳病发热，以后邪热深伏于内，阳气被阻，出现热厥，亦属厥阴病之范畴。

由上可知，太阳病的传变，是根据各种急性热病的特殊规律而传变的，不一定是按照共性的六经顺序，归纳出来的共性的东西是一个已知数，疾病的发展、传变是一个未知数，以有知来衡量未知，便于及时掌握病情，了解发展趋势，更有助于及时治疗。

九、太阳病的治则

太阳病的治疗原则，可由以下几条看出。

《伤寒论》90 条："本发汗，而复下之，此为逆也，若先发汗，治不为逆；本先下之，而反汗之，为逆，若先下之，治不为逆。"

91 条："伤寒，医下之，续得下利，清谷不止，身疼痛者，急当救里；后身疼痛，清便自调者，急当救表。救里宜四逆汤，救表宜桂枝汤。"

92 条："病发热头痛，脉反沉，若不差，身体疼痛，当救其里，宜四逆汤。"

164 条："伤寒大下后，复发汗，心下痞，恶寒者，表未解也，不可攻痞，当先解表，表解乃可攻痞。解表宜桂枝汤，攻痞宜大黄黄连泻心汤。"

《伤寒论》中的治疗原则，一般是先表后里，故 90 条谓："本发汗，而复下之，此为逆也，若先发汗，治不为逆。"如果是误下后，邪热入里，则发生变证，如 164 条心下痞，但只要表证未解，仍然是先表后里。即使是传变，由太阳转属阳明，只要仍有表证，亦是先表后里，如 48 条"二阳并病，太阳初得病时，发其汗，汗先出不彻，因转属阳明，续自微汗出，不恶寒。若太阳病证不罢者，不可下，下之为逆"即是。但是特殊情况下，则里急救里。如 91 条的下后，下利清谷不止，92 条的脉反沉即是。太阳病的变证，如结胸亦是误下后引起，但也是里急，虽有些表热，亦当救里。

《伤寒论》的治疗原则还有表里同治者，即或由于疾病本身的发展出现兼证，或是误治后出现的变证，或是因传变而转属他经病，既有表证未解，又有里证同时出现，但里证并不很急的情况下，则表里同治。如表里俱实的大青龙汤证、小青龙汤证，表里俱虚的桂枝加附子汤证，表虚里实的桂枝加大黄汤证，表实里虚的桂枝人参汤证即是。

以上治疗原则中，还要注意疾病的发展变化，即要注意动态变化，因此治疗原则不是一成不变的，如16条有："太阳病三日，已发汗，若吐，若下，若温针仍不解者，此为坏病，桂枝不中与之也。观其脉证，知犯何逆，随证治之。"明确指出"知犯何逆，随证治之"，意思是说根据疾病变化的情况，再确定其治疗原则。

太阳病是表证，治疗大法是以汗为主，汗法在《伤寒论》中主要是辛温发汗法，因此在应用时要注意以下几点。

一是太阳伤寒表实证，宜用麻黄汤；太阳中风表虚证，可用桂枝汤。以无汗或有汗，脉浮紧或脉浮缓来区分。太阳风湿宜微汗，如果"汗大出者，但风气去，湿气在，是故不愈也。若治风湿者，发其汗，但微微似欲出汗者，风湿俱去也。"太阳温病，《伤寒论》中未出方，后世用辛凉发汗法治疗。太阳中暍、太阳风湿、太阳痉病，《伤寒论》中治法尚不完备，在太阳阶段，可考虑后世所用的各法。

二是辛温发汗的禁忌证。《伤寒论》50条："脉浮紧者，法当身疼痛，宜以汗解之，假令尺中迟者，不可发汗，何以知其然，以荣气不足，血少故也。"

83条："咽喉干燥者，不可发汗。"

84条："淋家，不可发汗，汗出必便血。"

85条："疮家，虽身疼痛，不可发汗，汗出则痉。"

86条："衄家，不可发汗，汗出必额上陷脉急紧，直视不能眴，不得眠。"

87条："亡血家，不可发汗，发汗则寒栗而振。"

88条："汗家，重发汗，必恍惚心乱，小便已，阴疼……"

89条："病人有寒，复发汗，胃中冷，必吐蛔。"

以上几条可以看出，凡阴虚（83、84条）、血少（50、85、86、87条）、阳虚（88、89条）皆不宜辛温发汗，后世对汗法的发展，足可弥补辛温发汗之不足，使治疗方法更趋完备。由于太阳病是表证，发汗是太阳病的正治，所以对汗法必须掌握其适应证及禁忌证，才能在临床上灵活自如地运用。

十、太阳病的自愈

太阳病的自愈，可分愈及将愈两种情况，由于正胜邪衰，故太阳病可以自愈。

1. 愈

太阳病为表证，表证则需汗解，病人自愈可出汗而解，出汗的形式有以下几种：

（1）自汗：《伤寒论》49条："脉浮数者，法当汗出而愈，若下之，身重心悸者，不可发汗，当自汗出乃解。所以然者，尺中脉微，此里虚，须表里实，津液自和，便自汗出愈。"

太阳病误下后，虚其里气，损其津液，故身重、心悸，脉微为里阳不足，故亦不可发汗，须表里不虚，阳复津生，便可自汗出而愈。

（2）冒汗：《伤寒论》93条："太阳病，先下之而不愈，因复发汗，以此表里俱虚，其人因致冒，冒家汗出自愈，所以然者，汗出表和故也；里未和，然后复下之。"

冒，如似有物蒙蔽之状，是欲汗之兆也。以阳气怫郁在表，欲出不能，则时自昏冒，如汗出冒自解。郁冒汗出而解，见于邪气轻微，而正气亦较虚者。

（3）战汗：《伤寒论》94条："太阳病，未解，脉阴阳俱停，必先振栗，汗出而解；但阳脉微者，先汗出而解；但阴脉微者，下之而解。若欲下之，宜调胃承气汤。"

脉阴阳俱停是指停匀、调和之意，或指脉微解（因宋版注：一作微者）。作停匀解者，太阳病桂枝汤证，脉阳浮而阴弱，是强阳也，今阳脉微即是阴阳俱停，病虽未解，脉已调和，示邪衰正复，故可战汗而解。振栗是阴津内发之兆，汗出是阳气外发之征，振栗汗出而解，即战汗之意。作微解者，由于战汗是热病过程中正邪相争的一种表现，正能胜邪，则病随汗而解，不一定出现战汗，正气受损，则驱邪外出时，必振奋而战汗，故程郊倩曰："解证如此者……阳虚之故，不虚则无此矣。"两种解释皆可。

（4）烦汗：《伤寒论》116条："微数之脉，慎不可灸，因火为邪，则为烦逆，追虚逐实，血散脉中，火气虽微，内攻有力，焦骨伤筋，血难复也。脉浮，宜以汗解，用火灸之，邪无从出，因火而盛，病从腰以下必重而痹，名火逆也。欲自解者，必当先烦，烦乃有汗而解，何以知之，脉浮故知汗出解。"

本条前段讲火逆的病因病机及证候。后段讲正气充实者，可以汗出邪去而解，惟于出汗之先，必当先烦，烦乃有汗而解。盖烦乃正邪相争，阳气内盛所致，故烦而汗出而解。若烦而不得汗，则24条有："太阳病初服桂枝汤，反烦不解者，先刺风池、风府，却与桂枝汤则愈。"46条有："太阳病，脉浮紧，无汗，发热，身疼痛，八九日不解，表证仍在，此当发其汗。服药已，微除，其人发烦，目瞑，剧者必衄。衄乃解，所以然者，阳气重故也，麻黄汤主之。"前条可刺风池、风府，以泄太阳经气，再服桂枝汤则愈；后条服麻黄汤后，表证微除，发烦，甚则衄血，衄则阳气得以外泄，热随血解矣。以衄俗称红汗也。

以上是自愈出汗的情况，一般自愈多在七日至十二日，如8条："太阳病，头痛至七日以上自愈者，以行其经尽故也。"10条："风家表解，而不了了者，十二日愈。"至于痊愈的时间，9条指出为："太阳病，欲解时，从巳至未上。"这点还需要通过临床进一步观察之。

太阳病有时自愈不一定是从汗解，特别是误治以后，其他自愈的方式有以下几种。

一是衄：《伤寒论》47条："太阳病，脉浮紧，发热身无汗，自衄者愈。"表气闭塞，邪热不得从汗外泄而自衄，衄则热随之而泄，故能自愈。

二是吐：《伤寒论》120条："太阳病，当恶寒发热，今自汗出，反不恶寒发热，关上脉细数者，以医吐之过也……"

太阳表证未经汗解，医误用吐法，但因吐得汗有发散之义寓焉，故不恶寒发热。

三是小便利：《伤寒论》59条："大下之后，复发汗，小便不利者，亡津液故也，勿治之，得小便利，必自愈。"

指表证已解，因亡津液而小便不利者，不可以药利之，俟津液足，小便利，则自愈。

四是自下利：《伤寒论》110条："太阳病二日，反躁，反熨其背而大汗出，大热入胃，胃中水竭，躁烦，必发谵语；十余日，振栗，自下利者，此为欲解也……"

太阳病本应汗解，反用火攻，致大汗出，大热入胃，胃中水竭而躁烦、谵语，至十余日阴津得回，正气恢复，正邪相争故振栗，亦如战汗般，因津回故自下利，热随利去，故自愈。

五是欲得饮水:《伤寒论》71 条:"太阳病,发汗后,大汗出,胃中干,烦躁不得眠,欲得饮水者,少少与饮之,令胃气和则愈……"

太阳病汗解后,因出汗过多,津液受损,胃中干,而烦躁不眠,欲得饮水,则可少少与饮之,胃气得和则自愈。

六是阴阳自和:《伤寒论》58 条:"凡病,若发汗,若吐,若下,若亡血、亡津液,阴阳自和者,必自愈。"

凡病,则不限于伤寒或中风,汗吐下后,或一切原因的失血、伤津液者,必侯阴阳自和可以自愈。阴阳自和有两种解释,一指脉象而言,方中行云:"阴阳以脉言,此示人持诊之大要。"程知曰:"脉以左右三部匀停,为无病,故汗吐下后,阴阳和者必自愈,不须过治也。"一指证候而言,尤在泾云:"阴阳自和者,不偏于阴,不偏于阳,汗液自出,便溺自调之谓,汗吐下亡津液后,邪气既微,正气得守,故必自愈。"两种解释均可。

2. 将愈

《伤寒论》23 条:"太阳病,得之八九日,如疟状,发热恶寒,热多寒少,其人不呕,清便欲自可,一日二三度发,脉微缓者,为欲愈也……"

此指邪气已衰,正气恢复,故热多寒少;不呕,清便自可,为无里证也;脉微属邪衰,脉缓为正复,故为欲愈。

以上是太阳病的转归,表现为自愈的一方面,如果不能自愈,就需要通过治疗,方可使身体康复。

从以上太阳病篇的内容来看,如果给太阳病一个概念,其内涵则是太阳病中的六种病,即太阳伤寒、太阳中风、太阳温病、太阳中暍、太阳风湿、太阳痉病。其外延则是太阳兼证,至于误治后的伤正(有传变趋势或正在传变中)、变证(已不属太阳病)、传变(已传入他经),则均不属太阳病的范围了。因此在探讨太阳病篇的内容时,其外延不宜任意扩大。之所以太阳病的篇的内容那么复杂,不过示人以急性热病开始阶段以后,可以发展为多种情况而已。

《伤寒论》阳明病的探讨

《伤寒论》的阳明病是急性热病的里证阶段,这个里证是热证、实证,必须予以明确。至于一般注解阳明中寒属阳明病的寒证，我认为不太恰当，阳明中寒是向太阴病转化的过渡阶段，六经辨证的动态观必须认清，否则把六经辨证看作僵死的框框，则有悖于辩证法的观点。

一、阳明的含义

《素问·至真要大论》："阳明何谓也？岐伯曰：两阳合明也。"高士宗解释为："有少阳之阳，太阳之阳，两阳相合而明，则中有阳明也。"高氏的解释是指阳明在太阳与少阳之间。柯韵伯以两阳合明，内外皆阳之象来解释阳明，是指阳明表里皆热，热势最甚而言。诚然，阳明阶段在急性热病过程中是热势最高的时期，但由于热盛耗气，人体阳气必然有所损耗。因此，如果按《内经》阴阳气各有多少来分三阴三阳，阳明正是二阳，是阳气有所耗损的阶段，与之并无矛盾。一是从邪热炽盛的角度来看阳明，一是从正气（阳气）的角度来看阳明，其含义虽有不同，但所代表的实质是一致的。

阳明属胃主里，在生理上具有腐熟水谷的作用，其性是喜燥恶湿。阳明有病，则腐熟水谷的功能障碍，每有糟粕存留，邪热入胃，则易于与肠中糟粕相结而化燥，这是因阳明的生理功能及其特性所形成的结果。按照手足十二经来说，阳明是包括足阳明胃及手阳明大肠经的，因此即使是单提胃，也应当有包括肠在内的概念。

二、阳明病的含义

《伤寒论》关于阳明病的提纲是："阳明之为病，胃家实是也。"所谓胃家实，即是指邪热入胃，与肠中糟粕相结化燥而言。尤在泾云："胃者汇也，水谷之海，为阳明之腑也。胃家实者，邪热入胃，与糟粕相结而成实，非胃气自盛也，凡伤寒腹满、便闭、潮热、转矢气、手足濈濈汗出等证，皆是阳明胃实之证也。"但亦有认为阳明病的提纲是包括经证及腑证。如章虚谷云："胃家者，统阳明经腑而言也；实者，受邪之谓。"

既然胃家实是阳明腑实证，有诸内必形诸外，胃实之外见者：里热盛则蒸蒸发热，由内达于外也；汗出则濈濈然，由内外溢也；无表证而不恶寒，里热盛而反恶热。故《伤寒论》182条指出："问曰：阳明病外证云何？答曰：身热汗自出，不恶寒反恶热也。"

柯韵伯云："按阳明提纲，以里证为主，虽有表证，仲景意不在表，为有诸中而形诸外也。或兼经病，仲景意不在经，为标在经而根于胃也。太阴阳明同处中州，而太阴为开，阳明为阖也。故阳明必以阖病为主。不大便固阖也，不小便亦阖也，不能食、食难用饱、初欲食反不能食，皆阖也。自汗、盗行，表开而里阖也；反无汗，内外皆阖也。种种阖病，或然或否，故提纲独以胃实为主。胃实不竟指燥粪坚硬，只对下利言，下利是胃家不实矣。故汗出解后，胃中不和而下利者，不称阳明病；如胃中虚，不下利者，便属阳明，即初硬后溏，水谷不别，虽死而不下利者，总为阳明病也。"柯氏之说未免绝对，不大便固为阖，但少阴之纯阴结，少阳之阳微结亦有不大便或初硬后溏；其他各症也是如此。下利因属太阴，但阳明胃实并非一定无下利之表现，热结旁流及协热利亦可认为与阳明有关。实则阳明，虚则太阴，两者本即可以互相转化，阳明篇中凡属胃中虚冷或阳明中寒，正代表了向太阴过渡的类型。

由于阳明病邪热较盛，治疗上比较急迫，故阳明有三急下证，陆九芝谓："其生死不过浃辰之间，即日用对病真方尚恐无及，而可药不中病，溷此中息危急之候乎？"说明了阳明病阶段，在治疗上应当特别重视，措施要果断及时，这样才可挽救病人生命。陆九芝《伤寒论·阳明病释》云："凡勘病必先能治伤寒，凡勘伤寒病必先能治阳明，苟阳明之能治，岂不可推以治六经哉！"说明了对阳明病之重视。

三、阳明病的成因

阳明病的成因有转属的，也有自发的，转属的可由太阳或少阳转来，自发的则是阳明本经感受外邪引起。

《伤寒论》26条："服桂枝汤，大汗出，大烦渴不解，脉洪大者，白虎加人参汤主之。"

170条："伤寒脉沉，发热无汗，其表不解者，不可与白虎汤；渴欲饮水，无表证者，白虎加人参汤主之。"

185条又有："本太阳，初得病时，发其汗，汗先出不彻，因转属阳明也。"

以上各条是指太阳转属阳明经证，病邪传里化热，而肠中并无燥屎阻结，仅是无形的热邪，弥漫于周身表里。

《伤寒论》181条："问曰：何缘得阳明病？答曰：太阳病，若发汗，若下，若利小便，此亡津液，胃中干燥，因转属阳明，不更衣，内实，大便难者，此名阳明也。"

188条："伤寒转系阳明者，其人濈然汗出也。"

240条："病人烦热，汗出则解，又如疟状，日晡所发热者，属阳明也……"

248条："太阳病三日，发汗不解，蒸蒸发热，属胃也……"

以上各条是指太阳转属阳明腑证，可因汗、下、利小便后，津液耗损，胃中干燥，邪热入胃，与糟粕相结成实。故张令韶云："燥气为阳明本气，燥气盛于上，则胃气实于中，故阳明燥气之为病为胃家实。"所谓蒸蒸发热、濈然汗出、日晡所发潮热如疟，皆是指有里实而言。

《伤寒论》265条："少阳不可发汗，发汗则谵语，此属胃……"

97条："……服柴胡汤已，渴者，属阳明，以法治之。"

185条："……伤寒，发热，无汗，呕不能食，而反汗出濈濈然者，是转属阳明也。"

以上条文是指少阳汗后，因伤津液而胃实谵语，或是转属阳明经证之热盛伤津而口渴。185条有呕及发热，恐是少阳病，反汗出濈濈然，是里热熏蒸的致汗出由内外溢也。

《伤寒论》187条："伤寒脉沉而缓，手足自温者，是为系在太阴。太阴者，身当发黄。若小便自利者，不能发黄，至七八日，大便硬者，为阳明病。"

本条为太阴病转属阳明，湿邪化燥，大便转硬，亦即"虚则太阴，实则阳明"之故。

其他如由少阴转属阳明，可以从少阴三急下证来理解，由于少阴阴虚热化，邪热内结进一步伤津，非急下而不能存阴。

厥阴转属阳明，则可从热厥的热深厥深，厥应下之来理解。

总之，转属的可以从其他五经转来，但主要的还是指太阳及少阳，特别是太阳为最多。

《伤寒论》183条："问曰：病有得之一日，不发热而恶寒者，何也？答曰：虽得之一日，恶寒将自罢，即汗出而恶热也。"

184条："问曰：恶寒何故自罢？答曰：阳明居中主土也，万物所归，无所复传，始虽恶寒，二日自止，此为阳明病也。"

注家认为此是指阳明本经感受外邪，而致先恶寒，后发热，因初起内热未盛故恶寒，但迅速化热而汗出恶热，先热化而后燥化，邪热随经入腑则燥化。尤在泾云："经邪不能聚，故传入腑则聚而不传，曰万物所归者，谓邪气离经入腑，聚而不行，如万物之归于土也。"陆九芝谓："为万物所归无所复传，治苟如法，病无不愈，此即阳明无死证之理。"我认为本条也是由太阳转属而来，太阳病时间短暂，未经解表，直接迅速化热所致。

以上说明了阳明病的成因，多为他经转属而来，后世根据《伤寒论》179条："问曰：病有太阳阳明，有正阳阳明，有少阳阳明，何谓也？答曰：太阳阳明者，脾约是也；正阳阳明者，胃家实是也；少阳阳明者，发汗利小便已，胃中燥烦实，大便难是也。"将太阳、正阳、少阳与三阳经相联系，谓太阳阳明是由太阳转属阳明，少阳阳明是少阳转属阳明，正阳阳明也是由太阳转属阳明，这样的话，太阳阳明与正阳阳明的区分有何意义？陆九芝的解释是可取的，谓："未病时因津液之素亏而阳旺者，为巨阳；因病中发汗、利小便，亏其津液而致阳旺者，为微阳；若其津液既非素亏，又非误治所亏，而病邪入胃，以致胃燥者为正阳。故所谓太阳者巨阳也，所谓少阳者微阳也，非三阳经之太阳少阳也。"因此陆氏认为181条是："此言病自太阳经传来，而有此巨阳、正阳、微阳之三种也。其不更衣者，即巨阳阳明之脾约者是；其内实者，即正阳阳明之胃家实者是；其大便难者，即微阳阳明之大便难者是。知三者之皆自太阳来。"说明了太阳阳明、正阳阳明、少阳阳明皆是从太阳而来。阳明病的成因可以有转属，可以有自发，在转属中可以由少阳转属阳明，但179条的少阳阳明并不是指由少阳转属阳明之谓，此不可混淆也。

四、阳明病的证治

阳明病的证治，可分阳明经证及阳明腑证之不同，经证是无形热邪弥漫于周身表里，治疗宜清，腑证则为邪热与肠中糟粕相搏结，而成胃实之证，治疗宜下。但阳明篇中尚有阳明中风及阳明中寒证，历代医家亦有不同看法。《伤寒论》190条："阳明病，若能食，名中风；不能食，名中寒。"尤在泾主张本条是阳明胃腑自中风寒之辨也。风为阳能消谷，寒为阴不能消谷，并认为阳明中风、中寒，或少阳中风，太阴少阴厥阴中风等，皆是本经自受风寒之证，非从太阳传来者也。《医宗金鉴》认为："太阳之邪传阳明病，有自中风传来者，有自伤寒传来者，当于食之能否辨之，若能食名中风，是自中风传来……不能食名中寒，是自伤寒传来……"与尤氏所论相反。柯韵伯认为本条是阳明初受表邪，与尤氏意见相似，但柯氏又谓本条是先辨胃家虚实，为诊家提纲，使其着眼处，不是为阳明分中风伤寒之法也。这点是有其卓见之处。程郊倩亦云："本因有热，则阳邪应之，阳化谷故能食，就能食者名之中风，犹云热则生风，其实乃瘀热在里证也。本因有寒，则阴邪应之，阴不化谷，故不能食，就不能食者，名之曰中寒，犹云寒则名寒，其实乃胃中虚冷证也。寒热于此辨，则胃气之得中与失过于此验，非教人于能食不能食处辨及中风、中寒之来路也。"此说与柯氏一致，是比较恰当的。由于阳明中风尚未成腑实，今列入阳明经证中分析之；阳明中寒是胃中虚冷，由于实则阳明，虚则太阴，阳明中寒尚未表现腹满下利，但属于阳明向太阴过渡的一个类型，列于阳明兼证中分析之。

1. 阳明经证

《伤寒论》198 条："阳明病，但头眩，不恶寒，故能食而咳，其人咽必痛；若不咳者，咽不痛。"

227 条："脉浮发热，口干鼻燥，能食者，则衄。"

阳明病发热，不恶寒，又能食，为阳明中风。邪热上干则头眩，犯肺则咳，咽为肺之门户，肺受热扰故必咽痛，若不咳则咽不痛，说明咽痛由肺热所致。非少阴之咽痛。口鼻干燥亦为阳明经气热盛的表现，脉浮亦属热盛，热迫血上升则衄，为热在气分伤及阳络所致。

阳明中风为郁热在胃，兼有肺热，类似温病中的伏气温病，一发病即出现内热的表现，故陆九芝认为温热起自阳明，因兼有肺热，故可见上述肺胃热盛的表现。

《伤寒论》189 条："阳明中风，口苦咽干，腹满微喘，发热恶寒，脉浮而紧，若下之，则腹满小便难也。"

221 条："阳明病，脉浮而紧，咽燥口苦，腹满而喘，发热汗出，不恶寒，反恶热，身重。若发汗则躁，心愦愦，反谵语；若加温针，必怵惕、烦躁、不得眠；若下之，则胃中空虚，客气动膈，心中懊侬，舌上胎者，栀子豉汤主之。"

222 条："若渴欲饮水，口干燥者，白虎加人参汤主之。"

223 条："若脉浮发热，渴欲饮水，小便不利者，猪苓汤主之。"

228 条："阳明病下之，其外有热，手足温，不结胸，心中懊侬，饥不能食，但头汗出者，栀子豉汤主之。"

189 条与 221 条治疗前的症状相似，唯 189 条有恶寒，221 条不恶寒反恶热且有汗出身重。189 条为三阳合病，恶寒是太阳病的表现，而非阳明病有表证。221 条汗出身重属阳明经热炽盛的表现，咽燥口苦为阳明燥热之证，腹满微喘为阳明腑实，但又无潮热谵语，故腑实不甚，可以看出此两条是由阳明经证向腑证发展的过程。189 条若下之则腹满小便难，是说病情进一步发展，因病实不甚，下之伤津液而小便难，下之前即有腹满，现仍腹满，示病情未减。221 条则指出可能有几种转归，如果误汗伤津，可促使成阳明腑实而致烦乱、谵语；若用火攻，则火邪内迫，亡其心阳，反致怵惕不安、烦躁不眠；若误下，邪热内扰胸膈，心中懊恼，舌苔微黄，可用栀子豉汤治疗。228 条亦有："阳明病，下之，其外有热，手足温，不结胸，心中懊恼，饥不能食，但头汗出者，栀子豉汤主之。"此条亦是阳明病下之，仍有身热，但邪热内扰胸膈而致饥不能食、心中懊恼，邪热上蒸而致头汗出，故亦用栀子豉汤清胸膈烦热。222 条是连接 221 条所述，若病情发展，气分热炽更甚，则宜白虎汤；若渴欲饮水，热甚伤津，则宜白虎加人参汤。223 条亦是接于 221 条以后，仍为阳明经热炽盛，不是大汗出伤津，而是水气不化，渴欲饮水，但又小便不利，则可用猪苓汤清热滋燥而利水。224 条又有："阳明病，汗出多而渴者，不可与猪苓汤，以汗多胃中燥，猪苓汤复利其小便故也。"指出了在阳明病时用猪苓汤的禁忌证，即虽然口渴，但出汗又多，虽然小便少，则是热甚伤津，而非水气不化，故不能用猪苓汤。猪苓汤证亦可作少阴阳虚热化，水热互结来理解，因热邪伤及肾阴，但又有水饮内停与热互结。

总之，这几条说明邪热属阳明经证的情况，在腑实不甚的情况下，不应攻下。在阳明病脉浮紧时亦不宜发汗，当然更不宜火攻了。

《伤寒论》201 条："阳明病，脉浮而紧，必潮热，发作有时；但浮者，必盗汗出。"

192 条："阳明病，初欲食，小便反不利，大便自调，其人骨节疼，翕翕如有热状，奄然发狂，濈然汗出而解者，此水不胜谷气，与汗共并，脉紧则愈。"

脉浮为热盛，紧为邪实在里，脉浮而紧与 189 条三阳合病的脉浮紧不同，此是从阳明经证向腑证发展的过程，潮热发作有时，则是已成腑实之证。如脉但浮，为阳明经热炽盛，阳热既炽，阴为所迫，寐则卫气不至，阴不内守而为盗汗。192 条小便不利，骨节疼，翕翕如有热状，为水湿郁滞，不从小便排出，反流入关节，郁久化热所致。能食，胃气尚强，正能抗邪，正邪交争之际，病人可有突然发狂，随即汗出而解，此正气能胜水湿之邪，因而湿邪与汗共并，排泄于体外。湿邪的脉当濡而无力，今脉紧有力而不濡，说明正气充沛驱邪外出，水湿之邪已解，此脉紧又代表了正气恢复之意。后世有称此种汗解的形式为狂汗。

《伤寒论》26 条："服桂枝汤，大汗出后，大烦渴不解，脉洪大者，白虎加人参汤主之。"

168 条："伤寒若吐若下后，七八日不解，热结在里，表里俱热，时时恶风，大渴，舌上干燥而烦，欲饮水数升者，白虎加人参汤主之。"

169 条："伤寒，无大热，口燥渴，心烦，背微恶寒者，白虎加人参汤主之。"

170 条："伤寒脉沉，发热无汗，其表不解者，不可与白虎汤，渴欲饮水，无表证者，白虎加人参汤主之。"

186 条："伤寒三日，阳明脉大。"

由以上几条可以看出，阳明经证是无形邪热弥漫于周身，因而表现表里俱热、心烦、脉浮或大，宜用白虎汤清阳明经热，如热盛伤津，而见大渴、舌上干燥者，则宜白虎加人参汤以清热生津。

2. 阳明腑证

《伤寒论》29 条："伤寒脉沉，自汗出，小便数，心烦，微恶寒，脚挛急，反与桂枝汤，欲攻其表，此误也，得之便厥……若胃气不和，谵语者，少与调胃承气汤……"

70 条："发汗后，恶寒者，虚故也；不恶寒，但热者，实也，当和胃气，与调胃承气汤。"

94 条："太阳病，未解，脉阴阳俱停，必先振栗，汗出而解，但阳脉微者，先汗出而解；但阴脉微者，下之而解。若欲下之，宜调胃承气汤。"

105 条："伤寒十三日，过经谵语者，以有热也，当以汤下之。若小便利者，大便当硬，而反下利，脉调和者，知医以丸药下之，非其治也；若自下利者，脉当微厥，今反和者，此为内实也。调胃承气汤主之。"

123 条："太阳病，过经十余日，心下温温欲吐，而胸中痛，大便反溏，腹微满，郁郁微烦，先此时，自极吐下者，与调胃承气汤；若不尔，不可与……"

207 条："阳明病，不吐不下，心烦者，可与调胃承气汤。"

248 条："太阳病三日，发汗不解，蒸蒸发热者，属胃也，调胃承气汤主之。"

249 条："伤寒吐后，腹胀满，与调胃承气汤。"

由以上几条可以看出，调胃承气汤的适应证是腹微满或胀满，心烦或郁郁微烦，蒸蒸发热，胃气不和而谵语。一般用本方的目的在于泄热或用于燥实不甚者。如 29 条的胃气不和而谵语，70 条的不恶寒但热，94 条的热甚伤津而阴脉微，105 条的里热下利而谵语，123 条的郁郁微烦和 207 条的心烦，248 条的蒸蒸发热，皆是用以泄热。249 条腹胀满则用以去燥实，但燥实必不甚，无腹满痛、绕脐痛或腹大满不通等症状。

《伤寒论》208 条："阳明病……若腹大满不通者，可与小承气汤，微和胃气，勿令至大泄下。"

209 条："阳明病，潮热，大便微硬者，可与大承气汤，不硬者不可与之。若不大便六七日，恐有燥屎，欲知之法，少与小承气汤，汤入腹中，转矢气者，此有燥屎也，乃可攻之。若不转矢气者，此但初头硬，后必溏，不可攻之，攻之必胀满不能食也，欲饮水者，与水则哕。其后发热者，必大便复硬而少也，以小承气汤和之。不转矢气者，慎不可攻也。"

213 条："阳明病，其人多汗，以津液外出，胃中燥，大便必硬，硬则谵语，小承气汤主之，若一服谵语止者，更莫复服。"

214 条："阳明病，谵语，发潮热，脉滑而疾者，小承气汤主之。因与承气汤一升，腹中转气者，更服一升，若不转气者，勿更与之。明日又不大便，脉反微涩者，里虚也，为难治，不可更与承气汤也。"

250 条："太阳病，若吐、若下、若发汗后，微烦，小便数，大便因硬者，与小承气汤和之愈。"

251 条："得病二三日，脉弱，无太阳、柴胡证，烦躁，心下硬，至四五日，虽能食，以小承气汤少少与微和之，令小安。至六日，与承气汤一升。若不大便六七日，小便少者，虽不受食，但初头硬后必溏，未定成硬，攻之必溏，须小便利，屎定硬，乃可攻之，宜大承气汤。"

由以上几条可以看出，小承气汤的适应证是多汗、谵语、潮热、烦躁、心下硬、腹大满不通、大便硬、脉滑而疾或脉弱。本方的应用一为泄热，一为通下（至少大便已硬），213 条的多汗、谵语，214 条的潮热、谵语，251 条的烦躁，皆为里热较盛的表现；251 条的心下硬、208 条的腹大满不通，为里实气滞的表现。小承气汤证虽有潮热，但脉滑疾属里热实而未甚；有烦躁、心下硬，示邪已传里，但脉弱指不紧、不弦、不大，且亦不沉实。因小承气汤泻下作用较缓，故称以小承气汤少少与和之，另外小承气还可用以测燥屎是否形成，作为用大承气汤的根据。

《伤寒论》208 条："阳明病，脉迟，虽汗出不恶寒者，其身必重，短气，腹满而喘，有潮热者，此外欲解，可攻里也。手足濈然汗出者，此大便已硬也，大承气汤主之……"

212条："伤寒，若吐若下后，不解，不大便五六日，上至十余日，日晡所发潮热，不恶寒，独语如见鬼状。若剧者，发则不识人，循衣摸床，惕而不安，微喘直视。脉弦者生，涩者死。微者，但发热谵语者，大承气汤主之。若一服利，则止后服。"

215条："阳明病，谵语，有潮热，反不能食者，胃中必有燥屎五六枚也。若能食者，但硬尔，宜大承气汤下之。"

217条："汗出谵语者，以有燥屎在胃中，此为风也。须下者，过经乃可下之。下之若早，语言必乱，以表虚里实故也。下之愈，宜大承气汤。"

220条："二阳并病，太阳证罢，但发潮热，手足漐漐汗出，大便难而谵语者，下之则愈，宜大承气汤。"

238条："阳明病下之，心中懊憹而烦，胃中有燥屎者，可攻。腹微满，初头硬，后必溏，不可攻之，若有燥屎者，宜大承气汤。"

240条："病人烦热，汗出则解，又如疟状，日晡所发热者，属阳明也。脉实者，宜下之；脉浮虚者，宜发汗。下之与大承气汤，发汗宜桂枝汤。"

241条："大下后，六七日不大便，烦不解，腹满痛者，此有燥屎也。所以然者，本有宿食故也，宜大承气汤。"

242条："病人小便不利，大便乍难乍易，时有微热，喘冒不能卧者，有燥屎也，宜大承气汤。"

252条："伤寒六七日，目中不了了，睛不和，无表里证，大便难，身微热者，此为实也，急下之，宜大承气汤。"

253条："阳明病，发热汗多者，急下之，宜大承气汤。"

254条："发汗不解，腹满痛者，急下之，宜大承气汤。"

255条："腹满不减，减不足言，当下之，宜大承气汤。"

以上各条可以看出，大承气汤的适应证是不恶寒、日晡所发潮热、手足漐然汗出、心中懊憹而烦或烦躁、谵语或独语如见鬼状、短气、腹满而喘或喘冒不能卧、大便硬或胃中有燥屎、大便难或不大便五六日以上、腹满痛或绕脐痛、目中不了了、睛不和、脉迟或实等症状。大承气汤重要用于燥屎内结，如何诊断燥屎？可以从几个方面测知。

一是转矢气：如209条以小承气汤测之，如转矢气者，为有燥屎。

二是小便利：如251条有"须小便利，屎定硬，乃可攻之，宜大承气汤"。

三是汗出：如208条有"手足漐然汗出者，此大便已硬也，大承气汤主之"。

四是谵语：如 215 条有谵语，指出胃中有燥屎五六枚；217 条有谵语，指出已有燥屎在胃。

五是潮热：209 条有"阳明病潮热，大便微硬者，可与大承气汤……"其他如 208、212、215、220、240 等条，亦均有潮热。

六是腹满、腹痛：如 241、254 条有腹满痛，255 条有腹满不减，减不足言，239 条还有"病人不大便五六日，绕脐痛，烦躁，发作有时者，此有燥屎，故使不大便也"。

阳明病有三急下证，指出津液将竭（253 条）、邪盛势急（254 条）或结热神昏（252 条），皆当急下之，用大承气汤急下存阴，以解除亢热自焚现象。

承气汤用于阳明腑证，在温病治疗过程中有了很大发展，《温病条辨》除此三承气外，尚有陷胸承气、护胃承气、宣白承气、导赤承气、牛黄承气、增液承气、新加黄龙等方，可分别在不同情况下选用。从现代医学角度分析，不论阳明腑证或阳明经证，皆可在各种急性传染病或感染性疾病的极期见到，常因高热可合并神昏、抽搐。

《伤寒论》247 条："趺阳脉浮而涩，浮则胃气强，涩则小便数，浮涩相搏，大便则硬，其脾为约，麻子仁丸主之。"

244 条："太阳病……如其不下者，病人不恶寒而渴者，此转属阳明也。小便数者，大便必硬，不更衣十日，无所苦也……"

245 条："脉阳微而汗出少者，为自和也；汗出多者，为太过；阳脉实，因发其汗，出多者，亦为太过。太过者为阳绝于里，亡津液，大便因硬也。"

246 条："脉浮而芤，浮为阳，芤为阴，浮芤相搏，胃气生热，其阳则绝。"

以上几条是太阳阳明脾约证，脉浮为阳强，芤为阴亏。趺阳脉浮而涩，浮为胃气强，涩为脾阴不足，均是指胃强脾弱，脾为之所约。脾失转输，不能四布，但输膀胱，故小便数，大便必硬，虽不更衣十日，亦无所苦。汗出过多为太过，太过则阳绝于里。绝作极字解，阳极于里即阳热亢盛，亡津液即津液耗损，阳无阴制则燥热益甚，肠中乏液以润，大便因而硬结，伤耗津液而为脾约之证。脾约则以麻子仁丸治之。

《伤寒论》233 条："阳明病，自汗出，若发汗，小便自利者，此为津液内竭，虽硬不可攻之。当须自欲大便，宜蜜煎导而通之。若土瓜根及大猪胆汁，皆可为导。"

203 条："阳明病，本自汗出，医更重发汗，病已差，尚微烦不了了者，此必大便硬故也。以亡津液，胃中干燥，故令大便硬。当问其小便日几行，若本小便日三四行，今日再行，故知大便不久出，今为小便数少，以津液当还胃中，故知不久必大便也。"

汗出，小便自利，皆使津液损耗而大便硬，因无里热或里热甚微，即所谓少阳阳明证。203 条尚有微烦不了了者，即是里热甚微的表现，不可攻下。如果不治疗，俟津液还于胃中，亦可自解大便；如果治疗，可用蜜煎导、土爪根或猪胆汁导之。

五、阳明病的兼证

阳明病在病程中亦可同时兼见其他证候，如兼太阳未解，兼见胃中虚冷，兼见发黄，兼见蓄血，兼见热入血室，兼见少阳，或三阳合病等，今分述之。

1. 兼太阳未解

《伤寒论》234 条："阳明病，脉迟，汗出多，微恶寒者，表未解也。可发汗，宜桂枝汤。"

235 条："阳明病，脉浮，无汗而喘者，发汗则愈，宜麻黄汤。"

太阳病初传阳明，仍有太阳中风或太阳伤寒的证候，则仍按太阳表证治疗。脉迟者，是太阳中风脉缓之所变，或谓脉迟乃邪在里成实，但汗出多为表虚，是阳明表虚里实见证。舒驰远认为此二条阳明病，纵有太阳表证未除，亦当以葛根与麻桂并用，不可专用麻桂治太阳而遗阳明，若不兼用葛根，阳明之邪何由得解，此说亦有一定道理。

2. 阳明中寒

《伤寒论》191 条："阳明病，若中寒者，不能食，小便不利，手足濈然汗出，此欲作固瘕，必大便初硬后溏。所以然者，以胃中冷，水谷不别故也。"

194 条："阳明病，不欲食，攻其热必哕，所以然者，胃中虚冷故也，以其人本虚，攻其热必哕。"

226 条："若胃中虚冷，不能食者，饮水则哕。"

243 条："食谷欲呕，属阳明也，吴茱萸汤主之。得汤反剧者，属上焦也。"

196 条："阳明病，法多汗，反无汗，其身如虫行皮中状者，此以久虚故也。"

197 条："阳明病，反无汗，而小便利。二三日呕而咳，手足厥者，必苦头痛，若不咳不呕，手足不厥者，头不痛。"

阳明病在形成腑证的过程中，其化热化燥的迟速，以及形成里实的程度，全靠胃气的盛衰，如胃阳不足则不能化热化燥，而是向相反的方向转化，因未达到太阴病的程度，所以阳明中寒成为由阳明到太阴的一种中间过渡的类型。因胃中虚冷，不能化谷，所以不欲食；小便不利，则津液不泄于下；手足濈然汗出，可以代表大便已硬（208 条），但小便不利，所以初头硬后必溏，即固瘕；胃中虚冷，虚阳外浮，故攻其热则犯虚虚，胃阳受损则哕；胃中虚冷，不能化谷，水饮亦不能化，故饮水则停于胃中，寒水相搏，胃气不降，则必上逆而哕；食谷欲呕，是胃中虚寒，不能化谷，寒气上逆而呕，故宜吴茱萸汤温胃降逆。得汤反剧则属上焦有热，非阳明中寒证。

《伤寒论》中阳明中风脉浮是阳明经热炽盛，脉浮紧则是向阳明腑证发展，故 201 条有脉浮盗汗出之说，而阳明中寒则是胃阳不足，不能透汗而出，盖汗生于水谷之精微，阳气所宣发也。汗液欲出不得，故怫郁皮中，身痒如虫行状。23 条亦有身痒，彼为邪郁肌表不能透达，宜小发汗以驱邪；本条为阳气不足，不能使汗畅达于表，治以温中扶阳。一为表实，一为久虚，两者不同，治疗各异。197 条为胃阳虚衰夹有水饮，二三日前水气向下则小便利，二、三日后水气向上则呕而咳；阳虚而水饮内阻，则手足厥冷；水饮上逆故头痛。如不见咳呕厥冷，则水饮亦不上逆，故头不痛。是咳呕厥为本，头痛为标；中寒水饮上逆为本，头痛、咳呕、厥冷皆为标。由此也可看出中医的标本概念，既有原发与继发，又有病因与症状，而且标本可以相移。

3. 阳明发黄

《伤寒论》199 条："阳明病无汗，小便不利，心中懊侬者，身必发黄。"

200 条："阳明病，被火，额上微汗出，而小便不利者，必发黄。"

206 条："阳明病，面合色赤，不可攻，必发热；色黄者，小便不利也。"

195 条："阳明病，脉迟，食难用饱，饱则微烦，头眩，必小便难，此欲作谷疸。虽下之，腹满如故，所以然者，脉迟故也。"

260 条："伤寒七八日，身黄如橘子色，小便不利，腹微满者，茵陈蒿汤主之。"

236 条："阳明病，发热汗出者，此为热越，不能发黄也；但头汗出，身无汗，剂颈而还，小便不利，渴引水浆者，此为瘀热在里，身必发黄，茵陈蒿汤主之。"

261条："伤寒，身黄发热，栀子柏皮汤主之。"

262条："伤寒，瘀热在里，身必黄，麻黄连翘赤小豆汤主之。"

以上几条是阳明湿热发黄，阳明病里热炽盛，但必有湿的因素存在，湿热熏蒸而致发黄。阳明病无汗或额上微汗出，或仅头汗出而剂颈还，再加之小便不利，湿无出路，与阳明里热相合，而有湿热熏蒸。湿热内蕴则又因身无汗或不得汗，湿热不能外泄；小便不利或小便难，湿热不得下泄，故熏蒸发黄。湿热郁蒸于上，故仅头汗出，颈剂而还。身无汗、小便不利与湿热内郁，互为因果，以致发黄。

195条谷疸，历代医家均认为本条是寒湿发黄，因为脉迟属寒，下后脾胃阳气受损，故腹满不减，中寒不能化谷，故虽饥而欲食，但食难用饱，饱则微烦。但我认为这是属湿热发黄，而且是属于热重者，因为湿热阻滞中焦，可以不欲食或虽饥欲食，不敢饱食，饱则上腹部痞满不适，甚至烦躁，亦可头眩，此其一。论中208条："阳明病，脉迟……大承气汤主之。"古人认为此脉迟为燥屎内结，气血郁滞不利所致，阳明发黄，湿热内蕴，亦可阻滞气血流畅，故当然亦可脉迟，此其二。论中255条有："腹满不减，减不足言，当下之，宜大承气汤。"用攻下之剂，腹满可以不减，或减不足言，为药轻病重，仍可继续应用攻下之剂，腹满如故，并不是茵陈蒿汤的禁忌证，此其三。《金匮要略》黄疸病脉证并治篇："谷疸之为病，寒热不食，食即头眩，心胸不安，久久发黄为谷疸，茵陈蒿汤主之。"不能认为《金匮要略》中的谷疸是湿热发黄，而《伤寒论》中的谷疸是寒湿发黄，且《金匮要略》谷疸中所描述的症状与《伤寒论》196条是一致的，此其四。由以上四点看来，195条仍属湿热发黄。

《伤寒论》259条："伤寒发汗已，身目为黄，所以然者，以寒湿在里不解故也。以为不可下也，于寒湿中求之。"

本条为寒湿发黄，因未记载其他症状，在阳明篇中未出方，而谓于寒湿中求之，为太阴发黄。

阳明发黄类似现代医学因急性感染疾病而出现的黄疸，如急性化脓性胆管炎、急性胰腺炎、大叶肺炎、败血症等，另外病毒性肝炎属于急性黄疸型者亦极相似。

4. 阳明蓄血

《伤寒论》257条："病人无表里证，发热七八日，虽脉浮数者，可下之。假令已下，脉数不解，合热则消谷善饥，至六七日不大便者，有瘀血，宜抵当汤。"

237条："阳明证，其人喜忘者，必有蓄血。所以然者，本有久瘀血，故令喜忘，屎虽硬，大便反易，其色必黑，宜抵当汤下之。"

202条："阳明病，口燥，但欲漱水不欲咽者，此必衄。"

阳明蓄血，从温病的角度分析：指热入营血，血属阴，其性濡润，血被热蒸，营气上潮，故虽口燥而不欲饮水；但欲漱水为邪热上炎，不欲咽则不同于热在气分的渴欲饮水矣。因热在血分，血热妄行则可衄血。如果热与旧有瘀血相结，则成蓄血证，因热与瘀血相结故大便硬，但血属阴，其性濡润，血与燥屎相混，则化燥为润，化坚为软，故反易排出。无表里证但脉浮数，发热至七八日，恐屎里实而下之，下后脉数不解，知非燥屎，而是热与营血相合。因胃中无燥屎故能食易饥，又经六七日不大便，则因热在血而病瘀血，故可用抵当汤治之。因邪入营血，神明受扰，故可见善忘、如狂、发狂等症。阳明蓄血，从现代医学角度来看，当属急性感染性疾病（如败血症等）或急性传染病而有消化道出血或其他部位出血者。

5. 热入血室

《伤寒论》216条："阳明病，下血谵语者，此为热入血室，但头汗出者，刺期门，随其实而泻之，濈然汗出则愈。"

本条是阳明病因经水适来而热入血室。下血是指经水适来，多数注家指本条是大便下血，根据《伤寒论》中的记载，热入血室四条，有三条提及妇人……经水适来、适断，而且在《金匮要略》中列入妇人杂病篇内，《伤寒论》条文前后均有连贯性，不能将本条孤立地来看，太阳篇三条热入血室均指出妇人，阳明篇一条虽未提及妇人，是古人文字简奥所省略，因此下血必为月经，另外在后世医案中亦未见有男子热入血室的记载，因此热入血室无分男女是不恰当的。本条因经水适来，血室空虚，热入血室，仅头汗出为内热不能发越，如能发越则蒸蒸汗出。此则热入血室，邪热熏蒸于上，故发谵语、但头汗出。先下血后谵语，示热邪不在胃，血室属少阳，故刺期门以泻肝之实，使热从外泄，故濈然汗出则愈。本条虽冠以阳明病，实为转属少阳，由于有谵语，以免误认为有燥屎内实。热入血室，如从现代医学角度分析，当属急性感染性疾病过程中，经期适来或适断，或者即为产褥感染。

6. 合病

（1）三阳合病：《伤寒论》219条："三阳合病，腹满身重，难以转侧，口不仁，面垢，谵语，遗尿。发汗则谵语；下之则额上生汗，手足逆冷；若自汗出者，白虎汤主之。"

本条虽为三阳合病，但阳明经的邪热较重。腹满属阳明，阳明又主一身肌肉，阳明热重故身重难以转侧；阳明热盛则口不仁；阳明主面，热邪蒸越则面垢；热盛于胃则谵语，热迫膀胱则遗尿。热蒸肌腠而自汗，故治疗宜用白虎汤清阳明之热。如妄汗则津液外泄，里热愈炽，谵语愈甚。误下则阴竭而阳无所附，额上汗出，为虚阳外脱之象，四肢厥逆，则转属厥阴寒厥之证。

（2）阳明少阳合病：《伤寒论》256条："阳明少阳合病，必下利，其脉不负者，为顺也。负者，失也，互相克贼，名曰负也。脉滑而数者，有宿食也，当下之，宜大承气汤。"

邪热内迫而下利，如脉见实大滑数的阳明脉，则阳明偏胜，不受木克，为不负，属顺证；如见弦脉，则木火偏旺，木必克土，为负，为失（指逆证）。脉滑而数为有宿食，是已有燥屎内结，热结旁流而下利，故用大承气汤通因通用。

六、阳明病的传变

邪入阳明，由于胃气的盛衰，误治后的转化，仍可使阳明热证向其他各经传变，举例如下：

1. 阳明转属少阳

《伤寒论》230条："阳明病，胁下硬满，不大便而呕，舌上白胎者，可与小柴胡汤。上焦得通，津液得下，胃气因和，身濈然汗出而解。"

本条与229条均是阳明病而用小柴胡汤治疗，229条虽是阳明病发潮热，但大便溏，小便自可，则非腑实，结合胸胁满不去，似为少阳转属阳明，则其发潮热可能是寒热往来定时之意。本条为阳明病，但胁下硬满及呕是转属少阳，舌上白苔为邪未入腑，故可用小柴胡汤和解表里，上焦宣通，津液得以输布而下达，胃气和则不呕，汗出邪去而解。

另外阳明病热入血室，也是属于阳明转属少阳之例。

2. 阳明转属太阴

如前所述，阳明中寒是属于阳明向太阴过渡的一个中间类型。阳明篇的寒湿发黄，因记载不详，也可以认为是由阳明转属太阴，由湿热发黄转变为寒湿发黄。

3. 阳明转属少阴

《伤寒论》223条的阳明病若脉浮发热，渴欲饮水，小便不利的猪苓汤证，是阳明热盛而伤津，变为阴虚且有水气不化，故用猪苓汤治疗，是转属少阴阴虚之证。211条的阳明病："发汗多，若重发汗者，亡其阳，谵语，脉短者死，脉自和者不死。"因汗多亡阳，其阴亦亏，胃中燥实而谵语。谵语脉当洪滑或沉实，脉与证相应，称为自和，可不死。如果脉短属阴脉，则病向少阴转化，阴阳两虚，由实证转为虚证，其证候亦当有所变化。

4. 阳明转属厥阴

《伤寒论》350条："伤寒，脉滑而厥者，里有热，白虎汤主之。"可以认为是由阳明转属厥阴的热厥。219条的三阳合病以阳明为主，误下以后额上生汗，手足逆冷，是阴竭而阳无所附，额上汗出为虚阳外脱，当属厥阴的寒厥，亦即所谓脱证。

总之，病在阳明，由于邪热较盛，治疗及时，则病可向愈；若不及时或误治，则病情还是要发展、转化的。所谓"阳明居中土也，万物所归，无所复传"是指邪气入腑聚而不行之意，而不是指阳明病不会传变了。同样，所谓"阳明无死证"亦是这个道理，即在阳明阶段，抓紧治疗，则多能痊愈；如治疗失宜，病情转化，由闭证而转为脱证，由阳明转入厥阴，阴竭而阳亡，最后阴阳离决，还是要死的。

七、阳明病的预后

前已述及，阳明病的邪热较盛，是急性热病中发热的高峰阶段，治疗及时适宜，热退而正复，治疗不当则可使病情转化，一般判断预后可以从下面三个方面考虑。

1. 神志改变

《伤寒论》210条："夫实则谵语，虚则郑声，郑声者重语也……"一般腑实的情况下有谵语，如果原来是谵语，渐变为郑声，由实证变为虚证，由阳证变为阴证，则预后不好。

2. 正气外脱

《伤寒论》210条后半段还有："直视谵语喘满者死，下利者亦死。"谵语而见直视，是阳热亢极，阴精告竭的表现，此时尚可急下以存阴。如果再出现喘满或下利，则为阴精竭绝，阳失依附，气从上脱而喘，气从下脱则利，此时由实证转为虚证，闭证转为脱证，阳证转为阴证，故预后不好。又205条阳明病心下硬满，攻后损伤胃气，下利不止，脾胃之气亦可衰败而脱，故预后不好；利止则脾胃之阳气恢复，还能与邪斗争，故预后较好。

3. 阳证见阴脉

《伤寒论》214 条："阳明病，谵语，发潮热……明日又不大便，脉反微涩者，里虚也，为难治。"阳证见阴脉，是正气内衰，为邪所胜，故云难治。211 条有："发汗多，若重发汗者，亡其阳，谵语，脉短者死，脉自和者不死。"因此时亡阳，其阴亦亏，胃中燥实而谵语。谵语脉当洪滑或沉实，脉与证相应，称为自和，可不死。如果脉短属阴脉，则病向少阴转化，阴阳两虚，由实证转为阴证，预后自当不好。

212 条谵语表现为独语如见鬼状，剧则发不识人，循衣摸床，惕而不安，微喘直视，将要向脱证转化，此时则须凭脉来判断预后，脉弦者生，弦为邪实而正气不虚，阴精未竭，犹有治疗余地；脉涩则营血衰竭，阳亢阴竭。阴阳将要离决，故预后不好。

以上是对阳明病预后的判断。《伤寒论》193 条有："阳明病，欲解时，从申至戌上。"对临床有无指导意义，仍需通过临床进一步观察之。

八、阳明病的治则

阳明病是里热及燥实之证，因此阳明病的治则是清、下二法，清法就是清其里热，下法就是泻其燥实，亦即《内经》指出的"热者寒之""实则泻之"的治则。

《伤寒论》90 条有："……本先下之，而反汗之，为逆；若先下之，治不为逆。"说明应当用下法治疗时，不宜发汗，否则如 218 条所谓"伤寒四五日，脉沉而喘满，沉为在里，而反发其汗，津液越出，大便为难，表虚里实，久则谵语"使病情加重。反之，如有表证或太阳未罢，亦不可早下，如 217条："汗出谵语者，以有燥屎在胃中，此为风也。须下者，过经乃可下之。下之过早，语言必乱，以表虚里实故也。"下之过早，亦可使病情加重。

阳明腑证治疗当用下法，在里实热证时，应根据病情轻重缓急，分别应用三承气汤予以攻下泄热，但阳明腑证亦有不可攻下者，如：

有表证：如 208 条："阳明病……若汗多，微发热恶寒者，外未解也，其热不潮，未可与承气汤……"如果误下，必致表热内陷，病势加剧。206 条："阳明病，面合色赤，不可攻之，必发热；色黄者，小便不利也。"面合色赤或谓阳气怫郁在表，或谓热在经也，均无阳明腑证的表现，下之则使病情发生变化。

病位在上：如 204 条："伤寒呕多，虽有阳明证，不可攻之。"伤寒呕多，胸膈热甚，胃气上逆，故使作呕，虽有阳明证，其热上聚于胸，未结于腹，故不可攻下。有谓呕多，邪尚未离少阳；有谓呕多属其气上冲，邪尚在太阳；有谓呕多，属中焦有寒邪而气逆，皆是从不同角度理解，说明未见阳明腑实证，不宜用攻下之剂。

胃气不实：如205条："阳明病，心下硬满者，不可攻之，攻之利遂不止者死；利止者愈。"说明心下硬满而不痛，是胃气不实，客气上逆所致，故不可攻，攻之则诛伐无过，势必损伤胃气，而发生下利，下利不止则脾胃之气有降无升，预后不良。如下利止则胃气未败，正气已复，故利止则愈。

屎未成硬：如209条以小承气汤探燥屎，"若不转矢气者，此但初头硬，后必溏，不可攻之，攻之必胀满不能食也，欲饮水者，与水则哕"说明不转矢气，攻之则伤胃阳，而有胀满不能食之变证，或欲饮水与水则哕的水逆证。

津液内竭：233条："阳明病，自汗出，若发汗，小便自利者，此为津液内竭，虽硬不可攻之。"说明津液损耗则大便硬，但是热不炽，故虽大便硬亦不能用承气汤类攻下。

《伤寒论》少阳病的探讨

《伤寒论》的少阳病是六经辨证中由阳入阴之枢纽，是正虚邪实比较突出的阶段，少阳按十二经脉来说，包括手少阳三焦与足少阳胆，因此温病的邪留三焦，叶天士认为"亦如伤寒中之少阳病"，实际上两者在辨证是一致的，由此亦可见六经辨证与卫气营血辨证是有其同一性的。

一、少阳的含义

少阳的含义是什么？按十二经脉来说，少阳是指手少阳三焦经脉及足少阳胆经脉；按照三阴三阳与六气的关系来说，少阳是主相火；其标本中见为："少阳之上，火气治之，中见厥阴。"指少阳与厥阴是互为表里；按照阴阳气各有多少来说，少阳为一阳。因此，在《内经》中少阳的生理功能是：少阳主春，为一阳，属相火，易动，生机旺盛，通利三焦，《素问·六节藏象论》："凡十一脏，取决于胆也。"李东垣解释："胆者，少阳春升之气，春气升则万化安，故胆气春升，则余脏从之。"指出胆在脏腑中所起的作用，能够使多脏腑的功能正常活动和发展，好像自然界万物都是循着春天生发之气在生长一样。《素问·阴阳类论》"一阳为游部"，王冰解释为："游，谓游行；部，谓身形部分也……散布精微，游行诸部也。"亦有解释游部者，谓其气化自手经至足经，自足经至手经，游行无定也。由于足少阳胆经络于肝，与肝相表里，故其生理功能亦有相似处。少阳既是游部，宜通畅为顺，就要不郁不结，郁则化火，结则痞满胀硬。

根据《伤寒论》六经辨证的规律，病始于太阳（巨阳），阳气很盛，继则为阳明（二阳），阳气有所耗减，再进一步发展至少阳（一阳），则阳气损耗更多，故在少阳是正虚邪实的局面。如果病情再进一步发展，则将由阳入阴，故少阳为阳经与阴经之间的枢纽。关于少阳在《伤寒论》中六经辨证的位置问题，历代医家争论不休，认为少阳是半表半里，而太阳主表，阳明主里，伤寒病势由表渐次入里，顺序应当是太阳、少阳、阳明，之所以列为太阳、阳明、少阳者，是根据《内经》而来，故陆渊雷云："仲景次少阳篇于阳明篇后，沿《热论》之名也。然仲景之少阳，来自太阳，传诸阳明……次少阳篇于阳明篇之后者，仲景之不得已，亦仲景之不彻底也。"有关少阳在《伤寒论》六经辨证的顺序问题，在总论中已详加讨论，兹不复赘。我认为《伤寒论》所归纳出来的六经辨证，是根据临床实践，以及在外邪侵犯人体后，按人体的正气（阳气及阴气）盛衰，结合所在经络与脏腑功能上所起的变化，分别列六种不同的阶段，是共性的东西；至于每种急性热病的临床表现当有其特殊性，因此六经传变问题，是各自按照其个性的发展去传变的。不要将多种急性热病所归纳出来的共性的东西，与每种急性热病所表现出来的个性传变相混淆，即共性中有个性，但共性不能代替个性。这样，概念明确，就可以无需争论了。

二、少阳病的含义

《伤寒论》中少阳病的提纲是："少阳之为病，口苦咽干目眩也。"程郊倩解释云："少阳在六经中典开阖之枢机，出则阳，入则阴，凡客邪侵到其界，里气辄从而中起，故云半表半里之邪。半表者，指经中所到之风寒而言，所云往来寒热、胸胁苦满是也；半里者，指胆腑而言，所云口苦咽干目眩是也。表为寒，里为热，寒热互拒，所以有和解一法。观其首条所揭，口苦咽干目眩之证，终篇总不一露，要知终篇无一条不具有首条之证也。"病在少阳，邪在半表半里。所谓半表半里，陆九芝解释为："太阳行身之后为表，阳明行身之前为里，独少阳行身之侧，以为前后之枢机，故为半表半里；又人身膈以上为阳、为表，膈以下为阴、为里，惟少阳居中道而介于膈之间，故亦为半表半里。少阳一经联络于阴阳出入之所，出则连及太阳，入则连及太阴，所以云半表者对太阳之全表言，所以云半里者对太阴之全里言，而其证则何者为半表里也……少阳则寒热往来，寒为表，热为里也。而又有胁痛耳聋在经之证，口苦咽干目眩在腑之证。则又以寒热胁痛耳聋为半表，而以口苦咽干目眩为半里何也？两胁不居身前后而居侧，两耳窹则闻，寐则不闻，口咽目开之则见，阖之则不见。此数者不可谓之表，亦不可谓之里，则谓之半表里而已矣。"按照经脉循行，少阳是居于太阳与阳明之间；按照"阳明者，两阳合明也"，阳明是在太阳与少阳之间。各是从不同角度来分析，因此不要将不同含义予以混淆，所以我认为半表半里是一个概念，而不是具体部位，因为中医的藏象学说本身就不是讲具体部位的，如果拿解剖学部位的脏腑来看藏象学说，就不好理解了。

关于少阳病提纲症状的解释，因少阳为相火所寄，相火以游行于表为轻，以郁结于里为重。胆热上腾则口苦，津为热灼则咽干，目为肝胆外候，少阳风木上升故目眩，因少阳是邪正相争于半表半里，而少阳病的提纲口苦、咽干、目眩，在太阳病、阳明病中都可见到，如189条"阳明中风，口苦咽干"，221条"阳明病，脉浮而紧，咽燥口苦"，67条"气上冲胸，起则头眩"，82条"心下悸，头眩，身瞤动"。因此单纯以口苦、咽干、目眩来确定少阳病尚觉不够。由于小柴胡汤是治疗少阳病的主方，因此96条小柴胡汤证的往来寒热、胸胁苦满、嘿嘿不欲饮食、心烦喜呕等，应当与少阳病的提纲合参。少阳是邪正相争于半表半里，邪胜则恶寒，正胜则发热，故见往来寒热；少阳经脉循布胸胁，故胸胁苦满；邪气从阳入阴，故嘿嘿不言貌；脾胃受损不能消化水谷，故不欲饮食；少阳属木，木火上逆，则心中烦扰；胆气横逆，胃失和降，故时时欲呕。柯韵伯云："呕渴虽六经俱有之症，而少阳阳明之病机在呕渴中分。"渴则属阳明，呕则属少阳。即97条："服柴胡汤已，渴者，属阳明也。"204条有："伤寒呕多，虽有阳明证，不可攻之。"

三、少阳病的证治

少阳病的分类，有分经证、腑证论治者，如前所述，陆九芝以胁痛、耳聋为少阳在经之证，以口苦咽干目眩为少阳在腑之证。前者以少阳经脉循行所表现的症状而言，后者为胆病相火上炎的表现，此种分类并无意义，因治疗皆用小柴胡汤。由于少阳为半表半里，内寄相火，柯韵伯则分邪在半表、邪在半里论治，邪在半表者，因制小柴胡以解虚火之游行，大柴胡以解相火之热结；若邪入心腹之半里，则有半夏泻心、黄连、黄芩等剂，因此等虽无寒热往来于外，但有寒热相搏于中，所以也是寒热并用，攻补兼施，不离少阳和解之治，这种分类较之分经证、腑证，有临床意义。由于半夏、生姜、甘草泻心汤证，黄芩汤及黄芩加半夏生姜汤证等，在太阳病的辨证论治已述及，兹不复赘。现将少阳病的证治——小柴胡汤证及黄连汤证分析如下，至于大柴胡汤证列入少阳病的兼证中予以分析。

《伤寒论》264 条："少阳中风，两耳无所闻，目赤，胸中满而烦者……"

265 条："伤寒，脉弦细，头痛发热者，属少阳……"

此二条，注家多认为是少阳自受风寒，我认为前条是发病一开始即在少阳，后条是由太阳病传来，前条风中少阳经脉，则风动火炎，风火上扰而耳聋目赤，胸中满而烦即胸胁苦满而心烦，为风热客于胸胁所致。弦脉属少阳，细为邪欲入里，头痛发热而不见太阳脉证，反而脉见弦细，故属少阳。

37 条："太阳病，十日以去，脉浮细而嗜卧者，外已解也；设胸满胁痛者，与小柴胡汤……"

96 条："伤寒五六日，中风，往来寒热，胸胁苦满，嘿嘿不欲饮食，心烦喜呕，或胸中烦而不呕，或渴，或腹中痛，或胁下痞硬，或心下悸，小便不利，或不渴，身有微热，或咳者，小柴胡汤主之。"

97 条："血弱气尽，腠理开，邪气因入，与正气相搏，结于胁下。正邪分争，往来寒热，休作有时，嘿嘿不欲饮食，脏腑相连，其痛必下，邪高痛下，故使呕也，小柴胡汤主之。服柴胡汤已，渴者属阳明，以法治之。"

99 条："伤寒四五日，身热恶风，颈项强，胁下满，手足温而渴者，小柴胡汤主之。"

101 条："伤寒中风，有柴胡证，但见一证便是，不必悉具。凡柴胡汤病证而下之，若柴胡证不罢者，复与柴胡汤，必蒸蒸而振，却发热汗出而解。"

266 条："本太阳病不解，转入少阳者，胁下硬满，干呕不能食，往来寒热，尚未吐下，脉沉紧者，与小柴胡汤。"

以上几条是小柴胡汤证的主要脉证。37 条脉浮细是与脉浮紧相对而言，脉不浮紧则表已解也，表解而正气尚未恢复，故嗜卧。如胸满胁痛，则属邪入少阳经脉，故宜小柴胡汤和之。96 条伤寒或中风五六日，正邪相争故往来寒热，少阳脉循胸胁，邪入其经故苦满，胆气不舒故默默，脾胃受损故不欲饮食，相火内炽故心烦，胆气犯胃故喜呕。柯韵伯云："盖少阳为枢，不全主表，不全主里，故六证皆在表里之间。"邪初入里，未有定处，所传不一，故有或见之证。陈修园云："盖少阳之气，游行三焦，在脏腑之外，十一脏皆取决之，故兼或然七证。"97 条则为仲景自注小柴胡汤证，解释胸胁苦满、往来寒热、嘿嘿不欲饮食、心烦喜呕之因。其中脏腑相连四句，成无己解释为："痛下为自外至内，经络与脏腑相连，气随经必传于里，故曰其痛必下。痛，一作病。邪在上焦为邪高，邪渐传里为痛下，里气与邪气相搏，逆而上行，故使呕也。"黄坤载解释为："脾脏胃腑以膜相连，一被木郁，则胃气上逆，脾气下陷，脾气既陷，则肝气抑遏而克脾土，其痛必在下部，此腹中作痛之故也。胃土既逆，则上脘填塞，君火不降，浊气涌翻，于是心烦而喜呕吐。胃气上逆而邪高，脾气下陷则痛下，痛下而邪高，此心烦喜呕之故也。"尤在泾解释为："胆寄于肝，地逼气通，是以其邪必从腑而入脏，所谓其痛必下也。邪高谓病所来处，痛下谓病所结处，邪欲入而正拒之，则必上逆而呕吐也。"以上几种解释，以尤氏解释较妥，因是少阳胆经病证，故以小柴胡汤升清降浊，通调经腑，和其表里，以转枢机。101 条所谓有柴胡证，但见一证便是，不必悉具，是指往来寒热、胸胁苦满、嘿嘿不欲饮食、心烦喜呕中的任何一症而言。266 条脉沉紧，沉为病去表而入里，紧是弦之甚，故仍主少阳病。99条颈项强有认为是太阳证未罢，而胁下满，是已入少阳；邪在表则手足热，手足温则属少阳。亦有认为头项两侧即是少阳经脉循行之部位，少阳经气不舒故亦见颈项强，但本条置于太阳篇内，则以太阳转属少阳解释较为恰当。口渴示邪尚未全入少阳，但胁下已满，有柴胡证，但见一症便是，不必悉具，故可用小柴胡汤和解枢机治之。

由于小柴胡汤证正气已虚，少阳仅有一阳，故服小柴胡汤后，必蒸蒸而振，却发热汗出而解。所谓蒸蒸而振汗出，即是战汗，凡正虚邪实，邪与正争则发战汗。如果正不虚，邪不甚，邪不能与正争，则不会战汗，只是自汗出而解。

小柴胡汤为和解枢机之剂，因小柴胡汤证寒热夹杂，虚实互见，用以驱邪而不伤正，以柴胡之轻清而解表邪，黄芩之清里以除郁热，姜枣甘草则微行辛甘发散之作用，再加人参以扶正气，亦提防三阴之受邪，故有疏利三焦气机，调达上下升降，宣通内外，运行气血之和解作用。凡属正虚邪实而往来寒热者，从现代医学角度分析，如急性感染性疾病有弛张热者，如急性胆囊炎、胆管炎、败血症等，用小柴胡汤治疗均有较好疗效。本方亦为急性热病夹湿者而设。

《伤寒论》173条："伤寒，胸中有热，胃中有邪气，腹中痛，欲呕吐者，黄连汤主之。"

胃中寒邪阻隔胸中之热，不得下降，故上逆作呕；胃中寒邪独治于下，故腹中痛。柯韵伯云："热不在表，故不发热；寒不在表，故不恶寒。胸中为里之表，腹中为里之里，此病在脏腑之半表里，非形躯之半表里。"柯氏认为在人体真有半表半里之部位，我认为半表半里是一个概念，并非有真正的部位，所谓半表半里，在148条阳微结中已经提到，是症状有半在里半在外的特点，半在里半在外主要表现是寒热夹杂，虚实互见，如阳微结之里实兼阳微，既有邪实又有正虚之脉沉细即是。小柴胡汤证在表之往来寒热，黄连汤证之寒热相搏于中（上热下寒），皆属少阳范畴。

黄连汤证，如从现代医学角度分析，凡属消化道传染病伴有呕吐者，以及急性感染性疾病后期如出现呕吐现象，皆可应用，亦为急性热病夹湿者而设。

四、少阳病的兼证

少阳病可以从太阳病传变而来，或是少阳病自受风寒，往往兼夹表证；少阳病在病程进展过程中，亦可因为误治，或者体质素虚，也可以同时兼见他证。一般常见兼证如兼见表证的柴胡桂枝汤证，兼见里实的大柴胡汤证及柴胡加芒硝汤证，兼见里虚的合用小建中汤证，兼水饮的柴胡桂枝干姜汤证，兼烦惊谵语的柴胡加龙骨牡蛎汤证，兼见热入血室等，今分述如下。

1. 兼表证

《伤寒论》146条："伤寒六七日，发热微恶寒，支节烦疼，微呕，心下支结，外证未除者，柴胡桂枝汤主之。"

本条为太阳之邪不解，转属少阳，或是发病之初，太少二经同时受邪所致。发热微恶寒、支节烦疼，仍有太阳之邪未解，微呕、心下支结，为少阳见证。因外证未去，故宜桂枝汤小柴胡汤合方，其量则减半用之，以发散表邪、和解少阳。

2. 兼里实

《伤寒论》104条："伤寒十三日不解，胸胁满而呕，日晡所发潮热，已而微利，此本柴胡证，下之以不得利；今反利者，知医以丸药下之，此非其治也。潮热者，实也，先宜服小柴胡汤以解外，后以柴胡加芒硝汤主之。"

103条："太阳病，过经十余日，反二三下之，后四五日，柴胡证仍在者，先与小柴胡。呕不止，心下急，郁郁微烦者，为未解也，与大柴胡汤下之，则愈。"

165条："伤寒发热，汗出不解，心中痞硬，呕吐而下利者，大柴胡汤主之。"

此三条为少阳兼有里实，104条十三日不解，是已过经，不在太阳矣，未下而有胸满及呕，为邪入少阳，但又日晡所发潮热，是兼有里实，但误用丸药下之，已而微利。虽有微利，病邪未解，柴胡证仍在，因少阳之邪未解，故先用小柴胡汤和解少阳，兼有里实发潮热，再用柴胡加芒硝汤治之。后两条为大柴胡汤证，其适应证为：往来寒热，心下急，郁郁微烦，或心中痞硬，呕不止或有下利。因少阳不解，兼见阳明里实阻结，必致胆胃气逆，腑气不通，故呕吐不止，心下急而郁烦，甚则心下痞硬，大便不通。见下利则为邪热下泄也。大柴胡汤中必有大黄，原方后注亦云："若不加，恐不为大柴胡汤。"

3. 兼里虚

100条："伤寒，阳脉涩，阴脉弦，法当腹中急痛，先与小建中汤。不差者，小柴胡汤主之。"

本条为柴胡证同时兼见建中证，阳脉涩主气血虚，阴脉弦主病在少阳，由少阳波及太阴，故腹中急痛。先与小建中汤温建中脏，调和气血，则腹痛得止，脉涩亦解，但脉弦未已，少阳证不差，故再予小柴胡汤和解少阳。

4. 兼水饮

《伤寒论》147条："伤寒五六日，已发汗而复下之，胸胁满微结，小便不利，渴而不呕，但头汗出，往来寒热，心烦者，此为未解也，柴胡桂枝干姜汤主之。"

往来寒热，心烦，胸胁满为邪入少阳，但胸胁满而微结、小便不利，则为邪犯少阳，阳郁不宣，疏泄失常，而致三焦壅滞，决渎失职，水饮内停所致。微结是对大结胸而言，与胸胁痞硬、心下支结同义，较胸胁苦满为重。气不化津则口渴，胃气尚和则不呕，阳郁不宣，蒸腾于头而汗出。为邪入少阳兼水饮内停之证。

5. 兼烦惊谵语

《伤寒论》107条："伤寒八九日，下之，胸满烦惊，小便不利，谵语，一身尽重，不可转侧者，柴胡加龙骨牡蛎汤主之。"

太阳病误下，邪陷少阳，故见胸满，下后虚其里，而热未除，故见心烦；因热而心神不宁，故惊惕不安；因下后津液受损，故小便不利；邪热入胃，故见谵语；少阳经脉行于身侧，故身重不能转侧。为表里俱病、虚实互见的证候。

6. 热入血室

《伤寒论》143条："妇人中风，发热恶寒，经水适来，得之七八日，热除而脉迟身凉，胸胁下满，如结胸状，谵语者，此为热入血室也。当刺期门，随其实而取之。"

144条："妇人中风，七八日续得寒热，发作有时，经水适断者，此为热入血室，其血必结，故使如疟状，发作有时，小柴胡汤主之。"

145条："妇人伤寒，发热，经水适来，昼日明了，暮则谵语，如见鬼状者，此为热入血室，无犯胃气及上二焦，必自愈。"

历代医家对血室的看法不一，成无己、方有执认为血室为营血停止之所，经脉留会之处，即冲脉，柯韵伯认为血室为肝，肝主藏血；张景岳认为血室即子宫，冲任之脉盛于此，则月事以时下，故名血室。实际上血室即是子宫，因为条文中也明确指出经水适来、适断。至于216条阳明病下血虽未指明出血部位，但《金匮要略》亦有此四条，均置于妇人杂病篇中，即知仍是妇人之病，下血乃指月经而言。关于热入血室的辨证，亦是众说纷纭，是虚证还是实证，仍应以临床现象来判断。故陆渊雷云："本非经来之时，因病而来，则逼血离经而为虚，本非经断之时，因病为断，则血瘀胞宫而为实，此程氏、方氏等之意也；本是经来之时，与病相值，则经必不畅而为实，本是经断之时，与病相值，则胞宫无血而为虚，此吴氏、汤本氏之意见。今味经文适字，是经水之来、若断，适与病相值，非因病而来、若断，则以后说为是。然病变万状，非常理所能强，虽适断适来俱为热入血室，而血之结否，仍当视其证候。"

热入血室的表现是：寒热往来，发作有时，如疟状，胸胁下满，昼日明了，暮则谵语，如见鬼状。其治疗方法：寒热如疟则病情较浅，可用小柴胡汤和解少阳，甚则谵语，如见鬼状，则可刺肝之募穴期门以泻其热；因病在下焦血室，与上二焦无关，故无犯胃气，即不应吐下，亦不应发汗治疗。

《温病条辨》中热入血室有竹叶玉女煎、护阳和阴汤、加减复脉汤仍用参方、加减桃仁承气汤之设，以辛凉退热、兼清血分为主，血分瘀热较重则逐瘀为先，邪去大半，余邪不解，则又有甘凉和阴、扶正补气之设，补充了血热为主的热入血室的治疗，可资参考。热入血室类似经期患急性感染性发热疾病。

7. 合病

《伤寒论》268 条："三阳合病，脉浮大，上关上，但欲眠睡，目合则汗。"

脉浮为太阳，大为阳明，上关上指脉搏长直有力，亦即弦脉。但欲眠睡似少阴病，但少阴病脉微细，本条脉为浮弦而大，是热甚而神志昏昏沉沉的嗜睡状，目合出汗为盗汗，由于阳热甚，阴不内守所致。寤则卫气行于阳，寐则卫气行于阴，内有伏热而卫气又行于阴，热迫液泄，则腠理开而盗汗出。

231 条："阳明中风，脉弦浮大而短气，腹部满，胁下及心痛，久按之气不通，鼻干不得汗，嗜卧，一身及目悉黄，小便难，有潮热，时时哕，耳前后肿，刺之小差，外不解。病过十日，脉续浮者与小柴胡。"

232 条："脉但浮，无余症者，与麻黄汤；若不尿，腹满加哕者，不治。"

本条条文未标明三阳合病，大多数注家认为是三阳合病，因脉弦属少阳，浮属太阳，大属阳明。太阳经腑闭塞，则不得汗、小便难；因不得汗及小便难，湿无去路，湿与热合，以致一身及目悉黄；腹满短气、鼻干时哕、潮热嗜卧，均为阳明湿热郁闭所致；胁下及心痛，久按之气不通，耳前后肿，均属少阳邪热壅聚不通所致。治宜宣泄湿热之邪，解表攻里均非所宜，先用刺法是泄经络闭塞之热，刺之小差，但外不解，病过十余日脉续浮，是邪热尚有外解趋势，故用小柴胡汤以解外。《医宗金鉴》谓："续浮之浮字，当是弦字，始与文义相属，则可与小柴胡汤。若俱是浮字，则上之浮，既宜用小柴胡汤，下之浮，又如何用麻黄汤耶？"此说有一定道理，因 232 条接本文云："脉但浮，无余证者，与麻黄汤，若不尿，腹满加哕者，不治。"由于病情危重，最后无尿为肾气衰竭，腹满并哕为胃气衰败，先后天俱竭，三焦阻塞，邪无去路，故云不治。本条一身及目悉黄，可知发黄较重，必然精神萎靡而嗜卧。

本条有耳前后肿，从条文上看，似乎一发病就有耳前后肿。张志聪说："耳前后肿，即伤寒中风之发颐证，但发颐之证，有死有生，阴阳并逆者死，气机旋转者生。"本条用小柴胡汤以转枢气机，恐与此有关。从现代医学角度分析，发颐类似流行性腮腺炎或是颜面丹毒，可能在古代腮腺炎比较严重，如合并急性胰腺炎，由于胰腺肿胀压迫总胆管，可以产生梗阻性黄疸，最后因麻痹性肠梗阻而腹满并哕，死亡于无尿的急性肾衰竭。如是颜面丹毒引起，则可合并败血症，中毒症状严重者，可有黄疸、臌胀、呃逆、身热等症，最后发生休克，亦死亡于无尿的急性肾衰竭。

五、少阳病的传变

少阳病的传变可以向两个方向发展，一是转属阳明，一是转属三阴。

1. 少阳转属阳明

《伤寒论》97条："……服柴胡汤已，渴者，属阳明，以法治之。"

265条："伤寒，脉弦细，头痛发热者，属少阳。少阳不可发汗，发汗则谵语，此属胃，胃和则愈；胃不和，烦而悸。"

以上两条说明少阳病如用小柴胡汤治疗后，如原来不渴转为口渴，则属热已入胃，亡津液而渴可知。少阳病发汗伤津液，胃中燥实，故有谵语。胃气和是自和，或用小承气、调胃承气和胃后则愈；如胃不和，因里热盛而烦；误汗亡津液，则心悸。少阳转属阳明，在呕渴中分，渴则属阳明，呕则仍在少阳，如204条："伤寒呕多，虽有阳明证，不可攻之。"呕多是邪在少阳，如转属阳明，则虽有阳明证，因少阳之邪未罢，故不宜攻下。97条"渴者，属阳明"即是。

2. 少阳转属三阴

《伤寒论》269条："伤寒六七日，无大热，其人躁烦者，此为阳去入阴故也。"

270条："伤寒三日，三阳为尽，三阴当受邪。其人反能食而不呕，此为三阴不受邪也。"

少阳为六经中由阳入阴之枢，如能食不呕，为在少阳之邪自解，故不转属三阴，如其人躁烦，而无大热，则可知非在三阳经之烦躁，而是阳去入阴。另外100条的少阳兼太阴虚寒腹中急痛，可以看作是少阳转属太阴。150条的太少并病而反下之，有下利不止，也可看作是少阳转属太阴之例。柯韵伯则认为阴是指里，不是指三阴，其谓："阴者，指里而言，非指三阴也。或入太阴之本而热结膀胱，或入阳明之本而胃中干燥，或入少阳之本而胁下硬满，或入太阴而暴烦下利，或入少阴而口干舌燥，或入厥阴而心中疼热，皆入阴之谓。"柯氏之说，似与《伤寒论》原意不合，因为热结膀胱就是热结膀胱；转属阳明就是转属阳明，或称之为此属胃；胁下硬满就是胁下硬满，此三者皆不称为阴。三阴当受邪，阳去入阴之所以称为阴，是指三阴经而言，而非里之通称也。

六、少阳病的治则

少阳病邪不在表，故不宜汗，汗之易使胃中燥实，而有谵语，此则转属阳明，如 265 条 "……少阳不可发汗，发汗则谵语，此属胃" 是也。少阳病亦不可吐下，吐下则耗气伤津，心神无主，故有惊悸，亦即成无己所谓 "吐则伤气，气虚者悸；下之则亡血，血虚者惊" 是也。由此可知少阳病不能汗吐下，李东垣又加上不能利小便，因此少阳有不可汗吐下利小便四禁。如果误治后，柴胡证已罢，则应按照 267 条："若已吐、下、发汗、温针、谵语，柴胡证罢，此为坏病，知犯何逆，以法治之。"

总之，少阳病因邪半在外半在里，其证有偏于外者，有偏于里者，且多寒热夹杂，虚实互见。因此治疗上要寒热并用，攻补兼施，既不宜汗吐下，又不宜利小便，故只宜和解一法，和里而解外，扶正而祛邪。

少阳病经治疗以后，其欲解时，为从寅至辰上，亦有待于临床上进一步验证之。

《伤寒论》太阴病的探讨

《伤寒论》的太阴病是急性热病的里证阶段，这个里是脾的虚寒证。一般注释认为太阴病并不都是虚证，也有属于实证，这也不太恰当，因为 "实则阳明，虚则太阴"，从动态的观点来看，太阴病不应当有实证的。如果有的是太阴与阳明的中间类型，则已不属太阴病了。

一、太阴的含义

太阴是指足太阳脾及其经脉，太阴与阳明同居中土，在正常生理情况下，水谷的腐熟、消化和排泄，分别由胃肠负担。而水谷精微物质的吸收、运化，则赖脾的作用。《素问·太阴阳明论》有："脾与胃以膜相连耳，而能为之行其津液，何也？岐伯曰：足太阴者，三阴也。其脉贯胃、属脾、络嗌，故太阴为之行气于三阴；阳明者，表也，五脏六腑之海也，亦为之行气于三阳。脏腑各因其经而受气于阳明，故为胃行其津液。" 指出脾为三阴，言其阴气盛，即人体的津液转输之处，阴气指人体的津液、精微而言。太阴为之行气于三阴，是指脾为胃行气于三阴，运阳明之气入太、少、厥三阴而言。足阳明胃经是足太阴脾经之表，是五脏六腑营养供给的地方，亦为之行气于三阳，是指胃为脾行气于三阳，运太阴之气入诸阳经，五脏六腑都能通过脾而接受来自胃中的水谷之精微，故脾为胃行其津液，说明了太阴的生理作用，及其与阳明的关系。如果脾能散精，水谷精微物质能被利用，则身体健康无病；若脾不能散精，则为病态，此阴津变为水湿，而为害于机体，故太阴主湿。

三阴经中太阴为开，指太阴为三阴经之表，以太阴为开，运用于《伤寒论》六经，则是指水谷精微的转输。如果失职，其表现为痞满、下利，亦即出现太阴病的情况了。

太阴与阳明互为表里，实则阳明，虚则太阴，太阴病是阳明病的反面，燥太过为阳明，湿太过为太阴；热为阳明，寒为太阴。

二、太阴病的含义

《伤寒论》关于太阴病的提纲是："太阴之为病，腹满而吐，食不下，自利益甚，时腹自痛，若下之，必胸下结硬。"太阴病属脾虚寒湿，脾主运化，脾阳受伤则其运化及升清降浊之功能失调，邪入太阴，从寒化湿，壅滞经气不通，故腹胀满而痛；脾受病必影响及胃，胃被寒湿所困，故食不下；胃气上逆则呕吐，脾阳下陷则自利益甚。如误下，则脾阳更衰，阴寒之邪结于胸下，故结硬。太阴病的脉象多浮缓（278 条）或脉弱（280 条）。除了太阴病提纲的症状外，太阴病尚可有手足自温（278 条）及自利不渴（277 条）。

太阴病的成因有三，一是由太阳误治而来，如 279 条有："本太阳病，医反下之，因尔腹满时痛者，属太阴也……"说明误下伤及脾阳，由太阳转属太阴。一是脏有寒，寒邪直中太阴而成，如 277 条有："自利不渴者，属太阴，以其脏有寒故也。"指寒邪直中太阴后，病从湿化，寒湿相合，故见自利不渴。一是由阳明转化而来，由于脾胃同处中焦，在阳明是热实为患，在太阴是寒湿致病，阳明腹满如胃家不实时攻下，则转属太阴。如 205 条："阳明病，心下硬满者，不可攻之，攻之利遂不止者死，利止者愈。"因胃家不实，攻下后转属太阴，而有下利，利遂不止则是由太阴转化为少阴，甚至转为厥阴寒厥，表示病情向恶化方面发展，预后不好；如果利止，则病仅在太阴，未发生传变，故预后好。

总之，太阴病是三阴，阴气尚盛，是阴经的开始，证候也比较单纯，仅是脾胃虚寒证，不似少阴有寒化热化，厥阴有寒厥热厥等险证，故病在太阴，有时可以自愈。

三、太阴病的证治

太阴病以自利腹满、呕吐食不下为特点，尤在泾则分为经证与脏证，以风寒所中，留连于经者称经证，入于脏则称脏证，既有经证又有脏证则称经脏俱病之证。所谓太阴经证即太阴中风，我认为是一发病即在太阴者，尚未出现吐利，或开始有腹胀满、不思食者，有四肢烦疼者，因无恶寒发热，所以不能称为太阴表证，太阴脏证即是指吐利而言。

《伤寒论》274 条："太阴中风，四肢烦疼，阳微阴涩而长者，为欲愈。"

278 条："伤寒脉浮而缓，手足自温，系在太阴，太阴当发身黄。若小便自利者，不能发黄。至七八日，虽暴烦下利日十余行，必自止，以脾家实，腐秽当去故也。"

风淫末疾，太阴中风可见四肢烦疼，但无寒热，脉阳微阴涩而长者，说明阳无病而是太阴受邪，涩是邪气将衰，长则气治，正盛邪衰，故为欲愈。此太阴中风可能是轻浅外邪直中太阴，或稍有呕吐下利，腹胀满，全身酸楚，四肢烦疼，但无表证的寒热，吐利很快自止，原文未提，仅提脉象，说明正能胜邪而自愈。

脉浮而缓，系在太阴，说明一发病而在太阴，缓脉为脾之本脉。脉虽浮，但无恶寒发热的表现，手足不热而温，故属太阴的脉证。太阴病可以发黄，但小便利则湿有去路，故不能发黄。太阴病可以下利，但因是三阴，阴气充足，故虽暴烦下利日十余行，亦可自止。

277 条："自利不渴者，属太阴，以其脏有寒故也，当温之，宜服四逆辈。"

自利不渴为里虚寒证，因太阴寒湿，故下利而不渴，亦即不用水之意，所谓脏有寒，即是指太阴寒湿，治宜温化寒湿，宜服四逆辈，即四逆汤、理中丸之类。

四、太阴病的兼证

1. 兼表证

《伤寒论》276 条："太阴病，脉浮者，可发汗，宜桂枝汤。"

由太阳转属而来，虽已是太阴病，但脉浮，仍有太阳表邪，故仍可用桂枝汤以辛甘发散。

383条："问曰：病发热头痛，身疼恶寒，吐利者，此属何病？答曰：此名霍乱，霍乱自吐下，又利止，复更发热也。"

386条："霍乱，头痛发热，身疼痛，热多欲饮水者，五苓散主之，寒多不用水者，理中丸主之。"

霍乱，主要表现为吐泻，按六经辨证应属太阴。霍乱初起有太阳表证，但随即吐利。亦可同时兼见吐利，此则属表里同病。如果吐利止，仍见发热，则为里气和，外未解。如果既有表证又有吐利，必当治里为主。吐利伤津液而欲饮水，又有表证，则宜五苓散化气行水，小便利则膀胱化气行水的功能恢复，津液能够上布，则口不渴，小便利则水湿从小便排出，水气不致上逆而呕吐止，大便亦可因之而实，下利亦当自止。且五苓散尚可兼以解表，使表邪从汗而出，里邪即从小便而去。如是寒湿为甚，不欲饮水，则宜理中丸温化寒湿。

372条："下利，腹胀满，身体疼痛者，先温其里，乃攻其表。温里宜四逆汤，攻表宜桂枝汤。"

本条在厥阴篇中是与热利相鉴别，实际上是属太阴虚寒下利，同时见有太阳表证，尤在泾列入太阴经脏俱病，亦即太阴表里同病，既有太阴虚寒下利，又有表证身体疼痛，里急自当救里，故宜四逆汤先温其里，里实气强则表可自解。如表仍未解，则再治其表证。91条亦与本条相类似，也是里急救里。163条的协热寒利用桂枝人参汤，则是表里两解之法。

太阴兼表证，从温病学来看，当属急性热病夹湿者，且以湿偏重为主，甚则为寒湿之证，从现代医学角度分析，多属肠道感染或食物中毒而吐泻，并伴有发热者。

279条："本太阳病，医反下之，因尔腹满时痛者，属太阴也。桂枝加芍药汤主之。大实痛者，桂枝加大黄汤主之。"

280条："太阴为病，脉弱，其人续自便利，设当行大黄芍药者，宜减之，以其人胃气弱，易动故也。"

病在太阳，不与解表，反攻其里，因而邪气乘虚内陷太阴，致腹满而时痛，但表证仍在，故宜表里两解，用桂枝加芍药汤调和营卫、缓急止痛；如果下后邪聚成实，由太阳转属阳明，用桂枝加大黄兼通实滞。如果其人脉弱，自利，而又见腹满时痛或大实痛，当用此二方时，因中焦虚寒，宜减量用之。指其太阴脉本弱，胃弱则脾病，是素有脾胃虚寒，因于外感误下后所造成。

2. 兼发黄

《伤寒论》259 条："伤寒发汗已，身目为黄，所以然者，以寒湿在里不解故也。以为不可下也，于寒湿中求之。"

本条为太阴寒湿发黄，因太阴虚寒故不宜下，仲景未出方，仅提于寒湿中求之，当从温阳祛湿治之。

五、太阴病的传变

太阴病的传变，也是向两个方面发展，由于太阴与阳明相表里，虚则太阴，实则阳明，故可以向阳明转入；另外，由于病情加重，可向少阴、厥阴转化。

1. 太阴转属阳明

《伤寒论》384 条："伤寒，其脉微涩者，本是霍乱，今是伤寒，却四五日，至阴经上，转入阴，必利，本呕下利者，不可治也。欲似大便而反矢气，仍不利者，此属阳明也，便必硬……"

本是霍乱吐利之证，正气虚弱，脉见微涩，微为阳虚，涩为津少，因吐利后所致。吐利止，伤寒之邪未已，至四五日传入阴经之时，还可再作下利，使正气更虚，故不易治。如不利，欲大便而反矢气，则说明胃气实而转属阳明，大便必硬，因吐利后伤津，伤寒之邪化热入里，而成阳明胃实之证。

其他如 187 条的太阴寒湿化燥而硬，亦是指太阴转属阳明。所谓转属阳明指大便硬耳。

2. 太阴转属少阴

《伤寒论》385 条："恶寒脉微而复利，利止，亡血也，四逆加人参汤主之。"

389 条："既吐且利，小便复利，而大汗出，下利清谷，内寒外热，脉微欲绝者，四逆汤主之。"

此二条均是霍乱吐利后，恶寒脉微而复利是接 384 条，至四五日传入阴经时还可再下利而言，利止则津液亦亡，恶寒脉微为阳虚，津亡而阳不虚者，津能再生，亡阳而津不亡者，其津亦无后继，故以四逆加人参汤以回阳生津，此属太阴转属少阴而见阴阳两虚者。后条亦是吐利后转属少阴阳虚，脉微欲绝亦是阳虚，内寒外热为虚阳外越，故以四逆汤温阳回阳。

3. 太阴转属厥阴

《伤寒论》388 条："吐利汗出，发热恶寒，四肢拘急，手足厥冷者，四逆汤主之。"

390条："吐下已断，汗出而厥，四肢拘急不解，脉微欲绝者，通脉四逆加猪胆汁汤主之。"

以上两条亦是霍乱吐下后，不仅阳虚，而且亡阳至厥，阴阳气不能顺接故手足厥冷，津液亦竭故四肢拘急，虚阳外脱而浮越故见发热，阳虚于内又不固外故有恶寒，治宜回阳救逆，用四逆汤或通脉四逆，甚则加猪胆汁益阴和阳。接389条亦有内寒外热、脉微欲绝，但尚未发生肢厥，故属少阴，如果发生肢厥则属厥阴，虽然是程度上的不同，但已有质的飞跃，从量变到质变，故两者不能等同视之。四逆汤在太阴病时可以应用，少阴病时也可应用，厥阴病时仍可应用，这是指本方温中散寒、回阳救逆的作用，不管是脾阳不足，或是肾阳不足，或是亡阳厥逆皆可运用。不要因为三阴均可用四逆汤，就认为是太阴也有厥逆，少阴也有厥逆，厥阴也有厥逆，要从病情的轻重上来看，还要从病情的发展上来看，从动态的观点看问题，就不会得出三阴皆有厥逆的结论了。

六、太阴病的预后

太阴病的预后，可以从脾阳的盛衰来推测预后，原来太阴虚寒，如果脾阳恢复，虚寒减退，则病可向愈，如278条有"……至七八日，虽暴烦下利日十余行，必自止，以脾家实，腐秽当去故也。"说明脾阳恢复，则下利可自止。又因太阴属三阴，正气中的阴气尚多，虽有吐下，但只要吐下停止后，阴阳可自和而愈。会不会阳复太过变为阳明病呢？根据187条是太阴转属阳明，但是这仅是大便硬而已，亦即所谓微阳阳明，决不可能变为潮热谵语、腹满而痛的胃家实。只能是脾阳恢复而告愈，而不是阳复太过的问题。274条有阳微阴涩而长者为欲愈，亦是指太阴微涩之脉而见来去皆长，是阴中见阳脉，长则气治，为脾阳恢复，而太阴病将愈的现象。

七、太阴病的治则

太阴病既是脾胃虚寒证，治疗原则当温运脾阳，故277条有："自利不渴者，属太阴，以其脏有寒故也，当温之，宜服四逆辈。"159条有："……理中者，理中焦……"以理中汤或丸、四逆汤为其主治。理中汤以温运脾阳为主，四逆汤则是温肾回阳，补火生土，以温肾助火而达到温运脾阳的目的，但是祛寒作用则以四逆汤较理中汤为胜。柯韵伯云："按理中四逆二方，在白术附子之别，白术为中宫培土益气之品，附子为坎宫扶阳生气之剂，故理中只理中州脾胃之虚寒，四逆能佐理三焦阴阳之厥逆也。后人加附子于理中，名曰附子理中汤，不知理中不须附子，而附子之功不专在理中矣。盖脾为后天，肾为先天，少阴之火所以生太阴之土，脾为五脏之母，少阴更太阴之母，与四逆之重剂，重于理中也。不知其义者，谓生附配干姜，补中有发，附子得生姜而能发散，附子非干姜则不热，得甘草则性缓，是只知以药性上论寒热攻补，而不知于病机上分上下浅深也。"柯氏之说，主要反复强调四逆与理中在病机上的区分。

太阴病尚有兼太阳表证者，或是太阳病未解误下引起，应视其有无下利清谷等里虚寒证，亦即视其脾阳虚衰的程度来决定，如果脾阳衰减不甚，则宜先表后里；如果脾阳衰减较明显，则应里急救里；如果表里俱甚，还可表里双解。解表的具体方剂如桂枝汤，温里的具体方剂为理中、四逆辈，表里双解的具体方剂如桂枝人参汤、桂枝加芍药汤等是。

至于太阴病欲解时，从亥至丑上，仍需通过临床进一步验证之。

《伤寒论》少阴病的探讨

《伤寒论》的少阴病也是急性热病的里证阶段，由于少阴病有的是虚寒证，有阳虚寒化及阴虚热化之分，因此少阴病有的是虚寒证，有的是虚热证。一般注释认为少阴病可以阳亡阴竭，实际上发展到阳亡阴竭，当属厥阴病的范畴，要注意六经辨证的整体性与动态性，才能符合辩证法的观点。

一、少阴的含义

少阴是指手少阴心经脉及足少阴肾经脉，心藏神而主火，肾藏精而主水，在正常的生理活动中，心火通过经脉下交于肾，肾水亦由阳气的升腾作用而上济于心，水火以三焦为通道，升降不息，相互协调，彼此制约，以成既济之用。肾精足，心神亦足，使人体保持正常的生理活动。

少阳为阳枢，阳稍虚便入于阴；少阴为阴枢，主水火二气，寒热杂居，寒热若有偏胜，即转入厥阴。柯韵伯云："少阳为阳枢，少阴为阴枢……呕者主出，阳主外也，寐者主入，阴主内也。"指枢机与阴阳出入有关。

肾主精，卫气出下焦是在肾精的基础上产生的，化气上行，卫外为固；肾主五液，入心为汗，心主血脉，营阴内守。因此太阳之作用全靠少阴水火所供养，太阳之阳盛，必因少阴之不虚，如心肾虚，则太阳亦必虚，故实则太阳，虚则少阴；表则太阳，里则少阴。

按照《内经》阴阳气各有多少来分三阴三阳，在阴经阳气都已衰少，少阴又为二阴，阴气亦少，故呈阴阳两虚，阳虚而极或阴伤而极，必然要转化，故少阴为阴中之枢纽。

二、少阴病的含义

《伤寒论》少阴病的提纲是："少阴之为病，脉微细，但欲寐也。"唐容川解释谓："微是肾之精气虚，细是心之血虚……血少故脉细，微属气分，旺则鼓动而不微。须知血属心所生，而流行于脉中，心病则阴血少而脉细；气属肾所生，而发生则为卫阳。卫阳出则醒，入则寐，所以有昼夜也。今肾气病则困于内，而卫阳不出。故但欲寐，只此四字，已将心肾水火血气之理，全盘托出。"以从少阴病的病机，说明了营卫与心肾的关系。张志聪则对少阴病阴阳两虚，则以少阴本热之阳与标寒之阴来解释。

少阴病为心肾两虚，阳虚则脉微，阴虚则脉细，但欲寐为阳气衰微的表现。但欲寐与37条的嗜卧不同，此嗜卧是邪去正复，精神尚未复原。但欲寐亦与231条的嗜卧不同，该嗜卧是里热甚而昏昏欲睡。本条是阴阳气血两虚，神志若明若昧，呼之则精神略振，须臾又恍惚入睡，为精衰神惫，懒言懒动，似睡非睡的表现。

少阴病中尚有不得眠，与但欲寐正相反，不得眠为肾水不足，心火独亢，心肾不交所致；但欲寐是从水化寒，不得眠是从火化热。

柯韵伯云："少阴为性命之根，少阴病是生死关，故六经中独于少阴历言死证。"柯氏谓少阴为性命之根是肾为先天之意，少阴病是生死关则不妥。观少阴篇死证并不比厥阴篇中死证多，病情亦不如厥阴篇重，所以说少阴病是生死关是不恰当的。诚然，少阴病阳虚进一步亡阳而厥，病人可以死亡，但是亡阳而厥已属厥阴病寒厥范围了，而不再是少阴病。如阳亢阴衰进一步发展为阴竭，以致阴阳气不相顺接而厥，亦是属于厥阴病热厥的范围了。厥阴病才是生死关头，六经中少阴所言死证皆是厥阴病，是在少阴篇中预测发生什么情况则死，是指病的动态发展变化，而不是静止的只在少阴病，这点如果不明确，则对学习厥阴病将有很大的困惑不解，甚至觉得厥阴病与临床无法结合。

三、少阴病的证治

少阴病的由来，多因太阳病误治汗多亡阳而恶寒，或汗后心阳不足而来，此在太阳篇中已加阐述，《伤寒论》283条："病人脉阴阳俱紧，反汗出者，亡阳也，此属少阴，法当咽痛，而复吐利。"尤在泾指本条是太阳转属少阴，脉阴阳俱紧，是太阳伤寒之脉也，法当无汗，而反汗出者，表阳已虚，其病不属太阳而属少阴，并认为太阳是少阴之表，少阴之邪从太阳飞渡者多也。阳明病亦可转属少阴阴虚之证，如223条的猪苓汤证。亦有从太阴病发展而来，如霍乱吐利后的亡阳脱液的四逆加人参汤证。以上皆称之为"传经"；如果素体阳虚，病初即见少阴病证者，则称直中。如282条："少阴病，欲吐不吐，心烦，但欲寐，五六日，自利而渴者，属少阴也。虚故引水自救，若小便色白者，少阴病形悉具。小便白者，以下焦虚，有寒，不能制水，故令色白也。"尤在泾谓此是少阴自受寒邪之证，寒初到经，欲受不可，欲却不能，故欲吐不吐，心烦，看似热证，以但欲寐征之，则可知少阴虚寒证；胸中阳气被遏，故心烦，欲吐不吐。至五六日，在经之寒入脏，故自利而渴，自利而渴者属太阴，自利而渴，亦脏虚而引水自救。如邪热消水作渴，小便色必黄色，此则小便色白，虽渴亦饮水不多而喜热，有别于阳热之口渴。因下焦虚寒，无阳以温，不能制水，故小便清长而色白。如外邪直中少阴，如属轻证，可以自愈，如290条："少阴中风，脉阳微阴浮者，为欲愈。"如较重者，则属两感，亦即少阴兼见太阳病之谓。

由于少阴是虚证，又属阴阳两虚，如果阳虚则寒化，阴虚则热化，今按此分述之：

1. 阳虚寒化

（1）阳虚阴盛：《伤寒论》323条："少阴病，脉沉者，急温之，宜四逆汤。"

324条："少阴病，欲食入口则吐，心中温温欲吐，复不能吐，始得之，手足寒，脉弦迟者，此胸中实，不可下也，当吐之；若膈上有寒饮，干呕者，不可吐也，当温之，宜四逆汤。"

225条："脉浮而迟，表热里寒，下利清谷者，四逆汤主之。"

385条："恶寒脉微而复利，利止亡血也，四逆加人参汤主之。"

325条："少阴病，下利，脉微涩，呕而汗出，必数更衣，反少者，当温其上，灸之。"

314条："少阴病，下利，白通汤主之。"

少阴病脉沉，指寒邪深入于脏，温之不容以不急也，故用四逆汤。324条胸中实是胸中有寒痰实邪阻滞，故饮食入口即吐，不进食时亦有欲吐不吐之感，胸阳被阻故手足寒，脉弦迟亦为寒痰阻遏阳气不布之象，故当吐之。如不是胸中实邪，而是膈上寒饮，则为阳气不化，而致水饮内停，水寒之气上逆而干呕，故不宜吐，应当用四逆汤温之。225条则为表热里寒，因里急自当救里，故亦用四逆汤温之。385、325条为阴阳两虚，脉微为阳虚，涩则为阴虚。因下利而使津液亦耗损，故曰亡血。寒邪上逆则呕，阳虚卫外不固则汗出，阳虚下陷则大便次数多，阴虚津少故大便量不多。314条少阴下利用白通汤，结合315条尚可见脉微，因阳气本虚，再加以下利，恐阳下脱，故以白通汤急通上下阳气，本方所治，当比四逆证为重。

四逆汤是以四逆为方名，当以四逆为主证，四肢厥逆是厥阴病的主要表现，为何厥阴寒厥用之，少阴阳虚阴盛也用之，太阴里证下利亦用之，究竟四逆汤以何经为主？四逆汤是以回阳救逆而应用于寒厥，自当是治疗寒厥的主方，但是寒厥中尚有格阳、戴阳之危象，故以通脉四逆、白通加猪胆汁等以辅佐之。因四逆温阳祛寒之力较强，故少阴阳虚、太阴虚寒皆可用之。

（2）阳虚水泛：《伤寒论》316条："少阴病，二三日不已，至四五日，腹痛，小便不利，四肢沉重疼痛，自下利者，此为有水气。其人或咳，或小便利，或下利，或呕者，真武汤主之。"

少阴病至四五日，腹痛下利，为阳虚阴寒之证，如小便利是纯寒无水，属附子汤证，今小便不利，乃夹有水气。水寒之邪外浸渍于肌表，故四肢沉重疼痛，内盛于里故腹痛自利，水气上犯于肺则咳，停滞于中而使胃气上逆故呕，均属水气变动不居之征，为阳虚不能化水之候，故用真武汤以温阳利水。真武汤用于阳虚水泛，四逆汤、附子汤用于阳虚阴盛，从现代医学角度来看，多属急性感染性疾病后期，全身抵抗力极度衰退，或合并心衰时，可以应用。

（3）阳虚身痛：《伤寒论》304条："少阴病，得之一二日，口中和，其背恶寒者，当灸之，附子汤主之。"

305条："少阴病，身体痛，手足寒，骨节痛，脉沉者，附子汤主之。"

肾主骨，阴寒内盛，阳气不流，营阴滞涩，故身体痛，骨节痛；四肢为诸阳之本，阳虚不能充实于四肢，故手足寒；脉沉为在里。其背恶寒者，亦阳虚阴盛之证，口中和为无口渴口燥等热象，故可用灸法，或用附子汤以温经散寒。

（4）下焦不固：《伤寒论》159 条："伤寒服汤药，下利不止……医以理中与之，利益甚。理中者，理中焦，此利在下焦，赤石脂禹余粮汤主之。"

306 条："少阴病，下利便脓血者，桃花汤主之。"

307 条："少阴病，二三日至四五日，腹痛，小便不利，下利不止，便脓血者，桃花汤主之。"

以上三条主要为下焦阳虚不固，以致下利不止，或便脓血，赤石脂禹余粮汤证主要是滑脱不禁，故以赤石脂、禹余粮固涩收敛，以止下利；桃花汤证因阳虚而下利脓血，腹痛绵绵，故以赤石脂涩肠止利，干姜温里散寒，粳米补益脾胃。桃花汤证，有主张下脓血是热邪所致，有主张是下焦虚寒引起，固条文简略，无法分析，以药测证，当属虚寒之证。如果原系热邪引起，日久阳气渐衰，滑脱不禁，是由热向寒转化，故本方用之亦属恰当。

2. 阴虚热化

（1）阴虚火旺：《伤寒论》303 条："少阴病，得之二三日以上，心中烦，不得卧，黄连阿胶汤主之。"

热气内动，入血伤阴，肾阴耗伤，不能上济心火，于是心火亢盛而心烦不眠，阴虚致卫不能入阴，故不得卧也；或是肾水不能上升，心火不能下降，心肾不交，而致不能安寐，故宜滋阴降火，用黄连阿胶汤治之。

（2）水热互结：《伤寒论》319 条："少阴病，下利六七日，咳而呕渴，心烦不得眠者，猪苓汤主之。"

本条与 226 条"脉浮发热，渴欲饮水，小便不利者，猪苓汤主之"当合看，本条必有小便不利，为热邪伤及肾阴，三焦气化失司，而致小便不利，水饮内停，与热互结之证。水渗大肠则下利，上逆于肺胃则咳呕，水蓄而津不化则渴，阴虚内热则心烦不眠。故用猪苓汤清热利水，滋阴润燥。

（3）阴虚咽痛：《伤寒论》310 条："少阴病，下利，咽痛，胸满，心烦，猪肤汤主之。"

311 条："少阴病二三日，咽痛者，可与甘草汤；不差，与桔梗汤。"

312 条："少阴病，咽中伤，生疮，不能语言，声不出者，苦酒汤主之。"

以上三条为少阴阴虚咽痛。下利日久而阴虚，阴虚则火炎而咽痛，虚热内扰故胸满、心烦，以猪肤汤滋阴润燥，则其火自平。如咽痛，无下利、胸满、心烦，则以甘缓之甘草汤缓之即可；如未效，佐以桔梗开泄散热。咽伤而生疮，以致语言不利，声不得出者，为痰热互结，咽部肿胀，故以苦酒汤涤痰消肿。

（4）迫血下行：293 条："少阴病，八九日，一身手足尽热者，以热在膀胱，必便血也。"

少阴病延至八九日，因热邪伤阴，故阴虚突出，热入膀胱，迫血妄行，故有便血。热入膀胱是指脏邪传腑，肾移热于膀胱，而发生尿血？还是膀胱泛指下焦部位，如 106 条太阳蓄血中所谓"太阳病不解，热结膀胱，其人如狂，血自下，下者愈……"124 条的"……以热在下焦，少腹当硬满，小便自利者，下血乃愈"。下血是指大便下血？历代医家看法并不一致，柯韵伯主张是尿血，认为与太阳热结膀胱血自下者，证同而来因则异。钱潢认为："必便血三字，前诸家均认为必出一阴之窍，恐热邪虽在膀胱，而血未必从小便出也。"喻嘉言则认为膀胱之血为少阴之热所逼，其出必趋二阴之窍。实际上二阴之窍皆可出血，是以血热妄行所致，与温病学中热入血分，病在下焦是一致的。一身手足尽热，有谓是阴病见阳，病将向愈，恐未必然，此是热邪深入，病势转重，而非由太阳出表。从现代医学来看，当属急性感染性疾病伴有出血之证。

四、少阴病的兼证

少阴病可以兼见太阳病，由于实则太阳，虚则少阴，一般称之为两感。少阴病也可兼见阳明病，因邪热内结可进一步伤阴，而非少阴阴虚内热，由虚热变为热盛。今将兼太阳与兼阳明分析如下：

1. 兼太阳病

《伤寒论》301 条："少阴病，始得之，反发热，脉沉者，麻黄细辛附子汤主之。"

302 条："少阴病，得之二三日，麻黄附子甘草汤微发汗，以二三日无里证，故微发汗也。"

少阴病开始时反发热，不是阳气回，而是有表邪，太阳病脉应浮，今脉沉，沉为在里，为素体阳虚，里有虚寒，复感外邪，故应表里同治。与 92 条的"二病发热头痛，脉反沉"是互文见义，92 条以太阳为主，此以少阴为主，故 92 条脉反沉，本条反发热，治疗麻黄细辛附子汤以温经发汗。302 条指出无里证，意即有发热之表证，少阴与太阳两感，应当用麻黄细辛附子汤，为何以甘草易细辛，因此已得之二三日，而非始得之，病势已较缓，津液亦渐耗，故去细辛之辛散，益以甘草之缓以治之。

313 条："少阴病，咽中痛，半夏散及汤主之。"

咽痛是太阳风寒外束，寒痰结于咽喉，故用半夏散及汤以散寒开结。因太阳风寒外束，故方中有桂枝以疏风散寒，风寒之邪与痰结于咽喉，故用半夏开结降痰，甘草以缓咽痛。本方散剂用白饮和服，与桂枝汤之啜热粥，同有助正散邪之义。

2. 兼阳明病

《伤寒论》320 条："少阴病，得之二三日，口燥咽干者，急下之，宜大承气汤。"

321 条："少阴病，自利清水，色纯青，心下必痛，口干燥者，可下之，宜大承气汤。"

322 条："少阴病，六七日，腹胀不大便者，急下之，宜大承气汤。"

大承气汤证是阳明病实证，少阴病的三急下证，可与阳明篇的三急下证合看，少阴如感受热邪，劫伤津液，而致胃腑燥实，也可以作为少阴转属阳明来理解，但非少阴阴虚内热，由虚热变为热盛的亢阳；而是阳明病应下失下，伤及少阴阴液而成。钱潢云："此条得病才二三日，即口燥咽干而成急下之证，乃少阴之变，非少阴之常也。然但见口燥咽干，未必是急下之证，亦必有胃实之证，实热之脉，其见证虽属少阴，而有邪气复归阳明，即所谓阳明中土，万物所归，无所复传。为胃家实之证据，方可急下，而用大承气汤也。其所以急下者，恐入阴之证，阳气渐亡，胃腑败损，必至厥躁呃逆，变证蜂起，则无及矣，故不得不急也。"钱氏指出之所以急下，就怕邪热再深入一步，而至厥阴变成厥阴热厥之证，而有阴阳气不相顺接，甚至热厥再进一步发展为寒厥，而有躁烦之虚阳外脱，呃逆则是胃土衰败等恶证出现，预后不好，故应急下之。自利清水，色纯青，是热结旁流，肝胆疏泄太过，心下必痛，口干且燥是燥屎内结，津液灼伤之故，失此不治，真阴将随之消亡。腹胀不大便则更是阳明腑实之证，故皆当急下之以存阴液。

五、少阴病的传变

少阴病的传变，一般说来由少阴传入厥阴，无论是寒厥或热厥，都表示病情恶化，预后不好，虽然理论上可以由阴转阳，但少阴不会转变为太阳病，同样少阴也不会转变为阳明病。因此，实则太阳，虚则少阴，少阴转属太阳的问题，只能从少阴兼太阳表证来理解，表里两解，温经散寒，而达到温少阴之里，同时又解太阳之表；阳明中土，万物所归，无所复传，少阴转属阳明的问题，可以从少阴感受热邪伤耗津液而致胃腑燥实，或阳明应下失下，伤及少阴阴液来理解。不能认为少阴阴虚内热，热太甚而转为亡阳，以致须急下存阴。当然少阴阴虚内热，亦可大便硬，所谓少阴转属阳明，亦只能如太阴一样，指大便硬而言。

1. 少阴转属厥阴寒厥

《伤寒论》295条："少阴病，恶寒身蜷而利，手足厥冷者，不治。"

296条："少阴病，吐利，躁烦，四逆者死。"

298条："少阴病，四逆，恶寒而身蜷，脉不至，不烦而躁者死。"

315条："少阴病，下利，脉微者，与白通汤；利不止，厥逆无脉，干呕烦者，白通加猪胆汁汤主之；服汤脉暴出者死，微续者生。"

317条："少阴病，下利清谷，里寒外热，手足厥逆，脉微欲绝，身反不恶寒，其人面色赤，或腹痛，或干呕，或咽痛，或利止脉不出者，通脉四逆汤主之。"

少阴病，阳虚阴盛，虚寒下利，故有恶寒身蜷，进一步发展而至寒厥，则可脉不至，虚阳外浮而躁烦或不烦而躁，都表示预后不好。315条白通汤证，除阳虚下利外，尚有微脉，是少阴本脉，故仍属少阴病范围，为预防向厥阴寒厥发展，恐其虚阳下脱，故用白通汤急通上下阳气。再进一步发展，下利不止，厥逆无脉，则纯属寒厥，且真寒之厥逆与假热之干呕心烦同时并见，是阳无所附欲上脱之兆，故除用白通汤通阳以外，加入猪胆汁、人尿引阳入阴，使阳气以上行下济，诸证可愈。服药后脉暴出，是无根之阳暴露，为虚阳欲脱，利并未好转，反而加重，孤阳独行，即将阴阳离决，故曰死。脉微续者，是被郁之阳渐复，则预后较好。317条为阳虚阴盛，已有阴盛格阳，故见里寒外热，身反不恶寒，面色赤；手足厥逆为已属厥阴寒厥，故脉微进一步发展为脉微欲绝；寒盛于里而腹痛，胃气上逆而干呕，上有假热而咽痛，阴液内竭故利止；因不是阳回利止故脉不出，此时如用四逆汤则嫌力弱，故用通脉四逆汤，即四逆汤倍干姜加葱白以通阳。

2. 少阴转属厥阴热厥

《伤寒论》294条："少阴病，但厥无汗，而强发之，必动其血，未知从何道出，或从口鼻，或从目出者，是名下厥上竭，为难治"。

本条不是寒厥，但厥无汗而强发之，知病人有身热、四肢厥逆、无汗之症状，属少阴病转属厥阴热厥之证。因无汗而强发之，欲使其体温下降，而发汗又属辛温之剂，故使热迫血妄行，或从口鼻而出，或从目出，既有四肢厥逆，又有阴血耗竭，故难以治疗。

其他如少阴三急下证，如进一步发展，阳亢而阴竭，使阴阳气不相顺接，亦可变为厥阴热厥，所谓热深厥深之证，仍可攻下治疗。

3. 少阴转属厥阴其他的厥

《伤寒论》309 条："少阴病，吐利，手足逆冷，烦躁欲死者，吴茱萸汤主之。"

吴茱萸汤在阳明篇中是以食谷欲呕用之（243 条），厥阴篇中是以干呕、吐涎沫用之（378 条），在少阴篇中是因吐利、手足逆冷、烦躁欲死用之。三者证候各异，但肝胃虚寒、浊阴上逆是一致的，因肝经有寒，寒邪夹浊阴之气上逆犯胃，以致中阳不振，脾气不升，胃气不降，故有欲呕、干呕、吐利、吐涎沫等症状，肝经与督脉会于巅顶，阴寒随经上达，清阳被扰，故见头痛以巅顶为甚，阳不宣达故四肢不温而逆冷。296 条有："少阴病，吐利，躁烦，四逆者死。"与吴茱萸汤证颇相似，但实质不同，吴茱萸汤证是因吐利，特别是以呕吐为主，因呕吐频作烦躁欲死状，其四逆是因呕吐而阳气一时不能敷布所致，与寒厥之真阳欲绝，虚阳外浮而躁烦，阴阳气不相顺接而厥是完全不同的。因此，吴茱萸汤的厥并不是真正的寒厥。

《伤寒论》318 条："少阴病，四逆，其人或咳，或悸，或小便不利，或腹中痛，或泄利下重者，四逆散主之。"

本条为肝气郁结，气机不畅，阳郁于内而厥，当属于气厥。其人或肺逆而咳，或气血郁滞而悸，或气机不畅而小便不利，或肝郁气滞而腹中痛，或土郁木贼而泄利下重，均是肝郁而气机不畅所致。

六、少阴病的预后

少阴中风，因得病轻浅，有时可以自愈。如《伤寒论》290 条："少阴中风，脉阳微阴浮者，为欲愈。"少阴中风为一发病即是阳虚寒重，今寸脉不浮而微，知邪不盛；少阴为里，邪入少阴，尺脉当沉，今不沉而浮，是阳气渐回，正气恢复，正能驱邪，故自愈。287 条："少阴病，脉紧，至七八日自下利，脉暴微，手足反温，脉紧反去者，为欲解也。虽烦下利，必自愈。"寒伤少阴，手足冷而脉紧，脉紧为有寒，少阴病脉紧为病在里，阳虚有寒故下利。至于脉暴微指脉已不紧，手足冷转变为手足反温，表示阳气恢复，寒邪欲去，故欲解。烦亦是阳回的表现，故可自愈。此二条均是以脉证不符，从脉来推测预后，前条阴脉当沉，反不沉而浮示阳气恢复；后条原为脉紧，反不紧而微亦示阳气恢复，寒邪得去。故均属预后好的象征。

288条："少阴病，下利，若利自止，恶寒而蜷卧，手足温者，可治。"

289条："少阴病，恶寒而蜷，时自烦，欲去衣被者，可治。"

292条："少阴病，吐利，手足不逆冷，反发热者，不死；脉不至者，灸少阴七壮。"

以上三条说明少阴阳虚之证，如果治疗后阳气恢复，表现下利止、手足温、反发热、时自烦，说明预后较好，脉虽不至指脉微细之甚者，尚可灸之，以加速阳气的恢复。身虽有恶寒而蜷卧，还可用温阳祛寒之剂，故曰可治。

295条："少阴病，恶寒身蜷而利，手足逆冷者，不治。"

298条："少阴病，四逆，恶寒而身蜷，脉不至，不烦而躁者，死。"

296条："少阴病，吐利，躁烦，四逆者，死。"

297条："少阴病，下利止，而头眩，时时自冒者，死。"

299条："少阴病，六七日息高者，死。"

300条："少阴病，脉微细沉，但欲卧，汗出不烦，自欲吐，至五六日自利，复烦躁不得卧寐者，死。"

前三条说明少阴转向厥阴寒厥，故见四肢厥逆，虚阳外脱而不烦但躁，或是躁烦，均表示病情发展及病情恶化，故预后不好。

后三条虽未提厥或四逆，但是头眩自冒为阳失依附而飞越于上，下利止为阴竭于下，阴竭阳脱，故为死候。息高者，为呼吸浅表，是肾气绝于下而肺气脱于上。上下离决，故亦为死候。少阴虚寒而汗出，有阳脱之趋势，不烦说明不是热证，欲吐为寒邪上逆，自利为将要下脱，加之再烦躁不得卧寐，为阴盛于内，阳气外脱之象，阴阳即将离决，故属死候。

总之，少阴病的预后，体现了阳回则生，阳亡则死，阴竭亦死。

七、少阴病的治则

少阴病为阴阳两虚。阳虚者，治疗宜温，如323条："少阴病，脉沉者，急温之。"但阴虚者，则不宜温。

少阴病除兼有表证外，不可发汗，因少阴病里虚，阳虚者宜温阳，阴虚者宜养阴，故285条有："少阴病，脉细沉数，病为在里，不可发汗。"286条有："少阴病，脉微，不可发汗，亡阳故也……"

少阴病亦不可下，除非兼见阳明有三急下证，一般少阴病是阳虚或阴虚为主，故应禁用下法，如286条："少阴病……阳已虚，尺脉弱涩者，复不可下之。"说明阳气已衰，再攻下伤阴，可致亡阳亡阴之变。

少阴病亦禁用火劫发汗，如 284 条有："少阴病，咳而下利，谵语者，被火气劫故也，小便必难，以强责少阴汗也。"本条因少阴病津液已虚，再以火劫迫汗，必致小便难，胃中干而谵语，此是外来的阳热加之所致，而非本身阴虚热化，变为阳明腑实之证。故柯韵伯亦指出本条非转属阳明也。

少阴病亦不可吐，如 324 条："少阴病……若膈上有寒饮，干呕者，不可吐也，当温之，宜四逆汤。"膈上有寒饮，指少阴病阳虚不化，水饮内停，水寒之气上逆而为干呕，因胃阳亦虚，故不能用吐法再伤脾胃之阳，应当用温阳祛寒的方法来治疗。

总之，少阴病的治疗，阳虚者宜温阳，阴虚者宜养阴。汗、吐、下法及火劫，均属禁用，否则伤正，而促使病情恶化。

《伤寒论》中尚有"少阴病欲解时，从子至寅上"，需要通过临床进一步观察之。

《伤寒论》厥阴病的探讨

《伤寒论》的厥阴病，是六经辨证的最后阶段，历代医家对厥阴病的争论最多，看法极不一致，因而在学习中往往感到比较困难，有人认为厥阴病在临床上很少见，有人甚至对厥阴病采取否定的态度，我认为探讨厥阴病应当结合临床实践，不能空谈理论，这样可能有助于对厥阴病的认识，结合临床实践是结合急性热病的临床实践，这样就可以看出在临床上厥阴病并不少见，为了更清楚地认识厥阴病，可以从以下几个方面来认识它

一、厥阴的含义

厥阴从脏腑经络来说，包括手厥阴心包经脉及足厥阴肝经脉，心包之火以三焦为通路，可达于下焦，与肾水互相协调；心包又为心之外围，代心用事。肝主藏血，主疏泄，性喜条达，在体合筋。心包与肝都内藏相火，体现了阴中有阳。在正常生理情况下，肝气条达，肝火不郁，心包敷布，三焦畅达。厥阴与少阳相表里，柯韵伯云："厥阴主肝，而胆藏肝内，则厥阴热证，皆少阳相火内发也，要知少阳厥阴，同一相火，相火入于内是厥阴病，相火

出于表为少阳病。"指出了少阳与厥阴的关系。

《素问·至真要大论》云："厥阴何也？岐伯曰：两阴交尽也。"高士宗《素问直解》解释为："由太而少，则终有厥阴，有太阴之阴，少阴之阴，两阴交尽，故曰厥阴。"说明厥阴为三阴之终尽。《素问·阴阳类论》："一阴至绝，作朔晦。"厥阴为阴至尽，故算至绝，阴尽则阳生。阳生是朔，阴尽是晦，故曰作朔晦，指厥阴具有阴中有阳及阴尽阳生的特点。按阴阳气各有多少而分三阴三阳，则厥阴为一阴。根据以上特点来看，《伤寒论》中六经辨证的厥阴是六经的最后阶段，正邪相争至最后阶段，邪盛正去则亡，正复邪去则生。由于厥阴尚有阴尽阳生的含义，此阴与阳为一对矛盾，代表了正与邪之间的关系，正邪之间的阴阳消长，对疾病的恢复或死亡，具有决定性的意义。

二、厥阴病的含义

《伤寒论》中关于厥阴病的提纲是："厥阴之为病，消渴，气上撞心，心中疼热。饥而不欲食，食则吐蛔，下之利不止。"这是厥阴病的定义。但是这个定义并不能准确地解释什么是厥阴病。故古代医家对厥阴病的提纲只是随文解释。如陈修园谓："厥阴之上，风气主之，中见少阳，是厥阴以风为本，以阴寒为标，而火热在中也，至厥阴而阴已极，故不从标本，从乎中见。"意思是说厥阴虽阴已极，但火势为中见，故厥阴病提纲之主证有寒热夹杂。《医宗金鉴·伤寒论注》则谓："故其为病，阴阳错杂，寒热混淆，邪至其经，从化各异。若其人素偏于热，则邪从阳化，故消渴，气上撞心，心中疼热……等阳证见矣。若其人素偏于寒，则邪从阴化，故手足厥冷，脉微欲绝……等阴证见矣。"

近代医家对厥阴病的看法，多是根据丹波元简的意见分为两个类型：一为上热下寒，一为寒热胜复。我认为这两个类型还是不能反映出厥阴病的本质，陆渊雷认为："伤寒厥阴篇竟是千古疑案，篇中明称厥阴病者仅四条，除首条提纲有证候外，余三条文略而理不清，无可研索。"

那么，厥阴病的含义究竟是什么？厥阴病首先必定有厥阴阴尽阳生的特点。从临床上来说，厥阴病是六经病的最后阶段，必定有病情危重，是生死存亡的重要关头这样一个特点。因此，我认为厥阴病的本质是阴或阳衰微到极点，阳气衰微到极点则发生寒厥（阳衰阴盛），阴气衰微到极点是热厥（阳亢阴竭）。因此厥阴病的现象必然是以"厥"为主，没有厥则不是厥阴病。有了这个前提，厥阴篇的内容就好理解了。厥阴的阴尽阳生含义，在厥阴病的热厥表现是已有亢阳，而寒厥表现是阳回则生，一是指邪气，一则为正气。在厥阴篇中主要是寒厥与热厥，能顷刻之间阴阳离决，所以是生死存亡的重要关头。当然厥阴篇中还有其他的厥，但并不等于所有的厥都是厥阴病。

《伤寒论》中关于厥的定义，337条："凡厥者，阴阳气不相顺接便为厥。厥者，手足逆冷是也。"在正常情况下，即使是少阴病的阳虚，出现手足寒，在其未向寒厥转化以前，还是微弱的阳气参与能和阴气交往联贯，此时不得称之为厥或四肢逆冷，已经变为寒厥，即是发生了阴阳气不相顺接，此时才会出现四肢厥逆，或手足逆冷。所谓逆冷，即是由手足寒，向肘膝关节方向逐渐冷却了。因此手足寒与手足厥逆，不仅是程度上的差别，而且也是本质上的不同了。所以少阴病的阳虚与厥阴病的寒厥，不仅有量变，而且也有质变。

《伤寒论》少阴篇有许多寒厥的条文，我认为要从动态的变化来理解六经辨证，寒厥在少阴篇不一定就认为寒厥是少阴病，就好像太阳篇中有阳明病，有少阳病，有太阴病，有少阴病，有厥阴病的内容一样，不能认为这许多内容都属于太阳病。六经辨证如果分割开来看，不把它看作有互相内在联系的东西，则将失去对急性热病全过程动态观察的意义。有人认为六经都有厥，则更是把六经辨证看成孤立的、互不联系的东西了，这是不符合唯物辩证法思想的。

阴阳气不相顺接，热阻于内，表现为阳亢阴竭，亦即柯氏所称"相火内发"，此称为"热厥"。如果寒盛于内，表现为阴盛阳亡，则称为"寒厥"。也有认为厥阴能敷布于内，少阳则转枢于外，互相协调，则阴阳气互相顺接；如厥阴不能敷布，阳郁于内，少阳不能转枢于外，则出现热厥；如厥阴阴尽，而少阳不生，则出现寒厥。认为厥是阴阳出入，消长失调的结果。

厥阴病的第二个特点，应当是心包和肝的病。急性热病发展至热厥或寒厥阶段，多半伴有神志昏迷的表现，可以用邪入心包来解释；所表现的四肢厥逆，可以用肝失条达，气机不能通畅，以致阴阳气不相顺接来解释，因此热厥与寒厥（包括脏厥）是完全符合厥阴病，而且是代表了厥阴病最本质的东西的。至于其他的厥，如肝郁于内、气机不畅的气厥，肝胃虚寒、寒浊上逆的厥，肝热胃寒、寒热错杂的蛔厥，或可属厥阴病的范围。至于冷结膀胱关元之厥，痰阻胸中之厥，水停心下之厥，寒热错杂、下寒上热之厥，虽然发生阴阳气不相顺接的过程亦与肝失疏泄有关，但很大程度上可能还是与厥阴病相鉴别而列入厥阴篇的。

有人认为寒极生热，或热极生寒，并且在这个变化的过程中，出现寒热错杂是厥阴病的本质，乌梅丸是厥阴病的主方。我认为厥阴病为正气与邪气斗争的最后阶段，首先肯定正气是虚的了。如果正气不虚，早已正胜邪却。既然是最后阶段，寒极自己是不会生热的，只有通过治疗，以扶阳的手段才能生热（回阳），以消除寒极，寒极如果是自己生热，只能是厥阴篇中所述的"除中"证，"格阳""戴阳"证，为真寒假热，即将阴阳离决，而不是寒热错杂证。热极生寒也只能是真热假寒，表现为热厥，也不是寒热错杂证。乌梅丸的寒热错杂证，表现为肝热胃寒，蛔厥则是由于一时性的剧烈疼痛，所表现的阴阳气不相顺接，而不是阴或阳衰微到极点，只要疼痛解除，其一时性的阴阳气不相顺接即可消失。因此，我认为蛔厥的寒热错杂不是厥阴病的本质。由于热厥在正气衰败下可以向寒厥转化，此时常出现寒热夹杂的情况，由原来的真热假寒（不是寒热夹杂），转化为真热真寒（寒热夹杂），由于机体内环境的紊乱，也可在临终前吐蛔，如果说厥阴病的本质是寒热错杂，在这种情况下的寒热错杂现象，或许能代表厥阴病的本质，这时针对寒热错杂的情况也可以用乌梅丸治疗，但是并不能与一时性的阴阳气不相顺接的蛔厥相等，两者有本质上的不同。如果以一时性的阴阳气不相顺接的蛔厥作为厥阴病的本质来看待，那就显得太局限了。

三、厥阴病的由来

厥阴病中的厥证很多，但主要的是寒厥与热厥，今就寒、热二厥的由来，归纳如下。

1. 寒厥之由来

（1）由阳经传来：《伤寒论》29 条："伤寒脉浮，自汗出，小便数，心烦，微恶寒，脚挛急，反与桂枝汤，欲攻其表，此误也，得之便厥……"

219 条："三阳合病，腹满身重，难以转侧，口不仁，面垢，谵语，遗尿。发汗则谵语，下之则额上生汗，手足逆冷，若自汗出者，白虎汤主之。"

以上两条，前条可以看作是由太阳传入厥阴，后条是由阳明传入厥阴。由太阳传入者，由于素体阳虚，复感外邪，误汗亡阳而寒厥；由阳明传入者，指阳明邪热充斥内外，应以白虎汤清之，若妄汗使津液外泄，里热愈炽，而谵语愈甚，可能会导致厥阴热厥；误下则阴竭而阳无所附，故额上汗出，四肢逆冷，转为寒厥。

（2）由阴经传来：《伤寒论》388 条："吐利汗出，发热恶寒，四肢拘急，手足厥冷者，四逆汤主之。"

390 条："吐已下断，汗出而厥，四肢拘急不解，脉微欲绝者，通脉四逆加猪胆汁汤主之。"

吐利，原属太阴，又加之汗出亡阳，而有四肢厥逆，阴寒内盛故恶寒，浮阳外越故发热，阳亡而津亦亏，不能滋养筋脉故四肢拘急，脉微欲绝亦是亡阳之脉，为由太阴转厥阴寒厥之证。

《伤寒论》38 条："太阳中风，脉浮紧……大青龙汤主之；若脉微弱，汗出恶风者，不可服之，服之则厥逆，筋惕肉瞤，此为逆也。"

295 条："少阴病，恶寒身蜷而利，手足逆冷者，不治。"

296 条："少阴病，吐利躁烦，四逆者，死。"

298 条："少阴病，四逆，恶寒而身蜷，脉不至，不烦而躁者，死。"

315 条："少阴病，下利，脉微者，与白通汤；利不止，厥逆无脉，干呕烦者，白通加猪胆汁汤主之。"

以上几条，说明少阴传入厥阴的情况，38 条原为太阳病大青龙汤证，如脉微弱，汗出恶风，则非太阳病，而是少阴阳虚之证，误服大青龙汤则发汗亡阳，转属为厥阴寒厥。315 条原为少阴病下利，因阳虚脉微，可用白通汤；但如阳虚下利进一步发展，下利不止，且厥逆无脉，则为阴阳之气不相顺接形成寒厥，心烦干呕为阴寒内盛，而格阳于上，故用白通加猪胆汁汤宣通上下阳气。其他各条亦均是少阴阳虚寒化的进一步发展，而至手足逆冷，甚则浮阳外越而躁烦，均属病情危重之势。

（3）直中引起寒厥：《伤寒论》362 条："下利，手足厥冷，无脉者，灸之不温，若脉不还，反微喘者死……"

368 条："下利后，脉绝，手足厥冷，晬时脉还，手足温者生，脉不还者死。"

370 条："下利清谷，里寒外热，汗出而厥者，通脉四逆汤主之。"

以上几条，可以认为是寒邪直中厥阴而下利，并四肢厥逆，为一开始即出现寒厥，无脉或脉绝，均示阴阳气不相顺接，如果灸之不温，或治疗后脉不还，则预后不好，如果出现微喘，则是真气欲脱，故为死候。如果里寒外热，为阴盛于内，格阳于外，故可用通脉四逆汤主之。

2. 热厥之由来

（1）由阳经传来：《伤寒论》332 条："伤寒始发热六日，厥反九日而利，凡厥利者，当不能食，今反能食者，恐为除中，食以索饼，不发热者，知胃气尚在，必愈。恐暴热出来而复去也。后三日脉之，其热续在者，期之旦日夜半愈。所以然者，本发病六日，厥反九日，复发热三日，并前六日，亦为九日，与厥相应，故期之旦日夜半愈。后三日脉之而脉数，其热不罢者，此为热气有余，必发痈脓也。"

341条："伤寒发热四日，厥反三日，复热四日，厥少热多者，其病当愈。四日至七日热不除者，必便脓血。"

348条："发热而厥，七日下利者，为难治。"

以上几条，说明在急性热病过程中，开始有发热，而后出现厥逆下利，或开始有发热下利，以后出现厥逆者（如344、345条），可能是从阳经传来。因《伤寒论》7条曾有"病有发热恶寒者，发于阳也；无热恶寒者，发于阴也"之谓。

（2）由阴经传来：《伤寒论》294条："少阴病，但厥无汗，而强发之，必动其血，未知从何道出，或从口鼻，或从目出者，是名下厥上竭，为难治。"

本条但厥无汗，知病人有身热肢厥，属少阴病转属厥阴热厥之证，因无汗而强发之，发汗又属辛温之剂，故使热迫血妄行，既有肢厥又有阴血耗竭，故曰难治。

少阴篇中有三急下证，可以看作是少阴感受热邪，劫伤津液，而致胃腑燥实，或是阳明应下失下，伤及少阴阴液，因此属少阴病，此时尚可急下存阴，如再进一步发展，发生肢厥，则是阳盛阴衰，阴为热邪所阻，阴不能与阳连贯，就将发生厥阴热厥。

（3）直中引起热厥：《伤寒论》350条："伤寒，脉滑而厥者，里有热，白虎汤主之。"

334条："伤寒先厥后发热，下利必自止，而反汗出，咽中痛者，其喉为痹；发热无汗，而利必自止，若不止，必便脓血，便脓血者，其喉不痹。"

336条："伤寒病，厥五日，热亦五日，设六日当复厥，不厥者，自愈。厥终不过五日，以热五日，故知自愈。"

以上各条，说明疾病一开始即出现厥逆，并出现发热下利，或开始厥逆，后有发热，则是外邪直中厥阴而病。350条白虎汤证置于厥阴篇，也说明一开始在厥阴，即是热厥，而非传经引起。

成无己认为传经之邪为热厥，直中阴经受邪是寒厥，后世医家亦皆持此论，我认为这个论点是不恰当的，也是不符合临床实际的，传经之邪可以是热厥，也可以是寒厥，直中阴经可以有寒厥，也可以是热厥。成氏在《伤寒明理论·四逆》中谓："伤寒始者，邪在皮肤，当太阳阳明受邪之时，则一身手足尽热；当少阳、太阴受邪之时，则手足自温，是表邪渐缓而欲传里也……邪传少阴，为里证已深，虽未至厥，而手足又加之不温，是四逆也；若至厥阴，则手足厥冷矣。"成氏指出邪传少阴，手足不温，邪至厥阴，手足厥冷，倒是符合临床实际，由阳入阴，阳气减退的情况，符合传经之邪引起寒厥的临床表现，但是不符合成无己本人所一再强调的传经之邪为热厥的结论。另外成氏所谓邪在少阴四逆，邪至厥阴则厥逆亦不妥，四逆即是厥逆，《伤寒论》中指出："厥者，手足逆冷是也。"少阴阳虚寒化，当是手足寒，如305、324条即是，手足逆冷或四逆，指手足寒已有向肘膝发展的趋势，手足逆冷或厥逆不仅较手足寒有程度上的差别，而且也有本质的不同。

关于传经之邪为热厥，直中阴经受邪是寒厥，成无己以后，也有不同看法，如陈修园云："凡传经俱为热证，寒邪有直中而无传经，数百年来，相沿之法也。余向亦深信其然，及临证之久，则以为不然。直中二字，《伤寒论》虽无明文，而直中之病则有之。有初证即见三阴寒证者，宜大温之；有初病即是三阴热证者，宜大凉之，大下之，是寒热俱有直中，世谓直中皆为寒证者非也。有谓递次传入三阴，尽无寒证者，亦非也……至云寒邪不相传，更为不经之说。"陆九芝亦云："明乎六经皆有传经，皆有直中，则为热为寒，岂可论经而不论证哉。"实际上厥阴篇中条文先厥后热者，即是外邪直中引起的热厥，不是寒厥，亦即《灵枢·邪气脏腑病形》所指"邪之中人也，无有常，中于阴则溜于腑，中于阳则溜于经"之谓。

四、厥阴病的证治

厥阴病的现象是以厥为主，因此厥阴病的证治分寒厥、热厥与其他的厥三类，以分析其辨证和治疗的问题。

1. 寒厥

《伤寒论》353条："大汗出，热不去，内拘急，四肢疼，又下利，厥逆而恶寒者，四逆汤主之。"

354条："大汗，若大下利而厥冷者，四逆汤主之。"

以上两条为厥阴寒厥四逆汤证。353条可能原为太阳病，过汗后，阳亡于外，寒盛于内，寒主收引，腹中挛急故内拘急，寒邪侵及四肢或四肢为诸阳之本，阳虚不能敷布四肢，故出现四肢疼，寒盛于内而下利。354条则为大汗大下后，形成阴盛阳亡的寒厥。故用四逆汤以回阳救逆。

《伤寒论》370条："下利清谷，里寒外热，汗出而厥者，通脉四逆汤主之。"

390条："吐下已断，汗出而厥，四肢拘急不解，脉微欲绝者，通脉四逆加猪胆汁汤主之。"

此两条亦是厥阴寒厥，里寒外热亦是真寒假热，为阴盛格阳的表现，但又有汗出为真阳之气外越而欲脱也。吐下已断，阳气当复，但汗出而厥，四肢拘急，脉微欲绝是阳亡阴竭，较通脉四逆汤证病情尤为严重。由于寒厥的本质是阳气衰微到极点，甚至阳气欲脱，故治疗要回阳救逆，轻者用四逆汤，如阴盛于内，格阳于外，则可用通脉四逆汤急回外越之阳，甚则加猪胆汁以益阴和阳。

《伤寒论》315条："少阴病，下利，脉微者，与白通汤；利不止，厥逆无脉，干呕烦者，白通加猪胆汁汤主之，服汤脉暴出者死，微续者生。"

少阴病下利，可用白通汤，但进一步发展，下利不止，厥逆无脉，则阴阳气不相顺接矣。干呕烦躁是阳无所附，将欲上脱的表现，故除用白通汤通上下之阳，并加入猪胆汁以引阳入阴，使阳气上行下济，诸证可愈。服药后脉暴出，是无根之阳暴露，为虚阳欲脱，故曰死。如脉微续者，是被郁之阳渐复，则预后较好。

以上各条寒厥，都是大汗、下利或大下利后引起，按照现代医学观点是低血容量休克（脱水性休克），一般预后较好，阳回则生，热厥转化而来的寒厥，按照现代医学观点是属于暖休克转化为冷休克，往往见于感染性休克的晚期。预后很差。由热厥转化而来的寒厥，与大汗、大下利等脱水所形成的寒厥，有本质上的不同。从中医理论分析热厥是真热假寒，热厥转化为寒厥，当是真热真寒，即将阴竭阳亡，阴阳离决，故预后不好。

2. 热厥

《伤寒论》厥阴篇中热厥的特点是热、厥、利并见，因此在厥阴篇中的一些热利条文，应当看作是与热厥有关的重要条文，兹将一些条文分析如下：

《伤寒论》332条："伤寒始发热六日，厥反九日而利，凡厥利者，当不能食，今反能食者，恐为除中，食以索饼，不发热者，知其胃气尚在，必愈。恐暴热来出而复去也。后三日脉之，其热续在者，期之旦日夜半愈。所以然者，本发热六日，厥反九日，复发热三日，并前六日，亦为九日，与厥相应，故期之旦日夜半愈。后三日脉之而脉数，其热不罢者，此为热气有余，必发痈脓也。"

341 条："伤寒发热四日，厥反三日，复热四日，厥少热多者，其病当愈。四日至七日热不除者，必便脓血。"

336 条："伤寒病，厥五日，热亦五日，设六日当复厥，不厥者，自愈。厥终不过五日，以热五日，故知自愈。"

热厥可能先发热，后厥而利；或开始发热下利，以后出现厥逆；或开始即有厥逆，以后出现发热下利。热盛可以便脓血，至于条文中所列日数，如厥几日，热几日，仅是对比厥与热的程度而言，视其热甚还是厥甚，以作预后的判断，并非真的厥几日，热几日，再厥几日。古今医家多数困于日数不解，实际上临床所见热厥在厥的同时，身必高热，甚至谵语。由于是厥、热、利同时并见，类似现代医学中毒性肠道感染的感染性休克，因此厥阴病中的热厥并不少见。只是古今医家受厥阴病提纲的框框所约束，虽然也有人怀疑乌梅丸只是治疗蛔厥的主方，似不能作为治疗厥阴病的主方，但究竟厥阴病的主方是什么？厥阴病的表现是什么？其本质又是什么？仍有必要深入探讨。

关于热厥过程中有关厥几日，热几日的问题，陆九芝倒是能够看得很清楚。陆氏云："……此其热固是热，而其厥则更是热，非当其热时则为热，而当其厥时即为寒也。""自有不明此语者，妄谓在热则为热，在厥即为寒，是一气也，而五日能寒，五日能热，则当此五日厥时用热药，续五日热时用寒药，而如厥后变热，则前五日之热药必为祸，热后复厥，则前五日之寒药必为灾，天下岂有此等病情，此等治法乎？"陆氏能认识到厥阴病中有热厥是可贵的，但是陆氏不了解热厥可以向寒厥转化，不认识与热厥密切有关的下利，反将下利条文归于阳明病中，是所见不到之处。

后世绝大多数医家，认为《伤寒论》中厥几日，热几日是寒厥的厥热胜复，这是不恰当的，《伤寒论》厥阴篇中先厥后热或先热后厥，都是热厥，唯有厥无热，甚至一厥不复热者，其厥方为寒厥。寒厥不存在厥热胜复的问题，寒厥阳回则生，阴寒自当消退，不存在什么阳复过度的问题。《伤寒论》中厥几日，热几日，是以厥与热的天数相比较，是厥多热少，还是热多厥少，前者表示预后不好，后者表示预后较好。厥多热少说明热厥要向寒厥过渡，热多厥少表示邪热亢盛，可以续发各种变证，如转移性的化脓病灶、咽痛喉痹、口伤烂赤、大便脓血等证，按照现代医学来说感染性休克可能为脓毒血症、败血症、中毒性肺炎、中毒性肠道感染等引起，所以续发各种变证亦多种多样。厥几日，热几日的比较，如果厥未加重，热未再高，病势稳定，则通过治疗可有向愈之势。

柯韵伯认为厥阴伤寒之定局为厥者必发热，热与厥相应，厥深热亦深，厥微热亦微，其变局为厥热往来，先厥后热，厥多热少，热多厥少。并认为此不得遽认为虚寒，妄投姜桂以遗患，所谓厥热往来即指的是热几日，厥几日，复热几日，实际上厥热往来仍是以热与厥的天数相比较，是热多厥少，还是厥多热少。前者仍然表示邪热亢盛，可以续发各种变证；后者提示热厥要向寒厥过渡，预后不好。厥热往来就是热与厥相应，是一回事，不能分割开来看，即在肢厥的同时身必高热，这在感染性休克的抢救过程中是屡见不鲜的，所谓寒厥的厥热胜复，热厥的厥热往来，是不符合临床实际的。

《伤寒论》335 条："伤寒一二日至四五日，厥者必发热；前热者后必厥，厥深者热亦深，厥微者热亦微。厥应下之，而反发汗者，必口伤烂赤。"

339 条："伤寒，热少微厥，指头寒，嘿嘿不欲饮食，烦躁数日，小便利，色白者，此热除也。欲得食，其病为愈；若厥而呕，胸胁烦满者，其后必便血。"

350 条："伤寒，脉滑而厥者，里有热，白虎汤主之。"

热厥是由于阳热深伏，阳气内郁，不能外达而厥，其厥必因热所致，故厥深者热亦深，厥微者热亦微，其治疗原则应用下法，指一切清涤荡热之剂。如误汗，则辛温之剂使热邪更炽，而致口伤烂赤。如是无形热邪深伏，未见下利，可用白虎汤清之。339 条则是热厥向愈的表现，由热深厥深转为热少微厥，由四肢逆冷变为指头寒，虽有烦躁但小便利色白，此热将除，仅有嘿嘿不欲饮食，即所谓厥阴转少阳而解。如果治疗也可用小柴胡汤。厥阴篇 379 条："呕而发热者，小柴胡汤主之。"后世医家亦指此条为厥阴转出少阳，由阴出阳，由脏还腑，为预后较好之现象。如果仍厥而呕，且胸胁烦满，示仍厥深热深，其后必便血，亦知其邪热较甚，因有少阳证，且使厥深热深，本厥应下之的治则，可以考虑用大柴胡汤下之。

《伤寒论》359 条："伤寒，本自寒下，医复吐下之，寒格，更逆吐下，若食入口即吐，干姜黄芩黄连人参汤主之。"

363 条："下利，寸脉反浮数，尺中自涩者，必清脓血。"

367 条："下利，脉数而渴者，今自愈，设不差，必清脓血，以有热故也。"

371 条："热利下重者，白头翁汤主之。"

373 条："下利，欲饮水者，以有热故也，白头翁汤主之。"

374 条："下利，谵语者，有燥屎也，宜小承气汤。"

375 条:"下利后,更烦,按之心下濡者,为虚烦也,宜栀子豉汤。"

由于热厥多半是热、厥、利并见,因此厥阴篇的一些下利条文应给予重视,厥阴篇中热利提出的小承气汤及白头翁汤,在控制肠道感染,抢救热厥方面的经验,是不容忽视的。因下利与热厥有内在的联系,故列于此分析之。如 359 条是素有脾胃虚寒,更患热利,因寒极而吐,以致食入即吐,即后世之噤口痢。由于干姜黄芩黄连人参汤的应用,启发了后世对噤口痢的治疗,朱丹溪之黄连人参汤或源于此而来。467 条下利与便脓血的关系加以肯定,更证明热、厥、利三者密切而不可分割。下利,则胃肠有积滞,故曰有燥屎。热盛则神昏,特别在热厥时更为多见,如谵语亦说明了热、厥、利三者的关系。热厥通过下法治疗,胃肠积滞已去,热退厥回,心下变濡,仅有烦躁,则属虚烦,为余热扰膈,栀子豉汤亦可用之。总之,通过下利的过程,以及其与热厥的关系,可以明确指出热、厥、利并见者,是常见的中毒性菌痢之类的疾病,这在当时是可以呈暴发流行的,故仲景自序提到:"余宗族素多,向余二百,建安纪年以来,犹未十稔,其死亡者,三分有二,伤寒十居其七……""为《伤寒杂病论》合十六卷,虽未能尽愈诸病,庶可以见病知源,若能寻余所集,思过半矣。"当然,热厥并不仅限于中毒性菌痢,但中毒性菌痢必然在厥阴篇热厥之中。

3. 热厥转化寒厥

《伤寒论》342 条:"伤寒,厥四日,热反三日,复厥五日,其病为进,寒多热少,阳气退,故为进也。"

344 条:"伤寒,发热下利,厥逆,躁不得卧者,死。"

345 条:"伤寒,发热,下利至甚,厥不止者,死。"

346 条:"伤寒,六七日,不利,便发热而利,其人汗出不止者,死,有阴无阳故也。"

以上几条,可能属于热厥转化为寒厥,这几条均有厥、热、利并见,346 条虽未提到厥,但有发热而利,有邪热的一面,最后汗出不止,真阳外脱,有阴寒而无阳气的一面,必然有厥,为真热真寒之象。342 条亦是仍有邪热,但阳气在退,病情在恶化。344 条也是仍有邪热,但阳气消亡以致虚阳外越。335 条亦是邪热仍在,厥不止为假寒将变为真寒。

热厥属感染性休克,感染性休克可分高心输出量低血管阻力型(暖休克)及低心输出量高血管阻力型(冷休克)两类,两种不同情况的形成与感染性休克的发展阶段有关。早期属暖休克,在此阶段通过泻下治疗,预后较好;

晚期则逐渐发展为冷休克，预后不好。

从温病学的角度来看，热厥在上焦温病当属逆传心包并肝风内动证；在中焦温病，属《温病条辨》所指出的阳明温病，面赤肢厥，甚则通体皆厥之证，温病疫痢热毒炽盛于阳明，病并于厥阴而见昏谵痉厥，即厥热利并见，与之完全相等；在下焦温病属邪在阳明久羁，伤及少阴肾水，少阴阴虚阳亢，水不涵木，引动厥阴肝风之证。

4. 其他的厥

（1）蛔厥：《伤寒论》326 条："厥阴之为病，消渴，气上撞心，心中疼热，饥而不欲食，食则吐蛔，下之利不止。"

338 条："伤寒脉微而厥，至七八日肤冷，其人躁无暂安时，此为脏厥，非蛔厥也。蛔厥者，其人当吐蛔，令病者静，而复时烦者，此为脏寒，蛔上入其膈，故烦，须臾复止，得食而呕，又烦者，蛔闻食臭出，其人当自吐蛔。蛔厥者，乌梅丸主之，又主久利方。"

厥阴病的提纲，一般认为心包之火不下降而上炎，故有上热，火不下达，肝肾失于温养，而有下寒。上焦有热，津液消耗，故有渴饮；气上撞心、心中疼热则为心包相火内郁；因有内热故饥，但下寒而不欲食，强食之亦不能纳而与蛔俱出；下之则下寒加甚，故利不止。亦有认为厥阴病之提纲是相火为病而属热证，气旺故上撞于心，气有余便是火，故消渴而心中疼热；火能消物故饥，肝气旺故胃口闭塞而不欲食；食入即吐蛔，是因蛔闻食臭而出也；下之利不止，是胃家重伤而邪热下注也。亦有认为厥阴病提纲即厥阴中风，风为阳邪，虫为风化，故有吐蛔，轻则不厥，重则肢厥，厥则名蛔厥，由蛔扰所致；蛔闻食臭则上扰而吐，而烦，而心中疼热，而气上撞心，故 338 条宜与厥阴病提纲结合起来看。我认为可能热为肝热，寒为胃寒。因蛔厥疼痛，是由肝之疏泄不畅，气滞则疼，气郁则化火，故有肝热之表现。仲景言脏寒者，是与脏厥对待而言，指出内有寒故吐蛔，观论中 89 条："病人有寒，复发汗，胃中冷，必吐蛔。"可知是胃寒，因此厥阴病提纲的病机，不宜解释为上热下寒，似应为肝热胃寒，寒热夹杂。

蛔厥，是由于一时性的阴阳气不相顺接而肢厥，只要疼痛缓解，肢厥即可消失，而非急性热病中阳气或阴气衰微到极点，所引起的阴阳气不相顺接，因此蛔厥不宜当做厥阴病的本质来看。至于热厥向寒厥过渡中的寒热错杂证，可以应用乌梅丸治疗，那是另外一回事了。

（2）肝血不足、血虚寒滞之厥：《伤寒论》351 条："手足厥寒，脉细欲绝者，当归四逆汤主之。"

352 条："若其人内有久寒者，宜当归四逆加吴茱萸生姜汤。"

因肝血不足，故见脉细，病受寒邪，气血运行不畅，不能濡养四肢，而见手足厥寒，甚则脉细欲绝。总是血虚寒滞所致，故宜当归四逆汤温通血脉。其人久寒者，指内有寒饮宿疾，且为时已久，可能有呕吐涎沫等症状，故加吴茱萸、生姜，以散久滞之寒也。郑重光云："手足厥冷，脉细欲绝，是厥阴伤寒之外证，当归四逆是厥阴伤寒之表药。"指出本条为厥阴伤寒之证。但亦有不同意者，如柯韵伯指出："此条证为在里，当是四逆本方加当归，如茯苓四逆之例，若反用桂枝汤攻表，误矣。既名四逆，岂得无姜附。"

（3）肝胃虚寒、寒浊上逆之厥：《伤寒论》309 条："少阴病，吐利，手足逆冷，烦躁欲死者，吴茱萸汤主之。"

本条亦可看作是少阴病转属厥阴，厥阴篇中 378 条尚有："干呕吐涎沫，头痛者，吴茱萸汤主之。"由于肝胃虚寒，夹浊阴之气上逆犯胃，故吐利或干呕吐涎沫；阳气不足，阴寒随肝经上扰巅顶，故头痛；阳气不能宣达，故手足逆冷。用吴茱萸汤以温肝胃，而散阴寒之邪，阴寒退则手足自温。

（4）气厥：《伤寒论》318 条："少阴病，四逆，其人或咳，或悸，或小便不利，或腹中痛，或泄利下重者，四逆散主之。"

本条为肝气郁结，气机不畅，阳郁于内而厥，属于气厥。亦是一时性的肝失条达，阳气被郁于内，不能外达，故四肢厥逆。有谓四逆散主治热厥，实际上四逆散只能疏肝解郁，用于气厥尚属对证，用于热深厥深，绝不能控制病情。因此热厥要不失时机地遵循"厥应下之"的原则，及早控制病情，以免使热厥向寒厥过渡。

以上诸厥，从脏腑定位来看，均与肝有关，似可隶属厥阴病的范围。

（5）冷结膀胱关元之厥：《伤寒论》340 条："病者，手中厥冷，言我不结胸，小腹满，按之痛者，此冷结在膀胱关元也。"

寒邪结于下焦，关元是指元气所藏之关门，即指下焦而言，小腹满按之痛；或谓膀胱主气化，关元为三阴经脉与任脉相会之处，冷结在此，阻碍下焦气化，故小腹满按之痛。由于寒邪凝滞，阳气不能达于四肢，故手足厥冷。

（6）水停心下之厥：《伤寒论》356 条："伤寒，厥而心下悸者，宜先治水，当服茯苓甘草汤，却治其厥。不尔，水渍入胃，必作利也。"

心下悸者为有水气，水饮内停，阴遏阳气，故四肢厥冷，宜用茯苓甘草汤温阳化水；如不先治水则水饮渗入肠间，必作下利。柯韵伯、汪琥等认为：

"治厥之法，即在其中，水去则厥自除也"。

（7）痰厥：《伤寒论》365条："病人手足厥冷，脉乍紧者，邪结在胸中，心下满而烦，饥不能食者，病在胸中，当须吐之，宜瓜蒂散。"

脉乍紧为胸中有痰，阻遏阳气，以致阳气不能布于四肢而厥冷，且必见心下满而烦，烦则由心下满所致，病在胸而不在胃，故尚知饥，但因痰涎阻塞，故虽饥而不能食。病在胸中，在上者因而越之，故用瓜蒂散。

（8）寒热错杂、下寒上热之厥：《伤寒论》357条："伤寒，六七日，大下后，寸脉沉而迟，手足厥逆，下部脉不至，喉咽不利，唾脓血，泄利不止者，为难治，麻黄升麻汤主之。"

大下之后，里气大伤，阳虚津亏，脉沉为在里，迟则为寒，乃阳气不足之象；下后阳气亦能衰于下，故下部脉不至。阳气一时不布四肢而手足厥逆。津虚而内热上迫，故见咽喉不利，或唾脓血；阳气下陷，故泄利不止。为正虚邪陷，阴阳错杂，上热下寒，表里不解之证。

麻黄升麻汤证，我认为是属于肺痈发热之证，因咽喉不利，咳唾脓血，以肺与大肠相表里，故古人用攻下法以泻肺热。大下后反泄利不止，手足厥逆，寸脉沉而迟，下部脉不止，为低血容量性休克（脱水性休克），造成上热下寒，阴阳错杂之厥，因病情复杂，故曰难治。

五、厥阴病的预后

厥阴病的本质，既然是阴或阳衰微到极点，如阴盛阳衰，阳为寒邪所陷，阳不能与阴相顺接，就发生寒厥；阳盛阴衰，阴为热邪所阻，阴不能与阳联贯，就发生热厥。其预后全看正邪相争的程度，如果正胜邪却则病愈，邪胜正去则死亡。

在寒厥方面，《伤寒论》认为："下利后脉绝，手足厥冷，晬时脉还，手足温者生，脉不还者死。"（363条）说明了寒厥的预后，如果治疗后，手足转温，脉还，则预后较好；如果厥逆不止，灸之不温，脉亦不还（362条）或脉不至（298条），甚至不烦而躁（298条），躁烦（296条），微喘（362条），皆是虚阳欲脱，预后不好。寒厥如果治疗后，阳气回复，厥逆减轻，亦可郁冒汗出而解。如366条："下利，脉沉而迟，其人面少赤，身有热，下利清谷者，必郁冒汗出而解，病人必微厥，所以然者，其面戴阳，下虚故也。"指出治疗后，虽然脉仍沉迟，仍属里寒，但面少赤，身有微热，病人必微厥，表示戴阳现象好转，此时体内不足之阳与邪相争，必有郁冒，乃至汗出而解。

或谓寒厥较轻者，戴阳表现亦轻，仅面少赤，身微热，知阳气虽虚，而真阳未尽浮越，尚与邪相争，因真阳已有不足，故与邪相争时，必有郁冒而汗出。

以上有关寒厥的预后，基本上是指低血容量休克（脱水性休克）而言，由于这类寒厥病情比较单纯，往往因大汗、大下利等因素造成，恢复比较容易，阳回即生。但如延误治疗，阳气不能回复，预后亦可较差。

在热厥方面，《伤寒论》认为：热甚于厥者，则下利可止，厥逆可复（336、341条）。反之，厥甚于热，则病进（342条）。以热代表人体的阳气，这仅是看到"正"的一面，另外还应当看到"邪"的一面，如果邪气盛，虽发热而不祛邪，则亦不能自愈。热厥如果阳气退（342条）、厥不止（345条）、甚至躁不得卧（344条），皆是向寒厥转化，均为预后不良的表现。

在热厥转变为寒厥，如果发生"除中"，也是病人临终之前兆。所谓除中者，即是在病情危重，神志不清，不能饮食的情况下，突然神志转清，反欲饮食。《伤寒论》中称："恐暴热来出而复去也。"指胃中垂绝之虚阳复焰，暴热来出而很快即去，故为死候。

下利过程中的预后判断：《伤寒论》361条："下利，脉数，有微热，汗出，今自愈，设复紧，为未解。"如是虚寒下利，则脉数，有微热，为阳气恢复，故能汗出而愈；如脉紧为寒邪未去则为未解。如是热利，则微热汗出，邪热可从表而解；若脉复紧，为内有宿食，故下利未解。虚寒下利，如果脉反实，即长大有力，大则病进，预后不好（369条）。

在寒厥伴自下利或热厥的邪去正复过程中，《伤寒论》是以渴为主要标志，来说明正气的恢复。如360条："下利者，微热而渴，脉弱者，今自愈。"367条："下利，脉数而渴者，今自愈。"因此329条"厥阴病。渴欲饮水者，少少与之愈"的这一条，倒是对厥阴病的画龙点睛，不过对厥阴病的本质及其所表现的寒厥和热厥，是意在不言之中了。

六、厥阴病的治则

厥阴病的治疗，主要是寒厥与热厥的治疗原则不同，寒厥宜温，热厥宜清，两者不能混淆，因此，首先要辨证准确，特别要注意的是不要将热厥误认为寒厥，以免治疗错误，而使病情加重；同样，在热厥向寒厥过渡时，往往出现寒热夹杂的复杂情况，辨证时亦必须审慎。《伤寒论》330条指出寒厥的治禁，即"诸四逆厥者，不可下之，虚家亦然。"335条指出了热厥的治疗原则："厥应下之。"在热厥阶段，应不失时宜地予以攻下，往往可使热毒外泄，其病易愈，否则失却治疗时机，热厥转变为寒厥则增加治疗上的困难。

热厥向寒厥过渡的问题，古今医家均未见论及，这是我们结合现代医学并从临床实践中得来的结论，有认为这是自相矛盾，到底是热厥还是寒厥；由于疾病是发展的，不是静止不变的，在热厥如果失去治疗时机，病情必然进一步加重，热厥相当于感染性休克，早期是以控制感染为主，感染控制了，就可以防止休克的进一步发展，如果由微血管痉挛期向微血管衰竭期转化，则治疗就相当困难了。

厥阴病的欲解时，《伤寒论》谓："从丑至卯上。"尚有待于临床上的进一步验证。

对《伤寒论》《金匮要略》中有关脉诊的探讨

脉诊是中医学辨证的重要手段之一。古人对脉诊是比较重视的，如《素问·脉要精微论》云："夫脉者，血之府也。长则气治，短则气病，数则烦心，大则病进。"《灵枢·逆顺》："脉之盛衰者，所以候血气之虚实，有余不足。"均说明脉诊能够了解正邪之间的关系，对病机的阐述、预后的判断、治疗的确定，都有很大帮助，成为中医学的四诊之一。《伤寒论》和《金匮要略》中的脉诊，是在继承《内经》的基础上，紧密结合临床实践，脉证合参，对辨证治疗尤有重大意义。在当前继承中医药遗产，学习《伤寒论》及《金匮要略》两部经典著作时，对这两部书中所涉及的各种脉象，首先要了解它的含义，这样对进一步领会这两部书的各篇条文是有所裨益的。观《伤寒论》与《金匮要略》各篇篇名均是某病脉证并治，可知张仲景是很重视脉诊的，由于《伤寒论》与《金匮要略》中的脉诊与后世脉学有不同之处，如果不预先了解其脉诊的内容，在学习这两部书是会感到有一定困难的，因此本文将从总的方面说明《伤寒论》及《金匮要略》脉诊在辨证方面的意义和运用上的特点；再从脉象的分类中，分别叙述各种脉象及其兼脉的含义，以求能更全面地领会《伤寒论》与《金匮要略》中关于脉诊的内容。

《伤寒论》与《金匮要略》脉诊在辨证方面的意义，可从以下几点看出。

一是阐明病机：如《伤寒论》的桂枝汤证，其脉象为阳浮而阴弱，阳浮说明是表证，而阴弱则说明是表虚。《金匮要略》腹满寒疝宿食篇中亦有

"脉紧如转索无常者，有宿食也"，指脉紧是有宿食不化，此以脉诊来阐明病机者。

二是推测转归：疾病的转归，有向愈的趋势或恶化的传变，这在急性热病发展过程中根据脉象以推测其转归，有很重要的意义。如《伤寒论》太阳篇："伤寒一日，太阳受之，脉若静者，为不传；颇欲吐，若躁烦，脉数急者，为传也。"脉若静指脉仍是浮象，未见数急的变化，亦无欲吐、躁烦的表现，说明病情未发生传变。又如《伤寒论》太阳篇："太阳病，得之八九日，如疟状，发热恶寒，热多寒少，其人不呕，清便欲自可，一日二三度发，脉微者，为欲愈也。"虽然病人仍有发热恶寒，但无呕吐，二便正常，脉微缓指不快不慢、和缓均匀，推测体温即将恢复正常，病情有向愈趋势。

三是决定治疗：如《伤寒论》太阳篇："病发热头痛，脉反沉，若不差，身体疼痛，当救其里，宜四逆汤。"虽然有发热、头痛、身痛的表证，但脉沉则为里虚，因里虚为急，故用四逆汤以救其里。《金匮要略》肺痿肺痈咳嗽上气篇："咳而脉浮者，厚朴麻黄汤主之；脉沉者，泽漆汤主之。"以脉浮主表属肺，故用厚朴麻黄汤宣肺利气、祛寒化饮；脉沉主里、主水，为水饮迫肺，故以泽漆汤通阳逐水、止咳平喘。此以脉诊来决定治疗者。

四是判断预后：如《伤寒论》少阴篇："少阴病，下利，脉微者，与白通汤；利不止，厥逆无脉，干呕烦者，白通加猪胆汁汤主之，服汤脉暴出者死，微续者生。"脉微是少阴病主脉，如利不止，厥逆无脉，为心阳更微，阴盛格阳。经治疗后脉暴出，则为虚阳外脱，故预后不好；如脉微续是脉象逐渐恢复，阳气渐生，故预后较好。《金匮要略》痰饮咳嗽篇："久咳数岁，其脉弱者可治，实大数者死。"指久咳正气已虚，脉弱则与证相应，故为可治；实大而数则为邪盛正衰，预后不良。

虽然脉诊对诊断病情、分析病机、决定治疗、判断预后有一定价值，但亦须结合临床表现，脉证合参加以分析，而不应孤立地仅凭脉诊来神乎其技。

《伤寒论》与《金匮要略》的脉诊在运用中有其特点，在学习中不可不知，这是与其他脉学书不同的，其特点有以下五点。

一是有的脉象是与其他脉象对比而言：如《伤寒论》太阳篇："太阳病，十日以去，脉浮细而嗜卧者，外已解也；设胸满胁痛者，与小柴胡汤；脉但浮者，与麻黄汤。"脉浮细是与脉浮紧相对而言，脉浮紧为麻黄汤证，现在已过十日，脉象不是浮大有力，而是浮细，说明病势已衰，外邪已解，但正气尚未恢复。如果按一般脉象来理解，浮为在表，细主血虚，就会得出另外的结论了。"外已解也"就显得不好理解。又如《伤寒论》少阳篇："伤寒三日，少阳脉小者，欲已也。"少阳病脉弦而细，现在脉小，是指的不弦细，故知少阳证已消除，为欲愈也。

二是一病可见多脉：如《伤寒论》中太阳病脉浮，太阳中风则脉浮缓，太阳伤寒则脉浮紧；《金匮要略》中水气病，风水、皮水则脉浮，正水脉沉迟，石水脉自沉等是，此因证候类型不同而异。另外，一病之开始阶段与恢复阶段，或开始阶段与发展阶段，脉象亦可不同，如《伤寒论》太阳篇的太阳中风，开始时脉象为浮缓或阳浮而阴弱，恢复阶段可变为脉微缓（23条），发展阶段转属阳明亦可变为脉洪大（25、26条）。《金匮要略》呕吐哕下利篇："下利，脉沉弦者，下重；脉大者，为未止；脉微弱数者，为欲自止……"《伤寒论》厥阴篇365条与之相同，说明了下利过程中，开始阶段、病情发展阶段、恢复阶段，因正邪相争表现在脉象上亦不同，应当动态地来看脉象的变化。

三是一脉可见多病：如浮脉，在《伤寒论》中主表证，如45条："今脉浮，故在外。"51条："脉浮者，病在表。"在《金匮要略》中，浮脉还有主虚证的含义，如脏腑经络先后病篇："病人脉浮者在前，其病在表；浮者在后，其病在里，腰病背强不能行，必短气而极也。"所谓前后，一般以寸尺来解释，寸脉浮主表证，尺脉浮主肾虚。黄疸篇亦有："尺脉浮，为伤肾。"亦指肾虚而言。又如紧脉，在《伤寒论》中主寒邪，寒邪在表则脉浮紧，寒邪在里则脉亦紧，如283条："病人脉阴阳俱紧，反汗出者，亡阳也。此属少阴，法当咽痛，而复吐利。"但《金匮要略》中脉紧又主宿食。其他还有脉紧主胃气强盛，如《伤寒论》192条："阳明病，初欲食，小便反不利，大便自调，其人骨节疼，翕翕如有热状，奄然发狂，濈然汗出而解者，此水不胜谷气，与汗共并，脉紧则愈。"因湿热郁滞关节，其人胃气强，则可奄然发狂，汗出而解，湿热之邪与汗共并排出体外，脉紧是与脉迟相对而言，脉迟为胃中虚冷，脉紧则为胃气强，故能驱邪外出而自愈。但《伤寒论》厥阴篇361条又有："下利，脉数，有微热，汗出，今自愈；设复紧，为未解。"此脉紧则又主邪盛，故为未解。

四是脉象与病机结合：以脉象解释病机，在《伤寒论》及《金匮要略》中的例子很多，如《伤寒论》太阳篇134条："太阳病，脉浮而动数，浮则为风，数则为热，动则为痛，数则为虚……"说明了脉浮而动数的病机是表虚而外感风邪，有头痛发热的反映。《金匮要略》中风历节篇："寸口脉迟而缓，迟则为寒，缓则为虚，营缓则为亡血，卫缓则为中风……"说明脉迟而缓是营卫俱虚的表现，所谓营缓是指沉取而缓，是营血不足，营血虚故脉迟；卫缓是指浮取而缓，卫气不足，卫气虚故风能中人。

五是寸口、趺阳、少阴三部脉法：如《伤寒论》阳明篇："趺阳脉浮而涩，浮则胃气强，涩则小便数，浮涩相搏，大便则硬，其脾为约，麻子仁丸主之。"以趺阳脉候脾胃之气，趺阳脉浮表示胃气强，涩为营血不足表示脾津亏损，胃强脾弱，脾被胃热制约而成脾约。《金匮要略》三部脉法更多见，如中风历节病篇："少阴脉浮而弱，弱则血不足，浮则为风，风血相搏，即疼痛如掣。"少阴脉以候肾气，少阴脉弱则是指血不足，浮为风邪乘虚而入，肾主骨，故疼痛如掣。

以上是在学习《伤寒论》与《金匮要略》中有关脉诊应当注意的事项。以下将《伤寒论》及《金匮要略》中有关脉诊的记载，归纳为浮、沉、迟、数、大、弦、紧、滑、实、微、细、弱、虚、涩、小、短、伏、缓、促、结、代，共二十一脉，连其兼脉，一并探讨分析如下，借以作为学习《伤寒论》与《金匮要略》的参考，以便能更好地领会这两部经典著作的精神。

一、浮脉

《脉经》以举之有余，按之不足为浮脉，后世医家对浮脉的描述更为具体，如张石顽《诊宗三昧》云："浮脉者，下指即显浮象，按之稍减而不空，举之泛泛而流利。"以按之稍减别于洪脉，不空则别于芤脉。滑伯仁《诊家枢要》则曰："浮，不沉也，按之不足，轻举有余，满指浮上。"具体地形容了浮脉的特点。

在仲景脉法中，浮脉的含义有以下几点：一是主表证：如《伤寒论》的太阳病表证则见脉浮，《金匮要略》风湿在表的身重汗出恶风、风水的身肿汗出恶风，皆有浮脉出现。

二是主邪在上：《伤寒论》太阳篇166条："寸脉微浮，胸中痞硬，气上冲咽喉，不得息者，此为胸有寒也，当吐之，宜瓜蒂散。"此寸脉微现浮象指出邪在胸部，并有向上向外之趋势，故可因势利导而吐之。《金匮要略》五脏风寒积聚篇："心中寒者，其人苦病心如啖蒜状……其脉浮者，自吐乃愈。"亦有类似情况。

三是主热盛：《伤寒论》阳明病亦可见脉浮，如阳明篇223条："若脉浮发热，渴欲饮水，小便不利，猪苓汤主之。"227条："脉浮发热，口干鼻燥，能食者，则衄。"此脉浮是阳明经热盛所致，因此也可以认为此浮脉类似洪脉，但力稍减。《金匮要略》消渴小便利淋病篇亦有猪苓汤证，同《伤寒论》223条。

四是主虚证：《金匮要略》脏腑经络先后病篇："病人脉浮者在前，其病在表；浮者在后，其病在里……"在前、在后是指寸与尺而言，浮者在后指尺脉浮，本条是指肾阳虚衰，虚阳上浮而引起浮脉。惊悸吐衄下血胸满瘀血篇："尺脉浮，目睛晕黄，衄未去；晕黄去，目睛慧了，知衄今止。"本条尺脉浮则指肾阴不足，阴虚火旺，迫血上升而衄。血痹虚劳篇："男子面色薄者，主渴及亡血，卒喘悸，脉浮者，里虚也。"此脉浮里虚是指血虚而言，亦是阴虚火旺而致脉浮。因此浮脉可见于阳虚的虚阳外浮，亦可见于阴虚的阳热上炎。

由上可知浮脉不单纯是表证，亦可是指邪在上部，亦主热盛，亦主里虚，当结合临床表现具体分析，不应一见浮脉即认为是属表证。浮脉尚可同时兼见他脉，可见以下多种：

浮紧脉：《伤寒论》太阳篇的无汗表实证，如麻黄汤证、大青龙汤证均可脉见浮紧。阳明病脉浮紧是指里热外达，邪已成实，如阳明篇201条："阳明病，脉浮而紧者，必潮热，发作有时，但浮者，必盗汗出。"《金匮要略》中风历节篇有："寸口脉浮而紧，紧则为寒，浮则为虚，寒虚相搏，邪在皮肤，浮者血虚，络脉空虚，贼邪不泄，或左或右，邪气反缓，正气即急，正气引邪，喝僻不遂……"此亦是以脉象来说明病机，浮指血虚，紧则主邪，浮紧脉说明中风为正虚邪实，由于络脉空虚，贼风邪气深入，留于空虚之处，受邪的一侧因经络不用而为缓，不受邪的一侧反见拘急，缓者为急者牵引，故见口眼歪斜。此浮紧脉是言其病机正虚邪实。总之，浮紧脉见于表实证、热盛而腑实证及正虚邪实。

浮弱脉：《伤寒论》太阳篇的有汗表虚证，如桂枝汤证可见脉浮弱。《金匮要略》中风历节篇："少阴脉浮而弱，弱则血不足，浮则为风，风血相搏，即疼痛如掣。"指血不足而风邪乘虚入于肌表致骨节疼痛，与太阳病的表虚相似，只不过是在少阴脉而已，少阴脉以候肾，肾主骨，故少阴脉浮而弱则疼痛如掣。惊悸吐衄下血胸满瘀血篇："病人面无血色，无寒热，脉沉弦者衄；浮弱，手按之绝者，下血……"指血脱于下而见脉弱，阳浮于上而见脉浮，此浮弱脉亦即浮脉主虚之浮脉，必浮而无力之象。黄疸篇："酒疸下之，久久为黑疸，目青面黑，心中如啖蒜齑状，大便正黑，皮肤爪之不仁，其脉浮弱，虽黑微黄，故知之。"脉象浮弱为下后所致，酒疸原为湿热内蕴，下之则阴液受损，故见脉弱，阳浮于上，故见脉浮，与惊悸吐衄下血胸满瘀血篇下血之脉浮弱，病机相同。血痹虚劳篇："男子脉浮弱而涩为无子，精气清冷。"为浮弱而兼涩之脉，浮脉指里虚，亦即指真阳不足而言；弱指血不足，涩亦主营血不足，由于真阳不足而血衰精少，故脉浮弱而涩。总之，浮弱脉可见于表虚证、阴虚而阳浮及阴阳两虚（浮弱而涩）。

浮数脉：《伤寒论》中浮数脉主表，可发汗，或用麻黄汤（52 条），或用桂枝汤（57 条）。如汗后兼见烦渴、小便不利，则属五苓散证（72 条），但如浮数而尺中脉微，则不能发汗（49 条）。浮数脉亦主热证，如《伤寒论》阳明篇 257 条："病人无表里证，发热七八日，虽脉浮数者，可下之……"指七八日后，虽脉浮数，而里已有大便硬，此浮数之脉已非表证，而是胃燥里热的实证，故可下之。厥阴篇下利脓血而见寸脉浮数，亦属热盛，但因下而营血不足，故尺中自涩（363 条），《金匮要略》呕吐哕下利篇亦有与之相同的条文。腹满寒疝宿食篇："病腹痛，发热十日，脉浮而数，饮食如故……"指表里俱热而见浮数之脉。疮痈肠痈浸淫病篇："诸脉浮数，应当发热，而反洒淅恶寒，若有痛处，当发为痈。"则是热盛而脉浮数，其所以反恶寒者，为热盛而影响营卫运行不畅所致。消渴小便利淋病篇："趺阳脉浮而数，浮即为气，数即消谷而大坚，气盛则溲数，溲数即坚，坚数相搏，即为消渴。"此浮而数指胃气热盛而言，浮即为气是气有余而化火之意，数亦为热，趺阳则属胃，故为胃气热盛。水气篇："趺阳脉浮而数，浮脉即热，数脉即止，热止相搏，名曰伏。"是指热伏于内之意。总之，浮数脉除主表证外，并主热盛。浮数之脉兼见动脉，如《伤寒论》134 条："太阳病，脉浮而动数，浮则为风，数则为热，动则为痛，数则为虚……"有表证发热，兼见动脉为邪盛主痛，因里无实邪，且有汗出表虚之征，故曰数则为虚，说明表虚而外感风邪，有头痛发热的反映。

浮缓脉：《伤寒论》太阳篇 2 条之脉浮缓为太阳中风，阳明篇及太阴篇中的脉浮缓，则是系在太阴，以浮脉主虚，缓为脾脉之故。《金匮要略》黄疸篇："寸口脉浮而缓，浮则为风，缓则为痹，痹非中风，四肢苦烦，脾气必黄，瘀热以行。"指风热郁闭于脾，而致脾有湿热之意，所谓痹即郁闭，非风寒湿杂至之痹，缓脉属脾湿之征，故浮缓脉为脾有湿热之脉。总之，浮缓脉可以主表虚，亦可属脾虚有湿或脾有湿热之脉。

浮大脉（附浮洪脉）：《金匮要略》疟疾篇有："疟脉自弦……浮大者，可吐之。"此浮脉指病邪在上，大脉为阳盛，故可用吐法。腹满寒疝宿食篇有：

"寸口脉浮而大，按之反涩，尺中亦微而涩，故知有宿食……"此浮大脉亦为阳盛，但尺中微涩是浊阴不降而阳气不宣，即宿食壅积阻滞所致。肺痿肺痈咳嗽上气篇："咳而上气，此为肺胀，其人喘，目如脱状，脉浮大……"此浮大脉亦是阳盛，为痰热上壅所致。水气篇："脉浮而洪，浮则为风，洪则为气，风气相搏，风强则为瘾疹，身体为痒，痒为泄风，风久为痂癞；气强则为水，难以俯仰，风气相系，身体洪肿，汗出乃愈……"以浮脉为外感风邪，洪为气盛郁热，浮洪脉属外感风热而有水肿之脉。以上所述浮大脉（包括浮洪脉）必浮大有力，为邪盛的表现，故病在表宜汗之，在上可吐之，痰热上壅可清之，有宿食可下之。

《伤寒论》太阳篇30条："证象阳旦……寸口脉浮而大，浮为风，大为虚。"是指表虚而言。《金匮要略》血痹虚劳篇："劳之为病，其脉浮大……"是指阴虚阳浮而脉见浮大。肺痿肺痈咳嗽上气篇："上气，面浮肿，肩息，其脉浮大，不治……"是指真阳衰败，肾不纳气，虚阳外浮之脉。以上浮大脉皆属正虚，必浮大无力或无神。

总之，浮大脉者，有属邪盛，有属正虚，由于仲景脉法中大脉属邪盛者包括洪脉在内，因此浮洪脉亦属邪盛之类。

浮细脉：《伤寒论》太阳篇37条："太阳病，十日以去，脉浮细而嗜卧者，外已解也……"此脉浮细是与脉浮紧相对而言，此浮细脉主虚，指邪去而正气尚未恢复。

浮迟脉：《伤寒论》225条："脉浮而迟，表热里寒，下利清谷者，四逆汤主之。"此脉浮指有表热，迟则属里寒。《金匮要略》水气篇："寸口脉浮而迟，浮脉则热，迟脉则潜，热潜相搏，名曰沉。"以浮属阳属热，迟属阴属潜，热潜相搏名曰沉，指热内伏而不外达。消渴小便利淋病篇："寸口脉浮而迟，浮即为虚，迟即为劳，虚则卫气不足，劳则荣气竭。"浮即为虚是指阳虚气浮而言，迟即为劳指血脉不充，故浮迟脉是说营卫俱虚。总之，浮迟脉可以是表热里寒，或指热伏于内，或指营卫不足。

浮滑脉：《伤寒论》浮滑脉见于白虎汤证，是表里俱热的表现（176条），滑脉又主痰饮，故小陷胸汤证因痰热互结，而致脉浮滑（138条），又有"太阳病下之……脉浮滑者，必下血"（140条），以脉浮主热盛，滑亦主热，热迫血妄行而致下血。《金匮要略》中风历节篇："趺阳脉浮而滑，滑则谷气实，浮则汗自出。"以脉浮为风，风性疏泄故腠理开，滑则谷气实而内热盛，此以外感风邪而内有蕴热，可能成为历节病因之一。又有浮滑而兼细之脉，如《金匮要略》痰饮咳嗽篇："脉浮而细滑,伤饮。"指内有痰饮,以浮细脉主虚,滑主痰饮,属正虚邪实之脉。总之,浮滑脉见于热盛、痰热、风热。如兼细脉则正虚而邪实(痰饮)。

浮芤脉:《伤寒论》阳明篇246条："脉浮而芤,浮为阳,芤为阴,浮芤相搏,胃气生热,其阳则绝。"以浮脉主热盛,芤脉主营血不足,浮芤脉指胃热盛而伤津液。

浮涩脉:《伤寒论》阳明篇247条："趺阳脉浮而涩,浮则胃气强,涩则小便数,浮涩相搏,大便则硬,其脾为约……"以趺阳脉候脾胃之气,趺阳脉浮表示胃气强,涩为营血不足表示脾津亏损,胃强脾弱,脾被胃热制约而成脾约。《金匮要略》五脏风寒积聚篇亦有相同之条文。呕吐哕下利篇："趺阳脉浮而涩,浮则为虚,涩则伤脾,脾伤则不磨,朝食暮吐,暮食朝吐,宿食不化,名曰胃反。"浮则为虚,是胃气受损的表现;涩则伤脾,指脾津亦亏。为脾胃俱伤的脉象,脾胃俱伤不能运化谷食,势必上出而吐,于是形成胃反。疮痈肠痈浸淫病篇:"寸口脉浮微而涩,法当亡血,若汗出,设不汗者云何?答曰:若身有疮,被刀斧所伤,亡血故也。"此是浮涩脉兼有微象,脉浮主虚,主阳气不足,涩主营血亏损,浮微而涩是指阳气失去固护的作用,阴液无以自守,故可失血或汗出。总之,趺阳脉浮而涩表示胃强脾弱,或是脾胃俱伤。寸口脉浮涩兼微,则表示阴阳两虚。

浮虚脉:《伤寒论》阳明篇240条："病人烦热,汗出则解,又如疟状,日晡所发热者,属阳明也……脉浮虚者,宜发汗。"此以脉浮为邪气在表,虚则无实邪,或谓相当于浮弱之脉,因邪气在表,故可发汗解表。太阳篇174条："伤寒八九日,风湿相搏,身体疼烦,不能自转侧,不呕不渴,脉浮虚而涩者,桂枝附子汤主之。"此浮虚亦是风邪在表。涩为郁塞不通,主湿郁阻滞经络,故浮虚涩之脉为风湿郁于肌表,宜温经祛湿。《金匮要略》痉湿暍篇亦有相同之条。总之,浮虚脉相当于浮弱脉,为外感风邪,兼涩则为风湿郁于肌表。

寸脉浮,关脉沉或小细沉紧:《伤寒论》太阳篇128条："……按之痛,寸脉浮,关脉沉,名曰结胸也。"寸脉浮指邪在表在上,关脉沉指误下后表热陷里,与有形之痰水搏结于胸中及心下,故关脉沉,为结胸之脉。《伤寒论》129条："如结胸状,饮食如故,时时下利,寸脉浮,关脉小细沉紧,名曰脏结……"此关脉小细沉紧,细小为不足之象,主虚证,沉为在里,紧则主寒,为误下后表邪陷里,阴寒结于脏,属里虚寒证,故寸脉浮关脉小细沉紧为脏结之脉。

二、沉脉

沉脉是与浮脉相对而言，《脉经》以举之不足，按之有余为沉脉，戴启宗《脉诀刊误》云："轻指于皮肤间不可得，徐按至肌肉中部间应指，又按至筋骨下部乃有力，此沉脉也。"言肌肉中部应指，至筋骨有力，不但描写部位较深，亦提到了脉之气势。

在仲景脉法中，沉脉的含义有以下两点。

一是主里证：《伤寒论》太阳篇92条："病发热头痛，脉反沉，若不差，身体疼痛，当救其里，宜四逆汤。"此以脉沉主里虚寒证，必沉取无力。其他如少阴篇301、305、323等条说明了少阴病阳虚的脉亦沉，也是里虚寒证。但里实热证亦可脉沉。如阳明篇218条："伤寒四五日，脉沉而喘满，沉为在里……"阴阳易差后劳复篇："伤寒差以后，更发热，小柴胡汤主之。脉浮者，以汗解之，脉沉实者，以下解之。"此脉沉则属里实热证，必沉取有力。《金匮要略》黄疸篇："脉沉，渴欲饮水，小便不利，皆发黄。"此脉沉亦属在里，为里有湿热郁滞，湿热无从排泄而熏蒸发黄。

二是主水饮：《金匮要略》肺痿肺痈咳嗽上气篇："脉沉者，泽漆汤主之。"痰饮咳嗽篇："胸中有留饮，其人短气而渴。四肢历节痛，脉沉者，有留饮。"以脉沉指有水饮内停。水气病篇尚有："石水，其脉自沉……"、"里水者，一身面目黄肿，其脉沉，小便不利，故令病水。""脉得诸沉，当责有水……"、"夫水病人……其脉沉绝者，有水，可下之"、"黄汗之为病，身体肿……脉自沉……"均说明沉脉主水。

以上可知，沉脉除主里证（包括里虚寒及里实热、温热证）外，还主水饮。沉脉的兼脉如下：

沉紧脉：《伤寒论》太阳篇67条："伤寒若吐若下后，心下逆满，气上冲胸，起则头眩，脉沉紧，发汗则动经，身为振振摇者，茯苓桂枝白术甘草汤主之。"此以脉沉在里，紧主寒邪，属水饮在内。表寒入里化热，亦可见脉象沉紧，如太阳篇135条："伤寒六七日，结胸热实，脉沉而紧……"140条："太阳病下之……脉沉紧者，必欲呕。"前条为表寒化热内传，与水结实于胸，后条则化热而见阳明欲呕之证。脉沉紧也有作为少阳主脉者，如太阳篇148条的阳微结，少阳篇266条太阳病转属少阳病。脉沉为在里，紧则类似弦，如徐灵胎云："紧则弦之甚者，亦少阳本脉。"《金匮要略》痰饮咳嗽篇："膈间支饮，其人喘满，心下痞坚，面色黧黑，其脉沉紧……"此脉沉紧是指寒饮留伏于内，结聚不散。水气篇："少阴脉紧而沉，紧则为痛，沉则为水，小便即难。""寸口脉沉而紧，沉为水，紧为寒，沉紧相搏，结在关元……"皆是以沉脉主水，紧脉或主寒或主痛。腹满寒疝宿食篇："……寒疝，绕脐痛，若发则白津出，手足厥冷，其脉沉紧者……"此以脉沉主里，紧脉主寒，因里寒甚而发疝痛。总之，沉紧脉可以主内有水饮，表寒入里化热，里寒疼痛，或少阳主脉。

沉迟脉：《伤寒论》厥阴篇366条："下利，脉沉而迟，其人面少赤，身有微热，下利清谷，必郁冒汗出而解，病人必微厥，所以然者，其面戴阳，下虚故也。"此脉沉为在里，迟则为寒，属阴寒内盛，格阳于外，故为戴阳。《金匮要略》呕吐哕下利篇有相同之条文。太阳篇62条："发汗后，身疼痛，脉沉迟者……"指汗后津伤血虚，以沉为在里，迟主血虚，汗后血虚而有身疼痛。厥阴篇357条："伤寒六七日，大下后，寸脉沉而迟，手足厥逆，下部脉不至……"指伤寒大下后，表邪内陷，里气大伤，沉为在里，迟为气血不足，由于气血不足故尺部脉亦不至。《金匮要略》水气篇："正水，其脉沉迟……""寸口脉沉而迟，沉则为水，迟则为寒，寒水相搏，跌阳脉伏……"此以脉沉主水，迟脉主寒，寒水内停而为肿，由于寒水内停而使脾胃气衰、跌阳脉伏。血痹虚劳篇："脉沉小迟，名脱气……"亦是指里虚寒证而言，痉湿暍篇有："太阳病，其证备，身体强，几几然，脉反沉迟，此为痉……"此脉沉迟是津液不足，沉为主里，迟则营血不足，因误汗伤津或燥热伤津成痉。总之，沉迟脉有三种含义，一是指阳虚里寒证，一是指气血不足，一则属水气病。

又有寸口脉沉迟，关上小紧数之脉，如《金匮要略》胸痹心痛短气篇："胸痹之病，喘息咳唾，胸背痛，短气，寸口脉沉而迟，关上小紧数……"以寸口脉沉而迟是指上焦胸阳不振，关上脉小紧数是指中焦有寒饮停滞，小紧即脉体细小而有紧急感，总之均是阳气不足之象，阳气不足，寒饮停滞，故发生喘息咳唾、胸背疼痛、短气等证。至于原文中的"数"脉，有认为是指短促状，而非迟数之数，可作参考。因脉沉迟的情况下，不可能关脉出现"数"象。

沉弦脉：《伤寒论》厥阴篇365条："下利，脉沉弦者，下重也……"此以脉沉在里，弦为气滞，故见下利而有重坠感。《金匮要略》呕吐哕下利篇亦有与之相同的条文，痰饮咳嗽篇："脉沉而弦者，悬饮内痛。"指脉沉主水饮，弦则主痛，故悬饮内痛脉见沉弦。惊悸吐衄下血胸满瘀血篇："病人面无色，无寒热，脉沉弦者，衄……"病人面无色指脱血而言，无寒热为无外感。脉沉弦者衄，指阴虚而肝旺，易致衄血。血痹虚劳篇："男子脉虚沉弦，无寒热，短气里急，小便不利，面色白，时目瞑，兼衄，少腹满，此为劳使之然。"其脉虚沉弦指沉弦而少力之脉象，亦为气血两虚，所表现症状皆属虚证，故谓"劳使之然"。黄疸篇："酒黄疸者，或无热，靖言了了，腹满欲吐，鼻燥，其脉浮者先吐之，沉弦者先下之。"以脉沉弦知邪盛于下，故可下之。总之，沉弦脉可见于里有气郁、水饮内痛、阴虚肝旺、气血两虚及邪盛于下。

沉滑脉：《伤寒论》太阳篇 140 条："太阳病下之……脉沉滑者，协热利。"沉为在里，滑主邪盛，太阳病下之，里寒而表邪内陷，故为协表热而下利。《金匮要略》水气篇："寸口脉沉滑者，中有水气，面目肿大有热，名曰风水……"以沉脉主里、主水，滑脉亦主水湿，此沉滑主风水者，是指风水逐步发展，肿势加重，脉由浮变为浮洪，再变为沉滑所致。总之。沉滑脉可见于里邪盛及水气病。

又有沉滑兼大脉者，如《金匮要略》脏腑经络先后病篇："寸脉沉大而滑，沉则为实，滑则为气，实气相搏，血气入脏即死，入腑即愈，此为卒厥。"以沉大为血实，滑为气实，血实与气实相并上逆而致卒厥，沉大而滑指血气俱实之脉象。

沉细脉：《金匮要略》痉湿暍篇："太阳病，关节疼痛而烦，脉沉而细者，此名湿痹。"因湿滞于内而脉现沉细之故。痉湿暍篇："太阳病，发热，脉沉而细者，名曰痉，为难治。"此脉沉细为气血不足，正虚邪实，故为难治。总之沉细脉见于湿滞于内及气血不足。

又有沉细兼数之脉，如《伤寒论》少阴篇："少阴病，脉细沉数，病为在里，不可发汗。"（285 条）沉为在里，细为营血不足，数与沉细并见，身无发热，故非表证，不可发汗，此数为沉细无力而散之象，为正气衰败之脉象。

沉微脉：《伤寒论》太阳篇 61 条："下之后，复发汗，昼日烦躁，不得眠，夜而安静，不呕，不渴，无表证，脉沉微，身无大热者，干姜附子汤主之。"此脉沉在里，微是阳虚，本条即阴盛阳虚的少阴见证。300 条："少阴病，脉微细沉……"亦是指少阴病的脉象。太阳篇 124 条："太阳病六七日，表证仍在，脉微而沉，反不结胸，其人发狂者，以热在下焦，少腹当硬满，小便自利者，下血乃愈……"指太阳蓄血证，因血滞于内，气行不畅，故脉见微而沉，脉沉为在里，微为阳气不充。《金匮要略》痰饮咳嗽篇："青龙汤下已，多唾口燥，寸脉沉，尺脉微……"指误服青龙汤后，阴阳表里俱虚，寸脉沉指内有支饮上盛，尺脉微指下焦真阳受损，为上盛下虚之表现。总之，沉微脉主要是指里虚阳气不足，如是寸沉尺微则属上盛下虚。

沉弱脉：《金匮要略》中风历节篇："寸口脉沉而弱，沉即主骨，弱即主筋，沉即为肾，弱即为肝，汗出入水中，如水伤心，历节黄汗出，故曰历节。"此以脉沉为肾气不足，脉弱为肝血不足，沉弱脉示肝肾两虚。

沉小脉：《金匮要略》水气篇："水之为病，其脉沉小，属少阴。"以脉沉小属少阴肾所致的水气，沉脉主水，小脉属肾阳不足。

沉结脉：《伤寒论》太阳篇125条："太阳病，身黄，脉沉结，少腹硬……"沉为在里，结为脉来动而中止，为气血瘀滞所致，亦为太阳蓄血证的主脉。

三、迟脉

《脉经》以呼吸三至，来去极迟称为迟脉。《诊宗三昧》认为平人脉来五至，不及四至者为迟脉。《伤寒论》《金匮要略》中有尺中迟或关上数的脉象，此迟数不能以至数来理解，如何梦瑶云："寸口三部，仅长寸许，除浮沉大小不能无异外，其余迟数等脉大概无殊，从未见有寸迟而关数。"此说甚对。

兹将仲景脉法中有关迟脉的记载分析如下。

一是主寒：《伤寒论》厥阴篇333条："伤寒脉迟，六七日，而反与黄芩汤彻其热，脉迟为寒，今与黄芩汤除其热，腹中应冷，当不能食，今反能食，此名除中，必死。"以脉迟为寒，当属寒厥下利重证，里真寒而外假热，误认为太阳与少阳合病自下利，与黄芩汤，寒厥当加重，反能食则为除中，是胃气将绝，故曰必死。

二是主血少：《伤寒论》太阳篇50条："脉浮紧者，法当身疼痛，宜以汗解之，假令尺中迟者，不可发汗，何以知然，以营气不足，血少故也。"此尺中迟是与浮紧相对而言，指关浮紧，尺不浮紧，而非一息三至之迟，主要为营气不足，里虚，故不宜发汗。

三是主阻滞：《伤寒论》太阳篇143条："妇人中风，发热恶寒，经水适来，得之七八日，热除而脉迟身凉，胸胁下满，如结胸状，谵语者，此为热入血室也。"邪热乘血室空虚而入，病已入里，表证已罢，故热除身凉，邪热内入，血行阻滞，故见脉迟。《金匮要略》妇人杂病篇有相同之条文。《伤寒论》有因燥屎内结，阻滞气血运行而脉迟者，如阳明篇208条："阳明病，脉迟，虽汗出而不恶寒者，其身必重，短气，腹满而喘，有潮热者，此外欲解，可攻里也……"又234条："阳明病，脉迟，汗出多，微恶寒者，表未解也。可发汗……"此脉迟则是与脉浮相对而言，又不是指燥屎内结而阻滞气血运行之脉迟了。此脉迟是说脉已不浮，邪由太阳将要传入阳明，但是仍有微恶寒，是表证尚未罢，故虽然脉已不浮，仍应发行解表为是。亦有因湿热阻滞气血而脉迟者，如阳明篇195条："阳明病，脉迟，食难用饱，饱则微烦，头眩，必小便难，此欲作谷疸……"《金匮要略》黄疸篇亦有与之相同的条文，此谷疸当与《金匮要略》茵陈蒿汤所主治的谷疸是一致的，脉迟乃湿热阻滞气血所致，而非寒湿发黄。《伤寒论》太阳篇134条："太阳病，脉浮而动数……医反下之，动数变迟，膈内拒痛，胃中空虚，客气动膈，短气烦躁，心中懊侬，阳气内陷，心下因硬，则为结胸……若不结胸，但头汗出，余处无汗，剂颈而还，小便不利，身必发黄。"此亦是湿热内阻，原为表证，误下后表证已除，因误下故胃中空虚，下后邪热入里，水热互结则为结胸，如不结胸，湿热郁蒸则发黄，故此处脉迟亦是气血阻滞所致，而造成气血阻滞的原因，则可为水热互结，可为湿热阻滞，所以有结胸或发黄的表现。

以上可知，迟脉可以主寒、主血少，亦可是气血阻滞所致。迟脉的兼脉如下：

迟浮弱：《伤寒论》太阳篇98条；"得病六七日，脉迟浮弱，恶风寒，手足温……"脉浮弱为表虚，又有恶风寒，似桂枝汤证，但手足温，浮弱脉兼迟象，则非桂枝汤证。《伤寒论》有太阴伤寒，手足自温及脉迟为寒之说，故此迟浮之脉象，当属太阴里虚寒证而兼见表证之脉。或谓属里寒而有表虚之脉。

迟紧脉：《金匮要略》疮痈肠痈浸淫病篇："肠痈者，少腹肿痞，按之即痛，如淋，小便自调，时时发热，自汗出，复恶寒，其脉迟紧者，脓未成，可下之，当有血。"脉迟指毒血初凝，阻碍气血运行所致，紧则与疼痛有关。

迟滑脉：《金匮要略》呕吐哕下利篇："下利，脉迟而滑者，实也，利未欲止，急下之，宜大承气汤。"滑为食气壅塞的表现，食气壅塞则脉道不利，故现迟滑之脉。

迟涩脉：《金匮要略》水气篇："寸口脉迟而涩，迟则为寒，涩为血不足。"是指血虚有寒之脉。

迟缓脉：《金匮要略》中风历节篇："寸口脉迟而缓，迟则为寒，缓则为虚，营缓则为亡血，卫缓则为中风……"迟缓脉指营卫俱虚的表现。所谓营缓指沉取而缓，是脉中营血不足，故现脉迟；卫缓是指浮取而缓，脉外卫气受风邪阻碍，故称中风。

四、数脉

《脉经》以去来促急为数脉，滑伯仁、李时珍、李中梓等均认为数脉为一息六至。数脉有急速躁疾之意，疾则较数尤快，如滑伯仁云："疾，盛也，快于数而疾，呼吸之间，脉七至，热极之脉也。"但疾脉尚有躁急之象，何梦瑶谓："疾也，躁也。"故疾脉属于数脉之类，仲景脉法中尚有数急脉，此急脉亦有急速躁疾之意。如《伤寒论》4条："伤寒一日，太阳受之……若躁烦，脉数急者，为传也。"此数急脉一方面是与脉若静相对而言，另一方面也说明脉象转数，而且有急躁感，指病势在发展，故传也。

兹将仲景脉法中有关数脉的记载分析如下。

一是主热证：《伤寒论》阳明篇257条："病人无表里证，发热七八日，虽脉浮数者，可下之。假令已下，脉数不解，合热则消谷善饥，至六七日不大便者，有瘀血，宜抵当汤。"脉数不解，指血分之热仍在，故258条又云："若脉数不解，而下不止，必协热便脓血也。"为血分之热下迫于肠，故便脓血。太阳篇134条"数则为虚"是指表热证，因汗出而有表虚而言。厥阴篇332条："……后三日脉之而脉数，其热不罢者，此为热气有余，必发痈脓也。"此脉数亦属热盛而发痈脓。

《金匮要略》百合狐惑阴阳毒篇的赤小豆当归散证之脉数，肺痿肺痈咳嗽上气篇中的桔梗汤证之脉数，皆主热盛。消渴小便利淋病篇："趺阳脉数，胃中有热，而消谷引食，大便必坚，小便即数。"水气篇："趺阳脉当伏，今反数，本自有热，消谷，小便数，今反不利，此欲作水。"趺阳脉是胃脉，此趺阳脉数，皆属胃热。妇人杂病篇："妇人之病……或结热中；痛在关元，脉数无疮，肌若鱼鳞，时着男子，非止女身……"此脉数指内有瘀热，新血不荣之证。疮痈肠痈浸淫病篇："肠痈之为病，其身甲错，腹皮急，按之濡，如肿状，腹无积聚，身无热，脉数，以为肠内有痈脓……"亦是瘀热在里，故身上无热而脉数，血气凝涩，外不华肤，致其身甲错，脉数是指瘀热。惊悸吐衄下血胸满瘀血篇："夫吐血，咳逆上气，其脉数而有热，不得卧者死。"指阴血已虚，阳气独胜，热盛气逆，故预后不良。肺痿肺痈咳嗽上气篇："寸口脉数，其人咳，口中反有浊唾涎沫者……为肺痿之病。若口中辟辟燥，咳即胸中隐隐痛，脉反滑数，此为肺痈，咳唾脓血。脉数虚者为肺痿，数实者为肺痈。"此以脉数主热，但肺痿是阴虚而热，故脉见数虚；肺痈是肺实有热，故脉反滑数。

二是主阳虚客热：《伤寒论》太阳篇122条："病人脉数，数为热，当消谷引食，而反吐者，此以发汗，令阳气微，膈气虚，脉乃数也。数为客热，不能消谷，以胃中虚冷，故吐也。"此因发汗后阳虚，胃阳亦衰，虚而脉数，非真有热，故曰客热。《金匮要略》呕吐哕下利篇亦有相同之条文。

三是主阳气恢复：《伤寒论》厥阴篇361条有："下利，脉数，有微热，汗出，今自愈；设复紧，为未解。"367条有："下利，脉数而渴者，今自愈；设不差，必清脓血，以有热故也。"厥阴下利，无论寒厥下利或热厥下利，正复邪去则病趋好转，正衰邪盛则病趋严重，前条指寒厥下利而言，脉数表示阳气恢复，故能自愈。后条指如脉数不愈，则是热厥下利，开始时仅表现下利，以后出现脓血便。因是脉数，故为热证。《金匮要略》呕吐哕下利篇有相同之条文。

由上可知，数脉主热证，可是阴虚之热或阳虚客热亦表现为数脉，因此需要结合症状来分析，另外有时数脉还表现为阳气恢复。数脉的兼脉如下：

数滑脉：《金匮要略》腹满寒疝宿食篇："脉数而滑者，实也，此有宿食，下之愈，宜大承气汤。"滑主宿食，数则主热，脉滑而数为胃肠实热，故当下之。

数紧脉：《金匮要略》腹满寒疝宿食篇："其脉数而紧，乃弦，状如弓弦，按之不移，脉数弦者，当下其寒……"数与紧相结合如弦脉之状，以数脉为阳，弦脉为阴，数为邪盛，紧为内寒，故为邪盛而脏寒，当用温下法以下其寒。

五、大脉

《内经》有大脉之记载，如"大则病进""大则为虚"，前者指大而有力为邪实，后者指大而无力为正虚。《脉经》无大脉，仅有洪脉，谓："洪脉极大在指下。"《千金翼方》指洪脉为："按之浮大，在指下而满。"浮为触指即得，大指其形大，满指为充实有力。李中梓云："洪脉者，如洪水之洪，有波涛汹涌之象，浮而有力，来盛去衰，即大脉也，即钩脉也。"陈修园认为："大脉如洪不是洪，洪兼形阔不雷同，绝无舞絮随风态，有似移兵赴敌雄。"实际上洪脉是大而有力之脉，仲景脉法多称洪大脉或大脉；但大而无力之虚大脉亦称大脉。

兹将仲景脉法中有关大脉（包括洪脉）的记载，分析如下。

一是主邪盛：《伤寒论》阳明篇："伤寒三日，阳明脉大。"阳明病因热实于里，气蒸于外，故脉应之而大。厥阴篇365条："下利，脉沉弦者，下重也；脉大者，为未止……"《金匮要略》呕吐哕下利篇中有与之相同的条文，其脉大亦指热盛而言。太阳篇25、26条，服桂枝汤后，大汗出，脉洪大，亦指热盛，但25条仍有桂枝汤证，故仍用桂枝汤如前法，26条则转属阳明经证，故用白虎加人参汤治疗。《金匮要略》趺蹶手指臂肿转筋阴狐疝蛔虫病篇："腹中痛，其脉当沉若弦，反洪大，故有蛔虫。"腹中痛，其脉不沉，非阳虚寒痛；不弦，亦非气郁，其脉洪大为邪气盛所致。

二是主虚证：《金匮要略》血痹虚劳篇："夫男子平人，脉大为劳，极虚亦为劳。""人年五六十，其病脉大者，痹侠背行，若肠鸣，马刀侠瘿者，皆为劳得之。"此二条脉大皆主虚证。前条脉大由于肾精亏损，阴虚而阳浮，故见脉大；后条脉大是虚劳而见脉大，均属虚证。

三是湿郁于上：《金匮要略》痉湿暍篇："湿家病，身疼发热，面黄而喘，头痛鼻塞而烦，其脉大，自行饮食，腹中和，无病，病在头中寒湿，故鼻塞，内药鼻中则愈。"此以湿郁于上，肺气窒滞，不得下降，故脉反大，与湿之中于下而在阴之脉沉细者不同。

由上可知，大脉可以是邪盛，亦可是虚证，其湿郁于上者，亦见脉大，临证时宜详加辨认之。其兼脉有如下。

大紧脉：《金匮要略》腹满寒疝宿食篇："脉大而紧者，阳中有阴，可下之。"指大为阳脉，紧为阴脉，阳病而有阴寒于其内，下之亦宜温下法。

洪数脉：《金匮要略》疮痈肠痈浸淫病篇："肠痈者……脉洪数者，脓已成，不可下也……"指肠痈热毒甚而脓已成，因邪热盛故见脉洪数。

六、弦脉

《脉经》以"举之无有，按之如弓弦"来描述脉弦，滑伯仁认为举之无有不妥，改为"按之不移，举之应手，端直如弓弦"。指弦脉于浮取、沉取皆可见到。

根据仲景脉法，弦脉有以下几种意义。

一是少阳主脉：《伤寒论》太阳篇140条："太阳病下之……脉弦者，必两胁拘急。"说明太阳病的发展过程中，如出现两胁拘急、脉弦，可能转属少阳。231条的三阳合病亦以脉弦为少阳之脉。《金匮要略》疟病篇"疟脉自弦"，以疟之往来寒热属少阳，故其脉弦。

二是正气尚存：《伤寒论》阳明篇212条："伤寒若吐若下后不解，不大便五六日，上至十余日，日晡所发潮热，不恶寒，独语如见鬼状。若剧者，发则不识人，循衣摸床，惕而不安，微喘直视。脉弦者生，涩者死。"指阳明腑证，正虚邪实之危候，脉弦则正气尚存，故云脉弦者生。《金匮要略》呕吐哕下利篇："下利，脉反弦，发热身汗者，自愈。"亦是指正气尚存，故可自愈。

三是主痰饮：《金匮要略》痰饮咳嗽篇有："咳家，其脉弦，为有水，十枣汤主之。""脉偏弦者，饮也。"以脉弦主痰饮。水饮之所生，皆由气郁不能运化水湿所致，因气郁故脉弦。

四是主寒主痛：《金匮要略》腹满寒疝宿食篇："寸口脉弦者，即胁下拘急而痛，其人啬啬恶寒也。"指感寒而痛，以致寸口脉弦。呕吐哕下利篇："脉弦者，虚也，胃气无余，朝食暮吐，变为胃反，寒在于上，医反下之，今脉反弦，故名曰虚。"因寒在于上而反下之，损其胃阳，不能化谷，是脾胃虚寒之证，故脉弦。或谓土虚木贼，亦可脉弦。妇人妊娠篇："妇人怀娠六七月，脉弦，发热，其胎愈胀，腹痛恶寒者，少腹如扇，所以然者，子脏开故也，当以附子汤温其脏。"亦是感寒而腹痛，故脉弦。五脏风寒积聚篇："心伤者，其人劳倦即头面赤而下重，心中痛而自烦，发热，当脐跳，其脉弦，此为心脏伤所致也。"因心伤而心中痛，故见脉弦。

以上关于脉弦之记载，可以是少阳主脉，或表示正气尚存，或主痰饮，或主寒主痛。其兼脉如下：

弦迟脉：《伤寒论》少阴篇324条："少阴病，饮食入口则吐，心中温温欲吐，复不能吐，始得之，手足寒，脉弦迟者，此胸中实，不可下也，当吐之……"此胸中有寒痰阻遏，阳气不布而见手足寒、脉弦迟，以弦主痰饮，迟亦为寒，故脉弦迟。或谓笼统地仅指痰饮阻遏，因迟脉亦可因痰饮内阻，气血运行不畅而致。《金匮要略》疟病篇："疟脉自弦……弦迟者多寒。"指疟疾多寒者，脉见弦迟。

弦数脉：《金匮要略》疟病篇："疟脉自弦……弦数者多热。"疟脉属弦，数则为热，故疟病多热者，脉见弦数。痰饮咳嗽篇："脉弦数，有寒饮，冬夏难治。"脉弦主痰饮，但患者又属寒饮，脉弦数又属热，脉证不符，冬寒有利于热，但不利于饮；夏热有利于饮，但不利于热，故其病难治。

弦紧脉：《金匮要略》疟病篇："疟脉自弦……弦紧者，可发汗、针灸也。"紧脉主寒在表，疟脉属弦，故弦紧可发汗。水气篇："寸口脉弦而紧，弦则卫气不行，即恶寒，水不沾流，走于肠间。"因卫气不行而恶寒，故脉弦紧，内有水饮脉亦弦。腹满寒疝宿食篇："腹痛，脉弦而紧，弦则卫气不行，即恶寒，紧则不欲食，邪正相搏，即为寒疝。"亦是以弦紧脉主寒，寒邪内侵，胃阳被困，故不欲食。疟病篇："疟脉自弦……弦小紧者，下之瘥。"弦而小紧，则疟病在里属阴，故宜温下。

弦大脉：《金匮要略》惊悸吐衄下血胸满瘀血病篇："寸口脉弦而大，弦则为减，大则为芤，减则为寒，芤则为虚，寒虚相击，此名曰革。妇人则半产漏下，男子则亡血。"本条在《金匮要略》中三见，血痹虚劳篇及妇人杂病篇均有相同之条文。此以脉弦而大解释革脉，革脉所含的弦不任重按，故较弦为减，虚大而空为芤，此二者结合便为革脉。有谓弦则为减，减为紧字之误，紧脉主寒，且弦脉亦紧脉相类，亦可作为参考。《伤寒论》阳明篇231条三阳合病脉弦浮大，指弦脉为少阳脉，浮脉为太阳脉，大脉为阳明脉，脉弦浮大故为三阳合病。

弦细脉：《伤寒论》少阳篇265条："伤寒，脉弦细，头痛发热者，属少阳……"脉弦细属少阳主脉，盖细指邪欲入阴之故。《金匮要略》痉湿暍篇："太阳中暍，发热恶寒，身重而疼痛，其脉弦细芤迟，小便已，洒洒然毛耸，手足逆冷，小有劳，身即热，口开，前板齿燥……"脉弦细芤迟，弦为寒象，细为阴虚，芤为气虚，迟为寒湿凝滞，指太阳中暍为气阴两虚兼有寒湿之象。

七、紧脉

《脉经》以"数如切绳状"为紧脉。《诊家直诀》云："紧有形细而涩，亦有势艰而撼，撼者，左右弹也。"根据此说，紧脉有两种类型，一是形细而坚，一是左右弹手。《诊家正眼》认为："盖紧之挺急而劲，与弦相类，但比之于弦，更有加于挺急之异，及转如绳线之状也。"《景岳全书》亦云："紧脉急疾有力，坚搏抗指。"是紧脉尚有劲急之意。

兹将仲景脉法中的紧脉分析如下。

一是主寒邪：《伤寒论》太阳病脉紧指寒邪在表（3条），少阴病脉紧则主寒邪在里（283、287条）。厥阴篇361条："下利，脉数，有微热，汗出，今自愈；设复紧，为未解。"指脉紧为寒盛，故未愈。《金匮要略》呕吐哕下利篇亦有相同之条文。水气篇："趺阳脉当伏，今反紧，本自有寒，疝瘕，腹中痛，医反下之，下之即胸满短气。"指脉紧为有寒邪，疝瘕、腹中痛均为寒邪所致。黄疸篇："趺阳脉紧为伤脾。"以脉紧属寒，脾有寒湿故趺阳脉紧。呕吐哕下利篇："吐后，渴欲得水而贪饮者，文蛤汤主之。兼主微风，脉紧，头痛。"本条为内有热结，外有表寒，故见脉紧。

二是主痰食：《伤寒论》厥阴篇355条："病人手足厥冷，脉乍紧者，邪结在胸中，心下满而烦，饥不能食者，病在胸中，当须吐之……"此脉乍紧，由于痰食壅阻胸中，胸中阳气不能达于四肢，故手足厥冷，脉现紧象。《金匮要略》腹满寒疝宿食篇："脉紧，头痛风寒，腹中有宿食不化也。""脉紧，如转索无常者，有宿食也。"此以宿食内停而现脉紧。

三是主胃气强：《伤寒论》阳明篇192条："阳明病，初欲食，小便反不利，大便自调，其人骨节疼，翕翕如有热状，奄然发狂，濈然汗出而解者，此水不胜谷气，与汗共并，脉紧则愈。"因湿热郁滞关节，其人胃气强，则可奄然发狂，汗出而解，湿热之邪与汗共并排出体外，脉紧是对脉迟而言，脉迟则为胃中虚冷，脉紧则为胃气强盛，故能自愈。

四是主痛：《伤寒论》太阳篇140条："脉紧者，必咽痛。"指太阳病下后，寒邪化热而咽痛，此脉紧主痛而言。

五是营阴不足：《金匮要略》痉湿暍篇："夫痉脉，按之紧如弦，直上下行。"紧如弦，《脉经》指其脉伏坚，直上下，为上自寸，下至尺，皆强直而弦，乃营阴不足，阳浮于上，故直上下行。

总之，紧脉可主寒邪、主痰食、主痛、主营阴不足，但亦主胃气强。其兼脉如下：

紧弦脉：《金匮要略》腹满寒疝宿食篇："胁下偏痛，发热，其脉紧弦，此寒也……"指寒邪凝聚所致，以紧脉主寒主痛之故。

紧数脉：《金匮要略》黄疸篇："趺阳脉紧而数，数则为热，热则消谷，紧则为寒，食即为满。"指胃热脾寒，亦即胃热脾湿，湿热郁蒸而发生黄疸。

紧大而迟脉：《金匮要略》腹满寒疝宿食篇："……脉紧大而迟者，必心下坚。"大为邪盛，紧、迟为主寒主痛，指寒疝腹中痛、心下坚，可用温下之法。

八、滑脉

《脉经》云："滑脉往来前却，流利展转替替然，与数相似。"《诊家枢要》指出："滑，不涩也，往来流利，如盘走珠，不进不退。"总之，滑脉为流利之象。兹将仲景脉法中有关滑脉之记载，分析如下。

一是主实热：《伤寒论》厥阴篇350条："伤寒，脉滑而厥者，里有热，白虎汤主之。"为热盛而厥之脉象，主实热。

二是主宿食：《金匮要略》呕吐哕下利篇："下利脉反滑者，当有所去，下乃愈，宜大承气汤。"此下利因有宿食，故当下之。

三是主痰湿：《金匮要略》痰饮咳嗽篇："脉浮而细滑，伤饮。"水气篇："寸口脉见滑者，中有水气……"此滑脉主痰饮、水湿。

总之，滑脉可见于实热、宿食或痰湿，宜结合临床表现分析之。其兼脉有：

滑数脉：《伤寒论》阳明篇 256 条："……脉滑而数者，有宿食也，当下之，宜大承气汤。"以滑数脉指有宿食而言。《金匮要略》腹满寒疝宿食篇亦有相同之条文。肺痿肺痈咳嗽上气篇："若口中辟辟燥，咳即胸中隐隐痛，脉反滑数，此为肺痈，咳唾脓血。"指肺痈为肺气实而火邪壅闭，故脉现滑数。以脉滑及数皆主热盛。妇人杂病篇："少阴脉滑而数者，阴中即生疮，阴中蚀疮烂者，狼牙汤洗之。"少阴脉滑数指肾脉滑数而言，滑主湿，数为热。湿热注于前阴，而阴中生疮。

滑疾脉：《伤寒论》阳明篇 214 条："阳明病，谵语，发潮热，脉滑而疾者，小承气汤主之。"以脉滑疾示里热未实，区别于脉滑而实。滑主热盛，疾为数脉之类，亦主热盛。

九、实脉

《脉经》云："实脉大而长，微强，按之隐指幅幅然。"《诊家枢要》云："实，不虚也，按举不绝，迢迢而长，动而有力，不疾不迟。"指实脉为大而长有力之脉象。李中梓云："实之为义，邪气盛满，坚劲有余之象也。既大矣，而且兼长，既长大矣，而且有力，既长大而有力矣，而且浮中沉三候皆然。"指实脉属邪盛之脉。张景岳云："实脉，邪气实也，举按皆强，鼓动有力。"亦是指实脉为邪盛之脉，均属有力，是一致的看法。

兹将仲景脉法中有关实脉之记载，分析如下。

一是主邪实：《伤寒论》阳明篇 240 条："病人烦热，汗出则解，又如疟状，日晡所发热者，属阳明也。脉实者，宜下之……"脉实为实大有力，是阳明之里实，故可下之。245 条："……阳脉实，因发其汗。出多者，亦为太过。太过者为阳绝于里。亡津液，大便因硬也。"阳脉实指浮取脉实，误用汗法，出汗过多，亡津液，而致阳热独盛于里，大便坚硬。《金匮要略》妇人产后篇："产后七八日，无太阳证，少腹坚痛，此恶露不尽，不大便，烦躁发热，切脉微实，再倍发热，日晡时烦躁者，不食，食则谵语，至夜即愈，宜大承气汤主之。热在里，结在膀胱也。"为产后瘀血内阻兼阳明里实，故见脉微实。

二是胃气衰败：《伤寒论》厥阴篇369条："伤寒下利，日十余行，脉反实者死。"厥阴病虚寒下利，日十余行，阳虚已甚，脉象反实为胃气衰败而邪盛，故死。

总之，实脉主邪盛，故为正虚邪实。其兼脉有实大数之脉，如《金匮要略》痰饮咳嗽篇："久咳数岁，其脉弱者可治，实大数者死。"亦是指正虚邪实而言。亦是胃气将绝，故亦主死。

十、微脉

《脉经》云："微脉，极细而软或欲绝，若有若无。"《诊宗三昧》云："微脉者，似有似无，欲绝非绝，而按之稍有模糊之状，不似弱脉之小弱分明，细脉之纤细有力也。"所谓稍有模糊，乃言其至数不甚清楚，来去模糊，在有无之间。

根据仲景脉法有关微脉之记载，分析如下。

一是主阳虚：微脉属阳虚，有程度上的不同，轻者，如《伤寒论》太阳篇23条："太阳病，得之八九日，如疟状，发热恶寒，热多寒少，其人不呕，清便欲自可，一日二三度发……脉微而恶寒者，此阴阳俱虚，不可更发汗更下更吐也……"重者，如厥阴篇343条："伤寒六七日，脉微，手足厥冷，烦躁，灸厥阴，厥不还者死。"总是以脉微代表阳虚而言。其他如太阳篇160条："伤寒吐下后，发汗，虚烦，脉甚微……"少阴篇286条："少阴病，脉微，不可发汗，亡阳故也……"315条："少阴病，下利，脉微者……"317条："少阴病，下利清谷，里寒外热，手足厥逆，脉微欲绝……"厥阴篇338条："伤寒脉微而厥，至七八日肤冷，其人躁无暂安时，此为脏厥……"霍乱篇385条："恶寒脉微，而复利，利止，亡血也……"389条："既吐且利，小便复利，而大汗出，下利清谷，内寒外热，脉微欲绝者……"390条："吐下已断，汗出而厥，四肢拘急不解，脉微欲绝者……"皆是指阳虚而见脉微。但23、160、385条尚有阴阳两虚的含义在内。

二是主邪滞：《伤寒论》太阳篇94条："太阳病未解，脉阴阳俱停，必先振栗，汗出而解；但阳脉微者，先汗出而解，但阴脉微者，下之而解。若欲下之，宜调胃承气汤。"此脉微为邪滞，邪滞于经，使表气不得条达，故阳脉微；邪滞于腑，使里气不得通畅，故阴脉微。

三是主正复：《伤寒论》少阴篇 287 条："少阴病，脉紧，至七八日，自下利，脉暴微，手足反温，脉紧反去者，为欲解也，虽烦下利，必自愈。"此脉暴微是与脉紧相对而言，指脉不紧，因正气回复，寒气消失，故手足反温而欲自愈。

以上可看出脉微一般情况下是指阳虚，亦可有阴阳两虚、邪滞、正复的含义。其兼脉有以下几种：

微浮脉：《伤寒论》少阴篇 290 条："少阴中风，脉阳微阴浮者为欲愈。"此以寸脉微表示邪不盛且逐渐消除，尺脉浮表示阳气逐渐恢复，故将痊愈。厥阴篇 327 条："厥阴中风，脉微浮，为欲愈，不浮为未愈。"意义与之相同，指厥阴寒厥不是脉微欲绝，而是微浮，表示阳气逐渐恢复。又太阳篇 166 条："病以桂枝症，头不痛，项不强，寸脉微浮……"是指寸脉微现浮象，表明病邪在上，与微脉、浮脉合见不同。

微沉脉：《伤寒论》太阳篇 124 条："太阳病，六七日，表证仍在。脉微而沉，反不结胸，其人发狂者，以热在下焦……"此脉微是邪滞，沉为在里，为蓄血证，瘀热在里，气血壅阻而沉滞不起。

微数脉：《伤寒论》太阳篇 116 条："微数之脉，慎不可灸……"以脉微属气阴两虚，数则为热，以阴虚生内热为主而现脉微数。《金匮要略》百合狐惑阴阳毒篇："百合病者……其脉微数……"此微数脉亦指阴虚生内热为主。中风历节篇："夫风之为病，当半身不遂，或但臂不遂者，此为痹，脉微而数，中风使然。"此脉微而数是指气血亏损，说明中风之根本原因在于脏腑之虚弱。呕吐哕下利篇："寸口脉微而数，微则无气，无气则荣虚，荣虚则血不足，血不足则胸中冷。"亦是指气血两虚而言。肺痿肺痈咳嗽上气篇："病咳逆，脉之，何以知此为肺痈……寸口脉微而数，微则为风，数则为热，微则汗出，数则恶寒。"脉微数是指风伤于卫而表虚故脉微。数则为热邪内郁所致，说明开始是由风热引起。总之，微数脉的含义有以阴虚内热者，有气血亏损者，亦可是指风热。

微迟脉：《金匮要略》水气篇："趺阳脉微而迟，微则为气，迟则为寒，寒气不足，则手足厥冷。"趺阳脉微是指脾胃阳气不足，迟则为寒，因阳虚而阴寒盛，故脉见微迟。惊悸吐衄下血胸满瘀血篇："病人胸满唇痿，舌青口燥，但欲嗽水，不欲咽。无寒热，脉微大来迟，腹不满，其人言我满，为有瘀血。"以脉微为气滞，脉大为血虚，迟则为血行不畅，故主瘀血。故微迟脉可以是阳气不足，亦可是气滞而血瘀。

微细脉：《伤寒论》少阴篇 281 条："少阴之为病，脉微细，但欲寐也。"是微细脉为少阴病的主脉。微为阳虚，细为阴虚，有阴阳两虚的含义在内。太阳篇 60 条："下之后，复发汗，必振寒，脉微细，所以然者，以内外俱虚故也。"指脉微细为阴阳俱虚。又少阴篇 300 条："少阴病，脉微细沉……"沉为在里，脉微细沉指少阴病阳亡阴竭之脉象。

微弱脉：《伤寒论》太阳篇 27 条："太阳病，发热恶寒，热多寒少，脉微弱者，此无阳也，不可发汗，宜桂枝二越婢一汤。"此脉微弱指阳气虚衰，故不能发汗。38 条："……大青龙汤主之；若脉微弱，汗出恶风者，不可服之。"此脉微弱亦是指阳气不足。139 条："太阳病二三日，不能卧，但欲起，心下必结，脉微弱者，此本有寒分也。"指脉微弱为脾胃阳气不足，而有寒饮积于心下。《金匮要略》痉湿暍篇："太阳中暍，身热疼重，而脉微弱，此以夏月伤冷水，水行皮中所致也……"此脉微为湿滞，脉弱主虚，因暑必夹湿而伤气，故脉见微弱。《金匮要略》妇人产后篇："产妇郁冒，其脉微弱……"脉微弱是指虚而言，血虚则阴虚，阴虚而阳气偏胜，以致郁冒。《伤寒论》厥阴篇 365 条："下利……脉微弱数者，为欲自止，虽发热，不死。"微弱脉是阳虚下利应见之脉象，但兼数，说明阳气较旺盛，故病势趋向好转。《金匮要略》呕吐哕下利篇亦有相同之条文。总之，脉微弱主要是阳气不足，有时也可指气虚湿滞或血虚。

微涩脉：《伤寒论》阳明篇 214 条有："阳明病，谵语，发潮热，脉滑而疾者，小承气汤主之……脉反微涩者，里虚也，为难治，不可更与承气汤也。"此以脉微属气虚，涩为血少，属气血两虚之脉。少阴篇 325 条："少阴病，下利，脉微涩，呕而汗出，必数更衣，反少者，当温其上，灸之。"此脉微是阳虚，涩为阴血少，为阴阳两虚之脉。霍乱篇 384 条记载霍乱之脉微涩，亦是亡阳、亡血。太阴篇 274 条："太阴中风，四肢烦疼，阳微阴涩而长者，为欲愈。"指浮取脉微为邪退，沉取脉涩为里虚，长则气治，故病欲愈。《金匮要略》血痹虚劳篇："血痹病从何得之……但以脉自微涩在寸口，关上小紧，宜针引阳气，令脉和紧去则愈。"脉微为阳虚，涩为血滞，小紧即微紧之意，表明外感风邪，关上脉来小紧，说明邪中较浅，故用针刺即可。总之，脉微涩是指气血、阴阳两虚，甚则亡阳、亡血。

微实脉：《金匮要略》妇人产后篇："产后七八日，无太阳证，少腹坚痛，此恶露不尽，不大便，烦躁发热，切脉微实，再倍发热，日晡时烦躁者，不食，食则谵语……"产后失血而脉微因兼阳明里实，故脉微而实。

微弦脉：《金匮要略》胸痹心痛短气篇："……阳微阴弦，即胸痹而痛。"阳微阴弦即寸微尺弦，上焦阳气虚故寸微，下焦阴邪实，故尺弦，阴邪乘于阳位，故有胸痹，脉微弦。腹满寒疝宿食篇："趺阳脉微弦，法当腹满，不满者必便难，两胠疼痛，此虚寒从下上也，当以温药服之。"从本条可以看出趺阳脉微弦，是脾胃阳气不足，肝木侵侮脾土所致。趺蹶手指臂肿转筋阴狐疝蛔虫篇："转筋之病，其人臂脚直，脉上下行，微弦……"微而且弦，微为气衰，营阴不足，弦者紧也，脉上下行，类痉脉之直上下行。

微缓脉：《伤寒论》太阳篇23条："太阳病，得之八九日，如疟状，发热恶寒，热多寒少，其人不呕，清便欲自可。一日二三度发。脉微缓者，为欲愈也……"此以脉微而和缓指正气恢复，邪已衰退。

微紧脉：《金匮要略》血痹虚劳篇："血痹，阴阳俱微，寸口关上微，尺中小紧，外证身体不仁，如风痹状，黄芪桂枝五物汤主之。"微指阳气不足，阴阳俱微指浮沉俱微，小紧仍是外感风寒，为正虚邪实，气血不足兼有外邪，故以黄芪桂枝五物汤调养营卫，兼祛风邪。《金匮要略》血痹虚劳篇："脉得诸芤动微紧，男子失精，女子梦交。"有谓芤动是芤脉，微紧是虚弦，芤动为阳浮，微紧属虚寒，为阴阳两虚之脉。亦有谓芤动微紧是虚劳诸脉，非谓芤动微紧仅主男子失精、女子梦交也。有谓芤动为阳，微紧为阴，所谓脉得诸芤动微紧是说或见芤动脉，或见微紧脉，而非四脉同时均见。

微厥脉：《伤寒论》太阳篇105条："伤寒十三日，过经谵语者，以有热也，当以汤下之……若自下利者，脉当微厥……"脉微为阳虚，厥脉在不可下篇有："厥者，脉初来大，渐渐小，更来渐大。"亦是阳虚里寒之脉，故脉微厥仍属阳虚。

十一、细脉

《脉经》云："细脉小大于微，常有，但细耳。"李中梓《诊家正眼》云："细之为义，小也，细也，状如丝也。微脉则模糊而难见，细脉则显明而易见，故细比微稍稍大也。"李时珍《濒湖脉学》云："细脉小大于微而常有，细直而软，若丝线之应指。"

在仲景脉法中，细脉的含义有以下几种。

一是主虚证：《伤寒论》厥阴篇351条："手足厥寒，脉细欲绝者，当归四逆汤主之。"脉细属血虚，寒邪滞于血分，阳气衰微，故脉细欲绝。148条：

"伤寒五六日，头汗出，微恶寒，手足冷，心下满，口不欲食，大便硬，脉细者，此为阳微结，必有表，复有里也……"此阳微结之脉细，是阳气不足，血行不畅所致。

二是主结聚：《金匮要略》五脏风寒积聚篇："诸积大法，脉来细而附骨者，乃积也。"指气血痰浊等积聚于内，故脉来细而附骨。

总之，细脉可以为正虚或结聚，临床上宜分辨之。其兼脉可如下：

细数脉：《伤寒论》太阳篇120条："太阳病，当恶寒发热，今自汗出，反不恶寒发热，关上细数者，以医吐之过也。"吐后胃气受损，故见脉细，数为仍有余热。140条："太阳病下之……脉细数者，头痛未止。"指下后胃气受损而脉细，数亦为热，原太阳病即有头痛，现仍头痛未愈。

细沉数脉：《伤寒论》少阴篇285条："少阴病，脉细沉数，病为在里，不可发汗。"脉细为营血不足，沉为在里，脉数而无身热，故此脉数不是热证，此沉细数当为正气衰败之象，按之无力而类似散脉之数。

十二、弱脉

《脉经》云："弱脉极软而沉细，按之欲绝指上。"滑伯仁云："弱，不盛也，极沉细而软，怏怏不前，按之欲绝未绝，举之即无。"李时珍、李中梓皆以弱脉为沉取而细软无力。

根据仲景脉法，弱脉可以有以下几种含义。

一是主虚证：《伤寒论》太阳篇113条："形作伤寒，其脉不弦紧而弱，弱者必渴。被火必谵语……"此以脉弱主营阴不足。太阴篇280条："太阴为病，脉弱……"是指脾胃阳虚而见脉弱。厥阴篇377条："呕而脉弱，小便复利，身有微热见厥者，难治，四逆汤主之。"此脉弱指阳虚而言，因阴寒内盛，格阳于外，故见肢厥，身有微热。《金匮要略》呕吐秽下利篇有相同之条文。痰饮咳嗽篇："久咳数岁，其脉弱者，可治，实大数者，死……"久咳数岁，正气已虚，弱脉主虚。脉证相应，故为可治。妇人妊娠篇："妇人得平脉，阴脉小弱，其人渴，不能食，无寒热，名妊娠，桂枝汤主之……"指尺脉小弱，无寒热知不属外感，不能食则属妊娠。因妊娠初期，胎气未盛，阴分不足，故尺脉小弱，或阴脉比阳脉要小弱。

二是主正复：《伤寒论》厥阴篇360条："下利有微热而渴，脉弱者，今自愈。"指正气恢复，故能自愈。《金匮要略》呕吐哕下利篇有相同之条文。

三是主邪不盛：《伤寒论》阳明篇251条："得病二三日，脉弱，无太阳、柴胡证，烦躁，心下硬，至四五日，虽能食，以小承气少少与微和之。"此阳明病脉弱，是与脉实大对比而言，指邪气尚不太盛，故用小承气汤少少与微和之。

总之，弱脉可见于虚证（或为阳虚，或为阴虚），亦可属于正气恢复或邪气不盛。其兼脉如下：

弱涩脉：《伤寒论》少阴篇286条："少阴病，脉微，不可发汗，亡阳故也；阳已虚，尺脉弱涩者，复不可下之。"此尺脉弱涩指阴血不足而言。

动弱脉：《金匮要略》惊悸吐衄下血胸满瘀血篇："寸口脉动而弱，动即为惊，弱即为悸。"因惊多属外来，故脉见动摇；悸多由内生，故气血不足，脉象见弱。动脉，多见于关部，脉象如豆，不来不往，厥厥然动摇。寸口脉动而弱，指关脉为动脉，余脉则为弱脉。

十三、虚脉

《脉经》云："虚脉，迟大而软，按之不足，隐指豁豁然空。"周正伦《医圣阶梯》云："虚，不实也，无力为虚，按之骨，无脉者，谓之无力也。"张景岳云："虚脉，正气虚也，无力也，无神也……无论诸脉，但见指下无神者，总是虚脉。"《脉学辑要》云："虚乃脉无力之统名，不必浮大无力之谓也。"由上可知，虚脉有两种意见，一为迟大而软，一为指下无力。

兹将仲景脉法中有关虚脉之记载，分析如下。

一是主虚证：《伤寒论》厥阴篇347条："伤寒五六日，不结胸，腹濡，脉虚，复厥者，不可下，此亡血，下之死。"脉虚指亡血伤津而言。《金匮要略》血痹虚劳篇："夫男子平人，脉大为劳，极虚亦为劳。"极虚指轻按则软，重按极无力，亦属精气内损之脉。

二是主水饮：《金匮要略》痰饮咳嗽篇："久咳数岁……其脉虚者，必苦冒。其人本有支饮，饮在胸中故也，治属饮家。"因有水饮内停，故见脉虚。

以上可见虚脉主虚证及水饮，其兼脉：

虚沉弦脉：《金匮要略》血痹虚劳篇："男子脉虚沉弦，无寒热，短气里急，小便难，面色白，时目瞑兼衄，少腹满，此为劳使之然。"脉虚沉弦，虚脉指无力属虚证，沉为在里，弦脉亦属虚寒之象，无寒热指无表证，故为阴阳气血两虚之脉象。

虚芤迟脉：《金匮要略》血痹虚劳篇："夫失精家，少腹弦急，阴头寒，目眩，发落，脉极虚芤迟，为清谷、亡血、失精。"脉极虚指重按极无力，主亡血、伤精，芤亦主阴虚，迟则为阳虚生寒，故亦为阴阳两虚之脉象。

虚弱细微脉：《金匮要略》血痹虚劳篇："男子平人，脉虚弱细微者，善盗汗也。"虚弱细微脉亦是阴阳气血两虚，阳虚不固，阴虚不守，故善盗汗。

十四、涩脉

《脉经》云："涩脉细而迟，往来难且散，或一止复来。"戴同文《脉诀刊误》云："或一止复来，因是涩不流利之止，与结代之止不同。"或一止复来与结代脉实不好区分，恐涩脉是《濒湖脉学》所谓"参伍不调名曰涩，轻刀刮竹短而难"为是。是否属迟，《诊宗三昧》云："涩脉者，指下涩滞不前……不似迟脉之指下迟缓。"《脉诀启悟注释》云："脉气难涩，非至数迟慢之谓。"比较恰当。故张山雷也说："涩脉虽以形势之重滞不灵为主，不系乎至数之迟缓，究竟往来既滞，其势必迟，所以叔和直谓之迟，其旨可于言外得之。"

兹将仲景脉法的涩脉，分析如下。

一是主气血阻滞：《伤寒论》太阳篇48条："二阳合病……何以知汗出不彻，以脉涩故知也。"因气血阻滞而脉涩，因气血阻滞故汗出不彻。

二是主宿食阻滞：《金匮要略》腹满寒疝宿食篇："寸口脉浮而大，按之反涩，尺中亦微而涩，故知有宿食，大承气汤主之。"浮大主热盛，但按之反涩，尺中亦微涩，是宿食壅积，气滞不畅所致。

三是主血虚阴绝：《伤寒论》厥阴篇363条："下利，寸脉反浮数，尺中自涩者，必清脓血。"指阴络受伤，大便脓血，故尺中自涩。《金匮要略》呕吐哕下利篇有相同之条文。《伤寒论》阳明篇212条："伤寒若吐若下后不解，不大便五六日，上至十余日，日晡所发潮热，不恶寒，独语如见鬼状……脉弦者生，涩者死。"此脉涩为阳亢阴绝，故死。

以上可见涩脉主气血阻滞、宿食阻滞及血虚阴绝。其兼脉有：

涩弦脉：《伤寒论》太阳篇100条："伤寒阳脉涩阴脉弦，法当腹中急痛，先与小建中汤，不差者，小柴胡汤主之。"浮取涩为营血不足，沉取弦主里虚寒。为表虚里急，故腹中急痛，宜用小建中汤温建中脏。

涩小脉：《金匮要略》中风历节篇："盛人脉涩小，短气，自汗出，历节疼，不可屈伸，此皆饮酒，汗出当风所致。"因湿盛于内，阳气不足，气滞而营血不足故脉涩，阳虚亦见脉小。

十五、小脉

《脉经》无小脉之记载，《诊家枢要》云："小，不大也，浮沉取之，悉皆

损小。"今将仲景脉法中有关小脉之记载,分析如下:

一是主邪退:《伤寒论》少阳篇271条:"伤寒三日,少阳脉小者,欲已也。"少阳脉弦,现在脉小不弦,示邪气衰退,正气恢复,故病将痊愈。

二是主虚证:《金匮要略》妇人妊娠篇:"妇人得平脉,阴脉小弱……"此阴脉小是指与阳脉相比,脉体小而言,为阴不足。

由上可知小脉属虚证,但亦可主邪退。其兼脉为小紧脉,如《金匮要略》血痹虚劳篇:"但以脉自微涩在寸口,关上小紧。""血痹,阴阳俱微,寸口关上微,尺中小紧。"其小紧脉是指小而紧,因小脉属虚,故为紧而无力,表明受邪较浅。

十六、短脉

《脉经》无短脉之记载,《诊家枢要》云:"短,不长也,两头无,中间有,不及本位。"《伤寒论》阳明篇211条:"发汗多,若重发汗,亡其阳,谵语、脉短者死。脉自和者不死。"汗出过多,亡阳而阴亏,胃中燥实而谵语,脉实大则脉与证相应,称为脉自和;如脉短,属气血两竭,生气不能接续,阳证而见阴脉,故曰死。

十七、伏脉

《脉经》以伏脉为:"极重指按之,著骨乃得。"《诊家枢要》云:"伏,不见也,轻手取之,绝不可见,重取之,附着于骨。"以沉之甚者为伏脉。

根据仲景脉法,分析伏脉如下:

主水饮:《金匮要略》痰饮咳嗽篇:"病者脉伏,其人欲自利,利反快,虽利,心下续坚满,此为留饮欲去故也。"指水饮时,因阳气不通,可见脉伏。水气篇:"趺阳脉当伏,今反紧,本自有寒,疝瘕,腹中痛,医反下之,下之即胸满短气。""趺阳脉当伏,今反数,本自有热,清谷,小便数,今反不利,此欲作水。"趺阳是胃脉,由于脾胃阳虚而病水者,其脉当伏,因水肿而阳气不通之故。水气篇又有:"夫水病人,目下有卧蚕,面目鲜泽,脉伏,其人消渴。病水腹大,小便不利,其脉沉绝者,有水,可下之。"指出水病脉伏,其脉沉绝者,亦是脉伏之描述。

其兼脉则见伏弦脉:《金匮要略》痉湿暍篇:"暴腹胀大者,为欲解,脉如故,反伏弦者,痉。"脉伏弦,指痉病因津伤而脉劲急强直而兼沉伏之脉,此伏弦脉即指沉弦脉而言。

十八、缓脉

《脉经》云:"缓脉,去来亦迟,小快于迟。"《脉诀》云:"指下寻之,往来迟缓,小于迟脉曰缓。"此以缓为迟缓之脉。《诊家枢要》云:"缓,不紧也,往来行缓,呼吸徐徐,以气血向衰,故脉体为之徐缓耳。"指缓为怠缓无力之脉。李中梓云:"缓为胃气,不主于病,取其兼见,方可断证。""缓脉以宽舒和缓为义,与紧脉正相反也。"指从容和缓之平脉为缓脉。因此缓脉有此三种含义。

兹将仲景脉法中有关缓脉的内容,分析如下。

一是主脾脉:太阴病脉浮缓,浮脉主虚,缓指怠缓无力之脉,故缓主脾脉。如《伤寒论》187、278条文中所指即是。

二是主邪退:《伤寒论》太阳篇23条:"太阳病……脉微缓者,为欲愈也。"此脉微缓指不洪,温柔而柔和之脉,为邪衰正复,故病欲愈。

由上可知,缓脉为脾脉并主邪退,其兼脉如浮缓脉、迟缓脉,各见该条。另有寸缓关浮尺弱之脉,如《伤寒论》阳明篇244条:"太阳病,寸缓关浮尺弱,其人发热汗出,复恶寒,不呕,但心下痞者,此以医下之也……"此寸缓关浮尺弱即浮弱脉,亦即阳浮而阴弱,为太阳中风证之脉象。

十九、促脉

《脉经》云:"促脉,来去数,时一止复来。"《脉诀》云:"促者,阳也,指下寻之极数,并居寸口曰促,渐加即死,渐退即生。"两者描述不同。李中梓云:"促脉之故,得之脏气乖违者十之六七,得之真元衰惫者十之二三,或因气滞,或因血凝,或因痰聚,或因食壅,或外因六气,内因七情,皆能阻其运行之机而为促也。"李氏说明促脉产生的原因。在临床上促脉的上述两种情况都可见到。

根据仲景脉法,促脉有以下两种情况。

一是主阳气向外:《伤寒论》太阳篇34条:"太阳病桂枝证,医反下之,利遂不止,脉促者,表未解也……"此脉促指数而言,借以说明误下后的利遂不止不是阴寒之证,虽可能已不发热,但阳气仍盛,仍有向外之趋势。140条:"太阳病下之,其脉促不结胸者,此为欲解也。"也是此意,下后未发生变证,阳气仍盛有向外之趋势,故有欲解之可能。21条:"太阳病下之后,脉促胸满者,桂枝去芍药汤主之。"下后脉数胸满,胸阳受损,但阳气仍有向外趋势，故仍可解表。

二是主阳虚阴盛：《伤寒论》厥阴篇 349 条："伤寒脉促，手足厥逆，可灸之。"此是寒厥，阴盛格阳于外，而现脉促，故可用灸法，此是真元衰惫之脉促，可以有"时一止复来"的现象。

总之，促脉是脉之急促，较数为快，可以有中止，亦可以无中止，无中止者示阳气仍盛，有向外趋势，故可借药力解表，有中止者示真元衰惫，如果发生四肢厥逆，要辨其热厥还是寒厥以治之。

二十、结脉

《难经·十八难》云："结者，脉来去时一止，无常数，名曰结也。"指脉来有歇止，在不定至数中见到者。《伤寒论》178 条："脉按之来缓，时一止复来者，名曰结；又脉来动而中止，更来小数，中有还者，反动，名曰结，阴也。"此缓为迟缓之意，因此有缓中一止名结。后世医家对结脉的认识，有认为结脉往来不拘至数者，如舒驰远云："促结二脉，止无定规，或三五至一止，旋又八九至一止，或十几至一止，旋二三十至一止，前后参差，无一定之止也。"亦有认为是迟缓中一止，如《脉经》《诊家枢要》《濒湖脉学》《诊家正眼》《诊宗三昧》等均是。

对结脉产生的原因，张景岳云："促类数也，未必热，结类缓也，未必寒，但见中止者。总之结脉，多由气血渐衰，精力不继，所以断而复续，续而复断，常见久病者多有之，虚劳者多有之，或误用攻击消伐者亦有之……至于留滞郁结等病，本亦此脉之证应然，必其形强气实，举按有力，此多因郁滞也。又有无病有一生脉结者，此其素禀之异常，无足怪也。余此之外，凡病有不退而渐见脉结者，此必气血衰残，首尾不继之候，速宜培本，不得妄认为留滞。"

仲景脉法中有关结脉的含义，有以下两方面。

一是主气血衰微：《伤寒论》太阳篇 177 条有："伤寒，脉结代，心动悸……"指伤寒病程中，气血衰微，不能续行所致。

二是主气血凝滞：《伤寒论》太阳篇 125 条："太阳病，身黄，脉沉结，少腹硬……"为太阳蓄血证，因气血凝滞，而有脉结出现。

二十一、代脉

《脉经》对代脉的记载同《伤寒论》太阳篇 178 条，即："脉来动而中止，不能自还，因而复动者，名曰代，阴也。"《诊家枢要》："代，更代也，动而中止，不能自还，因而复动，由是复止，寻之良久，乃复强起曰代。"由此可见代脉主要是歇止时间较长。李中梓云："结促之止，止无常数，代脉之止，止有常数；结促之止，一止即来，代脉之止，良久方至。"说明代脉除歇止时间较长外，亦可有止有常数之特点。

《伤寒论》太阳篇 177 条有脉结代，心动悸，仍是指气血衰微，不能续行所引起。

总之，脉诊是中医辨证过程中的重要环节之一，疾病的变化是邪正相争或脏腑气血阴阳的失调，脉象也必然随着而表现于外，发生种种不同的变化，因此可以根据脉象对疾病的病因、病机、症状、转归、治疗，作出一定的判断，由于张仲景脉法与后世脉学有不同之处，了解其脉法更有助于领会《伤寒论》及《金匮要略》条文的精神实质，学习起来也就比较容易了。

《温病条辨》舌诊运用规律的探讨

吴鞠通《温病条辨》是在继承叶天士温病学说的基础上，以三焦辨证结合卫气营血辨证，对温病病程的发展给以具体分析，这对掌握病机，归纳脉证，区别证候，从而为治疗提供了理论依据。同时有关舌诊的运用，在临床辨证上极为重要，并在本书中有较详细的记载，现试作如下分析。

一、舌诊的运用

舌诊属于中医学的望诊范围。温病学派，对舌诊尤为高度重视，辨舌的经验得到很大发展与系统总结。《温病条辨》把舌诊运用在辨别病机，指导治疗，观测预后等方面。

1. 辨别病机

如中焦篇 1 条："面目俱赤，语声重浊，呼吸俱粗，大便闭，小便涩，舌苔老黄，甚则黑有芒刺，但恶热，不恶寒，日晡益甚者，传至中焦，阳明温病也……"此以舌苔老黄，甚则黑有芒刺，代表了邪热传至中焦，由于热甚伤津，故舌苔由老黄转黑，甚有芒刺。

又如中焦篇 19 条："阳明温病，干呕，口苦而渴，尚未可下者，黄连黄芩汤主之。不渴而舌滑者，属湿温"。此以舌滑，说明有湿，邪热已入中焦，当热甚伤津。如舌不干而反滑，故非温热，而是湿温。

2. 指导治疗

上焦篇38、39条，均是太阴伏暑，口渴无汗，以舌白属气分，舌赤属血分，因此治疗各异。又如中焦篇33条："阳明温病，下后脉静，身不热，舌上津回，十数日不大便，可与益胃、增液辈，断不可再与承气也。下后舌苔未尽退，口微渴，面微赤，脉微数，身微热，日浅者亦与增液辈，日深舌微干者，属下焦，复脉法也，勿轻与承气……"此以舌上虽然津回，但十数日不大便，仍属津亏，故宜益胃、增液辈；如下后苔未退尽，亦不宜再用苦寒攻下之剂，仍宜增液辈，津回液复，大便得通，则苔可尽退，如时间较长，舌微干，则属下焦肝肾阴虚，宜用复脉法。根据攻下后的舌诊变化，预测病邪的深浅，津液耗损的程度，以决定治疗措施。

3. 观测预后

下焦篇2条有："温病误表，津液被劫。心中震震，舌强神昏，宜复脉法复其津液，舌上津回则生……"温病最易伤津，邪热传入下焦，本已津伤液亏，又复误用表药，津液被劫，而发生种种变证，自当用复脉法以复其津液；药后舌上津回则示预后较好，如津不回，则有阴阳欲脱之兆。

二、舌诊的内容

舌诊，可从以下三方面来分析。

1. 舌苔

（1）白苔：上焦篇32、37、38、40、43、49、52诸条，中焦篇46、48、49、56、61、67、74、85诸条，下焦篇43、47、52、57、76诸条均有记载。一般白苔有以下几种含义。

主邪在气分：暑温、伏暑、肺疟的邪在上焦气分，可见舌苔白，如暑温之加味清络饮证，伏暑之加减银翘散证，肺疟之杏仁汤证。风暑寒湿杂感亦可见舌苔白，如杏仁薏苡汤证。

主湿：上焦暑温，伏暑邪在气分者，因暑必兼湿，故可见舌苔白，其他如湿温的三仁汤证，三焦秽湿的茯苓皮汤证，湿郁三焦的二加减正气散证，湿疟的厚朴草果汤证，寒湿日久的鹿附汤证，因均有湿邪为患，故皆见舌苔白。

主寒：湿邪属阴、属寒，湿如寒化则在白苔中可见滑润之象，即所谓白滑苔，如寒湿伤阳的桂枝姜附汤证，寒湿伤脾的四苓加木瓜厚朴草果汤证，寒湿凝聚而肢厥的椒附白通汤证，寒湿成疝的椒桂汤证，以及秋湿内伏冬寒外加的小青龙汤证均是。

（2）白腐苔：上焦篇49条及下焦篇57条，有见白腐苔者，均是脾胃阳气受寒湿所伤，并有不思食，肛门坠痛，大便不爽等表现，如附子理中去甘草加广皮厚朴汤证及术附汤证均是。

（3）黄苔：上焦篇7、13、53诸条，中焦篇1、4、10、15、20、28、35、38、40、41、63诸条均可见。黄苔见于以以下几种情况。

主热甚：如太阴温病的白虎汤证，如燥热过甚，传至中焦，舌苔还可进一步变为老黄黑燥，并见苔起芒刺。太阴温病的栀子豉汤证亦可见舌苔微黄。夹湿者，如阳明暑湿水结在胸的小陷胸加枳实汤证，暑温的三石汤证，湿温的黄芩滑石汤证，均有舌苔黄或微黄，但质必滑润。阳明温病邪入血分，亦见苔黄而燥，但质必绛，如清营汤证。心疟，热多昏狂，亦见舌苔中黄，但质亦赤，如加减银翘散证。

主里实：阳明温病腑实证，舌苔必黄或老黄，必伴有质干燥，如小承气汤证、承气合小陷胸汤证、护胃承气汤证。如湿热郁结而身目发黄的茵陈蒿汤证，亦见舌燥黄而腹满。

（4）灰苔：中焦篇42、46、47、48、65、91诸条，下焦篇37条，均有灰苔的叙述，灰苔主要主湿，如原有寒湿，舌苔白滑，可以变为灰苔，如四苓加木瓜草果厚朴汤证，椒附白通汤证。寒湿甚，则灰苔兼见滑润，如寒湿阴黄的草果茵陈汤证、茵陈四逆汤证。如湿兼有热者，如暑温伏暑之杏仁滑石汤证，其苔见灰白；湿痹湿聚热蒸的宣痹汤证则苔见灰滞；暑湿内伏，滞下红白的滑石藿香汤证则舌苔灰黄。至于暑邪深入厥阴的椒梅汤证其舌亦灰，为土败木乘，正虚邪炽之候，由脾虚生湿，故舌苔亦灰。

（5）黑苔：《温病条辨》中焦篇1、15两条有黑苔之记载。前条是邪热传至中焦而成阳明温病，舌苔由老黄变黑有芒刺，宜大承气汤攻下涤热；后条为阳明温病下后，邪气未净，复聚于胃而舌苔干黑，亦宜护胃承气汤下其余邪。

2. 舌质

凡察舌质先要辨其干燥润滑：干者津乏，扪之而涩；滑者津足，扪之而湿。其次辨其舌色。《温病条辨》中有关舌质有燥润、舌赤、舌绛、舌淡之分。

（1）舌干燥：上焦篇15、51条，中焦篇4、10、20、28、33、40诸条，

下焦篇1、13、70诸条均可见舌干燥。舌质干燥为津液受伤。阳明温病以承气汤下后，脉静，身不热，可以舌上津回；如下后余邪尽，病程长者，舌见微干，则属下焦，宜用复脉法治疗。如舌燥有黄苔，则属里热实证，如承气汤类。湿热阳黄的茵陈蒿汤证，亦见苔黄而燥。瘅疟热盛而伤阴，亦可舌干，属五汁饮证。久痢伤阴的人参乌梅汤证，亦见舌干。如舌干而质绛，则为热在营血，宜用清营汤。温热深入下焦，舌燥甚，甚则齿黑唇裂，可用加减复脉汤治疗。

（2）舌滑：中焦篇19、38、46、47、48、54、63诸条均见舌滑。舌滑主湿，如阳明温病不渴而舌滑者，属湿温，湿热较著多黄滑苔，如小陷胸加枳实汤证、黄芩滑石汤证。寒湿则为白滑或灰滑，如四苓加木瓜草果厚朴汤证、椒附白通汤证等。温病愈后，中焦停饮，经治疗后饮退但舌仍滑，不思食，乃中焦阳气未复，犹有湿困，故主半夏桂枝汤治疗。

（3）舌赤：上焦篇30、39、41、53诸条，下焦7条论及舌赤。为邪热入于营血则见舌赤，如手厥阴暑温，由于热邪灼烁阴液而见舌赤，宜用清营汤治疗。太阴伏暑邪在血分亦见舌赤，表实用银翘散加味，表虚则用加减生脉散。温病汗下后，少阴精液损耗不能上承，亦可舌赤，但苔色坚老，宜用复脉法。

（4）舌绛：上焦篇15条，中焦篇20、41条，下焦篇16、23条均见舌绛。舌绛亦为热在营血，如清营汤证。如热邪逗留下焦时久，已经消烁肝肾阴液，亦见舌绛。如见瘛疭则属大定风珠证。温病邪热入血而舌绛，但下利日数十行，是由于脾阳下陷，火衰不能化土，肾之关门不能闭藏所致，则属桃花汤证。

（5）舌淡：上焦篇49条，下焦篇34、61条均可见，因寒湿伤阳，阳虚而舌淡，宜桂枝姜附汤。素体阳虚，温病愈后仍现阳虚，面色萎黄，不思饮食，其舌色淡，宜小建中汤。久疟，气血两虚的扶阳汤证，亦见舌淡。

3. 舌体

舌体变化，可见舌短、舌蹇、舌强，今分述之。

（1）舌短：中焦篇17条及下焦篇18条可见。阳明温病下之不通，热邪内闭心包，神昏舌短，宜牛黄承气。牛黄丸开手少阴之闭，承气则泻阳明而救足少阴之消亡。痉厥神昏，舌短烦躁，在上焦为邪热逆传心包，在下焦则为肝肾阴虚。上焦则宜牛黄、紫雪辈开窍搜邪，继则与复脉存阴，或再加三甲潜阳；在下焦则以存阴为主，如尚有余邪，亦可先以搜邪。如舌短兼见苔黄白而质绛，为心包热极火逼也，如兼舌卷囊缩，即为肝阴已涸之征。

（2）舌蹇：上焦篇17条。邪入心包，舌蹇肢厥，舌蹇主要由舌短卷缩，转动迟钝或强硬，以致语言蹇涩，意同舌短，亦用牛黄、紫雪辈。

（3）舌强：下焦篇2条。因津液被劫而舌强神昏，舌强为强直状，转动不灵活，亦是阴伤所致，宜复脉法。

总之，吴鞠通《温病条辨》的舌诊内容，是继承了叶天士的舌诊，虽在临床上进一步运用，并加以验证，但并未有所发展。叶天士对温热病辨证，在舌诊、验齿，观察斑疹、白痦等方面，均较《温病条辨》更为系统而细微，如叶氏在运用小陷胸汤或泻心汤等苦泄药时，也要察舌辨苔，对证投方，谓："人之体，脘在腹上，其位居中，按之痛或自痛，或痞胀，当用苦泄，以其入腹近也，必验之于舌，或黄或浊，可与小陷胸汤或泻心汤，随证治之。苔白不燥，或黄白相间，或灰白不渴，慎不可乱投苦泄。其中有外邪未解里先结者，或邪郁未伸，或素属中冷者，虽有脘中痞闷，宜从开泄，宣通气滞，以达归于肺。"说明脘痛或痞胀，必黄浊之苔，方可治以苦泄。如痰浊内阻而无热象之白苔不燥，或有表证未解而里证先结致舌苔黄白相间，或素有脾胃寒湿，舌苔灰白而不渴，皆不可用苦泄之剂。可见叶氏对舌诊之重视。还提出察"温热之病，看舌之后，亦须验齿"，理由是"齿为肾之余，龈为胃之络，热邪不燥胃津，必耗肾液，且二经之血，皆走其地"，验齿方法，又提出察血瓣、齿燥、齿垢、齿血等四个方面，这些在温病学的诊断上都有指导意义，吴氏在这方面却未寄予应有重视，只在下焦温病中提到齿黑。吴氏在舌诊的运用上虽是继承了前人学说，但缺乏一定的创造性，似乎美中不足。

中药性味组成的治法在临床上的应用

——《温病条辨》代表性方剂的分析

《温病条辨》是清·吴鞠通在继承《伤寒论》的基础上，师承叶天士治疗温热病的经验，以三焦辨证结合卫气营血辨证，条分缕析，使之规范而具体，成为清代温病学派中较完整的代表著作。《温病条辨》中的方剂，在今天防治急性传染病方面起着重要的作用，如《温病条辨》从《伤寒论》第6条的启示，和在辛凉的麻杏石甘汤及东垣清心凉膈散的基础上，创立了著名的银翘散。对许多急性传染病的早期治疗，甚至于对某些传染病的中断病程起到了一定的作用，吴鞠通从叶天士《临证指南医案》中，清营中热及热入心包方，组成了清营汤及清宫汤，并对安宫牛黄丸、紫雪丹、至宝丹的运用，大大地丰富了急性传染病高烧、昏迷阶段的治疗方法，对降低病死率起到了一定的作用。对《温病条辨》一些代表性方剂的研究，探讨其配伍规律，有助于中医防治急性传染病工作的深入开展并提高疗效。

《温病条辨》的方剂共 206 首，可分三部分，一是运用仲景原方或加减，占 44 首（21.4%），一是抄录于《临证指南医案》方并冠以方名，占 98 首（47.6%），另一部分是运用后世方，如生脉散、清暑益气汤等，以及自创方，共 64 首（31.0%）。由此可见《温病条辨》中运用叶天士方几乎近半数之多。

《温病条辨》方剂的组成是注重药物的性味的。所谓性味是指四气五味而言，四气是寒热温凉，五味是辛酸甘苦咸。《素问·至真要大论》："辛甘发散为阳，酸苦涌泄为阴，咸味涌泄为阴，淡味渗泄为阳，六者或收、或散、或缓、或急、或燥、或润、或软、或坚，以所利而行之，调其气，使其平也。"所谓调其气使其平也，就是以药物的性味来治疗六气的胜复。一般味之辛者，能散能行；味之苦者，能燥能泄；味之咸者，能润下软坚；味之淡者，能宣通渗利；味之酸者，能收能涩；味之甘者，能缓能守。辛味合甘能发能散，辛味合酸则散中有收，辛味合淡能宣通渗利，辛味合咸则散结软坚，辛味合苦能通能降，辛合芳香则行而舒达等配伍规律，都是在长期的临床实践中所积累的宝贵经验。再参以性之温凉寒热，更可组成针对性较强的方剂，借以调节人体气血阴阳、表里上下的偏胜，而达到治疗的目的。

今将《温病条辨》中按照性味分析方剂的组成，可有辛凉、辛温、苦温、甘温、苦寒、咸寒、苦辛、酸苦、酸甘等十类方剂，择其要者，分析如下。

一、辛凉法

《素问·至真要大论》："诸气在泉，风淫于内，治以辛凉，佐以苦，以甘缓之，以辛散之。""司天之气，风淫所胜，平以辛凉，佐以苦甘，以甘缓之，以酸泻之。"说明了由司天之气或在泉之气致病者，如果是风气胜或太过时，应当用辛味的和凉性的药物来治疗，并且要佐以苦味和甘味的药物，或者再辅以酸味的药物，用辛味药是散其风邪，用凉性药是清其热邪，苦以清热，甘以缓急，酸以泻热。另外《素问·至真要大论》还提到"燥化于天，热反胜之，治以辛寒，佐以苦甘"。意思是指燥气司天而热气反胜者，也应当用辛味和凉性的药物来治疗，也用苦味和甘味的药物来辅佐之。"又有少阴之胜，治以辛寒，佐以苦咸，以甘泻之。""少阳之胜，治以辛寒，佐以甘咸，以苦泻之。"说明了六气相胜的情况，如果是少阴热气或少阳火气所胜，都要以辛凉为主的药物来治疗，并佐以苦寒、咸寒、甘寒的药物，共同达到清热泻火的作用，由此也可以看出，所谓辛凉法，主要是用于风热、温燥，或是火热，借以达到辛凉解肌散热的目的。今分析《温病条辨》中辛凉法的运用情况如下。

1. 辛凉苦甘

在《温病条辨》中有辛凉平剂银翘散、辛凉轻剂桑菊饮、辛凉重剂白虎汤等方。银翘散，吴氏称："用东垣清心凉膈散，辛凉苦甘，病初起，且去入里之黄芩，勿犯中焦，加银花辛凉，芥穗芳香，散热解毒；牛蒡子辛平润肺，解热散结，除风利咽；皆手太阴药也……此方之妙，预护其虚，纯然清肃上焦，不犯中下，无开关揖盗之弊，有轻以去实之能，用之得法，自然奏效。"指出了本方来源并加减变化而成，以银花、竹叶、薄荷之辛凉，合连翘、桔梗之苦，甘草之甘，组成辛凉苦甘之剂。桑菊饮，来源于《临证指南医案·卷二咳嗽》18案，某，头胀咳嗽，此风温上侵所致。用连翘、薄荷、杏仁、桔梗、生甘草、象贝。在本方的基础上去象贝，加桑叶、菊花组成。吴氏称："风气通于肝，故桑叶善平肝风；春乃肝令而主风。木旺金衰之候，故抑其有余。桑叶芳香有细毛，横纹最多，故亦走肺络而宣肺气。菊花晚成，芳香味甘，能补金水二脏，故用之以补其不足。"全方以桑叶、菊花、薄荷之辛凉，合连翘、桔梗之苦，甘草之甘，组成辛凉苦甘之剂。白虎汤，来源于《伤寒论》，以辛凉之生石膏，合知母之苦，甘草之甘，也是辛凉苦甘之剂。

《伤寒论》方麻杏石甘汤，《温病条辨》用以治疗喘咳息促，吐稀涎，脉洪数，右大于左，喉哑，是为热饮。《临证指南医案·卷二咳嗽》10案，某，用于风邪阻于肺卫，咳嗽面浮，当辛散之。方中以麻黄配生石膏，因石膏量大，故亦属辛凉，与杏仁之苦，甘草之甘，合而为辛凉苦甘之剂。

辛凉苦甘之方剂，还有用于温燥的桑杏汤、翘荷汤。其中桑杏汤源于《临证指南医案·卷五燥》1案某，脉右数大，议清气分中燥热，用桑叶、杏仁、大沙参、象贝母、香豉、黑栀皮。以本方再加梨皮组成。其中桑叶之辛凉，配栀子之苦，梨皮之甘，合成辛凉苦甘之剂。翘荷汤来自《临证指南医案·卷五燥》3案，某，燥火上郁，龈胀咽疼，当辛凉清上，用薄荷梗、连翘壳、生甘草、黑栀皮、桔梗、绿豆皮。以薄荷之辛凉，配连翘、栀子之苦，甘草之甘，合成辛凉苦甘之剂。

由于温热初起，多因感受风邪而发，风与温均为阳邪，故在治疗上宜辛凉为主，辛以散风，凉以清热，佐以苦甘者，以苦泄热，甘以缓急，故可用于温热初起，不恶寒但发热而渴，以及太阴风温，但咳，身不甚热，微渴，或是温热而见脉浮洪，舌黄、渴甚、大汗、面赤、恶热者。各以辛凉平剂，轻剂重剂治之。

温燥伤肺，或燥气化火，所以也用辛凉苦甘者，吴氏称："乃《素问》所谓燥化于天，热反胜之，治以辛凉，佐以苦甘法也。"其临床表现可见右脉数大、干咳无痰、咽干唇燥，甚则清窍不利、耳鸣目赤、龈胀咽痛等症。

2. 辛凉甘寒

辛凉甘寒是在方剂中以辛凉药与甘寒药为主，所构成的方剂。在《温病条辨》中有玉女煎去牛膝熟地加细生地元参方，减味竹叶石膏汤、银翘汤、青蒿鳖甲汤、竹叶玉女煎，今分析之。

玉女煎去牛膝熟地加细生地元参方，是从《景岳全书》的玉女煎加减而来。玉女煎有知母、生石膏、熟地、麦冬、牛膝，是清胃滋阴的方剂，能引胃火下行，治疗头痛牙痛、吐血衄血、烦热口渴、脉浮洪大等症，吴氏加减其方，用于太阴温病的气血两燔，吴氏说："气血两燔，不可专治一边，故选用张景岳气血两治之玉女煎。去牛膝者，牛膝趋下，不合太阴证之用；改熟地为细生地者，亦取其轻而不重、凉而不温之义，且细生地能发血中之表也，加元参者，取其壮水制火，预防咽痛、失血等症也。"以生石膏之辛凉，合生地、麦冬之甘寒为主构成。

减味竹叶石膏汤是《伤寒论》竹叶石膏汤去半夏、人参、粳米而来，用于阳明温病脉浮而促者，吴氏谓："脉促，谓数而时止，如趋者遇急，忽一蹶然，其势甚急，故以辛凉透表重剂，逐邪外出则愈。"脉浮而促，示温热仍有外解之势，故因势利导，以竹叶、生石膏之辛凉透邪，甘寒之麦冬养阴，构成辛凉甘寒之剂。

银翘汤，《温病条辨》用于阳明温病下后，邪气还表，无汗脉浮之症。吴氏谓："温病之邪，上行极而下，下行极而上，下后里气得通，欲作汗而未能，以脉浮验之，知不在里而在表，逐邪者随其性而宣泄之，就其近而引导之，故主以银翘汤。"以银花、竹叶之辛凉宣泄，合麦冬、生地之甘寒养阴而构成。

青蒿鳖甲汤，来自《临证指南医案·卷五温热》33案，王，夜热早凉，热退无汗，其热从阴而来，故能食，形瘦，脉数左盛，两月不解，治在血分。生鳖甲、青蒿、细生地、知母、丹皮、淡竹叶即青蒿鳖甲汤。吴氏解释说："夜行阴分而热，日行阳分而凉，邪气深伏阴分可知，热退无汗，邪不出表而仍归阴分，更可知矣，故曰热自阴分而来，非上中焦之阳热也。邪气深伏阴分，混处气血之中，不能纯用养阴，又非壮火，更不能任用苦燥，故以鳖甲蠕动之物，入肝经至阴之分，既能养阴，又能入络搜邪，以青蒿芳香透络，从少阳领邪外出，生地清阴络之热，丹皮泻血中之伏火，知母者，知病之母也，佐鳖甲、青蒿而成搜剔之功焉。再此方有先入后出之妙，青蒿不能直入阴分，有鳖甲领之入也，鳖甲不能独出阳分，有青蒿领之出也。"《温病条辨》称之为辛凉合甘寒法，以青蒿之辛香寒凉透邪，合生地之甘寒以清血热，构成辛凉甘寒之方剂。实际上从全方看，鳖甲咸寒，合知母、丹皮之苦寒，青蒿之辛香，应是咸寒苦辛之剂。

竹叶玉女煎，来自《临证指南医案·卷九热入血室》1案，沈氏，温邪初发，经水即至，寒热耳聋，干呕，烦渴饮……热深十三日不解，不独气分受病，况体质素虚，面色黯惨，恐其邪陷痉厥。三日前已经发痉，五液暗耗，内分掀旋，岂得视为渺小之恙，议用玉女煎两清气血邪热，仍有救阴之能。玉女煎加竹叶心，武火煎五分。《温病条辨》以玉女煎中的熟地改为干地黄，加竹叶，用于妇女温病，经水适来，脉数耳聋，干呕烦渴，甚至十数日不解，邪陷发痉者。此热入血室，既有外邪，又有血热，故需辛凉解肌，兼清血分。吴氏谓："甚至十数日不解，邪陷发痉，外热未除，里热又急，故以玉女煎加竹叶，两清表里之热。"方中以干地黄（生地）代替熟地者，兼清血热也。加竹叶者，以辛凉解肌也。全方以竹叶、生石膏之辛凉，合生地、麦冬之甘寒为主所构成。

凡温邪在表，或表里俱热，而又因热伤耗津液，均可用辛凉合甘寒之剂治之。对于阴分伏热者，亦可通过辛凉甘寒，既透邪外出，又兼清血热。

温燥亦可用辛凉甘寒之剂治之。如喻嘉言的清燥救肺汤，以桑叶、生石膏之辛凉，合阿胶、胡麻仁、麦冬之甘润微寒为主所构成。《温病条辨》引喻氏谓："今拟此方，命名清燥救肺汤，大约以胃气为主，胃土为肺金之母也。其天门冬虽能保肺，然味苦而气滞，恐反伤胃阻痰，故不用也；其知母能滋肾水清肺金，亦以苦而不用；至于苦寒降火正治之药，尤在所忌，盖肺金自至于燥，所存阴气不过一线耳，倘更以苦寒下其气，伤其胃，其人尚有生理乎？"喻氏强调治燥不宜用苦，恐伤胃气，故以辛凉甘润微寒之清燥救肺汤治之，临床上用于燥热刑金者效果较好，凉燥则不宜用之。

3. 辛凉芳香

辛凉芳香是用辛凉之剂与芳香之剂合用，《温病条辨》中属于辛凉芳香者有清络饮、加减银翘散。

清络饮，是清肺络中无形之热。清络饮的来源，可能来自《临证指南医案·卷五暑》63案，王，暑邪寒热，舌白不渴，吐血，此名暑瘵重症。西瓜翠衣、竹叶心、青荷叶汁、杏仁、飞滑石、薏仁。《温病条辨》中有暑温寒热、舌白不渴、吐血者，名曰暑瘵，为难治。清络饮加杏仁、薏仁、滑石汤主之。除去杏仁、薏仁、滑石，清络饮方即是在西瓜翠衣、竹叶心、青荷叶中，加鲜扁豆花、丝瓜皮、鲜银花三味，并将青荷叶汁改为鲜荷叶边。用以治疗手太阴暑温，发汗后，暑证悉减，但头微胀，目不了了，余邪不解者。吴氏称："既曰余邪，不可用重剂明矣，只以芳香轻药清肺络中余邪足矣。"以银花、竹叶之辛凉，合诸鲜芳香所构成。

加减银翘散，用于心疟，症见热多昏狂，谵语烦渴，舌赤中黄，脉弱而数。由于温热之邪逆传，但受邪尚浅，可用加减银翘散清肺与膈中之热，领邪出卫。本方出自《临证指南医案·卷六疟》86案，乐，热多昏谵，舌边赤，舌心黄，烦渴，脉弱，是心经热疟。医投发散消导，津劫流涸，疟厥至矣。方用犀角、竹叶、连翘、玄参、麦冬、银花。加减银翘散方药味与之完全相同，但改作粗末煎服。另入荷叶汁。

全方以银花、竹叶之辛凉为主，合荷叶之芳香构成。其中犀角可升或降，性善走散，故能清热透邪，合荷叶之芳香，以领邪出卫（辛芳咸甘）。

总之，辛凉芳香主要有清热透邪的作用，可以清透肺络中的余邪，如清络饮；也可清透肺膈中之热，如加减银翘散，使邪热外透于表，可以从辛凉而解。

4. 辛凉淡渗

辛凉淡渗是辛凉之剂与淡渗之剂合用，《温病条辨》中有茯苓皮汤与薏苡竹叶散。

茯苓皮汤用于湿温证，表里经络脏腑三焦俱为湿热所困，以安宫牛黄丸芳香通神利窍之后，继则用本方分消湿浊。茯苓皮汤来自《临证指南医案·卷五湿》8案，某，吸受秽邪，募原先病，呕逆，邪气分布，营卫皆受，遂热蒸头胀，身痛经旬，神识昏迷，小水不通，上中下三焦交病，舌白，渴不多饮，是气分室塞，当以芳香通神，淡渗宣窍，俾秽湿浊气，由此可以分消。用薏仁、茯苓皮、猪苓、大腹皮、通草、淡竹叶、牛黄丸二丸。茯苓皮汤与之药味完全相同，因是湿热为患，湿重故用淡渗利湿，有热则以辛凉散热，方以淡竹叶之辛凉，合茯苓皮、薏仁、猪苓、通草等淡渗之品所组成。

薏苡竹叶散用于湿郁经脉，胸腹白疹。薏苡竹叶散亦来自《临证指南医案·卷五湿》58案，某，汗多身痛，自利，小溲全无，胸腹白疹，此因湿伤于气分，医用血分凉药，希冀热缓，殊不知湿郁在脉为痛，湿家本有汗不解，用薏仁、竹叶、白蔻仁、滑石、茯苓、川通草。薏仁竹叶散则于此方再加连翘一味，吴氏谓："汗多则表阳开，身痛则表邪郁、、表阳开而不解表邪，其为风湿无疑，盖汗之解者寒邪也。风为阳邪，尚不能以汗解，况湿为重浊之阴邪，故虽有汗不解也……自利者小便必短，白疹者风湿郁于孙络毛窍，此湿停热郁之证，故主以辛凉解肌表之热，辛淡渗在里之湿，俾表邪从气化而散，里邪从小便而驱，双解表里之妙法也。"全方以竹叶之辛凉，合薏仁、滑石、茯苓、通草之淡渗所组成。

总之，辛凉淡渗是用于湿温之证，内外皆为湿热所困，用辛凉解肌表之热，淡渗利在里之湿，以双解表里，使湿热得除。

5. 辛凉辛温

辛凉辛温是辛凉之剂与辛温之剂合用，《温病条辨》中辛凉辛温法有新加香薷饮、加减木防己汤。

新加香薷饮用于手太阴暑温，但汗不出者。新加香薷饮是根据《局方》香薷饮加银花、连翘组成，香薷饮用于夏月伤暑，或外感于寒，内伤于湿，症见身热恶寒，头重头疼，无汗胸闷，或腹痛吐泻等。原为辛温发汗之剂，暑病不忌辛温者，因暑必夹湿，湿为阴邪，非温不解故也。新加香薷饮用于手太阴暑温，形似伤寒，右脉洪大，左手反小，面赤口渴，但汗不能自出，以香薷饮发暑邪之表，并用银花、连翘，取其辛凉达肺经之表，故为辛凉与辛温合法。

加减木防己汤用于暑湿痹证。虽为仲景方加减，但亦来源于《临证指南医案·卷七痹》4案，杜，温暖开泄，聚冷外加，风寒湿三气交伤为痹，游走上下为楚，邪入经隧，虽汗不解，贵乎宣通。用桂枝、杏仁、滑石、石膏、萆薢、防己、薏仁、通草。以此方去萆薢即为加减木防己汤。吴氏谓："此治痹之祖方也。风胜则引，引者加桂枝、桑叶；湿胜则肿，肿者加滑石、萆薢、苍术；寒胜则痛，痛者加防己、桂枝、姜黄、海桐皮；面赤口涎自出者，重加石膏、知母；绝无汗者，加羌活、苍术；汗多者加黄芪、炙甘草；兼痰饮者，加半夏、厚朴、广皮。"全方以生石膏之辛凉，合桂枝之辛温为主而构成。

总之，辛凉辛温合法，用于暑温、暑湿等症，因有表热必用辛凉解肌，暑又夹湿，非辛温不能散湿，故取辛凉辛温同治。

以上是有关《温病条辨》中辛凉法的运用情况。了解了这些情况，有助于利用药物性味的组方原则，在临床上加以灵活应用。

二、辛温法

《素问·至真要大论》："司天之气……寒淫所胜，平以辛热，佐以甘苦，以咸泻之。"说明了寒气太盛，可用辛热甘苦之剂治之。《温病条辨》中辛温法有辛温甘苦、辛温苦淡、辛温甘温等不同，今分述之。

1. 辛温甘苦

辛温甘苦是《内经》治疗寒气的原则，外感风寒，多用辛温宣散之剂，《温病条辨》有"太阴风温、温热、瘟疫、冬温、初起恶风寒者，桂枝汤主之"的记载，吴鞠通认为名曰温病，既恶风寒，明是温自内发、风寒从外搏，成内热外寒之证，故仍旧用桂枝辛温解肌法，俾得微汗，而寒热之邪皆解矣，但后世对于《温病条辨》开首第一方之用桂枝汤，殊多争议，兹不赘述。桂枝汤还可用于温病解后，脉迟，身冷如水、冷汗自出者，此为阳气素虚之体质，热邪甫退，即露阳虚，故以桂枝汤复其阳也，方以桂枝、生姜之辛温，合芍药之酸苦、甘枣之甘合成辛温甘苦之剂，以去外感风寒，或阳虚内寒。亦辛甘合用之法也。

附子理中汤去甘草加厚朴广皮汤，用于阳明寒湿，舌白腐，肛坠痛，便不爽，不喜食。术附汤，用于浊湿久留，下注于肛，气闭肛门坠痛，胃不喜食，舌苔腐白。两方药味完全相同，前方在中焦篇49条，后方在下焦篇57条；前方称辛甘兼苦法，后方称苦辛温法。两方皆出自《临证指南医案·卷五湿》42案，王，病人述病中厚味无忌，肠胃滞，虽下，而留湿未解，湿重浊，令气下坠于肛，肛坠痛不已，胃不喜食，阳明失阖，舌上有白腐形色，议劫肠胃之湿。方用生茅术、人参、厚朴、广皮、炮姜炭、生炒黑附子。附子理中汤去甘草加厚朴广皮汤与术附汤的药味完全相同。但吴鞠通将《临证指南医案》的茅术改为苍术，认为苍术燥湿而解郁，不似白术之呆滞也。以理中之人参补阳明之正，苍术补太阴而渗湿，姜附运坤阳以劫寒，盖脾阳转而后湿行，湿行而后胃阳复。去甘草畏其中满也，加厚朴、广皮取其行气，合而言之, 辛甘为阳, 辛苦能通之义也。吴鞠通认为本证因气虚而为寒湿所闭, 故以参附峻补肾中元阳之气, 姜术补脾中健运之气, 朴桔行浊湿之滞气, 俾虚者充, 闭者通, 浊者行, 而坠痛自止, 胃开进食矣。两方以附姜、厚朴之辛温, 合苍术、广皮之苦温, 人参之甘温构成, 似以辛温甘苦为妥。

加味异功汤用于疟邪久羁, 因疟成劳, 胁有疟母, 出自《临证指南医案·卷六疟》154案, 陈, 络虚则痛、阳微则胀, 左胁有疟母, 邪留正伤, 此劳疟。方用人参、当归、肉桂、焦术、炙草、茯苓、广皮、生姜、南枣。加味异功汤方药与之完全相同, 以异功温补中焦之气, 归、桂合异功温养下焦之血, 以姜枣调和营卫, 使气血相生而劳疟自愈, 方以姜桂之辛温, 合于术、广皮之苦温, 人参、当归、甘草、大枣之甘, 共同组成辛温苦甘之剂。

扶阳汤用于少阴三疟, 久而不愈, 形寒嗜卧, 舌淡脉微。出自《临证指南医案·卷六疟》168案, 某, 少阴三疟已久, 当升阳温经。方用鹿茸、熟附子、人参、粗桂枝、当归、炒黑蜀漆。扶阳汤药味与之完全相同。方以鹿茸为君, 峻补督脉, 人参、附子、桂枝随鹿茸峻补太阳, 以实卫气, 当归随鹿茸以补血中之气, 通阴中之阳, 单以蜀漆一味, 急提难出之疟邪, 由卫而出。以鹿茸、桂枝之辛温, 人参、当归之甘温, 蜀漆之苦温, 合而构成辛温甘苦之剂。肉苁蓉汤用于噤口痢, 胃关不开。是因肾关不开而胃关愈闭者。出自《临证指南医案·卷七痢》, 邵新甫于痢证后附识噤口痢之治。谓: "吾乡姚颐真先生, 化出捷径良法, 以大剂苁蓉, 配入参归姜附桂制白芍之类治之, 靡不应手而愈。想苁蓉之性, 温能达下, 咸可利胃, 质之柔润, 以补阳中之阴, 较地黄阿胶尤胜, 与之肠膏竭尽、络脉结涩而痛者, 堪称神品。" 肉苁蓉汤与姚颐真方的内容, 完全相同, 噤口痢阴阳俱损, 水土两分, 而又滞下之积聚未清, 苁蓉禀少阴水火之气而归于太阴坤土之药, 补下焦阳中之阴, 佐以附子补阴中之阳, 人参、干姜补土, 当归、白芍补肝肾, 芍用桂制, 恐其呆滞, 且束入少阴血分也。方以姜附之辛温, 合苁蓉、参归之甘, 白芍之酸苦, 合而为辛温甘苦之剂。

2. 辛温苦淡

辛温苦淡, 即辛温苦温合淡渗法, 昭于寒湿, 方如安肾汤、鹿附汤、五苓散、滑石藿香汤、术附姜苓汤。

安肾汤用于湿久, 脾阳消乏, 肾阳亦惫者, 出自《临证指南医案·卷五湿》511案, 庞, 湿久脾阳消乏, 中年来育子, 肾真亦惫, 仿安肾丸法, 用鹿茸、葫芦巴、附子、韭子、赤石脂、补骨脂、真茅术、茯苓、菟丝子、大茴香。安肾汤药味与之完全相同，以鹿茸为君，附子、韭子等补肾中真阳，但以苓术二味，渗湿而补脾阳，釜底增薪法也。以鹿茸、附子之辛温，合茅术之苦温，茯苓之淡渗构成。

鹿附汤用于湿久不治，伏足少阴，出自《临证指南医案·卷五湿》53案，某，舌白身痛，足跗浮肿，从太溪穴水流如注，此湿邪伏于足少阴，当用温蒸阳气为主。方用鹿茸、淡附子、草果、菟丝子、茯苓。鹿附汤方药与之完全相同，方以鹿茸、附子之辛温，合草果之苦湿、茯苓之淡渗所构成。

五苓散用于足太阴寒湿，大便溏而不爽，小便不利。出自《临证指南医案·卷五湿》14案，周，湿伤脾阳，腹膨，小溲不利，又用五苓散。方以桂枝辛温通阳，茅术苦温，合猪苓、茯苓之淡渗所组成。按《温病条辨》对五苓散有时称甘温淡法，有时称苦辛温法，仍以辛温苦淡为是。

五苓散加寒水石方用于湿温下利，脱肛，出自《临证指南医案·卷七痢》12案，湿温不利，脱肛，用五苓散加寒水石，药味与之完全相同，虽然加入寒水石，但仍属辛温苦淡或辛温淡法之范畴。

术附姜苓汤用于湿久伤阳，痿弱不振，肢体麻痹，痔疮下血。出自《临证指南医案·卷五湿》52案，张，阳伤痿弱，有湿麻痹，痔血。方用生白术、附子、干姜、茯苓，术附姜苓汤药味与之完全相同。方以姜附辛温，合白术苦温、茯苓淡渗，构成辛温苦淡之剂。

加味参苓白术散用于噤口痢，呕恶不饥，积少痛缓，形衰脉弦，舌白不渴，胃关欲闭。本方通宣三焦，提上焦，涩下焦，而以醒中焦为要，人参益肺胃之气，为通中之守；白术苦能渗湿，为守中之通；茯苓淡渗，下达膀胱，为通中之通；甘草纯甘，又为守中之守；合四君为脾胃两补之方。加扁豆、薏苡补肺胃之体；炮姜补脾肾之用；桔梗从上焦开提清气；砂仁、肉蔻从下焦固涩浊气，二物皆芳香能涩滑脱，而又能通下焦之郁滞，兼醒脾阳也。为末，取其留中；引以香粳米，亦以其芳香悦土，以胃所喜为补也。上下斡旋，无非冀胃气渐醒，可以转危为安。本方出自《临证指南医案·卷七痢》103案，矫，初起无寒热即泻痢，呕恶不食，乃噤口痢重病……议在上脘宣通其清阳，下焦当固涩其滑脱，仿古方中参苓白术散末，当以米饮日服二次，间以不腻滑之物，食些少勿多，以示胃之所喜为补，必得胃气渐醒，方有转危为安。方用人参、焦术、茯苓、炙草、炒扁豆、苡仁、桔梗、砂仁、炮姜炭、肉豆蔻。加味参苓白术散的药味与之完全相同，以炮姜、砂仁、肉蔻之辛温，合人参甘温，焦术芳温，茯苓、扁豆、苡仁等淡渗等，合而为辛温苦淡之剂。

滑石藿香汤用于滞下红白，出自《临证指南医案·卷七痢》5案，某女，舌色灰黄，渴不多饮，不饥恶心，下痢红白积滞，小便不利，此暑湿内伏，三焦气机不主宣达，宜用分理气血，不必见积，以攻涤下药。方用飞滑石、川通草、猪苓、茯苓皮、藿香梗、厚朴、白蔻仁、新会皮。滑石藿香汤药味与之完全相同，此乃湿重之证，故以辛温苦淡渗湿宣气，并芳香利窍，治所以致积之因。以藿香、厚朴、白蔻仁之辛温，广皮之苦温，合滑石、通草、猪苓、茯苓皮之淡渗所组成。《温病条辨》称之为辛淡合芳香法。

3. 辛温甘温

辛温甘温，即辛温甘温合用，亦即辛甘法，方如人参石脂汤、参茸汤、露姜饮等。

人参石脂汤用于久痢，阳明不和，出自《临证指南医案·卷七痢》65案，沈，议堵截阳明一法，方用人参、炒白粳米、炮姜、赤石脂，人参石脂汤药味与之完全相同，此乃桃花汤之变法。方以炮姜辛温，合人参、石脂甘温组成。

参茸汤用于痢久阴阳两伤，出自《临证指南医案·卷七痢》88案，某，痢久阴阳两伤，少腹肛坠，连两腰胯脊髀酸痛，由脏腑络伤，已及奇经。前议经剂升阳颇投，仍从下治。方用人参、鹿茸、附子、炒当归、茴香、菟丝子、杜仲。参茸汤药味与之完全相同，以参补阳明，鹿补督脉，归茴补冲脉，菟丝、附子升少阴，杜仲主腰痛，俾八脉有权，肝肾有养，而痛可止、坠可升提也，方以鹿茸、附子、茴香之辛温，合人参、当归、杜仲等甘温所组成。吴鞠通谓：“此方虽曰阴阳两补，而偏于阳。若其人但坠而不腰脊痛，偏一阴伤多者，可于本方去附子加补骨脂，又一法也。”

露姜饮用于太阴脾疟，脉濡寒热，疟来日迟。因偏于太阴虚寒，故以人参甘温补正，合生姜辛温散寒。本方出自《临证指南医案·卷六疟》101案，沈，十岁，人参一钱，生姜一钱。露一宿，温暖服。脉濡，寒热，疟日迟，腹微满，四肢不暖，是太阴脾疟，用露姜饮以升阳。方药与之完全相同，为辛温甘温之剂。

三、甘温法

《素问·至真要大论》“诸气在泉……湿淫于内，治以苦热，佐以酸淡，以苦燥之，以淡泄之……燥淫于内，治以苦温，佐以甘辛，以咸泄之，以辛润之，以苦坚之”，“司天之气……湿淫所胜，平以苦热，佐以酸辛，以苦燥之，以淡泄之，湿上甚而热，治以苦温，佐以甘辛，以汗为故而止……燥淫所胜，平以苦温，佐以酸辛，以苦下之"。以上说明了由司天之气或在泉之气致病者，如果是湿气太盛，则应当用苦温酸淡，或苦温酸辛，或苦温甘辛。如果是燥气太盛，则应当用苦温甘辛，或苦温酸辛，这些原则，在《温病条辨》中也有所体现，今将《温病条辨》中苦温各法的临床运用情况，分析如下。

1. 苦温甘辛

苦温甘辛，即燥淫于内，治以苦温、佐以甘辛之法，方如杏苏散，适用于凉燥犯肺，肺气被束，不能通调水道，故寒饮停而咳。以杏仁、橘皮之苦温，合苏叶、半夏、生姜之辛温、与甘草、大枣之甘为主构成。苏叶可以达表，甘桔从上开，枳杏前胡从下降，则嗌塞鼻塞通而咳可止，橘半茯苓逐饮而补肺胃之阳，则寒饮可去，姜枣调和营卫，故方从阳化而胜阴寒。

2. 苦温辛凉

苦温辛凉即是苦温与辛凉药同用，适用于暑温、湿热或伏暑之证、湿热并重者。《温病条辨》以白虎加苍术汤用于手太阳暑温身重者，为辛凉重剂之白虎汤加苦温之苍术，合为苦温辛凉之剂，方以苦温燥在里之湿、辛凉去在表之热。又有苍术白虎汤加草果，用于疟家湿疟，疟家忌发汗，发汗则病痉，故以白虎辛凉重剂以清阳明之热，加苍术、草果温散脾中寒湿，阳明阳土清以石膏、知母之辛凉，太阴阴土温以苍术、草果之苦温，共同构成苦温辛凉之剂。本方亦取之《临证指南医案·卷六疟》40案，张，疟家湿疟，忌用表散。苍术白虎汤加草果。

3. 苦温酸淡

苦温酸淡是苦温与酸味药及淡渗药合用，但是常同时佐辛温以化气利湿，故苦温酸淡，亦是苦温酸辛法，亦即《内经》所指出的"湿淫于内，治以苦热、佐以酸淡，以苦燥之，以淡泄之"，"湿淫所胜，平以苦热，佐以酸辛，以苦燥之，以淡泄之"之法，方如四苓合芩芍汤、四苓加木瓜厚朴草果汤。用酸味者，酸以泄木，不致侮土也。

四苓合芩芍汤，适用于湿热在内，自利不爽，欲作滞下，腹中拘急，小便短少，以四苓通膀胱、开支河，使邪不直注大肠，合芩芍汤法，以宣畅气机，内清积滞，予夺其滞下之路，为痢症初起之方，方以苍术、广皮之苦温，合白芍之酸，木香、厚朴之辛，再辅芩连之苦，猪苓、茯苓之淡，构成苦温酸淡之剂。

四苓加木瓜厚朴草果汤用于太阴寒湿，出自《临证指南医案·卷五湿》16案，范，四肢乍冷，自利未已，目黄稍退，而神倦不语，湿邪内伏，足太阴之气不运，经言脾窍在舌，邪滞窍必少灵，以致语言欲塞，必当分利，佐辛香以默运坤阳，是太阴里证之法。方用生于术、厚朴、茯苓、草果仁、木瓜、泽泻。四苓加木瓜厚朴草果汤较本方多猪苓、半夏二味。湿以下行为顺，故以四苓驱湿下行，加木瓜以平木，治其所不胜也。厚朴温中行滞，草果温太阴独胜之寒，芳香而达窍，补火以生土，驱浊以生清也。方以白术、草果之苦温，合木瓜之酸，厚朴、半夏之辛，猪苓、茯苓之淡所组成。

4. 苦温辛淡

苦温辛淡即苦温药与辛温合淡渗药同用，亦属苦辛淡法之范围，方如四苓加厚朴秦皮汤。

四苓加厚朴秦皮汤用于足太阴寒湿，出自《临证指南医案·卷五湿》13案，周，湿伤脾阳，腹膨，小便不利。方用茅术、厚朴、茯苓、泽泻、猪苓、秦皮。四苓加厚朴秦皮汤的药味与之完全相同，以四苓辛淡渗湿，使膀胱开而出邪，以厚朴泄胀、秦皮洗肝，如无肝热则可不用秦皮。方以茅术的苦温、厚朴的辛温，合茯苓、猪苓以淡渗利湿，构成苦温辛淡之法。

5. 苦温辛温

苦温辛温，即苦温药与辛温药同用，即苦辛温法。

四、甘温法

《素问·至真要大论》云："寒淫于内，治以甘热，佐以苦辛，以咸泄之，以辛润之，以苦坚之。""寒淫所胜，平以辛热，佐以甘苦；以咸泻之。"此二者的意义相似，仅前者以甘温药为主治疗，今分述之。

1. 甘温苦辛

甘温苦辛，即是以甘温为主以扶阳气，佐以苦辛即以苦温、辛温药佐之。方如补中益气汤，以参芪归之甘温为主，佐以白术、广皮之苦温，升麻、柴胡之辛散所构成。《温病条辨》有加减补中益气汤，用于气虚下陷，出自《临证指南医案·卷七痢》92案，某，气虚下陷，门户不藏。方用人参、黄芪、广皮、炙草、归身、炒白芍、防风、升麻。加减补中益气汤的药味与之完全相同，方以参芪归之甘温为主，佐以广皮、白芍之苦，防风、升麻之辛，构成甘温苦辛之剂。又如《温病条辨》有补中益气汤，用于中焦疟，寒热久不止，气虚留邪。亦出自《临证指南医案·卷六疟》49案，程，寒热经月不止，属气虚留邪，以益气升阳。用补中益气汤。亦是甘温苦辛之剂。又有加味露姜饮，以人参之甘温，合青陈皮之苦温，半夏、生姜之辛温为主构成，但因苦温与辛温之力较强，故亦属于苦辛温法之范围。

2. 甘温辛热

甘温辛热，即是在甘温药的基础上，加用辛热祛寒之药，用于寒邪伤及脾肾之阳者，如理中汤以人参甘温，合白术苦温、干姜辛温，构成甘温苦辛之剂。在此基础上，再加附子之辛热，即是甘温辛热之剂。《温病条辨》的附子理中汤去甘草加厚朴广皮汤方，以人参甘温，茅术、广皮苦温，干姜、厚朴辛温，构成甘温苦辛之剂，再加附子辛热，为甘温辛热之剂。因辛温药为主，也是辛温甘苦法。

四逆汤加人参，《温病条辨》用于霍乱，吐利汗出，发热恶寒，四肢拘急，手足厥逆。吴鞠通认为诸阳欲脱，中虚更急不用人参，何以内固，并引柯韵伯伤寒注云："此脉迟而利清谷，且不烦不咳，中气大虚，元气已脱，但温不补，何以救逆。"亦认为当有人参。方以人参甘温，合姜附辛热，构成甘温辛热之剂。

桃花汤用于下利无度，脉微细，肢厥，或便脓血。因下焦虚寒，自当温补，以仲景方桃花汤温涩之。出自《临证指南医案·卷七痢》57案，某，脉微细，肢厥，下利无度，仍不进食，此阳败阴浊，腑气欲绝，用桃花汤，方用赤石脂、干姜、白粳米，以赤石脂甘温固涩合干姜辛热为主构成。

五、苦寒法

苦寒之用于温热之证，是属正治。《素问·至真要大论》中提到"热者寒之"，即是指此而言。然而温热之邪久羁，必然伤阴，以苦寒彻热当注意苦寒化燥也能伤阴，故治疗时要掌握分寸，不可滥用。《温病条辨》中避免苦寒化燥伤阴，有用苦寒酸甘或苦寒甘寒者，借酸甘化阴或甘寒养阴，以监制苦寒化燥。《素问·至真要大论》："司天之气……火淫所胜，平以酸冷，佐以苦甘，以酸收之，以苦发之，以酸复之。"指火气太盛时可用酸寒苦甘之剂，亦即苦寒酸甘法。

湿热之证，有时也可用苦寒辛香之剂，因为苦寒可以化燥，既清热又祛湿，再加以辛香则其效更著。其他还有苦寒药与辛味药同用的苦寒辛通及苦寒酸辛，亦可列入苦辛法的范围。

1. 苦寒清热

苦寒清热即是以苦寒药为主的方剂，具有清热作用，一般温热病多不单纯用苦寒，而以甘寒与苦寒同用，所谓甘苦合化，以免苦寒化燥，但是湿热则不忌苦寒，如茵陈蒿汤、栀子柏皮汤、加味白头翁汤等即是。

茵陈蒿汤用于阳明温病，无汗，或但头汗出，身无汗，渴欲饮水，腹满舌燥黄，小便不利而发黄者。吴鞠通谓："此纯苦急趋之方也。发黄外闭也，腹满内闭也，内外皆闭，其热不可缓，苦性最急，故以纯苦急趋下焦也……茵陈……主治热结黄疸，故以之为君，栀子通水源而利三焦，大黄除实热而减腹满，故以之为佐也。"全方三味皆属苦寒组成。

栀子柏皮汤用于阳明温病，不甚渴，腹不满，无汗，不便不利，心中懊恼，发黄者。以湿热在内，不得发越，亦不得下渗，故郁而发黄。用栀子柏皮汤者，吴鞠通称为："此湿淫于内，以苦燥之，热淫于内，佐以甘苦法也。"以栀子清肌表，黄柏泻膀胱，甘草协利内外，而清热退黄。全方以栀子、黄柏之苦寒为主所构成。

白头翁汤用于噤口痢，热气上冲，肠中逆阻似闭，腹痛在下尤甚者，出自《临证指南医案·卷七痢》105案，包，又噤口痢，乃热气自下上冲而犯胃口，肠中传导皆逆阻似闭，腹痛在下尤甚……若不急清，阴液同归于尽。白头翁汤，方以白头翁、秦皮、黄连、黄柏以苦寒清肠为治。加味白头翁汤，用于内虚湿热下陷，热利下重，出自《临证指南医案·卷七痢》31案，蔡，内虚邪陷，协热自利，脉左小右大，病九日不减，是为重症，议用白头翁汤方加黄芩、白芍。又《临证指南医案·卷七痢》27案，陈氏，温邪经旬日不解，发热自利，神识有时不清，此邪伏厥阴，恐致变痉，方用白头翁、川连、黄芩、北秦皮、黄柏、生白芍。加味白头翁汤的药味亦与之完全相同。仲景白头翁汤本为苦寒清肠之剂，今又加入黄芩苦寒以清热，白芍苦酸通调血中之气。亦酸苦泄热之法，以增强治痢效果，但全方则是以苦寒为主而构成。

2. 苦寒辛香

苦寒辛香是苦寒药配合辛味芳香之剂，一般用于湿温，以苦寒清热兼能化燥去湿，且辛味芳香蒸变又化其湿浊，如黄连黄芩汤之用于阳明温病，干呕口苦而渴，尚未可下者，或不渴而舌滑属湿温，其中干呕为邪热夹秽浊，扰乱中宫而然。以芩连之苦寒清热，合郁金之辛寒芳香，香豉之微酸芳香，构成苦寒辛香之剂。

3. 苦寒辛通

苦寒辛通是苦寒药配合辛味药组成，而有通下之作用，亦即苦辛通法，如大、小承气汤即是。又如宣白承气汤用于阳明温病，下之不通，喘促不宁，痰涎壅滞，右寸实大，肺气不降者，亦是苦寒辛通法，方以大黄、蒌皮之苦寒，合石膏之辛为主所构成。

4. 苦寒酸甘

苦寒酸甘，是苦寒药合酸味药及甘味药所组成，酸甘可以化阴，苦寒以清热，酸甘亦可监制苦寒伤阴，苦寒酸甘亦即酸寒苦甘之剂，方如导赤承气汤、栀子豉加甘草汤。

导赤承气汤用于阳明温病，下之不通，而有左尺牢坚，小便赤痛，时烦渴甚。方以赤芍之酸寒，合大黄、黄连、黄柏之苦寒，生地之甘寒，共同构成苦寒酸甘之剂。

栀子豉加甘草汤，用于阳明温病，下后虚烦不眠，心中懊恼，反覆颠倒，少气者。以栀子豉汤之酸苦寒，合甘草之甘，构成苦寒酸甘之剂。

5. 苦寒酸辛

苦寒酸辛，是苦寒药合酸味药及辛味药所组成，酸苦以泄热，佐以辛味，因肝欲散，急食辛以散之。苦寒酸辛，亦可属苦辛寒法之范围。方如栀子豉加姜汁汤，用于阳明温病，下后心中懊恼，并有呕吐者。吴鞠通说："胃中未至甚热燥结，误下伤胃中阳气，木来乘之，故呕，发汗，和肝而降胃气也，胃气降则不呕矣。"方以栀子苦寒，合香豉微酸，佐以姜汁之辛构成苦寒酸辛之法。

6. 苦寒甘寒

苦寒甘寒法，即苦甘法，或甘苦法，《温病条辨》称为甘苦合化阴气之法，方如护胃承气汤、新加黄龙汤、冬地三黄汤、加减黄连阿胶汤。

护胃承气汤用于阳明温病，下后数日，热不退，或退不尽，口燥咽干，舌苔干黑，或金黄色，脉沉而有力者。下后热不退，为邪气复聚于胃，须再通其里，但正气日虚，阴津日耗，须加意防护其阴。故护胃承气汤虽有大黄之苦寒通下，仍有冬地之甘寒，合知母、丹皮之苦寒，甘苦合化阴气以护其阴。

新加黄龙汤用于阳明温病，下之不通，或应下失下，正虚不能运药者。吴鞠通说："正气既虚，邪气复实，勉拟黄龙法，以人参补正，以大黄逐邪，以冬地增液，邪退正存一线，即可以大队补阴而生，此邪正合治法也……旧方用大承气加参地、当归，须知正气久耗，而大便不下者，阴阳俱惫，尤其阴液消亡，不得再用枳、朴伤气而耗液，故改用调胃承气，取甘草之缓急，合人参补正，微点姜汁，宣通胃气，代枳朴之用，合人参最宜胃气，加麦地、元参保津液之难保，而又去血结之积聚，姜汁为宣气分之用，当归为宣血中气分之用，再加海参者，海参咸能化坚，甘能补正……能走络中血分，病久者必入络，故以之为使也。"方以大黄苦寒通下，合生地、甘草、人参、麦冬之甘以生液养津，芒硝咸寒软坚润燥，元参、海参咸寒生津，又有归之滑润，姜之开结，俾少火实结之邪，一鼓宣通滑泄而尽去，全方为苦甘咸法，而以苦甘为主。

冬地三黄汤用于阳明温病，无汗，实证未剧，则便不利者。温热之小便不利，无膀胱不开证，皆上游热结，肺气不化所致。以三黄清热，热结则液干，故以甘寒润之，金受火刑，化气维艰，故倍用麦冬以化之，方以三黄之苦寒，合冬地之甘寒为主所组成。

加减黄连阿胶汤用于春温内陷下痢，出自《临证指南医案·卷七痢》34案，某，春温内陷下痢，最易厥脱，方用川连、阿胶、淡黄芩、炒生地、生白芍、炙草。加减黄连阿胶汤药味与之完全相同。因热必伤阴，故以救阴为主，以芩连苦寒坚阴，阿胶、生地之甘寒，白芍、甘草之酸甘化阴，构成以苦甘为主的方剂。

六、咸寒法

《素问·至真要大论》："诸气在泉……热淫于内，治以咸寒，佐以甘苦，以酸收之，以苦发之……火淫于内，治以咸冷，佐以苦辛，以酸收之，以苦发之。""司天之气……热淫所胜，平以咸寒，佐以苦甘，以酸收之。"说明了由司天之气或在泉之气致病者，如果是热气或火气太盛时，应当用咸寒甘苦之剂，或咸寒苦辛之剂，今将有关治疗热证的咸寒各法，分析如下。

1. 咸寒存阴

咸寒存阴是用咸寒药物具有固涩作用者，在固涩大便的同时，又能存阴，如温热下后，反大便溏甚，脉仍数者，可用一甲煎，以生牡蛎一味，咸寒兼涩，既能存阴，又能固涩，且清在里之余热，一物而三用之。

2. 咸寒甘润

热邪深入下焦，阴液亏损，宜加减复脉汤甘润存津，但又见痉厥，心中儋然大动，甚则心中痛，脉细促，宜用三甲复脉汤，吴鞠通说："心中动者，火以水为体，肝风鸱张，立刻有吸尽西江之势，肾水本虚，不能济肝而后发痉，既痉而水难猝补，心之本体欲失，故憺憺然而大动也。"方用三甲咸寒以镇痉潜阳，合复脉之甘润存津而组成。又救逆汤用于温病津液被劫，汗自出，中无所主者，救逆汤是加减复脉汤内去麻仁，加龙骨、牡蛎，可能出自《临证指南医案·卷五温热》46案，黄，体虚温邪内伏，头汗淋漓，心腹窒塞，上热下冷，舌白烦渴，春阳升举为病，犹是冬令少藏所致，色脉参观，极当谨慎。方用阿胶、生地、麦冬、生牡蛎、生白芍、茯苓。救逆汤方较本方少茯苓，多生龙骨、炙甘草二味，方以牡蛎咸寒，合麦冬、生地、阿胶、甘草等甘润，构成咸寒甘润之剂。

3. 咸寒苦辛

咸寒苦辛是以咸寒药物，与苦寒清热，再配辛香清透之剂，共同组成的方剂，有清热解毒、芳香透邪的作用，如安宫牛黄丸、至宝丹、紫雪丹等是。用于邪热内陷，里络壅闭，神识昏迷，谵妄痉厥，口渴身热，目赤唇焦等症。安宫牛黄丸为咸寒保肾水而安心体，苦寒通火腑而泻心用，芳香化浊辟秽而利窍之方，以犀角咸寒，牛黄、芩连、栀子之苦寒，合郁金、梅片、麝香之辛芳香为主构成。至宝丹能补心体、通心用、除邪秽、解热结，以犀角之咸寒，牛黄之苦寒，麝香之辛香为主构成。紫雪丹亦为泻热解毒，化浊开窍之剂，以犀角、羚羊角之咸苦寒，合诸香之辛香，三石之辛凉为主而构成。又辛凉甘寒中的青蒿鳖甲汤之用于暮热早凉，亦是以鳖甲之咸寒，入络搜邪，配知母、丹皮之苦寒清热，再加青蒿、芳香清透合成，故应为咸寒苦辛之剂，以清透阴分伏邪。

4. 咸寒苦甘

咸寒苦甘是咸寒合苦寒及甘味药物构成。既有清热作用，又能甘苦化阴，其代表方剂如清宫汤、加减清宫汤、化斑汤、清营汤、调胃承气汤、增液汤、增液承气汤、新加黄龙汤、犀角地黄汤等方，今分析如下。

清宫汤用于太阴温病，汗出过多，神昏谵语。可能来自《临证指南医案·卷五温热》20案，陆，高年热病，八九日，舌燥烦渴、谵语，邪入心包络中，深怕液涸神昏，当滋清去邪，兼进牛黄丸，驱热利窍。方用竹叶心、鲜生地、连翘心、元参、犀角、石菖蒲。清宫汤方中去石菖蒲、生地，加莲子心、连心麦冬。吴鞠通云："此咸寒甘苦法，清膻中之方也。谓之清宫者，以膻中为心之宫城也。"并认为元参味苦属水，犀角灵异味咸，二物为君。莲心甘苦咸，使心火下通于肾，又回环上升，使肾水上潮于心，故以为使。连翘象心，竹叶道窍清心，故以为佐。麦冬独取其心，以散心中秽浊结气，故以之为臣。本方以犀角、元参之咸寒，合连翘、莲心之苦，麦冬之甘为主，构成咸寒苦甘之剂。

加减清宫汤用于湿温邪入心包，神昏肢逆，以清宫汤去连心麦冬加银花、赤小豆皮，煎送至宝丹或紫雪丹亦可。出自《临证指南医案·卷五湿》10案，张妪，体壮有湿，近长夏阴雨潮湿，著于经络，身痛自利，发热。仲景云：湿家大忌发散，汗之则变痉厥。脉来小弱而缓，湿邪凝遏阳气。病名湿温。湿中热气，横冲心包络，以致神昏，四肢不暖，亦手厥阴见证。方用犀角、连翘心、元参、石菖蒲、金银花、野赤豆皮，煎送至宝丹。加减清宫汤的方中则去石菖蒲，加竹叶心。方以犀角、元参之咸寒，合连翘之苦寒、银花之甘寒为主所构成。

化斑汤用于太阴温病，不可发汗，发汗而汗不出，发斑者，古人用白虎汤治疗发斑者，以其为阳明证也，阳明主肌肉，斑家遍体皆赤，自内而外，故从阳明而治，病至发斑，已不独主气分，故加犀角、元参以凉血清热。方以犀角、元参之咸寒，合白虎汤之苦甘而构成。

清营汤用于手厥阴暑温，营气有热，时有谵语，烦渴舌赤，目常开而不闭，或喜闭不开，夜寐不安，脉虚，出自《临证指南医案·卷五暑》40案，程，暑久入营，夜寐不安，不饥微痞，阴虚体质，议理心营。方用鲜生地、元参、川连、银花、连翘、丹参。又30案，程，脉虚，舌赤消渴，伏暑热气，过卫入营，治在手厥，方用竹叶、犀角、生地、麦冬、元参。此二方相合，即清营汤全方。《温病条辨》："太阴温病，寸脉大，舌绛而干，法当渴，今反不渴者，热在营中也，清营汤去黄连主之。"邪热入营，蒸腾营气上升，故不渴，但是根据临床实践也可以有渴，因此口渴与否，并非热入营分的确征，仍以舌质红绛者为准。方以犀角、玄参之咸寒，合黄连、连翘之苦寒，以及生地、麦冬、银花之甘寒为主，构成咸寒苦甘之剂。

调胃承气汤，《温病条辨》用于阳明温病，无汗、小便不利、谵语、大便不通者。无汗则外不通，大小便俱闭则内不通，邪之深结于阴可知。故以芒硝之咸寒，大黄、甘草之甘苦治之，为咸寒苦甘之剂。

增液汤用于阳明温病，无上焦证，数日不大便，若其人阴虚而又不当下者。吴鞠通说："此方所以代吴又可承气养荣汤法也。妙在寓泻于补，以补药之体，作泻之用，既可攻实，又可防虚。余治体虚之温病，与前医误伤津液、不大便、半虚半实之证，专以此法救之，无不应手而效。"方以玄参咸寒而苦，合冬地之甘寒，构成咸寒苦甘之剂。

新加黄龙汤虽以苦寒为主，但方中有芒硝、元参、海参之咸寒，亦属咸寒苦甘之剂。

增液承气汤用于服增液汤不下者，用增液汤加大黄、芒硝，以芒硝、玄参之咸寒，合大黄苦寒、冬地甘寒，亦属咸寒苦甘之剂。

犀角地黄汤用于少阴温病，时欲漱口而不欲咽，便黑而易者，因邪入血分，内有瘀血，故欲漱而不欲咽，瘀血溢于肠间，血色久瘀则黑，血性柔润，故大便黑而易也。以犀角咸寒，入下焦血分以凉血清热，合丹皮苦寒，泻血中伏火，生地甘寒，以清热养阴，共同构成咸寒苦甘之剂。

七、甘寒法

甘寒法为滋养津液而设，凡欲生津者，宜甘寒而清滋之品，凡欲养阴者，宜甘寒而浊腻之品。一般热伤津者，宜用清滋；热耗液者，宜用浊腻。

1. 甘寒生津

温病口渴津少，可用甘寒滋润以生津液，常用如雪梨浆及五汁饮，皆甘寒清滋之品，雪梨浆则是清滋中之清滋，五汁饮则又是清滋中之浊腻也。

2. 甘寒养阴

津伤进一步加重，则需养阴方能救其津液，因此要用甘寒养阴法治之，如益胃汤、玉竹麦门冬汤、沙参麦冬汤、三才汤、加减复脉汤、清燥汤、护阳和阴汤等皆是。

益胃汤用于阳明温病，下后汗出，胃阴耗损。叶天士用甘药养胃，多用麦冬、玉竹、沙参、生甘草、白芍等，益胃汤用沙参、麦冬、细生地、玉竹、冰糖。是以甘寒为主滋养胃阴，较甘寒生津为浊腻。

玉竹麦门冬汤用于秋燥，燥伤胃阴。出自《临证指南医案·卷五燥》5案，陈，秋燥复伤，宿恙再发，未可补涩，姑与甘药养胃。方用麦冬、玉竹、北沙参、生甘草、茯神、糯稻根须。玉竹麦门冬汤则去茯神、糯稻根须二味，亦是以甘寒为主滋养胃阴。

沙参麦冬汤用于燥伤肺胃阴分，出自《临证指南医案·卷五燥》2案，下，夏热秋燥致伤，都因阴分不足。方用冬桑叶、玉竹、生甘草、白沙参、生扁豆、地骨皮、麦冬、花粉。沙参麦冬汤则去地骨皮，但其加减法中则提到久热、久咳者，加地骨皮。全方亦是以沙参、玉竹、麦冬、花粉等甘寒组成。

三才汤用于暑邪久热，阴液元气两伤。出自《临证指南医案·卷五暑》

45案，金，又热久胃汁被劫，不饥不便……难寐，神识未清，为病伤元气，而热病必消烁真阴，议用三才汤意，方用人参、天冬、生地、麦冬、五味子。三才汤仅人参、天冬、生地三味，但是加减法中有欲复阴者加麦冬、五味子；欲复阳者加茯苓、炙甘草。全方亦是以冬地甘寒为主组成。

清燥汤用于阳明温病，下后无汗，脉不浮而数。下后无汗脉数，邪之未解可知，用清燥汤增水敌火。吴鞠通说："即吴又可下后间服缓剂之法也。但又可清燥汤中用陈皮之燥，柴胡之升，当归之辛窜，津液何堪！以燥清燥，有是理乎？此条乃用其法而不用其方。"全方以麦冬、生地之甘寒为主，配知母苦寒、元参咸寒所构成。《温病条辨》列为甘凉法，实际上可属于咸寒苦甘，或苦甘咸法。

加减复脉汤用于温病误表，津液被劫，心中震震，舌强神昏，或温病耳聋，病系少阴；或温病已汗而不得汗，已下而热不退；或温病误用升散，脉结代，甚至脉两至者；或汗下后，口燥咽干，神倦欲眠，舌赤苔老者；或劳倦内伤，复感温病，六七日以外不解者。出自《临证指南医案·卷五温热》19案，张，营络热，心震动。复脉汤去姜桂参加白芍。47案，张，劳倦内伤，温邪外受，两月不愈，心中温温液液，津液无以上供，夜卧喉干燥，与复脉汤去姜桂参，三服后可加参。48案，汪，劳倦更感温邪……神倦欲眠。舌赤黄苔，口不知味，当以育阴除热为主，辛散苦降非宜。复脉汤去参姜桂麻加青甘蔗浆。《临证指南医案·卷五燥》7案，张，脉数虚，舌红口渴……此津液被劫，阴不上承，心下温温液液，用炙甘草汤，炙甘草、阿胶、生地、麦冬、人参、麻仁等。《温病条辨》的加减复脉汤为炙甘草、干地黄、生白芍、麦冬、阿胶、麻仁，皆与之相差无几，以冬地、阿胶、麻仁等甘寒、甘润之品构成。

护阳和阴汤用于热入血室，与两清气血后，邪去其半，余邪未解。出自《临证指南医案·卷九热入血室》2案，沈氏，温邪初发，经水即至……前主两清气血，伏邪已得效验，大凡体质素虚，驱邪及半，必兼护养元气。仍佐清邪，腹痛便溏，和阴是急。方用白芍、炙草、人参、炒麦冬、炒生地。护阳和阴汤方药与之完全相同。以参甘护元阳，而以白芍、麦冬、生地和阴清邪。《温病条辨》称之为甘凉甘温复法。偏于甘凉，即复脉汤法也。

3. 甘寒咸寒

甘寒咸寒是以甘寒药与咸寒药同用，以达到育阴潜阳的目的。如小定风珠用于温邪久踞下焦。烁肝液为厥，扰冲脉为哕，脉阴阳俱减而细，肝木横强则劲。故以鸡子黄实土而定内风，龟板补任而镇冲脉，阿胶沉降补液而息肝风，淡菜能补阴中之真阳，并能潜真阳之上动，童便以浊液仍归浊道，用以为使也。本方来自《临证指南医案·卷七痉厥》35案，顾，平昔肠红，阴络久伤，左胁下癥瘕，肝家风气易结，形瘦面青，阴虚，阳气易冒，血络不得凝静，诸阳一并遂为厥。冲气自下犯胃为呃，症似蓄血为狂，奈脉细劲，咽喉皆痛，真阴枯槁之象，水液无有，风木大震，此刚剂强镇，不能息其厥冒耳。方用生鸡子黄一枚，真阿胶二钱，淡菜泡洗五钱，龟板五钱，冲入热童便一杯，小定风珠的药味则与之完全相同。全方以鸡子黄、阿胶之甘润，合龟板、淡菜之咸寒为主构成，也是咸寒甘润法。

4. 甘寒辛苦

如苦辛寒法中的三石汤，亦是甘寒辛苦法，以银花、三石之甘寒，合石膏之辛凉，以及杏仁之苦温所构成。不用苦寒者，因邪尚在肺，过苦反过病所，故宜甘寒合辛凉苦温之剂。

5. 甘寒苦寒，即甘苦化阴或苦寒甘寒。

八、苦辛法

苦辛法是指苦味药与辛味药同用，是《温病条辨》中最常用的治法，《温病条辨》共有206方，其中苦辛法有66方，约占1/3，可见应用比较广泛。《素问·脏气法时论》："……气味合而服之，以补精益气，此五者，有辛、酸、甘、苦、咸，各有所利，或散、或收、或缓、或急、或坚、或软，四时五脏，病随五味所宜也。"说明了辛味药有宣散的作用，苦味药有坚燥的作用，因此苦辛能散能燥，多用于治疗湿证。《温病条辨》中的苦辛法，基本上可分为四类，即苦辛通法、苦辛淡法、苦辛温法、苦辛寒法，今分述之。

1. 苦辛通法

苦辛通法是苦味药与辛味药同用，具有开闭、通降的作用，适用于热结、湿滞、气郁、血阻等证，一般也有温通或清泄之分，严格地说，可以归入苦辛温法或苦辛寒法之中，因其具有通闭的特点，故《温病条辨》单独列出，苦辛通法有下列一些方剂：

宣痹汤，《温病条辨》有两个宣痹汤，此是用于太阴湿温，气分痹郁而哕者。其来源于《临证指南医案·卷四呃》1案，某，面冷频呃，总在咽中不爽，此属肺气膹郁，当开上焦之痹，盖心胸背部，须借在上清阳舒展，乃能旷达耳。方用枇杷叶、炒川贝、郁金、射干、白通草、香豉。以此方去川贝，组成宣痹汤。因属湿温初起，仍在上焦，湿热郁阻气分而致呃逆，故以轻宣肺痹为主。方以枇杷叶之苦，合郁金之辛，构成苦辛通痹之剂。

宣痹汤，用于湿热蕴于经络，来源于《临证指南医案·卷五湿》56案，徐，温疟初愈，骤进浊腻食物，湿聚热蒸，蕴于经络，寒战热炽，骨骱烦疼，舌起灰滞之形，面目萎黄色，显然湿热为痹。仲景谓湿家忌投发汗者，恐阳伤变病，盖湿邪重著，汗之不却，是苦味辛通为要耳。方用防己、杏仁、滑石、醋炒半夏、连翘、山栀、苡仁、野赤豆皮。以此方加晚蚕砂即是宣痹汤。舌灰目黄，知其为湿中生热；寒战热炽，知其在经络；骨骱疼痛，知其为痹证，以防己急走经络之湿，杏仁开肺气之先，连翘清气分之湿热，赤豆清血分之湿热，滑石利窍而清热中之湿，山栀肃肺而泻湿中之热，苡仁淡渗而主挛痹，半夏辛平而主寒热，蚕砂化浊道中清气。痛甚加片子姜黄、海桐皮者，所以宣络而止痛也。全方以防己、半夏、蚕砂之辛，合杏仁、连翘、山栀之苦，组成苦辛通痹之剂。

小承气汤，《温病条辨》用于阳明温病，下利谵语、阳明脉实或滑疾者；或汗多谵语，舌苔老黄而干者，均示阳明胃实。谵语因结粪而然，下利亦属内有积滞，故均应通下，方以大黄、枳实之苦，合厚朴之辛所构成，《温病条辨》称为苦辛通法重剂。

大承气汤，《温病条辨》用于阳明温病，面目俱赤，语声重浊，呼吸俱粗，大便闭，小便涩，舌苔老黄，甚则黑有芒刺，但恶热，不恶寒，日晡益甚，脉沉数有力，甚则脉体反小而实者。或阳明温病，面目俱赤，肢厥，甚则通体皆厥，不瘛疭，但神昏，不大便，小便赤，脉沉伏或并脉亦厥，胸腹满坚，甚则拒按，喜凉饮者。大黄荡涤热结，芒硝入阴软坚，枳实开幽门之不通，厚朴泻中宫之实满，曰大承气者，合四药而观之，可谓无坚不破，无微不入，故曰大也。为苦辛通降，咸以入阴法，以大黄、枳实之苦，合厚朴之辛，佐芒硝之咸而构成。

新制橘皮竹茹汤用于阳明湿温，气壅为哕者，方来自《金匮要略》橘皮竹茹汤加减，吴鞠通说："按《金匮要略》橘皮竹茹汤，乃胃虚受邪之治，今治湿热遏胃气致哕，不宜用参甘峻补，故改用柿蒂。"《温病条辨》称为苦辛通降法，以橘皮、柿蒂之苦，合姜汁之辛为主所构成。

桃仁承气汤来自《伤寒论》方，用以治疗少腹坚满，小便自利，夜热昼凉，大便闭，脉沉实者。少腹坚满，法当小便不利，今反自利，则非膀胱气闭；夜热为阴分有热，昼凉为邪伏阴分；大便闭为血分结闭，故以桃仁承气通血分之闭结。方以大黄之苦，合丹皮之辛，再以芒硝之咸寒为主构成，故《温病条辨》称之为苦辛咸寒法。但《温病条辨》的桃仁承气汤，较《伤寒论》的桃核承气汤去桂枝、甘草，又加入当归、芍药、丹皮而组成。

加减桃仁承气汤用于热入血室。其来源于《临证指南医案·卷九热入血室》4案，吴氏，热病十七日，脉右长左沉，舌萎饮冷，心烦热，神气忽清忽乱，经来三日患病，血舍内之热气，乘空内陷，当以瘀热在里论病，但病已至危，从蓄血如狂例。方用细生地、丹皮、制大黄、炒桃仁、泽兰、人中白。《温病条辨》的加减桃仁承气汤方药味与之完全相同，全方以大黄之苦、丹皮之辛为主构成，《温病条辨》称为苦辛走络法。

救中汤用于卒中寒湿，内夹秽浊，眩冒欲绝，腹中绞痛，脉沉紧而迟，甚则伏，欲吐不得吐，欲利不得利，甚则转筋，四肢欲厥，俗名发痧，又名干霍乱，转筋者，俗名转筋火。吴鞠通认为"以常发于夏月，夏月火令，又病迅速如火也，其实乃伏阴与湿相搏之故。以大建中之蜀椒，急驱阴浊下行，干姜温中；去人参、胶饴者，畏其满而守也，加厚朴以泻湿中浊气，槟榔以散结气，直达下焦，广皮通行十二经之气，改名救中汤，急驱浊阴，所以救中焦之真阳也"。说明了本方来自《金匮要略》的大建中汤，以蜀椒、干姜、厚朴之辛，合槟榔、陈皮之苦，构成苦辛温通之剂，惟用于真正属于寒证者比较合适。

椒桂汤用于暴感寒湿成疝，寒热往来，脉弦反数，舌白滑，或无苔不渴，当脐痛或胁下痛。吴鞠通说："此肝脏本虚，或素有肝郁，或因暴怒，又猝感寒湿，秋月多得之。既有寒热之表证，又有脐痛之里证，表里俱急，不得不用两解，方以川椒、吴萸、小茴香直入肝脏之里，又芳香化浊流气，以柴胡从少阳领邪出表，病在肝治胆也。又以桂枝济柴胡者，病在少阴，治在太阳也。经所谓病在脏治其腑之义也。况又有寒热之表证乎？佐以青皮、广皮，从中达外，峻发肝邪；使以良姜，温下焦之里也；水用急流，驱浊阴使无留滞也。"方以川椒、桂枝、良姜、吴萸、小茴之辛，合广皮、青皮之苦为主而构成苦辛温通之剂。

大黄附子汤用于寒疝，脉弦紧，胁下偏痛发热，为邪居厥阴，表里俱急，故用温下法以两解。以附子温里通阳，细辛散寒湿之邪，用大黄以借胃腑而出。出自《金匮要略》的大黄附子汤，其条文亦与之相同。以附子、细辛之辛温，合大黄之苦，构成苦辛温下法。

天台乌药散用于寒疝，少腹或脐旁，下引睾丸，或掣胁，下掣腰，痛不可忍者。吴鞠通说："此寒湿客于肝肾小肠而为病，故方用温通足厥阴、手太阳之药也。乌药驱膀胱冷气，能消肿止痛；木香透络定痛；青皮行气伐肝；良姜温脏劫寒；茴香温关元，暖腰肾，又能透络定痛；槟榔至坚，直达肛门散结气，使坚者溃，聚者散，引诸药逐浊气，由肛门而出；川楝导小肠湿热，由小便下行；另以斩关夺门之巴豆，用气味而不用形质，使巴豆帅气药散无形之寒，随槟榔下出肛门；川楝得巴豆迅烈之气，逐有形之湿，从小便而去，俾有形无形之结邪，一齐解散而病根除矣。"以乌药、木香、小茴、良姜、巴豆之辛温，合青皮、槟榔苦温构成。

2. 苦辛温法

苦辛温法是用辛温或辛热之品，大多数与苦温之品合用，对寒湿之证有较好的效果，苦辛温法有下列一些代表方剂。

桂枝姜附汤用于寒湿伤阳，以姜附温中，白术燥湿，桂枝通行表阳而去经络寒湿。本方来自《临证指南医案·卷五湿》35案，王，冷湿损阳，经络拘束，形寒，酒客少谷，劳力所致。方用桂枝、淡干姜、熟附子、生白术。以桂枝辛温合姜附辛热、白术苦温，组成苦辛热之剂。

草果茵陈汤用于足太阳寒湿，舌灰滑，中焦滞痞，以草果为君，茵陈因陈生新，生发阳气之机最速，故以之为佐。广皮、大腹、厚朴共成泻痞之功，猪苓、泽泻以导湿外出也。出自《临证指南医案·卷五湿》28案，陆，湿滞如痞，方用山茵陈、草果仁、茯苓皮、大腹皮绒、厚朴、广皮、猪苓、泽泻。草果茵陈汤与之药味完全相同。以草果、厚朴之辛温，合广皮之苦温为主构成苦辛温之剂。

椒附白通汤用于足太阴寒湿，舌白滑，甚则灰，脉迟，浊阴凝聚，阳伤腹痛，痛甚则肢逆。出自《临证指南医案·卷五湿》33案，方，形质颓然，脉迟小涩，不食不寐，腹痛，大便窒痹。平昔嗜酒，少谷中虚，湿结阳伤，寒湿浊阴鸠聚为痛。方用炒黑生附子、炒黑川椒、生淡干姜、葱白，调入猪胆汁一枚。椒附白通汤与之药味完全相同，以诸辛温、辛热之品，合猪胆汁之苦寒反佐，构成苦辛热之剂。

苓姜术桂汤用于湿伤脾胃两阳，或脘中痞闷，或酒客湿聚。出自《临证指南医案·卷五湿》36案，莫，今年夏四月，寒热不饥，是时令潮涔气蒸，内应脾胃。夫湿属阳晦，必伤阳气，吞酸形寒，乏阳运行，议鼓运转旋脾胃一法，苓姜术桂汤。以桂枝、生姜之辛温，合白术苦温为主构成。

四加减正气散用于湿阻气分，舌白滑，脉右缓。吴鞠通说："以右脉见缓之故，知气分之湿阻，故加草果、楂肉、神曲，急运坤阳，使足太阴之地气不上蒸手太阴之天气也。"吴氏加减正气散，以藿香、厚朴、茯苓、陈皮为基本方，四加减则加草果、楂肉、神曲。出自《临证指南医案·卷五湿》26案，张，脉右缓，湿著阻气。方用厚朴、广皮、根草果、炒楂肉、藿香梗、炒神曲。四加减正气散则于此方加茯苓一味，以藿香、厚朴、草果之辛温，合广皮苦温为主而构成。

五加减正气散用于秽湿着里，脘闷便泄。吴鞠通说："秽湿而致脘闷，故用正气散之香升；便泄而知脾胃俱伤，故加大腹运脾气，谷芽升胃气也。"出自《临证指南医案·卷五湿》27案，某，不耐烦劳是本虚，脘闷便泄属湿邪，先治湿，后治本。方用藿香梗、广皮、茯苓、大腹皮、厚朴、谷芽。五加减正气散则于此方加苍术一味，以藿香、厚朴、大腹之辛温，合广皮、苍术之苦温为主而构成。

杏仁薏苡汤用于暑寒湿杂感，气不主宣，出自《临证指南医案·卷五湿》57案，某，风暑湿混杂，气不主宣，咳嗽头胀，不饥，右肢若废，法当通阳驱邪，方用杏仁、苡仁、桂枝、生姜、厚朴、半夏、汉防己、白蒺藜。杏仁薏苡汤与之药味完全相同，以桂枝、生姜、厚朴、半夏之辛温，合杏仁苦温为主构成。

加味露姜饮用于太阴脾疟，露姜饮为人参、生姜二味，吴鞠通谓："邪气更甚，脉兼弦则土中有木矣，故加温燥泄木退邪。"出自《临证指南医案·卷六疟》55案，袁妪，脉弦缓，寒战，甚则呕吐噫气，腹鸣溏泄，是太阴脾寒也。方用人参、半夏、草果仁、生姜、陈会皮、醋炒青皮。加味露姜饮与之药味完全相同，以半夏、草果、生姜的辛温，合陈皮、青皮的苦温为主构成。

厚朴草果汤用于湿疟，为热少湿多之证。吴鞠通谓："湿为阴邪，弥漫于中，喜热以开之也。故方法以苦辛通降，纯用温开，而不必苦寒也。"出自《临证指南医案·卷六疟》27案，某，舌白脘闷，寒起四末，渴喜热饮，此湿邪内蕴，脾阳不主宣达，而成湿疟。方用厚朴、杏仁、草果仁、半夏、茯苓、广皮白。厚朴草果汤的药味与之完全相同，以厚朴、草果、半夏之辛温，合杏仁、陈皮之苦温为主构成。

加减附子理中汤用于太阴自利，夏日伤冷水瓜果者多见。吴鞠通说："此偏见于湿，合脏阴无热之证，故以附子理中汤去甘守之人参、甘草，加通运之茯苓、厚朴。"出自《临证指南医案·卷七痢》54案，陆，腹满自利，脉来濡小，病在太阴，况小便清长，非腑病湿热之比，法当温之。方用生于术、附子、茯苓、厚朴、干姜。加减附子理中汤的药味与之完全相同，以附子、干姜、厚朴的辛温，合白术苦温而构成。

加减小柴胡汤用于疟邪内陷变痢，而脾胃气衰，吴鞠通云："内陷云者，由浅入深也。治之之法，不出喻氏逆流换舟之议，盖陷而入者，仍提而使之出也。故以柴胡由下而上，入深出浅，合黄芩两和阴阳之邪，以人参合谷芽宣补胃阳，丹皮、归芍内护三阴，谷芽推气分之滞，山楂推血分之滞。"出自《临证指南医案·卷七痢》94案，石，疟邪热气，内陷变痢，延已三月，脾胃气衰，面浮肚膨，仍有里急欲坠之象。中虚伏邪，进以和解。方用黄芩、柴胡、人参、丹皮、炒当归、白芍、谷芽、炒山楂，加减小柴胡汤与之药味完全相同，全方以柴胡苦平合当归辛甘温，以及人参、谷芽甘温为主而构成。

附子粳米汤用于自利且哕，为阴湿与脏阴相合，脏阳将败，宜纯用守补，出自《临证指南医案·卷七痢》59案，某，自利不渴者属太阴，呃忒之来，由乎胃少纳谷，冲气上逆，有土败之象，势已险笃，议《金匮要略》附子粳米汤，方用人参、附子、干姜、炙草、粳米。以附子、干姜之辛热，合人参甘温微苦而构成苦辛热法。按《金匮要略》附子粳米汤无人参、干姜，另有半夏、大枣，有散寒止呕作用。

温脾汤用于太阴三疟。以草果温太阴独胜之寒，辅厚朴消胀；以生姜降逆，辅以茯苓渗湿；蜀漆乃常山幼苗，其性急走疟邪，导以桂枝，外达太阳。出自《临证指南医案·卷六疟》178案，沈，三疟，腹胀，不渴呕水，邪在脾胃之络，温疏里邪，勿用表散。方用草果、桂枝、生姜、厚朴、炒蜀漆、茯苓。温脾汤药味与之完全相同，以草果、桂枝、生姜、厚朴之辛温，蜀漆之苦温构成。

3. 苦辛寒法

苦辛寒法多是苦寒药与辛温药合用，一般用于湿热之证，因湿为阴邪，非辛温不能宣通其湿；热为阳邪，非苦寒不能清解其热，苦辛寒法有下列一些代表方剂。

杏仁汤用于舌白渴饮，咳嗽频作，寒从背起，伏暑所致，名曰肺疟。肺疟是疟之至浅者，以杏仁汤轻宣肺气，无使邪聚则愈。方以黄芩、连翘之苦寒，合白蔻皮之辛温为主而组成。

承气合小陷胸汤，用于温病三焦俱急，大热大渴，舌燥，脉不浮而躁甚，舌色金黄，痰涎壅甚。吴鞠通谓："上焦未清，已入中焦阳明，大热大渴，脉躁苔焦，阳土燥烈，煎熬肾水，不下则阴液立见消亡，下则引上焦余邪陷入，恐成结胸之证，故以小陷胸合承气汤，涤三焦之邪，一齐俱出，此因病急，故方亦急也。"方以大黄、黄连之苦寒，合半夏、厚朴之辛温为主组成。

小陷胸加枳实汤用于脉洪滑，面赤身热头晕，不恶寒，但恶热，舌上黄滑苔，渴欲凉饮，饮不解渴，得水则呕，按之胸下痛，小便短，大便闭者，阳明暑温，水结在胸之证。暑兼湿热，热甚则渴；湿郁中焦，水不下行则呕，胃气不降则大便闭。以黄连之苦寒，合半夏之辛温为主所组成，黄连、栝蒌以清在里之痰热，半夏除水强胃，加枳实，取其苦辛通降，开幽门而引水下行。

半夏泻心汤去人参干姜大枣甘草加枳实杏仁方，用于阳明暑温，脉滑数，不食不饥不便，浊痰凝聚，心下痞者。因湿热互结而阻中焦气分所致。暑中热甚，故去干姜；非伤寒误下之虚痞，故去人参、甘草、大枣，且畏其助湿作满。方以黄连、黄芩之苦寒，合半夏之辛温为主所组成。

半夏泻心汤去人参干姜甘草大枣加枳实生姜方，用于阳明湿温，呕甚而痞者。因热邪内陷，与饮相搏，故以半夏泻心去参、姜、甘、枣之补中，加枳实、生姜宣胃。方以黄芩、黄连之苦寒，合半夏、生姜之辛温为主构成。

人参泻心汤加白芍，用于中阳本虚，湿热内陷，用人参以护里阳，白芍以护真阴。湿陷于里，故用干姜、枳实之辛通，湿中兼热，故用黄芩、黄连之苦降。出自《临证指南医案·卷五湿》11案，蔡，阳虚夹湿，邪热内陷，所以神识如蒙，议用泻心法，方用人参、生干姜、黄芩、川连、枳实、生白芍。人参泻心汤加白芍方药味与之完全相同。

加减人参泻心汤用于疟伤胃阳，热劫胃液。吴鞠通谓："此虽胃阳气受伤，阴汁被劫，恰偏于阳伤为多，故救阳立胃基之药四，存阴泻邪热之药二，喻氏所谓变胃而不受胃变之法也。"出自《临证指南医案·卷六疟》107案，杨，高年疟，热劫胃汁，遂不饥不饮，不食不便，渴不嗜饮，味变酸浊，药能变胃方苏。方用人参、川连、枳实、牡蛎、淡干姜、生姜。加减人参泻心汤药味与之完全相同，方以黄连之苦寒，合干姜、生姜之辛温为主构成。

加减泻心汤用于噤口痢，吴鞠通说："此噤口痢之实证，而偏于湿热太重者也。……故以泻心去守中之品，而补以运之，辛以开之，苦以降之。加银花之败热毒，楂炭之克血积，木香之通气积，白芍以收阴气，更能于土中拔木也。"出自《临证指南医案·卷七痢》106案，包，脉左细数，右弦，干呕不能纳谷，腹痛里急后重，痢积不爽，此暑湿深入著腑，势属噤口痢疾，症非轻渺，议用苦寒清热解毒，必痛缓胃开，方免昏厥之变。方用川连、干姜、黄芩、银花、炒山楂、白芍、木香汁。加减泻心汤的药味与之完全相同，方以黄连、黄芩之苦寒，合干姜、木香之辛温为主构成。

三石汤用于暑湿蔓延三焦，舌滑微黄，邪在气分者。吴鞠通说："虽云三焦，以手太阴一经为要领，盖肺主一身之气，气化则暑湿俱化，此微苦辛寒兼芳香之法也……按三石，紫雪丹中之君药，取其庚金之气，清热退暑利窍，兼走肺胃者也；杏仁、通草为宣气分之用，且通草直达膀胱，杏仁直达大肠，竹茹以竹之脉络，而通人之脉络，金汁、银花败暑中之热毒"。出自《临证指南医案·卷五暑》55案杨，暑热必夹湿，吸气而受，先伤于上……面赤足冷，上脘痞塞，其为上焦受病显著，缓平素善饮，胃中湿热久伏，辛温燥烈，不但肺病不合，而胃中湿热得燥热锢闭，下痢稀水，即协热下痢……气分窒塞日久，热侵入血中，咯痰带血，舌红赤，不甚渴饮，上焦不解，漫延中下，此皆急清三焦是第一章旨……议三焦分清治，从河间法。方用飞滑石、生石膏、寒水石、大杏仁、炒黄竹茹、莹白金汁、金银花露。三石汤的药味与之完全相同。方以杏仁之苦温，合银花、三石之凉为主构成。

杏仁滑石汤用于暑温伏暑，三焦均受。以杏仁、滑石、通草先宣肺气，由肺气而达膀胱以利湿，厚朴苦温而泻湿满，芩连清里而止湿热之利，郁金芳香走窍而开闭结，橘半强胃而宣湿化痰以止呕恶，俾三焦混处之邪，各得分解矣。出自《临证指南医案·卷五暑》48案张，舌白罩灰黑，胸脘痞闷，潮热呕恶，烦渴汗出，自利，伏暑内发，三焦均受，然清理上中为要。方用杏仁、滑石、黄芩、半夏、厚朴、橘红、黄连、郁金、通草。杏仁滑石汤的药味与之完全相同，以黄连、黄芩之苦寒，合半夏、厚朴之辛温为主所构成。

三香汤用于湿热内阻，机窍不灵，以蒌皮、桔梗、枳壳微苦微辛开上，山栀轻浮微苦清热，香豉、郁金、降香化中上之秽浊而开郁。出自《临证指南医案·卷五湿》7案，李，时令湿热之气，触自口鼻，由募原以走中道，遂致清肃不行，不饥不食，但温乃化热之渐，致机窍不为灵动，与形质滞浊有别，此清热开郁，必佐芳香以逐秽为法。方用瓜蒌皮、桔梗、黑山栀、香豉、枳壳、郁金、降香末。三香汤药味与之完全相同，方以山栀、枳壳之苦寒，合桔梗之苦辛，再佐三香之芳香，构成苦辛寒兼芳香之法。

一加减正气散用于三焦湿郁，升降失司。吴鞠通谓："正气散本苦辛温兼甘法，今加减之，乃苦辛微寒法也。去原方之紫苏、白芷，无须发表也。去甘桔，此证明以中焦为扼要，不必提上焦也。只以藿香化浊，厚朴、广皮、茯苓、大腹泻湿满，加杏仁利肺与大肠之气，神曲、麦芽升降脾胃之气，茵陈宣湿郁而动生发之气，藿香但用梗，取其走中不走外也。茯苓但用皮，以诸皮皆凉，泻湿热独胜也。"出自《临证指南医案·卷五湿》45案，某，秽湿邪吸受，由募原分布三焦，升降失司，脘腹胀闷，大便不爽，当用正气散法。方用藿香梗、厚朴、杏仁、广皮白、茯苓皮、神曲、麦芽、绵茵陈。一加减正气散较此方加大腹皮一味，全方以藿香、厚朴、广皮之辛温、合茵陈之苦寒为主构成。

三加减正气散用于秽湿着里，气机不宣，久则酿热。三加减正气散以藿香、厚朴、茯苓皮、广皮为基本方，加杏仁利肺气，气化则湿热俱化；滑石辛淡而凉，以清湿中之热。出自《临证指南医案·卷五湿》29案，汪，舌黄脘闷，秽湿内著，气机不宣，如久酿蒸，必化热气，即有身热之累，方用杏仁、藿香、茯苓皮、滑石、厚朴、广皮白。三加减正气散药味与之完全相同，以藿香、厚朴、广皮之辛温，合滑石之甘淡寒，杏仁之苦，构成苦辛寒法。

黄芩滑石汤用于湿温，以黄芩、滑石、茯苓皮清湿中之热，蔻仁、猪苓宣湿邪之正，再以腹皮、通草，共成宣气利小便之功，气化则湿化，小便利则火腑通而热自清。出自《临证指南医案·卷五湿》33案，某，脉缓身痛，汗出热解，继而复热，此水谷之气不运，湿复阻气，郁而成病，仍以宣通气分，热自湿中而来，徒进清热不应。方用黄芩，滑石、茯苓皮、大腹皮、白蔻仁、通草、猪苓。黄芩滑石汤的药味与之完全相同，以黄芩苦寒，合白蔻仁、大腹皮辛温为主所构成。

杏仁石膏汤用于湿热黄疸，以杏仁、石膏开上焦，姜、半开中焦，枳实则由中驱下矣，山栀通行三焦，黄柏直清下焦。虽统宣三焦，但扼重上焦，为气化之先。出自《临证指南医案·卷四疸》5案，张，脉沉，湿热在里，郁蒸发黄，中痞恶心，便结溺赤，三焦病也。苦辛寒主之。方用杏仁、石膏、半夏、姜汁、山栀、黄柏、枳实汁。杏仁石膏汤的药味与之完全相同，以山栀、黄柏之苦寒，合半夏、姜汁之辛温为主所构成。

草果知母汤用于疟来日晏，邪渐入阴。吴鞠通谓："以草果温太阴独胜之寒；知母泻阳明独胜之热；厚朴佐草果泻中焦之湿蕴，合姜、半而开痞结；花粉佐知母而生津退热；脾胃兼病，最畏木克，乌梅、黄芩清热而和肝；疟来日晏，邪欲入阴，其所以升之使出者，全赖草果。此即吴又可之达原饮去槟榔，加半夏、乌梅、姜汁，治中焦热结阳陷之证，最为合拍。"出自《临证指南医案·卷六疟》128案，吴，背寒，疟来渐晏，邪有入阴之意，此伏邪不肯解散，都因久积烦劳，未病先虚也。饮水少腹如坠，脘中痞结不舒，中焦屡受邪迫，阳气先以馁弱，议两和太阳阳明法，方用草果、知母、半夏、厚朴、乌梅、黄芩、花粉。草果知母汤之药味与之完全相同，以知母、黄芩之苦寒，合草果、半夏、厚朴、姜汁之辛温，再佐以乌梅之酸平等，构成苦辛寒兼酸法。

黄连白芍汤用于太阴脾疟。中土病而肝木来乘，故方以两和肝胃为主，此偏于热盛，故清热之品重，而以芍药收脾阴也。出自《临证指南医案·卷六疟》94案，柳，暑湿都伤气分，不渴多呕，寒起四肢，热聚心胸，乃太阴疟也。仍宜苦辛，或佐宣解里热之郁。方用川连、黄芩、炒半夏、枳实、白芍、姜汁。黄连白芍汤的药味与之完全相同，以黄连、黄芩之苦寒，合半夏、姜汁之辛温为主而组成。

青蒿鳖甲汤用于少阳疟偏于热重者。以青蒿领邪且芳香逐秽开络，以鳖甲护入络搜邪，以知母、花粉清热止渴，丹皮清少阳血分，桑叶清少阳络中气分。出自《临证指南医案·卷六疟》74案，翁，脉左弦，暮热早凉，汗解，渴饮，治在少阳。方用青蒿、桑叶、丹皮、花粉、鳖甲、知母。青蒿鳖甲汤的药味与之完全相同，以知母、丹皮苦寒，合青蒿、桑叶之辛，鳖甲之咸为主，构成苦辛咸寒法。《温病条辨》青蒿鳖甲汤有两方，一方用于少阳疟的暮热早凉，一方用于下焦温病的夜热早凉。前方较后方少生地，多桑叶、花粉，前方加桑叶是清少阳，入花粉则能生津；后方是热在阴分，加生地以清阴络之热。

加减芩芍汤用于滞下初成之实证，以疏利肠间湿热为主，黄芩汤为仲景方，《活法机要》以黄芩汤去大枣，名黄芩芍药汤，即黄芩、白芍、甘草三味，加减芩芍汤，去甘草，加黄连、木香、厚朴、陈皮。以黄芩、黄连之苦寒合木香、厚朴之辛温为主而组成。本方可能出自《临证指南医案·卷七痢》11案，倪，面垢舌白，心下脘中凄凄痛窒，至圊复便不爽，此水谷之湿，内蒸为热，气道阻闭……方用淡黄芩、川连、清竹叶、槟榔汁、白芍、厚朴、广皮白。加减芩芍汤较本方少清竹叶、槟榔汁，多木香。

4. 苦辛淡法

苦辛淡法是苦味药（苦温或苦寒）大多与辛温药同用，再佐以淡渗利湿之品，用于湿热之症，或湿重于热者，今列举代表性方剂如下：

三仁汤用于湿温初起，轻开上焦肺气，气化则湿亦化，来自《临证指南医案·卷五湿》1案，冯，舌白头胀，身痛肢疼，胸闷不食，溺阻，当开气分陈湿。方用飞滑石、杏仁、白蔻仁、大竹叶、炒半夏、白通草。三仁汤较此方加生薏仁、厚朴,以杏仁苦温,合蔻仁、半夏辛温,再加滑石、薏仁、通草淡渗为主构成。

半苓汤用于足太阴寒湿,以致痞结于中。以半夏、茯苓培阳土以吸阴土之湿,厚朴苦温以泻湿满,黄连以渗湿,重用通草以利水道,使邪有出路。出自《临证指南医案·卷五湿》12案,张,此湿蕴气中,足太阴之气不为鼓动运行,是以痞结胸满,仲景列于太阴篇中,概可推求其理矣。方用半夏、茯苓、川连、厚朴、通草。半苓汤与之药味完全相同,以黄连苦寒,合半夏、厚朴辛温,再佐茯苓、通草淡渗而构成。

二加减正气散用于湿郁三焦,脉象模糊,经络证明,以藿香梗、广皮、厚朴、茯苓皮为基本方,加防己急走经络中湿邪,因便溏故加通草、薏仁;大豆黄卷从湿热蒸变而成,能化蕴酿之湿热,而蒸变脾胃之气也。出自《临证指南医案·卷五湿》47案,某,脘闷便溏,身痛,脉象模糊,此属湿蕴三焦。方用厚朴、广皮、藿香梗、茯苓皮、大豆黄卷、木防己、川通草、苡仁。二加减正气散药味与之完全相同,以藿香梗、厚朴、广皮之辛温,合防己之苦寒,茯苓、苡仁、通草之淡渗组成。

二金汤用于黄疸肿胀。出自《临证指南医案·卷四疸》8案,蒋,由黄疸变为肿胀,湿热何疑……仍议苦辛渗利。方用鸡肫皮、海金沙、厚朴、大腹皮、猪苓、通草。二金汤药味与之完全相同,以厚朴苦辛温,大腹皮辛温,合海金沙、猪苓、通草等淡渗组成。

香附旋覆花汤用于伏暑、湿温胁痛,或咳,或不咳,无寒,但潮热,或竟寒热如疟状。因伏暑、湿温,积留支饮,悬于胁下,以香附、旋覆通肝络而逐饮,苏子、杏仁降肺气而化饮,广皮、半夏化痰饮之滞,茯苓、苡仁开太阳而阖阳明,所谓治水者必实土,中流涨者开支河之法。以香附、旋覆花之苦辛,合苏子、广皮、半夏之辛温,茯苓、苡仁之淡渗所构成。

茵陈白芷汤用于酒客久痢,因酒客湿热下注,故以风药之辛,佐以苦味入肠,芳香凉淡。盖辛能胜湿而升脾阳,苦能渗湿清热、芳香悦脾而燥湿。出自《临证指南医案·卷七痢》20案,祝,十年久痢,须推饮食避忌,酒客湿滞肠中,非风药之辛,佐苦味入肠,何以胜湿逐热,久病饮食不减,肠中病也。方用绵茵陈、香白芷、北秦皮、茯苓皮、黄柏、藿香。茵陈白芷汤的药味与之完全相同。以藿香、白芷之辛温,合茵陈、秦皮、黄柏之苦寒,茯苓皮之淡渗组成。

断下渗湿汤用于久痢带瘀血,为清血分之法。气分湿热久而入于血分,重用樗根皮之苦燥湿、寒胜热、涩以断下，专入血分而涩血为君；地榆得先春之气，木火之精，去瘀生新；茅术、黄柏、赤苓、猪苓开膀胱，使气分之湿热渗利，不致遗留血分；楂肉亦为化瘀而设；银花为败毒而然。出自《临证指南医案·卷七痢》41案，朱，下痢带瘀血，肛中气坠，腹不痛。方用炒黑樗根皮、生茅术、生黄柏、炒楂肉、炒黑地榆、炒焦银花、赤苓、猪苓。断下渗湿汤药味与之完全相同，以樗根皮、黄柏、地榆之苦寒，茅术之苦温，银花之辛凉，赤苓、猪苓之淡渗而构成。

宣清导浊汤用于湿温久羁，三焦弥漫，神昏窍闭，少腹硬满，大便不下，为湿久郁结下焦气分，闭塞不通。故用猪苓、茯苓以渗湿利气，寒水石由肺直达大肠，晚蚕砂化浊中清气，皂荚辛咸性燥，辛能通窍，子更直达下焦，通大便之虚闭，合前药使郁结之湿邪，由大便而一齐解散矣。二苓、寒石化无形之气；蚕砂、皂子逐有形之湿也。本方出自《临证指南医案·卷五湿》46案，蔡，暑湿气蒸三焦弥漫，以致神昏，乃诸窍阻塞之兆。至小腹硬满，大便不下，全是湿郁气结，议用甘露饮法，方用猪苓、浙茯苓、寒水石、晚蚕砂、皂荚子。宣清导浊汤的药味与之完全相同。方以皂荚、蚕砂之辛苦温，合寒水石之寒凉，猪苓、茯苓之淡渗而构成。

总之，《温病条辨》中的苦辛法及其代表方剂的临床运用，大致如上所述，苦辛法一般用于湿证，其中苦辛温法用于寒湿，苦辛寒法用于湿热，苦辛通法则用于闭结，苦辛淡法则用于湿胜，根据上述治疗原则，临床上可以灵活运用，对湿证的治疗方法大致可以完备矣。

九、酸苦法

酸苦法是指酸味药与苦味药合用的治法，根据临床实践，酸苦合用，有泄热、涌吐的作用，酸苦之剂从阴，亦即《素问·至真要大论》中所称"酸苦涌泄为阴"之意，如果配合辛甘散寒之剂，则寒热合用、刚柔并治；如果配合甘寒养阴之剂，则既能泄热，又能养阴，今将酸苦法分析如下。

1. 酸苦涌吐

《温病条辨》中属于酸苦涌吐者，如瓜蒂散，运用于温热初起，心烦不安，痰涎壅盛，胸中痞塞欲呕者，以瓜蒂之苦寒，香豉微酸，合赤小豆之甘酸所构成。所谓酸苦涌泄为阴，善吐热痰，亦在上因而越之方也。虚者可加参芦。

2. 酸苦泄热

栀子豉汤用于太阴温病二三日，舌微黄，寸脉盛，心烦懊侬，起卧不安，欲呕不得呕，邪在上焦膈中，以栀子苦寒，香豉微酸，酸苦合用，可以泄上焦胸膈之热。

连翘赤豆饮用于素积劳倦，再感湿温，误用发表，身面俱黄。以连翘赤豆饮送服保和丸。连翘赤豆饮以解其外，保和丸以和其中，俾湿温、劳倦、治逆，一齐解散矣。本方出自《临证指南医案·卷四疸》6案，黄，一身面目发黄，不饥溺赤，积素劳倦，再感温湿之气，误以风寒发散消导，湿甚生热，所以致黄。方用连翘、山栀、通草、赤小豆、花粉、香豉，煎送保和丸。连翘赤豆饮的药味与之完全相同，全方以连翘、栀子之苦寒，合赤小豆、花粉、香豉之微酸构成。《温病条辨》以本方为苦辛微寒法，实际上仍属酸苦泄热之剂。

3. 酸苦辛甘

酸苦辛甘即酸苦泄热合辛甘散寒之剂，亦即酸苦为阴，辛甘为阳法，《温病条辨》中有乌梅丸、减味乌梅丸、椒梅汤。

乌梅丸用于久痢伤及厥阴，上犯阳明，气上撞心，饥不欲食，干呕腹痛等症，仲景《伤寒论》厥阴篇，列乌梅丸治疗厥阴上犯阳明而肢厥吐蛔，寒热刚柔并用，寒则连柏，热则桂附，柔则乌梅、当归，刚则干姜、蜀椒，人参扶其中气，细辛通其阳气，既能清火，又能散寒，乌梅与连柏为酸苦泄热，姜附椒辛之辛热，与参归之甘温为辛甘散寒，合而为酸苦辛甘之剂，乌梅丸还能调气敛阴及辛通散结，亦即酸甘化阴，辛苦通降法，方以乌梅合人参酸甘化阴，姜附椒辛与连柏辛苦通降。乌梅丸证为厥阴上犯阳明，以连柏泻热，姜附椒辛散寒，而使厥阴之气平复。《素问·脏气法时论》："肝欲散，急食辛以散之，用辛补之，酸泻之。"肝欲散，辛散即是补肝，以姜附椒辛之辛，合乌梅之酸，亦属此意。又蛔得酸则伏，故用乌梅；得苦则安，故用连柏；蛔因寒而动，故用姜附椒辛，程郊倩曰："名曰安蛔，实是安胃，故仲景云，并主下利。"

减味乌梅丸用于厥阴三疟，来源于《临证指南医案·卷六疟》173案，蔡氏，三日疟，一年有余，劳则欲发内热，素有结痞，今长大攻走不定，气逆欲呕酸，经闭四载，当厥阴阳明同治。方用半夏、川连、干姜、吴萸、茯苓、桂枝、白芍、川椒、乌梅。减味乌梅丸与之药味完全相同。邪不深则不成三疟，三疟本即难已，既久不已，阴阳两伤，故劳则发热；厥阴上犯阳明，故气逆欲呕。叶天士于厥阴上犯阳明之疟痢，多用乌梅丸法化裁，大抵柔则加白芍、木瓜之类，刚则加吴萸、香附之类，多不用细辛、黄柏、当归。减味乌梅丸即是乌梅丸去细辛、黄柏、当归、附子、人参，加半夏、吴萸、茯苓、白芍。方以乌梅、白芍、黄连之酸苦，合桂枝、吴萸、半夏、干姜、川椒之辛温，茯苓甘淡，共同构成酸苦辛甘之剂即酸苦为阴、辛甘为阳复法。或是乌梅、白芍的酸微寒，茯苓的甘淡，桂枝、吴萸、半夏、川椒、干姜之辛温与黄连之苦寒，合而为酸甘化阴，苦辛通降复法。

椒梅汤用于暑邪深入厥阴，出自《临证指南医案·卷五暑》二则医案的合方，一是64案，万，暑邪不解，陷入厥阴，舌灰消渴，心下板实，呕恶吐蛔，寒热，下利血水，最危之症。方用川连、黄芩、干姜、生白芍、川椒、乌梅、人参、枳实。一是65案，江，暑邪深入厥阴，舌缩，小腹坚满，声音不出，自利，上下格拒，危期至速，勉拟暑门酸苦泄热，辅正驱邪一法，方用黄连、淡干姜、乌梅、生白芍、半夏、人参、枳实。二方相合，椒梅汤与之药味完全相同。椒梅汤亦是乌梅丸方加减，乌梅丸去附子、桂枝、细辛、当归，黄柏改为黄芩，再加白芍、枳实、半夏而成。因系暑邪深入，故不用附子、肉桂、细辛之大辛大热；因心下板实，上下格拒不通，故以黄芩、黄连、枳实之苦寒，合半夏、干姜、川椒之辛温，以辛开苦降，通其格拒，因正虚邪实，气阴两亏，故用乌梅、白芍之酸，合人参之甘，以酸甘化阴，益气养阴，全方亦是以芩连之苦，合乌梅、白芍之酸，姜夏、川椒之辛，合人参之甘，共为酸苦甘辛之剂，即酸苦为阴，辛甘为阳复法。

4. 酸苦甘寒

酸苦甘寒为酸苦泄热合甘寒养阴之剂，方如连梅汤。连梅汤用于暑邪深入少阴消渴，深入厥阴麻痹者。出自《临证指南医案·卷五暑》46案，顾，右脉空大，左脉小芤，寒热麻痹，腰痛冷汗。平素积劳内虚，秋暑客邪，遂干脏阴，致神迷心热烦躁，刮痧似乎略爽，病不肯解，此非经络间病，颇虑热深劫阴而为痉厥。张司农集诸贤论暑病，谓入肝则麻痹，入肾为消渴，此其明征，议清阴分之邪，仍以养正辅之。方用阿胶、小生地、麦冬、人参、小川连、乌梅肉。连梅汤的方药无人参，余均相同。唯注云：脉虚大而芤者加人参。暑先入心，助心火独亢于上，肾液不供，故为消渴。以黄连泄壮火，使不烁津，以乌梅之酸以生津，合黄连酸苦为阴；以色黑沉降之阿胶救肾水，麦冬、生地合乌梅又为酸甘化阴，则消渴可止。肝主筋而受液于肾，热邪伤阴，筋经无所束受，故见麻痹。以黄连泻克水之火，以乌梅得木气之先，补肝之正，阿胶增液而息肝风，冬地补水以柔木，庶麻痹可止。方以乌梅、黄连之酸苦，合冬地之甘寒为主而构成酸苦甘寒之剂。亦是酸苦、酸甘合法，以连梅之酸苦，合乌梅、冬地之酸甘，构成酸甘泄热、酸甘化阴复法。

十、酸甘法

酸甘法是指酸味药与甘味药合用的治法，根据临床实践，酸甘合用有化液、生津的作用。酸甘化阴如果与辛温或辛甘补阳合用，则有阴阳两补的作用；酸甘与辛苦合用，则为寒热并用之剂，如果酸甘与咸寒同用则能育阴潜阳。今分述如下：

1. 酸甘化阴

酸甘化阴即是用酸味药，合甘味药（包括甘平、甘寒、甘温），有酸甘合化，增益阴气的作用，《温病条辨》常用的酸甘化阴的方剂有生脉散、麦冬麻仁汤、人参乌梅汤、地黄余粮汤等方，今分述之。

生脉散，用于手太阴暑温，或已发汗，或未发汗，而汗多脉散大，喘喝欲脱者，以酸主敛阴，甘以补气，阴液得气而生，故可汗止而脉不散大。以五味子酸收敛阴，人参甘温补气，麦冬甘寒养阴而组成酸甘之剂。

麦冬麻仁汤，用于疟伤胃阴，出自《临证指南医案·卷六疟》103案，王，暑湿伤气，疟久伤阴，食谷烦热愈加，邪未尽也。病已一月，不饥不饱，大便秘阻，仍有潮热，全是津液暗伤，胃口不得苏醒，甘寒清热，佐以酸味，胃气稍振，清补可投。方用麦冬、火麻仁、干首乌、乌梅肉、知母、生白芍。麦冬麻仁汤与之药味完全相同，以白芍、乌梅之酸，合麦冬、麻仁、首乌之甘，合而为酸甘化阴之剂。

人参乌梅汤，用于久痢伤阴，出自《临证指南医案·卷七痢》73案，孙，又泻痢久必阴损液耗，此口渴微咳，非实火客邪，与甘酸化阴，方用人参、山药、炙草、炒乌梅、木瓜、炒湖莲肉。人参乌梅汤方药味与之完全相同，方以人参、莲子肉、甘草、山药之甘，合乌梅、木瓜之酸，构成酸甘化阴之剂。

地黄余粮汤，用于久痢阴伤气陷。出自《临证指南医案·卷七痢》67案，王，久痢久泻为肾病，下泻久而阴伤气坠，四神丸治脾肾晨泄，辛温香燥皆刚，佐入五味酸柔，不过稍制其雄烈，此肛坠尻酸，乃肾液内少而气陷矣，腥油肉食须忌。方用熟地、禹余粮石、五味子。地黄禹余粮汤的药味与之完全相同，以熟地、五味补肾而酸甘化阴，余粮固涩下焦，则酸可除，坠可止，痢可愈。

2. 酸甘咸寒

酸甘咸寒，为酸甘化阴，再加咸寒潜阳之剂，方如大定风珠。大定风珠用于热邪久羁，吸烁真阴，或因误表，或因妄攻，神倦瘛疭，脉气虚弱，舌绛苔少，时时欲脱者。《临证指南医案·卷五温热》37案，张，因热病误投表散消导，正气变伤，神昏舌强……又进甘药颇安，奈阴液已涸，舌强音缩，抚之干板，较诸已前龈肉映血有间，小便欲解掣痛，犹是阴气欲绝，欲寐昏沉，午间烦躁，热深入阴之征，未能稳许愈期也。用生白芍、炙甘草、阿胶、鸡子黄、人参、生地、麦冬、炒麻仁方，可能与大定风珠有关，此方去人参，再加三甲、五味子即大定风珠。方以冬地、阿胶、麻仁、甘草之甘，合白芍、五味之酸，以酸甘化阴；再加三甲咸寒潜阳，构成酸甘咸寒之剂。专翕大生膏的组成亦是如此。

3. 酸甘辛温

酸甘辛温，为酸甘化阴合辛温补阳之剂，方如三神丸。三神丸用于久痢伤肾，下焦不固。出自《临证指南医案·卷七痢》87案，周，痢久必伤肾阴，八脉不固，肠腻自滑而下，但执健脾无用，病不在中，纳谷运迟，下焦坎阳亦衰，用三神丸：五味子、补骨脂、肉果。以五味之酸，合补骨脂、肉豆蔻之辛甘温，构成酸甘辛温之剂。以酸能敛阴，辛甘温可温阳，有阴阳两补，补肾固脱的作用。

4. 酸甘辛甘

酸甘辛甘，为酸甘化阴，辛甘为阳复法，有清暑益气汤、双补汤、加减理阴煎、参芍汤，皆有阴阳两补的作用。

清暑益气汤用于太阳中暍，发热恶寒，身重而疼痛，其脉弦细芤迟，小便已，洒然毛耸，手足逆冷，小有劳，身即热，口开，前板齿燥，若发其汗，则恶寒甚，加温针则发热甚，数下则淋甚。《临证指南医案·卷五暑》36案，任，40案，徐，长夏湿热交迫，斯气泄烦倦……长夏湿热令行……烦倦不嗜食，此体质本怯，而湿与热邪，皆伤气分，当以疰夏同参，用清暑益气法。皆以东垣清暑益气汤为治。因暑热伤气耗阴，暑必夹湿，故清暑益气汤中以补中益气汤加姜枣之辛甘温，合生脉散之酸甘化阴，构成酸甘辛甘之剂。既能益气，又能养阴，且能祛湿。

双补汤用于老年久痢。来自《临证指南医案·卷七痢》68案，蒋，久痢用辛甘温而效，是脾阳久伤，治由东垣法极是。述食血腥，滑必便溏，四肢忽有肉疹，营卫内应脾胃，气血未得充复，五旬外，下亦怯，用脾肾两补，方用人参、山药、茯苓、湖莲、芡实、补骨脂、苁蓉、萸肉、五味、巴戟、菟丝、覆盆子。《温病条辨》中的双补汤与之药味完全相同，方以人参、萸肉、五味之酸甘，合巴戟、苁蓉、菟丝子之辛甘温，组成酸甘辛甘之剂。

加减理阴煎用于久痢阴阳两伤，出自《临证指南医案·卷七痢》78案，某，阴液涸，则小水不通，胃气逆，则厌食欲呕，此皆痢之款症也。治以中下二焦为主，议理阴煎。方用熟地、白芍、附子、五味、炮姜、茯苓。《温病条辨》的加减理阴煎，药味与之完全相同。小便不通，阴液涸矣；厌食欲呕，脾胃之阳败矣；以熟地、白芍、五味收三阴之阴，附子通肾阳，炮姜理脾阳，茯苓理胃阳，共为阴阳双补之剂。全方又以白芍、五味合熟地之酸甘化阴，以姜附合茯苓之辛甘为阳，共同构成酸甘辛甘之剂。

参芍汤用于休息痢，出自《临证指南医案·卷七痢》91案，某氏，休息痢经二年，明是下焦阴阳皆虚，不能收摄，经期不来，小腹抚摩有形上行，似乎癥瘕，其实气结，若不急进温补。恐滋扰肿胀之累也。方用人参、附子、茯苓、炙草、五味、白芍。参芍汤药味与之完全相同。以痢久滑泄太过，下焦阴阳两伤，故以参苓、炙草守补中焦，参附固下焦之阳，白芍、五味收三阴之阴，以阴阳兼固。全方又是以人参合白芍、五味之酸甘化阴，再配附子、甘草之辛甘为阳所构成。

5.酸甘辛苦

酸甘辛苦，即酸甘化阴，辛苦通降复法，也是酸苦为阴、辛甘为阳复法，参见酸苦法的酸苦辛甘。

中医"肾"的生理、病理及诊治原则

一、肾的生理、病理

"肾"在中医脏腑学说中占有极重要的地位，由于肾藏有先天之精，为脏腑阴阳之本，生命之源，故称为"先天之本""生命之根"。为了更好地了解肾系病证特点，有必要对肾的生理功能及其病理表现作一回顾。

1. 肾主先天真阴真阳

《灵枢·经脉》："人始生，先成精。"《灵枢·本神》："生之来，谓之精。"《灵枢·决气》："两神相搏，合而成形，常先身生，是谓精。"说明了精是形成人体的原始物质，是与生俱来，得之于父母，所以称为先天之本。肾藏精，肾所藏之精叫作肾精，肾精所化之气叫作肾气，肾精与肾气互为体用。肾精属于肾阴，肾气属于肾阳，肾阴又称元阴、真阴、真水，肾阳又称元阳、真阳、真火。人体五脏六腑的阴都由肾阴来供给，五脏六腑的阳又都由肾阳来温煦，故李士材《医宗必读》说："肾为脏腑之本，十二经之根，呼吸之本，三焦之源，而人资之以为始也，故曰先天之本在肾。"说明了肾主先天，所含真阴真阳或元阴元阳，对人的生命活动起着决定性的重要作用，是五脏之本，十二经之根。《素问·生气通天论》所说的"阴平阳秘，精神乃治，阴阳离决，精气乃绝"，就是指的真阴、真阳保持动态平衡，以维持人体正常的生理活动。

冯楚瞻《锦囊秘录》认为："维持一身，长养百骸者，脏腑之精气主之；充足脏腑，周流元气者，两肾主之。其为两肾之用，生生不尽，上奉无余者，惟此真阴真阳二气而已。二气充足，其人多寿；二气衰弱，其人多夭；二气和平，其人无病；二气偏胜，其人多病；二气绝来，其人则死。可见真阴真阳者，所以为先天之本，后天之命，两肾之根，疾病安危，皆在乎此。"又说："病易成寒者，其阳必亏；病易伤热者，真阴必耗。"也说明了真阴、真阳互相抱负，如有偏胜，平衡失调，则生疾病。由于两者互相依存、互相制约（即所谓互根互用），在一定的条件下，可以发生转化，但是在转化过程中，经常可有阳损及阴，或阴损及阳，而呈阴阳两虚的表现。

2. 肾主藏精及生长发育

肾藏精，如《素问·六节藏象论》所说："肾者主蛰，封藏之本，精之处也。"肾所藏之精包括先天之精和后天之精，先天之精如前所说，是形成人体的原始物质，与生俱来，得之于父母，并且具有促进生长发育和生殖的功能。由精化气，以肾气的盛衰来衡量生长发育和衰老的标志，如《素问·上古天真论》："女子七岁肾气盛，齿更发长；二七而天癸至，任脉通，太冲脉盛，月事以时下，故有子；三七肾气平均，故真牙生而长极；四七筋骨坚，发长极，身体盛壮；五七阳明脉衰，面始焦，发始堕；六七三阳脉衰于上，面皆焦，发始白；七七任脉虚，太冲脉衰少，天癸竭，地道不通，故形坏而无子也。丈夫八岁肾气实，发长齿更；二八肾气盛，天癸至，精气溢泻，阴阳和，故能有子；三八肾气平均，筋骨劲强，故真牙生而长极；四八筋骨隆盛，肌肉满壮；五八肾气衰，发堕齿槁；六八阳气衰竭于上，面焦，发鬓颁白；七八肝气衰，筋不能动，天癸竭，精少，肾脏衰，形体皆极；八八则齿发去。"说明了肾气的盛衰与人的生长发育及衰老有关。临床上看到，肾虚病人往往有腰酸腰痛、牙齿松动、头发脱落、耳鸣耳聋、阳痿早泄等症状，都是肾气虚衰或肾精不足的一些表现。

后天之精来源于饮食，通过脾胃运化而生成的水谷精气，是维持人体生命活动的营养物质，主要分布于五脏六腑而成为脏腑之精气，以发挥其滋养濡润作用。肾又能综合五脏六腑的精气，故《素问·上古天真论》中提出："肾者主水，受五脏六腑之精而藏之。"说明肾精的组成，除了先天之精外，还有后天之精。先天之精与后天之精的来源虽然不同，但均同存于肾中，两者相互依存、相互为用，先天之精的充沛，必须得到后天之精的不断充养，而后天之精的化生，又必须依赖先天之精的活力资助，两者相辅相成，共同发挥促进生长、发育和生殖的功能。

3. 肾为水脏又主五液

《素问·逆调论》："肾者水脏，主津液。"《素问·水热穴论》："肾者，牝脏也，地气上者属于肾，而生水液也，故曰至阴。""肾者，胃之关，关门不利，故聚水而从其类也。"说明了肾在五行中属水，肾的气化对水液的运行有关。

在正常的生理情况下，津液的代谢是通过胃纳摄入，脾的运化和转输，肺的宣发和肃降，肾的蒸腾气化，以三焦为通道，将津液输布全身，经过代谢后的水液，下注膀胱排出体外。故《素问·经脉别论》："饮入于胃，游溢精气，上输于脾，脾气散精，上归于肺，通调水道，下输膀胱，水精四布，五经并行。"津液的代谢除了肺、脾、肾三脏外，还与肝气的疏泄，心气的推动，也有一定关系。肺、脾、肾三脏之中，肾的作用最为重要，一方面是由于肾为水脏，是胃之关，司二便，开窍于二阴，肾气化则二阴通，肾气不化则二阴闭；另一方面是肾的阳气为一身阳气之根，脾的运化，肺的宣降，三焦的通调，膀胱的开阖，无不依赖肾中的阳气的作用，才能发挥正常功能，所以肾在调节人体水液代谢方面起主导作用。故张景岳在《景岳全书》中说："凡水肿等证，乃肺、脾、肾三脏相干之病。盖水为至阴，故其本在肾；水化于气，故其标在肺；水惟畏土，故其制在脾。今肺虚则气不化精而化水，脾虚则土不制水而反克，肾虚则水无所主而妄行。水不归经，则逆而上泛，故传入于脾，而肌肉浮肿；传入于肺，则气息喘急。虽分而言之，则二脏各有所主，然合而言之，则总由阴胜之害，而病本皆归于肾。"

《灵枢·五癃津液别论》中说"液别有五"，可分溺、汗、泣、唾、髓等五种。《素问·宣明五气》："五脏化液，心为汗，肺为涕，肝为泪，脾为涎，肾为唾，是为五液。"《难经·四十四难》据此明确提出"肾主五液"，《难经·四十九难》也提出："入肝为泣，入心为汗，入脾为涎，入肺为涕，自入为唾。"何梦瑶《医碥》说："精、髓、血、乳、汗、液、津、泪、溺，皆水也，并属于肾。"说明凡体内所有湿润、流动的液体，有的属水谷精微，有的属津液营血，有的属分泌排出者，由于肾有泌别清浊的作用，肾又为水脏主津液，故均归属于肾主之。由于肾中所藏的精气，既是机体生命活动的原动力，也是气化作用的原动力，全身的津液要通过肾的气化作用，升清降浊，使体内有用的津液蒸腾上升，向各脏腑布散（升清），多余的津液化为尿液，注入膀胱排出（降浊）。如果津液亏损，则汗、涕、泪、涎、唾亦见减少，升清降浊的作用亦减，故曰肾主五液。

4. 肾主作强而出伎巧

《素问·灵兰秘典论》说："肾者，作强之官，伎巧出焉。"所谓作强，是指工作能力的坚强，伎巧是指思维活动的灵巧。肾之所以主作强，出伎巧，是因为肾主藏精，精生髓、髓充骨，髓足则骨强，轻劲多力；髓又上通于脑，脑为髓海，髓足则脑充，精明巧聪。故《灵枢·海论》："髓海有余，则轻劲多力，自过其度。"又《灵枢·本神》："肾藏精，精含志。"说明志是在精的基础上产生的。李梴《医学入门》说："肾藏精与志，精完则志壮……则强于作用。"唐宗海《医经精义》也提到："精髓充足，伎巧出焉，志之用也。"这些都说明思维、记忆、精巧等活动，皆与肾有关。临床上肾虚病人或老年肾的精气不足，记忆减退、动作迟缓、步态不稳、不能耐劳等，都是经常可以见到的临床表现。

5. 肾主骨生髓其荣在发

《素问·宣明五气》："肾主骨。"《素问·六节藏象论》："肾者主蛰，封藏之本，精之处也，其华在发，其充在骨。"说明肾具有促进骨骼生长发育的功能，由于其华在发，发又为血之余，而精与血是相互资生的，精足则血旺，血旺则发茂而光泽，虽然发的营养来源于血，但其生机则根源于肾。

《素问·阴阳应象大论》："肾生骨髓。"《素问·五脏生成》："诸髓者，皆属于脑。"《灵枢·经脉》："人始生，先成精，精成而脑髓生。"《灵枢·卫气失常》："骨之属者，骨空之所以受益而益脑髓者也。"以上说明了脑髓、骨髓都是肾精所形成，精生髓，骨髓充盈，可以增进骨骼的坚强，耐久立而强劳作；脑髓充足，则髓海有余，聪明而多智慧。临床上如果肾精亏损，则骨髓生化乏源，影响骨骼生长，可致骨枯而髓减，发为骨痿；脑髓不足则髓海虚，可有脑转而鸣、胫酸眩冒、目无所见、懈怠安卧等。

齿为骨之余，齿亦赖肾的精气濡养，因此牙齿的生长和坚固也和肾气有关，肾精充沛，牙齿坚固，不易脱落；若肾精不足，牙齿易于松动而不坚，甚则过早脱落。

6. 肾主纳气以助呼吸

肾主纳气是指肾有摄纳肺所吸入之清气的作用以助呼吸。人体的呼吸功能虽为肺主，但吸入之清气，必须下达于肾，才能保持呼吸均匀，气道畅通，故《类证治裁·喘证》中说："肺为气之主，肾为气之根，肺主呼气，肾主纳气，阴阳相交，呼吸乃和。"肾的纳气功能，主要靠肾中阳气的作用，肾的阳气充足，肺得温养才能气道通畅，呼吸匀调，气体出纳正常；若肾中阳气不足，摄纳无权，气便不得归元而上浮，就会出现呼多吸少，动则气喘，呼吸困难等症。

7. 肾开窍于耳及二阴

《灵枢·脉度》："肾气通于耳，肾和则耳能闻五音矣。"《素问·阴阳应象大论》中也提到肾"开窍为耳"，说明了听觉灵敏与否，与肾中精气的盈亏有密切关系。肾中精气充盈，髓海得养，则听觉灵敏；如肾的精气不足，髓海空虚，耳失其养，便可出现耳鸣、耳聋等症。老年人由于肾的精气虚衰，故多见听力失聪。

二阴指前阴和后阴，前阴有排尿和生殖的功能，后阴则是排泄粪便的通道。尿液的排泄，有赖于肾的气化功能，生殖功能尤为肾所主，因此肾的精气充盛，气化有度，排尿及生殖功能才能正常，临床上所见到的尿少或尿闭，以及性功能失常的阳痿、早泄、遗精等，都和肾的气化功能失常有关。至于粪便的排泄，也要受到肾的气化作用的影响，如肾的阳气虚损，气化无权，可以导致阳虚便秘或阳虚泄泻；肾阴不足，也可致肠液枯涸，大便秘结。故《景岳全书·泄泻》中说："盖肾为胃关，开窍于二阴，所以二便之开闭，皆肾脏之所主。"

8. 膀胱为州都之官

《素问·灵兰秘典论》："膀胱者，州都之官，津液藏焉，气化则能出矣。"

膀胱也是参与津液代谢的脏腑之一，膀胱与肾直接相通，又有经脉相互络属，故膀胱与肾互为表里。人体饮入水液，在肺、脾、肾等脏的综合作用下，化为津液分布全身，而经过津液代谢后多余的水液，经三焦通调之道而下达膀胱，并由膀胱暂时贮存之，故为州都之官。尿液为津液所化，是在肾的气化作用下生成，但尿液贮存在膀胱后，至一定程度，在膀胱气化作用下排出体外。临床上如果出现尿频、尿急，或为遗尿、失禁，或为小便不利、尿后余沥不尽，均属膀胱气化失常的表现。由于膀胱气化全赖肾的气化功能，因此上述这些症状，也与肾的气化功能失常密切相关。

二、辨证特点

根据上述肾的生理功能及病理表现，在肾病系统的辨证上，应当充分重视这些有别于其他脏腑的特殊性。今将其辨证特点，按四诊要求，分述于后。

1. 望诊

（1）辨面色：面色㿠白是在水肿的情况下，面色苍白而有光泽的一种特殊面容，见于脾肾阳虚。面色不华或萎黄，为脾虚生化之源不足，荣血亏损所致。面色淡白而黄，为气血不充，不能上荣引起。面色苍白，时而泛红如妆，为脾肾阳虚，虚阳浮越的表现。面色晦暗多夹有瘀血。

（2）辨肿胀：皮厚色苍白，多属于气；皮薄色泽者，多属于水。四肢肿胀伴肢冷畏寒者，多属阴水；四肢肿胀而皮肤热者，多属阳水。皮肤按之凹陷者，有水；皮厚而硬，按之不凹陷，为气滞。《诸病源候论·水肿候》："唇黑伤肝，缺盆平伤心，脐出伤脾，足下平满伤肾，背平伤肺，凡此五伤，必不可治。"说明水肿的部位与脏腑定位，可资参考。

目窠肿而有水气色泽者，多为水肿初起之征。目窠肿伴全身四肢水肿、腹大及喘促者，多属水肿严重之候。

（3）辨舌象：舌形瘦小多属阴虚，舌体胖大而润多属气虚、阳虚。舌红主热，或为实热，或属虚热，舌光独红为心火上炎。舌淡属气虚、阳虚。舌有瘀点、瘀斑，或舌质紫暗为有瘀血。苔白主表，薄白而滑为外感风寒，白滑粉腻为内有痰湿。苔黄主热，薄黄而干为外感风热，黄滑而腻为湿热交阻，舌根黄腻多为下焦湿热。

（4）辨二便：大便稀溏为脾虚湿盛，完谷不化而滑脱不禁为脾肾阳虚，大便干结为内热伤津，大便黏滞不爽为有湿热，大便成形但便而不畅为气虚无力。小便短涩而赤且尿次频多属湿热，小便黄而灼热亦属湿热，小便清长则为肾气亏损或肾阳不足。

2. 闻诊

闻诊可分闻声音及闻气味两类。闻声音者，在肾病系统中凡属病久，阴阳气血亏损，可有呼多吸少、肾不纳气的表现。水气上凌心肺者也可见呼吸急促，甚则为喘。闻气味者，在关格病人中可闻及口中尿臭。

3. 问诊

（1）问寒热：水肿发生以前，有的病人可有发冷发热的表证，需了解寒热的孰轻孰重，结合其他征象，辨其风寒风热，水肿时阳虚病人可有畏寒肢冷，但不发热。淋证初起亦可有寒热，需分别是往来寒热，还是但热不寒，以分辨其热是邪在少阳，还是邪在阳明。一般辨证如见手足心热多为阴虚，畏寒肢冷多属阳虚，惟气阴两虚或阴阳两虚者，每见畏寒而手足心热并存。

（2）问汗：邪在阳明者，多壮热而汗出不解，少阳郁热或三焦湿热者，可有往来寒热后汗出而热稍轻，继而又见往来寒热。慢性病人气虚、阳虚者多自汗而易感冒，阴虚者可有盗汗，湿热者可见上半身汗出而舌苔黄腻，有的但头汗出，剂颈而还。

（3）问头身：头痛属阴虚者，发作无时，喜凉恶热，属气虚、阳虚者，上午痛重，喜热恶凉。眩晕属阴虚肝旺者，必舌红无苔而舌形瘦小；属痰湿上扰者，必舌苔白腻而舌体胖大。腰痛如休息得减，多为肾虚，如活动后腰痛方减，多属瘀血。

（4）问二便：排尿疼痛伴有尿急、尿频、尿热，为湿热下注；如是排尿后空痛，无尿频、尿急、尿热者，则属气虚；小便后少腹下坠，多为中气下陷；小便后余沥不尽，多为肾气不固或痰瘀内阻；夜尿频多而昼日尿少者，亦属肾气不固。大便干结而手足心热者，多属阴虚内热；大便稀溏而气短乏力者，多为脾虚气弱；大便或干或稀，或先干后稀，多见于气阴两虚者。

（5）问饮食口味：口苦属热，口淡属虚，口咸属寒，口甜多脾湿，口酸多肝热。饮食喜热者多为气虚、阳虚，饮食喜凉者多属阴虚。病重若能食，预后尚佳；病势虽轻但厌食，必致延剧。

（6）问口渴：口渴喜凉饮，为有内热；口渴喜热饮，多为气阴两虚或阴阳两虚；口渴不欲饮，多属内有湿热；口不渴，则多为气虚、阳虚。

4. 切诊

（1）脉诊：水肿初起，如有肺失宣降，可见脉浮数。水肿阶段，如是脾虚气弱，则脉见沉弱或弦软；如是脾肾阳虚，则脉见沉迟、沉弱无力；如是三焦气滞，则脉沉弦。水肿消退阶段，脉象沉弱或沉小者，多见于气虚、阳虚；脉象沉细或细数者，多见于气阴两虚或阴虚，脉象弦细或弦数者，多见于阴虚阳亢；脉象沉弦者，多见于气滞血瘀；脉象濡数者，多见于湿热；脉象洪大而数者，多见于用激素以后而有热象显著者。

（2）触诊：水肿者，皮肤按之凹陷，甚则按之如泥；腹胀者，可见腹满膨隆，如腹壁有水肿，亦可见按之凹陷。少腹急迫胀痛拒按者，多属实证；少腹柔软疼痛喜按者，多属虚证。

以上是四诊在肾病系统的应用，根据四诊所见，有助于确立中医辨证。但在辨证时，常常随着疾病的发展，各脏腑之间的证候可以互相影响，寒热虚实往往错杂相见，因此必须动态地观察病情。中医的辨证论治也常常随着证候的变化而改变，不是固定不变的，因此在辨证时要注意以下几点。

辨病位：各种肾病系统的临床表现，除了肾以外，其他各脏有无波及，发病开始是由他脏及肾，还是由肾波及他脏；还应注意病变的在表、在里，在气分、在血分等不同，临床上可根据症状特点，加以区分，以便能够得到准确辨证。

辨病性：一般初起多为实证，日久由实变虚，但又可由虚致实，虚实夹杂。虚为正气虚，实为邪气实。辨虚，除确定脏腑定位外，还要分清阴阳气血，何者虚损；辨实，要区别外邪风、寒、暑、湿、燥、火，还是内生痰湿、瘀血、寒湿、湿热、肝风等，务必分清，以利辨证。

辨主次：即分析各种脏腑的病机，哪一脏或哪一种病理改变起主导作用，辨别何者为主，何者属次，找出其标本关系。一般本是主要的，治病求本；但如果标急，标上升为主要方向，则应治标。

辨病势：在辨证时要注意疾病的发展趋势，多种脏腑同时损害，要辨其如何传变。分析正邪关系，是正复邪退？还是正消邪长？了解疾病的动向及转归，便于把握病情，掌握治疗的主动。

根据以上的辨证程序，不难得出中医的病因病机，再确立治则、治法、选方、用药，辨证论治的全过程便完成了。

三、治疗原则

肾病系统的治疗原则，是根据辨证中的分析而确定的，治疗原则和具体治法不同，治则是在分析临床上各种复杂现象以后，确定如何调整阴阳，如何治病求本，如何扶正祛邪，如何三因制宜等，治法则是在治则指导下的具体治疗方法，今分述如下。

1. 调整阴阳

肾含真阴真阳，肾病则可导致肾虚，临床所见不外真阴亏损、真阳不足、阴阳俱虚三种情况，因此要补其偏衰，纠正其不足。《素问·至真要大论》所说的"谨察阴阳所在而调之，以平为期"即是此意。肾阴亏损者治以滋养肾阴，肾阳不足者治以温补肾阳，阴阳俱虚者则阴阳双补。但阳气虚损常伴有阴寒内盛，阴气虚亏常伴有阳热亢盛，则前者宜用益水之源以消阴翳，即峻补肾之真阳来消除因肾阳不足、无力温化所引起的寒凝之证；后者宜用壮水之主以制阳光，即峻补肾之真阴来消除因肾阴不足、不能制阳所引起的阳亢之证。由于阴阳互根互用，故阴阳偏衰亦可互损，因此在治疗阴阳偏衰时，还应注意"阴中求阳"或"阳中求阴"，即在补阳时适当配用补阴药，补阴时适当配用补阳药，故《景岳全书·新方八略》中说："此又阴阳相济之妙用也。故善补阳者必于阴中求阳，则阳得阴助而生化无穷，善补阴者必于阳中求阴，则阴得阳升而泉源不竭。"

由于阴阳是辨证的总纲，疾病的各种变化都可以用阴阳失调加以概括，因此凡表里出入、上下升降、寒热进退、邪正虚实，以及营卫不和、气血不和等，无不属于阴阳失调的具体表现，因而在治疗上如解表攻里、越上引下、升清降浊、寒热温清、虚实补泻，以及调和营卫、调理气血等治疗方法，从广泛的意义来说，也可属于调整阴阳的范围。如《素问·阴阳应象大论》中所说："其高者，因而越之；其下者，引而竭之；中满者，泻之于内；其有邪者，渍形以为汗；其在皮者，汗而发之；其慓悍者，按而收之；其实者，散而泻之。审其阴阳，以别柔刚，阳病治阴，阴病治阳，定其血气，各守其乡。"正是指出了调整阴阳这一治则的具体应用。

2. 治病求本

治病求本，就是寻找出疾病的根本，历代医家对治病求本的含义认识上并不一致，如有的根据《素问·阴阳应象大论》所说："阴阳者，天地之道也，万物之纲纪，变化之父母，生杀之本始，神明之府也，治病必求于本。"认为是正邪斗争的阴阳偏胜，如正虚方面要"察阴阳所在而调之"，在邪实方面，风、热、火属阳邪，湿、燥、寒属阴邪，求因祛邪而治本。有认为本有先天、后天之辨，如李中梓《医宗必读》提到："治先天根本，则有水火之分……治后天根本，有饮食、劳倦之分……""善为医者，必责根本，而本有先天，后天之辨。"有认为起病之因便是本，如《景岳全书》说："治病之法，尤惟求本为首务，所谓本者，惟一而无两也。盖或因外感者，本于表也；或因内伤者，本于里也；或病热者，本于火也；或病冷者，本于寒也；邪有余者，本于实也；正不足者，本于虚也。但察其因何而起，起病之因便是本。"认为表里寒热虚实六者为本，但以虚实二字尤为紧要，以虚者本乎元气，实者由乎邪气，虚实可以统率表里寒热。有认为是相对于"标"而提出的"本"，从分辨标本中得出治病求本的"本"。以上几种看法，实际上并不矛盾，从分辨标本中得出的本比较全面。

《素问·标本病传论》："知标本者，万举万当，不知标本，是谓妄行。"指出了分辨标本的重要性，标本的含义有三：一是指病因为本，症状为标，如《内经》所指的六气为本，三阴三阳为标，病之生于本者，是指疾病在病因作用后直接发生者，病之生于标者，是指疾病不是在病因作用后产生，而是在原发症状的基础上的续发症状，由于病因不同，治疗也不相同。一是指原发为本，继发为标，如《素问·至真要大论》："从内之外者，调其内；从外之内者，治其外；从内之外而盛于外者，先调其内而后治其外；以外之内而盛于内者，先治其外而后调其内；中外不相及，则治主病。"内指脏腑，外指肌表，以内之外为原发在脏腑，由内因而来，故调其内，治原发、治病因是统一的。从外之内为原发在肌表，由外因而来，故治在外，治原发、治病因也是统一的。从内之外而盛于外者，先调其内而后治其外，也是治原发、治病因；从外之内而盛于内者，先治其外后调其内，还是治原发、治病因。至于中外不相及，指疾病内外并不相关，不存在原发、继发的问题，故治主病，即根据产生主病的病因来治疗，仍属病因为本之义。一是指正虚为本，邪实为标，如《素问·评热病论》所说："邪之所凑，其气必虚。"说明了正气先虚，才能受邪，故以正邪而论，正虚为本，邪实为标。在发病上是以正气为主，在病情轻重、病程长短、病变转归上，也是以正气为主，故正虚为本，邪实为标。但疾病是动态变化着的，所以又有"急则治其标，缓则治其本"的说法，以适应变动的情况。一般说来，治本则标证可以解除，如在危急的情况下，虽为标证，亦当治标，但治标总属权宜之计，治本才是根本之图，急则治标的目的也是更好地治本。当然，在标本俱急的情况下，也可采取标本同治的原则，但总以治本为其主要。

以上分辨标本，在肾病系统辨证论治时甚为重要，有助于提高临床疗效。

3. 正治反治

《素问·至真要大论》中说："正者正治，反者反治"，所谓正者正治，即临床表现和证候性质完全一致者，用正治的方法来治疗，正治法所用方药与临床表现及证候性质完全相反，故正治法又名逆治法，如"寒者热之""热者寒之"即是。所谓反者反治，即临床表现和证候性质完全相反者，用反治的方法来治疗，反治法所用方药与临床表现及证候性质完全一致，故反治法又名从治法，如"热因热用、寒因寒用、塞因塞用、通因通用"之谓，虽然是热证，这个热是假热，故热因热用；虽然是寒证，但这个寒是假寒，故寒因寒用；虽然是胀满，但这是虚证的胀满，仍要用补药治疗，故为塞因塞用；虽然是下利，但这是实证的下利，仍要用泻药治疗，故为通因通用。不要被假象所迷惑，这也是《素问·至真要大论》中所提出的："必伏其所主，而先其所因。"即要制伏病之根本，必先求病之因的道理。

4. 扶正祛邪

疾病过程，从邪正关系来说，是正气与邪气矛盾双方互相斗争的过程，邪正斗争的胜负，决定着疾病的进退，邪胜于正则病进，正胜于邪则病退，因此正邪斗争表现在整个疾病的发生、发展、变化、转归的全过程，因而在慢性疾病的过程中，特别容易形成正虚邪实的局面。

《素问·通评虚实论》说："邪气盛则实，精气夺则虚。"说明了实是邪气有余、邪气旺盛，而不是正气的有余；虚是正气不足、精气被夺，而不是邪气的不足。既然是正气不足，邪气有余，故在治疗上应当补其不足，泻其有余，即《素问·三部九候论》中所说"实则泻之，虚则补之"，如果实证而补，虚证反泻，则可使病情加重，预后不良。正如《灵枢·胀论》所说："泻虚补实，神去其室，致邪失正，真不可定，粗之所败，谓之天命。"在运用扶正祛邪的原则时，要认真分析正邪两方面消长盛衰的情况，并根据正邪在矛盾斗争中的地位，决定扶正或祛邪的主次与先后，一般有以下几种情况。

（1）扶正：适用于正虚为主要矛盾，而邪气不盛者，此时治疗单纯扶正即可。

（2）祛邪：适用于邪实为主要矛盾，而正气未衰者，如表邪盛者，宜发汗解表以祛邪；里实热者，宜清热通腑而祛邪等。

（3）扶正祛邪兼顾：正虚邪实同时并见者，宜扶正祛邪兼顾，但也应分析是正虚为主或邪实为主，前者可扶正兼顾祛邪，后者则祛邪兼顾扶正。

（4）先祛邪后扶正：适用于邪气盛而正气尚能耐受祛邪，或同时兼顾扶正反会助邪者，宜先祛邪而后扶正。

（5）先扶正后祛邪：适用于正虚为主，邪气亦盛，如同时兼顾祛邪，反而更伤正气，以致虚体难支，宜先扶正后祛邪。

由于中医认识疾病是以人的正气为中心的，所以中医强调正气为本，在驱邪时要时刻注意不能伤正，如病在表，当用汗法，必以"微似汗出"为度，若大汗淋漓，必然耗伤正气。如里实证，当用下法，必"若一服利，则止后服"，不可再下，以免伤正，体现了中病即止，不可一味祛邪，置正气于不顾。反之，在扶正时也要考虑邪气的盛衰，邪盛时扶正反使邪气更盛，影响疾病的康复；在邪衰正复时扶正，则不仅有利于正气的恢复，也更有利于邪气的消除，因此也不可一味蛮补，置邪气于不顾。总之，扶正祛邪要体现祛邪不伤正，扶正不恋邪，"视其虚实，调其逆从"，方可取得预期的效果。

《难经·六十九难》"虚则补其母，实则泻其子"，虽然是指针刺而言，但后世也用于作为脏腑补泻用药的规律。所谓虚则补其母，就是当某脏虚损时，除了直接补该脏外，还可间接补其母脏，如肺气不足，就可影响其母脏，虚劳久咳出现纳差腹胀，可以补其母，使脾胃功能恢复，久咳亦可痊愈。实则泻其子，是指某脏之病由于子实而引起，可泻子之实以治母病，如肝火偏盛影响肾的封藏功能，而致遗精梦泄，在治疗上可清泄肝火，而使肾的封藏功能恢复。利用脏腑生克关系作为治则，亦属补虚泻实的范围，如补土制水、壮水制火、清金制木等。

扶正祛邪的治则在慢性肾病系统的辨证论治中尤为重要，掌握好正邪关系，予以正确的扶正祛邪，必有助于提高临床治疗效果。

5. 三因制宜

《内经》强调诊治必须结合天时的变化，地区的差异，人的体质、年龄、性别，以及生活环境、经济情况、思想情绪各方面的不同，加以考虑，亦即后世所称因人、因时、因地制宜，这是中医辨证论治的特色。因为疾病的发生、发展、变化的转归，是由多方面的因素决定的，同一疾病，往往因地区的不同，时令气候的变化，以及人的体质差异，而表现出不同的病理特点，在治疗上亦因之不同。

因人制宜者，如《医理辑要》说："要知易风为病者，表气素虚；易寒为病者，阳气素弱；易热为病者，阴气素衰；易伤食者，脾胃必亏；易劳伤者，中气必损。"由于体质不同，所患疾病可以各异。在肾病系统中阳气素盛者，感受外邪易从热化；阳气素衰者，感受外邪易从寒化。从热化者必口渴、舌红而干；从寒化者必口不渴、舌润不红，此证候必有不同。治疗亦当有异。至于老人、小儿，更因体质特点，应特别予以重视，妇人有经带胎产的特殊性，也应加以注意。

因时制宜者，《素问·六元正纪大论》："用寒远寒，用凉远凉，用温远温，用热远热，食宜同法……"指出用药要结合四时，这是指一般常规而言，在论治中应加以考虑。但是也有其特殊性，如阴虚之人，虽当隆冬，阴精亏竭，水不制火，外泄为热，仍宜养阴为治；阳虚之火，虽当盛夏，阳气不足，不能外卫，外见虚寒，亦当温阳为治。在临床上也应加以重视。

因地制宜者，一般地区不同，由于地势高低、气候环境不同，生活习惯各异，人的生理活动和病变特点、证候类型，也不尽相同，即使是同一疾病，治疗也不相同，此即所谓"同病异治"。如不同疾病，只要病因病机相同，不论地区、时令是否一致，则治疗必然相同，这又是"异病同治"了。《医学阶梯》说："凡疗疾病必须体认南北，细察长幼禀赋，毋得拘方土而抑禀赋，亦不得泥禀赋而浑方土。方土、禀赋，务要别其孰轻孰重，宜补宜泻，可寒可温，而岂得概言南补北泻、南热北寒而已哉！"这就明白地告诉我们要将地区和体质结合起来分析，这样就比较全面了。

6. 早期治疗

《素问·八正神明论》指出："上工救其萌芽……下工救其已成，救其已败。"《素问·四气调神大论》中说："圣人不治已病治未病，不治已乱治未乱，此之谓也。"虽然《内经》的精神强调须应四时气候变化规律，要未病先防，如已经发病要尽量早期诊断、早期治疗，防止疾病的传变，如果病邪深入，病情恶化，则治疗必然困难，这在肾病系统疾病中尤为重要，早期治疗，使病情向好的方面发展，或及时治愈，避免病情向坏的方面发展，这是《内经》治未病思想的体现。

肾命学说的发展及临床应用

肾为先天之本，主藏精，主生长发育，如《素问·六节藏象论》："肾者主蛰，封藏之本，精之处也。"《素问·金匮真言论》说："藏精于肾。"《素问·上古天真论》也说："肾者主水，受五脏六腑之精而藏之，故五脏盛乃能泻。"又说："女子七岁，肾气盛，齿更发长……丈夫八岁，肾气实，发长齿更……"说明了肾能藏精及主生长发育的过程。肾所藏之精，包括先天之精与后天之精两个部分，先天之精受之于父母，出生之后是促进生长发育的重要因素；后天之精来源于水谷，除供给全身各脏腑活动需要外，其余部分均贮藏于肾。先天之精与后天之精又互相滋助，即先天之精必须有后天之精的滋养，才能不断充实，后天之精又必须有先天之精气蒸化，才能吸收和转输。因此肾的作用在人体是很重要的，通过临床的实践，在肾的理论中又发展了命门学说，肾命学说的形成与发展，不仅丰富了中医学的藏象学说，而且更有效地指导了中医的临床实践。今将肾命学说的内容，结合个人的临床体会，略述于下。

一、肾命学说的形成与发展

《内经》中指出了肾的部位及其属性，如《素问·脉要精微论》："腰者肾之府。"《灵枢·顺气一日分为四时》："肾为牝脏，其色黑。"《素问·阴阳应象大论》："北方生寒，寒生水，水生咸，咸生肾，肾生骨髓，髓生肝，肾主耳。其在天为寒，在地为水，在体为骨，在脏为肾，在色为黑，在音为羽，在声为呻，在变动为栗，在窍为耳，在味为咸，在志为恐。"《内经》中也提到了命门，如《灵枢·根结》："太阳根于至阴，结于命门，命门者目也。"所指命门似指足太阳经的睛明穴，由于五脏六腑之精气皆上注于目，足太阳经和足少阴经相表里，因此命门与肾似有内在的联系。《素问·刺禁论》提到："七节之傍，中有小心。"小心的提出，为后世医学推论为命门提供了依据。

《难经·四十二难》指出："肾有两枚，重一斤二两，主藏志。"说肾有两枚及重量，为《内经》所无。《难经·三十六难》说："脏各有一耳，肾独有两者何也？然肾两者，非皆肾也，其左者为肾，右者为命门。命门者，为精神所舍，原气之所系也，男子以藏精，女子以系胞，故知肾有二也。"以右肾为命门之说，自《难经》开始，对后世影响较大。《难经·六十六难》："脐下肾间动气者，人之生命也，十二经之根本也，故名曰原，三焦者，原气之别使也。"肾间动气的提出，为后世医家推论命门提供了依据，认为命门即是两肾间的动气，是生气之源。

王叔和《脉经·脉法赞》"肾与命门，俱出尺部"，未提出左右之分。陈无择《三因极一病证方论》也说"古人谓左肾为肾脏，其腑为膀胱，右肾为命门，其腑为三焦"，将命门与三焦相偶。严用和《济生方》也有"左为肾，右为命门"之说。

刘河间《素问玄机原病式·火类聋之为病》说："经曰：七节之旁，中有小心。杨上善注太素曰：人之脊骨有廿一节，从下第七节之傍，左者为肾，右者为命门者，小心也"。指出了命门即是小心。并说："右肾命门为小心，乃手厥阴，相火包络之藏也……相行君命，故曰命门。"《素问病机气宜保命集·诸寒热》也说："故左肾属水，男子以藏精，女子以系胞，右肾属火游行三焦，兴衰之道由于此，故七节之傍中有小心，是言命门相火也。"

张洁古《脏腑虚实标本用药式》说："命门为相火之原，天地之始，藏精生血……主三焦元气……三焦为相火之用，分布命门元气，主升降出入，游行天地之间，总领五脏六腑，营卫经络，内外上下左右之气，号中清之府。上主纳，中主化，下主出。"

虞抟《医学正传》说："两肾本为一脏，初未尝有左右之分，而越人始分之，亦不言其为相火之脏，叔和立说以三焦合命门为表里，亦有深意存焉……是故肾为一脏，配五行而言，则属之水矣，以其两肾之形有二象而言，亦得以左右分阴阳刚柔，而命门为五脏之根元也……命门一穴在脊中行第十四椎下陷中两肾之间，夫两肾因为真元之根本，性命之所关，虽为水脏，而实有相火寓乎其中……愚意当以两肾总号为命门，其命门穴正象门中枢臬，司开阖之象也。惟其静而合，涵养乎一阴之真水；动而开，鼓舞乎龙雷之相火。夫水者常也，火者变也，若独指右肾为相火，以为三焦之配，尚恐立言之未精也。"以两肾总称命门，静则为水，动则为火。徐春甫《古今医统》认为虞氏深得命门相火之旨。

张景岳《求正录·三焦包络命门辨》中说："故《脉经》以肾脏之脉配两尺，但当曰左尺主肾中之真阴，右尺主肾中之真阳，而命门为阳气之根，故随三焦相火之脉同见于右尺则可，若谓左肾为肾，右肾为命门则不可也。"张氏也不同意左肾、右命门之说，主张肾有精室，中有阴阳，主张肾和命门合而为一，如在《求正录·真阴论》中说："经曰：肾者主水，受五脏六腑之精而藏之，故五液皆归系精，故五精皆归系肾，肾有精室，是曰命门，为天一所居，即真阴之府精藏于此，精即阴中之水也，气化于此，气即阴中之火也。"并认为命门居两肾之中，如在《求正录·三焦包络命门辨》中说："肾两者，坎外之偶也；命门一者，坎中之奇也。一以统两，两以包一，是命门总主乎两肾，而两肾皆属于命门。故命门者，为水火之府，为阴阳之宅，为精气之海，为死生之窦。"《求正录·真阴论》中又说："命门居两肾之中，即人身之太极，以生两仪，而水火具焉，消化系焉，故为受身之初，为性命之本。"张氏以命门为太极而生两仪，太极动而生阳，静而生阴，故水火具焉。

张氏对命门的作用特别重视，如说："凡水火之功，缺一不可，命门之火谓之元气，命门之水谓之元精……此命门之水火，即十二脏之化源，故心赖之君主以明，肺赖之则治节以行，脾胃赖之济仓廪之富，肝胆赖之资谋虑之本，膀胱赖之则三焦气化，大小肠赖之则传导自分，此虽为肾脏之技巧，而实皆真阴之用。"又在《传忠录·命门余义》中说："命门为精血之海，脾胃为水谷之海，均为五脏六腑之本，然命门为元气之根，为水火之宅，五脏之阴气、阳气，非此不能滋发。"

孙一奎《赤水玄珠》中说："太极生水火木金土，即命门之谓。《难经》虽有命门之说，并无左右水火之分……命门乃两肾中间之动气，非水非火，乃造化之枢纽，阴阳之根蒂，即先天之太极，五行由此而生，脏腑以继而成……《太素》小心作志心，杨上善以志心为肾神，故乃倒数脊骨下七节为小心，顾命门穴乃十四椎间，即以下递数，亦在第八节矣，非第七节也。"又说："后人即以命门为小心，认小心为少火，认少火为相火，颠倒无限。"孙氏不同意左水右火之分，并否定七节之傍中有小心之说，但认为两肾中间之动气为命门，说："肾间动气，人之生命，五脏六腑之本，十二经脉之根，呼吸之门，三焦之原，命门之义，盖本乎此。"

赵献可《医贯》认为："命门即在两肾各一寸五分之间，当一身之中，《易经》谓一阳陷于二阴之中，《内经》曰七节之旁中有小心是也，名曰命门，是为真君真主，乃一身之太极，无形可见，两肾之中是其安宅也。"并认为命门之旁有二窍，一出相火，一出真水，为命门之臣使，二者周行全身。认为三焦相火为无形之火，与后天有形之心火不同，真阴真水为无形之水，与后天有形之水也不同。还认为命门之火如走马灯，五脏六腑皆司命于命门真火，如说："命门为十二经之主，肾无此则无以作强，而伎巧不出矣；膀胱无此则三焦之气不化，而水道不行矣；脾胃无此则不能蒸熟水谷，而五味不出矣；肝胆无此则将军无决断，而谋虑不出矣；大小肠无此则变化不行，而二便闭矣；心无此则神明昏，而万事不能应矣。所谓主不明，则十二宫危矣；余有譬焉，譬之元宵之鳌山走马灯，拜者舞者，飞者走者，无一不具，其中唯是一火耳，火旺则动速，火微则动缓，火熄则寂焉不动，而拜者舞者，飞者走者，躯壳则未尝不存也。"赵氏之说经清代高鼓峰、吕晚村等人临床证实，并加以阐发；陈士铎《石室秘录》谓："心得命门而神明者有主，如可以应物……"均说明命门是脏腑的根本。

从以上肾命说的形成与发展过程中，可以看出，古人认为肾是先天之本，主藏精，主生长发育。由于肾有两枚，便有左肾右命门之说；由于有七节之傍，中有小心，乃有命门即小心之说；由于有肾间动气为十二经之根本，于是有命门乃两肾中间之动气说；由于有命门居两肾之中，所以有肾和命门合而为一说；在长期的临床实践中，古人看到了命门之火具有温煦全身脏腑经络的重大作用，因此愈来愈重视命门的作用，为性命之本，如立命之门。赵献可甚至将命门提高到真君真主的位置，实际上命门是应当包括在肾之内的，虽然张景岳在《景岳全书·命门余义》中说："命门有火，即元阳之谓也，即生物之火也。"在《求正录·大宝论》中说："天之大宝只此一丸红日，人之大宝只此一息真阳。"强调了命门之火的作用，此命门之火是先天的蕴蓄，心主神明是后天的运用，心主神明之运用，载根于命门之蕴蓄，如果命门的根底不够，则心主亦无从表现神明之用，二者是相辅相成的。似乎不能认为命门是比十二脏更高一级的脏器。即然命门与肾不能分开，肾命学说作为先天之本在临床实践中起了重要作用，先天生后天，后天养先天，实为生生之本。命门火旺，标志着生命活动的旺盛，命门火衰，象征着生命活动的衰退，由此可见肾命学说的重大意义。

二、肾命的功能与特点

1. 肾主先天真阴真阳

《灵枢·经脉》："人始生，先成精。"《灵枢·本神》："生之来，谓之精。"《灵枢·决气》："两神相搏，合而成形，常先身生，是谓精。"说明了精是形成人体的原始物质，是与生俱来，得之于父母，所以称肾为先天之本。张景岳认为："命门为天一所居，即真阴之府，精藏于此，精即阴中之水也，气化于此，气即阴中之火也。""命门之火，谓之元气；命门之水，谓之元精。""阴不可以无阳，非气无以生形也；阳不可以无阴，非形无以载气也。故物之生也生于阳，物之成也成于阴，此所谓元阴元阳，亦曰真精真气也。""天之大宝，只此一丸红日；人之大宝，只此一息真阳。""生发吾身者，即真阳之气也；成立吾身者，即真阴之精也。""元阴元阳，所谓先天元气。"张氏所指元精、元阴、真精、真阴，或元气、元阳、真气、真阳，皆是指肾命的水火而言，为先天之本，故李士材《医宗必读》说："肾为脏腑之本，十二经之根，呼吸之本，三焦之源，而人资之以为始也，故曰先天之本在肾。"说明了肾主先天，所含有真阴真阳，或元阴元阳为先天之元气，对人的生命活动，从孕育成形，直至发育壮大的整个过程，起着决定性的重要作用。冯楚瞻《锦囊秘录》认为："维持一身，长养百骸者，脏腑之精气主之；充足脏腑，周流元气者，两肾主之。其为两肾之用，生生不尽，上奉无余者，惟此真阴真阳二气而已。二气充足，其人多寿；二气衰弱，其人多夭；二气和平，其人无病；二气偏胜，其人多病；二气绝灭，其人则死。可见真阴真阳者，所以为先天之本，后天之命，两肾之根，疾病安危，皆在乎此。"因此临床上所谓肾虚者，即指肾中的真阴、真阳亏损，故《锦囊秘录》中又提到："病易成寒者，真阳必亏；病易伤热者，真阴必耗。"所谓"益火之源"即温壮此真阳，"壮水之主"即填补此真阴，以达到"阴平阳秘，精神乃治"的目的。两肾阴阳，互相抱负，人身阴阳，互相维系，真阴真阳如有偏胜，则平衡失调而产生疾病。

2. 肾主藏精及生长发育

肾藏先后天之精，先后天之精又互相资助，共同完成人体的生命活动。主生长发育者，主要是先天之精，精化为气，肾气的盛衰是衡量生长发育和衰老的标志，如《素问·上古天真论》："女子七岁肾气盛，齿更发生；二七而天癸至，任脉通，太冲脉盛，月事以时下，故有子；三七肾气平均，故真牙生而长极；四七筋骨坚，发长极，身体盛壮；五七阳明脉衰，面始焦，发始堕；六七三阳脉衰于上，面皆焦，发始白；七七任脉虚，太冲脉衰少，天癸竭，地道不通，故形坏而无子也。丈夫八岁肾气实，发长齿更；二八肾气盛，天癸至，精气溢写，阴阳和，故能有子；三八肾气平均，筋骨劲强，故真牙生而长极；四八筋骨隆盛，肌肉满壮；五八肾气衰，发堕齿槁；六八阳气衰竭于上，面焦，发鬓须白；七八肝气衰，筋不能动，天癸竭，精少，肾脏衰，形体皆极，八八则齿发去……五脏皆衰，筋骨解堕，天癸尽矣，故发鬓白，身体重，行步不正，而无子耳。"说明了肾气的盛衰与人的生长发育及衰老有关。

关于天癸的问题，王冰说："肾气全盛，冲任流通，经血渐盈，应时而下，天真之气降，与之从事，故云天癸也。"指月事为天癸，万密斋《保命歌括》认为"在男子则为精，在女子则为血，皆曰天癸。"张景岳《质疑录·天癸非精血论》中则提出："天癸之义，诸家俱以精血为解，是不译《内经》之旨也。王之本经云：女子二七天癸至，月事以时下，男子二八天癸至，精气溢泻。则是天癸在先，而后精血继之，天癸非即精血之谓明矣。"冯楚瞻《锦囊秘录》中说："女子七七而天癸竭，其所绝者天癸之水也，其流行之血不见其枯涸，而仍行经脉皮肤之间也。即十四岁以前，皮肤中未尝无血也。必俟二七天癸之气至，方能经脉通，月事以时下，可见不但由于天癸之水，而后由乎天真之气也，女子独禀此水，以为生生之原，与男子二八之精气同，俱从天一之源而来。"由上可以看出天癸不是指月事，亦不是指精血，而是先于精血的物质。马莳说："天癸者，阴精也，盖肾属水，癸亦属水，由先天之气蓄极而生，故谓阴精为天癸也。"张景岳说："天癸者，天一所生之真水，在人身是谓元阴。"《医宗金鉴·妇科心法要诀》指出："天癸乃父母所赋，先天生身之真气也，精血乃水谷所化，后天成形之本也。男子二八，先天肾气盛，天癸至，与后天所生之精会合而盈；女子二七，先天肾气实，天癸至，与后天所生之血会合而盛。"说明了天癸乃是真阴，随着肾气的充实蓄极而生，精与血又是天癸的产物。

3. 肾为水脏又主五液

《素问·逆调论》说："肾者水脏，主津液。"《素问·水热穴论》："肾者，牝脏也，地气上者属于肾，而生水液也，故曰至阴。""肾者，胃之关，关门不利，故聚水而从其类也"。肾在五行中属水，肾藏精，又主全身津液，后天之精来源于水谷，除供给全身各脏腑活动需要外，其余部分贮藏于肾，肾开窍于二阴，肾气化则二阴通，肾气不化则二阴闭，闭则胃上满，故肾为胃之关，肾气不化、关门不利则水液泛溢，故肾又能调节水液。喻嘉言《医门法律》中说："肾者，胃之关也，肾司开阖，肾气从阳则开，阳太盛则关门大开，水直下而为消，肾气从阴则合，阴太盛则关门常合，水不通而为肿。"说明了肾的气化和关门的开阖作用异常，可引起消渴或水肿的发生，也是指肾的调节水液的作用。

《灵枢·五癃津液别论》中说"液别有五"，可分溺、汗、泣、唾、髓等五种，《素问·宣明五气》以汗、涕、泪、涎、唾为五液；《难经·四十四难》据此明确提出"肾主五液"，《难经·四十九难》提出"入肝为泣，入心为汗，入肺为涕，自入为唾"。何梦瑶《医碥》说："精、髓、血、乳、汗、液、津、泪、溺，皆水也，并属于肾。"说明凡体内所有湿润、流通的液体，有的属于水谷精微者，有的属分泌排出者，由于肾有泌别清浊的作用，肾为水脏主津液，津液亏损，则汗、涕、泪、涎、唾等亦必然减少，故曰肾主五液。

4. 肾主作强而出伎巧

《素问·灵兰秘典论》："肾者，作强之官，伎巧出焉。"所谓作强，是指工作能力的坚强，伎巧是指思维活动的灵巧。肾之所以主作强，出伎巧，是因为肾主藏精，精生髓，髓充骨，髓足则骨强，轻劲多力；髓又上通于脑，脑为髓海，髓足则脑充，精明巧聪。故《灵枢·海论》：“髓海有余，则轻劲多力，自过其度。”又《灵枢·本神》：“肾藏精，精舍志。”说明志是在精的基础上产生的。李梴《医学入门》说：“肾藏精与志，精完则志壮……则强于作用。”唐宗海《医经精义》也提到：“精髓充足，伎巧出焉，志之用也。”这些都说明思维、记忆、精巧等活动，与肾有关。

三、肾命与其他脏腑的关系

1. 肾与肺的关系

肾和肺的关系，首先是经脉的连系，如《灵枢·经脉》：“肾足少阴之脉……其直者，从肾上贯膈，入肺中……”更主要的是功能上的连系，主要有两点。

（1）对水液的作用：《素问·经脉别论》：“饮入于胃，游溢精气，上输于脾，脾气散精，上归于肺，通调水道，下输膀胱。”说明肺气能通调水道，下输膀胱。《灵枢·本输》：“少阳属肾，肾上连肺，故将两脏。”少阳指三焦而言，三焦经脉有散于胸中者，肾脉亦上连于肺，张景岳说：“三焦之下输属于膀胱，故三焦亦属于膀胱，而膀胱为肾之合，故三焦亦属乎肾也，然三焦中污之府，膀胱为津液之府，肾以水脏而领水府，理之当然，故肾得兼将两脏。”说明肺肾在调节水液方面，均与膀胱有功能上的联系，故《素问·水热穴论》说：“肾者，至阴也，至阴者，盛水也；肺者，太阴也……故其本在肾，其末在肺，皆积水也。”高士宗形容肺肾的关系是“如水如天”，如《医学真传》中说：“肺天也，肾水也，天不连地而连水”、“肾为水脏，合膀胱水府，随太阳之地，出皮毛以合肺，肺者天也，水天一气，运行不息。”蒸水为气，气化为水，气与水的关系，即肺与肾的关系，肺为水之上源，肾为水之下源。

（2）对呼吸的作用：《仁斋直指方》说：“肺出气也，肾纳气也，肺为气之主，肾为气之根。”说明肺肾与呼吸有关。肺主降，肾主升；肺主呼，肾主吸；肺主出气，肾主纳气。《医宗金鉴·名医方论》中提到：“夫呼出为阳，吸入为阴，肺阳清肃，则气下行，肾阴宁谧，则气归摄。”说明肾有助肺吸气的作用，如肾气虚则不能摄纳肺气，则出现呼多吸少的吸气困难。

2. 肾与脾的关系

肾为先天之本，脾为后天之本，脾肾的关系极为密切，张景岳《类经》说：“以精气言，则肾精之化，因于脾胃；以火土言，则中土阳气，根于命门。"说明了后天必本先天为主持，先天又必赖后天之滋养，脾肾在功能上的连系主要有以下两点。

（1）对运化的作用：《济生方》说："肾气若壮，丹田火盛，上蒸脾土，脾土温和，中焦自治。"《医贯》说："……太阴脾土，肾中相火，若水谷在釜中，非釜有火则不熟。"说明肾命之火有温煦脾阳的作用。另外王肯堂《灵兰要览》说："又水土言之，水不得土，何处发生，何处安着；土不得水，却是一个燥垒，事物何从生出，万物以水土相滋……医家所以谓脾为太阴湿土，湿之一字，分明全赖水为用之。"说明了脾阴亦须赖肾水濡润，因此脾胃的运化作用，不仅与命火有关，也与肾水有关。

（2）对水液的作用：《圣济总录》说："肾，水也，脾土制之，水乃下行。"土能制水，必须是脾土健运才有可能，若土虚不能制水，反而水渍脾土，土之所以虚，又因肾命火衰，故《慎斋医书》说："当补火以生脾土，脾旺则水有所制而乎矣。"

3. 肾与心的关系

心肾两脏亦有经脉的关系，《灵枢·经脉》："肾足少阴之脉……其支者，从肺出络心。"在功能上，心肾两脏的关系有以下两点。

（1）水火既济，心肾相交：《慎斋遗书》说："心肾相交，全凭升降，而心气之降，由肾气之升，肾气之升，又因心气之降。夫肾属水，水性就下，如何而升？盖因水中有真阳，故水亦随阳而升至心，则生心中之火；心属火，火性炎上，如何而降？盖因火中有真阴，故亦随阴降至肾，则生肾中之水。升降者水火，其所以使之升降者，水火中之真阴真阳也，真阴真阳者，心肾中之真气也。"《锦囊秘录》中说："水火宜平不宜偏，宜交不宜分。火性炎上，故宜使之下；水性就下，故宜使之上。水火上下，名之曰交，交则为既济，不交为未济。"心肾相交，水火既济，才能维持阴阳平衡。

戴思恭说："心以神为主，阳为用；肾以志为主，阴为用。阳则气也火也，阴则精也水也。及乎水火既济，全在阴精上承以安其神，阳气下藏以定其志。"说明心神肾志发挥正常生理作用，全在水火既济，心肾相交。

（2）君火以明，相火以位：《素问·天元纪大论》提到"君火以明，相火以位，"是指岁运相火的推移，后人用以说明人体君火、相火之间的关系。张景岳说："明者光也，火之气也；位者形也，火之质也。如一寸之灯光被满室，此气之为然也；盈炉之炭有热焰，此质之为然也。夫焰之与炭皆火也，然明而质暗，焰虚而质实，焰动而质静，焰上而质下，以此证之，则其气之与质，因间有上下之分，亦岂非君相之辨乎，是以君相同居为日之明，以昭天道，故于人也属心，而神明出焉，相火居下，为源泉之温，以生寄万物，故于人也属肾，而元阳蓄焉。"说明君火之所以发生作用，要靠肾命相火的温煦。在病理情况下，相火又可随君火而动，如蒋星辉指出"相火随君火而动，如欲动则肾举，怒发则肝逆"即是。

4. 肾与肝的关系

《灵枢·经脉》："足少阴肾之脉……其直者，从肾上贯肝膈……"在功能上肝肾两脏的关系，有以下两点。

（1）肝肾同源，有以下三点：①肝阴和肾阴互相滋养，肝藏血，肾藏精，精血相生。罗东逸《名医汇粹》："精血体润，皆属水也。"②肝与肾均内寄相火，如朱丹溪《格致余论》："天主生物故恒于动，人有此生亦恒于动，皆相火之为也。""具于人者，寄于肝肾两部……天非此火，不能生物，人非此火，不能有生。肝肾之阴，悉具相火，人而同乎天也。"③与虚实补泻有关，如《医宗必读》说："东方之木，无虚不可补，补肾即所以补肝，北方之水，无实不可泻，泻肝即所以泻肾。"

（2）肾为肝之化源：如石寿棠《医源》说："肾中之真气，因肾阳蒸运，上通于各脏腑之阴，阳助阴升以养木，则木气繁荣，血充而气畅矣。"华岫云在《临证指南医案》按语中说："肝为风木之脏，因有相火内寄，体阴用阳，其性刚，主动主升，全赖肾水以涵之……则刚劲之性，得为柔和之体，遂其条达畅茂之性矣。"

四、肾命的病机特点

肾命的病机，不外水火阴阳的虚损亏耗，可分真阳不足、真阴亏损与阴阳俱虚三种情况。

1. 真阳不足

命火即为肾中真阳，真阳不足，命门火衰不仅可以出现阳虚外寒，阴盛阳越的现象，还可影响他脏，今举例如下。

（1）阳衰于下：《灵枢·本神》："肾气虚则厥。"《素问·厥论》："阳气衰于下，则为寒厥。"因肾为生气之源，命门火衰故见四肢厥逆。

（2）阴盛阳越：张景岳说："火衰其本，则阳虚之证迭生。如戴阳者，面赤如朱，格阳者，外证如火……"

（3）火不生土：严用和《济生方》说："真阳虚衰故火不温，不能上蒸脾土，冲和失布，中州不运，是致饮食不进，胸膈痞塞，或不食而胀满，或已食而不消。"火不生土还可见五更泄泻及水湿泛滥。

（4）寒水上凌：《伤寒论》："发汗后，其人脐下悸者，欲作奔豚，茯苓桂枝甘草大枣汤主之。"汗后心肾阳虚，寒水上凌于心，故欲作奔豚，甚则"气从少腹上冲心"。齐有堂说："肾水上液，上侵于肺，水冷金寒，咳嗽，肺无所附，故亦吐血，医者病者，一见嗽血者火也，寒凉折之，病者危，而危者毙矣……用八味丸补命门也，以引火归原，次用理中汤补脾胃，以补肺之母，使土能制水，则肾水归原，而且复其位矣。"

（5）水湿泛滥：喻嘉言《医门法律》说："肾者胃之关也，肾气从阳则开，阳太盛则关门大开，水直下而为消；肾气从阴则合，阴太盛则关门常合，水不通而为肿。"说明真阳不足，则寒水内盛，关门常阖，以致水湿泛滥。

2. 真阴亏损

真阴所属，唯肾为主，肾为先天之本，水为天一之源，张景岳说："虚邪之至，害必归阴，五脏之伤，穷必及肾。"因此真阴亏损在临床上比较多见。真阴亏损有以下几种常见病机。

（1）阴虚精亏：《温病条辨》说"热邪久羁，吸烁真阴"，可致阴虚津亏；或"温病误表，津液被劫，心中震震，舌强神昏，宜复脉法复其津液，舌上津回则生"。说明在急性热病过程中，可以伤阴耗液。内伤虚损方面，张景岳说："无论阴阳，凡病至极，皆所必至，总由真阴之败耳，然真阴所居，惟肾为主，盖肾为精血之海，而人之生气即同天地之阳气，无非自下而上，所以肾为五脏之本，故肾水亏则肝失所滋，而血燥生；肾水亏则水不归原，而脾痰起；肾水亏则心肾不交，而神气败；肾水亏则盗伤肺气，而喘嗽频；肾水亏则孤阳无主，而虚火炽。凡劳伤等证，使非伤入根本，何以危笃至此。"说明了虚损伤及真阴的各种情况。

（2）水火不济：《王久峰医案》中有："水无以上升，火何以下降，水火不济，是以心烦意乱，不知所从。"或如《陈良未医案》中所谓："寤多寐少，悸动不宁，甚则惊悸，是心之亢，亦肾水之亏也。"心肾不交，当以坎离交媾为法，以心肾水火关系，在卦配为坎离，所谓"坎离交而人身泰"，《医门法律》中说："若肾水一亏，则无以制南方之心火，使东方实而西方虚，其命门与包络之相火，皆夹心火之热，而来侮所不胜之水，使水日亏而火日盛。"

（3）水不涵木：木赖水以涵之，肝血受伤必借资于肾水，如肾阴不足，阴不潜阳，肝阳偏亢，上则头晕耳鸣或聋，下则阳强不痿；侵犯血络，则咯血唾血；损及冲任，则月事不调。《灵枢·海论》："髓海不足，则脑转耳鸣，胫酸眩冒，目无所见。"即是指肾阴不足，肝阳上亢而言。《圣济总录》也有："肾水既亏，肝木无以滋养，故见于目者，始则眈眈不能瞩远，久则昏暗，时见黑花飞蝇，其证如此，肾虚可知也。"亦是水不涵木的表现。

3. 阴阳两虚

肾多虚证，大致可分阴虚阳虚两类，但病久阴损及阳，阳损及阴，呈阴阳两虚者，尤为多见。张景岳说："凡补虚之法，但当明其阴阳升降，寒热温凉之性，精中有气、气中有精之因。"说明了阴阳两虚的情况应当注意。何梦瑶《医碥》说："证本阴虚，若呼吸少气，懒言语，无力动作，目无精光，面色白，乃兼阳虚也。"为阴损及阳之例。《景岳全书》说："一损于肺，则病在气息肌腠……五损于肾，则病为骨痿，二便不禁，此先伤于阳，而后及于阴，阳竭于下，则孤阴无以独存，不可为也。"又为阳损及阴之例。

五、肾命学说的临床应用

肾为先天之本，命门之水火为十二脏化源，五液充则形体赖以强壮，五气充则营卫赖以和调，肾为真阴之宅，真阳内寓，虽则五脏名其阴阳，归根到底，仍以肾中真阴真阳为其资生奉养的物质基础。《灵枢·本神》："肾气虚则厥，实则胀。"指肾病有虚实，但后世将腹胀都责之于脾，认为肾阳虚衰，命门之火不能温脾，以致脾失健运，水谷精微停滞而胀。《诸病源候论》《千金要方》《圣济总录》等，亦有肾实的记载，但有些是属于阴虚内热的表现，钱乙《小儿药证直诀》则提出："肾主虚，无实也，惟疮疹肾实则变黑陷。"认为肾多虚证，痘疮里陷属肾实。以后各家亦多以肾无实立说，如李梴《医学入门》说："五脏俱有补泻，惟肾有补无泻。"张景岳、赵献可确定了命门真阴真阳学说以来，更进一步发挥肾无实证之说，一直沿用至今，并在临床上得到验证，以补肾或调整肾阴、肾阳的方法，不仅是治疗肾虚的方法，而且也成为各种慢性病中，由于"五脏之伤，穷必及肾"的重要治疗方法。

补肾法最早见于《金匮要略》的肾气丸，主治"虚劳腰痛，少腹拘急，小便不利"，"短气有微饮"，"男子消渴，小便反多，饮一斗，小便亦一斗"，"转胞不得溺"，其病机主要是肾气虚损，用肾气丸以温肾利水。至宋·钱乙重视肾阴虚的一面，将肾气丸中桂、附减去，而成六味地黄丸，首创补肾阴之法。明·薛己注重肾命，以肾经阴精不足，阳无所化，虚火妄动者，用六味地黄丸使阴旺而阳化；如肾经阳气燥热，阴无以生，虚火内动者，用六味地黄丸使阳旺而阴生；如脾肺两虚，不能生肾，阴阳俱不足，宜补中益气汤合六味地黄丸，培补元气以滋肾水，对补肾法的应用更为切合实际。张景岳据《内经》阴阳互根的道理，阐明肾阴肾阳的辩证关系，提出："善补阳者，必于阴中求阳，则阳得阴助而生化无穷；善补阴者，必于阳中求阴，则阴得阳升而泉源不竭。"并创左归丸、右归丸等方，以调补肾阴、肾阳，使补肾法更趋完善。

补肾法，大致可分以下三类，共十三法。

1. 温补肾阳法

（1）温肾补气：肾气不足，命门火衰，不能温煦各脏，症见畏寒肢凉、腰膝冷痛、大便稀溏、小便清长或小便不利、舌淡体胖质润、脉象沉弱，宜温肾补气，可用《金匮要略》肾气丸、右归饮、右归丸，亦阴中求阳之意。如火虚不能生土，亦可温肾补阳，如用附子理中汤补火生土即是。

（2）温肾纳气：肾阳不足，摄纳无权，症见喘促日久、神疲短气、畏寒肢冷、呼多吸少、动则喘甚、面青唇紫、舌暗体胖质润、脉象沉细无力，宜温肾纳气，可用《金匮要略》肾气丸加沉香、五味、胡桃肉、补骨脂，甚者可用黑锡丹。

（3）温肾利水：肾阳不足，寒水内盛，或为水肿，或则上凌心肺，症见畏寒肢冷、面色㿠白、全身浮肿、腹胀便溏、或有喘咳、或有心悸、舌淡苔白、脉象沉细，宜温肾利水，可用真武汤、济生肾气汤。如脾阳亦虚，宜实脾饮温阳利水。

（4）温肾固涩：肾阳不足，腰膝酸软、阳痿滑精，或有早泄者，可用菟丝子、蛇床子、沙苑子、韭菜子、覆盆子、五味子、黄鱼胶为丸内服。如五更泄泻，可用四神丸。皆是温肾固涩。

（5）温肾补督：肾阳不足，督脉虚损，症见畏寒肢冷、腰脊疼痛、尾闾冷痛、颈强脊曲、舌淡嫩胖、脉象沉弱，宜温肾补督，可用右归丸，以鹿角胶温补督脉，或以温补肾阳中加入鹿角霜、鹿角胶之类。

（6）回阳救逆：热病大汗亡阳，或命门火衰而畏寒肢厥，舌淡胖嫩而润，脉微欲绝，急宜回阳救逆，可用四逆汤、白通汤、通脉四逆汤。如命门火衰，阴寒内盛，格阳戴阳，症见身热烦躁，或有面赤咽痛，急宜回阳救逆，并引火归原，可用白通加猪胆汁汤、通脉四逆加猪胆汁汤。

2. 滋养肾阴法

（1）滋肾养阴：肾阴不足症见腰膝酸软，手足心热，口干喜饮，大便干结，尿黄而少，舌红少苔，脉象沉细，宜滋肾养阴，可用六味地黄丸、左归饮、左归丸，亦阳中求阴之意。由于肝肾同源，肾阴不足经常同时并见肝阴不足，如兼见头晕耳鸣、眼目干涩、视物模糊，宜滋养肝肾，可用归芍地黄汤。

（2）滋肾降火：肾阴不能上承，虚火上炎，咳呛音嘶，口舌生疮，咽腐不愈，舌红苔黄，脉象沉细，宜滋肾降火，可用玉女煎，"少阴温病，真阴欲竭，壮火复炽，心中烦，不得卧者"，可用黄连阿胶汤。

（3）滋肾息风：温邪深陷少阴，肾液被劫，肝风内动，瘛疭舌缩，语言不出，脉气虚弱，舌绛苔少，可用大定风珠、三甲复脉汤。

（4）滋肾润肺：肺阴不足，下汲肾阴，可致肾阴亏损；肾阴不足，阴虚火旺，又可煎熬肺阴。肺肾阴虚症见咳嗽痰少，咯痰带血，潮热盗汗，脉象沉细而数，舌红苔薄白或薄黄。宜滋肾润肺，金水同治，可用麦味地黄汤，如肾阴亏损，不能纳气，动则气喘，可用麦味地黄汤少加沉香以助纳气，甚至可用参蛤散。

（5）滋肾填精：病久及肾，肾虚精夺，形衰色瘁，脑转耳鸣，时有厥冒，舌红苔少，脉象沉细，宜滋肾填精，可用左归丸、大补阴丸。如病久下肢痿弱不用，腰脊酸软，可用虎潜丸以滋肾填精，壮骨充髓。

（6）滋肾通淋：肾阴不足，膀胱有热，尿频尿热，尿黄而赤，口干喜饮，大便干结，舌红苔黄而腻，脉象细数，宜滋肾通淋，可用知柏地黄汤。

3. 阴阳两补法

肾阴不足，阴损及气，兼见脾气虚损，为气阴两虚，症见头晕乏力，纳差腹胀，口干喜饮，大便偏稀，手足心热，腰膝酸软，舌红体胖有齿痕，脉象沉细，宜滋肾健脾，可用大补元煎。张景岳称大补元煎是回天赞化、救本培元第一要方，是生气于精、水中取火、阴中求阳之方。如阴阳俱虚，症见面色白，畏寒肢冷，腰酸腿软，口干喜饮，大便干结，或有手足心热，舌红胖大有齿痕，脉象沉细，可用地黄饮子、河车大造丸、斑龙丸、龟鹿二仙胶等。

以上补肾十三法，均属临床上所常用者，由于肾为先天之本，以及五脏之伤，穷必及肾，故补肾各法在治疗上有重要意义，特别是一些慢性虚损疾病，尤应重视培补或调理肾中真阴、真阳，使之归于平衡，这不仅能提高一些慢性虚损疾病的疗效，而且也有助于中医理论的进一步发展，故不可等闲视之。

脾胃学说的发展及其临床应用

脾胃学说是中医的藏象学说内容之一,《素问·灵兰秘典论》说:"脾胃者,仓廪之官,五味出焉。"将脾胃的受纳运化功能比作仓廪,可以纳入饮食水谷,输出精微物质以供全身之用。故《素问·经脉别论》说:"饮入于胃,游溢精气,上输于脾,脾气散精,上归于肺,通调水道,下输膀胱,水精四布,五经并行。"说明了胃主受纳,脾主运化的过程,由于肺的作用,而使水精四布于肢体,五经并行于全身。《素问·玉机真脏论》也说:"五脏者,皆禀气于胃,胃者五脏之本也。"《素问·平人气象论》指出:"平人之常气禀于胃,胃者平人之常气也。人无胃气曰逆,逆者死。""人以水谷为本,故人绝水谷则死,脉无胃气亦死。"人以水谷为本,而脾胃又是受纳水谷、运化精微的重要器官,可见脾胃在人体占有极为重要的位置,后世医家根据脾胃的重要性,又通过大量的临床实践,以调理脾胃的方法,不仅可以治疗脾胃病,而且对于全身各脏腑的阴阳气血失调也有调整作用,在实践中逐渐形成了脾胃学说,不但丰富了中医学理论,而且更指导了中医的临床实践。今将脾胃学说的形成及其临床运用,结合个人临床体会,略述于下。

一、脾胃学说的形成与发展

《内经》指出了脾胃的生理作用及其重要意义,仲景在《金匮要略》中也强调了"四季脾旺不受邪",可能对东垣学说的形成具有重大影响。李东垣从易州张元素学医,重视药物之气味,升降浮沉,五脏苦欲补泻,由于当时的历史条件和社会情况,乃有"内伤脾胃,百病乃生"的论点产生。当时的社会情况是一个战乱时代,起居不时,饮食不节,寒冷失所,劳役所伤,时有所见,故孙一奎《医旨绪余》说:"东垣生当金元之交,中原扰攘,士失其所,人疲奔命,或以劳倦伤脾,或以忧思伤脾,或以饥饱伤脾。"说明了当时历史条件及社会环境,推及伤脾之理,因此东垣强调脾胃。如《脾胃论》引用《内经》有关脾胃论述后,提到"历观诸篇而参考之,则元气之充足,皆由脾胃之气无所伤,而后能滋养元气。若胃气之本弱,饮食自倍,则脾胃之气既伤,而元气亦不能充,而诸病之所由生也。"东垣重视脾胃,即是重视元气，创"火与元气不两立"之说，所谓火是指阴火，亦即相火，而这种阴火是由于饮食不节，损伤脾胃元气所引起。立甘温除大热之法，对内伤气虚发热之治疗，确有相当贡献。

东垣对脾胃多并称，如在《脾胃论》中提到："夫饮食不节则胃病，胃病则气短、精神少而生大热，有时而显火上行独燎其面……胃既病，则脾无所禀受……故亦从而病焉。""体劳役则脾病，病脾则怠惰嗜卧，四肢不收，大便泄泻，脾既病，则其胃不能独行津液，故亦从而病焉。"虽然开始有胃病及脾病之分，但随后即脾胃同病。在胃的特性方面也有所认识，如说："人禀天之湿化而生胃也，胃之与湿，其名虽二，其实一也。湿能滋养于胃，胃湿有余，亦当泻湿之太过也。胃之不足，惟湿物能滋养。"但东垣始终把补脾胃、升阳气放在主要方面，对于胃的湿润性未曾重视，这就为以后叶天士提出"养胃阴"的治则，创造了条件。

叶天士对东垣的脾胃学说推崇备至，如说"内伤必取法于东垣""有形生于无形"，但对脾胃学说则又有发展，因为东垣详于治脾，略于治胃，而叶天士则善养胃阴，甘凉濡润，降其胃气，以通为补。虽然叶天士未尝不用升散，但降润是主要的方面。华岫云谈到叶天士有关脾胃的论点时说："脾胃当分析而论，胃属阳土，脾属阴土，阴阳之性有别也；脏宜藏，腑宜通，脏腑之体用各殊也。若脾阳不足，胃有寒湿，一脏一腑皆宜温燥升运者，自当恪遵东垣之法；若脾阳不亏，胃有燥火，则当遵叶氏养胃之法。""纳食主胃，运化主脾，脾宜升则健，胃以降则和。太阴湿土，得阳始运，阳明燥土，得阴自安，以脾喜刚燥，胃喜柔润也。仲景急下存阴，其治在胃，东垣大升阳气，其治在脾。""凡属禀质木火之体，患燥热之证，或病后热伤肺胃津液，以致虚痞不食，舌绛咽干，烦渴不寐，肌燥高热，便不通爽，此九窍不和，都属胃病也，岂可以芪术升柴治之乎？故先生必用降胃之法，所谓胃宜降则和者，非用辛开苦降，亦非苦寒下夺以损胃气，不过甘平或甘凉濡润以养胃阴，则津液来复，使之通降而已。"以上可以看出，脾胃学说到叶天士时代，已更臻完善。

所谓急下存阴治胃，是指用攻下通腑法而言，与补益脾胃法相反。盖脾胃之病，有虚有实，虚则补之，实则泻之；有寒有热，寒则温之，热则清之，惟脾胃之病殊多虚实互见、寒热夹杂证，故治疗又当扶正祛邪、寒热平调，此皆因证而异也。

二、脾胃病机特点

《素问·太阴阳明论》"阳道实，阴道虚"之说，初步将脾胃病分为虚实两类，虽然是指贼风虚邪，阳受之而入六腑，食欲不节、起居不时，阴受之则入五脏。入六腑表现为身热、不时卧、上为喘乎等证，入五脏表现有胀满、闭塞、飧泄、肠澼，但也可看出阳受之主要是胃家实，阴受之主要是脾虚。胃为阳土喜润恶燥，脾为阴土喜燥恶湿；胃主受纳，脾主运化；胃主降，脾主升；因此在临床上可以从润燥、纳运、升降三方面来分辨其病理变化。

1. 润燥

润与燥是一对矛盾，胃喜润，脾喜燥，脾胃的正常生理作用赖此互相协调，尤在泾说："土具冲和之德，而为生物之本。冲和者，不燥不湿，不冷不热，乃能化生万物，是以湿土宜燥，燥土宜润，便归于平。"在病理上脾恶湿故多湿证，胃恶燥故多燥证。

湿的来源，可以由外感雨露、潮湿、水雾之湿气引起，亦可从内伤生冷、酒水、瓜果而来。外感湿邪虽初犯皮肤筋脉，但日久必归脾胃，内伤湿邪则首先伤及脾胃。另外在脾虚的情况下，脾虚可以生湿，如果脾虚是因外虚所致，则内外合邪，脾虚尤甚。在治疗上外湿以祛湿为主，内伤以健脾为主，由于两者互相影响，临床上健脾与祛湿经常合用。

燥亦可以外来或内伤，外来的燥伤于胃者，为温热或湿热化燥所致，如阳明热甚的胃腑燥结；内伤的燥则是胃阴不足或脾虚血少引起。在治疗上前者以清热通腑为主，后者以养阴润燥为治。

湿与燥可以同时并存，所谓燥中有湿，湿中有燥，如阴虚内燥之体复感外湿（内燥外湿），或阳虚里湿之体复感外燥（内湿外燥）即是。湿与燥还可互相转化，如《医原》说："燥郁则不能行水而又化湿，湿郁则不能布津而又化燥。"当然转化是有条件的，和脾胃阴阳之偏胜有关，治疗不当也可引起，为湿病过用温燥或苦寒，则湿可化燥；燥病过用清滋或腻补，则燥可化湿。

2. 纳运

胃主受纳，脾主运化，两者互相协调，互相制约，才能完成纳运过程。如《慎斋遗书》说："胃气为中土之阳，脾气为中土之阴，脾不得胃气之阳则多下陷，胃不得脾气之阴则无转运……"说明脾的运化有赖于胃阳的动力，胃的受纳有赖于脾阴的资助。亦有认为纳运的过程与命火有关，如陈士铎说："胃得命门而能受纳，脾得命门而能转输。"纳运过程正常，则可化生气血，故《景岳全书》说："胃司受纳，脾司运化，一运一纳，化生精气。"

影响纳运的病因，可以是外感引起，也可以由内伤所致。外感六淫影响脾胃纳运，外感一除则纳运恢复；内伤七情、饮食所致，可以是脾胃自病，或由他脏波及，应当分别情况加以治疗。纳运反常的表现，可以有消谷善饥、饥不欲食、食而不化、不饥不食等不同。

3. 升降

脾主升，胃主降，脾胃功能的协调，全赖升降功能的正常，如喻嘉言说："中土之气旺，则水谷之清气，上升于肺，而灌输百脉；水谷之浊气，下达于大小肠，以便溺而消。"但是，脾胃之间升降作用的发生，又赖于它们之间的阴阳协调，如果脾阳不足则影响其升的作用，胃阴亏乏也影响其降的作用。

脾胃的升降还影响着心肺之阳降，肝肾之阴升，如朱彦修说："脾具坤静之体，而有乾健之运，故能使心肺之阳降，肝肾之阴升，而成天地交泰矣。"说明了脾胃也是全身各脏腑升降功能的枢纽。

升降的反常的病理，在脾则表现为脾气不升及脾气下陷两方面，不升则不能运化精微，故见脘闷、饱胀、消瘦、乏力、腹泻、水肿等症；下陷则可见内脏脱垂、大便滑脱等症。在胃亦表现在胃失和降及胃气上逆两方面，不降则浊阴不得下泄，故见痞满、便秘等症。上逆则可见恶心、呕吐、呃逆等症。

引起升降失常的原因，内外因皆可见到，外因如感受六淫之邪，内因如伤食、七情等都可导致脾胃功能升降失常，故治疗时除调整脾胃阴阳升降失调，还可分清病因，才能取得较好疗效。

三、脾胃病理产物

脾胃的功能失调及作用反常，除了外感六淫之邪可以引起外，最常见者还是内伤七情、饮食劳倦诸因素，故李东垣说："夫饮食失节，寒温不适，脾胃乃伤。""饮食不节则胃病……形体劳役则脾病……"七情中思则气结，脾在志为思，故思虑多则可致脾气运化失常，其他如劳则气耗，怒则气上，悲则气消，恐则气下，惊则气乱，等等，虽然有些是引起他脏气机紊乱，但亦可间接影响脾胃的升降功能失调。

脾胃的功能失调常见一些病理产物产生，以致加重脾胃的功能紊乱，使病机更加复杂，常见的病理产物如下。

1. 水湿

《素问·至真要大论》：“诸湿肿满，皆属于脾。”凡水入于胃即运化为气为津，濡润脏腑百脉，如果水液运布失常，则湿聚为水，水湿贮留与肺、脾、肾三脏有关，但是主要原因还是脾不能化湿所致。由于湿无定体，可阴可阳，湿从阴者为寒湿，湿从阳者为湿热，故治疗应分辨寒热。

2. 痰饮

李士材《医宗必读》说“脾为生痰之源”，说明了痰饮来源于脾。尤在泾说：“痰之与饮，同类而异名，痰者食物所化，饮者水饮所成，故痰质稠而饮质稀，痰多胶固一起，饮多流溢上下。”指出了痰饮的区别，由于痰饮是在脾虚的基础上产生的，因此也属于它的病理产物，一般认为痰属阳，饮属阴，痰因于热，饮因于湿。

痰饮既成，不仅阻遏脾胃的运化功能，同时还可造成病理的复杂性，变生多种疾病，如痰之为物，随气升降，无处不到，入于心则迷窍，而成癫或痫，入于肺则塞窍，而咳唾黏稠，入于胁则留饮积聚，入于经络则麻痹疼痛，入于筋骨则手足牵引隐痛，入于皮肉则瘰疬痈肿，以其变幻多端，故前人称怪症多属痰。程吉轩《医述》引王隐君说：“为喘为咳，为呕为泄，为眩晕心嘈，为怔忡心悸，因寒热肿痛，为痞满膈塞。或胸胁漉漉如雷鸣，或浑身习习如虫行，或颈项成块似疬非疬，或身中结核不肿不红，或塞于咽喉状如梅核，或出于咯吐形若桃核……以至劳瘵癫痫、失音瘫痪，妇人经闭带下，小儿惊风搐搦，皆属痰候。”说明了痰饮为病的广泛性与复杂性。

3. 食积

《素问·痹论》：“饮食自倍，肠胃乃伤。”李东垣《脾胃论》也说：“若胃气之本弱，饮食自倍，则脾胃之气既伤，而元气亦不能充，而诸病之所由生也。”说明了饮食不能节制，可以导致脾胃受伤，消化不良，水谷精微不能运化，亦不能滋养元气，故元气不能充；另一方面，饮食不能节制，食积停滞胃肠，胃气壅滞，脾运艰难，以致吞酸、嗳腐，甚则燥屎内结，或热结旁流，种种变证，皆食积影响所致。

4. 瘀血

《灵枢·决气》：“中焦受气，取汁变化而赤，是谓血。”指出了血是由中焦脾胃吸收变化而来，张景岳也说：“血者，水谷之精也，源源而来，化生于脾。”脾胃功能正常，则益气生血运行不息，如果脾胃功能失常，则血液不能生长运行，瘀滞而为瘀血，从而变生百病。

四、脾胃与其他脏腑

脾居中土，指脾胃位于五脏的中心，与其他各脏腑关系很为密切，脾胃有病很容易影响其他脏腑，其他脏腑有病也很容易影响脾胃。

脾与心：脾生血心主血，脾气足则有生化之源，心血充盈；脾气虚则化源不足，心血亏损。思虑过度或心血耗损者，往往可以形成心脾两虚。

脾与肺：脾为生气之源，肺为主气之枢，脾气散精，上归于肺，这个精中主要的就是气，故脾有助肺益气作用。脾主运化水湿，水液代谢又与肺的宣发和肃降有关，因此水湿贮留与脾及肺均有密切关系，水湿聚而为痰，则也与脾及肺有关，故有"脾为生痰之源，肺为贮痰之器"之说。

脾与肝：脾生血可司运化，肝藏血而主疏泄，脾胃的升降与肝的疏泄密切有关。肝的疏泄作用正常，脾胃升降适度，血液生化有源。若肝气郁结，影响脾胃升降失常，就可形成肝脾不和或肝胃不和。

脾与肾：脾为后天之本，肾为先天之本，先天与后天是相互资生与相互促进的。肾阳可以温煦脾气，以发挥其运化功能；脾的运化水谷精微，又可资助肾的藏精。两者互相影响。

按照五行学说，脾胃与其他各脏关系，不外表现为相生与相克两个方面，肝为克我之脏，肾为我克之脏，肺为我生之脏，心为生我之脏，这些相生与相克，和疾病发生与传变有密切关系，其中尤其是相克方面，对脾胃发病与传变影响更大。如《素问·五运行大论》中说："气有余，则制己所胜而侮所不胜；其不及，则己所不胜侮而乘之，己所胜轻而侮之。"如脾气有余则传肾、侮肝，脾气不足则肝乘、肾侮，都是指相克方面的影响。

目前临床上常用的培土生金、扶土抑木、补火生土、补土制水，都是利用五行学说而制订的治疗原则，对临床上还是有一定的指导意义的。

五、脾胃学说的临床应用

脾胃为后天之本，气血生化之源，关系到人体的健康，以及生命的存亡，李东垣认为脾胃不足，元气虚弱是内伤疾病的主要成因，且脾胃气虚，元气不足，形气俱虚，无阳以护其营卫，故易感受外邪，不任风寒，说明了不论外感内伤，皆以脾胃元气的充盛与否有关。李东垣强调五脏有病，当治脾胃，张景岳又从安五脏即所以治脾胃，扩大了脾胃病的治疗方法，叶天士的滋养胃阴，更为脾胃学说的临床应用，增添了新的内容。

赵献可《医贯》提出："饮食入胃，犹水谷在釜中，非火不热，脾能化食，全藉相火之无形者，在下焦蒸腐，始能运化也。"主张补脾不如补肾。但在实践中，不少仍主张补肾不如补脾，更能切合临床实践，如张景岳说："水谷之海，本赖先天为主，而精血之海，又必赖后天为资……凡先天有不足者，但得后天培养之功，亦可居其强半。"周慎斋说："诸病不愈，必寻到脾胃之中，方无一失，何以言之？脾胃一虚，四脏皆无生气，故疾病日久矣。万物从土而生，亦从土而归，补肾不如补脾，此之谓也。治病不愈，寻到脾胃而愈者颇多。"石芾南《医原》说："胎元薄弱，先天不足者，人不得而主之，又恃调摄后天，以补先天之不足，若是者胃气不尤重哉？重胃气非即所以重肾气哉？"这些皆说明了调理脾胃的重要性。调理脾胃的方法，一般说来，大致可以归纳为以下八类。

1. 健脾法

（1）益气：用于脾气虚弱，运化无力，能食不能化，以致少气懒言、四肢乏力、面色不华、肌肉消瘦、腹胀痞闷。方如四君子汤、参苓白术散、资生丸等。

（2）温阳：用于脾阳不足，寒从内生，畏寒肢冷，脘腹冷痛，下利清谷。方如理中汤，甚则附子理中汤。

（3）升阳：用于脾胃虚弱，清阳不能上升，反被湿困，以气轻味薄者升举下陷的清阳，借以达到健脾的目的，或辅以健脾益气之品，其效益彰。凡大便溏泻，湿困脾土，或阳气抑遏于中焦，皆可用升阳法。方如升阳除湿防风汤、升阳益胃汤、升阳除湿汤、升阳汤、升阳散火汤等。升阳与益气药同用，并用升提作用，可用于中气下陷、大便滑脱及脱肛等症。

2. 养胃法

（1）生津：热病伤津，口干喜饮，不思饮食，可用甘寒生津之剂，如雪梨浆、五汁饮。

（2）养阴：胃阴不足，舌质干红，甚则舌光如镜，心烦不寐，大便干结等，可用益胃汤、沙参麦冬汤、玉竹麦门冬汤。

3. 祛湿法

（1）燥湿：用于湿困脾土，口淡纳减，脘闷腹胀，大便溏泄，舌苔白腻，脉象濡软等症。方如平胃散。

（2）芳化：用于湿困脾土，升降失司，脘腹胀闷，大便溏泄，腹痛呕吐，或有寒热身痛。方如藿香正气散、藿朴夏苓汤。

（3）渗利：湿聚为水，溢于肌肤而肿，水走肠间而腹泻，口淡不渴，小便不利，皆可用渗利之剂。辛淡渗利如五苓散，苦温辛淡如三仁汤、胃苓汤，如湿郁化热，苔黄而腻，则宜苦寒辛淡，方如杏仁滑石汤、黄芩滑石汤。

（4）涤饮：脾阳不足而痰饮内停，肠鸣便溏，纳食减少，或兼心悸短气，呕吐涎沫，方如苓桂术甘汤。

（5）化痰：脾湿生痰，咳嗽痰多，痰呈泡沫清稀，可用二陈汤，或与平胃散合用，名平陈汤。亦可用导痰汤、香砂二陈汤。

4. 消导法

（1）消食：用于饮食停滞，不思饮食，吞酸嗳腐，或兼发热，或兼便泻。方如保和丸、山楂丸、枳实导滞丸等。

（2）消瘀：用于血瘀成积，胁下痞块，脾之积名曰痞气，肝之积名曰肥气，即于左右肋下痞块，可用鳖甲煎丸、血府逐瘀汤、膈下逐瘀汤。

5. 攻下法

（1）温通：脾阳不足，阴寒内结，大便不通，或腹中冷痛，宜半硫丸、温脾汤。

（2）寒下：邪热犯胃，热甚化燥，燥结肠间，大便不通，腹痛拒按，宜三承气汤。如兼胃阴不足，津液失润，虚实夹杂，可用增液承气汤、玉烛散。

6. 清胃法

（1）泻火：胃火上攻，牙龈肿痛，面颊发热，或牙龈出血，或牙龈红肿溃烂，或口腔溃疡，或口臭便秘，宜清胃散、玉女煎。甚则亦可用寒下法以泄胃火。

（2）清热：阳明胃热，大渴，大汗，大热，大烦，脉大，或消谷善饥，渴而无热，宜用白虎汤，或张锡纯凉解汤（薄荷、蝉蜕、生石膏、甘草）、寒解汤（连翘、蝉蜕、生石膏、知母）等。

7. 苦辛法

脾胃俱病，脾湿胃热，湿热蕴结中焦，以致心下痞满，不思饮食，口黏呕恶，饮水不多，大便黏滞不爽。因湿为阴邪，非辛温不能宣通其湿，热为阳邪，非苦寒不能清解其热，故宜苦辛法，亦称辛开苦降法，方如小陷胸汤、王孟英的苏叶黄连汤等。如果虚实夹杂，可用半夏泻心汤、生姜泻心汤、甘草泻心汤、干姜黄芩黄连人参汤等。

8. 理气法

（1）温通：脾胃气滞，胃脘寒痛，喜热喜按，或气滞不通，矢气全无，腹痛且胀，可用良附丸、天台乌药散、沉香降气散。

（2）凉散：气滞热痛，喜凉畏热。方如金铃子散。

（3）降逆：胃有热邪，不降反升，胃气上逆而呕吐酸苦，或见呕逆，可用橘皮竹茹汤。胃有寒邪，或夹痰气上逆，呕吐暖气，口淡不渴，可用小半夏汤、旋覆代赭汤、丁香柿蒂汤、吴茱萸汤等。

以上都是脾胃病从本脏治疗的方法，由于脾胃病还可由他脏引起，或是脾胃发病以后影响他脏，因此除调理脾胃以外，有时还兼治他脏，如肝气郁结乘于脾胃，则疏肝健脾或疏肝和胃；脾气不足，化源亏乏，以致心血虚损，则宜健脾养心；脾阳不足日久而肾阳亦亏，宜温补脾肾；脾虚可以引起肺气不足，肺虚也可导致脾虚，化源匮乏，肌肉瘦削，皆宜健脾补肺，等等。说明了调理脾胃，可以直接调治，亦可以他脏合并调治，由于脾胃是后天之本，调理脾胃在防治各种疾病中更具有重要的意义，值得重视。

李杲学术思想初探

金元四大家之一李杲（1180～1251），字明之，自号东垣老人，河北正定（真定）人，幼年从易州（河北易县）张元素（洁古）学医，继承了张元素的学术思想并有所发展，张元素重视内因在疾病上的作用，针对当时运气学说盛行和泥守古方的情况，曾提出"运气不齐，古今异轨，古方新病不相能"的独特见解，并喜于化裁古方，自制新方，在处方遣药方面开辟了新的途径，李杲继承了这些思想，并能理论联系实践，立论创新，提出"人以胃气为本"，认为"内伤脾胃，百病由生"，治疗中强调调理脾胃，李氏总结前人的经验所创立的补土派，对后世影响很大，对中医学理论发展作出了很大贡献，代表性著作有《内外伤辨惑论》《脾胃论》《兰室秘藏》等。

《内外伤辨惑论》完成于宋淳祐七年（1247），李杲自序中说："濮幼自受难素于易水张元素先生，讲诵既入，稍有所得，中年以来，更事颇多，诸所诊治，坦然不惑，曾撰内外伤辨惑论一篇，以证世人用药之谈，陵谷变迁，忽成老境，神志既惰，懒于语言，此论束之高阁十六年矣，昆仑范尊师曲相奖借，屡以活人为言，谓此书果行使，天下之人不致夭折，是亦仁人君子，济人利物之事，就会著作不已，精力衰耗，书成而死，不愈于无益而生乎？"说明了《内外伤辨惑论》成书于中年之后，是具有比较丰富的临床实践基础的，书成后束之高阁十六年，至年近七十时方修订完成。大约在宋淳祐九年（1249）完成了《脾胃论》，进一步阐发了"人以脾胃中元气为本"的观点。《兰室秘藏》据《四库全书》说："其曰兰室秘藏者，盖取黄帝素问藏诸灵兰秘室之语。""疑即砚坚所谓临终以付天益者也。"又说：《唐书·许允宗传》记允宗之言曰，病人之于药，有正相当，惟须单用一味，直攻彼病，药力自专，病即立愈，令人不能别脉，莫识病证，以情臆度，多安药味，譬之于猎，未知兔所，多发人马，空地遮围，或冀一人偶然逢也，如此疗病不亦疏乎，其言，历代医家传为名论，惟杲此书，载所自制诸方，动至一二十味，而君臣佐使相制相用，条理井然，他人罕能效之者，斯则事由神介，不涉言诠，读是书者，能喻法外之意则善矣。"又有《东垣试效方》与《兰室秘藏》基本相同，砚坚序说："东垣老人李君明之，可谓用药不拘于方者也。""盖病之变无第，君之方与之无穷。""罗谦甫（天益）受学其门，君尝令以疮病所制方录之，其悉，月增岁益，浸以岁编，凡有闻于君者，又缀而为论。"因此，此书之成，实是罗氏天益所集，方为李杲自制，称为试效方，为自谦之辞，《兰室秘藏》之称，恐为后世所颂。

李杲处在金元时代，当时正是中原扰攘，兵连祸结，人疲奔命，疾病流行。如《内外伤辨惑论》中提到："向者壬辰改元，京师戒严，迨三月下旬，受敌者凡半月，解围之后，都人不受病者万无一二，既病而死者继踵而不绝，都门十有二所，每日各门所送，多者二千，少者不下一千，似此者几三月，此百万人岂俱感风寒外伤者耶？大抵人在围城中，饮食不节，及劳役所伤，不待言而知，由其朝饥暮饱，起居不时，寒温失所，动经两三月，胃气亏乏久矣，一旦饱食太过，感而伤人，而又调治失宜，其死也无疑矣。非惟大梁为然，远在贞祐、兴定间，如东平、如太原、如凤翔解围之后，病伤而死无不然者，余在大梁凡所亲见，有表发者，有以巴豆推之者，有以承气汤下之者，俄而变结胸发黄，又以陷胸汤丸及茵陈汤下之，无不死者，盖初非伤寒，以调治差误，变而以真伤寒之证，皆药之罪也。"说明了当时是一个战乱时代，人民生活不安定，饥饱失宜，劳役过度，因而伤及脾胃者居多，故其理论立足于脾胃。今将李杲的学术思想及笔者的体会和运用其方药的经验，略述于下。

一、学术思想

1. 诸病从脾胃而生

李杲在《内外伤辨惑论》和《脾胃论》中都强调脾胃在人体生理和病理上的重要性，如《内外伤辨惑论》中提到："百病其源，皆由喜怒过度、饮食失节、寒温不适、劳役所伤而然，夫元气、谷气、荣气、清气、卫气、生发诸阳上升之气，此六者皆饮食入胃，谷气上行，胃气之异名，其实一也。既脾胃有伤，则中气不足，中气不足则六腑阳气皆绝于外，故经言五脏之气已绝于外者，是六腑之元气病也，气伤脏乃病，脏病则形乃应，是五脏六腑真气皆不足也。"说明了脾胃如果受伤，则能导致五脏六腑之真气皆不足。而脾胃之所以受伤，又可因饮食失节、寒温不适、劳役过度、七情内伤等因素所造成，故《脾胃论》中也提出"夫饮食失节，寒温不适，脾胃乃伤"，"喜怒忧恐，损耗元气"，"形体劳役则脾病"即是。

《脾胃论》中引述了《内经》的五脏别论、阴阳应象大论、经脉别论、平人气象论等多篇的内容，其中所谈到的脾胃生理功能之后，强调了"元气之充足，皆由脾胃之气无所伤，而后能滋养元气。若胃气之本弱，饮食自倍，则脾胃之气既伤，而元气亦不能充，而诸病之所由生也。"又根据生气通天论、五常政大论、六节藏象论、上古天真论中的论述，说明了病从脾胃而生的道理，如指出："苍天之气贵清净，阳气恶烦劳，病从脾胃生者一也。"阴精所奉其人寿，阳精所降其人夭，是指："阴精所奉，谓脾胃既和，谷气上升，春夏令行，故其人寿；阳精所降，谓脾胃不和，谷气下流，收藏令行，故其人夭。病从脾胃生者二也。"脾气的输精要取决于少阳胆气的升浮，"胆者，少阳春升之气，春气升则万化安，故胆气春升，则余脏从之，胆气不升，是飧泻、肠澼不一而起矣。病从脾胃生者三也。"五味入口，藏于肠胃，味有所藏，以养五气，气和而生，津液相成，神乃自生，"气或乖错，人何以生？病从脾胃生者四也。"最后又强调了外邪致病亦归之于脾胃，如谓："经论天地之邪气，感则害人五脏六腑，及形气俱虚，乃受外邪。不因虚邪，贼邪不能独伤人，诸病从脾胃而生，明矣。"主要是将人的正气（元气），认为是来自脾胃，如果脾胃受损，就会影响到整个脏腑，脾胃伤则元气衰，元气衰则疾病所由生。因此在养生方面，强调"法于阴阳，和于术数，食饮有节，起居有常，不妄作劳，故能形与神俱，而尽终其天年，度百岁乃去。由是言之，饮食起居之际，可不慎者"！

2. 脾胃的升降功能

李杲从天地四时的升降运动，联系到脾胃的升降功能，如四时之气春夏主升浮，秋冬主降沉，有升有降，有降必有升，天无地之升，则不能降，地无天之降，则不能升。李氏在《脾胃论》中谓："胃为水谷之海，饮食入胃，而精气先输脾归肺，上行春夏之令，以滋养周身，乃清气为天者也，升已而下输膀胱，行秋冬之令，为传化糟粕转味而出，乃浊阴为地者也。""若夫顺四时之气，起居有时，以避寒暑，饮食有节，及不暴喜怒，以颐神志，常欲四时均平而无偏胜则安。不然损伤脾（胃），真气下溜，或下泄，而久不能升，是有秋冬而无春夏，乃生长之用陷于殒杀之气，而百病皆起，或久升而不降亦病焉。"但李氏在脾胃的升降功能中，特别强调生长和升发的一面，认为只有脾气升发，谷气上升，元气才能充沛，生机才能洋溢活跃；如果脾气下陷，谷气不升，元气就要亏损，生机也会受到影响。因为重视升发脾胃之阳，故治疗上喜用升、柴、羌、葛等药以遂其升发之性。在方剂制订上，也有升阳顺气、升阳补气、升阳散火、升阳除湿、升阳益胃等各种以升发脾胃之阳为主的方剂。由此可见李氏对脾胃升降功能中，尤其着重在升发之气的一面。但是李氏在主张升发脾胃之阳的同时，也注意到潜降阴火的一面，并认为"升阳气"和"降阴火"是相反相成的。因脾胃阳气的升发，即有利于阴火的潜降；而阴火的潜降，又有助于脾胃阳气的升发。不过在掌握分寸上，以升发为主要的、基本的，潜降是次要的、权宜的。

脾胃居于中焦，是升降运动的枢纽，升则上输于心肺，降则下归于肝肾。因而脾胃健运，才能"清阳出上窍，浊阴出下窍，清阳发腠理，浊阴走五脏，清阳实四肢，浊阴归六腑"的正常升降运动。若是脾胃气虚，升降失常，则内而五脏六腑，外而四肢九窍，都会发生病证。

脾与胃的关系，《脾胃论》中指出："夫饮食不节则胃病，胃病则气短，精神少而生大热，有时而显火上行，独燎其面。《黄帝针经》云：面热者足阳明病。胃既病，则脾无所禀受，脾为死阴，不主时也，故亦从而病焉。形体劳役则脾病，病脾则怠惰嗜卧，四肢不收，大便泄泻。脾既病，则其胃不能独行津液，故亦从而病焉。"说明了脾胃升降功能失调的表现，脾阳不升则不能实四肢，而致四肢不收；不能出上窍而走下窍，故大便泄泻；浊阴不降则阴火上乘，故见面赤而热。

肺之脾胃虚，指脾胃阳气不足，不能上输于心肺，阴火便乘机干心灼肺。《内外伤辨惑论》中指出表现症状除了"怠惰嗜卧、四肢不收"的脾虚外，还有"洒淅恶寒，惨惨不乐，面色恶而不和"等肺气不足的现象，李氏指为"阳气不伸"故也，当用升阳益胃汤以升脾胃阳气。

肾之脾胃虚，指脾胃阳气不足，脏腑积冷，下焦阳虚。《内外伤辨惑论》中指出表现症状除了"心腹冷痛，大便滑泄，腹中雷鸣，霍乱吐泻"的脾阳不足外，还有"手足厥逆，便利无度"等肾阳不足的现象。当用辛热散之，复其阳也，如沉香温胃丸。《脾胃论》中又有"脾病则下流乘肾，土克水则骨乏无力，是为骨痿。令人骨髓空虚，足不能履地，是阴气重迭，此阴盛阳虚之症。大法云：汗之则愈，下之则死，若用辛甘之药滋胃，当升当浮，使升长之气旺。言其汗者，非正发汗也，为助阳也。"也是指脾胃阳气不足，而使阴寒袭肾，脾属太阴，肾属少阴，脾病及肾，故为阴气重叠，为阴盛阳虚之证，宜益气助阳，脾胃功能健运，营卫和畅，自然濈濈汗出。

李杲在《脾胃论》中还以五行生克制化来说明，以脾胃为中心的心、肺、肝、肾等五脏的病理变化，如谓"经言：至而不至，是为不及，所胜妄行，所生受病，所不胜乘之也。至而不至……心与小肠来乘脾胃也。脾胃脉中见浮大而弦，其病或烦躁闷乱，或四肢发热，或口苦、舌干、咽干……当于心与小肠中以补脾胃之根蒂者，甘温之药为之主，以苦寒之药为之使，以酸味为之臣佐……于脾胃中泻心火之亢盛，是治其本也。所胜妄行者，言心火旺，能令母实，母者，肝木也，肝木旺，则夹火热，无所畏惧而妄行也，故脾胃先受之，或身体沉重，走痓疼痛。盖湿热相搏，而风热郁而不得伸，附着于有形也。或多怒者……或目病而生内障者……或妄见、妄闻、起妄心、夜梦亡人、四肢满闭转筋，皆肝木太盛而为邪也。所生受病者，言肺受土、火、木之邪，而清肃之气伤，或胸满、少气、短气者……或咳嗽寒热者，湿热乘其内也。所不胜乘之者，水乘木之妄行，而反来侮土。故肾入心为汗，入肝为泣，入脾为涎，入肺为痰、为嗽、为涕、为嚏，为水出鼻。一说，下元土盛克水……火旺煎熬，令水沸腾而乘脾肺，故痰涎唾出于口也。下行为阴汗，为外肾冷，为足不任身，为脚下隐痛。"之所以用五行生克来解释五脏之间的关系，说明五脏之间的升降运动，主要是反映了五脏生理活动的互相联系，互相制约，而这些方面都是以脾胃为中心分析的，所以治疗都应当补益脾胃，使当升的阳气得升，当降的阴火能降，恢复正常的脾胃升降功能。

3. 火与元气不两立

李杲根据《内经》的"壮火食气，气食少火，壮火散气，少火生气"，在《内外伤辨惑论》中认为："饮食失节，寒温不适，则脾胃乃伤，喜怒忧恐，劳役过度，而损耗元气，既脾胃虚衰，元气不足，而心火独盛，心火者，阴火也，起于下焦，其系系于心，心不主令，相火代之，相火下焦包络之火，元气之贼也，火与元气不能两立。一胜则一负，脾胃气虚则下流于肾肝，阴火得以乘其土位。"所谓火与元气不两立者，此火是指阴火而言，阴火与元气有相互制约的关系，内伤疾病病理变化的主要机制，就是气火关系的失调，元气不足则阴火亢盛，元气充沛则阴火欲降，阴火愈炽则元气愈受损耗，故称火与元气不两立，为元气之贼也。

脾为阴土，胃为阳土，阴火为脾虚所产生的虚火，区别于胃家实所产生的阳火（实火），但李氏的阴火理论，在概念上有其含混之处，因此引起后世对阴火的解释殊多争论。根据李氏的见解，阴火即心火，但心不主令，相火代之，故阴火又是相火（肝肾相火、包络相火）。但李氏有时又强调是心火，如《脾胃论》中："夫阴火之炽盛，由心生凝滞，七情不安故也……心君不宁，化而为火。""以五脏论之，心火亢甚，乘其脾土曰热中……"有时又强调是肾中阴火，如《脾胃论》中"肾为阴火""阴火起于下焦"。《内外伤辨惑论》中："或因劳役动作，肾间阴火沸腾，事闲心际；或于阴凉处解脱衣裳；更有新沐浴，于背阴处坐卧，其阴火下行，还归肾间。"有时又指的是胃火，如《脾胃论》中："夫饮食劳役皆自汗，乃阳明化燥火，津液不能停，故汗出小便数也。""夫饮食不节则胃病，胃病则气短，精神少而生大热，有时而显火上行独燎其面。"由于肝肾同居下焦，均内寄相火，李氏又有同时称为肾肝阴火者。有时强调脾胃气虚的同时与肺气有关，如《脾胃论》中："胃虚不能上行，则肺气无所养，故少气，卫气既虚不能寒也，下行乘肾肝，助火为毒，则阴分气衰血亏，故寒热少气。""肺本收下，又主五气，气绝则下流，与脾土叠于下焦……"有时指阴火乃气郁所生，如《脾胃论》中："人之不避大寒伤形，火热伤气，四时节候变更之异气，及饮食失节，妄作劳动，心生好恶，皆令元气不行，气化为火……"又有："若阴中火旺，上腾于天，致六阳反不衰而上充者，先去五脏之血路，引而下行，天气降下，则下寒之病自去矣，慎勿独泻其六阳。此病阳亢，乃阴火之邪滋之，只去阴火，只损血络经隧之邪，勿误也。"所谓六阳，有指手足太阳、阳明、少阳者，有指六种阳气，如元气、谷气、荣气、清气、卫气、生发诸阳上升之气，其六阳反不衰而上充者，谓表现阳亢，亦即上热下寒之证，此上热阳亢即是阴火所致。

由上所知，李氏称阴火为心火、相火者，表现在五脏之火、六阳上充，而非单独仅在一脏表现出来，其原因是脾虚，故应属虚火范围，但是虚火太盛,又能贼害元气。故称火与元气不两立,亦应属邪火范围。丹溪亦谓相火安位则有益,越位则有害。如此可以大致了解阴火的含义了。既然是阴火,不是阳火,故治疗上只能升阳益气,不宜苦寒泻火,故云:"温能除大热,大忌苦寒之药损其脾胃。"方如补中益气汤之类,但是阴火太盛,亦可加用苦寒、甘寒,当在升阳益气的基础上加入之,亦即必须在扶正的基础上才能祛邪,方如补脾胃泻阴火升阳汤。

4. 辨外感内伤

李杲在《内外伤辨惑论》中指出了内伤与外感的脉证辨别,在脉象上:外感则人迎脉大于气口脉,多表现在左手;内伤则气口脉大于人迎脉,多表现在右手。如因饮食不节、寒温失所,右关沉弱,宿食不消则右关沉滑。在症状上:外感则寒热并作,翕翕发热,怫怫发热,发于皮毛之上,袒裸不禁其寒,重衣近火不御寒。手背热而手心不热,鼻气不利,其声重浊,气壅盛而有余,常有头痛身痛,着床枕非扶不起,筋骨为之疼痛不能动摇,口中和不恶食,邪传于里则口渴。内伤则不禁风寒,见风见寒或居阴寒处常有恶寒无间断,避风寒及添衣或趋温暖处则不恶风寒,阴火上冲而蒸蒸燥热,袒衣居寒即已。手心热而手背不热,口鼻气短促,不足以息,声怯弱,不欲言,头痛时作时止,四肢沉困不收,怠惰嗜卧,口不知五味而恶食,口渴。以上辨证可供参考,惟外感发热则手背手心通热,亦可口中不和,不知五味而有恶食。

李氏虽然强辨外感与内伤不同,但根据《内外伤辨惑论》记载京师戒严受敌,解围之后,每日死亡一两万人,三个月死亡百万人,认为不是外感风寒,而是饮食不节、劳役所伤所致,诚然胃气亏乏两三月之久,解围后一旦饮食太过,又调治失宜,可以发生种种变证而死,但亦不能除外瘟疫的流行,因此李氏所指内伤疾病中,可能夹有外感热病在内。另外提到:"脾胃之证,始得之则气高而喘,身热而烦,其脉洪大而头痛,或泻不止,皮肤不任风寒而生寒热。盖阴火上冲则气高而喘,身烦热,为头痛,为渴,而脉洪大,脾胃之气下流,使谷气不得升浮,是生长之令不行,则无阳以护其荣卫,不任风寒,乃生寒热,皆脾胃之气不足所致也。"所谓不任风寒,显然亦是在脾虚的基础上加有外感,虚人外感,当然可以用补法治之。

二、用药法度

王好古《汤液本草》中载有李杲《药类法象》《用药心法》,从中可以得知李氏的用药法度。在制方之法中强调"识其病之标本脏腑，寒热虚实，微甚缓急，而用其药之气味，随其证而制其方也"。关于五脏苦欲补泻药味中有："肝苦急，急食甘以缓之，甘草；欲散，急食辛以散之，川芎；以辛补之，细辛；以酸泻之，芍药；虚以生姜、陈皮之类补之。经曰：虚则补其母，水能生木，肾乃肝之母，肾水也，苦以补肾，熟地黄、黄柏是也……实则白芍药泻之……实则泻其子，心乃肝之子，以甘草泻心。""心苦缓，急食酸以收之，五味子；欲软，急食咸以软之，芒硝；以咸补之，泽泻；以甘泻之，人参、黄芪、甘草；虚以炒盐补之。虚则补其母，木能生火，肝乃心之母，肝木也，以生姜补肝……实则甘草泻之。""脾苦湿，急食苦以燥之，白术；欲缓，急食甘以缓之，甘草；以甘补之，人参；以苦泻之，黄连。虚则以甘草、大枣之类补之……心乃脾之母，以炒盐补心；实则以枳实泻之……肺乃脾之子，以桑白皮泻肺。"肺苦气上逆，急食苦以泻之，诃子皮，一作黄芩；欲收，急食酸以收之，白芍药；以辛泻之，桑白皮；以酸补之，五味子；虚则五味子补之……脾乃肺之母，以甘草补脾，实则桑白皮泻之……肾乃肺之子，以泽泻泻之。""肾苦燥，急食辛以润之，知母、黄柏；欲坚，急食苦以坚之，知母；以苦补之，黄柏；以咸泻之，泽泻；虚则熟地黄、黄柏补之；肾本无实不可泻……肺乃肾之母，以五味子补肺。"五脏苦欲出自《内经》，虚则补其母出自《难经》，皆从五行生克而来，说明五脏各有补泻药，可资参考。

《脾胃论》中用药有时禁、经禁、病禁、药禁。所谓时禁者，本四时升降之理，汗下吐利之宜，认为春宜吐，象万物之发生；夏宜汗，象万物之浮而有余也；秋宜下，象万物之收成；冬周（固）密，象万物之闭藏。又说："用温远温，用热远热，用凉远凉，用寒远寒，无翼其胜也，故冬不用白虎，夏不用青龙，春夏不服桂枝，秋冬不服麻黄，不失气宜。如春夏而下，秋冬而汗，是失天信，伐天和也。"这一段是根据《内经》有关升降浮沉的理论阐述用药法则，并不能完全符合临床实际，临床用药应当以实际情况决定，绝不可如此机械地运用，李氏在这一段末尾提到"有病则从权，过则更之"，这种说法是可取的。所谓经禁，是指足太阳膀胱经行于背，为表之表，风寒所伤则宜汗，传于本则宜利小便，若下之太早，必变证百出；足阳明胃经行身之前，主腹满胀，大便难，宜下之，阳明化燥火，津液不能停，禁发汗，利小便；足少阳胆经行身之侧，病则往来寒热、口苦胁痛，只宜和解，且胆者无出无入，又主生长之气，下则犯太阳，汗则犯阳明，利小便则使生发之气反陷入阴中；三阴非胃实，不当下，为三阴无传本，须胃实方得下。此是按六经辨证运用方药。所谓病禁，是指阳气不足、阴气有余之病，凡饮食及药，忌助阴泻阳，如苦寒的破坏阳气升发功能，淡渗药的阻碍升发收敛阳气，辛热药亦能助火伤气，生冷硬物也可伤阳等。所谓药禁，指津亏者宜辛（甘）酸益之，淡渗五苓之类则所当禁。汗多禁利小便，小便多禁发汗。咽痛禁汗、利小便。大便快利，不得更利，大便秘涩，宜和血润肠，燥药则当禁用。吐多不得复吐，吐而大便虚软者，为上焦之气壅滞，可用姜橘之属宣之；吐而大便不通，则利大便。以上四禁可资参考。

李杲主张用药应本于四时，如谓："夫诸病四时用药之法，不问所病，或温或凉，或热或寒，如春时有疾，于所用药内加清凉风药，夏月有疾加大寒之药，秋月有疾加温气药，冬月有疾加大热药，是不绝生化之源也。"按照四时用药，不违反四时气候的自然规律，但也要符合临床实际，即《内经》所说的"无违时，无伐化"，既不违反四时，又不要伤伐人体的生生之气，这是一般的用药法则。如补中益气汤的四时用药加减法中有：如夏月咳嗽者加五味子、麦门冬，如冬月咳嗽加不去根节麻黄，如秋凉亦加，如春月天温只加佛耳草、款冬花。食不下，乃胸中胃上有寒，或气涩滞，加青皮、木香、陈皮，此三味为定法，如冬月加益智仁、草豆蔻仁，如夏月少加黄芩、黄连，如秋月加槟榔、草豆蔻、白豆蔻、缩砂，如春初犹寒，少加辛热之剂，以补春气之不足，为风药之佐益智、草豆蔻可也。如腹中痛少加白芍药、甘草，如恶寒觉冷痛加肉桂，如夏月腹中痛，不恶寒，不恶热者，加黄芩、甘草、芍药，以治时热也，腹痛在寒凉时，加半夏、益智、草豆蔻之类。

李杲《脾胃论》中，以益气、升阳、行气、泻火的药物应用较多，今试分析其应用规律。关于益气药，为甘温类药物，如人参、黄芪、苍术、白术、甘草。其中黄芪、甘草、人参有补脾胃、益肺气、泻阴火之功效，如李氏谓："脾虚，缘心火亢甚而乘其土也，其次肺气受邪，为热所伤，必须用黄芪最多，甘草次之，人参又次之，三者皆甘温之阳药也。脾始虚，肺气先绝，故用黄芪之甘温，以益肺气而固腠理，不令自汗而损其元气也；上喘、气短、懒语，须用人参以补之；心火乘脾，须用炙甘草以泻火热而补脾胃中元气，甘草最少，恐资满也。""黄芪、炙甘草、人参，以上三味，除湿热、烦热之圣药也。"所谓湿热，是指脾虚而谷气下流，阴火上冲，湿与热相合所致。阴火上冲，则亦可为烦热。黄芪尚有固表止汗作用，适用于卫外之气不固，津液外泄，汗出不止者。如肺气不宣而咳甚者，则不用人参，恐其助邪。如气短、气弱而腹微满者，不去人参，此为虚胀，以人参双补脾肺，肺气足则气短、气弱自消，脾气复则胀满自去。甘草一般炙用补脾胃，生用清热，但李氏有时亦谓炙甘草泻火热，因用以补脾胃，气复则阴火自降，故间接也有泻火热的作用。李氏有时生、炙甘草同用，如清阳汤之胃虚火盛，上蒸而汗出，下虚而小便数，炙甘草合黄芪补脾益肺，生甘草配黄柏降冲泻火，胃火不盛则不能上蒸出汗，肺脾气足则小便频数自止。生姜和中汤也是生、炙甘草同用，中气不足，故以炙甘草配人参补中益气，热蒸于肺，故以生甘草伍黄芩以清肺热。苍术、白术均能治湿，苍术偏祛外湿，白术偏治内湿，长夏湿胜、夏月飧泻，皆用苍术。湿热下注，下肢痿软，亦用苍术配黄柏治之。白术健脾，除胃中热（指阴火乘于土位），另外秋燥令行，脾胃气虚而致肺气当旺而不旺，亦用白术培脾，肺气自复。脾胃气虚而又见外湿较重，补中益气汤易白术为苍术，去当归加木香，此调中益气汤之由来。有时二术同用，既健脾益肺，又祛暑湿，如黄芪人参汤；湿令大行，湿郁化热，亦以二术配苦寒之连柏，以清其湿热，如清燥汤。亦有二术同用是以加强健脾燥湿之作用者，如半夏白术天麻汤、益胃汤、生姜和中汤等是。脾胃虚寒较甚，二术虽温但其力弱，故温胃汤、强胃汤中均无二术，胃火较甚，亦不用术，如清胃散。

关于升阳药，具有气轻味薄的升发之性，既可引甘温之药入脾胃以补益元气，又可协助甘温药以潜降阴火，如升麻、柴胡、葛根、羌活。其中升麻、柴胡经常合用，李氏说："脾胃不足之证，须少用升麻，乃足阳明、太阴引经之药也，使行阳道，自脾胃中右迁（右升脾胃中清阳之气）。少阳行春令，生万化之根蒂也，更少加柴胡，使诸经右迁，升发阳明之气，以滋春之和气也。""加升麻以引之，恐左迁（左降脾胃中浊阴之气）之邪坚盛，卒不肯退，反致项上及臀尻肉消而反行阴道，故使引之以行阳道，使清气之出地右迁而上行，以和阴阳之气也。"李氏对升麻之运用，凡用以升发阳气者，用量较小，仅数分而已，如补中益气汤、调中益气汤、黄芪人参汤等；凡用作解毒清热者则用量较大，如清暑益气汤用升麻一钱，并配合葛根祛风，又能以风胜湿。清胃散用升麻作清热解毒用，也用一钱，且亦能作阳明引经药，欲降先升，直达病所。升麻、柴胡配风药，可发散抑遏于中焦的郁火，如升阳散火汤。柴胡除能升发阳气外，尚有疏肝条达作用，如补中益气汤、黄芪人参汤证中，凡有胁下痛、胁下急缩，均加柴胡，或增柴胡用量。葛根能解肌热、生津液，外感暑热，身热自汗，并有脾虚湿胜，葛根与升麻相配，除解肌热及以风胜湿外，还能使阳明经气上升，生津而止渴，如清暑益气汤即是。小建中汤证如皮毛肌肉之不伸，无大热，不能食而渴者，亦加葛根鼓舞胃气上行津液，并解肌热。升阳散火汤证的四肢发热、肌热等症，因血虚而过食冷物，抑遏脾胃阳气，宜火郁发之，亦用升、柴、葛配人参、甘草等治之，一方面能升发阳气，一方面也能解散肌热。白术散以四君健脾，配葛根解肌热，生津液，故能治脾虚肌热而渴。羌活能升发阳气，又能祛风胜湿，凡风湿之证见于上部者多用之，如通气防风汤中羌活配防风，用于风寒袭表、肩背疼痛；长夏湿胜，补脾胃泻阴火升阳汤中羌活助升麻、柴胡以升阳胜湿；头面虚风，牙关急搐，目内蠕瞤，面肿，因足阳明经脉行于面，胃阳不振，郁而生风，故胃风汤用羌活配升麻、葛根、柴胡以升阳，配藁本、蔓荆子以祛风；如湿胜而濡泄，肠鸣腹痛，升阳除湿汤中羌活配升麻、柴胡以升阳，配防风以祛风胜湿。有时羌活与独活同用，羌活味薄气清上升，独活则气浊下行，有上有下，相须为用，祛风胜湿之力更强，如湿胜之用升阳益胃汤、羌活胜湿汤，湿胜兼风的除风湿羌活汤，火郁于内的升阳散火汤均是。关于行气药，具有调理气机，恢复脾胃升降功能的作用，如陈皮、青皮、木香、枳实、厚朴。陈皮应用最多，常与补气药配伍，李氏谓："气乱于胸，为清浊相干，故以橘皮理之，又能助阳气之升而散滞气，又助诸甘辛为用也。"一般陈皮不去白以导气，去白则下气祛痰。如胸中气壅滞，陈皮与青皮同用；如腹中气不得运转，陈皮与木香同用；如脾胃虚弱，不思饮食，口中无味，时而恶心，陈皮与半夏同用；黄芪甘温、陈皮辛温，李氏常二者配伍，辛甘同用，既能升发阳气，又可补而不滞。青皮能破滞气，故胸中气壅滞、胸中满闷郁郁然、胸中窒塞、气闭闷乱、肺气涩滞不行，皆须加入青皮。李氏以"食不下，乃胸中、胃上有寒，或气涩滞，加青皮、陈皮、木香，此三味为定法。"如气促、少气者，则不用青皮。暑月阳盛，因热贪凉，感受寒气，宜加青皮、陈皮、益智仁温散阴寒，配黄柏以泻阴火。饭酒太过，脾虚湿困，胸膈痞塞，呕吐痰逆，则以青皮、陈皮、木香配葛花、神曲，以解酒消食、快气宽中。木香用于脾胃虚弱，运化失调，气机升降失常，腹胀腹满者，故调中益气汤除以苍术易白术，运脾燥湿外，更以木香易当归，加强调理气机的作用，促使升清降浊。小便涩，脐下闷，或大便后重，则木香配槟榔以调理气机；脾虚肌热，泄泻作渴，在健脾益气的基础上，木香配藿香以行滞气，化湿浊，并加葛根升清阳、解肌热、生津液；胸中气不快，心下痞气，则以木香配枳壳；病久虚弱，不思饮食，胸膈满闷，便秘或溏，为脾胃虚弱所致，用和中丸以白术、炙草健脾益气，陈皮、半夏和胃降逆，配木香、槟榔、枳实、厚朴行气去壅，导滞宽中，枳实下气消滞，用于饮食过多，损伤脾胃。心下痞闷者，多与白术配伍成枳术丸，白术量为枳实两倍，是先补其虚而后化其食，寓消于补。如饮食不消，加橘皮以助枳实，名橘皮枳术丸；如冷食内伤，脾虚停饮，加半夏温化寒饮，名半夏术枳丸；如夹寒冷气滞，加木香助枳实行气去滞，干姜助白术温中散寒，名木香干姜枳术丸；如用于开胃健食，再加人参以健脾益气，加陈皮以调理气机，名木香人参生姜术枳丸。厚朴用于腹胀或中满或喘满者。小建中汤加厚朴用于中虚不运，腹中胀满者。因服寒凉药过多，以致脾胃虚弱，胃脘疼痛者，温胃汤用厚朴配陈皮、砂仁、豆蔻以宽中下气，合参、芪、草之健脾益气，干姜、益智、姜黄之温化寒凝，合而为扶正祛邪之剂。

关于泻火药，主要用于潜降阴火，如黄柏、黄连、黄芩，尤以黄柏应用最多。所谓"脾胃气衰，元气不足……阴火上冲……惟当以辛甘温之剂，补其中而升其阳，甘寒以泻其火则愈矣"，就是指以苦寒药于大剂甘温药中。李氏称为"甘寒泻火也，亦须用发散寒气辛温之剂多、黄柏少也，加黄柏泄阴火上逆"。或称为"少加黄柏以救肾水，盖甘寒泻热火，火减则心气得平而安也"。夏月气候暑热，痰火上侵，亦常用黄柏，引导痰火下降。湿热为痿，乘于肾，阳气内伐，足膝无力，亦常用黄柏之苦寒以清肾中湿热，湿热去则肾精填，阴道兴。如脚膝痿软，行步乏力或疼痛，属肾肝中伏有湿热，也加用黄柏，如仍不愈，可黄柏配汉防己治疗，能使脚膝痿软恢复。丹田有热而尻臀冷，可用黄柏配生地黄治之，因虽表现为尾骶会阴部发凉，甚则前阴间冷汗、睾丸冷痛，是热邪侵犯丹田，迫使卫气走散于经脉，又适值外寒阻遏所致，如时显燥热，亦是下元阴火蒸蒸发也，亦用黄柏配生地黄，小便失禁非肺气虚者，是肾与膀胱有热，也用黄柏与生地黄。若身体沉重，虽小便数多，也可黄柏配苍术，再加茯苓、泽泻，暂时从权以祛湿清热。腹中气上逆者，是冲脉逆也，可用黄柏配黄连。黄柏配知母在李氏方中应用较多，如滋肾通关丸，以黄柏配知母，苦寒泻火以滋肾水的化源，无阳则阴无以化，更加少量肉桂以化气而构成；如见肾火旺及督、任、冲三脉盛，也用黄柏配知母，酒洗讫火炒制之加入，但不可久服，恐助阴气为害；如燥热及胃气上冲，为冲脉所逆，或作逆气而里急者，加炒黄柏与知母；如行步不正，脚膝痿弱，两足欹侧者，已中痿邪，加酒洗黄柏、知母，令两足涌出气力矣；如汗大泄者，津液脱也，急止之，加入五味子、黄柏、知母，不令妨其食，当以意斟酌，若妨食则止，候食进则再服。长夏湿热交结，脾困气伤，阴火逆于上，使心火过盛，乘脾耗血，血气亏少，因而烦乱不安者，当于清暑益气汤中加重黄柏、当归用量，以养阴血，泻阴火，恢复脾胃生发之常。黄连用以泻心火，除中焦湿热，如补脾胃泻阴火升阳汤，在大剂补脾胃虚损，升下陷清阳的同时，用少量黄连、黄芩以泻阴火上逆，黄连酒制以增其上行之力，损其苦降之性。心下痞闷，均加用黄连，但不能食而心下痞，则不加黄连。如心下痞夯闷者，属肝胃不和，宜黄连泻热消痞，配白芍和肝安脾；心下痞而中寒者，则加黄连与附子同用；如心下痞而呕逆者，加黄连消痞，配生姜、橘皮散逆止呕；如宿食不消而心下痞，加黄连、枳实以消痞行滞；夏月饮食不下者，可加黄连，或再少加益智仁、草豆蔻仁；秋月气涩滞，食不下，则更可加槟榔、缩砂仁或白蔻仁。脾胃中热加炒黄连与甘草，头痛目中溜火，可加黄连、川芎。夏月厥逆，为火热也，宜加黄连、黄柏、知母，半身不遂偏风痿痹，属胃中火邪为患者，饮食助邪，蒸灼汗出，久而阴津损伤，筋脉失养，风自内生，半身不遂，以安胃汤治疗，其中黄连配甘草，泻胃中火邪，余药敛汗复阴，偏风痿痹可止。黄芩用以清肺火，如用"泻胸中之热，喘气上奔也"。一般火郁于肺，胸中热而不渴者，加酒黄芩清肺热，酒制助其升，损其降，清热而不伤阳。肺为阴火所干，其气上逆者，用甘草梢子、黄芩，补肺气而泄阴火。肺郁热蒸，汗多尿少者，用黄芩清水之上源，配猪苓导水于膀胱，则决渎行而津液生。调中益气汤证，如恶热而渴，或有腹痛，可加入黄芩、芍药。生姜和中汤有酒黄芩与生黄芩同用，是在用人参、二术、炙甘草健脾燥湿、补中益气治本的基础上，加用升麻、柴胡、羌活、藁本，以升阳祛风胜湿，生黄芩配生甘草与葛根，以清肺热而生津液，加酒黄芩以助其升，促其上行之力，强化清热之功，橘皮以导浊气下降，恢复脾胃的升降功能，用于脾虚湿困，阴火上逆，干扰于肺，肺失肃降，郁而化热，口干虚渴，四肢困倦等症。

以上大致了解了李杲的学术思想，注重脾胃是后天之本，认为诸病皆由脾胃而生，强调脾胃的升降功能在各脏腑中所占的重要位置，因此补脾胃不仅适于脾胃本身的虚弱病证，也适用于肺、心、肝、肾等各脏的某些病证。因李氏有丰富的实践经验，其学术思想在当时有一定的进步性，但因为历史条件所限，从实践上升的理论，如对"阴火"的阐述，概念不够明确，也造成后世医家对"阴火"认识上的混乱。强调内伤，对外感重视不够，不免有所偏见。在脾胃的认识上，侧重于脾胃阳衰，对胃阴不足，虽然提到"湿能滋养于胃"，"胃之不足，惟湿物能滋"，但未深入讨论，对脾胃湿热方面，也提到"湿能助火，火旺，郁而不通，主大热"，亦未深入分析，是其缺陷。因为脾胃既为后天之本，是升降的枢纽，脾胃病的治疗既要升，又要降；既要燥，又要润；既要补，又要泻；既要温，又要清。如此方对脾胃病的认识更加全面。

张景岳对虚损病机的认识

虚损，是中医内科的常见病，是指脏腑阴阳气血亏损而出现的各种证候的总称。早在《素问·通评虚实论》中就提出了"精气夺则虚"的理论。所谓精气者，张志聪谓是荣卫之气，张景岳谓："病之虚损，变态不同，因有五劳七伤，证有营卫脏腑，然总之则人赖以生者，惟此精气，而病为虚损者亦惟此精气。气虚者，即阳虚也，精虚者，即阴虚也。"指出精气是人体的阴精与阳气，阴精或阳气受损，即出现虚损。《素问·调经论》进一步指出："阳虚则外寒，阴虚则内热。"说明了阴精与阳气受损的临床表现亦有所不同。《难经》有五损的证候及治法，指出了虚损与五脏的关系。《金匮要略》有虚劳篇，可分阳虚、阴虚及阴阳两虚三类，并提出扶正祛邪、去瘀生新的治则，丰富了虚损的治疗方法。《诸病源候论》又有五劳、七伤、六极的论述，并对虚损的认识有进一步的深入。金元时代，李东垣长于甘温补中，重在脾胃，朱丹溪善用滋阴降火，重在肝肾，各从一个侧面对虚损的治疗有所阐发。明·薛己既重脾胃，又重肾命，特别是肾命各具阴阳，水火互相生化，于其中辨其阴阳虚实，求其所属而平之，对张景岳有一定影响，今将张景岳的学术思想，及其对虚损病机的认识，略述于后。

一、张景岳的学术思想

张景岳根据《内经》的"阴平阳秘，精神乃治；阴阳离决，精气乃绝"的理论，在《真阴论》中提到："阴不可以无阳，非气无以生形也；阳不可以无阴，非形无以载气也，故物之生也生于阳，物之成也成于阴，此所谓元阴元阳，亦曰真精真气也。"主张阴阳二气不能有所偏，不偏则气和而生，偏则气乘而死，这一论点主要反映在他的"阳非有余论"及"真阴不足论"的两个方面。

张景岳反对朱丹溪"阴常不足，阳常有余"的论点，他引《内经》有关天癸及四十阴气自半论，批评丹溪用知母、黄柏之害，并《大宝论》中提到："殊不知天癸之未至，本由乎气，而阴气之自半，亦由乎气，是形虽在阴，而气则仍从阳也。"说明了阳气的重要性。并以"天之大宝，只此一丸红日；人之大宝，只此一息真阳"来形容阳气为人之大宝。张氏还从形气、寒热、水火之辨，反复说明阳气的重要。在《真阴论》中强调了真精与阳气互根而不可分，真阴之象、真阴之脏、真阴之用、真阴之病、真阴之治，皆宜分辨清楚，并认为阳既非有余，真阴自当不足。

张景岳《真阴论》中认为："肾者主水，受五脏六腑之精而藏之。故五液皆归乎精，而五精皆统乎肾。肾有精室，是曰命门，为天一所居，即真阴之府，精藏于此，精即阴中之水也，气化于此，气即阴中之火也。命门居两肾之中，即人身之太极，由太极以生两仪，而水火具焉，消长系焉，故为受生之初，为性命之本。""命门之火，谓之元气，命门之水，谓之元精。五液充则形体赖而强壮，五气治则营卫赖以和调，此命门之水火，即十二脏之化源。"提出了命门是性命之本，命门具有水火两种性能，亦即真精与阳气，是十二脏的化源，可见张氏对命门是非常重视的。在《传忠录·命门含义》中也提到："命门为精血之海，脾胃为水谷之海，均为五脏六腑之本，然命门为元气之根，为水火之宅，五脏之阴气非此不能滋，五脏之阳气，非此不能发。"强调命门为五脏六腑之本，虽脾胃为中州之土，亦非火不能生然，命门阳气在下，正为脾胃之母。张氏还认为命门为枢，"司阴阳之柄，阴阳和则出入有常，阴阳病则启闭无序……阴精既竭，非壮水则必不能行；阳气既虚，非益火则必不能固此，此固其法也。然精无气不行，气无水不化，此其中又有可分不可分之妙用，亦在乎慧者之神悟。"说明了命门有阴阳水火之不同，但阴阳之间又密切关联。

以上是张景岳对有关真阴与阳气的看法，而真阴真阳又系于命门，它既是人体一切有形物质的化源，又是人体一切无形动力的基础，它不仅关系到生命的生长、发育，而且也与疾病的发生、发展、转归有关。因此，在摄生、防病、治病中，如何重视阴阳，即重视阳气、阴精的存亡，至关重要。

二、有关虚损病机的认识

《景岳全书》虚损门云："凡虚损之由……无非酒色、劳倦、七情饮食所致，故或先伤其气，气伤必及于精；或先伤其精，精伤必及于气。但精气在人，无非谓之阴分……凡损在形质者，总曰阴虚，此大目也，若分而言之，则阴中之阴虚者，其病为发热躁烦、头红面赤、唇干舌燥、咽痛口疮、吐血衄血、便血尿血、大便燥结、小水痛涩等证；有阴中之阳虚者，其病为怯寒憔悴、气短神疲、头晕目眩、呕恶食少、腹痛飧泄、二便不禁等证。甚至咳嗽吐痰、遗精盗汗、气喘声瘖、筋骨疼痛、心神恍惚、肌肉尽削、梦与鬼交、妇人月闭等证，则无论阴阳，凡病至极，皆所必至，总由真阴之败耳。然真阴所居，惟肾为主，盖肾为精血之海，而人之生气即同天地之阳气，无非自下而上，所以肾为五脏之本，故肾水亏则肝失所滋，而血燥生；肾水亏则水不归源，而脾痰起；肾水亏则心肾不交，而神色败；肾水亏则盗伤肺气，而喘嗽频；肾水亏则孤阳无主，而虚火炽。心营伤等证，使非伤入根本，何以危笃至此。故凡病甚于上者，必其竭甚于下也。余故曰虚邪之至，害必归阴；五脏之伤，穷必及肾。"张氏认为虚损总属阴虚，但有阴中之阴虚及阴中之阳虚不同，所谓阴虚即指肾虚而言，因肾为真阴所居，穷必及肾，亦即指伤及真阴而言。故张氏云："元水元火皆在命门，总曰阴虚之病。"所谓阴中之阴虚，水亏其源，可见阴虚生内热，或为肾阴大虚而阳无所附、浮散于外，属内真寒外假热，张氏认为如不峻补真阴，何以复其元气，元气不复，则必由散而尽矣。所谓阴中之阳虚，即火衰其本，可见阳虚生外寒，或为寒极生热而火不归原，属阴盛格阳的假热。因此，在治疗上张氏有治真阴不足的左归丸，有治元阳不足的右归丸，另外还有治命门之阴衰阳胜的左归饮，以及治命门之阳衰阴胜的右归饮，以调节命门水火阴阳的失调。

《景岳全书》虚损门云："虚损伤阴，本由五脏，虽五脏各有所主，然五脏证治有可分者，有不可分者，如诸气之损，其治在肺；神之损，其治在心；饮食肌肉之损，其治在脾；诸血筋膜之损，其治在肝；精髓之损，其治在肾；此其可分者也。然气主于肺，而化于精；神主于心，而化于气；肌肉主于脾，而土生于火；诸血藏于肝，而血化于脾肾；精髓主于肾，而受之于五脏；此其不可分者也。及乎既甚，则标本相传，连及脏腑，此又方之不可执言也，故凡补虚之法，但当明其阴阳升降、寒热温凉之性；精中有气，气中有精之因。且凡上焦阳气不足者，必下陷于肾也，当取之至阴之下；下焦真阴不足者，多飞越于上也，可不引之归原乎？"张氏对虚损病机的演变，是从动态的变化来观察的，脏腑之间的内在联系，标本相传的互相影响，都可以造成临床证候上的复杂而多变。因此，在治疗上有时就要上病治下，下病治上，或从阳引阴，从阴引阳。故张氏提出："善补阳者，必于阴中求阳，则阳得阴助而生化无穷；善补阴者，必于阳中求阴，则阴得阳升而泉源不竭。"

三、临床上的具体运用

由于虚损病程较长，穷必及肾，久病阳损可以及阴，阴损亦可及阳，故阳虚患者常兼阴虚，阴虚病人亦常有阳气不足，所表现偏寒、偏热的证候，取决于二者亏损程度的对比，所以治疗时要考虑阴阳之间的关系，补阳要顾及于阴，养阴也要顾及于阳。《素问·阴阳应象大论》"阳病治阴，阴病治阳"、"从阴引阳，从阳引阴"说明了在辨别疾病的阴阳时，阴虚阳亢者，表现为阳亢，实为阴虚所致，应当阳病治阴，即从阴治之，亦即壮水之主以制阳光之意；阳虚阴盛者，表现为阴盛，实为阳虚所致，应当阴病治阳，即从阳治之，亦即益火之源以消阴翳之意。张氏在《类经》中也提到："从阴引阳者，病在阳而治其阴也；从阳引阴者，病在阴而治其阳也。"可见从阴治之，即是从阴引阳，从阳治之，即是从阳引阴。

张氏结合临床提出了：补阳要于"阴中求阳"，补阴要于"阳中求阴"，是深得《内经》旨意的，亦是符合虚损的病机变化的。张氏针对虚损证候与肾命水火阴阳失调的关系，提出治命门阴阳偏胜，取饮剂以速用调和，治命门水火之不足，则取丸剂以缓用补虚，如左归饮治命门阴衰阳胜证，左归丸则是治精髓内竭之证；右归饮治命门阳衰阴胜证，右归丸则是治命门火衰之证。除了针对命门虚损的四种情况外，张氏还制订了一些著名的方剂，以助阳不离益阴，养阴不离助阳的处方，如大补元煎、理阴煎等即是。

在阴中求阳，阳中求阴的治则运用中，不仅虚损的治疗大量应用，即使是某些特殊情况的外感病证，需要扶正达邪者，亦可采用之。如张氏在《传忠录·阴阳》中提到："阴根于阳，阳根于阴，凡病有不可正治者，当从阳以引阴，从阴以引阳，各求其所属而衰之。如求汗于血，生气于精，从阳引阴也；又如引火归原，纳气归肾，从阴引阳也。此即水中取火，火中取水之义。"由此可见张氏对从阳引阴、从阴引阳的含义，除了从阳引阴是指病在阴而治其阳外，还有水中取火，即阴中求阳之义；从阴引阳是指病在阳而治其阴外，还有火中取水，即阳中求阴之义。

大补元煎，张氏称为回天赞化、救本培元第一要方，可与右归饮出入互思，是生气于精、水中取火、阴中求阳之方。理阴煎，张氏列入热阵，适用于脾肾虚寒，但名理阴者，意在水中取火，也是阴中求阳之方。

今举验案一则，以观察虚损证候的治疗情况。

病例

刘某，女，39岁，病历号216065，因面部及下肢水肿一年余前来就诊。

一年来曾在某医院治疗，效果不明显，检查：非蛋白氮在66～96mg%，酚红排泄试验20%（2小时），血色素7g/dL，心电图QT稍延长，T波改变，血压130～240/90～140mmHg，尿常规：蛋白（++），红细胞10～15个，白细胞0～3个，颗粒管型0～2。诊断为慢性肾炎高血压型合并慢性肾衰竭，继发性贫血。

中医辨证：头晕乏力，纳差腹胀，口干口黏，饮水不多，大便偏稀，皮肤干热，面部略浮，下肢稍肿，脉象弦细，舌淡齿痕，苔中稍腻，证属虚损，乃脾肾气阴两虚，予大补元煎加味：

党参30g，生地12g，山萸肉9g，山药9g，当归9g，杜仲9g，炙甘草6g，淮牛膝15g，益母草12g，白茅根30g，车前子12g（包煎）。水煎服，每日一剂。

按上方加减，共治疗六个月，诸症均已消失，纳佳便调，体力增加，已无水肿，血中尿素氮降为22mg%，血色素上升至15g/dL，仍按上方加减内服。

一年后，酚红排泄试验增至40%（2小时），血压140/90mmHg。

两年后，血尿素氮34mg%，一般情况稳定。

按：本例病程已久，病情危重，继续发展则可致水肿加重，尿量减少，以致呕恶，胃气衰败，肾气衰竭。患者头晕乏力，皮肤干热，脉象弦细，显属原有肾阴不足，肝阳上亢，久则阴损及阳，脾气虚损而有水肿，脾虚不运则纳差腹胀、口黏便稀、苔中稍腻，虽是脾肾气阴两虚，实以气虚为主，故应大补元气为要。补阳者，必于阴中求阳，则阳得阴助而生化无穷，故用大补元煎治疗获效。

关于从阴引阳、阳中求阴之治，用于阴虚火旺的病人，张氏认为"阴虚者多热，以水不济火而阴虚生热也"、"治当补阴，其火乃息"，今举一例如下。

病例

吴某，女，41岁，住院号10740，因多饮多尿7个月，腹胀6个月住院。患者于14年前发现肝脾肿大，当时诊断肝脾综合征，脾功能亢进，以后行脾切除术，肝仍肿大，7个月前发现多饮、多尿、消瘦，查血糖288.8mg%，尿糖定性（++++），诊断为肝源性糖尿病，入院后中药用六味地黄汤加减，配合西药口服降糖剂，多饮多尿症状渐减以至消失。惟因感冒后低烧，体温37.3℃～37.5℃之间，持续15周未退。

中医辨证：下午低热，心烦不安，时有鼻衄，夜寐不佳，口眼鼻干，饮水不多，大便两三天一次，小便色黄，脉沉细而数，舌质略红。证属虚损，目前阴虚内热为甚，拟一阴煎加味：

生熟地各12g，白芍9g，麦冬12g，炙甘草9g，淮牛膝12g，知母9g，当归9g，丹参30g，地骨皮12g，炒枣仁12g。水煎服，每日一剂。

上方加减，共服半月，其间未再鼻衄，睡眠较安，口眼鼻干亦减，体温已正常，一般在36.5℃～37℃之间，仍按一阴煎加味调治。

按： 本例脾切除术后，发生肝源性糖尿病，有三消症状，经治疗三消症状控制，惟自感冒后低烧持续三个多月未退，症状以阴虚内热为主，虽服六味地黄汤、竹叶石膏汤等加减，低热不减，改用一阴煎加味，着重于养阴清热，而使低热得平，此亦从阴引阳，阳中求阴之治。

以上从张景岳对虚损病机的认识，来体会张氏有关肾命阴阳水火的学说，并对张氏从阳引阴、从阴引阳，即阴中求阳、阳中求阴治则的临床运用加以实践。

中医治则与治法的探讨

治则与治法，是中医辨证论治中关于论治的重要内容。一般论治的步骤包括两个方面，首先是根据辨证的"理"，来确定"法"，其次是在"法"的基础上来选"方"、用"药"。立法是辨证论治关键的一环，立法正确与否，直接关系到临床上的治疗效果，立法又包含了确立"治则"与确定"治法"两个部分。确定治则就要分析临床上各种复杂现象，治病求本如何求？如何判断标与本？如何审证求因？是用正治还是反治？是扶正还是祛邪？等等，这些都是为确定治则所要分析的。治则确立以后，才能确定治法，是用汗法还是下法？是用清法还是用温法？等等，确立了治法，下一步才能选方、用药，这就是论治的过程，今将有关治则与治法的具体内容提出，以供讨论。

一、概说

《素问·阴阳应象大论》："因其轻而扬之，因其重而减之，因其衰而彰之。形不足者，温之以气；精不足者，补之以味。其高者因而越之，其下者引而竭之。中满者泻之于内，其有邪者渍形以为汗，其在皮者汗而发之，其慓悍者按而收之，其实者散而泻之。"《素问·至真要大论》："寒者热之，热者寒之，微者逆之，甚者从之，坚者削之，客者除之，劳者温之，结者散之，留者攻之，燥者濡之，急者缓之，散者收之，损者温之，逸者行之，惊者平之，上之下之，摩之浴之，薄之劫之，开之发之，适事为故。""寒者热之，热者寒之，温者清之，清者温之，散者收之，抑者散之，燥者润之，急者缓之，坚者软之，脆者坚之，衰者补之，强者泻之，各安其气，必清必静，则病气衰去，则其所宗，此治之大体也。""高者抑之，下者举之，有余折之，不足补之，佐以所利，和以所宜"。《素问·五常政大论》："木郁达之，火郁发之，土郁夺之，金郁泄之，水郁折之。"等等，都是临床上的具体治法，这些具体治法可以纳入后世归纳的治法之中，如发之、扬之属汗法，越之属吐法，夺之、攻之属下法，热之、温之属温法，寒之、清之属清法，减之、折之、削之属消法，补之、润之、缓之属补法等。

治则不是如上所述的各种治法，而是原则性的东西，是判断疾病的本质，确立治疗方向。《素问·阴阳应象大论》的"治病必求于本"、"谨察阴阳所在而调之，以平为期"。《素问·三部九候论》的"实则泻之，虚则补之"。《素问·标本病传论》说："知标本者，万举万当；不知标本，是谓妄行。"《素问·至真要大论》说："从内之外者，调其内；从外之内者，治其外；从内之外而盛于外者，先调其内而后治其外；从外之内而盛于内者，先治其外而后调其内；中外不相及，则治主病。""正者正治，反者反治"、"逆者正治，从者反治"、"必伏其所主，先其所因"。《素问·五常政大论》："无盛盛，无虚虚"、"微者调之，其次平之，盛者夺之"、"大毒治病，十去其六；常毒治病，十去其七；小毒治病，十去其八；无毒治病，十去其九；谷肉果菜，食养尽之，无使过之，伤其正也"。"必养必和，待其来复"，这些都是指导治疗的原则，亦即治则的内容。辨证论治在确定治法时，实际上是治则与治法的统一。

如何选方，方剂可以在古代或近代的方剂中，选择符合切中病情的，予以加减应用，如果没有合适的成方，也可按照组方原则组织新方，《素问·至真要大论》："君一臣二，制之小也；君一臣三佐五，制之中也；君一臣三佐九，制之大也。"指出小方、中方、大方的配伍法。又有："君一臣二，奇之制也；君二臣四，偶之制也；君二臣三，奇之制也；君二臣六，偶之制也。故曰近者奇之，远者偶之。汗者不以奇，下者不以偶，补上治上制以缓，补下治下制以急，急则气味厚，缓则气味薄，适其至所，此之谓也。""是故平气之道，近而奇偶，制小其服也；远而奇偶，制大其服也。大则数少，小则数多，多则九之，少则二之。奇之不去则偶之，是谓重方；偶之不去则反佐以取之。"认为药味单数为奇方，双数为偶方，病在近所用奇方，病在远所用偶方。汗法不用奇方，攻下不用偶方。补上部、治上部的方剂宜缓，补下部、治下部的方剂宜急，制急则气味要厚，制缓则气味要淡。病所近的用奇方，但也可用偶方，宜制小其方药之量；病所远的用偶方，但也可用奇方，宜制大其方药之量。方剂大的是药味数少而量重，方剂小的是药味数多而量轻。用奇方而病不去，则用偶方称重方；用偶方而病不去，则用相反的药味来反佐。这是古人制方的原则，后世很多方剂均不拘于此说。

关于用药，《素问·至真要大论》也有用药的原则，如"辛甘发散为阳，酸苦涌泄为阴，咸味涌泄为阴，淡味渗泄为阳。六者或收、或散、或缓、或急、或燥、或润、或软、或坚，以所利而行之，调其气，使其平也"。指出药物性味的作用，便于临床上选用。如何应用，《素问·脏气法时论》"肝苦急，急食甘以缓之"，"心苦缓，急食酸以收之"，"脾苦湿，急食苦以燥之"。"肺苦气上逆，急食苦以泄之"，"肾苦燥，急食辛以润之"，还有"肝欲散，急食辛以散之，用辛补之，酸泻之"、"心欲软，急食咸以软之，用咸补之，甘泻之"、"脾欲缓，急食甘以缓之，用苦泻之，甘补之"、"肺欲收，急食酸以收之，用酸补之，辛泻之"、"肾欲坚，急食苦以坚之，用苦补之，咸泻之"。可作为五脏用药的参考。《素问·至真要大论》："风淫所胜，平以辛凉，佐以苦甘，以甘缓之，以酸泻之；热淫所胜，平以咸寒，佐以苦甘，以酸收之；湿淫所胜，平以苦热，佐以酸辛，以苦燥之，以淡泄之；湿上甚而热，治以苦温，佐以甘辛，以汗为故而止；火淫所胜，平以酸冷，佐以苦甘，以酸收之，以苦发之，以酸复之；热淫同；燥淫所胜，平以苦温，佐以酸辛，以苦下之；寒淫所胜，平以辛热，佐以甘苦，以咸泻之。""风淫于内，治以辛凉，佐以苦，以甘缓之，以辛散之；热淫于内，治以咸寒，佐以甘苦，以酸收之，以苦发之；湿淫于内，治以苦温，佐以酸淡，以苦燥之，以淡泄之；火淫于内，治以咸冷，佐以苦辛，以酸收之，以苦发之；燥淫于内，治以苦温，佐以甘辛，以苦下之；寒淫于内，治以甘热，佐以苦辛，以咸泻之，以辛润之，以苦坚之。"可作为治疗六淫用药的参考。

总之，论治的过程，一方面要确定治则、治法，另外一方面还要精心选方、用药，做到理法方药的一致性，要符合病人具体情况，抓住当前的主要矛盾，才能提高临床治疗效果。但由于疾病是在不断地变化、发展的，在论治过程中如何识别异同，分辨标本，顺从病机，掌握分寸，随着病机的变化而及时地改变治法，才能使辨证论治步步深入，提高辨证论治的水平。这也是仲景所谓"观其脉证，知犯何逆，随证治之"的意义，说明了疾病是动态的、变化的过程，因此治疗上绝不可能不加辨证地以一个方剂，一竿子到底地去治疗疾病。

二、治则

《内经》中提出了不少治则，这些治则直至现在，仍有效地指导着中医临床，今举例探讨如下。

1. 谨察阴阳所在而调之，以平为期

《素问·阴阳应象大论》："阴阳者，天地之道也，万物之纲纪，变化之父母，生杀之本始，神明之府也，治病必求于本。"阴阳是一个抽象概念，它代表了自然界万物变化的规律，《易经》曾说"一阴一阳之谓道"，就是这个意思。事物的变化、发展乃至消亡，都是阴阳互相对立的两个方面相互作用的结果，因此人的生理、病理、诊断、治疗各个方面，同样也是阴阳互相对立的两个方面互相作用的结果，只有从阴阳变化的角度去分析、去认识，才能抓住事物的根本。如《内经》用以解释生理者，《素问·生气通天论》说："夫自古通天者，生之本，本于阴阳。""阴者藏精而起亟也，阳者卫外而为固也。"《素问·阴阳应象大论》："阴在内，阳之守也；阳在外，阴之使也。"用于解释病理者，如《素问·阴阳应象大论》："此阴阳更胜之变，病之形能也"、"阴阳反作，病之逆从也"、"阴胜则阳病，阳胜则阴病，阳胜则热，阴胜则寒。"用于指导诊断者，如《素问·阴阳应象大论》："察色按脉，先别阴阳。"《素问·脉要精微论》："微妙在脉，不可不察，察之有纪，从阴阳始。"用于指导治疗者，如《素问·阴阳应象大论》："审其阴阳，以别柔刚，阳病治阴，阴病治阳"、"故善用针者，从阴引阳，从阳引阴。"《内经》在用阴阳学说到具体事物时，阴阳又代表了具体的概念。

由于中医学用阴阳相互对立的两个方面来解释疾病的病理现象，因此各种疾病的过程都存在着阴阳的偏胜，如急性热病的辨证在《伤寒论》有三阳、

三阴的六经辨证，其实质是以人的正气（阳气及阴气）强弱为中心，对急性热病，对反映正邪变化的阴阳消长为主的发展做了动态的观察。阴邪能伤阳气，阳邪则伤阴气，必然出现正邪斗争过程中的阴阳各有偏胜的局面，治疗时则针对偏胜加以矫正，使之恢复正常。在杂病脏腑辨证也是如此，某一脏的阴液虚亏常伴有阳邪亢盛（阳盛阴虚），对于阴阳偏胜而导致的各种病理状态，在治疗上，《素问·至真要大论》指出："谨察阴阳所在而调之，以平为期。"此处的阴阳就是指正气的阳虚或阴虚，指邪气阴盛或阳盛，"所在"即疾病的部位，"平"即恢复正常状态，也就是要达到《素问·生气通天论》所说的"阴平阳秘，精神乃治"的目的。

2. 治病必求于本

治病必求于本的含义有四，一是指《素问·阴阳应象大论》中所提到的阴阳是相互对立的两个方面，它存在于万物之中，也包括疾病，因此治病求本就必须了解疾病正邪斗争的阴阳偏胜，从而"谨察阴阳所在而调之"，便是治病求本。《丹溪心法》说："盖疾疢之原，不离于阴阳之二邪也。穷此而疗之，厥疾弗瘳者，鲜矣。良工知其然，谓夫风、热、火之病，所以属乎阳邪之所客，病即本于阳，苟不求其本而治之，则阳邪滋蔓而难制；湿、燥、寒之病，所以属乎阴邪之所客，病既本于阴，苟不求其本而治之，则阴邪滋蔓而难图，诚能穷原疗疾，各得其法，万举万全之功，可坐而致也。"

一是指根本，本之于脾肾。如《素问·玉机真脏论》说："五脏者，皆禀气于胃，胃者五脏之本也。"《素问·平人气象论》："人以水谷为本。"《素问·金匮真言论》："精者，身之本也。"李中梓《医宗必读》："经曰：治病必求于本，本之为言，根也。世未有无源之流，无根之木。澄其源而流自清，灌其根而枝乃茂，自然之经也。故善为医者，必责根本，而本有先天、后天之辨。先天之本在肾，肾应北方之水，水为天一之源；后天之本在脾，脾为中宫之土，土为万物之母。"又说："治先天根本，则有水火之分……治后天根本，有饮食、劳倦之分……王应震曰：见痰休治痰，见血休治血，无汗不发汗，有热莫攻热，喘生毋耗气，精遗勿涩泄，明得个中趣，方是医中杰，此真知本之言矣。"

一是指起病之因，如《景岳全书》说："万事皆有本，而治病之法，尤惟求本为首务。所谓本者唯一而无两也。盖或因外感者，本于表也，或因内伤者，本于里也；或病热者，本于火也；或病冷者，本于寒也，邪有余者，本于实也；正不足者，本于虚也。但察其因何而起，起病之因便是病本。"由于表里寒热虚实又是证候的表现，故张氏又认为："万病之本，只此表里寒热虚实六者而已……凡初病不即治，及有误治不愈者，必致病变日多，无不皆从病本生出，最不可逐件猜摸，短觑目前。经曰：众脉不见，众凶弗闻，外内相得，无以形先，是诚求本之至要也。敬不知此，必庸流耳！故明者独知所因，而直取其本，则所生诸病，无不随本皆退矣。至若六者之中，多有兼见而病者，则其中亦自有源、有流、无费可察。然惟于虚实二字，总贯乎前之四者，尤为紧要当辨也。盖虚者本乎元气，实者由乎邪气。元气若虚，则虽有邪气不可攻，而邪不能解，则又有不得不攻者，此处最难下手。但当察其能胜攻与不能胜攻，或宜以攻为补，或宜以补为攻，而得其补泻于微甚可否之间，斯尽善矣。"

一是相对于"标"而提出来的，从分析标本中，得出治病求本的"本"。

以上几种说法，以阴阳为本好比是"经"，因为人体的生理、病理、诊断、治疗各方面都可分阴阳，局限在治疗上是指病因而言。以先天、后天为本者好比是"纬"，因为任何疾病都要固护胃气、元气，局限在治疗上是指正气而言。至于表里寒热虚实诸"证"，也是从病因上说的，而相对于标的本，既有病因的含义，又有正虚的含义，还有先病的含义，比较全面，因此治病求本的"本"与标本的"本"是一致的，掌握好标本关系，也就达到了治病求本的目的了。

3. 知标本者，万举万当

《素问·标本病传论》："知标本者，万举万当，不知标本，是谓妄行。"《素问·至真要大论》："夫标本之道，要而博，小而大，可以言一，而知百病之害，言标与本，易而勿损，察标与本，气可令调，明知胜复，为万民式，天之道毕矣。"说明了辨别标本在治疗上的重要性，《内经》在治疗中有关标本的含义有三。

（1）病因为本，症状为标：《素问·六微旨大论》："少阳之上，火气治之，中见厥阴；阳明之上，燥气治之，中见太阴；太阳之上，寒气治之，中见少阴；厥阴之上，风气治之，中见少阳；少阴之上，热气治之，中见太阳；太阴之上，湿气治之，中见阳明。所谓本也，本之下，中之见也。见之下，气之标也。本标不同，气应异象。"六气所应病形不同，故气应异象。所谓气之标，指三阴三阳为六气之标，亦即六气为本，三阴三阳为标，也是病因为本，症状为标。《素问·至真要大论》："是故百病之起，有生于本者，有生于标者，有生于中气者，有取本而得者，有取标而得者，有取中气而得者，有取标本而得者……"所指生于本，是指疾病在病因作用后直接发生者；所指生于标，是指疾病不是在病因作用后发生，而是在原发症状的基础上的续发症状；生于中气者，是指疾病不是在病因作用后发生，而是在与之互为表里者而影响发病，说明了疾病的产生有多方面的原因，因此在治疗上或从本，或从标，或从中气，或从标本，治疗上也是多种多样的。虽然病的产生是多方面的，治疗也是多途径的，但本指的病因是毫无疑义的。

（2）原发为本，继发为标：所谓原发是指先病，继发为后病，先病与后病的关系，由于后病是在先病的基础上产生的，所以认为先病为本，后病为标。在治疗上《素问·标本病传论》提到："先病而后逆者，治其本。"即是指凡先生病，而后病势逆转者，必先治其初病之本。《素问·至真要大论》："从内之外者，调其内；从外之内者，治其外；从内之外而盛于外者，先调其内而后治其外；从外之内而盛于内者，先治其外而后调其内；中外不相及，则治主病。"马莳说："此言治表里之病有三法，有本标，有先后，有分主也。病有从内而之外，则内为本而外为标，有从外而之内，则外为本而内为标，皆止调其本而不必求之标也。病有从内之外而外病盛，有外之内而内病盛，皆当治其病之为本而后调其标之病盛也。然有病在内而不及在外，病在外而不及之内，则各自为病，中外不相及，或以治内，或以治外，皆治其主病耳。"内指脏腑而言，外指肌表而言，从内之外为原发在脏腑，由内因而来，故调其内，治原发、治病因是统一的。从外之内为原发在肌表，由外因而来，故治在外，治原发、治病因也是统一的。从内之外而盛于外者，先调其内而后治其外，也是先治原发、治病因；从外之内而盛于内者，先治其外后调其内，还是先治原发、治病因。因此治原发与治病因是统一的，并不矛盾。至于中外不相及，指疾病内外并不相关，不存在原发和继发的问题，无所谓先治什么后治什么，而治主病，即是根据产生主病的病因来治疗，仍属病因为本之义。

《素问·标本病传论》："病发而有余，本而标之，先治其本，后治其标；病发而不足，标而本之，先治其标，后治其本。"根据《素问·五运行大论》提到："气有余，则制己所胜，而侮所不胜；其不及，则己所不胜侮而乘之，己所胜轻而侮之。"所谓病发而有余，即是指某脏发病有余时，会影响到所胜与所不胜的其他二脏，其不足也同样如此。故张景岳说："此以病气强弱而言标本也。如病发之气有余，则必侮及他脏他气，因而本以传标，故必先治其本；病发之气不足，则必受他脏他气之侮，因而标以传本，故必先治其标，盖亦治所从生也。"这也是指原发为本，继发为标。

（3）正虚为本，邪实为标：《素问·评热病论》所说"邪之所凑，其气必虚"，说明了正气先虚，才能受邪，故以正邪而论，正虚为本，邪实为标。既然在发病上是以正气为主，在病情之轻重、病程之长短、病变之转归等，亦莫不以正气为主。明·缪仲淳《本草经疏》说"五虚为本，五实为标"，也是指正虚为本，邪实为标的意思。《素问·标本病传论》中提到"先病而后生中满者治其标"、"小大不利治其标"，以中满、尿闭、便结是标急的三大症状，如不紧急处理，则可导致不可挽回的局面，故均应标急治标。

以上《内经》所述的这种标本关系，都是在临床上经常遇到的，既有本质与现象的关系，也有原因与结果的关系，还有主要与次要的关系，在治疗上应"治病求本"，但疾病是动态变化着的，所以中医又有"急则治其标，缓则治其本"的说法，以适应变动的情况。一般说来，治本则标证可以解除，如在危急的情况下，虽为标证，亦当治标，但治标总属权宜之计，治本才是根本之图。急则治标的目的也是更好地治本。当然在标本俱急的情况下，也可以采取标本同治的方法，但总以治本为其主要。

4. 必伏其所主，而先其所因

《素问·至真要大论》中提出的"必伏其所主，而先其所因"，是在反治解释中提出来的，所谓热因热用，寒因寒用，塞因塞用，通因通用，看起来用药和病情的寒热属性一致，但所取得的效果并不相同，说明了要制伏病之根本，必先求病之因。虽然是热证，但这个热是假热，故热因热用；虽然是寒证，但这个寒是假寒，故寒因寒用；虽然是胀满，但这是虚证的胀满，仍要用补药治疗，故为塞因塞用；虽然是下利，但这是实证的下利，仍要用泻药治疗，故为通因通用，示人莫被假象所迷惑，故要伏其所主，先其所因。

5. 正者正治，反者反治

《素问·至真要大论》："正者正治，反者反治。"所谓正者正治，即临床表现和证候性质完全一致者，用正治的方法来治疗，正治法所用的方药与临床表现及证候性质完全相反，故正治法又名逆治法。所谓反者反治，即临床表现和证候性质完全相反者，用反治的方法来治疗，反治法所用的方药与临床表现一致，故反治法又叫从治法。《素问·至真要大论》还有："逆之，从之，逆而从之，从而逆之，疏气令调，则其道也。"也是说明这个问题，所谓逆之，即正治法；从之，即反治法；逆而从之，即先用正治法后用反治法；从而逆之，即先用反治法后用正治法等，使人体气血因治疗后恢复正常流畅，而使疾病得除。

《内经》中正治法，如《素问·至真要大论》中所说"寒者热之，热者寒之"即是。反治法即"热因热用，寒因寒用，塞因塞用，通因通用"之谓。（**按**：原文为热因寒用，寒因热用，因原文是回答反治何谓。故应改作热因热用，寒因寒用为妥）

正治法或逆之，比较容易理解，如热证用凉药，寒证用热药，以药物阴阳之偏来纠正病证阴阳之偏，亦即"谨察阴阳所在而调之，以平为期"。反治法或从之，看起来不好理解，见热仍用热，见寒仍用寒，实际上临床表现的热与寒，乃是标象或假象，如阴寒内盛格阳于外的面赤、烦躁，是假热而非真热，为真寒假热，所以要用热药治其假热；又如热盛于内阴格于外的四肢厥逆，是假寒而非真寒，为真热假寒，应当用凉药治其真热。如果不辨寒热的真假，假寒用热，假热用寒，则祸不于踵。

6. 实则泻之，虚则补之

疾病的过程，是正邪双方互相斗争的过程，根据中医学发病过程的认识，"邪之所凑，其气必虚"，任何疾病的发病都和正气的虚损有关，这是正与邪的关系在发病学上的表现，亦即外因与内因的关系。但是已发病以后，又可因邪气的作用表现出对人体的损害和人体正气对邪气作用的抗损害，仍体现了正邪双方互相斗争的过程，因此正邪斗争表现在整个疾病的发生、发展、变化、转归的全过程。因而形成正虚邪实的局面。

《素问·通评虚实论》："邪气盛则实，精气夺则虚。"说明了实是邪气有余、邪气旺盛，而不是正气的有余；虚是正气不足、精气被夺，而不是邪气的不足。既然是邪气有余，正气不足，故在治疗上应当泻其有余，补其不足。如《灵枢·根结》："形气不足，病气有余，是邪胜也，急泻之；形气有余，病气不足，急补之。"《素问·三部九候论》中所说："实则泻之，虚则补之。"如果实证而补，虚证反泻，同可使病情加重，预后不良。如《灵枢·胀论》所说："泻虚补实，神去其室，致邪失正，真不可定，粗之所败，谓之夭命。"《素问·热论》对于热病的治疗有"其未满三日者，可汗而已；其满三日者，可泄而已"。是指邪气盛而言，如病程稍长或有所遗者，则应"视其虚实，调其逆从，可使必已矣"。可见泻实补虚是中医治疗学中的一个重要原则，由于中医认识疾病是以人体正气为中心的，所以中医学强调正气为本，在驱邪时要时刻注意正气，不能伤正，如病在表，当用汗法，必以"微似汗出"为度，若大汗淋漓，必然耗伤正气。里实证，当用下法，必"得下，余勿服"、"若一服利，则止后服"，不可再下，以免伤正。体现了中病即止，不可一味祛邪，置正气于不顾。反之，扶正时也要考虑邪气的盛衰，在邪盛时扶正反使邪气更盛，影响疾病的恢复；在邪衰正复时扶正，则不仅有利于正气的恢复，也更有利于邪气的消除，因此也不可一味蛮补，置邪气于不顾。扶正与祛邪，也体现了正邪双方互相斗争的过程，特别是在病情复杂，虚实互见的情况下更为重要，必须处理好扶正与祛邪的关系，或先攻后补，或先补后攻，或攻补兼施，总以祛邪而不伤正，扶正而不恋邪为目的，"视其虚实，调其逆从"，方可取得预期的效果。

《难经·六十九难》"虚则补其母，实则泻其子"，虽然是指针刺而言，但后世用于作为脏腑补泻用药的规律。所谓虚则补其母，就是当某脏虚损时，除了直接补该脏外，还可间接补其母脏，如肺气不足，就可影响其母脏，虚劳久咳出现纳差腹胀，可以补其母使脾胃功能恢复久咳亦可痊愈。所谓实则泻其子，是指某脏之病由于子实而引起，可泻子之实以治母病，如肝火偏盛影响肾的封藏功能，而致遗精梦泄，在治疗上可清泄肝火，而使肾的封藏功能恢复。利用脏腑生克关系作为治则，亦属补虚泻实范围，如补土制水、壮水制火、清金制木等是。

7. 因人、因时、因地制宜

《内经》强调诊治必须结合天时的变化、地域的差异、人的体质、年龄、性情，以及生活环境、经济情况、思想情绪各方面的不同加以考虑，亦即后世所称因人、因时、因地制宜，这是中医论治的特色。因为疾病的发生、发展、变化和转归，是由多方面的因素决定的。同一疾病，往往因地区的不同，时令的变化，以及人的体质差异，而表现出不同的病理特点，在治疗上亦因之不同。如《医学源流论》说："天下有同此一病，而治此则效，治彼则不效，且不惟无效，而反有大害者，何也？则以病同而人异也。夫七情、六淫之感不殊，而受感之人各殊，或气体有强弱，质性有阴阳，生长有南北，性情有刚柔，筋骨有坚脆，肢体有劳逸，年力有老少，奉养有膏粱藜藿之殊，心境有忧劳和乐之别，更加天时有寒暖之不同，受病有深浅之各异，一概施治，则病情虽中，而于人之气体，迥乎相反，则利害亦相反矣。故医者心细审其人之种种不同，而后轻重、缓急、大小、先后之法，因之而定。"也说明了虽是同一疾病，虽然与地区、天时有关，但主要的还是与人的体质、年龄、生活、情绪等关系更为密切。

因人制宜者，如《医理辑要》说："要知易风为病者，表气素虚；易寒为病者，阳气素弱；易热为病者，阴气素衰；易伤食者，脾胃必亏；易劳伤者，中气必损。"由于体质不同，所患疾病可以各异。急性热病初起，恶寒发热，有的恶寒重发热轻，有的恶寒轻发热重，此伤寒与温病之所分也。究其原因亦与体质有关，阳气素盛易从热化，阳气不盛或阳气素衰易从寒化，从热化者必口渴、舌红而干；寒化者必口渴、舌润不红，寒化之中程度轻者自在太阳，重者当为太少两感。又如湿热之病，平素脾虚者易从寒化，而为湿偏重之证，平素胃热者易从热化，而为热偏重之证。由于体质不同，证候类型各异，治疗当然亦不相同。至于老人、小儿，更因体质特点，应特别予以重视，如《医法心传》："书言老人多气少血，小儿纯阳无阴，盖缘天癸之水，男子二八始至，八八乃绝，女人二七始至，七七乃绝也。窃谓老人阴既绝，阳亦衰，安得多气？当言老人少气少血为是，故老人多脾虚之证，实由命门阳衰，如八味、右归等丸，老人服之，每多效验，因脾虚釜底添薪之法也，亦为阴中补阳，所以老人宜阴阳并补明矣。小儿为嫩阳，本是无阴，赖此一点稚阳，以生阴血，寒凉之品，最伐真阳，阳若一虚，即成阳绝，慢脾之证，每多无效。或因外邪人里则变为热，或疫邪内郁，火燥熏蒸，凉解可愈，然因病致热，非谓小儿纯阳，互应寒凉也……过汗伤阴，血燥生风，用滋补；误凉亡阳，胃寒脾败，宜投温补……所以小儿宜补阴，不宜伐阳。"说明了老人及小儿体质的特殊性，治疗中要加以考虑。至于妇女有经带胎产的特殊性，也需要在论治时加以注意。

因时制宜者，《素问·六元正纪大论》："用寒远寒，用凉远凉，用温远温，用热远热，食宜同法，有假者反常，反是者病，所谓时也。"指出四季有温热寒凉之别，用药要结合四时，如用寒性药应避免寒冷的天时，用凉性药应避免清冷的天时，用温性药应避免温暖的天时，用热药应避免炎热的天时，不论用饮食或药物来调理，其意相同。若天气反常，邪气反胜，可不必依照天气为寒应当避寒等常规，而是应当根据四时季节灵活应用，假如不这样做，便会生病。李东垣《脾胃论》根据《内经》精神，在"用药宜禁论"中提到："失时禁者，必本四时升降之理，汗下吐利之宜。大法：春宜吐，象万物之发生……夏宜汗，象万物之浮有余也。秋宜下，象万物之收成……冬周密，象万物之闭藏……故冬不用白虎，夏不用青龙，春、夏不服桂枝，秋、冬不服麻黄，不失气宜。如春夏而下，秋冬而汗，是失天信，伐天和也。"李氏主要遵循《内经》理论，但应符合临床实践，有常有变，灵活动用。如《神农本草注疏》说："春夏热，元气外泄，阴精不足，药宜养阴；秋凉冬寒，阴气潜藏，勿轻开通，药宜养阳。此药之因时制用，补不足以和其气者也。"这是指常规而言。"假令阴虚之人，虽当隆冬，阴精亏竭，水既不足，不能制火，则阳无所依，外泄为热，或反汗出，药宜益阴，地黄、五味、鳖甲、枸杞之属是已；设从时令，误用辛温，势必立毙。假令阳虚之人，虽当盛夏，阳气不足，不能外卫其表，表虚不任风寒，洒淅战栗，思得热食及御重裘，是虽天令之热，亦不足以敌其真阳之虚，病属虚寒，药宜温补，参、芪、桂、附之属是已；设从时令，误用苦寒，亦必立毙。此药之舍时从证者也。假令素病血虚之人，不利苦寒，恐其损胃伤血，一旦中暑，暴注霍乱，须用黄连、滑石以泄之；本不利升，须用葛根以散之。此药之舍证从时者也。"这都是指特殊性而言，临床上应加以重视，辨证以临床表现为主，参考四时用药，有助于提高临床疗效。

因地制宜者，《素问·五常政大论》："地有高下，气有温凉，高者气寒，下者气热。""西北之气，散而寒之；东南之气，收而温之，所谓同病异治也。"说明地势不同，气候亦异，西北大气寒冷，其病多外寒而里热，故应散其外寒，而凉其里热；东南天气温热，其病多外热而内寒，故应收敛其外泄的阳气，而温其内寒。这是指地区不同的同病异治。当然因时、因人不同也可同病异治。如不同疾病，只要病因病机相同，不论地区、时令是否一致，则治疗亦必相同，这又是异病同治了。《医学阶梯》说："凡疗疾病必须体认南北，细察长幼禀赋，毋得拘方土而抑禀赋，亦不得泥禀赋而浑方土。方土、禀赋，务要别其孰轻孰重，宜补宜泻，可寒可温，而岂得概言南补北泻，南热北寒而已哉！"这一点在临床上很有指导意义。

8. 大毒治病，十去其六

《素问·五常政大论》说："大毒治病，十去其六；常毒治病，十去其七；小毒治病，十去其八；无毒治病，十去其九；谷肉果菜，食养尽之，无使过之，伤其正也。不尽，行复如法。必先岁气，无伐天和，无盛盛，无虚虚，而遗人夭殃。无致邪，无失正，绝人长命。"指出药物的毒性（气味偏胜者，如大热大寒及燥湿偏胜等皆属之）较大者，服药时间宜短；毒性一般者，服药时间可以稍长；毒性小者，服药时间可以再长些；无毒者，服药时间可以更长些，但也只能十去其九，不能无限期地长期服药，不能用药太过，过则伤正，宜配合饮食调养，亦即《素问·五常政大论》中所说"必养必和，待其来复"，从饮食营养、生活起居等方面调理，则正气自可恢复。《素问·六元正纪大论》提出的"大积大聚，其可犯也，衰其大半而止，过者死"，以及《素问·脏气法时论》所指出的"毒药攻邪，五谷为养，五果为助，五畜为益，五菜为充，气味合而服之，以补益精气"的含义是一致的。如不尽则是疾病未愈，行复如法则是仍可再用前述用药方法进行治疗，即间断用药的原则，既可避免因药物的连续应用而对人体正气带来损害，同时还可达到间断服药而使病邪受到顿挫的目的。"必先岁气"则是要了解这一年气候变化的特点。"无伐天和"则是在诊治疾病时要注意气候特点与人体正气的关系，不要伤害正气，要根据气候特点进行适当治疗。"无盛盛，无虚虚"即是指邪气很盛不要再助邪，正气已虚不要再伤正，亦即实实、虚虚的治疗原则上的错误，必然致邪、伤正，影响疾病的康复。总之，这条治疗原则说明祛邪不要伤正，到一定程度时需要食养配合，而使正气恢复；另外在治疗中不要犯实实、虚虚的错误。

《素问·至真要大论》还指出："夫五味入胃，各归所喜。故酸先入肝，苦先入心，甘先入脾，辛先入肺，咸先入肾，久而增气，物化之常也，气增而久，夭之由也。"指出药物的归经情况，但长期服用某一种作用的药物，一则必然会导致人体的气机发生偏胜现象，如果人体功能长期处于偏胜状态，则必然会发生疾病，失去健康，也是对"大毒治病十去其六……"的一段原文的很好补充。

9. 微者调之，其次平之，盛者夺之

《素问·至真要大论》："微者调之，其次平之，盛者夺之。"指出疾病轻微者，不用重剂，因人体自身具有调节能力，可使病情恢复，即使要用药物治疗时，也只要轻剂帮助人体调节能力的恢复，疾病即可痊愈。其次是指疾病较重者，用药要相应稍重，因为病之较重者，邪气偏胜也较重，不用稍重之剂就不能平其偏胜，所以必须使用稍重之剂才能平其病势，疾病才能治愈。盛者指邪气亢盛，病情急重者，必须用重剂以攻其邪，因为邪势极重的情况下，邪如不去，正就不复，故必须应用重剂攻邪，邪去方可正安。这段精神说明了人体自身有调节能力，药物的治疗在于帮助人体自身调节功能的恢复，不要去损害自身调节功能。邪气盛则必须祛邪，但也要遵照大毒治病十去其六的原则，治疗与食养相结合，有利于自身调节功能的恢复。

10. 治未病

《素问·四气调神大论》："是故圣人不治已病治未病，不治已乱治未乱，此之谓也。"这段治未病的思想是在顺应四时气候变化规律的基础上提出来，说明未病先防的道理。说明要人们注意调摄，保养精气，提高抗病能力，防患于未然。《素问·八正神明论》："上工救其萌芽……下工救其已成，救其已

败。"《素问·刺热》提出:"病虽未发,见赤色刺之,名曰治未病。"是指已经发病,要尽量做到早期诊断、早期治疗,防止疾病传变,这就是上工治未病,如果病邪深入,病情恶化,则治疗比较困难,《难经·七十七难》:"所谓治未病者,见肝之病,则知肝当传之于脾,故先实其脾气,无令得肝之邪,故曰治未病焉。"《金匮要略》也说:"夫治未病者,见肝之病,知肝传脾,当先实脾。"也告诉我们,要从整体出发,看到五脏之间的相互联系,相互制约,一脏有病可以影响到另一脏的内在联系,因此治疗时要照顾整体,早期治疗未病之脏腑,以防止疾病的传变,这种预防为先的思想,在治疗原则中值得重视。《医学源流论》说:"病之始生浅,则易治,久而深入,则难治。《内经》云:圣人不治已病治未病,夫病已成而药之,譬犹渴而穿井,斗而铸兵,不亦晚乎?《伤寒论》序云:时气不和,便当早言,寻其邪由,及在腠理,以时治之,罕有不愈,患人忍之,数日乃说,邪气入脏,则难可制。昔扁鹊见齐桓公云:病在腠理,三见之后,则已入脏,不可治疗而逃矣。历圣相传,如同一辙。盖病之始入,风寒既浅,气血脏腑未伤,自然治之甚易;至于邪气深入,则邪气与正气相乱,欲攻邪则碍正,欲扶正则助邪,即使邪渐去,而正气已不支矣。"也说明了早期治疗的重要性,也是《内经》治未病思想的阐发。

三、治法

治法,是治疗手段,中医的治法很多,除了辨证论治,选用内服的方药以外,还有针灸、刮痧、贴敷、火罐、熨法、水疗、泥疗、薰蒸、推拿、气功、捏脊、割治等许多行之有效的方法,本章所论着重讨论按辨证论治的常用治法,即汗、吐、下、和、温、清、消、补八法。

1. 汗法

凡具有发散作用,能通过开泄腠理,促进发汗者,称为汗法。一般有发汗作用的中药质轻,性升浮,味辛,因为辛能发散,故具有发汗作用。

(1)概说:《素问·玉机真脏论》:"今风寒客于人,使人毫毛毕直,皮肤闭而为热,当是之时,可汗而发也。"《素问·生气通天论》:"体若燔炭,汗出而散。"指出了有表证发热者,可以用汗法。《素问·评热论》又说:"人所以汗出者,皆生于谷,谷生于精,今邪气交争于骨肉而得汗者,是邪却而精胜也,精胜则当能食而不复热。复热者,邪气也;汗,精气也。今汗出而辄复热者,是邪胜也,不能食者,精无俾也,病而留者,其寿可立而倾也。"说明了汗的产生是来源于人的精气，汗出热退是正气战胜邪气，疾病可以向愈；若汗出而复热，是正不胜邪的现象，疾病则将继续向恶化方面发展。

《内经》提出辛甘发散为阳的方法，但并未指出具体方药，《神农本草经》记载了发汗的药物，如麻黄、桂枝、防风、细辛、藁本、辛夷、白芷、荆芥、桑叶、菊花、柴胡、葛根、升麻、葱白、蔓荆子、薄荷等，这些药物，目前仍为常用的解表发汗药物。

《伤寒论》和《金匮要略》在《内经》关于汗法的理论上及《神农本草经》的药物基础上，根据临床实践，制订了许多汗法的方剂，至今仍有效地指导着临床。《伤寒论》的汗法是辛温发汗，到南宋刘完素认为：表证固应汗解，但外感初起多是"怫热郁结"，辛热之品虽能发汗，但病因属热，再用热药解表，则可使热邪转甚，故提出以辛凉或甘寒解表，如表证兼里热，可以表里双解，进一步丰富了汗法的内容。以后各家对汗法都有进一步的阐发，特别是温病学派的形成，对热病应用汗法的研究更加深入。如《温病条辨》说："……其有阴精有余，阴气不足。又为寒邪肃杀之气所搏，不能自出者，必用辛温味薄急走之药，以运用其阳气，仲景之治伤寒是也……其有阳气有余，阴精不足，又为温热升发之气所烁而汗自出，或不出者，必用辛凉以止其自出之汗，用甘凉甘润培养其阴精为材料，以为正汗之地，本论之治温热是也。"比较了汗法在伤寒与温病中之不同。其所创制的银翘散、桑菊饮为辛凉解表的代表性方剂，至今仍为临床上所常用。

（2）适应证

表证：热病初起有表证者，如恶寒发热、身痛头痛、脉浮等，由于表证有表寒、表热之分，因而汗法又有辛温、辛凉之别，辛温用于表寒，如麻黄汤、桂枝汤、荆防败毒散等；辛凉用于表热，如桑菊饮、银翘散等。

风湿：外感风湿，一身尽痛，肢体沉重，可通过发散，祛风除湿。如恶寒发热、无汗脉紧，属表实者，可用麻黄加术汤；如汗出恶风，脉浮虚涩属表虚者，可用桂枝附子汤；如湿郁化热，身痛发热，日晡加剧，属热痹者，可用麻黄杏仁薏苡甘草汤、白虎加桂枝汤。

水肿：面部浮肿，或腰以上肿，可以通过发散，祛水外出而消肿，且宣肺也可利水以消肿。方如消水圣愈汤。如兼有外感者，属风寒可用麻桂五皮饮，属风热可用越婢五皮饮。

麻疹：通过发散可以透发疹毒，故麻疹初起，疹未透发，或难出而透发不畅，均可用汗法透之，使疹毒随汗透散于外，以利于缓解病势。一般透疹宜用辛凉，忌用辛温，如竹叶柳蒡汤。

（3）禁忌证：凡病在里而不在表者均不得使用汗法。《伤寒论》中有喉干燥者、淋家、疮家、衄家、亡血家、汗家、病人有寒、尺中迟者、脉微弱者等不可发汗，是指用辛温发汗而言，随着后世对汗法的不断补充，如辛凉发汗、益气发汗、养血发汗、助阳发汗、滋阴发汗等在临床上的应用，这些都不再是汗法的禁忌证了。

（4）注意点

注意不宜过汗：运用汗法治疗外感表证，要求遍身絷絷微似有汗者佳，即以周身微汗为度，以达到汗出热退，脉静身凉，不可过汗。设发汗过多，如水流漓，可耗伤阴液，又可亡阳。另外运用汗法，一般中病即止，不必尽剂，以免发生过汗现象。

注意用药缓峻：一般使用汗法，要根据病情来决定用药的缓峻。表虚者，宜缓宜轻；表实者，宜急宜峻。还可根据时令及体质来定缓峻，暑天炎热，汗之宜轻，可用香薷饮之类；冬令严寒，汗之宜重，可用麻黄汤之类；体质虚，用药宜轻，汗之宜缓；体质壮，用药宜重，汗之可峻。

注意辨其兼证：由于表证可以有兼杂证候，因此使用汗法应注意兼证。如虚人外感，必照顾其正气，气虚者，宜益气解表，如人参败毒散、参苏饮；阳虚者，宜助阳解表，如麻黄附子细辛汤、参附再造汤；血虚者，当养血解表，如葱白七味饮；阴虚者，应滋阴解表，如加减葳蕤汤等是。表证而兼气郁者，宜理气解表，如香苏饮；表证而兼痰饮者，宜化饮解表，如小青龙汤。

煎服法：汗法之剂不宜久煎，宜热服以助出汗，服药后要忌风、忌冷饮。

2. 吐法

凡具有催吐作用，能使咽喉、气道、胸膈、胃脘间的有害之物得以呕吐排出者，称为吐法，一般吐法在临床上常应用于急症。

（1）概说：《素问·阴阳应象大论》："其高者，因而越之。"《素问·至真要大论》："酸苦涌泄为阴，咸味涌泄为阴。"说明对吐法已有一定认识。《神农本草经》记载常用催吐药物有瓜蒂、藜芦、常山、大盐等。《伤寒论》也提出："胸中实，不可下之，当吐之。"《金匮要略》："宿食，在上脘，当吐之，宜瓜蒂散。"说明对吐法的运用是法度严谨的。金·张子和对吐法运用十分细致，在《儒门事亲》中立有专篇"凡在上者皆可吐式"以讨论吐法的应用，如说："曾见病之在上者，诸医尽其技而不效，余反复思之，投以涌剂，少少用之，颇获征应，既久乃广访多求，渐臻精妙，过则能止，少则能加，一吐之中，变态无穷，屡用屡验，以至不疑，故凡可吐令条达者，非徒木郁然，凡在上者，皆宜吐之。"并列举了三十六味催吐药物，如寒性催吐药，苦寒者，有豆豉、瓜蒂、茶末、栀子、黄连、黄芩、大黄、苦参；酸寒者，有晋矾、绿矾、蓝汁、青盐、白米饮；咸寒者，有沧盐；甘寒者，有牙硝；辛寒者，有轻粉；辛苦寒者，有郁金、常山、藜芦；甘苦寒者，有地黄汁；酸辛寒者，有胆矾。温性催吐药，苦温者，有木香、远志、厚朴；辛温者，有谷精草、葱根须；酸温者，有饭浆；辛苦温者，有薄荷、芫花；辛甘温者，有乌头、附子尖；辛咸温者，有皂角；甘辛热者，有蝎梢。平性催吐药，酸平者，有铜绿；甘酸平者，有赤小豆；甘微温且寒者，有参芦头。并指出除常山、胆矾、瓜蒂有小毒，藜芦、芫花、轻粉、乌头、附子尖有大毒外，其余二十六种皆吐药之无毒者，可对证各擢而用之。还指出对用催吐药而呕吐不止的解救法，如服瓜蒂呕吐不止者，用麝香少许立解；服藜芦呕吐不止者，以葱白汤解之；服石药呕吐不止者，以甘草、贯众解之；服诸草木药吐者，用麝香解之等，对吐法的理论有较大的发展。

以后历代医家亦对吐法有所研究，如《医学心悟》对吐法的应用，指出胃脘积食、胸膈停痰、寒痰闭塞而厥逆昏沉者、风邪中脏将脱之证（以大剂参附姜夏浓煎灌之使痰得吐，胸膈流通，其人渐苏）、风痰热闭之证、风热不语者、中恶不醒者、魇梦不醒者、自缢不醒者、喉痹喉风、牙关紧闭而闭塞不通者等，皆可应用。特别是神识不清者，可频频灌服，痰随药出，随灌随出，随吐随灌，少顷痰开药下，其人即苏。说明了吐法在抢救急症病人方面有一定价值。但近代以来，吐法较少应用。当前仍应很好学习古人经验，以求在临床上对一些用其他方法治疗无效的疾病，从中或能有所启示。

（2）适应证

中毒：食物中毒或饮酒过量，或吞服有毒药物，皆可应用吐法，使有害之物迅速排出体外。

停食：过饮过食，停滞胃脘不下，以致上腹部胀满疼痛难忍者，可应用吐法，使停留于胃脘的饮食排出，而使症状缓解。

窍闭：由于喉风、乳蛾等病引起的咽喉病变梗阻，或由于痰涎壅盛引起的气道阻塞，可应用吐法以缓解症状。或因机体调节功能一时性障碍引起的尿闭、耳聋、失语等，用吐法后，因剧烈呕吐的刺激有时可以使一时性调节功能得到恢复。

一般吐法用瓜蒂散、莱菔散，可涌吐痰涎、食滞、毒物，稀涎散可涌吐风痰。

（3）禁忌证：①非急症的情况下，一般少用。因为上焦主入，下焦主出，吐法是反此道而行，违反人体自然生理情况，损耗正气，因此不是急症者，最好不用。②凡有吐血、咯血、下血、崩漏、产后等吐法可使气机上逆，并耗损正气，都可使出血加重。③妊娠期间，呕吐可使冲任之气上逆，导致早产或流产，故亦禁用吐法。④大汗大下后，阴阳俱伤，正气耗损，或老弱气衰，再用吐法，更使正气不支，出现变证。

（4）注意点：①注意辨其病位，《内经》指出"其高者，因而越之"，凡病位在上者，可以因势利导，引而吐之，如病位在下则不可吐。②注意辨虚实，一般里证实证者，病位在上，病情较急，必须使有害之物或病理产物迅速排出者，可用吐法。但正虚明显，不论阴虚或阳虚，都应禁用或慎用。③吐法应用必须适可而止，不能使患者呕吐过甚，否则可导致阴阳衰竭。④注意吐后的护理，使患者安静平卧，用热水袋温敷胃脘，以减轻胃气上逆。⑤使用药物要注意质量，用瓜蒂散催吐者，瓜蒂必须用生瓜蒂，熟瓜蒂无效。

3. 下法

凡具有泻下作用的药物内服或外用，使患者发生腹泻者，称为下法。一般有泻下作用的中药，多属味苦、咸，或富含油质，或较滋腻，味苦可以通下，味咸能够软坚，油质滋腻者可以润肠，均可达到泻下作用。

（1）概说：《素问·阴阳应象大论》中指出"因其重而减之"，"其下者，引而竭之；中满者，泻之于内"，"其实者，散而泻之"等，说明对下法的应用已有认识。《神农本草经》中记载了大黄、甘遂、大戟、芫花、商陆、巴豆、郁李仁等具有泻下作用的药物，至今仍为中医临床所常用。《伤寒论》及《金匮要略》把下法广泛地应用到外感热病及内伤杂病的治疗，使下法得到了进一步发展。刘完素也强调用下法，认为表证已解，但里热郁结，汗出而热不退者，皆可使用下法，并制订了凉膈散、三一承气汤等，使下法内容更为丰富。张子和也善用下法，《儒门事亲》中也有专篇"凡在下者皆可下"，认为凡是积聚陈莝于中，留结寒热在内，都应逐去，宜用下法。如指出："凡宿食在胃脘，皆可下之……若心下按之而硬满者，犹宜再下之；如伤寒大汗之后，重复劳发而为病者，盖下之后热气不尽故也，当再下之；若杂病腹中满痛不止者，此为内实也……故可下之，不计杂病伤寒，皆宜急下之。""目黄九疸食劳，皆属脾土，可下之。"此外"如诸落马堕井，打扑闪肭损折，汤沃火烧，车碾大伤，肿发焮痛，日夜号泣不止者"皆可下之而愈。对下法认识的深度又进一步。吴又可也擅长使用下法，并提出温病下不厌早之说，发展了下法在温病领域中的应用。《温病条辨》也说："温疫为内发伏邪，脉厥体厥，乃阳郁热极，气道壅闭之危候，自宜大承气急下存阴。"目前下法在热病及急腹症应用方面的成就，将使下法的研究更加深入。

（2）适应证

粪结：大便秘结，便时艰难，可用下法。如属热结，临床上可见高热或潮热，汗出烦渴，燥屎内结，甚则神昏谵妄，或因热发厥而脉微肢冷者，皆可寒下，如大小承气汤、调胃承气汤。如属寒结，临床上可见畏寒肢冷，身蜷欲寐，大便秘结，脉象微细者，可以温下，如温脾汤。津液不足，大便秘结者（如热盛伤津，病后津亏，年老津涸，产后血虚等引起），可以润下，如麻仁丸、五仁丸、增液汤等。润下除口服给药外，还可肛门用药，如蜜煎导法、猪胆汁灌肠法等。

水结：水饮贮留，全身高度水肿伴有明显腹胀者，可用下法，使贮留水饮从大便排出，特别是有严重腹水用一般利尿法无效时，可以用下法攻泻逐水。如舟车丸、禹功散。

气结：气滞于中，使患者腹部高度胀气，用理气药治疗无效时，可以通过下法，减轻腹部胀气，因气郁可以化火，因此气结多属实证、热证，故可用寒下法，如承气汤类。

血结：瘀血停留，临床上可见腹痛、腹胀癥瘕等，可使滞留的瘀血用下法得以排出，如桃仁承气汤、抵当汤。

（3）禁忌证：①表证未解者，一般不用下法，恐用下法后引邪入里。如表证未解合并里实者，可以解表通里合用，即汗法与下法同用。如无里实者，一般禁用下法。②妇女行经、妊娠、产后，一般也禁用下法，因为下法可以通经，经期用之可使月经过多。妊娠用下法易引起小产或流产，产后用下法可致出血增多，因产后本已血虚，失血过多，也可产生变证。③汗吐之后，亦不宜再用攻下，因正气已虚，再用下法，可使津液耗竭，正气衰败。

（4）注意点：①注意分清虚实，实证可下，虚证禁下，但虚证又非下不可者，宜先补后攻，或攻补兼施（如属阳虚可用温脾汤，如属阴虚可用增液承气汤），或用润下或润导之法。②注意下的时机，外邪内陷，尚未成实，过早攻下，则邪正相扰，可产生变证，如结胸、痞满等证，不可不知。如热盛于里，燥屎内结，则当急下，釜底抽薪，顿挫邪热，而使热退神清。③注意下之峻缓，病热重，体质壮，宜峻下；病热缓，体质弱，宜缓下。峻下要用汤剂，缓下可用丸剂，盖汤者荡也，丸者缓也。④注意中病即止。若一服利，则止后服，以免伤正，使下而勿损。⑤下后注意病情变化，重调养，慎饮食，以恢复胃气。

4. 和法

凡能调和表里、寒热两解、正邪兼顾、虚实并治者，谓之和法。使表里、寒热、虚实失调者，得以平复。

（1）概说：和法的概念是随着认识的不断深入而确立的。在《内经》时代，和是指调和而言，《素问·生气通天论》："凡阴阳之要，阳密乃固，两者不和，若春无秋，若冬无夏，因而和之，是谓圣度。"《伤寒论》也有："吐利止而身痛不休者，当消息和解其外，宜桂枝汤小和之。""太阳病，若吐若下若发汗后，微烦，小便数，大便因硬者，与小承气汤和之愈。"《金匮要略》："病痰饮者，当以温药和之。"说明了在仲景对和的含义也是指调和而言。成无己在解释小柴胡汤时说："其于不外不内，半表半里，既非发汗之所宜，又非吐下之所对，是当和解则可矣。小柴胡汤为和解表里之剂也。"提出和解的含义是和解表里。《医学心悟》则认为："伤寒在表者可汗，在里者可下，其在半表半里者，唯有和之一法焉。张仲景用小柴胡汤加减是已。然有当和不和误人者，有不当和而和以误人者。有当和而和，而不知寒热之多寡，禀质之虚实，脏腑之燥湿，邪气之兼并以误人者……由是推之，有清而和者，有温而和者，有消而和者，有补而和者，有燥而和者，有润而和者，有兼表而和者，有兼攻而和者。和之义则一，而和之法变化无穷焉。"认为和法以和解表里为主。在和解中或兼清，或兼温，或兼消，或兼补，或兼燥，或兼润，或兼解表，或兼通下，可以根据临床变化不同加以应用。蒲辅周说："和法：和而勿泛，和解之法，具有缓和疏解之义，使表里寒热虚实的复杂证候，脏腑阴阳气血的偏盛偏衰，归于平复。寒热并用，补泻合剂，表里双解，苦辛分消，调和气血，皆调和解。"这样对和法的应用范围比较明确了。

（2）适应证

半表半里：外感病半表半里证，可见往来寒热、胸胁苦满、心烦喜呕、口苦咽干、不思饮食等，可以和解表里，方如小柴胡汤。如兼表实者，用柴胡桂枝汤；如兼里热者，用柴胡加芒硝汤。此又是温而和之及寒而和之或兼表而和及兼攻而和。小柴胡汤方后有渴者去半夏，加人参、栝蒌根；不渴，外有微热者去人参，加桂枝。从渴与不渴，说明有润燥两种不同处理，此又是润而和之及燥而和之。小柴胡汤用人参者是补正气而和解少阳，亦有关本气之虚而入少阳，故有不用人参而和解者，此又是补而和之及消而和之。

肝脾失调：肝郁脾虚，胸闷不舒，乳房作胀，月经不调，纳差腹胀，宜调和肝脾，可用逍遥散。肝郁化火者，宜丹栀逍遥散。

脾胃失和：邪在脾胃，寒热失调，心下痞满，恶心呕吐，肠鸣下利者，宜苦辛开泄，方如半夏泻心汤、黄连汤以平调寒热。

胆胃不和：胆气犯胃，胃失和降，恶心呕吐，心下痞满，胸胁胀痛，心烦少寐，宜和胆胃，可用黄连温胆汤。

（3）禁忌证：和法作用平和，如无半表半里，寒热夹杂虚实互见者，不宜滥用，用之则缓不济急，或作用上彼此牵制，贻误病机，延长病程，或失去应有的治疗时机，从而发生变证。

（4）注意点：①辨清偏表偏里，邪在半表半里，需分偏表、偏里，在表为寒，在里为热，偏表则寒多，偏里则热多，偏表者则是少阳兼表寒，偏里者则是少阳兼里热。②分析寒热轻重，脾胃失和，脾湿胃热，寒热夹杂，脾湿重则偏寒，胃热重则偏热。③注意虚实多少，正虚邪实宜扶正祛邪，但病有虚多实少，或虚少实多，皆应适当变通用之。

5. 温法

凡具有扶助人体阳气，祛除脏腑沉寒痼冷者，称为温法。一般扶助人体阳气的中药多属味辛性温热之品。

（1）概说：《内经》关于温法的运用，有"寒者热之""劳者温之"，以寒邪所致寒证，当以热药治之，或因劳累、房劳等耗伤阳气者，亦当用温法治之。《神农本草经》有关温热的药味达100味之多。《伤寒论》方药亦以祛寒的温法为多。后世各家对温法的应用亦有发展，如张景岳提出："凡用热之法，如干姜能温中亦能散表，呕恶无汗者宜之；肉桂能行血善达四肢，血滞多病者宜之；吴茱萸善暖下焦，腹痛泄泻者极妙；肉豆蔻可温脾肾，飧泄滑利者最奇；胡椒温胃和中，其类近于荜茇、丁香，止呕行气，其暖过于蔻仁；补骨脂，性降而善闭，故善能纳气定喘止带浊、泄泻。制附子性行，加酒故无处不到，能救急回阳。至若半夏、南星、细辛、乌药、良姜、香附、木香、茴香、仙茅、巴戟之属皆性温之，当辨者。然用热之法，尚有其要，以散兼温者，散寒邪也；以行兼温者，行寒滞也；以补兼温者，补虚寒也。但多汗者忌姜，姜能散也；失血者忌桂，桂动血也；气短气怯者忌故纸，故纸降气也。大凡气香者皆不利于气虚证，味辛者多不利于见血证，所当慎也。"在临床上有一定指导意义。《医学心悟》对温法的应用，提出："假如冬令伤寒，则温而散之；冬令伤风，则温而解之；寒痰壅闭，则温而开之；冷食所伤，则温而消之；至若中寒暴痛，大便反硬，温药不止者，则以热剂下之。时当暑月，而纳凉饮冷，暴受寒侵者，亦当温之。体虚夹寒者，温而补之。寒客中焦，理中汤温之；寒客下焦，四逆汤温之。又有阴盛格阳于外，温药不效者，则以白通汤加人尿、猪胆汁反佐以取之。经云：热因寒用是已。复有真虚夹寒，命门火衰者，必须补其真阳。"也对临床有一定指导意义。这些都发展了温法的临床应用。

后世对温法的临床应用，常配合他法同时一并使用，如与补法合用为温补法，与涩法同用为温涩法，与利水合用为温利法，与下法同用为温下法，与汗法合用为温散法，与行气同用为温行法等。

（2）适应证

心阳虚损：心阳不足可见脉微肢厥，冷汗自出，心悸怔忡，治疗宜温心阳，方如桂枝甘草汤。严重者，可冷汗淋漓不止，气急吸弱，脉微欲绝。急宜回阳固脱，如四逆汤、参附汤、回阳救急汤。

肺阳虚损：咳喘痰多，痰质清稀，气息微弱，不能平卧，畏寒肢冷，治疗宜温肺阳，方如苓甘五味姜辛半夏杏仁汤。

脾阳虚损：吐泻不已、下利清谷、脘腹冷痛、身寒肢冷，治疗宜温脾阳，方如理中汤、附子理中汤。如脾阳虚损，不能运用化水湿，而有全身水肿者，宜温脾利水，如实脾饮。

肝阳虚损：肝寒至极，可见筋急、囊缩、寒疝、少腹冷痛等症状，治疗宜温肝阳，方如桂枝加附子汤、芍药甘草附子汤等。如仅四肢拘急，发为痛痹，宜温经散寒，如大乌头煎。如肝血瘀滞，四肢冷痛，肤色紫暗，亦宜温经散寒，方如当归四逆汤。

肾阳虚损：阴冷阳痿、畏寒肢冷、或有五更泄泻等，治疗宜温肾阳，如金匮肾气丸、四神丸等。如肾阳虚损不能化阴，以致水湿泛滥者，可温肾利水，如真武汤。

（3）禁忌证：①温病表现为热证者，禁用温法。②血证属于阳盛者，即邪热入血，而血热妄行，则禁用温法。③疮疡、痈肿、疔疖、斑疹属于热证者，禁用温法。④素体阴虚者，因阴虚生内热，故也禁用温法。⑤真热假寒者，热是本，寒是标，故应禁用温法。

（4）注意点：①温法的使用应中病即止，不可太过，太过反致耗血损津，转现燥热之证。②因人而用，气虚火少之人，阳气素微，如再感受寒邪，温法可兼用散寒，温药可以重用。阳虚程度重者，温药亦可重用。阳虚程度轻者，温药自应减量。③适时而用，盛夏炎暑之际，温药宜轻用；隆冬严寒之时，温药宜重用。但盛暑之时，虚寒严重者，温药又不可不重用；严寒之际，阳热亢盛者，寒凉亦在必需。④温药宜热服。如真寒假热，服温药不受，而药入即吐者，可在温药中加少量苦寒药以反佐，或温药凉服，以减少或消除此不良反应。⑤服用温药的同时，一般以少食或不食具有清解作用的食物为佳，如萝卜、水果等，以免减少温药的作用，影响治疗效果。

6. 清法

凡具有清热或解毒作用，能治疗热证者，称为清法。一般清法药物多属苦寒、甘寒、咸寒之品。

（1）概说：《内经》"热者寒之，温者清之"，指出温热之证要用清法，或用寒凉药物治疗。《神农本草经》所载365味药物中，属寒凉性质者有127味之多。《伤寒论》的白虎汤、大黄黄连泻心汤等清法的应用，为后世清法的发展奠定了基础，刘河间对火热病机的研究，促进了清法的发展，对后世治疗温病给以很大启示。《卫生宝鉴》把清法分为六类：上焦热用凉膈散，中焦热用调胃承气汤，下焦热用大承气汤，气分热用白虎汤，血分热用桃仁承气汤，通治三焦之热用黄连解毒汤，扩大了清法应用范围。《景岳全书》说："寒方之剂，为清火也，为除热也……夫轻清者，宜以清上，如黄芩、石斛、连翘、天花之属是也。重浊者，宜于清下，如栀子、黄柏、龙胆、滑石之属也。性力之厚者，能清大热，如石膏、黄连、芦荟、苦参、山豆根之属也；性力之缓者，能清微热，如地骨皮、玄参、贝母、石斛、童便之属也。以攻而用者，去实郁之热，如大黄、芒硝之属也；以利而用者，去癃闭之热，如木通、茵陈、猪苓、泽泻之属也；以补而用者，去阴虚枯燥之热，如生地、二冬、芍药、梨浆、细甘草之属也……火之甚在上，亦宜重浊；火之微在下，亦可轻清。"对清法的临床应用，有一定价值。清代温病学说的发展，对清法的运用经验更加丰富了。

（2）适应证

心经热盛：热病入营入血，可致高热不退、神昏谵妄、各种出血等症。宜清营分热，如清营汤；清心开窍，如安宫牛黄丸、紫雪丹、至宝丹之类；清热凉血，如犀角地黄汤。如思虑烦劳过度，心阴被耗，阴虚阳亢，心热下移小肠，症见心烦失眠、口舌生疮、尿热尿痛或尿血，宜清心泻火，可用导赤散。

肝火内炽：热病深入厥阴，热极生风，有惊痫抽搐，宜清热息风，如羚角钩藤汤。如肝郁化热，夹有脾虚生湿，湿热互结，流注下焦，症见尿频尿痛、阴肿阴痒、带下黄白、口苦咽干、头晕目眩，宜清肝利湿，如龙胆泻肝汤。如七情内郁，肝阴暗耗，肝阳上亢，肝火内生，而见头痛头晕、视物不清、或有耳鸣、咽干口燥、五心烦热、舌红少津，宜滋水清肝，如杞菊地黄丸、天麻钩藤饮。

胃火炽盛：热病于气分热盛时，高热汗出，口渴喜饮，舌红苔黄，脉象洪大，宜清胃火，可用白虎汤；如燥屎内结，高热谵妄，则宜急下存阴，可用大承气汤。热病后期，胃气未复，津液已伤，宜清热生津，可用沙参麦冬饮、益胃汤、竹叶石膏汤。如暴注下迫、下痢赤白、里急后重，亦宜苦寒清胃，如葛根芩连汤等。如胃热脾湿，郁蒸发黄，亦宜清胃利湿，可用茵陈蒿汤、栀子柏皮汤。如阴虚胃热，烦热口渴，牙痛口疮，宜清胃滋阴，可用玉女煎。

痰热壅肺：咳嗽气喘，痰多黄稠，或咳唾脓血，宜清肺化痰，如贝母栝蒌散、千金苇茎汤、泻白散、麻杏石甘汤等。如阴虚肺热，干咳无痰，或咳痰带血，咽痛声哑，宜养阴清肺，如养阴清肺汤、清燥救肺汤。

肾虚火亢：肾阴不足，阴虚火亢，以致尿频尿痛、或有尿血，遗精阳痿、五心烦热、夜间盗汗，宜滋肾清热，方如知柏地黄汤。热病后期，伤及肾阴，夜热早凉，热退无汗，宜滋肾退热，可用青蒿鳖甲汤。

（3）禁忌证：①外感寒邪、表证未解，表现为恶寒重发热轻，头痛身痛，无汗不渴，苔白脉浮者，禁用清法。②素体阳虚或各脏阳气虚损，均不宜用清法，因为清法有清降亢阳的作用，阳虚病人再用清法，可使阳气更虚，而犯虚虚之错误。③真寒假热者，因热为假热，本是寒，热是标，禁用清法，否则会使里寒更甚，病情恶化。

（4）注意点

分清虚火实火：使用清法要分清虚火、实火，一般外感实火，内伤多虚火，外感实火在气分则清肺清胃，在营分、血分则清心、清肝。内伤虚火不论是气郁化火伤阴，或是阴虚内热、虚火上炎，则宜养阴清热。

注意寒热真假：使用清法要注意寒热真假。《医学心悟》："有命门火衰，浮阳上泛，有似于火者；又有阴盛格阳假热之证，其人面赤狂躁，欲坐卧泥水中，或数日不大便，或舌黑而润，或脉反洪大，峥峥然鼓击于指下，按之害然而空者，或口渴欲得饮而不能下，或因下元虚冷，频饮热汤而自救。世俗不识，误设凉药，下咽即危矣。此不当清而清之误也。"

注意审证而清：火热之证有微甚，清法亦必有轻重，药轻病重，难以取效，病轻药重，易生变证。清法过用，则阴寒内生，不及则犹可再清，故应随时审证而清之。清法应用宜中病即止，避免过用。

注意时令体质：秋冬用清法，药量宜轻；春夏用清法，药量可以稍重。体弱者药量宜轻，体壮者药量宜重。体弱者宁可再剂，不可重剂。

注意起居服法：服用寒凉药物，必须使病人居住环境保持清凉通风。不要太热，衣服也不要太厚。即《素问·刺热》所说："诸治热病……必寒衣之，居止寒处，身寒而止也。"服用寒凉药物，一般以凉服为佳，这样更容易产生疗效。但在真热假寒患者，服凉药不受，则可热服。或可凉药中少加温药以反佐之，以减少不良反应。

7. 消法

凡有消导或消散作用，即通过消导、散结，使积聚之实邪得以消去者，称为消法。

（1）概说：《素问·至真要大论》"坚者消之"，所谓"坚"，是指气血凝滞坚久，可以用消法消散。《神农本草经》有关行气、活血、化痰、消导等药共40余味，为消法的临床运用奠定了基础。《伤寒论》及《金匮要略》中也有不少消法方剂，如抵当汤、桂枝茯苓丸、鳖甲煎丸等，至今仍为临床所习用。

《医学心悟》说："消者，去其壅也。脏腑筋络肌肉之间，本无此物，而忽有之，必有消散，乃得其平……夫积聚癥瘕之症，有初中末之三法焉，当其邪气初客，所积未坚，则先消之而后和之；及其所积日久，气郁渐深，湿热相生，块因渐大，法从中治，当祛湿热之邪，削之耎之，以底于平，但邪气久客，正气必虚，须以补泻叠相为用……若夫块消及半，便从末治，不使攻击，但补其气，调其血，导达其结脉，俾营卫流通，而块自消矣。凡攻病之药，皆损气血，不可过也，此消之之法也……夫积者，成于五脏，推之不移者也；聚者，成于六腑，推之则移者也。其忽聚忽散者，气也；痛有定处，而不散者，血也；得食则痛，嗳腐吞酸者，食积也；腹有块，按之而耎者，痰也……种种见症，不一而足，务在明辨症候，按法而消之也。"指出了消法的应用，以及其诊断方法，对临床有一定指导意义。

（2）适应证

食积：伤食积滞，以致纳差厌食、上腹胀闷、嗳腐呕吐、舌苔厚腻等，宜消食化滞，方如保和丸、楂曲平胃散、枳实导滞丸等。

气积：气滞于中而有腹胀腹痛者，甚则胀及两胁，宜行气化滞，如柴胡疏肝散、木香顺气丸等。

血积：瘀血停积，可有癥积、疟母等肿块产生，破血逐瘀可用血府逐瘀汤、鳖甲煎丸、桂枝茯苓丸等；攻下逐瘀可用大黄䗪虫丸、抵当汤等。

痰积：痰之为病种种不一，有形之痰贮于肺者，可见咳嗽吐痰，宜清化热痰，如贝母瓜蒌散。风痰上扰而见猝然晕仆、或见抽搐，宜祛风化痰，方如天麻散。如老痰癖结，有四肢麻木，两臂疼痛等痰在经络之症，宜搜络化痰，如指迷茯苓丸等。

水停：水饮停于中焦者，为渴为呕，为下利，为心悸，为心腹痛。宜温化水饮，方如苓桂术甘汤、茯苓甘草汤。水饮停于下焦者，少腹胀满，小便不利，渴欲饮水，或水入则吐，宜化气利水，如五苓散。

（3）禁忌证：①如食积、气积、痰积是因脾虚引起者，应禁用消法，以免使脾虚加重。②血积如因气血两虚所致，也应禁用或慎用消法。③汗、吐、下后，正气受损，津液不足，消法能伤正，故亦禁用或慎用消法。④痞，按之濡，无有形肿块，亦应禁用或慎用消法。

（4）注意点：①注意虚实，消法虽不及下法剧烈，但总属攻邪之法，故须分清虚实，以免误用。如脾虚食不消者，脾虚而气滞者，气血亏损而血瘀者，气虚不能运化而生痰者，肾虚水泛为痰者，脾虚不能制水而肿者，命门火衰不能运水而肿者，等等，皆宜扶正，或扶正祛邪兼顾。②注意病位，郁滞部位有在脏、在腑、在经络的不同，有在气、在血之异，或在上、在中、在下之分，因而用药亦各有不同，总应直达病所，收效方快。③消法应用亦要注意不要诛伐过度而伤正。④要注意煎药时间，消食及行气药物不宜久煎，化瘀、化痰及行水药物则煎时应稍长。⑤运用消法过程中，食积及气积患者，均应暂时禁食或少食。

8. 补法

凡能补益人体阴阳气血的不足，以消除各种虚损证候者，称为补法。一般补气、补阳药以甘温或辛温为主，补血、补阴药以甘寒或咸寒为主。

（1）概说：《素问·阴阳应象大论》："形不足者，温之以气；精不足者，补之以味。"《素问·五常政大论》："虚则补之。"《素问·至真要大论》："劳者温之，损者益之。""补上治上，制以缓；补下治下，制以急。急则气味厚，缓则气味薄。"制订了应用补法的原则。《难经》又进一步指出五脏分补和"虚则补其母""泻南补北"等内容，《神农本草经》记载有关补益中药达70多味，为补法的运用奠定了基础。

《伤寒论》及《金匮要略》具体地记载了补益方剂，如炙甘草汤、小建中汤、肾气丸、薯蓣丸等，迄今仍为临床所常用。唐代王冰所立"益火之源，以消阴翳"、"壮水之主，以制阳光"，作为治疗元阳之虚与真阴之竭的方法，对后世补阴、补阳有很大影响，宋钱乙所创五脏补泻诸方，将补法与脏腑联系，也使补法的应用更加具体。金元时代李东垣的补土，朱丹溪的养阴，明代赵献可、张介宾、李中梓、孙一奎等重视温补，清代叶天士、吴鞠通在治疗温病中强调养阴等对补法的发展有很大促进作用，这些使补法更加充实与完善。

（2）适应证

气虚：气虚为虚证中常见的证候，其中肺气虚者，可见久咳不愈，气短懒言，自汗畏风，宜补肺气，用补肺汤；心气虚者，可见心悸怔忡，胸闷短气，宜补心气，用桂枝甘草汤、保元汤；脾气虚者，可见纳差便溏，痞满腹胀，宜补脾气，用四君子汤、补中益气汤；肾气虚者，可见滑精早泄，短气喘息，呼多吸少，动则喘甚，夜间尿多，腰脊酸软，宜补肾气，用肾气丸、五子衍宗丸。

阳虚：气虚的进一步发展，可出现阳虚表现。其中肺阳虚者，可见精神萎靡，咳喘痰多，痰稀多沫，宜补肺阳，用苓甘五味姜辛半夏杏仁汤；心阳虚者，可见心悸怔忡，呼吸困难，汗出肢厥，宜补心阳，用参附汤、四逆汤；脾阳虚者，可见纳差腹胀，手足发凉，下利清谷，或有水肿，宜温脾阳，用理中汤、实脾饮；肾阳虚者，可见畏寒肢冷，滑精早泄，腰脊冷痛，或有水肿，宜补肾阳，用附子汤、真武汤。

血虚：血虚也属临床上常见的虚证，其中心血虚者，可见心悸烦乱，失眠易惊，宜补心血，用四物汤；肝血虚者，可见头晕耳鸣，爪甲不荣，肢体麻木，宜补肝血，用补肝汤。

阴虚：心血虚及肝血虚进一步发展可为心阴虚及肝阴虚。心阴虚者，可见阴虚生内热，有心悸怔忡，心烦不眠，五心烦热，口干咽燥，宜养心阴，用补心丹；肝阴虚者，可见头晕耳鸣，两目干涩，视物不清，手足痉挛，宜养肝阴，用一贯煎；肺阴不足，可见潮红颧红，五心烦热，盗汗乏力，咽干音哑，干咳无痰，或痰少带血，宜养肺阴，用百合固金汤；胃阴虚者，可见口渴喜凉，饥不欲食，大便干结，唇舌干燥，宜养胃阴，可用益胃汤、沙参麦冬饮；肾阴虚者，可见头晕目眩，耳鸣耳聋，失眠健忘，手足心热，足跟疼痛，腰膝酸软，宜养肾阴，用六味地黄丸。

（3）禁忌证：①外感未罢者不宜用补，补法会使邪气更甚，病情逆转。

③里热已炽者，不宜补气、补阳，因用后可使里热更甚，病情加重。③假虚证候，"大实有羸状"不可误认为虚证，禁用补法。④疟痢早期，邪气较甚，亦当禁补，否则可使邪气更甚。

（4）注意点

注意脾胃：运用补法，必须要重视脾胃运化的正常与否，如脾胃不能运化，补药亦不能产生作用，因此要注意脾胃功能，特别在用补阴、补血药物时，宜配合健脾开胃药物，以帮助增强患者脾胃运化功能。

不可滥用：虚证当补，但因药性各有所偏，有益于此，必有损于彼，如迎合病家心理，滥用补剂，为害尤甚，过用补阳可以伤阴，过用滋阴可以伤阳，故《神农本草经疏》说："凡有益于阳虚者，必不利乎阴；有益于阴虚者，必不利乎阳。"

补分峻缓：虚证之用补，可有峻补、缓补、平补之分。凡阳气骤衰，真气暴脱，失血气脱，津液枯竭，皆宜峻补；如正气虽衰，病势不急，则可缓补；如有似虚非虚，似实非实，或虚不受补者，皆宜平补为宜。

兼顾气血：气虚可引起血虚，血虚也可导致气虚，故气血关系极为密切。因此补气要兼顾及血，补血要兼顾及气，气可生血，血可生气，如遇气血双亏者，更应气血双补。

调补阴阳：《景岳全书》说："善补阳者，必于阴中求阳，则阳得阴助而生化无穷；善补阴者，必于阳中求阴，则阴得阳升而泉源不竭。"由于阴阳互根，阳损可以及阴，阴损可以及阳，因此单纯补阳或养阴时，应当顾及对方，调补阴阳，常常可以取得较好疗效。

注意服法：补药煎药时间宜长不宜短，宜文火不宜武火，服时宜温服为好。

中医病因证治探讨

辨病因是中医辨证内容的一个重要部分，中医的"证"，应当包括定位、定性。病因即属于定性部分。一般定性要考虑阴阳气血、六淫七情、痰瘀食虫等方面；定位则有脏腑、三焦、六经、卫气营血之分，定位与定性相结合，便构成"证"。因此论治要根据辨证，同一病因可以广泛存在于各脏腑经络之中，为了更好地运用中医学理论来"审证求因"，笔者试以病因为主，来分析某一病因在各种不同定位中的变化，并加以论治，以提高临床辨证论治的水平，以下分风、寒、暑、湿、燥、热、痰、瘀、食、虫、郁、气、血等各章，分别探讨之。

一、风证

"风证"是指人体在各种内外因影响下所产生的一些具有风之特性的各种不同证候而言。一般来说，风证的病因如由外感风邪，同时机体腠理不密、卫气不足而引起发病，是谓外风；如由于血虚阴亏、水不涵木而肝风内动，或热极生风，是谓内风；也可夹杂湿、热、寒、燥诸气而侵袭人体发生疾病，如风温、风湿、风寒、风燥之类皆是。故《素问·骨空论》："风者，百病之始也。"同时风善动不居，变化无定，故《素问·风论》："风者，善行而数变……故风者，百病之长也。至其变化，乃为他病也……"

风证的特点，根据风之特性而来。风性急骤，忽来忽去，因此凡疾病发病迅速者均多与风有关，如猝然倒仆之中风、骤发骤退之风疹等。风性轻扬，多表现在人体的上部发生病变，如面目浮肿之风水，风火上攻之头面肿胀、目赤多眵、牙龈肿痛、咽喉红肿等。风性动摇，凡有抽搐、震颤、痉挛等症状，亦均与风有关，如痫症、肝风等。风性移动，故症状上有游走移动者均属风证表现，如风湿痹痛的关节游走疼痛、风疹之痦癗移动皆是。风性多变，如外感风邪可以与寒邪结合而成风寒，亦可与温邪结合成为风温等。风性疏泄，故症状上如汗出、恶风、脉缓，即是伤于风的表现。

《内经》病机十九条中有关风证者，如"诸风掉眩皆属于肝""诸暴强直皆属于风"二条即是。掉为振掉摇动之意，肝主筋膜，肝为风木，肝风内动，风阳上扰，故见四肢筋膜及头部振掉摇动；眩为视物发黑发花，目为肝窍，肝风上冲，扰乱清阳，必然发眩，故张景岳云："木胜则四肢强直而为掉，风动于上而为眩，肝之实也；木衰则血不养筋而为掉，气虚于上而为眩，肝之虚也。"指出掉及眩均属肝，同时还可进一步分虚与实之不同。暴指猝也，强为强劲有力而不柔和，直为筋劲强也，可见强直为筋膜强劲不柔，屈伸不利，强直或在四肢，或在腰背，肝主筋属风，故凡猝然发作强直不柔，屈伸不利，均属风证。同时猝然发作者也符合风之特性。

当然，振掉亦可有属肾阳不足，水气上逆者，如真武汤证之身𰸎动，振振欲擗地；下元亏损亦可目眩者；风、寒、暑、湿、燥、火六淫皆可使人强直，不一定仅局限于风。因此需特别予以指出，以免误解。

在治疗上，由于外风与内风的病因病机不同，治疗方法也各有所异。如外风宜宣宜散，内风宜养宜敛，风邪如与其他各邪结合，治疗上又各有其特殊性。

兹将临床上常见各种风证分述于下，并探索其各种病因及临床表现，并附以理、法、方、药，以作为辨证论治的参考。

1. 外感风邪

病因：肌腠不密，卫气不固，触冒风邪，风邪伤表而发。

症状：淅淅恶风，发热汗出，头痛头胀，鼻塞流涕，喷嚏咳嗽，咯痰稀白，痰多泡沫，喉痒声哑，周身不适，舌苔薄白，脉象浮缓。

治法：宜发汗祛风，可用葱豉汤以轻清宣散；宣肺化痰，方如疏风止嗽汤、止嗽散；辛温发汗，可用桂枝汤以调和营卫；益气扶正，可用玉屏风散以固表祛邪。

2. 风邪猝中

病因：年逾半百，气血衰弱，或因七情内伤，忧喜忿怒等诱因而触发，肝火上亢，化风煽动，激其气血，并走于上所致。

症状：猝然倒仆，昏不识人，肢体瘫痪，半身不遂，舌强言涩。闭症则两手固握，牙关紧闭，痰涎壅塞，如面赤唇红，身热气粗，属热痰壅闭；如面白唇淡，气微不热，为寒痰阻塞。脱症则有目闭口开，手撒汗出，鼻鼾遗溺，如面白脱色，唇淡脉微，属气脱亡阳；如面赤舌干，手脚心热，脉象细数，为气阴两脱；如兼见痰声辘辘，则属内闭外脱。清醒后，寒热无汗者为兼见六经形证，或仍有痰涎壅塞，里实便秘，或遗有口眼歪斜，半身不遂，舌强不语，足废不用等症。

治法：闭症宜开，开窍通气，可用开关散或卧龙丹取嚏通窍，并用乌梅擦牙龈，使牙关松开后，再予以辨证处理。如属热痰壅闭，宜清热开窍，可用安宫牛黄丸以清芳化浊、醒脑开窍。清热化痰，可用牛黄清心丸以清化开窍。如属寒痰阻塞，宜温通开窍，用苏合香丸。

脱证宜固，气脱亡阳，宜回阳救逆，用参附汤回阳固脱；气阴两脱，宜补气扶正，用生脉散以益气敛阴；内闭外脱，宜散风祛痰，回阳固脱，用三生饮以开闭固脱。

清醒后，有六经形证者，宜搜风驱邪，可用小续命汤；里实便秘者，宜祛风泻下，用三化汤以攻下去邪；痰涎壅盛者，宜祛痰通络，用涤痰汤；口眼歪斜者，宜养血祛风，如大秦艽汤；半身不遂者，宜活血通络，用大活络丹、小活络丹；舌强不语者，宜温经祛风，如资寿解语汤；足废不用并见肾脉虚者，宜滋肾助阳，如地黄饮子。

3. 阴虚风动

病因：外邪化热传里，烁津伤液，水亏于下，水不涵木，肝风内动。

症状：潮热盗汗，面色苍白，头晕目眩，腰痛腰酸，腿软肢麻，手足震颤，或有抽搐，舌质红赤，脉象细数。

治法：治风先治血，血行风自灭，故宜养血滋液，方如加减复脉汤；养阴息风，方如三甲复脉汤、大定风珠、小定风珠等方皆是。

4. 风阳上扰

病因：肝肾阴液不足，肝阳偏亢，肝为风木之脏，体阴用阳，主动上升，水不涵木，木少滋荣，以致阴虚阳亢，风阳上扰。

症状：耳鸣耳聋，头昏目眩，头痛面赤，心悸少寐，四肢麻木，舌质红赤，脉象弦细而数。

治法：宜清热息风，方如天麻钩藤饮，真珠母丸；养阴滋润，方如杞菊地黄丸、首乌延寿丹以滋肾养肝，肝肾阴复，则阳亢自平。

5. 热极生风

病因：外邪化热传里，热极生风，风热上壅，伤犯神明。

症状：壮热神昏，谵妄瘛疭，强直痉挛，状似惊痫，或有脐痛便秘，面赤唇焦，苔黄舌干，甚则焦黄起刺，脉象弦数或沉实。

治法：急宜清热息风，方用羚角钩藤汤、犀羚三黄汤以凉肝息风。如脐痛便秘者，宜清热泻下，可用大承气汤或小承气汤以釜底抽薪，直挫其势。

6. 风寒外束

病因：卫阳不足，触冒风寒，风寒之气束于皮毛，肺与皮毛相合，乃至肺气失宣。

症状：恶寒发热，头痛无汗，身痛肢痛，鼻塞咳嗽，甚则气逆而喘，舌苔薄白，脉象浮紧，症状与寒伤于表有相同处，宜参阅。

治法：宜辛温发汗，方用荆防解表汤以发散风寒，甚则可用麻黄汤以解表平喘，如仅外感风寒而现头痛者，可用川芎茶调散以散寒止痛。

7. 风湿相搏

病因：先伤于湿又复感风，或汗出当风，汗泄不畅，留滞成湿，以致风湿之气搏于肌表，进而深入经隧骨节。即巢氏《诸病源候论》所谓："风湿气多而寒气少者为风湿痹。"

症状：初起恶寒发热，身痛无汗，头痛头重，全身酸重，食欲呆钝，舌苔薄白，脉象浮缓而软。进而肌肉酸痛不能转侧，骨节烦疼掣痛，不得屈伸，或疼痛游走不定，或一直重滞麻木不仁，舌苔白滑，脉象弦软。

治法：初起宜疏风利湿，方如羌活胜湿汤，进一步则用除湿蠲痹汤以疏风利湿、蠲痹活络。《金匮要略》治疗风湿相搏，初起有表实者用麻黄加术汤、麻黄杏仁薏苡甘草汤以散风利湿；表虚者则用防己黄芪汤以固表利湿或桂枝附子汤散寒祛湿。

8. 风温外感

病因：初春阳气始升，厥阴行令，风夹温邪袭于人体，或素体阴分不足，复感风温之气而得，即《内经》所谓："冬不藏精，春必病温。"

症状：初起恶风发热，汗出口渴，头痛咳嗽，舌苔薄白，脉象浮数。继则壮热汗出，咳嗽气粗，喘息不宁，舌苔或黄或白，脉象浮滑而数，成邪热壅肺之症。

治法：初起宜辛凉发汗，方用葱豉桔梗汤或银翘散；素体阴亏者，要用滋阴发汗，如加减葳蕤汤；邪热壅肺，不得宣泄，宜清凉泄热，方用麻杏石甘汤以宣肺清热。

9. 风火上攻

病因：脏腑内热，复外感风邪，风助火势，上攻头面而发。

症状：风火头痛：发热心烦，头痛头胀，喜凉恶热，眩晕抽痛。风火目赤：暴赤肿痛，畏日羞明，多泪多眵。风火鼻渊：头痛头胀，鼻流黄色脓涕。风火缠喉：咽喉肿痛胀塞，红丝缠绕，咽唾进食则疼痛更甚。风火牙痛：牙痛齿肿，牙根溃脓。大便秘结，小便红赤。风火弥漫头面，则见头面均肿，焮红疼痛，咽痛口渴，便秘溺赤，舌苔黄燥，脉象浮数有力等症。

治法：风火头痛宜散风清热，可用清空膏、黄连上清丸以疏风清火，风火目赤用蒺藜汤以散风清目；风火鼻渊，用苍耳散以散风通窍；风火缠喉，用清咽利膈汤以散风利咽；风火牙痛，以黄连上清丸宣散清热；风火弥散头面漫肿，可用普济消毒饮以清热解毒。

10. 血热风疹

病因：血热内壅，复与风邪相搏，或贪食鱼虾、公鸡等发物动风引起。

症状：初起如蚊蚤所咬，烦痒异常，遇风则发，搔之亦随手而起，风疹瘖垒，遍身痒痛，一日数隐数现，心胸满闷，甚则形寒身热，苔白脉浮。血热甚则疹红肤热，愈抓愈多，小便赤涩而少，舌尖红赤，苔黄脉数。

治法：初起宜宣散祛风，方如秦艽牛蒡汤，血热甚者，则应清热凉血，方如当归饮子。

11. 风痰壅闭

病因：素体脾湿多痰，肝胆火旺生风，复因惊怒恐吓等诱因，致气逆而鼓风。痰涎升逆莫遏，甚则闭塞清窍而发。

症状：轻者，仅现眩晕，肢麻。重者，猝然晕仆，不省人事，或为腰背反张，手足抽搐，口吐白色涎沫，两目上视，脉象浮洪数，因痰阻气道而口中有声，即成所谓"痫症"之类。或为痰壅气粗，肢体瘫痪，半身不遂而成"中风"之症。或为痰涎壅盛，语言蹇涩，甚则暴瘖、四肢厥冷而成"痰厥"之症。

治法：轻者宜平肝化痰，方如天麻散。痫症宜化痰息风，如定痫丸、牛黄丸、五痫丸。中风宜参阅猝中风邪项下。痰厥者，可用涤痰开窍法，如加味导痰汤，或降气化痰，用五子导痰汤。

12. 风燥外感

病因：秋深初凉，西风肃杀，感之者则病风燥，亦称凉燥，较严冬感受风寒为轻，宜同时参阅凉燥外感项下。

症状：头痛身热，恶寒无汗，鼻鸣而塞，状类风寒，惟唇燥咽干，干咳连声，胸满气逆，两胁窜痛，皮肤干涩，舌苔薄白而干，脉浮涩兼紧。

治法：宜宣肺化痰，方用杏苏散或杏苏二陈汤，即《内经》所谓"燥淫于内，治以苦温，佐以甘辛"之法。

13. 风水肿胀

病因：外感风邪，皮毛闭塞，肺气不利，水湿不运。

症状：面目浮肿，目窠如卧蚕状，身痛发热，恶风汗出，或四肢亦肿，舌苔白润，脉象浮滑。

治法：上半身肿著者，宜发散祛湿，方用五皮饮；下半身肿著者，宜温化利湿，方用五苓散。《金匮要略》治疗风水一身悉肿，脉浮不渴，续自汗出，无大热者，用越婢汤以发汗祛湿，《古今录验》用本方再加术，以增加越婢利湿之功能；脉浮身重、汗出恶风者，则用防己黄芪汤以固表利湿。

二、寒证

"寒证"亦是指在病因刺激影响下，机体所产生具有寒之特性的不同证候而言。寒证的产生有外因及内因之分。外因者，多见于严寒冬令，寒邪侵袭肌表而发病，寒为阴邪，寒邪外束与卫气相搏，阳气不得宣泄，乃致恶寒、发热、无汗。内因者，机体阳气衰微，寒从内生，并见脏腑功能减退，如脾阳虚之腹满下利，肾阳虚之脉细欲寐等，如素体阳虚，复感外寒，则更使病情加重。

寒证的特点，亦根据寒的特性而来，如寒性清冷，因此在症状上可见：恶寒怕冷、四肢逆冷、口吐冷涎、下利清谷、小便清长、冷汗外出、精气清冷等现象，均属寒证。寒主凝涩，凡感受寒邪后，血脉收缩，面色苍白，恶寒战栗，脉搏沉迟，皆与血脉流动凝滞缓慢有关，甚则凝固闭塞而不通，不通则痛，故痛证亦与寒有一定关系。寒主收引，感受寒邪而恶寒无汗，乃毛窍收引所致，感寒而于身体各部发生疼痛，亦属气血流行被阻，筋肉拘急收引所致，寒甚而蜷伏怕动，舌卷囊缩等，均与寒性收引有关。

《内经》病机十九条中，属于寒证者，如"诸寒收引，皆属于肾""诸厥固泄，皆属于下""诸病水液，澄澈清冷，皆属于寒"。古人以肾属水脏主寒，收引为手足收缩、形体拘急，由于阳气不达，营卫凝泣而致，因收引则产生疼痛，如《素问·痹论》云："痛者，寒气多也，有寒故痛也。"《素问·举痛论》云："寒气入经而稽迟，泣而不行，客于脉外则血少，客于脉中则气不通，故卒然而痛。"故收引与寒有关而属肾。厥指阴阳之气不相顺接而手足厥冷，阳气衰于下则为寒厥，固指前后不通，泄指二便不固，下指下焦，由于肾主二便，而厥亦与肾有关，故此处下焦多指肾而言，此条经文可以理解为由于寒证而引起的四肢厥逆。二便闭结或大便泄泻、小便清长与肾有关，当然厥亦有热厥，固泄亦可有寒热之分，下焦主肝肾，气厥、血厥亦与肝有关，此又当别论。诸病水液，指上下所出，且澄澈清冷，是为寒重之象。

寒者热之，故治疗寒证宜用热药，惟外寒宜散，用辛温发散汗解之；内寒宜温，用甘温辛热以祛寒，如寒证兼痰兼湿，则治疗更宜兼顾。

1. 寒伤于表

病因：寒邪袭于肌表，阳旺者可以卫外而不生病，卫阳不足，肌腠不固，则感寒而病。寒邪束于皮毛，毛窍闭塞，而寒伤于表。

症状：初起症见恶寒发热，无汗身痛，头项强痛，骨节酸痛，鼻塞咳嗽，舌苔薄白，脉象浮紧。进而表邪传里，寒邪化热，或入阳明，症见不恶寒但发热，有汗或无汗，口渴而红，舌赤少津，脉象洪数，甚则大便秘结，腹满而痛，或便溏不爽有恶臭味，便时肛门热痛。或邪入少阳，症见往来寒热，胸胁苦满，口苦咽干目眩，或兼腹满便秘。如表邪传里寒化，则入阴经，可参阅寒中阴经项下。

治法：初起辛温解表，方用荆防解表汤、麻黄汤；邪入阳明化热，发热有汗，宜清凉泄热，方如白虎汤、新加白虎汤；大便秘结或便溏不爽，用白虎承气汤以清热泻下；邪入少阳，宜和解清热，可用小柴胡汤、柴胡枳桔汤以和解少阳。寒热往来又兼腹满便秘，可用大柴胡汤表里两解。

2. 寒中阴经

病因：素体阳虚，正气不足，外感寒邪直中阴经；或寒邪传里而入阴经。

症状：邪入太阴：症见腹满呕吐，口不渴，食不下，下利稀水，四肢不温，腹痛喜热，甚则冷汗外出，舌苔白腻，脉象缓弱无力。邪入少阴寒化，无热恶寒或反发热，蜷卧倦怠，手足发凉，不思饮食，呕吐呃逆，脉微细，苔白滑而淡，甚则自汗不止，筋惕肉瞤。邪入厥阴：有寒厥者，可见四肢厥逆，冷汗自出，脉微欲绝。如寒热夹杂者，上热下寒，症见消渴，气上撞心，心中疼热，饥而不欲食，食则吐蛔，腹满下利，舌尖赤根后白腻，脉虽弦数但按之无力。上寒下热：症见口淡不渴，呕吐清水，或食入即吐，四肢不温，心悸腹痛，便泻不畅，里急后重，肛门热痛，小便赤涩，舌赤苔前白后黄，脉沉数或弦数。

治法：邪入太阴者，宜温运健脾利湿，方如香砂胃苓汤，或温中散寒，如理中汤。邪入少阴寒化者，如反发热，宜助阳发汗，如桂枝加附子汤、参附再造汤。温经散寒用麻黄附子细辛汤，如筋惕肉瞤者，宜温肾逐水，用真武汤。邪入厥阴寒厥者，宜回阳救逆，用四逆汤。上热下寒可用乌梅丸寒热互用。上寒下热者，先用仁香汤以温运和中，再用白头翁汤以清热固肠。

3. 寒盛格阳

病因：正气不足，寒邪直中阴经，阴盛格阳于外，即所谓真寒假热之症。

症状：身热面赤，口渴喜冷，手足躁扰，言语谵妄，脉来洪大，悉似阳证，但身热而欲得衣，口虽喜冷不得下咽，手足躁扰而神自静，言语谵妄而声则微，脉虽洪大而按之无力，其他尚可见四肢厥冷，呕吐下利，舌苔白滑等阴寒症状。

治法：宜回阳通格，方如通脉四逆汤、白通加猪胆汁汤。

4. 客寒包火

病因：伏热内蕴，复感新寒而发。

症状：初起头痛身热，微恶风寒，汗出口渴，舌苔薄白，脉象浮数。继则灼热自汗，烦渴欲饮，不寒但热，小便色黄，甚则谵妄，烦渴大汗，大便燥结，小便刺涩，咽干腹满，昏不识人，脉象洪数有力。如下后热退，则脉静身凉，脉象平缓。

治法：初起宜辛凉解表，用银翘散或葱豉桔梗汤；继则清凉泄热，用白虎汤或新加白虎汤；如谵妄腹满便燥者，宜清热泻下，用白虎承气汤，并可合清热开窍之至宝丹，以开上攻下峻逐之。下后脉静身凉者，宜养阴滋润法，用麦门冬汤以善其后。

5. 寒痰上壅

病因：素体阳虚，脾胃生痰生湿，复感寒邪，痰涎上壅。

症状：恶寒发热，气促逆满，咳逆气粗，咯痰清白黏稠量多，喘满费力，甚则目突如脱，喉间痰声辘辘，舌苔白滑，脉象浮紧。

治法：宜化饮发汗，用小青龙汤或射干麻黄汤以散寒化饮，平喘去痰。

6. 寒湿伤表

病因：天寒阴雨，涉水淋雨，或居住潮湿，致寒湿之气伤于肌表腠理及经络关节，成风寒湿痹之症，发散后，风邪已去，而寒湿之气不解。

症状：恶寒拘急，身重腰痛，手足迟重，疼痛遍历各节，屈伸不利，或疼痛固定不移，舌苔白滑，脉象弦迟。

治法：宜散寒祛湿，方如乌头汤、薏苡仁汤、五积散；如腰痛身重者，宜温运祛湿，用肾著汤。

7. 阳虚生寒

病因：先天禀赋不足，或后天失养太过，阳气衰弱，内寒自生。或年老体弱，阳气自衰，寒从内生。

症状：卫阳不足者，症见畏寒恶风，汗出脉缓。命门火衰者，面色苍白，腰足酸软，头晕目眩，或阳痿早泄，或四肢逆冷，神倦欲寐，舌淡而润，脉象微细。

脾肾阳虚者，症见四肢逆冷，呕吐冷涎，口淡不渴，不思饮食，下利清谷，甚则五更泄泻，腹鸣而痛，小便清长，如阴寒凝结，亦可发生便秘不通，舌润嫩胖，脉象沉迟。

治法：卫阳不足，宜益气扶正，用玉屏风散以固表祛邪，或辛温固卫，用桂枝加附子汤治之。命门火衰者，宜温命助阳，用右归丸、参茸卫生丸、人参鹿茸丸；四肢逆冷，用四逆汤以温肾回阳。脾肾阳虚，宜温中散寒，用附子理中汤或术附汤以温补脾肾。如下利日久不止者，宜温中固涩，如桃花汤、诃子散，肾阳不足而五更泄泻者，宜温肾固涩，用四神丸。阴寒凝结而便秘者，宜温运泻下，方如温脾汤、半硫丸。

8. 阳虚饮逆

病因：恣食生冷，劳累过度，以致心阳不足，饮邪上逆，水乘火位。

症状：面白少气，食减体倦，心中空虚，惕惕而动，甚则形寒肢冷，舌苔淡白，脉象虚弱无力。水气凌心，则头眩心悸，口渴不饮，小便短少，胸脘痞满，或心下悸，脉多沉紧，舌苔淡白。水凌心肺，则心悸气短，咳喘倚息，痰白稀沫，心下逆满，或小便不利，下肢浮肿。

治法：宜通阳蠲饮，用茯苓甘草汤以温运化饮。水凌心肺，则合用葶苈大枣泻肺汤。下肢浮肿，宜温阳利水，用真武汤。

9. 虚寒阻格

病因：恣食生冷，饥饱失常，劳倦过度，以致脾胃虚寒，甚则发生阻格。

症状：脾胃虚寒，症见面白神疲，倦怠无力，口和不渴，或口吐冷涎，四肢不温，畏冷喜温，大便溏薄，舌苔薄白，脉象虚软沉迟。如胃脘疼痛者，痛必喜按，食少嘈杂，呃逆冷气，或呕吐清水，食多即吐。如胃寒脾弱，食入不化又艰于下行，不能消谷，停留胃脘，渐致朝食暮吐、暮食朝吐、宿谷不化成"反胃"之证，面色苍白，神疲懒言，脉象沉细无力，舌苔淡白，日久必及肾，而至脾肾俱虚。

治法：脾胃虚寒者，宜温中散寒，方如理中汤。脾胃虚寒而疼痛者，宜温中止痛，方如小建中汤、良附丸。虚寒阻格而呃逆者，宜温中降气，如理中汤加丁香、肉桂、丁香柿蒂汤、旋覆代赭汤。虚寒阻格而呕吐者，宜温中降气，如半夏干姜散、小半夏汤；温中散寒，如吴茱萸汤；健脾和胃，用香砂六君子汤。如朝食暮吐、暮食朝吐，宜温中降气，如旋覆代赭汤。日久脾肾虚寒，宜温补脾肾，用附子理中汤再加吴茱萸、豆蔻、丁香等以降逆温胃散寒。

三、暑证

《素问·热论》云："先夏至日为病温，后夏至日为病暑。"指出暑证仅限于夏令的热病而言。夏令受暑后，立即发病者为暑温；至秋季方发病者为伏暑。如夏日远行，炎暑当日，或操劳于烈日之下，动而得之者，称为中暑；纳凉广厦，过袭寒凉，贪食生冷，静而得之者，则为伤暑。中暑为阳证，伤暑为阴证。

暑为阳热，主升主散，暑热侵入，腠理开而多汗，惟开泄太过则耗伤元气，汗液过多亦同时伤津，故《内经》有暑热伤气，仲景有伤暑脉虚之说，且肺主气，夏令火热烁金则气虚，暑先入心则烦汗而脉虚，气阴均受一定影响。

叶天士云："长夏湿令，暑必兼湿。"因暑令天地郁蒸，湿气甚重，暑天贪食瓜果生冷，亦有寒湿内停之因素，故暑多夹湿。张景岳指出暑病特点有"脉虚、自汗、身热、背寒、面垢、烦渴、手足微冷、身重"，即包含了暑热耗气、伤津、夹湿三个因素。暑病与热病不同点：热病脉多滑实，暑病脉数而虚。暑病与湿病不同点：湿病口渴不欲饮，暑病则烦渴而引饮。

兹将各种暑证病机辨证分述如下，以作临证参考。

1. 暑邪伤表

病因：夏令新感暑邪而发病，亦即暑温之症。

症状：初起即见面赤口渴，身热汗出，心烦恶热，舌苔薄黄，脉象洪数。亦可有发热身重，口渴不喜多饮，舌苔白润，为湿热并重之象。如热重而气虚津伤，则脉见洪大而芤。如有腹满便秘，则属邪实壅滞。如邪少正虚，暑邪已去大半，可见神疲力乏，语声低微，微热汗出，舌光无苔，脉象虚数。如汗出脉散大者，则属气脱阴亏。

治法：初起宜清凉泄热，用白虎汤，或新加白虎汤；湿热并重者，宜清热化湿，可用苍术白虎汤；热重津伤，宜清热生津，用白虎加人参汤；邪实壅滞，宜清热泻下，用白虎承气汤；邪少正虚，宜补气扶正，用清暑益气汤以益气托邪；气脱阴亏者，宜补气敛阴，用生脉散。

2. 暑热内伏

病因：夏日感受暑邪，不即发病，至深秋霜降或立冬前后，又感新凉诱动而发，亦即伏暑之症。

症状：初起头痛身热，恶寒无汗，或有微汗而热不解，舌苔白润，脉象弦数。继则热忽转重，为蕴伏之暑湿外发，当辨其暑与湿孰重。暑重者：身热烦渴，脉象洪大，如里热积滞，则现便溏不爽或大便秘结，如病后津亏，则现口舌干燥，喜饮不思进食。湿重者：腹满呕吐，饮食不进，舌苔黄腻，脉象沉濡，甚或胸闷痞满，心烦懊侬，蕴热不退，口黏作呕。疾病后期，夜热烦躁者，属阴分之伏热未尽。

治法：初起宜辛凉解表，用加减银翘汤；暑重者，宜清凉泄热，用新加白虎汤；里热积滞者，宜清热消导，用枳实导滞丸；病后津亏，宜养阴滋润，如麦门冬汤加鲜石斛、鲜茅根之类。湿重者宜清化湿热，用黄连温胆汤；胸闷痞满，宜清热和胃，用增减黄连泻心汤以辛开苦降。病后夜热烦躁，宜清热透邪，用青蒿鳖甲汤清透阴分伏热。

3. 暑伤血络

病因：夏月过食辛辣食物或饮酒，感暑而发，或因盛夏之月，火盛伤金，肺气郁闭，暑热伤络，络血上溢，即所谓"暑瘵"之症，与阴虚劳瘵吐血之病机不同。

症状：身热汗出，口渴引饮，头目不清，咳嗽咯血，或有衄血，吐血，舌质红赤，脉象细数。

治法：宜清热凉血，方用清营汤、犀角地黄汤加茅根、藕节之类。

4. 暑风惊痫

病因：夏令病暑，热甚入营，肝风内动，发为惊痫。

症状：高热自汗，昏迷不醒，抽风惊痫，手足瘛疭，躁扰不宁，舌绛而干，脉象细数。

治法：宜清热凉血，佐以芳香开窍，方用清营汤送服紫雪丹以清泄之。

5. 猝中暑热

病因：夏日炎暑当日，长途行役，或操劳烈日，动而得之，猝中暑热，亦即所谓"中暑"之症。

症状：急则猝然倒地，缓则先有头目眩晕，继则身热自汗，神识昏蒙，不省人事，大渴引饮，舌红无苔，脉象弦数。

治法：急将病者置于清凉通风之地，先用诸葛行军散以清暑开闭，神志清醒后，如仍身热汗出，口渴引饮，脉数舌红者，可用新加白虎汤以清凉泄热；如脉静微热，继用竹叶石膏汤以清热养阴善其后。

6. 伤暑阳郁

病因：夏月纳凉广厦，过袭阴凉，静而得之者，即所谓"伤暑"之症，阳气为阴邪阻遏而发。

症状：恶寒头痛，肤热无汗，肢体拘急，或有腹痛吐泻，舌苔白滑，脉象沉濡。

治法：宜清暑发汗，用香薷饮。腹痛吐泻者，宜温中散寒，用大顺散。

7. 暑热兼寒

病因：先受暑邪，后感寒邪而发病。

症状：头痛发热，恶寒无汗，胸腹痞满，呕吐泄泻，舌苔薄白或白腻，脉象沉缓。

治法：宜清暑发汗，用香薷饮，胸腹痞满者，宜清热和胃，可用增减黄连泻心汤辛开苦降；呕吐泄泻者，宜芳香祛湿，用六和汤，或清热温中同用，如连理汤。

8. 暑热兼湿

病因：先受暑热之气，后冒风雨，或因畏热却暑浴冷、卧风，过啖冰凉瓜果所致，暑为寒湿、生冷所郁遏，亦即所谓"暑湿"之症。

症状：初起头痛发热，恶寒无汗，四肢倦怠，气粗心烦，继则胃不欲食，胸腹痞满，或有吐泻，小便不利或溺短黄赤，舌苔白滑或淡白，脉象软滑。暑湿从热化，则见不恶寒但发热，有汗心烦，渴不欲饮或饮水不多，舌苔黄腻，脉象濡数。

治法：初起宜祛湿发汗，用藿香正气散辛温芳淡以解表祛湿，微汗出后即温运清渗，用大橘皮汤，湿去则暑无所依，自可痊愈。如胸腹痞满，可用增减黄连泻心汤以清热和胃；暑湿从热化，宜芳香利湿，方如薷杏汤；清热利湿，如杏仁滑石汤，轻清凉淡以清利之。

9. 内伤夹暑

病因：暑月房劳，兼进膏粱水果生冷，内伤兼寒湿郁滞。

症状：恶寒无汗，面垢肢冷，腹痛喜按，或吐利兼作，舌苔白腻，脉象沉细或微弱。

治法：宜温中散寒，用冷香饮子。如吐利者，宜温运利湿，用香砂胃苓汤，或芳香祛湿，用六和汤。

四、湿证

"湿证"是指具有湿之特性的各种不同证候。湿证的产生，可以外来也可内生，如雾露雨湿、居住卑湿、涉水淋雨等，触感其气而发病者，是属外因；多吃生冷及酒酪之品，伤害脾胃而引起湿证，是属内因；不论内湿及外湿，皆是脾气虚弱以后，湿邪乘虚而入所致，故陈无择云："可见内外所感，皆由脾气虚弱而湿邪乘而袭之。"除内外因以外，湿亦可由体内自生，如脾胃虚弱，脾阳不能施布，胃阳不能消化，水谷停留，津液不运，皆可生痰生湿，发生各种疾病。同时湿再与风、寒、暑、热、火等各种因素互相结合，更造成治疗上的复杂和困难。

湿证的特点，根据湿之特性而来，如湿性重浊，凡临床上所见身重头重、肩背沉重、四肢沉重、无力上举者，均与湿有关。湿性弥漫，故可见头昏头胀，如裹如蒙，胸闷痞塞，脘腹胀满等症状。湿性趋下，故足跗肿满，腿软脚气，大便濡泄等，亦与湿有关。湿性秽浊，故在症状上凡淋浊、带下、赤白下痢、疮疡脓血等秽浊者，均属湿证范围。湿性留着，故疼痛固定不移者属湿痹，湿温、湿热亦多缠绵难治，不易痊愈。

脾喜燥恶湿，湿多则脾土被困，以致运化失常，水湿停于胸腹而弥散，故胸闷痞塞，脘腹胀满。因脾胃不能运化水谷，致不思饮食。水湿阴邪停留，气化失常，致渴不喜饮或即饮亦不多。胃蒸脾湿上潮，而致舌苔厚腻。湿性濡滞黏腻，阻碍阳气，故脉现软缓。头为诸阳之会，湿邪困郁，清阳失宣，湿浊弥散，乃至头重如裹如蒙，均为湿证之表现。

《内经》病机十九条中，有关湿证者，如"诸湿肿满皆属于脾""诸痉项强皆属于湿"，由于脾被湿困或脾不制水，水湿贮留，以致形成肿满。痉为筋强不柔和状，此指风湿之气闭于筋膜，经脉失去濡养所致，故《伤寒论》云："太阳病，项背强几几，反汗出恶风者，桂枝加葛根汤主之。"即是指风湿之气客于太阳经而引起项强痉证，用桂枝加葛根汤解肌发汗，风湿去，经脉得以濡养，则痉自愈。

湿证之治疗，倪松亭云："治湿之道非一，当细察表里上下，为用药之准的，如湿气在于皮肤者，宜用麻桂二术以表其汗，譬如阴晦霖雨不晴也，亦有用羌防白芷等风药以胜湿者，譬如清风荐爽湿气自消也。水湿积于肠胃，肚腹肿胀者，宜用遂戟芫丑之属以攻其下，譬如水满沟渠非导之不去也。寒湿在于肌肉筋骨之间，拘挛作痛或麻痹不仁者，宜用姜附丁桂之属以温其经，譬如微湿以灰糁之则湿自燥也。湿热在于小肠膀胱，或肿或渴或溺闭不通，宜用二苓车前之属以渗利之，譬如水溢沟浍，非疏通其窦不达也。"大致上已将湿证的各种治疗原则加以说明。

兹将各种湿证病机，分述如下，其中风湿相搏见于风证，寒湿伤表见于寒证，暑热夹湿见于暑证，温热夹湿见于热证各章内，此处不再重复。

1. 伤湿于表

病因：雾露雨湿，乘于肌表，触感其气，乃致发病。又称"冒湿"。

症状：头重身重，如裹如蒙，身热无汗，遍体不舒，四肢倦懒，甚则胸闷痞满，恶心呕吐，腹胀便稀，舌苔薄白而滑，脉象浮软。

治法：疏风利湿，如除湿羌活汤、神术散，祛湿发汗，如藿香正气散。夏月伤湿无汗，可用香薷饮以祛湿发汗。

2. **痰湿阻遏**

病因：素体脾胃阳虚，湿浊不化，湿郁于中，壅结为痰；痰湿阻遏于内；或过食生冷、瓜果、膏粱厚味，伤害脾胃，阳虚不能运化，以致痰湿停积。

症状：胸痞脘痛，呕吐泛恶，肢体困倦，食欲不振，大便溏泻，小便短少，口不干渴或渴喜热饮，又不能多饮，舌苔白腻，脉象濡缓，如痰湿中阻，以致清阳不升者，亦可引起眩晕不适；痰湿阻滞胸中，胸中阳气被郁遏，则可见胸膈满闷，甚则胸痛彻背，胸痹气塞，呼吸不利。

治法：健脾化痰，方如二陈汤、平胃散、理中化痰丸、香砂二陈汤、香砂六君子汤等。眩晕者，可以半夏天麻白术汤以健脾平肝化痰。胸痹气塞者，宜理气宽胸，用栝蒌薤白半夏汤、枳实薤白桂枝汤以理气通阳。

3. **寒湿发黄**

病因：脾胃阳虚，寒湿内蕴，不能运化，发为阴黄；或阳黄过服苦寒清热之剂，伤害脾胃阳气，亦可寒化转为阴黄。

症状：黄色晦暗，畏寒少食，神思困倦，脘腹胀满，小便不利，大便不实，舌白质淡，脉象沉细无力，甚则脉伏肢厥。

治法：宜温运祛湿，方如茵陈术附汤、茵陈理中汤、茵陈四逆汤等。

4. **水湿内停**

病因：脾肾阳虚，不能化湿，上不制水，湿聚成水，水湿内停。

症状：面目浮肿，身肿肢肿或腹部肿胀，食欲不佳，便溏尿少，口和不渴，舌苔薄润，脉象沉迟，如水肿势急，可致遍身水肿，腹胀。如水湿下行，则两胫肿大，腰脚重著，或行动不便，麻痹走痛，则为湿脚气之症。

治法：温运祛湿，如实脾饮以温脾利水；真武汤、金匮肾气丸以温肾利水。水湿下行成湿脚气者，亦宜温运祛湿，可用鸡鸣散以健脾祛湿。

5. **湿热内蕴**

病因：先伤于湿，日久郁而化热，乃至湿热内蕴；或素体肥胖，酒食不节，脾胃郁热，湿热蕴蓄，以致发生各种症状。

症状：湿热郁蒸不得外达，以致身目发黄，黄色鲜明，身热烦渴，腹满便秘，小便赤涩，中痞恶心，舌苔黄腻，脉实有力，甚则腹胀有水，小便不利。

湿热蕴结，气机壅滞，三焦决渎无权，亦可发生身肿腹满，胸痞腹胀，烦热口渴，小便短少，大便秘结，舌苔黄腻，脉象滑数。

湿热走注下焦，以致足胫日渐肿痛，小便黄赤，苔黄质红，而成湿热脚气之症。或两足觉热，得凉则舒，筋脉弛缓，痿弱无力，不能行动，舌苔黄腻，脉象濡数，而成痿躄之症。

湿热内蕴，夹杂饮食积滞，脾胃气机阻滞不得宣通，乃成下痢滞下之症。身热，腹痛，下痢赤白，脓血夹杂，里急后重，口渴烦躁，纳差溺赤，舌苔黄腻或黄厚，脉濡滑而数。

湿热壅滞，肠胃痞塞，运化不通，气血凝滞，亦可发生肠痈之症。症见恶寒发热，右下少腹肿硬，按之疼痛，小便黄赤，脉象洪数。

如膀胱气化不清，湿热内阻下迫膀胱，可致小便欲行而不畅，如淋如沥，尿道涩痛，尿频尿急；甚则膀胱湿热煎熬成砂石自尿道排出，疼痛难已；或见尿白如油脂状，而成膏淋之症。

治法：湿热发黄者，治宜清热利湿，方如茵陈蒿汤、栀子柏皮汤，阳黄而腹胀有水者，可用茵陈五苓散、二金汤以清热利水。

湿热肿满者，亦宜清热利水，方如苓桂甘露饮；温化清渗如大橘皮汤；攻逐利水如舟车丸、十枣汤。

湿热脚气，宜用防己饮以清热利湿，湿热痿躄，宜用加味二妙散、虎潜丸以清化湿热。

湿热下痢，热痢下重者，宜清热消滞，用葛根芩连汤、香连丸、白头翁汤等，苦以燥之，寒以泄之；清热消导，可用芍药汤、枳实导滞丸。

湿热壅滞，气血凝结而成肠痈者，宜活血泻下，用大黄牡丹皮汤，或清热活血，用新订仙方活命饮，多能迅速消散。

湿热淋浊，宜清热利湿，用五淋散、八正散；如属湿热导致石淋，可用八正散加金钱草以利之；如属膏淋，可用程氏萆薢分清饮以分清去浊。

五、燥证

燥证与湿证相反，湿证为有湿邪停滞，燥证为津液枯燥。燥证的形成，可因外感秋令燥气而发病，或邪热化燥引起，亦可因阴虚津涸而内生。

燥证在临床上的特点，主要根据燥之特性而来，干燥时表面皴皮裂开，故症状上可见皮肤干糙而皴。干燥则无水分，故症状上有咽干鼻燥、口舌干燥、干咳无痰等表现。干燥则易燃，故临床上燥证多易化火，如口鼻干燥似觉冒火，鼻息气热等。干燥易断，故症状上燥咳易使肺络受伤而现咯血。

燥证伤津，故在上则鼻燥咽干，在中则烦渴，在下则便结，故治疗本病以润燥为主，即《内经》所谓"燥者濡之"。上燥宜救津，中燥宜增液，下燥宜滋血，久燥宜填精，皆为治疗上所必须注意者。

1. 温燥外感

病因：秋令久晴无雨，秋阳以曝，触感其气而发，此属燥热，较暮春风温为重。燥气肃杀，其性收敛与肺气相应，肺气通于皮毛，与大肠为表里，故见肺与大肠二经之症状者较他经症状为多。

症状：初起头痛身热，干咳无痰，或即咯痰亦多黏稠，气逆而喘，咽喉干痛，鼻干唇燥，胸满胁痛，心烦口渴，舌苔薄白而燥，尖边俱红，脉象浮数或弦数而涩。如表邪解，胃阴受损，则症见口舌干燥无津，喜饮不食，大便干燥，舌光少苔。如燥久伤及肝肾之阴，昼凉夜热，或干咳无痰，或咳痰不爽，手足心热，肌肤甲错，甚则可致阴虚而肝风内动，发生痉厥之症。

治法：初起宜滋阴发汗，用加减葳蕤汤以滋阴宣散透邪外出，或辛凉透邪，用桑杏汤。干咳无痰时，宜润肺化痰，用清燥救肺汤治以辛凉，佐以苦甘。胃阴受损，用玉竹麦门冬汤以养阴滋润。肝肾阴损，宜养血滋液，用加减复脉汤，或养阴滋润，用六味地黄汤。肝风内动者，宜养血祛风，用三甲复脉汤以育阴潜阳。

2. 凉燥外感

病因：秋深初凉，西风肃杀，感而得之，较严冬感受风寒为轻。

症状：初起头痛恶寒，身热无汗，鼻鸣而塞，但唇燥咽干，干咳连声，胸满气逆，胸胁窜痛，皮肤干涩，舌苔薄白而干，扪之刺手，脉象浮涩兼紧。表邪解后，或见痰多脘闷，咳而不畅，或见腹痛便秘，或见气血双亏，体虚无力等症。

治法：初起宜宣肺化痰，方用杏苏散或杏苏二陈汤，治以苦温，佐以甘辛。亦可用理气发汗，如香苏葱豉汤去香附、乌药，加杏仁、百部，咽干加麦冬、花粉；热甚加酒芩、银花；胸满加枳壳、郁金；喘息加白前、牛蒡子；干呕加生赭石、半夏；胁痛加没药、桃仁。

表邪解后，如仍痰多胸闷，宜宣肺化痰，仍可用杏苏二陈汤以加减治之。腹痛便秘者，宜润肠泻下，用五仁橘皮汤。气血双亏者，可用归芍异功散以气血双补。

3. 燥郁夹湿

病因：秋感燥邪，但夹有暑湿未解，为肺燥脾湿之症。

症状：初起即恶寒发热，鼻唇干燥，咽痛干咳，气逆干呕，胸胁胀痛，继则又见肢懈身重，渴不思饮，饮水即吐，烦闷不宁，腹满便泄，溺短黄赤，舌苔粗如积粉，两边白滑，脉象细涩。

治法：初起宜辛凉发汗，用葱豉桔梗汤；脾湿症状显著者，可用增减黄连泻心汤以辛开苦泄，清热和胃。

4. 燥郁化火

病因：秋感燥邪，夹暑之气已从火化，为肺燥肠热之症。

症状：初起恶寒发热，夜间热甚，心烦口渴，喉痒干咳，咳甚咯血，胸胁窜痛，舌苔干燥，脉象弦数。或兼大便水泻，肛门热痛，甚或腹痛泄泻，泻必艰涩难行，似痢非痢，舌苔干燥起刺。或大渴引饮，灼热自汗，气逆干呕，便燥溺涩。甚则热甚风动，瘛疭惊痫。

治法：初起宜清热泻肺，用加味泻白汤以清凉泄热。大便泻利，则清热固肠，用阿胶黄芩汤。大渴灼热、自汗便燥、气逆干呕者，宜清热养阴镇逆，用加味玉女煎再加芒硝、滑石、白蜜，兼以润燥。若热甚风动，宜清热息风，用羚角钩藤汤。

5. 燥痰气结

病因：情志抑郁，夹痰气逆而上，结于咽喉，即所谓"梅核气"之症。

症状：咳逆上气，喉间如含炙脔，咯之不出，咽之不下，胸膺痞闷，脉象弦滑，舌苔白腻。

治法：宜理气化痰，用加味甘桔汤送服清化丸。《金匮要略》治疗本病，用半夏厚朴汤以开郁化痰。

6. 津枯内燥

病因：素体阴虚，或精血夺而燥内生，或服辛辣助阳化火之品过多日久，以致化源日涸，津液枯燥。

症状：燥在上必乘肺而干咳无痰，或有咯血或痰中带血，或心中温温液液；燥在中必伤脾胃之阴，口干咽燥，不思饮食，胃脘津枯干燥，则食不下而便秘；燥在下必乘大肠，浊阴不降，为津枯便结。

如血虚脏躁，则悲伤欲哭，言行失常，喜怒不节，心烦不眠，或恍惚多梦，或坐卧不安，身如蚁走样者。如血虚风燥，则现大便秘结，不思饮食，脉象弦数。

治法：燥在肺，宜养阴润肺，用清燥救肺汤、燥痰汤。如咳咯带血，宜养阴滋润，用麦门冬汤。心中温温，宜用加减复脉汤养血滋液，脾胃阴伤，宜养阴益胃，用玉竹麦门冬汤、沙参麦冬汤、益胃汤。胃津干枯，则宜韭汁牛乳饮、五汁安中饮以益胃滋润。燥在下而便秘者，宜润肠通便，如麻仁丸、增液承气汤；养血通便，如通幽汤。血虚脏燥，宜用甘麦大枣汤养血缓急。血虚风燥，则宜滋燥养荣汤以养血润燥。

六、热证

热乃温之渐，火乃热之极，温、热、火皆属同类，仅程度轻重而已。一般以温属外来，火属内生，皆可以热统称之。所谓"热证"也就是具有温热火之特性的一类证候，各由其不同的病理机转所造成。

温热之外来者，为外感温邪、暑邪而引起各种疾病，同时温邪、暑邪还可夹杂风寒湿燥等因素，引起风温、湿温、暑湿、温燥、寒包火等症。在各种温热的过程中，除热极可以化火外，他如风温之出现两眼直视、四肢抽搐之风热上壅，或称之为风火相煽；中暑烦心，面赤身热，口渴引饮，大汗不止为暑邪化火；湿温后期火灼津液，唇焦舌燥，则为湿热郁遏化火；燥郁化火，则出现熏灼肺金，咳嗽咯血；寒邪化火，则现身热口渴，汗出脉大等症状，均属热证范围。

火热之内生者，可分实火虚火二类。实火即丹溪所谓"气有余便是火"，体盛邪实，邪火方张。虚火者体虚邪微，如寒盛格阳于外，为浮越之火，戴阳于上为无根之火，阳陷于下为失位之火，阳亢乘阴为阴虚之火。

热证的特点，主要根据火的特性而来，如火性炎上，凡有旺盛向上，过度紧张之趋势者，皆属热证的表现，故临床症状上可有发热烦躁、脉象洪数、面红目赤等现象。火性温热，凡壮热气粗、鼻息气热、肛门热痛、小便热涩等皆属热证。火性红亮，故症状上面红目赤、咽喉红肿、斑疹出血、舌红舌绛等，亦均属热证。火性化物，即易将物质燃烧化去，凡临床上有容易消化的现象者，如胃热之消谷善饥、口渴多热，皆是热证。火性烁津，故症状上可见口干舌燥、唇焦齿燥、口渴喜饮、大便秘结等，均是热甚伤津的表现。

《内经》病机十九条中，有关火热之病机占据大半，如"诸痛痒疮皆属于心"。以心主血主脉属火，营血不调则为疮痛之由，是以火热郁于营血，疮痛因之内生。疮痛热甚则痛，微热则痒，有余则痛，不足则痒，故均属热证范围。"诸痿喘呕皆属于上"，其中痿者指四肢痿弱无力而言，上指上焦，《素问·痿论》云："肺热叶焦，发为痿躄。"指出痿证与肺热有关，肺热气耗，失去其治节作用，不能熏肤、充身、泽毛，乃致手足痿软、百节缓纵，本条虽未专指属热，但从痿论体会，是指肺热而言。当然痿证尚可因湿热下注、湿痰流注、肝肾阴虚、气血不足等因素而引起，此属后世辨证之发展。至于喘呕皆属气逆于上，有热证亦有寒证。

"诸腹胀大皆属于热"指出脾胃郁热而引起的腹胀，但腹胀也有因脾胃虚寒不能运化所致，且在临床上后者并不少见。

"诸病有声，鼓之如鼓，皆属于热"。指出脾胃郁热积滞，以致引起腹胀腹鸣之现象。

"诸转反戾，水液浑浊，皆属于热"。诸转反戾为转筋拘挛，水液浑浊指小便混浊而言。《金匮要略》云："转筋之为病，其人臂脚直，脉上下行，微弦，转筋入腹者，鸡屎白散主之。"鸡屎白为除热润燥之品，故见转筋之症，有因热而引起者；但寒症之转筋亦非少见，如寒霍乱、寒湿转筋等。小便混浊者多为下焦湿热，故亦属热证范围。

"诸呕吐酸，暴注下迫，皆属于热"。肝胆火旺或湿滞化热，以致呕吐酸水，属于热证。暴注下迫乃由胃肠热甚，而转运失常，火性疾速所致，因此亦属热证。

"诸热瞀瘛，皆属于火"。瞀为神昏，瘛为瘛疭，热邪伤犯神明则瞀，热极生风或阳亢伤阴则瘛，皆属热证范围。

"诸禁鼓栗，如丧神守，皆属于火"。禁指口噤，鼓栗为战栗，如丧神守指神不守舍、谵妄狂乱，为热邪侵犯神明而引起牙关紧闭、神昏谵妄。热极生寒，火极似水而同时可见战栗。但口噤战栗神昏亦有属于风痰、寒证者，临床上仍需加以辨证。

"诸逆冲上，皆属于火"。诸逆冲上指气逆上冲之病证，如呕吐、嗳气、呃逆、喘咳等，因火性炎上，故以此类病证皆属热证，但寒证引起者亦常见之。

"诸躁狂越，皆属于火"。躁为躁烦不宁，手足躁扰，狂为狂躁狂妄，越指逾越常度，皆指热邪伤犯神明，而致发生谵妄欲狂，神志不清，手足躁扰等，故属热证。

热证之治疗，总以清凉为其大法，外感热病，初宜辛凉宣散，继则清凉泄热，入营入血则须清营凉血。内伤热证，辨其阴虚之火应壮水之主以制阳光，浮阳之火宜引火归原，导龙入海。外热可因津液消耗过甚转化为内热，亦可外热与内热同时存在，故治疗上必须注意分辨清楚。

1. 温热外感

病因：温热为由湿邪引起的热病，在季节上为春至夏初，阳气弛张，温盛为热，感而发病，如属初春，阳气始升，厥阴行令，多夹风邪，属风温之症。仲春之际，感而发病，则属春温之症。冬季如感非时之暖而致病者，则属冬温之症。因其症状有类似处，一并附此简述。

症状：初起微有恶寒，发热无汗，或微有汗，口渴心烦，咳嗽咽痛，舌苔微白，脉浮而数，或但咳嗽，身不甚热，微渴或不渴，或初起即寒热往来，口苦胁痛，胸痞作呕，脉象弦数。

继则热甚，不寒但热，面赤唇焦，心烦谵语，渴而能饮，舌苔黄而干燥，脉象洪数。或咳嗽重而兼见气喘，烦渴能饮，苔黄脉数。或见发热自汗，腹满便秘。或渐夜热早凉，热退无汗，口渴神烦，舌赤脉细。

如热势渐退，则见胸膈作闷，不思饮食等症，属余热未清之表现。

治法：初起热重寒轻、自汗口渴者，宜辛凉解表，可用银翘散、葱豉桔梗汤；如微热微渴，可用辛凉轻剂桑菊饮以辛凉轻清宣散之。如寒热往来，宜和解清热，可用蒿芩清胆汤。热甚烦渴，宜清凉泄热，可用白虎汤、新加白虎汤。喘咳烦渴，宜宣肺泄热，可用麻杏石甘汤，发热自汗，腹满便秘，宜清热泻下，可用凉膈散。如夜热早凉，热退无汗，宜用青蒿鳖甲汤以清热透邪。余热未清者，可用连翘栀豉汤以清热宽胸理气。

2. 热深阳郁

病因：热邪传里，阳盛阴伤，阳郁于内不得外泄，即所谓热深厥深、真热假寒之症。

症状：目赤唇干，心烦耳聋，渴喜凉饮，腹满便秘，或大便黄黑黏稠，肛门热痛，小便赤涩，舌苔黄燥，脉沉细微，四肢反厥，指甲青紫，畏寒无汗。

治法：急应撤热存阴，宜清热泻下，如大承气汤、小承气汤。如腹痛下利，可用四逆散合白头翁汤。

3. 热入营阴

病因：热邪内传，正气不足，入于营阴，邪陷心包而致神不守舍。

症状：身热口渴，目赤唇焦，或发斑疹，神昏谵妄，烦躁不宁，妄言妄见，呼之犹省人语，舌质红绛，脉细而数。

治法：急宜清热开窍，用安宫牛黄丸，并以清营凉血之清宫汤送服。如热甚便秘者，亦可用紫雪丹以芳香开窍、清热通下，如有斑疹者，可用犀角地黄汤以清营凉血。

4. 痰热互结

病因：素有痰湿停积，复感外邪，化热传里，痰热互结，内陷胸膈。

症状：胸膈满闷，心烦懊侬，心下痞满，嗳气不舒，食欲不佳，舌苔厚白或黄腻，脉象沉滑。

治法：清热和胃，方用小陷胸汤加枳实，或增减黄连泻心汤以辛开旁达，散痰热之互结，并苦寒清热直降温热之邪。

5. 热陷痰迷

病因：素有痰湿停积，热邪传里内陷，痰阻气闭，扰乱神明。

症状：身热面赤，神昏嗜睡，似寐非寐，或烦躁狂言，或谵语呻吟，喉中痰鸣，口吐黏液，鼻扇气急，甚或闷乱搐搦，状如惊痫，舌绛而润，脉象滑数。

治法：宜芳香开窍，可用局方至宝丹；清热化痰，如牛黄清心丸；涤痰开窍，如犀羚三汁饮、加味导痰汤。

6. 温热夹湿

病因：夏秋之际，外感温热之邪，暑必夹湿，湿热内蒸，乃至发病，亦即所谓湿温之症。湿性黏滞，郁遏温热，以致病程绵延，不易速愈。

症状：初起恶寒发热，头痛身重，胸闷不饥，渴不欲饮，舌苔薄白，脉弦细而濡。继则可见湿重于热、热重于湿、湿热并重三种情况。湿重于热者，稍有恶寒，午后发热，自汗而热不退，身重头重，肢倦嗜睡，胸膈痞满，渴不欲饮或喜热饮，口淡而腻，便溏溺少，舌苔白滑而腻，脉象濡软而缓。热重于湿者，可见不恶寒但发热，汗出面赤，口气秽浊，渴而喜凉或饮水不多，胸腹烦满，不欲进食，便秘或下利垢腻，苔黄腻而干，舌质红赤，脉象濡数。湿热并重者，上述症状可以兼见。末期，可见夜热早凉，热退无汗，或有烦躁不宁，脉象弦数。如湿热化燥，伤及肾阴，面色少华，手足心热，或伤及肝阴，阴虚风动，发痉发厥。

治法：初起宜芳香祛湿，用藿朴夏苓汤，轻开宣达，气化则湿浊亦化。湿重于热者，宜化气利湿，用三仁汤，或与健脾燥湿之平胃散合用。热重于湿者，宜清热和胃，用加味枳实栀豉合小陷胸汤以辛开苦泄佐以化湿。湿热并重，则清热利湿，用甘露消毒丹、黄芩滑石汤。夜热早凉者，宜清热透邪，用青蒿鳖甲汤。肾阴亏损者，宜用加减复脉汤以养阴滋液。阴伤风动者，宜用大定风珠以清热息风。

7. 热陷湿蒙

病因：湿热郁蒸过极，蒙蔽神明。

症状：面色油腻，胸膈痞满，心烦懊侬，神昏谵语，口气秽浊，大便溏而不爽，小便短涩黄热，舌苔白滑或黄腻，脉濡数。

治法：宜清芳开窍，方用清芳透邪汤或藿朴二陈汤、菖蒲郁金汤以清凉泄热，芳香辟秽，辛淡开闭。

8. 湿热发瘖

病因：夏秋湿温、暑湿之症，湿热郁蒸，湿郁皮腠，汗出不彻而发。

症状：身热汗出，胸膈痞满，渴不欲饮，胸膈皮肤及两腋可见白瘖如水晶状，口黏苔腻，脉象濡数。如久延伤气伤液，则神倦气怯，白瘖色白如枯槁，脉象细数。

治法：初起宜清热透邪，辛凉淡渗，方如薏苡竹叶散，以轻宣肺气，淡渗利湿。久延气阴两亏，则宜养阴，如清燥救肺汤、麦门冬汤。

9. 温热发疹

病因：温热之邪入于营分，里热亢盛，以致现疹于肌肤。

症状：发热无汗，胸闷心烦，红疹高出皮肤，琐碎小粒，舌红苔黄，脉象细数。甚则疹色红赤或紫暗，紧束有根，烦躁不宁，便秘溺涩，舌绛如朱，脉象弦数。

治法：发疹系里热外透之象，里热势盛者，亦宜适当清解以利透发，里热清则疹消退，故治宜清营宣透，方用加减银翘散、加减普济消毒饮；严重者，宜清热凉血，方如犀角地黄汤；清热解毒，方如拔萃犀角地黄汤、犀连承气汤。

10. 温热发斑

病因：温热之邪入于血分，发斑于外，亦属邪热外透之象。

症状：面红目赤，身热汗出，口燥大渴，胸闷心烦，发斑深红，布于胸腹四肢，平而成片，松活外现，舌红而绛，脉象细数；重则唇焦口燥，壮热神昏，便秘溺赤，遍体紫斑。

治法：斑疹皆为里热外透之象，惟斑则系热入血分而发，热毒更甚，故宜凉血透热，方如化斑汤。重则凉血解毒，方如犀角大青汤、清瘟败毒饮。

11. 三焦积热

病因：脏腑内热，郁积三焦，或由外邪化热传入。

症状：上焦积热：症见头胀目赤，口鼻干燥，咽喉红肿，吞咽引痛，牙龈肿胀，心烦懊恼，口渴引饮，苔黄脉数。中焦积热：症见胸膈烦闷，渴喜凉饮，消谷善饥，舌苔黄燥，脉象沉数。下焦积热：症见小溲赤涩，溺血淋闭，大便秘结，苔黄质红，脉数有力。如热甚化火，充斥三焦，症见壮热谵语，狂躁吐衄，舌燥起刺，脉象洪数。

治法：上焦积热，宜宣散清热，可用栀子豉汤、黄连上清丸；中焦积热，宜清热泻下，可用凉膈散；下焦积热，宜清热渗利，用八正散。三焦火甚则清热解毒，可用三黄石膏汤、黄连解毒汤。

12. 火郁于内

病因：胃虚过食冷物，郁遏阳气于脾胃，而现脾胃虚寒，外表发热。

症状：四肢肌表郁热，肌肤扪之烙手，四肢困倦，五心烦热，不思饮食，唇舌俱淡，脉象沉伏。

治法：宜甘温除热，宣散达外，方如升阳散火汤，并忌服寒凉之物。

13. 阴虚火旺

病因：素体阴虚或过服辛辣助阳温燥之品，伤害阴液，或热邪伤津，阴液枯涸，阴虚则阳亢，故现火旺之象。

症状：潮热盗汗，两颧泛红，五心烦热，虚火时炎，口干唇燥，咽喉肿痛，内热便秘，舌质红赤，脉数无力。亦可出现水不济火，而心肝之火上升，扰乱心神，症见头胀头晕，心悸健忘，耳鸣眼花，心烦少眠，口舌生疮，舌质红绛，脉象细数。

治法：潮热盗汗者，宜滋阴清透，方如秦艽鳖甲散、清骨散；阴虚内热，虚火上炎，宜滋阴降火，方用知柏八味地黄汤、大补阴丸、大造丸；水不济火，宜滋阴降火，方如天王补心丹、朱砂安神丸。水火济既，交通心肾，可用黄连阿胶汤。

14. 君相火动

病因：思想不遂，意淫于外，使君火内动，神摇于上，肝肾相火亦相继随之而妄动。或因房劳过度，素体阴虚，水不济火，易使相火妄动。

症状：头晕目眩，耳鸣腰酸，神疲力乏，形体消瘦，见色流精，妄梦遗精，如有面赤怔忡，烦躁不安，心烦少眠者，为君火先动，致相火随动，舌光质红，脉象细数。

治法：肾阴亏损相火易动者，宜滋肾降火，如大补阴丸、三才封髓丹。君火先动而相火随动者，宜滋阴降火，清心宁神，如清心莲子饮、天王补心丹、朱砂安神丸，使心神安定，君火潜藏，相火不致妄动。

七、痰证

"痰证"包括痰与饮二类证候，由于痰饮皆津液所化，仅形态上稍有区分，故合并于此。尤在泾云："痰之与饮，同类而异名。痰者，食物所化；饮者，水饮所成。故痰质稠而饮质稀，痰多胶固一处，饮多流溢上下。"由此看来，痰与饮实属一类。痰浊饮清，痰生于脾，湿胜则脾不运津，凝结成痰，饮聚于胃，寒甚则胃不能化，水饮不行；痰饮之形成，与脾胃寒湿不运有一定关系。饮多停聚固定之处，痰多随气而升降，遍身皆到，以致在肺则咳、在胃则呕、在心则悸、在头则眩、在背则冷、在胸则痞、在胁则胀、在肠则泻、在经络则麻、在四肢则痹，为患甚多。李时珍云："痰饮之为物，随气升降，无处不到。入于心，则迷窍而成癫痫，妄言妄见；入于肺，则塞窍而成咳唾稠黏，喘息背冷；入于肝，则留饮积聚，而成胁痛干呕，寒热往来；入于经络，则麻痹疼痛；入于筋骨，则头项胸背腰痛，手足牵引隐痛；入于皮肉，则瘰疬痈肿。"由此可见，痰饮症状，变幻多端，故前人尝谓"怪症多属痰"是有一定道理的。

痰证的特点，一般有以下几点：①有脾虚症状：如腹胀、不思食、便溏、无力等。因脾虚则水湿不运，易凝聚成痰，肥人多痰湿，亦是指肥胖者多脾胃阳虚，易于生痰生湿之故。②有咳嗽吐痰、痰声辘辘、痰核瘰疬等痰证的表现。③有各种痰的症状同时存在者，如头晕伴有心悸、胸膈痞满、肢体不遂等。④脉象沉滑，舌苔白腻。

痰证的治疗，缪仲淳云："生痰之源不一，治各不同。由阴虚火炎上迫乎肺，凝结为痰，是谓阴虚痰火，痰在肺而本于肾，治宜降气清热，益阴滋水；由脾胃寒湿生痰，或饮啖过度，致脾气壅滞为痰，此病在脾胃无关肺胃，治宜燥脾利气；由风寒郁热生痰，病亦在肺，治宜豁痰清利，佐以辛温以散外寒，则药无格阻之患。夫痰质稠黏，饮惟清水，或青绿苦酸，多因过饮茶酒，或情怀抑郁，中寒湿阻，治宜燥湿利水，温通阳气以行之。"指出痰饮的各种不同情况，治疗各异。一般治疗痰证，应遵循《内经》治病必求于本的精神，痰为现象，生痰之由为疾病本质，如因风因火生痰者，宜疏风清火，风火息而痰自清；因寒湿生痰者，宜祛寒渗湿，寒湿去则痰自除。《金匮要略》云："病痰饮者，当以温药和之。"虽然可以认为痰饮大多属于寒证，如脾虚不能胜湿，肾虚不能制火，以致停蓄而为痰饮；但如为阴虚阳亢、津液被煎熬而成者，则不宜用温药治疗。

1. 痰饮内停

病因：脾湿不运，三焦气滞，痰饮内生，停积为患。

症状：痰饮内停，积于肠胃，辘辘有声者，即《金匮要略》痰饮之症。

如水饮流于胁下，咳唾引痛，脉沉而弦，为《金匮要略》悬饮之症。水饮溢于四肢，当汗出而不汗出，身体痛重，为《金匮要略》溢饮之症。水饮上逆，咳逆倚息，短气不得卧，其形如肿，即《金匮要略》支饮之症。

治法：痰饮停于心下，宜温化蠲饮，用苓桂术甘汤。水走肠间，宜温下逐水，用己椒苈黄丸以前后分消。水在脐下，宜用五苓散以通阳利水。溢饮宜解表化饮，外寒里热用大青龙汤，内外俱寒用小青龙汤。支饮宜散寒化饮，用小青龙汤，或泻肺逐痰，用葶苈大枣泻肺汤。悬饮宜逐水去饮，用十枣汤。

2. 老痰癖结

病因：过食膏粱厚味，脾气不和，壅滞为痰，痰涎浓厚胶固者，称为老痰，老痰癖结不化者，则称顽痰。

症状：老痰癖结不化，流注经络，则手足牵引，四肢麻木，两臂疼痛或全身骨节窜痛，顽痰为患，则或见不思饮食，彻夜不寐；或猝尔眩仆，不省人事；或梦寐奇怪，失志痴呆，脉象弦滑。

治法：痰在经络，宜搜涤络痰，用指迷茯苓丸。顽痰为患，伤及神明，亦宜攻泻逐痰，用控涎丹、礞石滚痰丸；化痰开郁，用白金丸。

3. 痰壅气逆

病因：素有痰浊壅滞，或因外邪诱发，痰浊上逆，随气上下，肺气不降而喘逆。

症状：咳嗽喘满，痰涎壅盛，胸膈噎塞，呼吸困难，不能平卧；兼风寒者，可见寒热身痛，舌苔白滑，脉象浮紧；兼燥热者，可有烦热口渴，舌质红赤，脉象滑数。若无外感，则苔白脉滑。

治法：兼风寒者，宜散寒化痰，方如小青龙汤、射干麻黄汤，外寒内热，用定喘汤散寒清肺，化痰平喘。兼燥热者，宜清肺泄热，用泻白散、麻杏石甘汤、贝母栝蒌散。无外感者，宜化痰降气，用苏子降气汤、三子养亲汤、五子导痰汤。泻肺化痰平喘，用葶苈大枣泻肺汤。

4. 痰浊内停

病因：过食膏粱厚味，胃中蕴热，灼津为痰，以致痰浊内停。

症状：心慌心悸，胸闷食少，呕吐痰涎，舌苔白腻，脉象沉滑；如兼郁热，则口苦胸闷，二便不通，舌苔薄黄而腻，脉象弦滑。甚则胃气不和，使人不寐。

治法：健脾化痰，方如二术二陈汤、半夏天麻白术汤。呕吐者，宜温中理气，用小半夏汤以温化止呕，或和胃化痰，用温胆汤。胃气不和、不能入寐者，《内经》用半夏、秫米二味，以消痰和中，亦可用黄连温胆汤以清化痰热。

5.痰盛化火

病因：素体痰盛，痰涎壅滞，郁久痰浊化火。

症状：胸膈痞满，喘胀闷乱，喉中痰鸣，大便秘结，腹胀满硬，小便黄赤，舌苔芒刺，脉象沉滑；如痰火妄动，扰乱神明，则有反张抽搐，强直惊痛。或有哭笑无常，神志错乱。如痰火上逆，则头面赤热，胸闷烦躁，触事易怒，耳鸣眩晕，头昏头胀，舌苔黄腻，脉象弦数。

治法：痰火内壅者，宜化痰泻热，用加味凉膈散。痰火扰乱神明，宜降火涤痰，可用牛黄清心丸或礞石滚痰丸以攻泻逐痰。痰火上逆，亦可用礞石滚痰丸攻泻之。

6.痰壅气闭

病因：痰涎壅盛，阻塞气道，气道闭塞不通。

症状：胸闷气息，鼻翼扇张，气喘痰壅，呼吸费力，声哑唇青，烦闷欲死，肢节青紫，脉象沉伏。

治法：急宜吐痰开闭，用三物白散、皂荚丸，以呕吐痰涎使气道通畅。再用降气涤痰，如五子导痰汤；泻肺逐痰，如葶苈大枣泻肺汤。

7.痰厥阳郁

病因：痰饮内停，阻碍胸中阳气，不能外达四末。或为气血夹痰并走于上，引起痰中。

症状：忽然僵仆，不省人事，四肢厥冷，口吐涎沫，喉中痰声辘辘，或见半身不遂，脉象沉滑。

治法：急宜开窍通气，用卧龙丹以取嚏，如仍未醒，可用苏合香丸以温通开窍。涤痰开窍，可用加味导痰汤、导痰汤。清醒后，宜降气化痰，用导痰汤加竹沥、芥子之类，或五子导痰汤。

8.痰核积聚

病因：肝经气火，夹痰凝结成核。

症状：颈间痰核瘰疬，不觉痛痒，垒垒如串，皮色不变，按之坚硬，溃后不易收口。

治法：宜疏肝解郁化痰，用逍遥二陈汤送服内消瘰疬丸以化痰消核。已溃者，宜气血双补，内服归芍六君汤，送服犀黄丸以活血消肿。

9. 阴虚痰浊

病因：阴虚火旺，虚火上炎，熏蒸于肺，津液被灼，凝结成痰。

症状：咳嗽吐痰，痰色黄黏，咯吐不爽，甚则痰浊腥臭，或咳吐带血，胸闷气短，或胸胁刺痛，呼吸不畅，或兼寒热，大便干燥，小便黄赤，舌苔黄腻质红，脉象沉滑而数。

治法：清肺润痰，如清肺饮、补肺阿胶散；如痰浊腥臭，宜清热化痰，用千金苇茎汤。

八、瘀证

"瘀证"是指瘀血停留的各种证候而言。气为阳，血为阴，两者在生理上相互依存，在病理上也相互影响。气对于血有温煦、生化、推动和统摄作用；血对于气也有濡养和运载的作用，故"气为血之帅，血为气之终"。如果气血运行失调，则可产生瘀血。《素问·调经论》说："血气未并，五脏安定。孙络外溢，则经有留血。"指出邪气尚未与血气相并，则五脏安定，邪盛于孙络，则血行不畅而留滞。《内经》虽未明确指出瘀血，实际上留血即属瘀血现象。《金匮要略·惊悸吐衄下血胸满瘀血病脉证治》中提出了瘀血的现象，如指出："病人胸满，唇痿舌青，口燥，但欲漱水不欲咽，无寒热，脉微大来迟，腹不满，其人言我胸满，为有瘀血。"《诸病源候论·卒被损瘀血候》指出瘀血的表现是根据《金匮要略》所描述的症状而定的，即所谓"夫有瘀血者……唇痿、舌青口燥，但欲漱水，不欲咽"。《血证论》则更明确指出瘀血证的各种症状，如说："瘀血在经络脏腑之间，则周身作痛，以其堵塞气之往来，故滞碍而痛，所谓痛则不通也……瘀血在上焦，或发脱不生，或肩膊胸膈顽硬刺痛……血在中焦，则腹痛胁痛，腰脐间刺痛……血在下焦，则季胁、少腹胀满刺痛。"

瘀证的治疗，可根据产生瘀证的原因，或根据瘀血的部位来加以论治。如瘀血由气虚而生者，则应补气化瘀；如血虚而来，则应养血活血；如因寒凝所致，则应温运化瘀；如因热结引起，则应清热活血；如因气滞所致，又需行气活血。瘀血所在部位不同，王清任又有通窍活血、血府逐瘀、少腹逐瘀、膈下逐瘀、身痛逐瘀、通经逐瘀之别，因此临床上要根据不同情况分别论治。

1. 气虚血瘀

病因：过度劳累，饮食失节，饥饱不当，以致气虚，气为血帅，气虚则运行无血，血行迟滞而瘀阻。

症状：气短乏力，倦怠自汗，胸闷憋气，胸前刺痛，或四肢麻木，或半身不遂，舌质紫暗，或有瘀斑，脉沉而涩。

治法：如胸前刺痛，宜益气活血，方用补中益气汤合丹参饮；如半身不遂，宜补气行血，用补阳还五汤。

2. 血虚瘀滞

病因：产后或大失血以后，血虚不足，失血之后则离经之血瘀积体内，瘀血内阻又新血不生，故为血虚瘀滞。

症状：头晕眼花，心悸失眠，局部刺痛拒按，痛处不移，舌质紫暗或有瘀斑，脉象细涩。

治法：宜养血活血，可用桃红四物汤。

3. 寒凝血瘀

病因：寒邪客于经脉，损伤阳气，以致血行凝滞，发生瘀血停留。

症状：形寒肢冷，局部刺痛发凉，得温痛减，遇寒加重，或有胸痛彻背，背痛彻胸，或小腹冷痛，或有瘀积，舌色青紫，或有瘀斑，脉象沉迟而涩。

治法：宜温经活血，可用桂枝茯苓丸、当归四逆汤。胸痛彻背、背痛彻胸者，宜通阳活血，用栝蒌薤白半夏汤合丹参饮。

4. 热结血瘀

病因：外感热邪入里，与血搏结成瘀。

症状：潮热骨蒸，形体羸瘦，肌肤甲错，局部刺痛，喜冷畏热。血热搏结于肠胃，则腹胀满痛拒按，大便色黑易解，甚则谵语；血热搏结于下焦，则少腹急结，小便自利，喜忘狂躁，或有躁扰，妇人则月经中断，入夜谵语，或有往来寒热。舌绛而紫或有瘀斑，脉细数。

治法：清热化瘀，如血热搏结于肠胃，可用抵当汤；搏结于下焦，可用桃仁承气汤；搏结于胞宫，可用小柴胡汤加桃仁、红花。

5. 气滞血瘀

病因：情志不遂，肝失条达，气滞而血行不畅，瘀血由生。

症状：胸胁胀痛，急躁易怒，或喜太息，或胁下积块刺痛拒按，或妇女月经后期，经色紫暗有块，少腹胀痛；或瘀血阻于经络窍隧，而致目赤头痛，耳聋脱发；唇色紫暗，舌质暗红有瘀斑，脉弦。

治法：行气活血，如逍遥散加桃仁、红花、失笑散；活血攻瘀，可用血府逐瘀汤、少腹逐瘀汤、膈下逐瘀汤、通窍活血汤等。

6. 损伤蓄血

病因：跌仆挫伤，损及经络血脉，恶血停于经络，而现蓄血。

症状：痛如刀锥所刺，局部紫暗，大便色黑，小便自利，脉象细涩。如伤及腰部，则腰部刺痛，不能俯仰转侧，呼吸均痛。

治法：宜活血祛瘀，方如身痛逐瘀汤。

7. 瘀血成痨

病因：室女思虑伤心，经闭成痨，或瘀血停滞日久，郁血生热，热气熏灼，致伤其阴，而成干血，俗称干血痨症。

症状：骨蒸潮热，肌肤甲错，皮上起屑，咳嗽气逆，发焦舌燥，口出秽气，梦寐不宁，惊悸盗汗，经闭经少，其色紫黯，两目黯黑，舌色青紫，脉象细涩。

治法：宜养血清热，用泽兰汤送服柏子仁丸。《金匮要略》治疗内有干血、两目黯黑、肌肤甲错，用大黄䗪虫丸以活血祛瘀，俾干血去而新血生。但总以病者体质能耐受攻逐时，方可用之。

8. 瘀血内攻

病因：吐衄之后，或产后失血，瘀血内攻，心气闭塞。

症状：头晕心痛，神昏不语，不省人事，手足厥冷，冷汗自出，或妄言妄见，胡言乱语，脉象沉细微涩。

治法：宜活血开窍，归芎失笑散加琥珀、朱砂、麝香。或补气扶正，安神开窍，用妙香散。

九、食证

"食证"是指饮食不正常的各种证候而言。饮食的摄入与消化，赖脾胃作用之正常，故脾胃为人体后天之本。《素问·痹论》云："饮食自倍，肠胃乃伤。"指出饮食过量，可以引起肠胃发生疾病；除饮食过量外，如食物不洁而腐败，过食偏胜之食物、生冷、油腻，亦均可发生病变。古人以外感六淫属外因，内伤七情为内因，饮食、房劳、劳倦、创伤等属于不内外因，现在看来，因饮食所引起各种病证，仍属内因范围。

食证之治疗：如因食物不洁，或过食肠胃受伤，以致停食不化者，宜和胃消滞，使胃气强而积滞去；如因兼外感而停食者，治宜解表之中，佐以理气消食；有因脾胃虚弱而引起饮食不正常者，如属脾强胃弱则知饥而食少，胃强脾弱则能食而不消，皆宜健脾开胃，温运中阳；如有胃热消谷，多食善饥，亦属饮食不正常之表现，宜从养阴清热、泻热扶正入手。各种情况不同，治疗各异。

1. 外感夹食

病因：外感时症，夹有饮食停滞。

症状：恶寒发热，恶心呕吐，嗳腐吞酸，胸脘痞满，按之疼痛，或腹痛泄泻，不思饮食，舌苔白厚，根兼黄腻，或黄白相间而必厚，脉象紧盛有力。

治法：宜发散之中佐以辛开理气、疏滞之品，如春冬宜香苏葱豉汤理气发汗，夏秋宜藿香正气散祛湿发汗，皆可加入蔻仁、枳壳、陈皮之类。

2. 伤食停滞

病因：饮食腐败，或过饱伤食，或不喜之食物勉强食入，以致停食不化，留滞胃脘而发病。

症状：脘腹痞满，胀痛拒按，恶心呕吐，吞酸嗳气，不思饮食，舌苔厚腻，脉象沉滑，甚则发热，腹痛腹泻，泻利臭秽，或见停食不化，胃气不和，而致不寐。

治法：宜和胃消导，用保和丸；如泻利臭秽者，宜清热消滞，可用枳实导滞丸；理气消滞，可用木香槟榔丸。胃气不和而致不寐者，亦宜和胃消滞，可用保和丸。如脾胃素弱兼有伤食积滞，宜消补兼施，方如枳术丸、香砂枳术丸、健脾丸。

3. 胃热消食

病因：胃火亢盛，能食能消。

症状：食已即饥，口渴能饮，便秘溺赤，形体消瘦，脉象洪数，舌苔黄燥，如见津液不足者，则口舌干燥，喜饮多汗，舌质红赤，脉象细数，属三消之中消症。

又有所谓食迹之症，乃饮食移易而过，善饥多食，而不消化，亦不生肌肉，与胃热消食之病机不同。

治法：胃热亢盛，可以泻下和胃，用调胃承气汤；胃阴不足者，宜养阴清热，可用玉女煎、黄连丸。至于食迹之症，宜从补气补血入手，方如八珍汤、十全大补汤、人参养营汤等。

4. 脾虚食滞

病因：脾胃阳虚，或误下伐阳，阳气衰微，脾气不运，以致食入不消，不思饮食。

症状：饮食呆钝，或不思饮食，食后饱胀，嗳气痞满，喜热喜按，舌苔白润，脉象沉弱少力。

治法：治宜温运中阳，方用香砂六君子汤、香砂理中汤。

5. 食积化火

病因：饮食积滞，宿食不化，蕴结化火。

症状：发热自汗，胸脘胀满，腹痛拒按，大肠胶闭，矢气极臭，或下利黄黑黏稠，少而不爽，小便黄赤短涩，舌苔黄腻，脉象滑数。或脐下疼痛，脉象沉滞有力。

治法：清热化滞，用枳实导滞丸。胸脘痞满者，可用加味枳实栀豉合小陷胸汤以清热消痞。

十、虫证

虫证可分二类，一为肠内虫证，多因饮食不洁，杂食生菜、瓜果、油腻、肥甘之物引起，古人认为由脾胃气虚，湿热不运，蒸化而生。此种虫证在古代即有较详细的记载。如《诸病源候论》即有："蛔虫者……长一尺，亦有长五六寸……其发动，则腹中痛……痛有休息，亦攻心痛，喜吐涎及吐清水，贯伤心者则死。""蛲虫，至细微，形如菜虫……居胴肠间。""寸白者……长一寸而色白，形小扁，因脏腑虚弱而能发动。"指出了蛔虫、蛲虫及绦虫之为患。又有黄胖之症，亦类似现今之钩虫病。

另一类为瘵虫，所谓瘵久生虫，并具有传染性，能导致传尸鬼疰者，即是此类。

1. 虫积于内

病因：饮食不洁，虫积于内。

症状：心腹疼痛，时作时止，痛止饮食如故，喜食生米、茶叶、纸张、泥炭等物，睡眠不安，睡中龄齿，面黄肌瘦，面有白斑，食欲减低或亢进，或唇见红白小点。如属蛔虫上攻，心腹大痛，甚可吐蛔。蛲虫并见肛门奇痒。寸白虫则可见扁小虫体脱落，自肛门外排出。

治法：宜杀虫攻积，方用追虫丸、化虫丸。不论何种虫积均可用之。如属蛔虫，可用使君子散；如属蛲虫，可用百部煎汤灌肠；如属寸白虫，可用槟榔煎汤内服，均有效验。

2. 蛔厥气逆

病因：胃肠内虚，蛔虫上攻，阳气阻郁，不能外达。

症状：心腹大痛，四肢厥冷，或口吐蛔虫，面色或青或黄或白，脉来忽大忽小，痛剧则脉象沉伏。

治法：杀虫安蛔，用乌梅丸酸苦辛以安蛔，盖虫性得甘则动，得苦则安，得酸则伏，得辛则止。或理中安蛔，用安蛔散。

3. 虫积黄胖

病因：脾湿不运，蕴久生热，湿热生虫所致。

症状：面色黄胖，皮肤浮肿，眼目不黄，口淡不渴，心悸怔忡，耳鸣脚软，毛发焦稀，肌肤不泽，好食异物，精神紧张，睡眠不安，龀齿咬牙等症。

治法：健运脾胃，可用小温中丸；攻逐杀虫，用雷榍丸。

4. 瘵虫劳损

病因：素体怯弱，或房劳伤精，积劳成损，复感瘵虫引起。

症状：骨蒸烦热，颧红面白，盗汗遗精，眩晕失眠，怔忡心悸，口舌干燥，咳嗽气短，声怯形槁，胸中气满，喘息不便，咳血频作，甚则声嘶，大肉陷下，大骨枯槁，舌光无苔，舌质红赤，脉象细数。

治法：如见干咳咯血者，宜润肺化痰，方如百合固金汤、补肺阿胶散；清热养阴，如月华丸、太平丸；如骨蒸潮热，宜滋阴清热，方如秦艽鳖甲汤、清骨散以清热透邪，当归六黄汤以清热养阴。补气扶正，可用人参固本丸以气阴两补。

十一、郁证

"郁证"是指内伤七情，情志之郁所引起的各种不同证候。七情指喜、怒、忧、思、悲、恐、惊，《素问·举痛论》云："余知百病之生于气也，怒则气上，喜则气缓，悲则气消，恐则气下……惊则气乱……劳则气耗，思则气结。"指出七情变化，能影响人体精神、功能活动。古人又以情志分属五脏，如《内经》以心藏神，心之志为喜；肝藏魂，肝之志为怒；肺藏魄，肺之志为忧；脾藏意，脾之志为思；肾藏志，肾之志为恐。并认为心为五脏六腑之主，精神之所舍，在情志变化上心起主导作用，《灵枢·口问》云："故悲哀忧愁则心动，心动则五脏六腑皆摇。"《内经》尚有怵惕思虑则伤神，忧愁不解则伤意，悲哀动中则伤魂，喜乐无极则伤魄，盛怒不止则伤志，恐惧不解则伤精，亦为情志变化影响精神气血发生改变所致。又有尝贵后贱，虽不中邪，病从内生，名曰脱营；尝富反贫，名曰失精，以及病发心脾，不得隐曲；思想无穷，所愿不得，皆属情志之郁所造成。

郁则气滞，滞在形体或脏腑，必有不舒现象；郁则气聚，似有形而又无形，如胸似阻，心下痞满，胁胀脘闷等，皆是郁证特点。

《内经》治疗郁证，谓木郁达之，火郁发之，土郁夺之，金郁泄之，水郁抑之，指出郁证可按脏腑不同情况，分别治之。但郁证主要仍在病者，能移情易性者，则收效更大。用药时，以苦泄热不宜损胃，以辛理气不使破气，以滑润燥不应滋腻气机，以宣通泄不可揠苗助长，此治疗中必须注意者，方可调理郁证。

1. 郁怒伤肝

病因：郁怒动肝、肝气不舒，肝木横逆，克伐脾胃，甚则上逆，血随气而上溢。

症状：肝木伐胃，则胸胁不舒，胃脘胀满，嗳气频繁，食思呆滞，甚则呕吐，舌苔薄白，脉象沉弦。肝木乘脾，可见腹痛泄泻，胸胁痞闷，嗳气食少，稍有恚怒则腹痛泄泻即作，脉象弦劲。肝气上逆，则面红目赤，吐血呕血，甚至昏厥猝倒。

治法：肝木伐胃，宜疏肝理气，方用柴胡疏肝散、疏肝流气饮以理气消胀，和血调肝；肝木乘脾，宜扶脾泄木，用痛泄要方，肝气上逆，宜清热泻肝，用龙胆泻肝汤、当归龙荟丸，如昏厥猝倒，宜参阅中风证治。

2. 恐郁伤肾

病因：惊恐之后，肾气受损，肾精损耗而致发病。

症状：精神苦闷，恐惧疑虑，惊慌不定，心悸失眠，坐卧不安，饮食无味，寐中多忧，惊吓而醒，久则肾阴损耗，脉象沉细，舌质红赤。

治法：益肾宁神，方用大补元煎，补肾益精，可用六味地黄丸、左归丸。

3. 思伤心脾

病因：思虑太过，损伤心脾。伤于心则阴血暗耗，神不守舍，伤于脾则脾不运化，气血不足。

症状：面色不华，体倦神疲，饮食无味，头晕健忘，心悸不寐，脉象细涩。

治法：补益心脾，如养心汤、归脾汤。气血双补，如人参养营汤。

4. 悲郁伤肺

病因：悲忧太甚，肺气抑郁，甚至耗气伤阴。

症状：胸膈满闷，喜作太息，不思饮食，甚则形悴消瘦，体乏无力，气息微弱，脉象沉细。

治法：初宜解郁理气，可用越鞠丸加枳壳、郁金之类；耗气伤阴，则宜用生脉散、人参固本丸等调养之。

5. 郁久化火

病因：肝气郁结，不得疏泄，木郁则化火，而发生各种病变。

症状：两胁疼痛，吞酸嗳气，呃噎痞满，胃脘热痛，喜冷畏热，口干口苦，烦躁易怒，苔多黄燥，脉象弦数。甚则火盛狂躁，头痛耳聋，溲血便秘，或阳盛厥逆。病火伤阴，咽干舌燥，舌光无苔，质红津少，脉象细数而弦。

治法：宜清肝理气，用金铃散，或清热泄肝，用左金丸、抑青丸，嗳噎痞满者，宜清热和胃，用半夏泻心汤，火旺狂躁者，宜清热泻肝，可用龙胆泻肝汤、当归龙荟丸；阳盛厥逆者，宜疏肝理气，可用四逆散。肝阴内伤，宜滋阴养肝，可用一贯煎。

6. 忧思郁结

病因：忧思郁结，气机不畅，津液不能流布，气血并结，胃脘干涩，而成噎膈之症。

症状：初起咽食梗噎，嗳气疼痛，精神抑郁则甚，舒畅则轻，时轻时重，时止时发，津液不足，逐渐消瘦，继则气血并结，饮食难下，胸脘时痛，吐血便黑，大便艰涩，或如羊屎，小便赤涩而少。

治法：初起宜解郁润燥，方用启膈散以开郁理气，津液不足则宜养阴滋润，可用韭汁牛乳饮、五汁安中饮以养血润燥，或以羊乳频饮以滋阴养血；日久瘀血停滞，大便艰涩，可用通幽汤养血润燥。

十二、气证

"气证"是指体内气的正常作用发生变化，所引起的各种不同证候而言。《灵枢·决气》云："上焦开发，宣五谷味，熏肤、充身、泽毛、若雾露之溉，是谓气。"指出气在人体内运行，在内则灌溉五脏，成为脏腑活动的动力，在外则濡润腠理，固表卫外，免受外邪侵犯，故正常之生命活动，莫不与气有密切关系。脾肾之气为先后二天，肺主一身之气化，故气与肺脾肾三脏的关系尤大。外邪侵入及七情内伤，皆可引起气发生变化，故《内经》有百病皆生于气之说，张子和云："诸病皆生于气，诸痛皆因于气。"张景岳云："凡病人之为虚为实，为热为寒，至其变态，莫可名状，欲求其本，则止一气字足以尽之矣。盖气有不调之处，即病本所在之处也。"气治则安，气乱则病。"因此气顺则平，气逆则病，气充则强，气少则虚。

《内经》病机十九条有关气证者，如"诸气膹郁皆属于肺"，膹为满状，郁为郁积不畅，指呼吸闷塞迫促之意，肺主气，故属于肺，肺气上逆，故有喘满、闷郁现象。又如"诸痿喘呕皆属于上"，其中痿症乃属肺热，喘、呕则属气逆于上的表现，喘为肺气上逆，呕为胃气上逆，故属气证范围。

气证的治疗，主要为调整气机，如降气、补气、行气、破气等，以达到正气旺盛、强身却病之目的。又如气行水行、气行血行，气滞则能引起水湿、痰浊凝滞及血瘀不化，故调理气机，亦常与利水、祛瘀等合用。

1. 外感夹气

病因：七情内伤，气机不畅，复感风寒外邪。

症状：头痛身热，恶寒体痛，两胁作痛，气逆胸闷，喜作太息，舌苔薄白，脉象浮紧或沉迟。

治法：宜理气发汗，用香苏饮或香苏葱豉汤。解表以后，仍可用越鞠丸以调理气机。

2. 气机阻滞

病因：七情内伤，或湿困脾土，土湿木郁，肝失条达，气机不畅，痰湿食积阻滞，甚则瘀血内阻。

症状：胸膈痞满，腹胀胁痛，或喉头燥痰气互结，咯之不出，咽之不下，饮食不思，大便不通，小便不利，甚则腹胀大，苔白脉滞。

治法：胸膈痞满、腹胀胁痛者，宜疏肝理气，可用逍遥散、疏肝流气饮、柴胡疏肝散；开郁理气，可用四磨饮，实证用五磨饮及六磨饮；喉头痰气互结，则宜理气化痰，用半夏厚朴汤；腹胀大，则宜理气消胀，用木香顺气丸、沉香化滞丸，以通畅三焦气滞，则腹胀自减，如有瘀血内阻，另详血证章。

3. 气逆于上

病因：气机阻塞不畅，冲逆于上。

症状：肺气上逆，症见胸膈满闷，喘促短气，痰多不利，干咳烦满，苔白而腻，脉象沉滑。胃气不降，症见嗳气呕逆，心下痞硬，舌苔或黄或白，脉象沉弱或细数。肾不纳气，症见喘促气短，上下若不相续，恶寒足冷，四肢厥冷，脉象沉微无力，舌淡而润，肝气上逆，症见有气自腹中上升，胸闷欲绝。

治法：肃肺降气：用苏子降气汤；镇逆和胃：脉沉弱苔白者，宜用旋覆代赭汤，脉细数苔黄者，宜用橘皮竹茹汤；温肾助阳纳气：可用金匮肾气丸加胡桃肉、五味子，严重者可用黑锡丹；平肝降逆：可用奔豚汤。

4. 气虚下陷

病因：过度劳累，饮食失调，或禀赋气弱，或病后失养而形成。

症状：语言低微、精神疲惫、肢体倦怠、纳少腹胀、腰膝酸软、久泻脱肛、小便失禁、妇女阴挺、舌淡而润、脉象见弱。

治法：益气升提，方用补中益气汤。

十三、血证

"血证"是指体内血的正常作用发生变化，所引起的各种不同证候而言。《灵枢·决气》云："中焦受气取汁变化而赤，是谓血。"《营卫生会》云："中焦亦并胃中。出上焦之后，此所受者，泌糟粕，蒸津液，化其精微，上注于肺脉，乃化而为血……"指出血的形成，由中焦脾胃运化而成，同时具有和调五脏、洒陈六腑的功能。一切器官均须接受血，才能发挥正常作用，如《素问·五脏生成》云："肝受血而能视，足受血而能步，掌受血而能握，指受血而能摄。"丹溪云："血盛则形盛，血弱则形衰。""血者，神气也，持之则存，失之则亡。"皆说明血的重要作用。

血与心、肝、脾的关系最为密切，心主血，肝藏血，脾统血，如心、肝、脾三脏发生病变，则血亦必受影响。血液循环体内，营养全身，不容亏乏，不容凝滞，也不能外溢，否则即为病态。致病之由，可因外感六淫、内伤七情、久病耗损，或受刀伤跌仆所致，治疗时必须辨其病机，分别予以补血、养血、活血、止血、凉血、祛瘀等法治之。

1. 外感夹血

病因：内伤血郁，或失血之后，复感风寒外束。

症状：头痛身热，恶寒无汗，胸胁窜痛，或疼痛固定，手不可按，舌色紫暗，脉象细而见涩。

治法：初起宜辛温解表、活血发汗，用加味葱白汤，寒重用桂枝桃仁汤；表解后，可活血通络，用四物绛复汤，以免停瘀为患。

2. 血虚失荣

病因：营养不良，或久病失血，皆可导致血虚失荣，心藏神，心主血，血虚则神不守舍，甚则神散。

症状：面色萎黄，爪甲不华，肌肤干涩，甚则皲裂，形体消瘦，心悸失眠，惊惕不安，躁急多怒，夜热盗汗，大便艰难，经闭经少，唇淡舌淡，脉细小或芤或数。

神散则合目欲眠，多梦惊醒，或痴呆不语，或独语不休，或悲伤欲哭。

治法：滋养营血，用四物汤；但阴阳互根，阳生阴长，补血宜同时补气，故宜益气补血，方如当归补血汤、八珍汤，或人参养营汤等；血虚风燥，大便艰难，宜养营润肠，用清燥养营汤；神不守舍，宜养血安神，用养心汤；血虚神散，宜养血定志，如安神定志丸。

3. 血虚生热

病因：产后及大失血以后，血虚不足，阴阳不调，内热自生。

症状：身热有汗，心烦少眠，躁急多怒，唇淡色萎，肌肤枯涩，舌光质淡，脉象细数无力。

治法：宜先补气助阳，用独参汤，阳生阴长，再以四物汤以补血养液，或以当归补血汤、归脾汤以双补气血。

4. 阳不摄血

病因：肾阳衰微，不能摄血，而见血溢外出。

症状：各种出血，兼见面色惨白，唇淡口和，气息微弱，恶寒欲寐，大便不实，小便清长，四肢厥冷，舌淡嫩胖，脉象微细均为肾阳衰微，不能摄血之征。如见浮阳上越，则有面赤烦躁之假热，如暴吐暴衄，大量失血，阴血骤伤，阳亦无所依附，则发生阴竭气脱。

治法：肾阳衰微不能摄血者，宜温肾止血，如鹿角胶丸；浮阳上越者，宜用金匮肾气丸、肉桂七味丸以引火归原；阴竭气脱者，宜独参汤益气固脱。

5. 阴虚失血

病因：素体阴虚，或温热病后，热甚伤阴；或酒色过度，肾阴亏损；或肺肾阴虚，虚火上炎，伤及血络。

症状：头晕腰痛，骨蒸潮热，咽干口燥，便秘尿涩，咳嗽带血，或见吐血溺血，舌质红赤，脉象细数。

治法：养阴滋肺，用百合固金汤；养阴滋肾，用六味地黄汤、左归丸。皆可加入阿胶、藕节等止血之品。

6. 火盛血溢

病因：脏腑内热，逼血妄行，伤其络脉，而见各种失血。

症状：肺热亢盛：症见咳嗽咯血，或有鼻衄，烦热口渴，咽干鼻燥。胃热甚者：症见牙龈出血，大口吐血，面红目赤，烦热口渴，口舌干燥，大便秘结，小便赤涩，苔黄质红，脉象洪数。肝火亢盛：症见大口吐血，胸胁疼痛，气滞不舒，如有咳嗽咯血者则称木火刑金，均见脉象弦数。心移热于小肠而尿血者：症见面赤口渴，心烦不眠，口舌生疮，尿道刺痛，舌苔薄黄，脉数有力。火热下迫大便下血：则见下血鲜红，口渴尿黄，腹中热痛，或便时肛门热痛，舌苔黄腻，脉象濡数。如下血如溅，不杂大便，称肠风下血。

治法：肺热亢盛，清热泻肺，可用泻白散加藕节、茅根以止血；胃热盛者，清降胃火，方用大黄黄连泻心汤、玉女煎，肝火盛者，宜清热泻肝，用龙胆泻肝汤或泻青丸；木火刑金，则清金抑木，可用泻白散合泻青丸或用丹栀逍遥散以调肝宁血。同时均可用十灰散、四生丸以收涩止血，如出血多而不止，其势急迫，宜清热凉血，可用犀角地黄汤。心移热于小肠而尿血者，宜清心凉血，用小蓟饮子、导赤清心汤。火热下迫大便下血者，宜清热凉血，可用槐花散。

7. 气盛血溢

病因：大怒伤肝，气逆血溢。

症状：呕恶呃逆，吐血盈盈，胸胁牵痛，烦躁不安，舌苔薄黄，脉象弦滑。

治法：调肝宁血，用丹栀逍遥散，气有余便是火，气火太甚者，则宜清肝泻火，用龙胆泻肝汤、当归龙荟丸以平其横决。

8. 气血两亏

病因：久病体弱，或失血以后，血少气衰，气血两损。

症状：面色苍白，唇淡色枯，气怯乏力，体倦肢瘦，食少无味，惊悸健忘，虚热自汗，心烦少眠，舌淡无苔，脉细无力。

治法：补气养血，方如八珍汤、十全大补汤、人参养营汤、归脾汤。

9. 气随血脱

病因：大量失血，阳无所依，而随之外脱。

症状：面色苍白，四肢厥冷，冷汗淋漓，甚则晕厥，舌淡，脉微欲绝。

治法：急宜益气固脱，可用参附龙牡汤。

热病证治探讨

热病，包括了中医的伤寒与温病，长期以来，人们对急性热病的认识，局限于伤寒邪从皮毛而入，由表及里，须横看；温病邪从口鼻而入，由上及下，须竖看。伤寒的病因为寒邪，寒为阴邪，最易伤阳；温病的病因为温邪，温为阳邪，最易伤阴。伤寒用六经辨证，温病用卫气营血及三焦辨证。伤寒始于足太阳，传足不传手；温病始于手太阴，传手不传足。伤寒的治疗宜温、宜热，温病的治疗宜寒、宜凉。伤寒下不嫌迟，温病下不嫌早，等等，认为两者完全不同，绝对不能混称。这样把两者完全对立起来，是与临床实践不相符合的。实际上伤寒与温病都是属于现代的传染病或感染性疾病，只不过伤寒与温病是各自从不同的角度来探讨它们的治疗而已，因此六经辨证与卫气营血和三焦辨证完全可以统一起来。本文试图以六经辨证将伤寒与温病统一，以探讨热病的证治。

一、热病治法简介

急性热病的治疗方法可以归纳为解表、清气、和解、化湿、通下、清营、凉血、开窍、息风、滋阴、助阳、固脱等十二法。

1. 解表法

解表法适用于急性热病初起，属于太阳病或者有卫分证候者，具有疏泄腠理，逐邪外出的作用。急性热病初起用解表法有三种：

辛温解表：适用于太阳病之中风与伤寒。头项强痛、发热、恶风、有汗、鼻鸣、干呕、脉浮缓，为营卫功能失调之表虚证，用调和营卫、解肌发表之桂枝汤；头项强痛、发热、恶寒、无汗而喘、呕逆、身疼、骨节疼痛、脉浮紧等，为卫阳被遏，营卫郁滞之表实证，用解表发汗、宣肺定喘之麻黄汤。

辛凉解表：这是治疗太阳温病表证的主要方法，适用于发热、口渴、咳嗽、微恶风寒、无汗或汗泄不畅、脉浮数、苔薄白舌边尖红等邪在卫分的表热证，具有宣泄肺卫，透达热邪的作用，银翘散为此法之代表方剂。

辛凉辛温：太阳暑温之证，因暑必兼湿，湿为阴邪，非温不解；温为阳邪，又宜辛凉，故以辛凉辛温合法，如暑温初起，发热恶寒、身重而疼、汗不出者，可用新加香薷饮，辛凉辛温复法，以清透暑湿。

2. 清气法

清气法适用于急性热病之邪在气分的证候，具有清热存津，除烦止渴的作用。清气分之热有三法：

轻清宣气：适用于热郁胸膈，里热不盛而症见虚烦不得眠，若剧者，必反覆颠倒，心中懊忄农，身热不去，胸中结痛，具有宣展气机，清热除烦的作用，方用栀子豉汤等。

辛寒清气：适用于阳明热盛，症见壮热、汗多、烦渴、脉洪大等，具有大清气热，保胃养阴的作用，方用白虎汤等。

苦寒清热：适用于阳明热盛而内迫下利，烦渴溲赤等，具有苦寒清热，坚阴止利的作用，方用葛根芩连汤及白头翁汤等。

3. 和解法

和解法适用于急性热病之邪在少阳者，具有疏利三焦气机、调达上下、宣通内外、运行气血之功，故称和解法。

和解少阳：适用于少阳胆经气分邪热，症见寒热往来、胸胁苦满、心烦喜呕、不思饮食、口苦咽干目眩等，可用小柴胡汤；如兼湿，症见寒热往来、口苦胸满、烦渴溲赤、脘痞泛恶、苔腻舌红、脉弦数等，则宜和解少阳邪热，兼化痰湿，可用蒿芩清胆汤。

和解三焦：适用于湿热秽浊郁闭膜原，症见寒战热炽、脘痞呕恶、苔腻白如积粉等，具有疏利膜原，透达湿浊的作用，主要方剂如柴胡达原饮。

4. 化湿法

化湿法适用于急性热病的湿邪偏盛者，具有化湿、燥湿、渗湿的作用。

辛温散湿：适用于风湿或寒湿之邪在表（太阳），症见脉浮身重、身体疼烦、恶风寒、发热、或微热、苔白腻等，具有祛风散寒，使湿邪从汗而解的作用，方用麻黄加术汤、桂枝附子汤。

清热利湿：适用于阳明湿热俱盛，症见但头汗出、身无汗、剂颈而还、小便不利、渴引水浆、身目发黄等症，具有苦寒清热利湿的作用，方用茵陈蒿汤等。

温化寒湿：适用于太阴、少阴寒湿，症见心下悸、头眩、腹满而吐、不思饮食、下利、时腹自痛等症，具有温健脾肾之阳，散寒除湿的作用，方用胃苓汤、真武汤等。

芳香化湿：适用于太阳湿温初起，湿遏热郁，气机不畅，身热汗出不解，或微恶寒、胸闷腹胀、渴不欲饮、呕恶、便溏、溲短、苔白、脉缓等症，具有芳香化浊，透化湿热的作用，方如藿朴夏苓汤。

辛开苦降：适用于湿热阻滞阳明，症见心下痞满、恶心呕吐、或大便秘结、或有腹鸣下利、脉象弦滑，舌苔黄腻等，可选用小陷胸汤或半夏泻心汤、生姜泻心汤、甘草泻心汤。如湿温病湿渐化热，郁阻于里，症见发热、脘痞泛恶、口渴欲饮、小便短赤、苔黄滑腻等，亦可辛开苦泄、宣降湿热，方如王氏连朴饮。

淡渗利湿：适用于阳明湿温，湿热内阻，症见小便短赤、甚或不通、热蒸头胀、不渴、苔白等，具有淡渗利湿的作用，方如茯苓皮汤。

5.通下法

通下法为泻下邪热，通导积滞的一种方法，适用于有形实邪内结，如燥屎、积滞、瘀血积聚等症，使邪从下而解。

攻下泄热：适用于阳明腑实，症见潮热、谵语、腹满、便秘、苔老黄、脉沉实等，有攻下实热的作用，如调胃承气汤、大承气汤、小承气汤等。

增液润下：适用于阳明腑实而津液亏损，症见潮热、腹满、小便数、便秘、口干唇裂、脉细数等，有咸寒软坚，润下泄热的作用，如增液承气汤。

通瘀破结：适用于瘀血蓄结，症见下焦蓄血，少腹硬满急痛、大便秘结、小便自利、其人如狂、漱水不欲咽、脉沉实等，方如桃核承气汤、抵当汤（丸）。

导滞通腑：适用于湿热夹滞，交结阳明，症见脘腹痞满、呕恶、便溏不爽、色黄如酱、肛门灼热、苔黄厚等，具有导泄郁热湿滞下行的作用，方如枳实导滞汤。

6.清营法

清营法适用于邪热入营而未入血分，具有清营泄热的作用，以冀邪热外达，转出气分而解。

清营泄热：适用于少阴热炽营分，症见舌质红绛、心烦不寐或神呆谵语、斑疹隐隐等，具有凉解营分邪热，透热转气的作用，方如清营汤。

气营两清：适用于邪已入营而气热仍炽，阳明与少阴热盛同见，症见壮热口渴、烦躁、苔黄舌红绛，甚或发斑等，具有清气与凉营的作用，方如加减玉女煎、化斑汤等。

7.凉血法

凉血法适用于热邪深入血分，血热炽盛的证候，具有清火解毒，凉血散血的作用。

凉血散血：适用于邪入少阴营分血热炽盛，迫血妄行，症见吐血、衄血、便血、溲血、斑疹紫黑、躁扰不安、甚或狂乱谵妄、舌质紫绛等，具有凉解血分邪热，活血散血的作用，方如犀角地黄汤。

凉血解毒：适用于急性热病热毒壅盛，充斥表里上下，甚则邪热由少阴至厥阴，为厥热斑疹，症见恶热烦渴、口秽喷人、谵妄不安、斑疹紫黑、或吐血、衄血、苔黄焦燥、舌质紫绛等，方如清瘟败毒饮。

8. 开窍法

开窍法适用于邪入厥阴、邪闭心包的神昏病变，具有清心化痰，芳香透络，开闭通窍的作用。

清热开窍：适用于热邪内闭心包，症见神昏谵语或昏愦不语、舌蹇肢厥、舌质红绛等，具有清泄心包邪热，兼以化痰宣窍的作用，方如安宫牛黄丸、紫雪丹、至宝丹。

豁痰开窍：适用于邪热郁蒸，酿痰而蒙闭清窍，症见神识昏蒙、时明时昧、舌质虽红而苔黄腻等，具有清化湿热，豁痰开窍的作用，方如菖蒲郁金汤。

9. 息风法

息风法适用于热入厥阴，热盛引动肝风，或阴虚生风而产生的内风证，具有清热凉肝或滋阴潜镇的作用。

凉肝息风：适用于热极生风，症见手足抽搐、灼热肢厥、神昏、口噤、脉弦数等，具有清热凉肝，息风定痉的作用，方如羚羊钩藤汤。

滋阴息风：适用于真阴欲竭，水不涵木，虚风内动之手足蠕动、甚或瘛疭、肢厥神倦、舌干绛少苔、脉虚细等症，具有滋填肝肾，潜镇风阳的作用，方如大定风珠等。

10. 滋阴法

滋阴法适用于急性热病中或后期阴液不足的证候，具有滋补真阴，壮水增液的作用。

清热生津：适用于阳明热盛而津液被劫，症见大烦渴不解，脉洪大或滑数，大汗出、口舌干燥、或舌有芒刺等，具有益气生津，清热养阴的作用，方用白虎加人参汤、竹叶石膏汤。

通阳滋阴：适用于邪入少阴，真阴不足，心阳亦虚，症见心动悸、脉结代等，有通阳复脉，滋阴补血的作用，方如炙甘草汤。

甘润养阴：适用气分热邪渐解，胃阴受伤，症见口干咽燥、舌苔干燥等，具有甘润生津的作用，方如益胃汤。又热邪久羁，邪入少阴，劫烁真阴，症见身热面赤、手足心热甚于手足背、口干咽燥、神倦欲眠、舌绛而干、脉虚细等，可用加减复脉汤，亦是甘润养阴之剂。

11. 助阳法

助阳法适用于急性热病过程中有阳虚或亡阳证候者，具有温通阳气的作用。

辛甘化阳：适用于邪入少阴，阳虚阴寒，而症见脉浮、自汗出、小便数、微恶寒等，具有辛甘合化阳气的作用，方如甘草干姜汤。

温建中阳：适用于邪入太阴脾胃阳虚，症见阳脉涩、阴脉弦、腹中急痛等，具有调和气血，温中止痛的作用，方如小建中汤。

回阳救逆：适用于邪入厥阴，阳虚寒厥，症见既吐且利、四肢厥逆、汗出身热、或戴阳、格阳等，具有回阳救逆的作用，方如四逆汤、通脉四逆汤、白通汤等。

温运肾阳：适用于邪入少阴、肾阳虚衰、阴寒内盛，症见手足寒、脉沉、身体骨节痛、小便不利等，具有温运肾阳，祛除寒水的作用，方如附子汤、真武汤。

12. 固脱法

固脱法适用于亡阳或亡阴，虚脱而有阴阳离决趋势的重危证候，具有回阳固脱或滋阴固脱的作用。

回阳固脱：同助阳法中之回阳救逆，用于厥阴寒厥，如四逆汤等，为了加强固脱作用，可加龙牡，如参附龙牡汤、四逆加龙牡之类。如果亡阳兼见液脱而有恶寒、脉微细、吐利、手足厥冷等症，可回阳救逆兼以益气生津，方如四逆加人参汤。

救阴固脱：适用于邪入少阴，以亡阴液脱为主，而见汗多、脉数大、心中震震、舌强神昏、喘喝欲脱等症，具有滋补阴血而达固脱目的的作用，方如生脉散、加减复脉汤、来复汤（山萸肉、生杭芍、生龙牡、党参、炙甘草）等。

从以上急性热病的治法中可以看出，温病学派的治疗方法是从《伤寒论》发展而来的，并进一步丰富和完善了对急性热病的治疗。这是完全符合辩证唯物论的认识论的。但也由此可以看出，《伤寒论》在治疗急性热病方面，还不是尽善尽美的，如解表法多用峻猛的辛温剂，不够轻清灵活；温病学派不仅以辛凉解表为主，又补充了清透暑湿法，如新加香薷饮，芳化表湿法，如藿朴夏苓汤等，使解表法更加完善。又如《伤寒论》中清气、和解、化湿、通下、滋阴等法虽已具备，但内容较少，不能满足临床需要。温病学派在通下法中，对攻下泄热的方法，还有心热移于小肠的导赤承气汤；阳明里结，兼见邪陷心包的牛黄承气汤；肺热咳喘的宣白承气汤；津液不足，无水自停的增液承气汤；正虚邪实，病情危笃的新加黄龙汤，使通下法更加适合临床需要。再如对温病神昏谵语、抽风痉挛等症，统统属于阳明里热，未能认识热入营血病变的本质，缺乏清营、凉血、开窍、息风的治法。温病学派则对此大有发展，不仅补充了上述各种治法，并能从理论上进一步提高。

温病学派大量补充和发展了解表、和解、化湿、通下、滋阴等法，并增加了清营、凉血、开窍、息风等治法，更是温病学派对治疗急性热病的重大贡献。

二、热病的六经辨证

1. 太阳病证型

急性热病的开始阶段为太阳病证型。邪在肺卫，尤多表现为卫分证候与太阳膀胱经脉之证候，足太阳膀胱之经脉行一身之表，主卫气，肺司呼吸，主气，合皮毛，卫气者，温分肉，充皮肤，肥腠理，司开阖，为人身之藩篱，故足太阳膀胱经脉之气与手太阴肺经之气相通，为卫气之所共主。在临床上，太阳病证型特有之证候为：发热恶寒，头痛身疼，无汗或少汗，清涕咳喘，不渴或微渴，舌苔白或微黄，脉浮紧或浮缓或浮数。因人因时而临床证候不尽相同，故太阳病又可分为几个不同的证型。

太阳病证型的治疗原则为发表解肌，调和营卫，宣畅肺气，根据不同情况，或用辛温，或用辛凉，或用芳化等法辨证论治。

无论辛温或辛凉，有的能中断病程，有的则不能中断病程；有的在此阶段滞留多日，有的则变化甚快，一二日，甚或数小时，不及用药，已转他属。对于这两点必须有明确的认识，方能对病情的动态变化有正确的认识。

（1）太阳中风

病因：猝伤冷风发病，或先感于寒，续伤于风所致。

主证：发热汗出，恶风畏寒，头项强痛，鼻鸣干呕，苔薄白，脉多浮缓。

兼证：有的兼项背强，有的兼喘，有的兼水饮而小便不利。

治法：调和营卫、解肌发表，用桂枝汤。兼项背强者，宜兼散经输之邪，可用桂枝加葛根汤；兼喘者，宜兼利肺气，可用桂枝加厚朴杏子汤；兼水饮者，宜通阳利水，可用五苓散。

（2）太阳伤寒

病因：严冬季节，猝感风寒发病，如汗出当风，或睡卧风旁，或脱穿衣服皆可遭受风寒引起。

主证：发热恶寒，头身疼痛，骨节烦痛，无汗，或咳喘，舌苔薄白，脉象浮紧。

兼证：有的项背强；有的内热烦躁；有的心下有水气、干呕、或渴、或利、或噎、或小便不利，少腹满，或喘咳；有的下利或不下利而呕。

治法：辛温发汗、宣肺平喘，可用麻黄汤。兼项背强者，宜兼通经输，可用葛根汤；兼内热烦躁者，宜兼清里热，可用大青龙汤；兼心下有水气者，宜兼除水饮，可用小青龙汤；兼下利者，为表邪内干肠胃，仍宜解表，表解则阳明之里自和，仍可用葛根汤；若呕者，葛根加半夏汤治之。

（3）太阳风湿

病因：骤伤雾露雨水，或汗出当风，或涉水受寒，或先伤于湿后感风寒引起。

主证：身重烦疼，或一身关节窜痛，恶寒肢冷，或有微热，无汗或有汗，口黏不渴，舌苔薄白或白腻，脉浮虚而涩。风湿化热则身热，骨骱烦疼，关节红肿，口渴不饮，舌苔黄腻，脉象滑数。

治法：无汗者，宜麻黄加术汤温化在表之寒湿；有汗而寒轻热重者，宜麻杏薏甘汤清化在表之风湿。风寒为盛，可用桂枝附子汤助阳散寒；寒湿俱盛，可以甘草附子汤温经除湿；风寒湿俱盛，可用桂枝芍药知母汤祛风散寒、逐湿止痛；风湿化热，宜清热化湿，可用《温病条辨》宣痹汤。

（4）太阳风温

病因：春月受风，其气已温，感之即发，属新感温病。

主证：发热，微恶风寒，或不寒但热，无汗或少汗，头痛，咳嗽，咽痛，口渴，苔薄白或薄黄，脉象浮数，咳嗽严重者，则气粗喘急，痰稠色黄，甚则鼻翼扇动，胸背引疼，烦渴，咽干而痛，大便干结，小便赤涩，舌红苔黄，脉数。

治法：辛凉解表，可用银翘散、桑菊饮。清肺泄热，可用泻肺汤（凉膈散加桑皮、杏仁、桔梗、枳壳、人参），或麻杏石甘汤合小陷胸汤。

附记：风温为新感之病，春温为伏气之病，春温即《内经》所谓"冬伤于寒，春必病温"。雷少逸说："春温之病，因于冬受微寒，伏于肌肤而不即发病……加感外寒，触动伏气乃发焉。"俞根初说："伏温内发。新感外束，有虚有实，实邪多发于少阳、募原，虚邪多发于少阴血分、阴分。"关于伏邪，不必究其伏于何处，但知此种类型，或则开始无新感，一发病即显露内热，很快化燥伤阴，病程较长，症状较重，或则是新感引动伏邪，新感出现以后，变化迭出，症状严重，病程延长。春温如是新感引发，在新感阶段，治法同风温；以后内热显露，可按阳明热盛、阳明腑实、少阳郁热、营血热盛等处理。

（5）太阳暑温

病因：夏月暑气当令，外受暑热引起；或贪凉饮冷，暑热之邪为寒湿所遏，为暑邪夹寒；暑令雨湿较多感之为暑邪夹湿。

主证：身热而烦，微有恶风，汗出口渴。夹寒者：恶寒发热，无汗，身重疼痛。夹湿者：身热身重，懒于动作，四肢困倦，精神短少，痞满腹胀，苔白腻或黄腻，脉弦细芤迟。

治法：暑热可用辛凉重剂白虎汤。暑夹寒邪者，可辛温辛凉复法，用新加香薷饮；暑夹湿邪者，宜清暑利湿，可用苍术白虎汤；兼气虚者，宜清暑益气，可用东垣清暑益气汤。

附记：暑热之邪，伤人最速，发病初起直接入阳明胃经者甚多，故叶天士谓"夏暑发自阳明"，可参阅"阳明暑湿"证治。

伏暑发于秋冬，因新感诱发，故发病初起，可有表证，但里有暑湿见证，邪伏气分者为暑湿相混，邪在营分属暑湿化燥。邪伏气分于表证解除后，每多少阳郁热证候；邪在营血则表证解除后，出现营分症状，或为营血热盛表现。

（6）太阳湿温

病因：长夏初秋，湿中有热，感之而得。

主证：头沉恶寒，身重疼痛，身热不扬，午后则热象较显，胸脘痞闷不饥，口不渴，面色淡黄，苔白腻，脉象濡缓。

治法：湿温初起，忌用发汗、攻下、滋阴，只宜宣化表湿，兼清其热，方用三仁汤、藿朴夏苓汤。

（7）太阳秋燥

病因：秋深初凉，西风肃杀，感之者多病凉燥，较严冬风寒为轻。若久晴无雨，秋阳以曝，感之者多病温燥，较暮春风温为重。

主证：温燥：发热，微恶风寒，头痛，少汗，咳嗽少痰，咽干鼻燥，口渴，苔白舌红，右脉数大。

凉燥：发热，恶寒，头痛，无汗，鼻塞，咽干唇燥，咳嗽稀痰。

治法：温燥宜辛凉甘润，用桑杏汤；凉燥宜宣肺化痰，用杏苏散。

（8）太阳冬温

病因：冬初晴暖，气候温燥，吸受其气，复感冷风而发。

主证：初起微恶风寒，头痛身热，鼻塞流涕，咳嗽咽痛，口渴无汗，苔薄白或薄黄，脉象浮数，咳嗽严重者，亦可气喘促，痰色黄稠。

治法：宜辛凉解表，可用银翘散、桑菊饮治之。清肺泄热，可用泻肺汤、贝母栝蒌散或麻杏石甘汤合小陷胸汤。

2. 阳明病证型

急性热病在太阳病证型时，经过辨证论治，有的可以完全治愈，有的即使论治无误，亦不能阻断病程，可转属"阳明"，或转属"少阳"；也有急性热病（如伏邪），可以连轻微短暂的太阳病证型也不经过，一开始便表现为阳明病证型。

阳明病证型的主要临床证候是：壮热，不恶寒，大汗出，大渴，脉洪大。其病理特点为热邪炽盛于阳明，亦即温病学家所称之气分。热邪之所以炽盛，因其人体之阳气较太阳衰减之故。其病位多在胃与大肠，其治疗的基本原则为清泄邪热。

阳明热邪可以兼湿。兼湿则难图速效，以湿性留滞故也。

（1）阳明热盛

病因：太阳中风、伤寒，化热传里，或太阳风温、冬温传里，或太阳湿温化燥入里。

主证：身热面赤，恶热心烦，汗大出，渴欲凉饮，苔黄而燥，脉洪大按之愈盛，轻者邪郁胸膈。尚未全至阳明，里热尚不太盛，则见心中懊侬，身热不著。若剧者，阳明里热炽盛。热结胃腑，大便秘结，苔黄而燥，脉沉有力。如阴液已亏，当可见口干唇裂，舌苔干黑或金黄色，脉则沉细。

治法：清泄热邪，可用白虎汤，如兼气阴虚损亦可用白虎加人参汤。如热郁胸膈，心中懊侬者，可用轻清宣气，如栀子豉汤；攻下泄热，可用大承气汤、小承气汤、调胃承气汤；清热攻下，可用白虎承气汤、凉膈散；阴液已亏，可用增液承气汤。

（2）阳明发黄

病因：饮食失节，脾胃受损，湿热内蕴，郁蒸发黄。

主证：发热，身无汗，或有汗剂颈而还，目黄，或身目俱黄，鲜明如橘色，脘腹胀闷，或心下痞硬，口苦口黏，纳呆食减，疲乏无力，小便黄赤而不利，重者大便呈灰色，舌苔黄腻，脉濡缓，或弦滑。

治法：清热燥湿，可用栀子柏皮汤、茵陈蒿汤；清热利湿，可用茵陈五苓散；心下痞硬，宜苦辛开泄，可用小陷胸加枳实汤。

（3）阳明结胸

病因：表热内陷，与水饮相结引起。

主证：发热，或壮热，心下痛，按之石硬，或项强如柔痉状，不大便，日晡所小有潮热，从心下至少腹硬满而痛不可近，短气烦躁，舌上燥而渴，脉沉紧有力。轻者，仅心下痞硬，按之疼痛。

治法：泄热、逐水，可用大陷胸汤；轻者宜开结泄热，可用小陷胸汤。

（4）阳明下利

病因：饮食不洁，脾胃受损，湿热内生，下趋而利，或夏秋感暑湿秽浊之气而发病。

主证：发热，或身热不扬，不思饮食，恶心，继则腹胀痛，泻利，日数行，甚或一二十行，下多清稀，或下利赤白，里急后重，口渴思饮，倦怠无力，舌苔黄腻，舌红，脉滑数。如感受暑湿秽浊之气者，可以吐泻骤作，身热口渴，心烦脘闷，不思饮食，吐泻物有腐臭味，腹中绞痛，甚则可以筋脉拘急。小溲黄赤，舌苔黄腻，脉象滑数。

治法：宜清化湿热，可用葛根芩连汤，如下利赤白，可合用白头翁汤；导泄湿热，可用枳实导滞汤；如感受暑热秽浊之气，宜清热化湿，用燃照汤；筋脉拘急者，可用蚕矢汤以清热化湿，舒筋通络。

（5）阳明湿温

病因：太阳湿温，由表入里，由卫及气。

主证：阳明湿温，有热重、湿重的不同。

热重：身热，体沉而痛，汗出热解，继而复热，口黏口苦口干，不愿多饮，胸痞心烦，便秘或下利垢腻，舌质红苔黄腻，脉象滑数。

湿重：身热留连，汗出而热不退，口黏不渴或渴不引饮，饮则喜热，身重头蒙，胸闷泛恶，脘腹胀闷，肢体困倦，大便溏泄，小便混浊，舌苔白滑，脉象濡缓。如湿郁经脉，可见胸腹白痦。

治法：热重者，清热利湿，可用黄芩滑石汤、杏仁滑石汤；清热化湿，可用黄连温胆汤；辛开苦泄，可用小陷胸加枳实汤、连朴饮。

湿重者，以化湿为主，使湿去而热孤，芳香化湿，如五个加减正气散；淡渗利湿，可用茯苓皮汤；辛开苦泄，可用半夏泻心汤；白痦者，辛凉解肌表之热，辛淡渗在里之湿，可用薏苡竹叶散。

（6）阳明暑温

病因：夏月受暑，感之直接出现阳明热盛者。

主证：恶热心烦，头痛且晕，面赤气粗，口燥渴饮，汗多，或背微恶寒，脉洪大而芤，或身热自汗，肢倦神疲，脉虚无力。

治法：宜清暑泄热，用白虎汤、王孟英清暑益气汤。

3.少阳病证型

少阳病证型以寒热往来、口苦、胁下痞满痛为其主要特征。可有一发病即现少阳病证型。按照六经顺序，少阳为三阳与三阴的枢机，古人认为由阳入阴可出现少阳证型，由阴出阳亦可出现少阳证型。

少阳病证型以寒热往来、口苦、胁下痞满痛为其主要特征。诸家在解说"寒热往来"的病机时，皆宗仲景"邪正分争"之论，谓正胜邪则热，邪胜正则寒。凡病皆为正邪斗争的病理过程，何独少阳病证型"邪正分争"有寒热往来？因此仅用"邪正分争"是说明不了问题的实质的。

《伤寒论》之六经辨证是以邪正斗争为其核心的，但有其脏腑经络的物质基础。少阳属胆与三焦，胸胁为所居之地，邪入少阳，胸胁之下必痞满或痛，胆汁上溢则口苦。少阳为枢，司出入升降，是往来寒热的生理基础。《素问·疟论》曰："阴阳上下交争，虚实更作，阴阳相移也。"邪气循经，或出或入，或升或降，变动不居。邪气出于阳分与阳并，阳实而阴虚，则发热；入于阴分，阴实而阳虚，则寒作。这可能是少阳病寒热往来的病理基础。

因少阳病证型之邪气居于枢机之地，且正气较阳明证型更为耗损，稍有失误，变证迭起，故汗下均非所宜，惟和解一途最为理想，故少阳病证型的治疗总则为和解表里。表者，阳气也，里者，阴气也。

（1）少阳郁热

病因：由太阳、阳明诸证转来，或感受外邪后一发病即在少阳。

主证：往来寒热，胸胁苦满，嘿嘿不欲饮食，心烦喜呕，口苦咽干目眩，或胸中烦而不呕，或渴，或腹中痛，或胁下痞硬，或心下悸、小便不利，或不渴，身有微热，或咳嗽，脉浮数弦，舌苔薄白或黄。夹湿者，午后身热，入暮尤剧，脘痞苔腻。

兼证：兼太阳：发热微恶寒，支节烦疼，微呕，心下支结。

兼阳明：呕不止，心下急，郁郁微烦，不大便或下利，或心下痞硬。

治法：和解表里，可用小柴胡汤；夹湿，则清泄少阳兼以利湿，可用蒿芩清胆汤；兼太阳，用柴胡桂枝汤；兼阳明，用大柴胡汤。

（2）三焦湿热

病因：夏秋之际，湿中有热，感受湿热，或素体阳盛内热，感受湿邪引起。

主证：寒战热炽，脘痞呕恶，胸闷腹胀，口干而不欲饮水，纳食不佳，头沉如裹，昏蒙胀重，神志呆滞，沉默嗜睡，小便不利，大便不爽，舌苔白腻或白如积粉，脉缓而濡数。

治法：和解三焦，疏利募原，可用柴胡达原饮；分清湿热，宣展气机，可用黄连温胆汤；小便不利，宜淡渗利湿，可用茯苓皮汤；大便不爽，宜导浊行滞，可用宣清导浊汤。

4. 太阴病证型

急性热病的太阴病证型，是以胃肠道的证候为主要特征的。有的是传经，有的是直中。传经者，由太阳阶段，或阳明阶段，或少阳阶段传来；有的为时短暂，有的亦可稽留多日。其直中者，为一开始即表现为太阴病证型。

急性热病在三阳阶段，是以阳气的衰减为标识的。在三阴阶段，阳气已衰，则是以阴精的耗损为标识。太阴为三阴，较之少阴、厥阴的阴气为盛，又主开，故三阴阶段，太阴先受病。因为太阴阴气（津液）尚足，故有时可因津液恢复而太阴下利自愈，当然严重时转属少阴、厥阴又当别论。另外，实则阳明，虚则太阴，阳明湿热之湿偏盛者亦极易转属成太阴寒湿下利，临床当详加辨认。

（1）太阴下利

病因：饮食内伤，脾胃受损，脾虚湿盛所致。

主证：直中太阴，身无寒热，胸腹胀满，食少倦怠，或有呕吐，下利稀水，无里急后重，渴不欲饮，或饮水不多，小便短少，舌淡苔白或白腻，脉象细弱。如太阳经传来，初起可有寒热，同时伴有胸腹胀满、呕吐、下利，或下利已止，腹痛不减。

治法：宜温中祛寒，可用理中汤，温化寒湿，用胃苓汤。由太阳经传来，宜表里两解，可用桂枝人参汤，下利止仍腹痛者，可用小建中汤。

（2）霍乱吐利

病因：伤于饮食，或夏日感暑湿秽浊之气，或夏秋之际，过用生冷凉物引起。

主证：暴起呕吐下利，初起带有稀粪，继则下利稀水，不甚臭秽，胸膈痞闷，口渴或不渴，腹痛喜按，四肢清冷，舌苔白腻，脉象濡弱，太阴兼见太阳表证，则有恶寒发热，身疼头痛。

治法：渴不欲饮水者，宜温中散寒，可用理中汤；渴欲饮水者，宜通利小便，可用五苓散；兼有表证者，宜解表温里，可用桂枝人参汤。

（3）太阴发黄

病因：素体脾虚多湿，外邪直中引起，或由阳明发黄过用苦寒转来。

主证；身目发黄，黄色晦暗，不思饮食，胸脘痞闷，口不渴，畏寒，手足冷，大便溏薄，苔淡白，脉沉迟。

治法：宜温运中阳，利湿退黄，可用茵陈理中汤、茵陈术附汤、茵陈四逆汤。

5. 少阴病证型

少阴属心与肾，在急性热病传变中，出现少阴病的证型，其病理特点是阳气既已不足，阴津亦见亏损，临床上可以出现心肾阳虚及心肾阴虚。在少阴阴虚阶段，心肾阴虚固然是矛盾的主要方面，但究其虚衰的根源，则是热邪伤阴耗液所致，故在治疗上，宜育阴为主，但也绝不可忽视祛除其热邪。在少阴阳虚阶段，心肾阳虚是矛盾的主要方面，故治疗以温阳为主。因此少阴病证型有热化与寒化之不同。

少阴亦有直中，素体阳虚或阴虚，急性热病初期即可现少阴病证候，即为直中。

（1）少阴热化证

①营血热盛

病因：邪热传至少阴营血而成。

主证：身热夜盛，心烦躁扰，咽干口干，口反不甚渴，或但欲漱而不欲咽，吐衄便血，大便黑而易，或兼有神昏谵语，或兼有斑疹隐隐，面壮热口渴，属气营两燔，阳明与少阴热盛同见，舌绛无苔，脉象细数。

治法：清营热，可用清营汤；清热凉血，可用犀角地黄汤；兼有神昏者，宜芳香开窍，如安宫牛黄丸、紫雪丹、至宝丹；气营两燔，阳明与少阴热盛同见，可用加减玉女煎、化斑汤。

②阴虚心烦

病因：热邪烁伤真阴，肾水不足，不能上济于火，心火偏盛而引起。

主证：心中烦而不得卧，身热，口干舌燥，渴欲饮水，舌绛苔薄黄而少津，脉象细数。

治法：宜滋阴降火，可用黄连阿胶汤。

③邪留阴分

病因：热病后期，久延不解，热邪伏于少阴、阴分。

主证：夜热早凉，热退无汗，形体消瘦，口干喜饮，大便干燥，舌红无苔，脉象细数。

治法：宜滋阴透邪，用青蒿鳖甲汤。

④真阴欲竭

病因：热病后期，邪少虚多，热邪久羁，劫烁真阴。

主证：身热面赤，口干舌燥，手足心热，神倦欲眠，手指蠕动，或心中憺憺大动，舌红少苔，脉象沉细，或真阴不足，心阳亦虚，而有脉结代甚则脉两至者，如亡阴液脱，则见汗多，脉数大。

治法：宜滋养真阴，可用加减复脉汤。或通阳滋阴，用炙甘草汤。救阴回脱，可用生脉散。

（2）少阴寒化证

①阴寒内盛

病因：热病后期，或因过汗，或因过下，阳气受损，心肾阳虚，阴寒内盛。

主证：神疲倦卧，畏寒肢凉，或仅手足寒，身痛骨节痛，口中和不渴，小便清长，或有下利，完谷不化，舌淡质嫩而润，舌苔白腻，脉象微细。

治法：宜温阳散寒，可用甘草干姜汤、附子汤、四逆汤、白通汤。

②阳虚停水

病因：热病后期，阳气受损，阳虚水泛。

主证：头眩心悸，身𥆧动，振振欲擗地，四肢沉重疼痛，或咳、或呕、或下利、小便不利，舌胖而润、质淡，苔白腻，脉象微弱。

治法：温阳利水，可用真武汤。

③阳虚下血

病因：热病后期，阳气受损，阳不摄血。

主证：畏寒肢冷，自汗出腹痛，大便下血，气息微弱，舌淡质润，脉象沉细。

治法：宜温阳固涩，可用桃花汤。

6. 厥阴病证型

急性热病的厥阴病证型，可由急性热病的任何一个阶段发展而来，也可一开始即表现为厥阴证型。

厥阴为一阴，属肝与心包，是急性热病的最后一个阶段。急性热病能够传变到厥阴阶段，是因为正气（包括阳气与阴气）的极度虚衰，邪气方得长驱直入而至厥阴；若为直中，则是邪气的极度枭张，正邪双方力量悬殊，正气不能与邪气相争，因此出现证候，即至厥阴。总之，在厥阴阶段，必有邪盛的一面，绝不可忽视。

厥阴阶段的病理特征主要是热厥与寒厥。由于阴或阳衰竭到极点，以致发生热厥与寒厥。如阴盛阳衰，阳为寒邪所陷，阳不能与阴相顺接，就发生寒厥；阳盛阴衰，阴为热邪所阻，阴不能与阳相联贯，就发生热厥。其预后全看正邪相争的程度。如果正胜邪却则病愈，邪胜正却则死亡。另外，热厥误治或失治，也可转属寒厥。

其他有关定位在肝与心包者，亦属厥阴病的范畴，如邪犯心包、热入血室、热与血结、肝风内动等皆是。

（1）厥阴寒厥

病因：热病大汗亡阳，或汗吐下后，阳气衰微，不能与阴气相联贯引起。

主证：畏寒肢厥，神疲倦卧，语声无力，呼吸气弱，皮肤湿冷，汗出如珠，甚则神昏舌蹇，舌润苔白，脉微欲绝。或有格阳身热，躁无暂安时，或有戴阳而面部潮红，干呕而烦。

治法：急宜回阳救逆，可用四逆汤、四逆加人参汤；回阳固脱，可用参附龙牡汤；格阳宜通阳救逆，可用通脉四逆汤；戴阳亦宜通阳救逆，可用白通加猪胆汁汤。

（2）厥阴热厥

病因：邪热炽盛，由三阳转入厥阴，或直中厥阴，热盛于内，阴液耗竭，不能与阳气顺接引起。

主证：壮热肢厥，热深厥深，热微厥微，气粗神昏，面目俱赤，胸腹灼热满坚，甚则拒按，小溲黄赤，大便秘结或下利赤白，或有呕哕，或见汗多，喘喝欲脱，舌苔黄燥或黄腻，舌质红绛，脉沉伏或微细。

治法：宜通下泻热，可用大承气汤；如神昏，可合用清心开窍，用牛黄承气汤；如亡阴脱液，宜救阴固脱，如生脉散、来复汤。

（3）邪犯心包

病因：热盛伤及营血，邪热可内入心包，湿热久郁不解，酿蒸为痰浊，亦可蒙蔽心包。

主证：热入心包者，神昏谵妄，身热不退，或有舌蹇肢厥，或有腹胀便秘，或见胸闷气急，舌绛苔黄，脉象沉细，痰浊蒙蔽心包者，可见昏愦不语，神识不清，身热不甚，亦可舌蹇肢厥，舌苔白腻或黄腻，脉象濡滑而数。

治法：热入心包者，可清心泄热，芳香开窍，用清宫汤送服安宫牛黄丸，或紫雪丹、至宝丹；如有腑实，可通腑开窍，用牛黄承气汤；痰浊蒙蔽心包者，宜温通开窍，可用菖蒲郁金汤，送服苏合香丸。

（4）肝风内动

病因：邪盛内盛，热极生风，或热烁阴伤，阴虚风动。

主证：身热不退，手足躁扰，或有抽搐，甚则瘛疭、痉厥，或有便秘，舌红苔黄而燥，脉象弦数。如热邪久羁伤阴，则神倦无力，口渴喜饮，手指蠕动，不时抽动，甚则亦可瘛疭，舌绛无苔，脉象沉细而数。

治法：热极生风者，宜清热息风，可用羚角钩藤汤，兼有腑实者，可用犀羚承气汤。阴虚风动者，可用三甲复脉汤、大定风珠。

（5）热与血结

病因：太阳病邪热入里，内陷下焦，热与血结，或妇女经水适来适断，邪热入里，内陷血室，热与血结。

主证：身热不解，或有寒热，神气忽清忽乱，或昼则明了，暮则谵语，或烦惊昏狂，或有身黄，甚则痉厥。少腹硬满，小便自利，或有下血，舌红绛苔黄，脉象弦细而数或沉涩。

治法：辛凉解肌兼清血分，用竹叶玉女煎；神昏狂乱，宜逐血分瘀热，可用加减桃仁承气汤，或攻下瘀血，用桃核承气汤、抵当汤；亦可转枢少阳而解，可用小柴胡汤。

（6）厥热斑疹

病因：热邪主营血，深入少阴、厥阴所致，出现气营两燔证候。

主证：斑疹满布，烦躁不安，口反不甚渴，甚则神昏谵语，四肢厥逆，或头痛如劈，或咽中烂痛，或呕吐下利，舌质红绛无苔，或苔焦黄，或黑，脉急数而虚。

治法：清热解毒，凉血化斑，芳香开窍，可用清瘟败毒饮，送服安宫牛黄丸或紫雪丹、至宝丹。

脏腑证治的探讨

脏腑证候是以五脏六腑的生理功能为依据，在外感内伤诸因素的影响下，脏腑的生理功能发生异常改变，即出现了病理变化，所反映出来的临床表现，就是脏腑证候。根据脏腑证候的表现，予以辨证论治，就是脏腑论治的内容。脏腑证候是否能包括一切内伤、外感及阴阳、气血失调所产生的证候，能否以脏腑辨证来代替所有的各种辨证，目前还有争议。但六经辨证、三焦辨证及卫气营血辨证也各包含有脏腑的内容，因此从脏腑这一点来说是可以统一的，但是如何更好地从脏腑辨证来体现热病的整体性、动态性，反映热病过程的连续性，还有待于进一步深入探讨。

脏腑证候要包含脏腑定位与病因定性，病因证治是以病因为经，定位为纬，脏腑证治是以定位为经，定性为纬，各自从不同侧面，加深对辨证论治的灵活应用，对提高临床辨证论治水平，是会有所裨益的。

一、心与小肠证治

心居胸中，心包围护其外，主神明，主汗液，在体为脉，开窍于舌，其华在面，其经脉下络小肠，互为表里，小肠赖心火之温煦，才能分清泌浊，受盛化物。

1. 心与小肠证候病因

（1）六淫：定性为风者，可见突然晕厥，言语时或错乱，精神恍惚，喜怒无常，心前区疼痛时作时止；定性为寒者，可见身冷肢厥，冷汗自出，小肠寒湿，腹痛喜温，下利清谷；定性为湿者，可见心悸、肢厥而肿及泄泻；定性为热（火）者，可见心烦、谵妄、舌烂、尿赤、便结；定性为燥者，可见舌干、便结、尿少。

（2）七情：喜可伤心，喜则气缓，神散而不藏。忧思劳倦可伤心脾，心伤则阴血暗耗，神不守舍。五志化火，心火内炽，可以心烦，心神不宁。心火移热小肠，可有尿血、尿频、尿痛灼热。

（3）饮食：过食肥甘可生湿、生热、生痰，痰火上扰可蒙蔽心包，饮邪中阻可阻遏心阳。

（4）痰饮：痰迷心窍可有神志错乱、意识不清、神呆目滞。

（5）瘀血：瘀阻于心则心悸刺痛，胸痛彻背，引臂刺痛。

2. 心与小肠证候治法

（1）清心：具有心及小肠火热证者，如心烦神昏，出血等，可用清心法，代表方剂如牛黄清心丸、栀子豉汤、黄连阿胶汤、导赤散、清心莲子饮、清营汤、犀角地黄汤。

（2）泻心：与清心同而有出血者，代表方剂如大黄黄连泻心汤。

（3）温心：具有心阳虚损者，如汗出肢厥等，可用温心法，代表方剂如参附汤、桂枝甘草汤、四逆汤。

（4）养心：具有心血或心阴不足者，如心悸、心烦等，可用养心法。代表方剂如补心丹、柏子养心丸、四物汤。

（5）补心：具有心气、心血或气阴两虚者，如心悸气短、脉有结代等，可用补心法。代表方剂如炙甘草汤、归脾汤、人参养荣汤。

（6）镇心：凡心神不安者可用之，代表方剂如朱砂安神丸。

（7）开窍：凡神昏者可用之，代表方剂如苏合香丸、安宫牛黄丸、紫雪丹、至宝丹。

（8）温通：凡胸阳不通或小肠虚寒，皆可用之，代表方剂如栝蒌薤白半夏汤、枳实薤白桂枝汤、天台乌药散。

3. 心与小肠证候分析

（1）实证

①心火上炎

病因：情志内伤，郁而化火，或热病以后，失于清解，六淫内郁化火，或过食辛辣、温补之品，久而化热生火，以致心经蓄热，心火上炎。

症状：胸闷心烦，心内发热，烦躁不安，稍定复作，不能自主，睡不安宁，食少便干，口舌生疮，口干喜冷，小溲赤涩、刺痛，或有尿血，苔黄质红，脉象细数。

治法：清热泻火，如大黄黄连泻心汤，严重者可用栀子金花汤；滋阴降火，如黄连阿胶汤；心火下移小肠者，宜清心通淋，如导赤散、导赤清心散。

②心气郁滞

病因：七情内伤，气滞不舒，胸中阳气不达，郁于胸中而成。

症状：胸闷气短，喜太息，有时心慌心悸，纳少腹胀，肢冷乏力，舌苔薄白，脉象沉细。

治法：理气开郁，可用逍遥散、合生脉散。

③心血瘀阻

病因：胸阳不通，血行障碍，心脉痹阻。

症状：心惊不宁，心前刺痛，胸痛彻背，背痛彻胸，时痛时止，痛势剧烈，重则肢冷，唇甲青紫，舌质暗红有瘀斑，或有紫色瘀点，脉象微细。

治法：通阳化瘀，如栝蒌薤白半夏汤、枳实薤白桂枝汤合失笑散、手拈散。病势缓者，可常服冠心苏合丸、丹七片。

④痰迷心窍

病因：情志不遂，气郁生痰，痰迷心窍，扰及神明。

症状：面色黯滞，神志呆痴，语言错乱，或默然不语，喜静喜睡，不饮不食，舌苔薄腻，脉多弦细。

治法：宜解郁化痰，用逍遥散加半夏、南星、郁金，或化痰开郁，用白金丸、导痰汤加菖蒲、郁金。

⑤痰火扰心

病因：七情内伤，气郁化火，火旺烁液为痰，火与痰结形成痰火，上扰心神。

症状：心烦易惊，哭笑无常，狂躁妄动，甚则打人骂人，失眠多梦，大便干结，小溲黄赤，舌苔黄腻，脉象滑数。

治法：宜涤痰开窍，可用礞石滚痰丸，清心开窍，可用牛黄清心丸。

⑥小肠实热

病因：饮食不节，过食辛辣厚味，或心火下移小肠，以致小肠实热。

症状：尿痛尿热，尿色黄赤或有血尿，口舌生疮，心中烦热，口干喜冷饮，大便干结，舌红少苔，脉象滑数。

治法：清心泄热，可用导赤散。

⑦小肠气痛

病因：七情内伤，暴怒号哭，气机失疏，筋脉不利引起，或感受寒湿，小肠之气受寒凉而凝滞形成。

症状：小腹急痛，牵及腰背，下控睾丸，腹胀肠鸣，感寒加重，日久气虚下陷，小肠下坠阴囊。

治法：宜行气散结，可用天台乌药散、茴香橘核丸。

（2）虚证

①心气虚损

病因：久病不愈，发汗太过，年老脏气虚衰，皆可引起心气虚损。

症状：心悸气短，叉手自冒心，胸闷自汗，体倦乏力，舌淡润胖，脉象沉细或有结代。

治法：补益心气，如桂枝甘草汤、保元汤。

②心阳虚损

病因：心气虚进一步发展而来。

症状：形寒肢冷，胸闷憋气，心悸怔忡，冷汗自出，气短乏力，面色苍白，舌体胖嫩质淡，脉象细弱无力，或有结代脉出现。严重者，可见冷汗淋漓不止，四肢厥逆，气急胸闷，呼吸微弱，口唇青紫，面色发灰，脉象微细欲绝。

治法：温通心阳，用桂枝甘草汤、参附汤；如阳气欲脱，急宜回阳固脱，如四逆汤、回阳救急汤、参附龙牡汤。

③心血不足

病因：久病体弱，过度劳神，失血过多，皆可导致心血不足。

症状：面色不华，心悸心烦，心神不安，健忘失眠，眩晕易惊，舌淡脉细。

治法：补养心血，用四物汤、当归补血汤。

④心阴不足

病因：心血不足进一步发展而来。

症状：心悸善惊，心烦少寐，头目眩晕，低热盗汗，五心烦热，口干咽燥，舌红少津，脉象细数。

治法：养心安神，可用补心丹、朱砂安神丸、柏子养心丸。

⑤阴阳俱虚

病因：心阴不足，阴损及阳，或心阳虚损，阳损及阴，最后阴阳俱虚。

症状：心悸心慌，胸闷气憋，舌淡红、质胖大而润，脉象结代。

治法：阴阳两补，可用炙甘草汤。

⑥心肠虚寒

病因：贪食生冷，感受风寒，以致寒凝小肠。

症状：小腹隐痛，喜按喜温，形寒肢冷，肠鸣泄泻，或久泻不止，小便频数不爽，舌淡苔薄，脉象沉缓。

治法：宜温通小肠，可用理中汤、附子理中汤。

（3）兼证

①心肺气虚

病因：劳倦过度，久病咳喘，耗伤心肺之气所致。

症状：心悸气喘，动则更甚，语声低怯，或有咳嗽，痰多清稀，胸闷憋气，自汗乏力，舌淡苔薄，脉象细弱。

治法：宜补益心肺，用保元汤。

②心肝血虚

病因：久病耗伤阴血，或失血过多引起。

症状：心悸怔忡，失眠多梦，两目干涩，视物模糊，胁肋隐痛，肢体麻木，筋脉拘挛，妇女月经涩少，舌淡少苔，脉象沉细。

治法：滋补阴血，用四物汤，养血安神，用当归补血汤合酸枣仁汤。

③心肾阳虚

病因：年老脏气虚衰，或水肿日久，肾阳亏损，又伤及心阳。

症状：全身浮肿，心悸气喘，胸闷憋气，咯吐白细沫痰，筋惕肉瞤，形寒肢冷，唇甲青紫，小便不利，舌质暗紫苔白，脉象微弱。

治法：宜温补心肾，用真武汤、附子汤、苓桂术甘汤。

④心肾不交

病因：房室内伤，或久病肾阴耗伤，不能上承于心，水不济火，则心阳独亢，心火内炽，不能下交于肾。

症状：心烦失眠，心悸怔忡，健忘盗汗，头晕耳鸣，舌红少苔，脉象细数。

治法：交通心肾，用交泰丸；壮水制火，可用黄连阿胶汤。

二、肝与胆证治

肝在胁下，藏血，主疏泄，性喜条达，主风，在体为筋，开窍于目，其华在爪，其经络上络于胆，胆附于肝，互为表里，胆为中精之府，主决断，宜疏泄、通降。

1. 肝与胆证候病因

（1）六淫：定性为风者，可见猝然眩仆，惊痫抽搐；定性为寒者，因寒为阴邪，可以牵制其升发、疏泄作用，故见疼痛、瘫痪、肢厥，或睾丸冷痛，阴囊发凉，胆怯易惊，虚烦不寐，多痰呕恶；定性为湿者，可见肢体不用而合并水肿，外阴肿胀；定性为热（火）者，可见目赤肿痛，眩晕耳聋，惊痫抽搐，喜怒易惊，不能自制；定性为燥者，可见两目干涩。

（2）七情：怒可伤肝，怒则气上，可使升发、疏泄功能太过。甚至"血之与气，并走于上，则为大厥。厥则暴死，气复反则生，不反则死"。影响藏血则可上为呕血，下为崩漏。恐则气下亦可影响肝的升发。故《内经》有"肝气虚则恐，实则怒"的说法。忧则肝气郁，肝失疏泄之职。惊则气乱，可影响而升发太过，还可表现惊的乍作乍止。

（3）饮食：酒为助湿生热之品，可以扰乱情志，使肝的升发太过。

（4）房室：房室不节，精血亏耗，肾阴不足，肝阳上亢，而头晕耳鸣，甚则肝阳化风，风邪妄动。

（5）瘀血：肝失条达，疏泄不及，瘀血内生，影响全身。

2. 肝与胆证候治法

（1）疏肝：具有肝气郁结，或气滞血瘀者，如各种胀痛，又属初病、新病，可用疏肝法。代表方剂如逍遥散、柴胡疏肝散。

（2）清肝：具有肝及胆火热证者，如口苦、目赤、眩晕等，可用清肝法。代表方剂如滋水清肝饮。

（3）泻肝：与清肝同，但作用较清肝大，有清泄肝火作用，体壮者或清肝不显著者可用之。代表方剂如龙胆泻肝汤、当归龙荟丸。

（4）柔肝：具有肝及胆燥证者，如素体阴虚，或有失血、失水，以隐痛、拘挛、震颤为主者，可用柔肝法。代表方剂如补肝汤、芍药甘草汤。

（5）平肝：具有肝阳上亢证者，如眩晕耳鸣、烦躁不安等，可用平肝法，代表方剂如天麻钩藤饮。

（6）镇肝：与平肝同，但用药为金石重镇之品，代表方剂如磁朱丸、建瓴汤、真珠母丸。

（7）温肝：具有肝胆寒证者，如疼痛、拘挛等，可用温肝法，代表方剂如暖肝煎、吴茱萸汤、茴香橘核丸、大建中汤。

（8）养肝：凡肝阴不足者可用之，如两目干涩、视力模糊、头晕耳鸣等，代表方剂如一贯煎、四物汤、补肝散。

（9）清胆：与清肝同，但清肝范围大，清胆范围小，适用于胆热证，代表方剂如蒿芩清胆汤。

（10）温胆：具胆虚证者，如体胖痰盛，眩晕惊痫，精神恍乱，决断不能，胆怯易惊等，可用温胆法。代表方剂如温胆汤。

（11）疏风：具有风病特点者，临床上有关节疼痛、肢体麻木、运动障碍、外感风邪、皮肤痒疹者，可用疏风法。代表方剂如疏风定痛丸、消风散。

（12）息风：具有风病特点，临床上有抽搐、惊痫者，可用息风法。代表方剂如止痉散、牵正散、大小定风珠、羚角钩藤汤。

3. 肝与胆证候分析

（1）实证

①肝气郁结

症状：胸胁胀痛，胸闷易喜太息，多寐多梦，急躁易怒，头晕目眩，纳少腹胀，妇女月经不调，乳房胀痛，或咽中梗塞如有炙脔，咯之不出，咽之不下，或日久气滞血瘀，而胸胁刺痛，舌苔薄白或舌质紫暗，脉弦。

治法：疏肝解郁，可用逍遥散、柴胡疏肝散；如夹痰气郁结，宜理气化痰，可用半夏厚朴汤；如气滞血瘀，可用血府逐瘀汤。

②热极生风

病因：热邪炽盛，燔灼肝络，筋脉失养，热极生风。

症状：高热神昏，角弓反张，抽搐痉挛，或四肢拘急，躁扰不安，舌质红绛，脉象弦数。

治法：清肝息风，用羚角钩藤汤，神昏者，可合用安宫牛黄丸、紫雪丹。

③肝胆火盛

病因：郁怒伤肝，气郁化火，上扰清窍。

症状：头痛眩晕，耳鸣耳聋，急躁易怒，面红目赤，口苦口干，胸胁灼痛，或见吞酸，或有胸痞咽阻，狂躁便秘，苔黄舌红，脉象弦劲。

治法：上扰清窍者，宜清泄肝火，用龙胆泻肝汤；吞酸者，可用左金丸、抑清丸以清肝泄火；胸痞咽阻，狂躁便秘者，可用当归龙荟丸以清肝通下泻火。

④肝胆湿热

病因：脾胃湿热影响及肝，肝胆湿热蕴结，可以上攻头目，也可下注膀胱。

症状：面红目赤，头痛头晕，耳鸣，胁痛烦渴，或有呕吐，下注膀胱则尿痛涩滞，或有尿血，苔黄质红，脉象弦滑。

治法：不论肝胆湿热上攻头目，或下注膀胱，皆可清肝利湿，方用龙胆泻肝汤。

⑤寒滞肝脉

病因：外寒客于足厥阴肝经，气血凝滞，阴寒内盛所致。

症状：少腹胀痛，牵引睾丸，偏坠胀大，或阴囊冷缩，舌苔淡白，脉象沉紧。

治法：暖肝散寒，可用暖肝煎、天台乌药散、茴香橘核丸。

（2）虚证

①肝血不足

病因：久病耗伤肝血，或生血不足，或失血过多引起。

症状：面色无华，头晕耳鸣，肢体麻木，爪甲不荣，筋脉拘急，舌淡少苔，脉象沉细。

治法：宜滋养肝血，可用补肝散。

②肝阴不足

病因：肝血不足进一步发展而来。

症状：头晕耳鸣，两目干涩，视物不清，烦躁不寐，两胁隐痛，或身有躁热，汗出，舌红苔少，脉象细数。

治法：滋养肝阴，可用一贯煎。

③阴虚风动

病因：热病伤阴，阴血不足，不能濡养筋脉，以致肝风内动。

症状：潮热盗汗，头晕目眩，手足震颤，肢体麻木，或有手足抽搐，舌红少苔，脉象弦细。

治法：养阴息风，可用三甲复脉汤、大定风珠。

④肝阳上扰

病因：肝肾阴虚，肝阳偏亢，上扰头目。

症状：头晕目眩，耳鸣耳聋，口燥咽干，肢体麻木，心悸少寐。如肝阳化风，可见头痛如掣，肢体震颤，手足蠕动，语言不利，步履不稳，舌红少苔，脉象弦细而数。

治法：宜养阴平肝，如天麻钩藤饮，肝阳化风，可以镇肝息风，如镇肝熄风汤、建瓴汤。

⑤胆虚寒证

病因：情志郁结，气郁生痰，痰气上逆，或大惊以后，导致胆虚而寒，或先天禀赋不足，素体胆虚而怯。

症状：可见呕吐多唾，胸闷胁痛，口黏不渴，头晕目眩，胆怯易惊，虚烦不寐，舌苔白腻，脉象弦滑，如气郁化火，痰热互结，则舌苔黄腻，脉象弦滑而数。

治法：温养胆气，方用温胆汤；如痰热内扰，宜清化痰热，用黄连温胆汤。

（3）兼证

心胆气虚

病因：体质柔弱，心胆素虚，或暴受惊骇，渐致胆怯心虚。

症状：遇事易惊，夜寐不安，虚烦不眠，或胆虚恐畏，不能独卧，睡眠梦多，舌光无苔，舌质红赤，脉象弦细。

治法：养肝安神，用酸枣仁汤；养心安神，用安神定志丸；镇惊安神，用仁熟散。

三、脾与胃证治

脾位于中焦，主运化，能生血、统血，在体为肉，开窍于口，其华在唇，其经脉上络于胃，互为表里，胃主受纳，脾升胃降，脾燥胃润，脾运胃纳，共同完成气血生化功能，为后天之本。

1.脾与胃证候病因

（1）六淫：定性为风者，可见阵发性吐泻，胃脘胀痛时来时止，或吐泻合并痉挛拘急。定性为寒者，可腹痛喜温，吐泻物澄澈清冷或完谷不化，手足不温。定性为湿者，可以从阴寒化，从阳热化，均见胃脘痞满，恶心呕吐，泻痢黄疸。定性为热（火）者，可见消谷善饥，暴注下迫，口烂生疮，呕苦吐酸。定性为燥者，可见咽干口燥，大便干结。

（2）七情：思可伤脾，思则气结，不思饮食，忧伤肺，闭结不解，气困于内，可伤及脾，故有"忧思伤脾"之说。怒气并于肝，则脾土也可受邪。

（3）饮食：饮食自倍，肠胃乃伤。喜食厚味则生痰，恣饮醇酒则发热，过食生冷则伤脾，说明饮食失节、不洁，饥饱失宜，均为脾胃受损之由。

（4）劳倦：劳倦过度，耗伤元气，元气不足，脾胃受损。

（5）痰饮：痰饮生于脾胃，但又影响脾胃，或水停胃脘，或水走肠间，辘辘有声，脾胃运化受阻。

（6）水气：脾虚不能运化而生水气，水气泛滥又可浸渍脾土受损。

（7）瘀血：气虚气滞皆可瘀血内生，瘀血内停，可致胃脘刺痛、呕血、便血产生。

2.脾与胃证候治法

（1）健脾：具脾气虚者，如乏力气短、纳少腹胀等，可用健脾法，代表方剂如香砂六君子汤、补中益气汤。

（2）滋脾：凡脾阴不足者，如唇干燥，津液不足等，可用滋脾法，代表方剂如沙参麦冬饮、麻仁滋脾丸。

（3）温脾：凡脾阳不足者，如腹痛喜暖，下利清谷，四肢不温等，可用温脾法，代表方剂如理中汤、温脾汤。

（4）醒脾：凡平素脾胃功能正常，因中暑、中恶、晕车、晕船而出现恶心呕吐者，可用醒脾法，代表方剂如藿香正气散、六和汤。

（5）温胃：与温脾同，但范围较温脾为小，代表方剂如吴茱萸汤、理中汤。

（6）养胃：与滋脾同，但范围较滋脾为小，代表方剂如益胃汤。

（7）和胃：胃失和降，而气滞食积，可用和胃法，代表方剂如保和丸、枳实导滞汤。

（8）清胃：凡胃火内盛者，如消谷善饥、口臭龈肿，可用清胃法，代表方剂如白虎汤、清胃散。

（9）泻胃：具有胃家实，如燥屎内结，热结旁流，可用泻胃法，代表方剂如承气汤类。

（10）降胃：凡胃气上逆者，如呕吐、呃逆等，可用降胃法，代表方剂如旋覆代赭汤、大小半夏汤、橘皮竹茹汤。

3. 脾与胃证候分析

（1）虚证

①脾气虚损

病因：年老体衰，素体虚弱，或过度疲劳而耗气。

症状：四肢困倦，疲乏无力，面色萎黄，食欲不振，食后不消，呕逆腹胀，腹泻便溏，完谷不化，中气下陷则可脱肛失禁。舌苔白滑质淡，脉象濡弱。

治法：健脾益气：如四君子汤、六君子汤；补脾止泻：如参苓白术散；补脾升阳：补中益气汤、调中益气汤；升阳胜湿：升阳除湿汤。

②脾阳虚损

病因：由脾气虚损进一步发展而来，或过食生冷、肥甘，或过用寒凉药物，或久病失于调养引起。

症状：脘腹胀满，不思饮食，腹痛喜暖，肢冷倦怠，或有呕吐，或有泄泻，完谷不化，或有水肿，面色少华，舌淡而润、苔白，脉象细弱。

治法：温中散寒，用理中汤。如有水肿可以温脾利水，方用实脾饮。

③寒湿困脾

病因：涉水淋雨，久卧湿地，寒湿内侵，或过食生冷，脾阳受伤，寒湿内生，脾阳又为寒湿所困所致。

症状：头身沉重，肢体倦怠，脘腹满闷，纳食减少，大便溏泄，妇女白带过多，或有腹痛喜按喜温，或有恶心呕吐，口黏口淡，不喜饮水，舌苔白腻，脉象濡缓。

治法：宜温化寒湿，如胃苓汤、香砂平胃散。

④脾不统血

病因：饮食劳倦及忧思伤脾，而见失血。脾为生血之源，血液之行于诸经，赖气以统帅，五脏之气皆受于脾，故血由脾统摄，脾受损伤，则不能统血，血不归经，乃至失血。

症状：凡失血之症，或为吐血、衄血，或为便血，同时症见形色憔悴、身体虚弱、精神困倦、头昏目眩、健忘怔忡、惊悸盗汗、气短声怯、嗜卧少眠、饮食无味、胸脘不舒、腹部胀满、大便不调、舌质淡白、脉象细小者，皆属脾不统血。如下血先便后血，面色苍白，肢冷脉迟，唇淡口和，大便溏薄，亦属脾寒下血。

治法：宜调养心脾，用归脾汤以统血归经。如脾寒失摄而下血者，《金匮要略》用黄土汤温补摄血。

⑤胃阴不足

病因：热病后期因高热伤阴，津液亏损，津伤气少引起。

症状：胃脘隐痛，口咽发干，口渴喜饮，不思饮食，大便干结，舌红少苔，脉象细数。胃阴不足，虚火上炎，可见脘腹饱胀，呃逆呕吐，虚烦不安，头痛牙痛，吐血衄血，口腔溃烂，口干喜饮，舌红脉数。

治法：宜滋养胃阴，如益胃汤、沙参麦冬饮。虚火上炎者，宜清热养胃，如清胃散、玉女煎等。

⑥寒邪犯胃

病因：过食生冷，或感受风寒，以致寒凝胃腑。

症状：胃脘急暴作痛，喜按喜温，畏寒肢凉，或有肠鸣，不思饮食，舌淡苔白，脉象弦缓。

治法：宜温中散寒，用理中汤、小建中汤。

（2）实证

①食滞胃脘

病因：饮食不节，暴饮暴食，伤及脾胃，食滞不化，停于胃脘。

症状：脘腹胀满，嗳腐食臭，或有呕吐，不思饮食，腹痛拒按，大便溏泄，舌苔厚腻，脉象弦滑。

治法：消食导滞，可用保和丸、枳实导滞丸。

②胃腑气滞

病因：七情内伤，饮食失节，脾失健运，胃失和降，以致胃腑气滞。

症状：胃脘胀满，痛连胁肋，嗳气频多，不思饮食，舌苔厚腻，脉象弦缓。

治法：宜调气和胃，偏热者，可用金铃子散，偏寒者，可用良附丸。

③胃腑血瘀

病因：胃腑气滞日久，气滞血瘀；或因脾气虚损，气虚则运化无力，瘀血停留，或因呕血便血，而有瘀血。

症状：胃脘刺痛，痛有定处，按之痛甚，食后痛剧，痛甚于胀，或只痛不胀，心中嘈杂，不思饮食，或伴有吐血便黑，舌质紫暗或有瘀斑，脉象弦涩。

治法：宜调气化瘀，可用丹参饮、失笑散。

④胃火炽盛

病因：外感热病，热入于胃，阳明实证，失于攻下，以致热邪上扰神明，或胃火自盛，侵犯神明而成狂证，或胃阳素强，过食辛辣厚味等，引起胃中积热。

症状：热邪侵犯神明者，症见阳热亢盛，神昏不定，不饥不食，力倍于常，奔走詈骂，不避亲疏，甚则登高弃衣，大便秘结，小溲赤涩，苔黄脉实。胃中积热者，则可见烦躁口渴，面赤唇焦，咽部肿痛，口腔溃烂，大便秘结，苔黄脉数。

治法：邪热上扰神明者，宜清热攻下，如大承气汤，或清热解毒，用三黄石膏汤，俾热去神清，其狂自止。胃中积热者，可用玉女煎以清胃泻火。

（3）虚实夹杂

脾湿胃热

病因：饮食不节，饥饱失常，损伤脾胃，脾虚生湿，湿郁化热，以致脾湿胃热。

症状：心下痞满，不思饮食，恶心呕吐，腹中雷鸣，或有下利，舌苔黄腻，脉象濡数，湿热郁蒸则可发为阳黄。

治法：宜苦辛开泄，方用半夏泻心汤、生姜泻心汤、甘草泻心汤。如属湿热发黄，亦可用苦辛开泄，小陷胸加枳实汤既可开痞，又可退黄；或清化湿热，用茵陈蒿汤、栀子柏皮汤。

（4）兼证

①心脾两虚

病因：思虑劳倦，伤及心脾，心伤则阴血暗耗，脾伤则无以生化精微。

症状：多梦易醒，心悸健忘，神倦体倦，面色少华，饮食无味，妇女月经不调，崩中漏下，舌淡苔薄，脉象细弱。

治法：补养心脾，用归脾汤。

②肝脾不和

病因：七情内伤，饮食失节，肝气郁结，脾气虚损，为肝郁脾虚。

症状：胸胁痞闷，饮食减少，腹胀不适，或大便溏泄，或痛则腹泻，舌淡苔薄，脉象弦缓。

治法：疏肝健脾，可用柴芍六君子汤、四逆散合四君子汤、逍遥散合越鞠丸；养肝健脾，可用归芍六君子汤、当归芍药散；抑肝扶脾，用痛泻要方。

③肝胃不和

病因：素体阳盛，七情内伤，肝气郁结，气郁化火，胃热内炽，为肝郁胃热。

症状：胸胁胀痛，口苦咽干，口渴喜饮，或有呕吐，食纳欠香，舌苔薄黄质红，脉象弦数。夹湿热者，口黏不渴，舌苔黄腻。

治法：疏肝和胃，用四逆散合橘皮竹茹汤；柔肝养胃，用芍药甘草汤合益胃汤；夹湿热者，可用黄连温胆汤、连朴饮以清化湿热。

四、肺与大肠证治

肺位于胸中，主一身之气，司呼吸，主宣发与肃降，主通调水道，在体为皮毛，开窍于鼻，其华在毛，其经脉下络大肠，互为表里，大肠司传导之职。

1.肺与大肠证候病因

（1）六淫：定性为风者，可见鼻塞，咳嗽，痰多泡沫，哮喘，皮肤瘙痒。定性为寒者，可见咳喘有痰，痰涎澄澈清冷，泄泻脱肛。定性为湿者，可见咳嗽多痰，痰涎稀薄，泄泻下利。定性为热（火）者，可见咳喘，痰多黏稠或脓痰，咯血，泻痢赤白，肛门肿痛。定性为燥者，可见干咳无痰，咽干口燥，大便干结。

（2）七情：忧悲伤肺，或气郁化火，皆可上逆于肺。

（3）饮食：过食滋腻、生冷，损伤脾胃，脾失健运，聚湿为痰，上贮于肺，饮食所伤，宿食停滞，可使大肠传导失司而泄泻。

（4）痰浊：痰浊壅肺化热，可伤肺成痈而咯吐脓血。

（5）劳倦：劳倦内伤，年老体衰，肺气受损，气短声怯，津液不足，大便干结。

（6）瘀血：气滞血瘀，可致肺痈、大肠痈。

2. 肺与大肠证候治法

（1）宣肺：凡肺气失宣者，如见咳喘、鼻塞、面部浮肿等，可用宣肺法，代表方剂如麻黄汤、荆防解表汤、麻桂五皮饮、越婢五皮饮。

（2）散寒：同宣肺，但以头身疼痛，鼻流清涕为主，代表方剂如麻黄汤、荆防败毒散。

（3）降肺：肺气以下行为顺，凡肺气上逆者，如哮喘、梅核气等，可用降肺法，代表方剂如苏子降气汤、半夏厚朴汤。

（4）清肺：凡有肺热证，如咳吐黄痰、咯血鼻衄者，可用清肺法，代表方剂如竹叶石膏汤、贝母栝蒌散。

（5）泻肺：凡有肺火、肺水证，如咳吐脓痰带血，胸憋气喘，咳唾引痛者，可用泻肺法。代表方剂如泻白散、十枣汤、葶苈大枣泻肺汤。

（6）润肺：凡属阴虚肺燥，如干咳无痰，口鼻干燥，大便干结者，可用润肺法，代表方剂如麦门冬汤、清燥救肺汤。

（7）温肺：凡属肺寒证，如痰饮咳喘者，可用温肺法，代表方剂如苓甘五味姜辛半夏杏仁汤、温肺饮、小青龙汤。

（8）敛肺：凡属肺气宣发太盛，如久咳、久喘、自汗、盗汗、久痢，可用敛肺法，代表方剂如定喘汤、诃子散、甘麦大枣汤、真人养脏汤。

（9）补肺：凡属肺阴不足而火盛者，可用补肺法。一般用于病程较长者，代表方剂如补肺阿胶散。

（10）祛痰：凡属痰涎壅盛者，可用祛痰法，一般祛寒痰的代表方剂如二陈汤、导痰汤、三子养亲汤；清热痰的代表方剂如千金苇茎汤、礞石滚痰丸。

3. 肺与大肠证候分析

（1）虚证

①肺气虚损

病因：素体禀赋虚弱，或年老气虚，或过度劳累，长期大声说话，久咳久喘伤及肺气，皆可引起肺气虚损。

症状：胸闷气短，少气不足以息，呼吸微细，语声低怯，面色苍白，小便频数或遗溺，或怕冷自汗，或大便无力，舌淡脉细。

治法：补肺益气，可用参芪膏、人参固本丸；益气固表，可用玉屏风散，气虚大便无力者，宜益气润肠，可用黄芪汤。

②肺阴不足

病因：久咳伤肺，肺阴内耗，或素体阴虚，肺阴不足，或气血亏虚，肺阴亦损，而生肺燥火盛之证。

症状：干咳无痰，或痰少而黏，不易咯出，或咯痰带血丝，口干咽燥，口渴喜饮，声音嘶哑，潮热盗汗，手足心热，舌红少津，脉象细数。

治法：滋阴润肺，可用百合固金汤、补肺阿胶散；清燥润肺，如桑杏汤、清燥救肺汤；滋阴清热，如秦艽扶羸汤、秦艽鳖甲散。

③大肠液亏

病因：热病以后，津液亏耗，或素体阴虚，大肠液亏，肠失滋润，老年气虚液亏也可引起。

症状：大便秘结，数日一行，口臭口干，舌红苔少，脉象细数。

治法：宜润肠通便，可用增液汤、麻子仁丸；老年气虚液亏者，可益气养阴、润肠通便，用补中益气汤合增液汤。

④肠虚滑脱

病因：久痢、久泻，脾肾俱虚，不能固涩所致。

症状：肛门下坠或脱肛，大便日十余次，稀溏如鸭粪，或带黏液，四肢不温，食少神疲，腹痛喜温，舌淡苔白，脉象微细。

治法：宜厚肠固涩，用赤石脂禹余粮汤、桃花汤；益气固涩，可用补中益气汤加肉豆蔻、补骨脂；温补固涩，可用真人养脏汤。

（2）实证

①肺热熏灼

病因：肺火上炎，或邪热伤津，水亏火旺，筋膜失调，而现痿躄之症。

症状：肺热灼津，症见渴而饮多，口干舌燥，大便如常，小便频数；肺热叶焦，症见心烦口渴，咳呛喉干，小便短赤热痛，下肢痿躄，足不能任身，久则阴虚内热，肌肉瘦削，筋骨痿软，舌红苔黄，脉象细数。

治法：渴而喜饮，宜清热生津，如白虎加人参汤。筋膜失润而痿躄者，宜清热润肺，如清燥救肺汤、清肺饮。滋阴降火，用虎潜丸以益精壮骨。

②风寒束肺

病因：卫阳不足，风寒之气外束，肺气失宣。

症状：恶寒发热，咳嗽气喘，痰白清稀，头痛无汗，身痛肢痛，鼻塞不通，或流清涕，舌苔薄白，脉象浮紧。

治法：宜辛温发汗，可用荆防解表汤，甚则可用麻黄汤。

③风热犯肺

病因：素体阴分不足，风热之邪外侵，肺气失宣。

症状：恶风发热，汗出口渴，头痛咽痛，咳嗽声哑，痰色黄稠，舌苔薄黄质红，脉象浮数。

治法：宜辛凉发汗，可用桑菊饮、银翘散、麻杏石甘汤。

④痰浊阻肺

病因：素有痰浊壅滞，外感风寒诱发。

症状：咳嗽气喘，痰涎壅盛，痰白多沫，胸闷紧塞，不能平卧，喉中痰鸣，舌苔白滑，脉象浮紧。

治法：宜温化寒痰，方如小青龙汤、射干麻黄汤；化痰降气，如三子养亲汤、五子导痰汤。

⑤痰热壅肺

病因：肺为邪袭，日久不解，郁而化热。

症状：发热汗出，咳嗽气喘，痰黄白稠，甚则咯吐脓痰、血痰，胸闷胸痛，胸脘痞满，口干喜饮，舌苔黄腻，脉象滑数。

治法：清肺化痰，可用贝母栝蒌散、泻白散、麻杏石甘汤，甚则可用千金苇茎汤合葶苈大枣泻肺汤、黛蛤散，胸脘痞满者，可加小陷胸汤。

⑥肺失通调

病因：外感风寒或风热之邪，肺失宣畅，或因疮疖化脓，湿毒由皮毛内侵，肺失通调水道之职。

症状：面部浮肿，咳嗽气喘，或有恶寒发热，或有咽痛，或皮肤疮疖流脓，尿少色黄，苔薄，脉浮。

治疗：外感风寒者，宜辛温散寒，通利水道，方用麻桂五皮饮；外感风热者，宜辛凉散热，通利水道，方如越婢五皮饮；皮肤疮疖者，宜宣散祛湿，用麻黄连翘赤小豆汤。

⑦热结大肠

病因：素体阳盛，饮酒过度，过食辛辣厚味，以致肠中结热，肺热亦可下移大肠，或小儿食积化热。

症状：大便秘结，口焦舌燥，肛门灼热肿痛，腹胀痛拒按，或大便秘结兼泻稀水（热结旁流），舌苔黄燥，脉象滑数。

治法：宜清热泻结，可用调胃承气汤、凉膈散。

⑧大肠湿热

病因：饮食不节，过食生冷，或夏秋暑湿之季，热毒暑湿侵犯肠胃，湿热内蕴大肠，传导失职所致。

症状：发热腹痛，大便脓血，或带黏液，里急后重，或泻黄稀水便，肛门灼热，小便短赤，胸脘痞满，舌苔黄腻，脉象滑数。

治法：初起身热者，可用葛根芩连汤合青宁丸，继则可用白头翁汤、芍药汤，以清化湿热。

（3）兼证

①肺脾气虚

病因：老年气衰，肺脾俱虚，或久咳伤肺，气不布津，影响于脾；或饮食不节，过度劳累，脾气虚损，不能输精于肺；由于肺脾两脏相互资生，故气虚多肺脾同虚。

症状：乏力气短，语声无力，面色苍白，四肢倦怠，食少便溏，舌淡润嫩，脉象沉弱。

治法：补益肺脾，方如补中益气汤。

②肝火灼肺

病因：大怒以后，肝气太过，或肝气郁结，气郁化火，上逆犯肺。

症状：咳嗽阵作，甚则咳血，面红目赤，口苦咽干，性急善怒，胸胁窜痛，舌红苔薄，脉象弦数。

治法：宜清肝泻肺，用黛蛤散合泻白散；或清泻肝火，用龙胆泻肝汤；调肝宁血，可用丹栀逍遥散。

③脾湿犯肺

病因：饮食不节，痰湿内生，痰湿及肺，肺失宣降。

症状：头重如裹，四肢倦怠，下肢沉重，胸脘痞闷，纳食减少，或有呕恶，咳嗽痰多，色白而稀，气喘，不能平卧，舌苔厚腻，脉象濡缓。

治法：健脾燥湿，如香砂平胃散、香砂二陈汤；芳香化湿，如藿香正气散；健脾化痰，如香砂六君子汤。

五、肾与膀胱证治

肾左右各一，位于腰部，藏精，主水，主纳气，司二阴，在体为骨，生髓，通于脑，开窍于耳，其华在发。其经脉络膀胱，互为表里。膀胱内之水液，经气化作用，清者上蒸，外达体表而出汗，浊者下注为尿而排出。

1.肾与膀胱证候病因

（1）六淫：定性为风者，可见癃闭，突然排尿障碍，阵发性腰痛，浮肿，初起恶寒发热，外阴瘙痒。定性为寒者，可见腰部冷痛，浮肿，小便不利，畏寒肢冷，小便澄澈清冷，阴冷阳痿。定性为湿者，可见浮肿，小便不利，腰重腿沉。定性为热（火）者，可见血尿，尿涩而痛，淋漓不尽，脓尿，眩晕，齿动。定性为燥者，可见尿热尿少，齿枯发槁。

（2）七情：恐伤肾使精气内损，惊则心神不定，心气紊乱，肾受风邪，则亦善惊。

（3）烦劳：烦劳过度，肾气亏损。

（4）房劳：房事不节，损伤肾所藏之精气，可致体弱气虚，身体败坏。

（5）饮食：《素问·五脏生成》："多食甘，则骨痛而发落。"

2. 肾与膀胱证候治法

（1）滋肾：具有肾阴不足者，如热病后期、腰膝酸软、五心烦热、遗精盗汗等，可用滋肾法，代表方剂如六味地黄汤、左归饮。

（2）温肾：具有肾阳虚损者，如畏寒肢冷、浮肿尿少、滑泄不禁等，可用温肾法，代表方剂如金匮肾气丸、右归饮。

（3）补肾：具有肾气阴两虚或肾阴阳两虚者，可用补肾法，代表方剂如参芪地黄汤、金匮肾气丸、地黄饮子。

（4）壮阳：具有肾寒证，临床表现以阳痿滑精、不育为主，可用壮阳法，代表方剂如阳起石丸、人参鹿茸丸。

（5）固涩：具有肾虚证，临床表现以滑精、早泄、遗尿者，可用固精法，代表方剂如金锁固精丸、鹿角菟丝丸、水陆二仙丹。如五更泄泻，则宜固涩法，如四神丸。

（6）利水：一切小便不利或有水肿者，均可用之，代表方剂如五苓散、猪苓汤。

（7）通淋：凡有膀胱湿热证，以小便淋漓涩痛为主者，可用通淋法，代表方剂如八正散、五淋散。

（8）降火：凡属肾阴不足，阴虚火旺者，临床表现以骨蒸潮热、遗精盗汗为主，可用降火法，代表方剂如知柏地黄汤、大补阴丸。

3. 肾与膀胱证候分析

（1）虚证

①肾阳虚损

病因：烦劳过度，久病失养，禀赋虚弱，年老体衰，房事不节，均可引起肾阳亏损。

症状：面色苍白，畏寒肢冷，腰膝酸软，精神不振，阳事不举，小便清长，或则尿少浮肿，舌体胖大而润，脉象沉迟。

治法：宜温肾助阳，如金匮肾气丸、右归饮。如肾阳不足，阳痿精衰，宜温阳填精，如斑龙丸。如尿少浮肿，宜温肾利水，如真武汤、济生肾气丸。

②肾阴不足

病因：热病以后伤及肾阴，或禀赋阴虚，或房事过度，相火内盛，伤及肾阴。

症状：头晕目眩，腰膝酸软，足跟疼痛，遗精盗汗，五心烦热，口干喜饮，大便干结，小溲黄赤，舌红少苔，脉象沉细。

治法：宜滋肾养阴，如六味地黄汤、左归饮。如阴虚内热，遗精梦泄，可用知柏地黄汤养阴清热。如阴虚阳亢，耳鸣耳聋，可用建瓴汤、耳聋左慈丸以滋肾平肝。如视物不清，宜滋肾明目，如杞菊地黄丸、明目地黄丸。

③气阴两虚

病因：肾阴不足，日久阴损及气；或肾气虚损，日久阳损及阴，皆可导致气阴两虚。进一步发展可为阴阳两虚。

症状：腰膝酸软，头目眩晕，畏寒肢冷，口干喜饮，或畏寒而手足心热，大便先干后溏，舌体胖大质淡红，脉象沉细。

治法：宜气阴两补，可用参芪地黄汤。阴阳两补，可用桂附八味丸。

④肾不纳气

病因：久病咳喘，日久及肾，肾阳衰微，不能纳气。

症状：短气喘息，呼多吸少，声音低怯，动则喘甚，畏寒肢冷，面部虚浮，舌体胖大质淡而润，脉象沉弱。

治法：宜补肾纳气，方用人参蛤蚧散、金匮肾气丸，甚则可用黑锡丹。

⑤肾气不固

病因：年老阳衰，禀赋虚弱，先天不足，或房劳过度，精损气虚，以致肾气不固。

症状：腰痛足冷，动作气喘，痿弱无力，精冷滑泄，精液稀薄，或阳痿不举，小便清长，或小便失禁、频溺，舌润嫩胖，脉象沉迟而虚。

治法：温补肾气，如五子衍宗丸、金匮肾气丸；小便失禁者，益肾固涩，如桑螵蛸散、缩泉丸、巩堤丸；滑泄遗精者，益精固涩，如金锁固精丸。

⑥膀胱虚寒

病因：年老肾气虚衰，或房事过度，精损气虚，皆可导致虚寒内生。

症状：头晕腰酸，尿频而数，或小便自遗、小便失禁，夜间尿多，尿后余沥不尽，舌淡苔白，脉象沉缓。

治法：温肾固涩，方如缩泉丸、桑螵蛸散；温补肾阳，如金匮肾气丸。

（2）实证

膀胱湿热

病因：多食肥甘酒热之品，湿热蕴积于下焦；肝胆湿热下及膀胱，或忿怒伤肝，气郁生火，气滞不宣，气火郁于下焦，影响膀胱气化，以致湿与热合；心火移热于小肠，影响膀胱气化，亦与湿热聚于膀胱。

症状：尿频尿痛，尿急尿热，或有尿血，尿液浑浊，舌红脉数。

治法：清热利湿，如八正散、龙胆泻肝汤。

（3）兼证

①肺肾阴虚

病因：久咳伤肺，肺阴不足，不能输津滋肾；或劳伤过度，肾阴虚损，阴津不能上承，虚火灼肺。

症状：咳嗽痰少，或痰中带血，口燥咽干，骨蒸潮热，颧红盗汗，腰膝酸软，遗精乏力，头晕目眩，舌红少苔，脉象细数。

治法：滋补肺肾，如麦味地黄汤，或养阴清肺汤合大补阴丸。

②肺肾气虚

病因：肺气虚损导致肾阳不足，或肾阳虚损，引起肺气不足。

症状：气短声怯，自汗畏风，动则气喘，畏寒肢冷，小便不利，甚则浮肿，舌淡而润，脉象沉弱。

治法：益肺温肾，如金匮肾气丸加党参、黄芪、补骨脂、胡桃肉。

③脾肾阳虚

病因：脾阳虚日久，不能充养肾阳，或肾阳虚损，不能温养脾阳。

症状：畏寒肢冷，面色白，腰膝冷痛，小便不利，全身浮肿，大便稀溏，或五更泄泻，舌体胖大而润，脉象沉弱。

治法：温补脾肾，如附子理中汤、四神丸。如有尿少浮肿者，宜温阳利水，用实脾饮、真武汤。

④肝肾阴虚

病因：肝阴虚可以引起肾阴虚，肾阴虚也可导致肝阴虚。

症状：两颧潮红，头晕目眩，视物模糊，眼目干涩，腰膝酸软，口干喜饮，遗精盗汗，大便干结，小溲黄赤，舌红少苔，脉象细数。

治法：滋养肝肾，如一贯煎合二至丸、杞菊地黄汤。

中医心理卫生

中医学是一个伟大的宝库，它蕴藏着丰富的防治疾病的实践经验和理论知识，其中也包含了不少医学心理学的内容。重视中医的心理学思想，无疑地不仅对现代医学心理学的建立和发展有重大意义，而且在人们的防病保健上也具有重要的实践意义。

我国最早的医学经典著作——《黄帝内经》，有关心理因素在生理、病理、诊断、治疗、预防等方面，都有系统的、原则性的论述，奠定了中医心理学思想的基础。以后历代医家陆续补充发展，使中医心理学思想更加完善，它重视心理因素对人体生理功能的影响，也重视心理因素在发病中的作用，更重视心理因素在防病、治病中的作用。

一、心理因素与发病

中医学很早就重视人的精神活动和思想变化，这些心理因素，在《内经》中归纳为五志，即喜、怒、思、悲、恐，以后人们又把五志衍化为七情，即喜、怒、忧、思、悲、恐、惊。在正常情况下，七情仅是精神活动的外在表现，并不成为致病因素。但如果长期过度的精神刺激，则可以引起人体的阴阳失调、气血紊乱、经络脏腑功能失常而发生疾病。如《素问·举痛论》曾指出精神刺激引起气机紊乱的各种表现，如"怒则气上，喜则气缓，悲则气消，恐则气下……惊则气乱……思则气结"等即是。《素问·阴阳应象大论》提到："人有五脏化五气，以生喜怒悲忧怒，故喜怒伤气……暴怒伤阴，暴喜伤阳，厥气上形，满脉去形，喜怒不节……生乃不固。"也说明精神因素使阴阳失去平衡，气机逆乱，神气浮越，去离形体，影响生命。《素问·生气通天论》又说："大怒则形气绝，而血菀于上，使人薄厥。"也是这个意思，指大怒以后，气升血逆，可以发生昏厥。精神因素既然可以引起发病，因此宋·陈无择《三因极一病证方论》将它归入三因中的内因，如说："七情者，喜怒忧思悲恐惊是……七情，人之常性，动之则先自脏腑郁发，外形于肢体，为内所因。"说明了伤于七情，可使内脏功能紊乱，从而可见表现在形体的各种症状。由于中医学认为心是五脏六腑的主宰，因此七情中任何情志失调都可影响于心，然后再引起其他脏腑功能的失调。故《灵枢·口问》中指出："悲哀忧愁则心动，心动则五脏六腑皆摇。"

中医学不仅认为情志异常可以引起脏腑阴阳失调、气机逆乱而发病，当内脏气血紊乱产生疾病时也可出现情志的异常。如《素问·调经论》指出："血有余则怒，不足则恐。"《灵枢·本神》指出"肝气虚则恐，实则怒；心气虚则悲，实则笑不休"即是。

外界环境的影响，可使心理因素变化，导致疾病的发生，这是近代心身医学所探索的内容，即重视心理因素在疾病发生中的作用。中医古代在这方面也有认识，如《素问·疏五过论》："凡未诊病，必问尝贵后贱，虽不中邪，病从内生，名曰脱营；尝富后贫，名曰失精；五气留连，病有所并。"指出在没有给病人诊治前，必须了解病人社会地位的变化，先是高贵而以后职位下降者，虽然不中外邪，疾病也会从内而生，这种病称为"脱营"；或者先富而后贫困者也是，这种病称为"失精"；这些疾病都是由于五脏之气郁结，气血不行，并而为病所致。《素问·疏五过论》："凡欲诊病者，必问饮食居处，暴乐暴苦，始乐后苦，皆伤精气，精气竭绝，形体毁沮。""诊有三常，必问贵贱，封君败伤，及欲侯王。故贵脱势，虽不中邪，精神内伤，身必败亡。始富后贫，虽不伤邪，皮焦筋屈，痿躄为挛。""凡诊者必知终始，有知余绪，切脉问名，当合男女，离绝菀结，忧恐喜怒，五脏空虚，血气离守……"都说明诊病要了解病人的环境变迁、情志变化与疾病发生的关系，才比较全面，否则是诊治过程中的过失。

二、心理因素与治病

中医的心理治疗，大致可分以下几种。

1. 说理性的心理治疗

说理性的心理治疗是使病人了解病情，从而主动地配合治疗，消除对疾病的顾虑，亦即通过对疾病的认识，引起情绪改变和积极自我治疗的意志行动，而作用于疾病的过程。即使病人的发病没有心理因素的影响，同时配合说理性的心理治疗，必能提高疗效。《灵枢·师传》说："人之情，莫不恶死而乐生，告之以其败，语之以其善，导之以其所便，开之以其所喜，虽有无道之人，恶有不听者乎？"原文是指王公大人骄恣纵欲，在治疗中出现矛盾，禁之则逆其志，顺之则加其病，如何处理？乃配以说理性的心理治疗，说明疾病的危害，引起病人对疾病的重视；指出必须禁忌的好处，使病人配合治疗；指导采用最适宜的治疗方法及如何调养；解除病人的痛苦疑虑，消除消极的心理状态；这样做好思想工作，效果就比较明显。如果是因心理因素而导致的疾病，则更应消除致病的精神因素，故《景岳全书》说："若思郁不解致病者，非得情舒愿遂，多难取效；房室不慎致病者，非使勇于节欲，亦难全持药饵也。"

2. 以情胜情的心理治疗

为中医学所特有的，利用五行生克的关系，以情胜情，而达到一定的治疗效果，特别是病人由于心理因素致病者，取效更为明显。类似现在的行为矫正的心理治疗。《素问·阴阳应象大论》中有"怒伤肝，悲胜怒"、"喜伤心，恐胜喜"、"思伤脾，怒胜思"、"忧伤肺，喜胜忧"、"恐伤肾，思胜恐"的记载，《儒门事亲》具体解释为："悲可以治怒，以怆恻苦楚之言感之；喜可以治悲，以谑浪亵狎之言娱之；恐可以治喜，以迫遽死亡之言怖之；怒可以治思，以污辱斯罔之言触之；思可以治怒，以虑彼志此之言夺之；凡此五者，必诡诈谲怪无所不至，然后可以动人耳目，易人视听……"这种以情胜情的心理治疗很类似交互抑制心理疗法，即 Wolpe 所说："如在出现焦虑的刺激同时，作出对抗焦虑的反应，这样，刺激与焦虑反应之间的联系就会削弱，因而部分地或全部地抑制了焦虑反应。"试举《儒门事亲》中有关类似医案：

"息城司候，闻父死于贼，乃大悲哭之。罢，便觉心痛，日增不已，月余成块，状若覆杯，大痛不往，药皆无功，议用燔针炷艾，病人恶之。乃求于戴人，戴人至，适巫者在其旁，乃学巫者，杂以狂言，以谑病者，至是大笑，不忍回，面向壁。一二日，心下结块皆散。"

这个病案，就是利用忧则气结，喜则百脉舒畅的道理，运用五行相胜的心理治疗，以喜胜忧进行治疗所获得的效果。

3. 脱敏式的心理治疗

脱敏式的心理治疗是常用于治疗恐怖症的一种手段。使病人对所恐惧的事物逐渐习惯，从而产生脱敏作用。这种治疗在古代医案中也有记载，《儒门事亲》中记载一例如下：

"卫德新之妻，旅中宿于楼上，夜值盗劫人绕舍，惊堕床下。自后每闻有响，则惊倒不知人，家人辈蹑足而行，莫敢冒触有声，岁余不瘥。诸医作心治之，人参珍珠及定志丸，皆无效。戴人见而断之曰：惊者为阳，从外入也，恐者为阴，从内出。惊者为自不知故也，恐者为自知也。足少阳胆经属肝木，胆者，敢也，惊怕则胆伤矣。乃命二侍女执其两手，按高椅之上，当面前下置…小儿，戴人曰：'娘子当视此术'，猛击之，其妇大惊。戴人曰：'我以木击几，何以惊乎！'伺少定击之，惊也缓，又斯须，连击三五次，又以杖击门，又暗遣人画背后之窗，徐徐惊定而笑曰：'是何治法？'戴人曰:《内经》云：'惊者平之，平者常之，平常见之必无惊,'是夜使人击其门窗，自夕达曙……一二日，虽闻雷亦不惊。"

这例病案，就是利用惊者平之的理论，使病人对声响逐渐习惯，从而解除对声响的惊骇作用，产生脱敏作用的心理治疗。

4.暗示性的心理治疗

暗示是作用于人的情绪和意志方面的一种心理活动，暗示作用的本质及其机制虽然还不十分清楚，但它确能起到影响人的生理活动的作用，因此，积极的暗示作用，可以作为治疗某些疾病的一种有效方法。《素问·移精变气论》说："移精变气，可祝由而已。"所谓祝由，指祝说病由；移精变气，指移益其精、传变其气也。是用心理治疗来调节病人的精神，改变其气血紊乱的病理状态。这种暗示疗法对后世有一定影响。目前的气功疗法，实际上也有自我暗示的心理治疗因素在内，对一些慢性疾病的调养恢复，确实起到有益的作用。

以上的举例，说明了中医古代在运用心理治疗方面，还是有一定成就的，至今仍有可借鉴之处。

三、心理因素与防病

中医的心理卫生就是指心理因素在防病中的作用，古代有关防病的心理卫生，注重在养神，但形与神是一个统一的整体，神的旺盛充沛是建立在形体强健充实的基础上的，故《素问·八正神明论》强调："养神者，必知形之肥瘦，荣血气之盛衰。血气者，人之神，不可不谨养。"说明养神必须注意养形。同时，养形也必须注意调神，故《素问·上古天真论》强调："其知道者，法于阴阳，和于术数，食饮有节，起居有常，不妄作劳，故能形与神俱，而尽终其天年。"指出知道养生学问的人，能适应四时变化，掌握调养精神方法，饮食有节制，作息有制度，不妄事操劳，故形体与精神健旺，能达到自然寿命应该达到的年岁。相反，如果过度伤精耗神，正如《素问·上古天真论》中所说："以酒为浆，以妄为常，醉以入房，以欲竭其精，以耗散其真，不知持满，不时御神，务快其心，逆于生乐，起居无节，故半百而衰也。"指出不知保持真气，伤精耗神，逆于养生之道，则五十岁左右便衰老了。

如何调摄精神，重视心理卫生，大致有以下几点。

1. 四时调神

中医学认为：人以天地之气生，四时之法成，因此养生必须顺应自然。《灵枢·顺气一日分为四时》指出："春生、夏长、秋收、冬藏，是气之常也，人亦应之。"说明人的生理活动随着一年四时季节气候特点而有相应的变化。《素问·四气调神论》说："故阴阳四时者，万物之终始也，死生之本也。逆之则灾害生，从之则苛疾不起，是谓得道。"也是指要适应四时气候变化来养生，如指出："春三月……以使志生。""夏三月……使志无怒。""秋三月……使志安宁。""冬三月……使志若伏若匿。"根据四季不同特点，采取不同的养生调神方法，如春天宜使精神活泼、充满生机；夏天使情志愉快、不要发怒；秋天使意志安逸、收敛神气；冬天使情志隐匿、藏而不泄。这样就不会损伤内脏功能，有利于脏腑阴阳协调、气血畅达，保持精神情志的稳定和健康。《灵枢·顺气一日分为四时》中提到："以一日分为四时，朝则为春，日中为夏，日入为秋，夜半为冬。"因此也可按照四时规律，顺应自然，适时养生调神，如清晨舒展情志，白日精神饱满，傍晚安神悦志，睡前静心勿思，使情志、精神有规律地活动，以适应生命的节律。

2. 清静养神

《素问·上古天真论》："虚邪贼风，避之有时，恬淡虚无，真气从之，精神内守，病安从来！"指出要避免外邪的侵袭，思想上安闲清静，不要妄想，则体内的真气能够和顺，精神亦内守而不耗散，疾病便不会产生，说明清静养神的重要性。老子《道德经》提到的"少和寡欲"、"平易恬淡，则忧患不能入，邪气不能袭，故其德全而神不亏"和《内经》的精神有一致的地方，但老子主张清静无为，《内经》并不主张无为，而是要"提挈天地，把握阴阳"，因此《内经》的养生思想虽然有源于道家之说，但高于其说。

《备急千金要方》说："故善摄生者，常少思、少念、少欲、少事、少语、少笑、少愁、少乐、少喜、少怒、少好、少恶行，行此十二者，养性之都契也。多思则神殆，多念则志散，多欲则志昏，多事则形劳，多语则气乏，多笑则神殆，多愁则心摄，多乐则意溢，多喜则忘错昏乱，多怒则百脉不定，多好则专迷不理，多恶则憔悴无欢，此十二多不除，则营卫失度，血气妄行，丧生之本也。"以尽量减少情志的波动，也有清静养神之意。但孙思邈并不主张单纯静养，且强调适当运动，指出："养性之道，常欲小劳，但莫大疲及强所不能堪耳，且流水不腐，户枢不蠹，以其运动故也。"动静结合，有利于养生。

3. 舒畅情志

《素问·上古天真论》指出："无恚嗔之心……内无思想之患，以恬愉为务。"说明不要有忿怒的心情，思想不要有所负担，一切以安静乐观为目的，使情志舒畅，则"形体不敝，精神不散，亦可以百数"。即形体不易衰老，精神不易耗散，可以活至百岁。

五志虽各属五脏，但心为五脏六腑之大主，精神之所舍，五志均可首先伤及于心，故《灵枢·邪气脏腑病形》："忧愁恐惧则伤心。"《灵枢·口问》："悲哀忧愁则心动，心动则五脏六腑皆摇。"张景岳《类经》提到："心为脏腑之主，总统魂魄，兼该志意，故忧动于心则肺应，思动于心则脾应，怒动于心则肝应，恐动于心则肾应。此所以五志惟心所使也。设能善养此心，而居处安静，无为惧惧，无为欣欣，婉然从物而不争，与时变化而无我，则志意和，精神定，恚怒不起，魂魄不散，五脏俱安，邪亦安从奈我哉！"说明了五志虽可伤及于心，但能善养心者，即精神舒畅，不为情志所扰，则五脏俱安，不会生病，《寿世青编·养心说》指出："未事不可先迎，遇事不可过扰，既事不可留往，听其自来，应以自然，任其自去，忿懥恐惧，好乐忧患，皆得其正，此养生之法也。"说明古人认为舒畅情志必先养心，能养心者则可心胸宽广，情志舒畅。故《孙真人卫生歌》指出："卫生切要知三戒，大怒、大欲、并大醉，三者若还有一焉，须防损失真元气……世人欲识卫生道，喜乐有常嗔怒少，心诚意正思虑除，顺理修身去烦恼。"说明养生三戒，以避免精神刺激最为重要，如此则心情愉快，性格豁达，精神振奋，身体强壮。

中医现代化的几个问题

1980 年 3 月卫生部召开了中医、中西医结合工作会议，提出了中医、西医、中西医结合的三支力量都要大力发展，长期并存。并认为中医要独立发展，要实现现代化。这个方针得到了三支力量的普遍欢迎和支持，本文仅就如何实现中医现代化谈谈个人的几点设想。

一、中西医结合与中医现代化

中西医结合，取长补短，创造新医药学派，这是中西医结合工作者奋斗的目标。三十年来中西医结合工作做出了不少成绩，如针麻的应用、经络的探索、中医藏象学说的研究、中医治则的研究，以及各科临床的研究等，有的成果引起了国内外医药卫生界的重视，中西医结合工作目前正在茁壮成长。

中医现代化是指运用现代科学的知识、技术、方法，研究中医理论，使中医学从理论到临床，实现现代化。中医现代化与中西医结合，是并行不悖的，从广义的角度上来说，中医现代化应当包括中西医结合在内，因为现代医学的特点也是与当代的自然科学密切结合的，西医在发展中也不断地渗入现代科学的新技术、新方法，因此与西医结合，自然也属于中医现代化的范畴了。

但是，目前中西医结合的过程中的确也存在一些问题，例如在研究中医理论方面，现在西医的观点尚解释不了的问题，就有可能当做糟粕而遗弃。因此西德 Porkert 教授在访问我国以后，对我国中医工作提出一些看法，认为传统的中医学最具有综合性、连贯性和实际效果，但是直至现在，虽然东西方很多学者作了很大努力，可是真正发掘出来的治疗潜力却只是一小部分，而且正是由于这种发掘，它的科学核心和精华却有被丢弃的危险，原因在于混淆了科学标准与科学方法。不是应用精密科学的普遍标准来衡量中医学，而是经常反复地试图以西方医学科学中产生的只适用于西医的方法来重新评价中医学，这是不合理的，必然导致失败。说明了用西医观点来对待中医是不恰当的，因为两者认识方法是不同的，但并不否认两种方法各有长处，又各有局限性，应该互相补充。

提高中医理论的指导思想是什么？

中医的理论来自实践。长期以来，人们在实践中，总结了人体的生理、病理现象，在进行理论概括时，是以古代的朴素的唯物论和自然的辩证法作为指导思想，即用阴阳五行学说来取类比象，近取诸身，远取诸物。将自然界与人体的各种现象，按五行加以归类，推演出每一行的生克乘侮的运动变化方式，这是具有朴素的唯物论思想的，用阴阳互相对立的辩证法观点，与五行结合起来，说明自然界与人体的各种复杂的、动态的、千变万化的现象，这种类比法的思维形式，的确帮助人们的认识从已知扩展到未知，由知之不多扩展到知之较多，是一种启发思路、触类旁通的思想方法，但是这种类比法的结果是否正确，还要靠实践来检验。中医理论中的阴阳五行学说，通过长期的、大量的临床实践，虽然已经形成了比较完备的理论体系，但是它毕竟是直观的、笼统的，有些地方它的概念不是精确的，因此研究中医理论首先要从指导思想上改变中医固有的，站在朴素的唯物论和自然的辩证法的立场上看问题的习惯，要站在历史唯物论和辩证唯物论的立场上来探讨问题，就容易深入了。

《伤寒论》是中医的一部有关各种急性热病经过的真实记录，历代医家对《伤寒论》有许多不同的注解，但都是站在朴素的唯物论和自然的辩证法立场上来看问题的，以致有些问题长期争论不休，例如对少阳病的位置，认为在阳明病之前，或者认为在阳明病之后，这个争论无法解决，如果站在辩证唯物论的观点来看，这是一个共性与个性的问题，六经辨证是共性的东西，共性从个性中来，虽然是根据大量的临床实践归纳出来的共性的东西，但是不能代替个性，因为每一种急性热病都有不同的发生、发展、转化过程，根据不同的急性热病，可以由少阳阶段转化为阳明阶段，也可以由阳明阶段转化为少阳阶段，因此无需长期争论不休。

又如中医的病因学说往往是根据临床表现推论出来的，表现出它的朴素性，伤寒与温病都是急性热病，只不过把机体反映偏寒的归入伤寒范围，机体反映偏热的归入温病范围而已，因此我认为六经辨证也适用于温病，卫气营血辨证也适用于伤寒。不能固执地认为伤寒是伤于寒邪，是按六经传变的急性热病；温病是伤于温邪，是按卫气营血传变的急性热病。

关于急性热病的传变问题，历代医家对合病、并病、传经等界限分得很严，从辩证唯物论的观点来看，正与邪的斗争（即机体的抗损害与损害的斗争）是在不断地互相渗透、互相转化、互相连贯的，有时界限分得不那么清，所以我主张用"转属"这个词，既有这一阶段向另一阶段正在过渡的含义，又有已经转化的含义，还有并病的含义，这样体现互相渗透、互相转化与互相连贯比较合适。

关于《伤寒论》中急性热病，由阳转阴，由阴出阳的问题，历代医学从朴素的辩证法观点，认为伤于寒邪的急性热病，根据阴阳转化，如环无端的理论，必然是由阳证转为阴证，阴证则阳气来复，阳复过度又变为阳证。根据辩证唯物论的观点，则具体问题要具体分析，阳证不一定都转为阴证，阴证阳气来复则病愈，不可能存在阳复过度的问题，不存在周而复始，如环无端的情况。古人误认为厥阴篇的厥都是寒厥，看到先厥后热，热气有余，必发痈脓、其喉为痹，及热不除者，必便脓血等证，误认为阳复太过，实际上这些都是热厥而非寒厥，热气有余及热不除，都是热邪而非阳复，这是由于朴素的辩证法，阳气、热邪有时都以阳表示，概念含混不清所造成。

其他例子很多，仅举一二，以资说明，即可看出中医现代化，首先要整理古代文献，这就牵涉到用什么做指导思想的问题，如果仍然是朴素的唯物论和自然的辩证法观点，许多问题是说不清的。

二、研究中医理论的方法

关于中医理论研究的方法，目前大多数认为要广开思路，采用多学科、多指标、多途径地进行综合研究，现代医学对人体和疾病还有许多问题尚未认识和阐明，必须有其他的自然科学，多学科地从整体水平、器官水平、细胞水平、分子水平等各个水平去进行研究。

中医在古代，曾经吸收了天文学、气象学、历学、数学等自然科学知识，如天文学中的天地、日月、五星运行等，为中医学中的五行、五运等学说的产生奠定了基础；气象学中的气候寒暖、风雨晦明等异常变化，促进了中医病因、运气学说的产生；历学、数学的计算，亦为五运六气推算、营卫运行测量等创造了条件；其他如物理、化学的应用，促进了中药剂型、炼丹术的发展，等等。只是近百年来，由于历史的原因，中医没有能够和近代迅速发展的自然科学相结合，因而仍然停滞在原先的水平上，除了直观地认识机体宏观结构功能及其联系外，对微观的、器官以下各层次的认识无从推测，或只有通过逻辑推理或形象比喻地加以推测，由于对总体的细节缺乏深刻的描述，也影响了中医理论的进一步深化。

现代科学技术的应用，不断扩大人们对人体生命科学的认识，使人们从对器官、组织、细胞、亚细胞层次的认识，达到了目前分子层次、电子层次的认识。对机体各层次规律的揭示，并不是说孤立地看待生命现象，还要和整体的、宏观的范畴相结合，因此说科学的发展是分化和综合的辩证统一过程，这也是辩证唯物论所要求的。

当前科学技术的各个领域，一方面是向纵深发展，不断地涌现新的分支；另一方面又相互渗透、横向交叉，从更广的范围和更深的程度向前发展。学科的继续分化，实际上也是整体化趋势的表现形式，新学科的不断出现，正在日益消除各种学科之间的传统界限。因此对自然界的各种现象的研究，越来越多地采用多学科的综合形式，中医理论的研究也不例外。人类对自然界的认识，由宏观领域深入到微观领域，使许多学科的研究对象从本质上联系起来，这是现代化的发展趋势。生命科学（包括中医在内）是综合性的科学，更需要多种学科的协作和配合来研究，揭示其内在的规律，从而使人们掌握和控制生命科学。

近年来，运用生理学、生物化学、生物物理学、电子技术、电磁学、光学等研究中医虽然刚刚开始，也有的已取得了可喜的成果。（所谓生物物理学的内容就有宏观与微观两大部分，以系统作为整体宏观范畴的分析，以控制论和信息论原理对机体各个层次进行特征抽提，进一步进行数学模拟，取得定量的类比分析研究。微观范畴包括了用分子生物学、量子生物学来研究生物分子的结构与性质，活体中的电子、质子和能量迁移与转化的关系等）例如，从环核苷酸的角度来研究中医阴阳学说；有用电磁场对经络本质进行研究，认为经络感传现象是一种载有信息的电磁波等，这些都说明多学科发掘中医、研究中医，正表现出强大的生命力。

对一门学科的质有了相当的认识，并且科学抽象达到了一定程度，才能运用数学的方法来研究，中医现代化的过程，必须利用数学科学来阐明。数学的科学方法，也是中医学由定性走向定量的必不可少的研究方法，只有应用数学，才能确切地刻画出中医学所认识的人体生理、病理过程的变化状态。目前，虽然有用电子计算机模拟中医辨证、处方，但要使数学全面地渗透到中医学的研究过程中去，还需要继续创造条件。近年来的模糊数学的发展，它专门处理一些内涵与外延不甚明确的概念及其相互联系，使数学的精确性与实际问题中的模糊性在新的科学概念和逻辑的基础上统一起来，可以预料，中医学的研究，将是模糊数学的用武之地。

如前所述，新的学科不断出现，表明了这一门学科的发展并且在不断分化，中医学理论是建立在直观的基础上，从总体上来认识人体生命和疾病过程，由于对总体细节缺乏深刻的描述，所以在中医理论上分化不足，这也阻碍了中医学的理论和医疗实践的进一步提高。因此，中医现代化在多种学科的协作和配合来研究的同时，自身结构还要不断地分化发展，中医基础理论要分化出中医生理学、中医病理学、中医辨证学等，在中医理论与临床之间，还要创立一些边缘学科，将已分化的中医基础理论与临床各科联系起来，在新的水平上，把中医学联结成一个完整的、精确的、具有现代科学水平的医疗体系，中医现代化便基本上实现。

三、中医临床研究的问题

三十年来对中医临床的研究是采取中西医结合的方式，多数是在西医病名上分型治疗，虽然取得一些成就，但是存在一些问题：西医病名下的分型治疗，往往用一个方子治到底，没有考虑中医辨证的动态变化，以及型与型之间的关系；分型的杂乱，同是一个病，有的分二三型，有的分五六型；有的按脏腑辨证分型，有的按气血阴阳辨证分型；分型的标准不一致，因而影响其内在规律的探讨，有的甚至是在西医病名下，用单味药或复方治疗，是以药试病，没有应用中医理论，这样也不可能发挥中医药应有的作用。

中医临床的治疗是在中医理论指导下的体现，如果没有中医理论指导，以药试病，就等于在人体作药物筛选了。近年来很多学者主张在临床研究上，要以"证"入手，研究证的客观化和证效关系，并认为研究证的客观化和证效关系方面，可以从以下一系列环节中，根据条件择而为之，从不同方面来研究"证"，即天地（自然）——人——病——证——理——法——方——药——效。

辨证论治是中医学术的精华所在，而在辨证论治的过程中，"证"又占有关键的位置，"证"是什么？"证"是反映了机体对病因的反应状态，是对疾病在感性认识的基础上所进行的理性分析，因此"证"即包括了中医的病因病机、四诊八纲等内容在内。辨证要准确，治疗疗效就好，如果辨证不准确，则随之而来的理、法、方、药也不能击中要害。怎样才能辨证准确无误，我认为要做到以下几项：

1.辨证步骤的标准化

目前辨证方法、步骤很不统一，因而同一病证，不同医生可以得出不同结论，这样极大地妨碍了辨证的准确性，应该先将辨证的方法、步骤统一，并制订出比较完善的、合理的规范，使其标准化。这是现阶段迫切需要做的，也是切实可行的。

2.辨证手段的客观化

中医辨证手段不外乎望、闻、问、切四诊，要尽快做到四诊客观化，对面色、舌象、声音、脉象等，用现代科学方法，进行客观记录，对问诊资料予以定量化，使辨证手段客观而准确，更能真实地反映"证"的实质。

3.辨证征象的指标化

客观指标最好有特异性，如果特异性不是很强的，就需要多种指标来反映"证"的实质。一个好的指标可以较好地反映出某一系统的功能情况，但是中医的"证"往往是涉及好几个系统，如肾阳虚就和内分泌、免疫、自主神经等有关，所以要探索"证"的实质，也要多指标、多学科地综合研究。

4.辨证观察的动态化

疾病的发生、发展，是在不断地变动着，中医的"证"实质上就是疾病的表象，因此对证的观察要动态地看，探索其各阶段的变化规律，以及各证之间的关系及其转化规律，这样才能体现中医的整体观念及辨证论治的特点。在阶段变化及型的转化过程中，相应地也必有客观指标的变化，说明了"证"的动态变化的物质基础。由于病人是活的整体，是功能的整体，是动态变化的整体，因此还要探讨功能变化，而功能上的变化恰恰是现代医学所重视不够的。另外，功能性疾病也是缺少准确的测量标准，这些都是今后值得重视的。

辨证完毕后就是论治的过程，"证"的实质明确了，"理"也就明确了，"法"则与证是一致的，因此研究证可以从证到法，也可以从法到证，目前研究活血化瘀，就是从法到证，来探讨瘀血证的本质。论治的过程，应当注意以下两点：一是治法规律的探讨：如前所述，由于"证"是变动的，因此治法也相应变动，这一治法变动到另一治法，它的内在联系是什么？客观指标怎样变动？都应有所注意。和"证"一样，对于治法的研究，也要多学科协作，从不同角度进行广泛深入的研究，这样能更清楚地了解它的实质。二是方剂药物的研究：每个治法，可以有很多方剂与药物治疗，哪一种方剂针对性更强，哪一种药物起主导作用，这些都是研究的对象。方剂、药物的药理作用，以及用药与体质、时间、气候的关系，也都应当深入研究。在当前化学药物副作用日益危害的今天，中药的应用更显示出它的优越性。

辨证论治的过程结束以后，便是疗效判定的问题，疗效判定应有客观指标，分析要全面，判断应持科学态度，实事求是。

以上是以中医的"证"入手，来实现中医现代化的设想。如果不从"证"入手，其他途径亦可，或者从中医理论的研究，如脏腑、气化、病因、病机入手，联系临床；或者从方药研究入手，通过药理来研究病因、病机，再与"证"联系等，通过多途径、多学科、多指标、多水平的综合研究，中医现代化是可以实现的。

试论汇通学派在中医发展史上的作用

俞慎初氏在他的《中国医学简史》中提到：当西洋医学像潮水般地涌向

中国并获得逐渐发展的时候，当"中学为体，西学为用"的资产阶级改良主义思潮波及中医学领域的时候，一些受资产阶级"变法维新"思想影响的进步医家，深感中医学术必须继续提高和发展。他们主张吸收西洋医学之长处，摒弃中医学术之短处，努力探索并用两医的学术见解来沟通和发展中医学术，并根据自己的见解和体会撰写了一批著作，形成了近代医学史上所谓"中医汇通派"。说明了当时汇通学派形成的历史背景和发展趋势。

20世纪初，由于西学逐渐在中国取得了决定性的支配地位，中医便成为排斥、打击、取缔的对象，1912年北洋军阀政府将中医排斥于医学教育系统之外，如当时教育总长汪大燮宣布："余决意今后废去中医，不用中药。"1929年国民党政府第一届中央卫生委员会通过了余云岫提出的"废止旧医以扫除医事卫生之障碍案"，妄图消灭中医。1939年汪精卫甚至说："国医言阴阳五行，不重解剖，在科学上无根据，不但国医一律不许执业，全国中药店亦应限令歇业……"说明了中医濒于灭绝的境地。中医界为了挽救垂危，求生存，求发展，除了动员全国中医界及社会力量与当时政府进行抗争外，在学术上必须寻求一条革新的道路，这条革新的道路在当时只能是中西汇通的道路。如恽铁樵说："居今日而言医学改革，必须与西洋医学相周旋，所谓与西洋医学相周旋，初非舍己从人之谓，假使中医有演进之价值，必须吸收西医之长与之化合，以产生新中医，是今后中医必循之轨道。"恽氏在《群经见智录》中捍卫了中医基本理论体系的完整性，但也不否认西医自有长处，强调中西医化合是必然的趋势。杨则民用唯物辩证法的观点研究《内经》，在20世纪30年代来说是难能可贵的，提出以"辩证法为大纲，取近世生理病理之知识分隶于大纲下以论证之用，此正当之法也"，亦属汇通学派的代表人物。张锡纯《医学衷中参西录》则在临床实践中开辟中西汇通的新路。之后的汇通学派人物众多，形成了当时中医学术发展的主要潮流，这是历史发展趋势所决定，是毫不足怪的。

汇通学派在中医发展史上，到底起了哪些促进作用，我以为有以下几点。

一是大力发展中医教育，培养新一代中医：在斗争中，逐步确立了中医教育体制，当时各医校所设立课程，中西并重，与现今中医学院课程相差无几，当时所培养的学生，都是现今名老中医之流。

二是沟通中西学说，发展中医理论：如"脑主记忆说"，王昂接受金正希（从西方传教上学来的内容）之说，谓："吾乡金正希先生尝语余曰：人之记性皆在脑中，小儿善忘者，脑未满也；老人健忘者，脑渐空也。凡人外见一物，必有一形影留于脑中，昂思今人每忆往事，必闭目上瞪而思索之，此即凝神于脑之意也。不经先生道破，人皆习焉不察矣。"以后朱沛文（19世纪中叶人）提出了"肾精主脑髓"说，并指出脑髓解剖和功用为中医学理论所不明，但《内经》等论述的"肾为藏精之府""精成而脑髓生"是正确的，所以脑髓与肾精病归于一，主张补肾精，益脑髓，这一理论的创立，有力地指导了临床。

三是重视实践，提高临床疗效：如张锡纯主张沟通中西医学说，取长补短，互济互用，以提高临床治疗效果，他说："自西药之入中国也，维新者趋之恐后，守旧者视之若浼，遂至互相抵牾，终难沟通，愚才不敏，而生平用药，多喜取西药之所长，以济吾中药之所短，初无畛域之见存乎其间。"采用中西药配合应用，提高了临床治疗效果，虽然现在看来有些不伦不类，但他的创新精神，以及从实践中得来的中西汇通经验，还是有可取之处。

四是辨病与辨证合参，奠定中西医结合基础：早在20世纪30年代，汇通学派即主张辨病采取西医病名，辨证则属中医内容，如先父曾主张："每一种疾病之病名，以西籍所载为主，庶可以得见正确之病型，其病因病理，诊断治法等项，以中为主……"此项主张得到越来越多的同道们的赞同，也是新中国成立后中医临床上所习用的方式，也成为以后中西医结合的初级形式。

总之，汇通学派虽然在某些学术问题上有些牵强附会之处，但"较之那些全盘否定中医的民族虚无主义思想和坚持中医学术完美无缺的复古主义倾向是一大进步，是符合科学发展需要的"。在长达半个世纪之久的岁月里，中医面临排斥、打击、取缔，甚至灭亡的危险境地，中医界以中西汇通为主导思想统一认识，团结自身，争取舆论，示威请愿，迫使当时政府做了让步，总算有了立足之地。在这个基础上，又进行了创学校、办报刊、设医院，无论在临床治疗或理论研究等方面，都向着中西汇通，或是中医科学化的方向努力，成为这一时期中医界的主流。如果否定汇通学派等于否定了近代中医界，这是很不恰当的。

汇通学派一建立即以其强大的生命力不断为中医界及社会所赞许，在探讨如何中西汇通，提出许多设想和建议，当时由于种种原因自然无法实现，在20世纪70年代号召中西医结合以后，大部分均是按汇通学派的设想和建议见诸实施，因此我认为今天中西医结合工作的局面虽然是由政府号召实施的，但若无汇通学派大半个世纪的努力，也不可能凭空出现中西医结合的道路。

中医学术的发展，现已明确，既可按中医自身规律来发展，也可采用中西医结合的方式来发展；中医研究工作，既采用传统方法，也可采用中西医结合方法。两者不是互相排斥，而是并行不悖，都是为了发展中医、振兴中医，因此有必要使中医界重视这一段历史。

1985 年中央书记处明确指出："要把中医和西医摆在同等重要的地位。一方面中医药学是我国医疗卫生事业所独具的特点和优势，中医不能丢，必须保存和发展；另一方面，中医必须利用先进的科学技术和现代化手段，促进中医药事业的发展。要坚持中西医结合的方针。中医、西医互相配合，取长补短，努力发挥各自的优势。"更进一步明确了中西医结合的道路，20 世纪70 年代以后的中西医结合实践证明，中西医结合促进了中医学术的发展，同时中西医结合也使我国中医同世界医学有了更多的共同语言，使中医步入世界医林。可以预见，中西医结合将对中医学术的发展作出更大的贡献。

中医辨证论治中的辩证法

"辨证论治"是中医治疗的特色，它包含了我国古代朴素的辩证法思想，但是不可否认，它也含有唯物辩证法的思想在内，正确地运用中医的辨证论治，有助于临床疗效的提高，要想正确地运用辨证论治，必须掌握其辩证法的思想，今试作如下分析。

一、整体与局部

整体与局部的关系是辩证的关系，人体各部相互之间，各部与整体之间，始终处在对立与统一规律之中，由于人是一个有机的整体，因此任何一个病证或症状，都和整体密切有关。《素问·宝命全形论》："天覆地载，万物悉备，莫贵于人，人以天地之气生，四时之法成。"说明了人是在天地的正常作用下产生，并受着天地间正常变化的规律所支配，人还要顺应四时变化的规律，方能完成其生命活动的过程。所以中医强调整体，强调自然环境、季节气候、昼夜晨昏、地区方域等对人体的影响。至于局部，如各个脏腑及其所属的部分，彼此之间也是密切联系，相互制约，形成一个不可分割的整体，只有脏腑之间相互制约，人体统一的生理功能才能维持。《素问·六微旨大论》称为："亢则害，承乃制，制则生化。"一脏有病必然要影响到其他各脏，其他各脏的功能失调又可助长这一脏病变的发展；局部病变可影响整体，整体的衰弱又可加重局部的病变；因此在辨证论治过程中，既要重视局部或一脏的病变，也要重视整体和他脏的病变。

《素问·玉机真脏论》提到"五脏相通，移皆有次，"又说"五脏受气于其所生，传之于其所胜，气舍于其所生，死于其所不胜"。说明了五脏是相互通连的，病气的转移，可以有一定次序。如可以是受病气于其所生之脏，传于其所胜之脏，病气留舍于生我之脏，死于我所不胜之脏，虽然是按五行生克来说的，但亦可以看出五脏彼此的相互依存、相互制约的关系，一脏有病不会孤立地单独存在。这是指一般的传变情况，有常就有变，有一般就有特殊，这也是辩证法，本篇中还指出："然其卒发者，不必治于传，或其传化有不以次入者，忧恐悲喜怒，令不得以其次，故令人有大病矣。"说明急性病可以不必根据这个相传的次序而治，五志之病也不依这个次序传变，因而使人生大病。

辨证论治重视整体，重视因时、因人、因地的不同，虽然是同一病证，治疗方法可以各不相同；重视整体与局部关系，如《金匮要略》："见肝之病，知肝传脾，当先实脾。"说明了肝有病，不要局限在肝的一脏，还要与他脏联系，与整体联系，来考虑治疗的问题。现在的有些中医辨证分型治疗，往往是在西医辨病的基础上，结合了中医的分型，这是中西医结合的一个尝试，但是局限于中医分型还是不够的，因为中医分型仅是说明了每一种疾病在开始中医辨证时，根据个体的差异性，可以有不同的情况，但是忽略了型与型的内在联系和互相转化，因而造成单纯以一张方子在一个分型中，一竿子到底的治疗方法，这显然是不符合中医辨证论治的精神的。另外中医分型治疗，往往也可以形成不论是什么病，按照中医的脏腑辨证，都可以有肝肾阴虚、脾肾阳虚、肺肾阴虚……使各种疾病都套上了相同的框框，如高血压有肝肾阴虚，慢性肝炎有肝肾阴虚，各种癌症也有肝肾阴虚等，这样虽然是异病同治，但是只有共性，缺少个性，形式上看是辨证论治，实质上是没有以辩证法的思想作指导，也是脱离了辨证论治的精神的，这样治疗效果必然会受影响。

中医的辨证论治要处理好整体与局部有关系，要善于同中求异，异中求同，要注意疾病的发展变化，随着人体正气与致病邪气之间的斗争，症状不会一成不变，固定成型，要从动态中辨证，证变法亦变，法变方药亦变，随时恰合病情，根据疾病的发展规律以防微杜渐。如果简单分型，一型一方，固定用药，似乎把辨证论治的原则看得太死了。

二、正气与邪气

《素问·评热病论》:"邪之所凑,其气必虚。"《素问·刺法论》:"正气存内,邪不可干。"中医认为在发病学上,特别是外感热病的发病,外邪是致病的一方面,但更主要的是正气不足的一方面,在发病学上重视正气(内因)的作用,是中医学的特色,因为疾病的过程,可以说是正气与邪气双方斗争的过程,治疗疾病的目的,就是要改变双方力量的对比,扶助正气,祛除邪气,使疾病向好的方面转化。重视正气,也是调动病人的主观能动作用,积极地战胜疾病和防患于未然。

在正气与邪气的斗争中,什么情况下扶正,什么情况下祛邪,完全决定于双方力量的对比,《素问·通评虚实论》说:"邪气盛则实,精气夺则虚。"在邪气实阶段应当祛邪,在正气虚阶段应当扶正,但是,临床上往往是正虚邪实者居多,这种情况下就要扶正祛邪同时并用。即使这样,由于正气虚而产生的病理产物如水湿、痰饮、瘀血不断增多,不断增多的病理产物又促使正气更虚,如此造成恶性循环,影响病人恢复,如何掌握分寸,处理好邪与正的关系,有时是比较困难的,临床上如癌症、肝硬化腹水、慢性肾炎的高度水肿、肺心病的反复感染等,都是经常会遇到这个问题的,有人主张邪多以驱邪为主,强调邪去则正安,有人主张正虚应扶正为主,强调治病求本,按照唯物辩证法的观点来看,则应当具体问题具体分析,祛邪时要考虑到正气,扶正时要考虑到邪气,随时根据双方力量对比,调整祛邪与扶正的比例关系,不能片面地强调某一方面。

另外,在祛邪时要注意勿使伤正,《伤寒论》在用桂枝汤取汗时,有:"若一服汗出病差,停后服,不必尽剂。"用大承气汤泻下时,有"得下,余勿服",都说明祛邪时中病即止。《素问·五常政大论》也有:"病有久新,方有大小,有毒无毒,固宜常制矣,大毒治病,十去其六,常毒治病,十去其七,小毒治病,十去其八,无毒治病,十去其九,谷肉果菜,食养尽之,无使过之,伤其正也。"说明了药的有毒无毒,服法有一定的规则,总的目的是不要伤及正气。后世医家亦都遵循《内经》这一原则,如叶天士《温热论》中提到:"如面色白者,须要顾其阳气,湿胜则阳微也,法应清凉,然到十分之六七,即不可过于寒凉,恐成功及弃,何以故也,湿热一去,阳息亦衰微也。面色苍者,须要顾其津液,清凉到十分之六七,往往热减身寒者,不可就云虚寒而投补剂,恐炉烟虽灭,中有火也,须细察精详,方少少与之,慎不可直率而往也。"也说明了要掌握祛邪的分寸。

在扶正时也要注意不要影响机体，如《素问·至真要大论》说："夫五味入胃，各为其所喜攻，酸先入肝，苦先入心，甘先入脾，辛先入肺，咸先入肾。久而增气，物化之常也，气增而久，夭之由也。"说明补药服之过久，也可久而增气，气增而久，则对机体同样也会产生不利的影响，不可不知。

三、现象与本质

现象与本质是指中医学的标与本而言，就是在辨证过程中要弄清楚疾病的各种症状的现象与本质，只有了解疾病的标本，在治疗上才能有条不紊，故《素问·标本病传论》说："知标本者，万举万当，不知标本，是谓妄行。"

标与本说明了疾病所表现的各种症状的主次关系，毛泽东同志在《矛盾论》中说："研究任何过程，如果是存在着两个以上矛盾的复杂过程的话，就要用全力找出它的主要矛盾。捉住了这个主要矛盾，一切问题就迎刃而解了。"标与本的主次关系怎么决定，并不是所有的本都是主要矛盾，有时标急，标即由次要矛盾上升为主要矛盾了。

标与本是随着具体情况而定的，如从正邪关系来说，正气是本，邪气是标；如从疾病的病因来说，病因是本，症状是标；如从病变的部位来说，内脏是本，体表是标；如从发病的先后来说，原发是本，续发是标；如从症状的新旧来说，旧病是本，新病是标。说明了标本本身也不是固定不移的，如急性黄疸型肝炎病因病机属湿热阳黄者，湿热为本，黄疸为标；如果续发合并腹水，则又是黄疸为本，腹水为标；一般治疗湿热阳黄，从湿热病因来治即是治本，湿热便是主要矛盾，出现腹水则标急，次要矛盾上升为主要矛盾。应当治标或标本同治，用清热利水方法来治疗，便是抓住了主要矛盾。吴又可认为导引外邪从门户而出，是治瘟疫的大纲，舍此皆是治标，如说："今时疫首尾由于为热，独不言清热者，是知因邪而发热，但能治其邪，不治其热，而热自已。夫邪之与热，犹形影相依，形亡而影未有独存者。"明确指出病因为本，症状为标。吴又可对疫邪传里，移热下焦，小便不利，邪无输泄，经气郁滞而发为黄疸者，认为黄因小便不利，故用山栀除小肠屈曲之火，瘀热既除，小便自利，当以发黄为标，小便不利为本；及论小便不利，病源不在膀胱，乃系是由胃移热，又当以小便不利为标，胃实为本；是以大黄为专攻，山栀次之，茵陈又其次也。设去大黄而服山栀、茵陈，是忘本治标，鲜有效矣。说明了古代医家对标本灵活的看法。

《素问·标本病传论》有对标本轻重缓急的治疗原则的论述，如说："病有标本，刺有逆从……标本相移，故曰有其在标而求之于标，有其在本而求之于本，有其在本而求之于标，有其在标而求之于本。故治有取标而得者，有取本而得者……"所谓标本相移是指刺者或取于标，或取于本，互相移易，即指标病与本病的治疗，先后次序没有固定，标病重则先治标，标不重则可治本。由于标与本可以互相影响，一般治本就可以治标，如果标急影响了本，则治标也就是治本。对人体疾病的治疗，不外乎是从正和邪两方面着手，以标本来说，正气是本，邪气是标，治疗上扶正以祛邪，即是治本就是治标，反过来祛邪以扶正，即是治标也达到治本。

四、个性与共性

个性就是矛盾的特殊性，共性则是矛盾的普遍性，毛泽东同志在《矛盾论》中提到："就人类认识运动的秩序说来，总是由认识个别的和特殊的事物，逐步扩大到认识一般的事物。人们总是首先认识了许多不同事物的特殊的本质，然后才有可能更进一步地进行概括工作，认识诸种事物的共同本质。""这是两个认识的过程，一个是由特殊到一般，一个是由一般到特殊，人类的认识总是这样循环往复地进行的，而每一次的循环（只要是严格地按照科学的方法）都可能使人类的认识提高一步，使人类的认识不断地深化。"共性是由个性而来，无个性即无共性，中医辨证论治过程中的某些规律性的东西，如脏腑辨证、六经辨证、卫气营血辨证等，就是通过临床实践的反复总结，从个性中得到的共性的东西，然后再指导对个性的认识，使人们的认识不断深化。因此在辨证论治的过程中，既要了解其共性的规律，又要辨别病人目前的个性特点，如前所述，不要只注意共性的东西而忽略了个性的特点，这样辨证就不能符合实际情况，治疗效果也会受到影响。如外感风寒的病人用辛温解表法治疗，这是一般的共性，如果病人年老气虚或阳虚，就要在补气或温阳的基础上祛风散寒，方能迅速收效，不注意病人的个性，则治疗必然要迁延时日，甚或加重病情，这也是个体的差异性，因人而异。

六经辨证及卫气营血辨证，都是中医对急性热病的辨证方法，由于急性热病发展快，多变化，正邪斗争反映在机体的阴阳消长上，因此要从阴阳消长的动态变化上观察病情，更能体现出唯物辩证法的三条基本规律，如以六经辨证为例，六经辨证的阴阳消长反映了对立统一规律，阴阳既互相对立，又统一，而斗争是绝对的（如正邪斗争的阴阳消长），统一是相对的。六经辨证的传变则反映了从量到质的转化，如少阴病的手足寒，传变到厥阴病的寒厥，不仅有量的不同，而且亦有本质的转化，少阴病阳气不足转变为厥阴病的阴阳气不相顺接。六经辨证的传变还反映了否定与肯定的具体表现，如实则太阳，虚则少阴，太阳病过汗而致阳气式微，由太阳病转属少阴病，否定了太阳病而肯定了少阴病，病情继续发展，由少阴病向阳虚转属厥阴病的寒厥，则又否定了少阴病，肯定了厥阴病。否定是根据事物内部固有的规律发生的，所以否定是事物发展的一种形式，否定之中包含着肯定。中医的辨证论治，特别是急性热病的辨证论治，必须要从动态的变化来观察病情，及时发现病情变化及其转归，及时予以针对性的措施，方能化被动为主动，迅速控制病情发展，使疾病逐渐向愈。

总之，中医的辨证论治充满了辩证法思想，我们以唯物辩证法的思想作指导，就可以使中医的辨证论治更能符合临床实际，使得临床疗效得到进一步提高。

中国传统医学在诊断治疗上的特点

（1983 年在墨西哥世界传统医学大会上的发言）

中国传统医学具有悠久的历史，有丰富的内容和宝贵的临床经验，几千年来为中国人民的生存和发展起了巨大的作用，一直到现在仍然在防病治病中起重要的作用。

中国传统医学不同于现代医学，中国传统医学有它一整套独特的理论体系，这种理论体系是从长期的临床实践中总结出来的规律性的东西，形成理论后又有效地指导着临床实践。在临床实践中，这种理论体系在认识疾病、防治疾病方面，有与现代医学不同的思维方法和诊疗手段。今天，我想就中国传统医学对疾病的诊断与治疗方面的特点，谈谈个人的看法。

一、整体性

所谓整体性，就是指人和外界环境之间的关系要看作是一个统一的整体，人体内部各脏腑经络之间的关系也同样要看作是一个统一的整体。无论在对疾病的诊断上或是治疗中，都要考虑这两个整体。

中国传统医学认为"人与天地相应"，人是在天地正常作用下，顺应着自然界的客观规律而完成其生命活动的，因此自然界的一切变化都会影响着人的生命活动，如有些风湿病的病人，天气晴朗时感觉轻快，阴天雨天便症状加重，甚至天气刚一变化便有明显感觉；有些病重的病人，白天或上午情况好些，到晚间就加重；同样一种病，在寒冷地区发病和在温暖地区发病，临床表现可能有些差异。这些在中国传统医学认为都和自然环境对人体的影响分不开的。除了自然环境以外，中国传统医学还强调精神因素在发病中的重要作用，如认为："怒则气上，喜则气缓，悲则气消，恐则气下，惊则气乱，思则气结"，外来的精神刺激要通过人体内部的变化表现出来，所以中国传统医学把精神刺激认为是内伤七情所引发的一种疾病。

中国传统医学还认为人是一个整体，各脏腑经络之间不是孤立的，而是彼此相互依存、相互制约的连成一个整体，任何局部不能凌驾于整体之上。因此，任何疾病的发生都是整体的反映，疾病的整体性和整体疾病在局部的反映是统一的。中国传统医学根据病人所表现的不同变化，在同一种疾病中又可分为若干不同的证，归纳和组合成证的这些局部症状与体征的依据是以整体的功能变化为主的，这些证在一定条件下还可以互相转化，说明了局部变化与整体的统一性。

脏腑经络学说是研究人体各脏腑的生理活动、病理变化及其相互关系的学说，是中国传统医学理论体系的核心部分，所指脏腑与现代医学所说的脏器不同，中国传统医学所说的脏腑，实际上指的是"藏象"，即是根据脏腑功能的外在表现，来分析内在脏腑的生理活动和病理变化，不要把中国传统医学的脏腑和现代医学在解剖部位上的脏器相等，这是必须首先要明确的。不然的话，就会对中国传统医学中所说的脏腑功能迷惑不解，由之而产生的对疾病的诊断分析和治疗方法，将更加无法理解了。

脏腑功能的外在表现是如何体现的，主要是从临床实践中得出来的。如对肝的认识是：在天为风，在地为木，在体为筋，在脏为肝，在色为苍，在音为角，在声为呼，在变动为握，在窍为目，在味为酸，在志为怒；对心的认识是：在天为热，在地为火，在体为脉，在脏为心，在色为赤，在音为徵，在声为笑，在变动为扰，在窍为舌，在味为苦，在志为喜；对脾的认识：在天为湿，在地为土，在体为肉，在脏为脾，在色为黄，在音为宫，在声为歌，在变动为哕，在窍为口，在味为甘，在志为思；对肺的认识是：在天为燥，在地为金，在体为皮毛，在脏为肺，在色为白，在音为商，在声为哭，在变动为咳，在窍为鼻，在味为辛，在志为忧；对肾的认识是：在天为寒，在地为水，在体为骨，在脏为肾，在色为黑，在音为羽，在声为呻，在变动为栗，在窍为耳，在味为咸，在志为恐。根据以上体表、色泽、声音、变动、情志等变化的不同，可以分析相应脏腑的生理功能和病理变化，这便是"藏象"，也是中国传统医学在对疾病诊断时，分辨疾病在何脏腑的主要根据，确定了病位，再判断其病情属寒、属热、属虚、属实，便可给予相应的治疗。

另外，脏腑经络学说中还有脏与腑之间互为表里的关系，如"足太阳（膀胱）与少阴（肾）为表里，少阳（胆）与厥阴（肝）为表里，阳明（胃）与太阴（脾）为表里，是为足之阴阳也。手太阳（小肠）与少阴（心）为表里，少阳（三焦）与厥阴（心包络）为表里，阳明（大肠）与太阴（肺）为表里，是为手之阴阳也"。这种脏与腑之间互为表里的学说，也使各脏腑之间成为一个统一的整体，并且一直指导着临床实践，又反复被临床实践所证实。如肺之经脉下络大肠，肺受邪可引起大肠改变，发生腹泻或便秘，另外肺热证的治疗，也可以通过泻大肠的方法而得到良好的效果，使肺热证好转。这些都是在临床实践中体现出脏腑的表里关系。

由于人和外界环境的统一和人体内部环境的统一，因此中国传统医学在疾病的诊断与治疗上必须要考虑外界环境对人体的影响，内部各脏腑经络之间的相互影响。通过中药或针灸干预机体内部的新陈代谢过程，从而纠正功能上及形态上的病理变化，达到治疗疾病的作用。如同样一个感冒或上呼吸道感染的病人，在寒冷地区发病可能表现为寒证，要用辛温发汗的方法治疗，而在温暖地区发病可能表现为热证，要用辛凉发汗的方法治疗。这种同一疾病的不同证，中药的治疗是不同的，这是由于中国传统医学的治疗重点不是针对引起这一疾病的病原体，而是在纠正因感受病原体后，病人脏腑功能所发生的变化，这就是中国传统医学所说的"同病异治"；另外，在不同疾病中，有的证相同，即病人的脏腑功能变化虽然是在不同的疾病中，但其表现也可以是相同的情况下，用中药治疗则是相同的，这就是中国传统医学所说的"异病同治"。这种"同病异治"和"异病同治"就不是针对病原体，或者是局部形态上的变化，而是从整体和脏腑之间的功能变化来考虑的。在针灸治疗中也是一样，局部病变可以在局部取穴进行治疗。但更重要的还是循经取穴，可以在某一条经络局部病变的远端取穴，或是病在上取之下，病在下取之上，或是病在左刺其右，病在右刺其左，也可以是异经取穴，如手太阴肺经的病，可取与之相表里的手阳明大肠经的穴位来进行治疗。这些中药或是针灸的治疗方法，都是从整体来考虑的。

以上关于脏腑功能的外在表现和脏腑的表里关系，也都说明了人和外界环境的统一及人体内部环境的统一，说明了中国传统医学重视整体性的问题，不仅是生理活动，也包括了病理变化，不仅是对疾病的诊断要考虑整体性，在疾病的治疗上也同样要考虑整体性。

二、制约性

所谓制约性，就是指人体在整体性的基础上，各脏腑经络之间的关系是互相依存、互相制约的，这也是脏腑经络学说中的一个特点，各脏之间的互相依存、互相制约表现在五行的生克关系上。五行是指木、火、土、金、水这五种自然界的物质，由于"人与天地相应"，中国传统医学便用此五种物质说明自然界的现象，以及人体各种生理活动和病理变化，并用以指导对疾病的诊断和治疗。

五行各有特性，它们之间相互依存，不可分离，五行之间的关系，可以用中国古代乐谱中的角、徵、宫、商、羽五个音符来比喻，一个音符单独存在时，不能成为乐曲，五个音符相互联系，就可以谱写出千万首乐曲，由此也可以看出五行之间的相互关系是何等重要。

五行之间的相互关系表现在相生、相克的两个方面，任何一脏与其他四脏之间都同时具有这种生克关系，不是生我，便是我生，不是克我，便是我克，如肝生心，心生脾，脾生肺，肺生肾，肾生肝；肝克脾，脾克肾，肾克心，心克肺，肺克肝。五行之间的生克关系，主要在克，所谓"亢则害，承乃制，制则生化"，承乃制就是指五行之间的互相制约，制则生化就是指在五行相互制约下，才能产生正常的生长和变化作用。制就是克，承乃制是针对着亢则害来提的，亢是必然存在的，亢而有制则属于正常现象，亢而失制则属于反常现象，亦即前者为生理活动，后者为病理变化。例如，脾主运化，脾的功能如果太过，则肝克脾不使其太过，保持正常生理活动，如果脾的功能太过，而肝对脾的功能又失去制约的能力，则脾不仅可以传肾，还可以侮肝，即是病理现象，例如脾的功能太过，表现消化功能很强，易饥饿多食，可以传肾使肾失去藏精固涩的作用，出现多尿，可以侮肝出现疲乏无力，因为肝主筋、主动，是罢极之本，脾反侮肝，则肝主动的功能受抑制而疲乏无力。反之，如脾的功能不及，则肝可以乘脾，肾也可以侮肝，也是病理现象，例如脾的功能不及，表现为消化功能很弱，不思饮食，肝可以乘侮出现气滞腹胀，甚则发生两胁疼痛。肾也可以反侮及脾，可出现水湿困脾，使脾的功能更为减退。因此，不论脾的功能太过或是不及，都会影响到肝和肾，在治疗或调整脾的功能同时，往往要同时治肝和治肾，说明了中国传统医学在治疗中要考虑脏腑之间的制约性的问题。

三、变动性

所谓变动性，就是指人的生理活动或病理状态是在不断地变动，而不是静止的。如前所述，五行的生克关系，就是反映了不断地变动。中国传统医学认为五行之间的盛衰盈虚，形成了五行之间的变动不已，如太过不及而引起的相乘相侮，就是变动的一种形式。

中国传统医学认为：疾病的形成，是正邪斗争的过程，正邪双方力量的对比，使疾病呈现了变动性，如邪盛正衰是病情发展阶段，邪衰正复是病情恢复阶段，使病程呈现出了阶段性，中国传统医学很重视这种阶段性，不同阶段的脏腑功能的外在表现可以是不同的，就要分别采用不同的方法去治疗，而不是在疾病的自始至终采用一种方法去治疗。

疾病过程的变动性主要表现形式有两种，一是转化，二是传变。所谓转化，是指原来互相矛盾的两种类型互相转化，如阴阳可以转化，寒热可以转化，虚实可以转化，表里可以转化，临床上常常可以见到阴损可以及阳，阳损可以及阴，原来阴虚的病人可以转化为阳虚，原来阳虚的病人也可以转化为阴虚；寒证可以化热或热证可以转寒，由虚致实或由实致虚，由表入里或由里出表，都是临床上常见的类型。所谓传变，是指病情在一定条件下，病情循着一定的趋向发展，在发展的阶段中有了性质的变动。如关于急性热病的辨证，中国传统医学有六经辨证、卫气营血辨证的方法，所谓六经辨证就是把急性热病的过程分为太阳、阳明、少阳、太阴、少阴、厥阴六个阶段，卫气营血辨证就是把急性热病分为卫分、气分、营分、血分四个阶段，当急性热病传变到某一阶段时，其临床表现与上一阶段完全不同，发生了性质上的变动。中国传统医学在每一不同阶段中，都要考虑脏腑功能的变化，考虑正邪双方力量的对比，考虑可能下一阶段的传变，予以针对性的治疗，或是祛邪以扶正，或是扶正以祛邪，并纠正脏腑功能的偏胜，预防下一阶段的传变。在杂病的病程中也有变动性，只不过变动较为缓慢，没有急性热病传变得急而快，如慢性气管炎的开始阶段，病位在肺，以实证为主；继续发展阶段，可累及脾，出现虚实夹杂的证型；晚期阶段，则累及肾，可以是虚证，也可以是虚实夹杂证。中国传统医学在这些不同阶段中的治疗，显然是各不相同的。由于疾病过程的变动性，因而产生诊断及治疗上的变动性，采取针对性的措施，使邪去而正安，使脏腑功能偏胜得以纠正，达到"阴平阳秘，精神乃治"的整体协调的正常局面。

以上可以看出，中国传统医学在诊断和治疗上的特点，是建立在脏腑功能整体水平上的，脏腑之间又是互相依存、互相制约的，在遭受外邪致病，或脏腑之间功能的偏胜致病时，中国传统医学在诊断和治疗上都要考虑其整体性和制约性的问题。另外，疾病的过程又是变动的，所以在诊断和治疗上也要随着变动。不能用一个方子治疗一种疾病，一方到底地去观察疗效，这样就脱离了中国传统医学的理论体系了。中国传统医学在疾病中要注重整体性、制约性和变动性，是中国传统医学辨证论治精髓之所在。

怎样用传统方法开展中医内科的临床研究

科学研究是对未知事物探索并认识的过程，目前对中医的研究，可分为理论研究与临床研究两类，所采取的手段则有用现代科学方法和传统方法的不同，这两种方法都是研究中医所不可缺少的，尤其在临床研究上更是这样。什么是传统方法？我认为中医学是从实践中来的，从一个病人一个病人所积累的经验上升到理论，再用此理论指导实践，取得比原来更高的疗效，对疾病的认识也更深入一步，这就是传统的研究方法。如在治疗急性热病的过程中，从《内经》有关热病的理论，到《伤寒论》六经辨证的建立，再发展到温病学派的卫气营血和三焦辨证，无疑认识是在不断深化、不断提高的，这个发展过程说明了中医学是有它固有的、传统的研究方法的，但是这个研究过程中的发展比较缓慢，其中还有不少争论问题不能统一，因此在当前的中医内科临床研究中，怎样用传统方法来研究？和以往的传统方法应当有什么不同？这是我们要解决的问题，今不揣冒昧，提出管见如下。

一、关于指导思想

中医理论的指导思想是朴素的辩证法和唯物论，由中医理论所指导的中医临床，也同样受这种思想所指导，具体表现在用阴阳五行学说来说明对立统一的规律及其整体性与恒动性。既然是朴素的，就不可避免地具有笼统、直观的特点，有一定的缺陷性。但是中医理论是从实践中来的，由于长期地、不断地在实践中反复检测、反复验证，这样的理论虽然仍未摆脱笼统、直观的缺陷，但在绝大多数的情况下，确能有效地指导临床，因为有实践的基础。但是有些内容是否正确？不过在现代科学尚未能完全解释的部分，不要轻率地否定，避免将精华或是有用的部分当做糟粕而被遗弃，这是对待中医学这一伟大宝库所应当注意的问题。

中医学朴素的辩证法思想，在应用于临床时，其缺陷表现在过于笼统，有时共性与个性不分，抽象与具体不分，有时对立的双方互相转化不重视条件等。共性与个性不分，则难免将个性当做共性，把偶然当做必然，以偏概全，将共性当做个性，揆之于临床实践，又难于吻合，也造成中医理论上缺陷，表现为某些问题长期争论不休，暴露出理论上的不完备。抽象与具体不分，如表现在阴阳既是抽象的，又是具体的，概念含混，阴阳又代表正气，又代表邪气，甚至在同一个问题上可以得出相反的两种结论。在归纳与演绎及推理上，有时不注意前提条件是否可靠，结果在并非同一个前提下来讨论某一概念而争论不休。有时又把比较的逻辑方法所得出来的结论绝对化。这些朴素的辩证法思想的局限性，用来指导中医临床研究，显然是不恰当的。

现在我们在临床研究工作上，绝不能再停留在朴素的辩证法思想上了，要用唯物辩证法的思想来做指导，唯物辩证法认为自然界是物质的，物质结构的层次是无限的，对物质的认识单纯停留在宏观上是不够的，要把宏观的认识与微观的变化结合起来，有助于深入了解疾病的本质，这样在临床研究中收效必然会比较大些，由于我们研究的对象多属西医诊断的病名，如果不了解该病的微观变化是不全面的，微观变化当属四诊的外延，要把现代科学手段为我所用，则能充实自己，既保持发扬中医特色，又可"面向现代化，面向世界，面向未来"。

二、关于选题

中医内科临床研究的选题，一般说来应当适应当前迫切需要解决的问题，如对常见病、多发病的防治，以及提高疗效等。一般常见病、多发病很多是慢性病，治疗效果差，难度大，怎么办？因此在选题上可考虑范围缩小一些，并从有一定疗效或苗头的先做起，逐步扩大。或者是针对临床实践中存在的某一问题，进而订出解决这个问题的研究方法，都是比较可取的。一般选题应注意以下几点。

一是要体现中医特色，选题可选择中医治疗有丰富经验的病种，如急性热病有伤寒与温病的治疗经验可以借鉴，但是急性热病范围很广，可选择一个病种（中医病名或西医病名）、一个证候来进行研究。

二是西医治疗目前无明显优势，但中医治疗确能解决问题的病种（主要是西医病名）。

三是中西医治疗效果都不理想，但中医治疗途径较多，可以从临床表现、脏腑定位、病因定性、五脏相关、治疗方法等引出思路，摸出苗头进行选题。

有人认为比较成功的科研选题方法途径，往往有四个特点。即：①从西医的定点、中医的特点出发选题。②从中医与西医临床治疗效果比较中选题。③从中西医理论上的交叉或矛盾之处选题。④从中西医理论上近似之处选题。以辨证论治开题不仅可体现这四点精神，而且还可把继承工作与科研工作结合起来。

三、关于观察疗效

选题确定以后，在治疗上体现中医特色应当以辨证论治为主，如果要观察某一有效方剂，当确定其中医辨证的适应证，如果不加辨证地以一个成方或一味药来治疗西医的某一个病，则显然不太符合中医的传统方法。如果是辨证论治，要订好各种类型及其动态变化的治疗方案。

治疗方案一经确定，下一步便是临床观察，传统的观察方法表现在以整体为主并联系动态的变化来进行观察的，但以往的传统观察多凭感官，而感官的可靠性是有限的，是笼统的直观，因此借助仪器及化验作为观察指标是不可少的，虽然以往的传统方法没有这些，但是作为望诊的外延，采用一些现代技术手段精确地进行临床观察，避免过于直观、笼统，在当前这是必要的，在观察病人的主观表现时，最近许多单位采用症状积分法的记录也是可取的，这样不仅有质的观察，也有量的观察，使临床观察更为客观。

关于如何采用症状积分法，中国中医科学院西苑医院老年病研究室对脾虚证取以下几个见证为主要依据进行辨证：①面色萎黄；②神倦；③乏力；④自汗；⑤气短；⑥纳呆；⑦便溏；⑧腹胀；⑨舌白腻，舌质淡，或舌体胖，脉弦沉细，或右关虚缓。

脾虚见证积分法为：①重度：症状显著（或持续出现），为2分；②中度：症状时轻时重（或反复出现），为1分；③轻度：症状较轻（或偶尔出现），为 0.5 分；④无症状：为 0 分。并结合舌象（苔腻、质淡或舌体胖加 1 分），脉象（沉细或右关虚缓者加 1 分），计算各项脾虚见证积分值，以观察给药前后脾虚见证变化程度。

观察时，以对照、治疗两组给药前之脾虚见证积分平均值进行比较，有可比性者，再将两组给药前后脾虚见证积分的下降均差值进行比较，以判断其疗效，有一定说服力。

临床观察中要不要设对照组，以往传统方法多采用自身的治疗前后对照，但是要注意该病治疗的早晚与痊愈的关系，有无自愈倾向等自身对照也是有意义的。如果有条件的话，可以有目的、有计划、有选择地采取同一病种，或同一类型，或同一证候，年龄、病情相似者 30～50 例，进行对比观察，是比较有说服力的。

关于建立动物模型问题，目前看法不一，有的认为可做参考，有的认为动物实验做不出中医辨证的模型，因为不能看舌苔，也不能摸脉，缺了这两项怎么能叫中医模型呢？也有认为动物模型所表现的症状及体征不是特异性的，因此很难与中医的某证精确相当，如果动物模型确能符合中医辨证的证型，也可为我所用。

四、关于疗效判定

判定疗效是临床研究工作的基本内容之一，判定疗效的重要性不仅证明中医治疗效果，而且还直接影响到对具体病人的进一步治疗和对预后的看法。能否客观地、实事求是地判定疗效，也关系到临床观察方法是否严密。在内科临床研究某个病种时，如已有全国或地区性的统一疗效标准，应当尽可能地按照统一标准来判定；如果没有或虽有但不全符合本课题的研究内容者，亦可自定标准，或者根据统一标准适当加以修改。目前关于西医病名的疗效标准比较容易统一，现在的问题是中医病名及中医证候的疗效标准要不要制订，如何制订，均需要今后认真加以讨论。

在判定疗效时要注意本病有无自愈倾向而自然恢复，这在以往的传统方法中是不太重视的。有的病人经辨证论治用某种方法治疗，很快出现效果，要注意其适应证，如果不加选择地、泛泛地将这种有效方法加以重复，肯定不一定会有选择符合适应证的效果好，这也许是所谓中医的经验不能重复的原因，也是没有按照中医辨证的结果，也就是没有突出中医特色。

在判定疗效时还要注意某一病种的诊断是否正确、可靠、无误。诊断准确是判定疗效的前提，这在西医的病名诊断问题不大，中医病名诊断还有待于病名规范化以后，才能定出统一的诊断标准，目前的中医病名诊断有许多是以证候或症状来命名的，所包括的范围很大，一个病包括了西医的许多病种，有的治疗效果好，有的治疗效果差，因此比较难以掌握这个病自始至终的规律。还是以西医病名诊断下的中医辨证，比较容易判定疗效和探讨规律。

关于中医证候的诊断标准，有的单位运用模糊数学制订了肾虚综合评判数学模型来确定，可作参考，如：

单纯肾虚证（包括以下八主证，并列其隶属度）：腰脊酸痛 0.28，腰以下肿 0.15，耳鸣 0.12，足跟痛 0.12，发脱枯悴 0.09，不耐久立 0.07，齿摇稀疏 0.09，动则喘甚 0.06，若其隶属之和大于 0.37，可确认为单纯肾虚。

阴虚证（八主证及其隶属度）：五心烦热 0.42，咽干盗汗 0.35，两颧潮红 0.20，午后潮热 0.20，尿赤 0.20，夜尿频多 0.18，舌质红或紫暗 0.15，脉细数 0.15，若其隶属度之和大于 0.37，可确认为阴虚证。如同时兼备单纯肾虚诊断标准，则定为肾阴虚。

阳虚证（七主证及其隶属度）：畏寒肢冷 0.38，面色白 0.32，阳痿早泄 0.30，尿频 0.10，尿清长 0.10，舌体胖嫩 0.20，脉沉细 0.10，若其隶属度之和大于 0.40，即认为阳虚证，如同时具备单纯肾虚诊断标准，则定为肾阳虚。

中医证候规范化是中医对证候的诊断标准，目前卫生部正组织有关单位制订，这对临床诊断有很大意义。

统计学处理的方法在判定疗效时有一定意义，特别是观察两组不同治疗之间的差别是否显著，两个平均数或两个百分比之间的差别是否显著等有一定意义，这是以往传统方法所缺少的，正确地应用有助于保证临床科研工作的精确性与可靠性。

五、关于临床总结

根据以上科研设计，通过治疗观察，对比分析，一般不难做出总结，根据总结资料，有成功的经验，也有失败的教训，故可通过总结来衡量所订的科研设计、治疗方案、观察指标等是否合理，便于修订下一步深入研究的计划，特别是通过总结，提出问题，不仅可以引出思路，而且还可以为今后有独创性的成果打下基础。

目前中医科研工作在临床总结方面，大部分还停留在回顾性总结上，回顾性总结可以采用大宗病例的统计，也可采用个案分析。大宗病例的统计可以看出某种疾病的总体情况，如发病季节、年龄性别、病程长短、辨证分型、治疗规律、病情转化等。通过总体的观察看出了这个病的分型不同及发展途径总的预后，看出这个病的自然转归与用药后的变化，看出误治后的发展趋势和不是误治的正常病程，等等。大宗病例的统计分析，因为是总体的所以注意共性规律多，有关个性的问题了解少，个案分析可以结合每个病人的具体情况，能做到具体问题具体分析，反映因时、因地、因人的不同情况。了解病人的体质、情志、饮食、起居、发病、传变、转化等特殊情况，以及病危、疑难病人抢救的经验与失败的教训，比较细致地反映了辨证论治的特色。个案还可发现科研的苗头，以往的传统方法多是注意个案总结，要想从许多个案病例中，上升为理论，寻找出规律性的东西有时是比较困难的，因为病例少，不可避免地会出现偶然性，是单纯的偶然现象还是偶然中寓有必然因素，就要通过大宗病例，才能摸索其中的规律（包括发病、病机、转化、治疗、预后等规律），才能比较快地上升为理论，或者产生新的认识。因此回顾性总结应当将两者结合起来，这样既能看出这个病在这个地区的总体情况，也可了解某些特殊现象；既了解共性，又了解个性，两者结合起来，一方面可深入了解该病的全貌，一方面还可寻找规律，发现苗头，提出新的看法。

回顾性的总结是需要的，但是作为科学研究是不够的，它只能告诉你过去，不能预测未来。科研工作则是带有探索未知和创造知识的性质，与医疗活动的应用知识及教学活动的传授知识是有区别的，如果不是探索未知，不去创新，严格说来不能算作科研。探索与创新是发扬，哪怕是点滴的创新，也是发扬，而发扬又必须在继承的基础上进行，因此中医的科研工作要处理好继承与发扬的关系，没有继承，不遵循中医理论体系的研究工作，则不是中医的研究；但是没有发扬，不能使中医固有理论提高一步，也够不上中医的研究。继承与发扬是辩证的统一，继承是为了发扬，发扬又要在继承基础上前进。让我们从点滴做起，不断地在中医内科临床研究工作中取得创造性的成就，来丰富中医学这一伟大的宝库。

中医学临床思维的特点及常见的偏向

中医学具有悠久的历史，有丰富的内容和宝贵的临床经验，两千多年来为我国人民的生存和发展起了巨大的保证作用，一直到现在仍然在防病治病中占有重要的位置。

中医学不同于现代医学，中医学有它一整套独特的理论体系，这种理论体系是在古代的朴素的唯物主义和自然的辩证法思想指导下形成的，是从长期的临床实践中总结出来的规律性的东西，形成理论后又有效地指导着中医的临床实践。在临床实践中，这种理论体系在认识疾病、防治疾病方面，有与现代医学所不同的思维方法和诊疗手段，如果能正确地把握中医学的临床思维来认识疾病，有助于提高中医的临床治疗效果；反之，如果不能正确地运用中医学的临床思维而出现某些偏向，则将必然地影响中医治病效果。今将中医学临床思维的特点及其常见的偏向略述于下。

一、中医学临床思维的特点

中医学在临床上的特点就是辨证论治。所谓辨证论治，是指中医在认识疾病过程中，寻找出主导这一疾病过程的主要矛盾，并得出解决这个主要矛盾的方法。因此，辨证论治包括了辨证及论治两个方面。

疾病的过程，中医学认为是邪正相争的过程，不论外感热病或内伤杂病均有邪实与正虚这一对矛盾在互相斗争。因此，疾病也是邪实与正虚对立的统一。中医认识疾病要通过辨证。什么是证，证是"证据"，也就是证候。疾病过程中由于脏腑阴阳气血的失调，"有诸内必形诸外"，可以在临床上表现出一系列的症状，这一系列的症状形成证候，可以由同一病机产生的，也可以是不同病机产生的，而病机的形成除了与正邪这一对矛盾相互作用外，还与外界环境、季节气候、病人体质等因素有关，这许多因素综合作用形成的同一病机或不同病机所导致的一系列症状所形成的证候，也就是疾病过程中出现的各种证据，辨证就是全面地分析这些证据，为论治奠定基础。

清·喻嘉言《寓意草》中有"与门人定议病式"一章，比较完善地反映了中医在辨证方面的临床思维，如说："某年，某月，某地，某人，年纪若干，形之肥瘦长短若何？色之黑白枯润若何？声之清浊长短若何？人之形志苦乐若何？病始何日？初服何药？次后再服何药？某药稍效？某药不效？时下昼夜孰重？寒热孰多？饮食喜恶多寡？二便滑涩有无？脉之三部九候何候独异？二十四脉中何脉独见？何脉兼见？其症或内伤？或外感？或兼内外？或不内外？依经断为何病？其标本先后何在？汗吐下和寒温补泻何施？其药宜用七方中何方？十剂中何剂？五气中何气？五味中何味？以何汤名为加减和合？其效验定于何时？——详明，务令纤毫不爽。"喻嘉言对议病式为何要详明这些内容的解释是："某年者，年上之干支，治病先明运气也。某月者，治病必本四时也。某地者，辨高卑燥湿五方异宜也。某龄、某形、某气者，用之合脉，图万全也。形志苦乐者，验七情劳逸也。始于何日者，察久近传变也。历问病症药物验否者，以之斟酌己见也。昼夜寒热者，辨气分血分也，饮食二便者，察肠胃乖和也。三部九候何候独异，推十二经脉受病之所也。二十四脉见何脉者，审阴阳表里无差忒也。依经断为何病者，名正则言顺，事成如律度也。标本先后何在者，识轻重次第也。汗吐下和寒温补泻何施者，求一定不差之法也。七方大小缓急奇偶复，乃药之剂，不敢滥也。十剂宣通补泄轻重滑涩燥湿，乃药之宜，不敢泛也。五气中何气，五味中何味者，用药最上之法，寒热温凉平合之酸辛甘苦咸也。引汤名为加减者，循古不自用也。刻效于何时者，逐款辨之不差，以病之新久五行定痊期也。"喻嘉言所定议病式包括了以下几项内容必须要了解。

一是天时气候、地理环境对疾病的发病、流行，以及对病情属性、预后的影响。

二是病人的体质、老幼，以及七情变化对发病和病情的影响。

三是发病的时间及病情演变的情况，根据四诊所见确定中医病名、病位、病性，再根据病情识别真假、辨明标本，以便抓住主要矛盾。

四是了解治疗经过，从治疗中亦可了解病情变化，并判断预后。

根据以上内容可以看出，"辨证"的过程要求把人和外界环境看成一个统一的整体，人体内部各脏腑经络之间也看成一个统一的整体，任何疾病的发生都是整体的反映，疾病的整体性和整体疾病在局部的反映是统一的。有时中医辨证还可根据病人不同体质、不同病机所表现的不同证候，在同一疾病中又可分为不同的证型，归纳和组合成证型的各种证候的依据是以整体的功能变化为主的，而且这些证型在一定条件下还可互相转化，这也说明了局部变化与整体的统一性。

例如：

一个外感的病人，在中医辨证上首先要考虑四时气候的不同，因而病名有风温、春温、伤暑、暑温、伏暑、秋燥、冬温、伤寒等区别。由于病人体质的不同，一般外感与虚人外感的病机辨证又各有所异。又如哮喘的病人，在中医辨证上要分析其发作与季节、饮食、七情、环境的关系，也要分辨其脏腑辨证的定位与何脏有关，定性属寒、属热、属虚、属实，这些病机上的不同，治疗上也是完全不同的，充分体现了病人与外界环境的统一，辨证时要因人、因时、因地制宜。

除了整体性以外，中医的辨证上还要考虑各脏腑的制约性，中医学运用五行学说将各脏腑加以归类，并利用五行之间的生克乘侮关系来说明各脏腑之间的相互联系。《素问·六微旨大论》提到"亢则害，承乃制，制则生化"，说明五行之间的生克关系主要在克，"承乃制"是指五行之间的相互制约，"制则生化"是指五行在相互制约下，才能产生正常的生长和变化作用。制就是克，"承乃制"是针对着"亢则害"来提的，亢是必然存在的，亢而有制则属于正常现象，亢而失制则属于反常现象，亦即前者为生理活动，后者为病理变化。因此要从脏腑之间的制约性来加以考虑，这样在论治中才更有针对性。

另外，在中医辨证过程中还要考虑病情是在不断变化，而不是静止不动的，从动态的观点来分析病情，来辨认疾病。如前所述，五行的生克关系就是反映了不断地变动的过程，太过或不及引起的相乘相侮，就是不断变化的一种形式。中医学认为：疾病的形成是正邪斗争的过程，正邪双方力量的对比，使疾病呈现了动态的变化，如邪盛正衰是病情发展阶段，邪衰正复是病情恢复阶段，使病程呈现出了阶段性。中医学是很重视这种阶段性的，不同阶段的脏腑功能的外在表现可以是不同的，就要分别采用不同的治疗方法，而不是在疾病的自始至终都采用一种方法去治疗。

疾病的动态过程主要表现形式有两种，一是转化，一是传变。所谓转化，是指原来互相矛盾的这两种类型互相转化，如阴阳可以转化，寒热可以转化，虚实可以转化，表里可以转化。临床上常常可以见到阴损可以及阳，阳损可以及阴，原来阴虚的病人可以转化为阳虚，原来阳虚的病人可以转化为阴虚；寒证可以转热，热证可以转寒；由虚致实或由实致虚，由表入里或由里出表，都是临床上常见的类型，在辨证中都应当注意。所谓传变，是指在一定条件下，病情循着一定的趋向发展，在发展的阶段中有了性质的改变，如急性热病的中医辨证有六经辨证、卫气营血辨证等，当急性热病传变到某一阶段时，其临床表现与上一阶段完全不同，起到了性质上的改变。中医辨证时就要在每一不同阶段中，都要考虑脏腑功能的变化，考虑正邪双方力量的对比，考虑下一阶段可能的传变。在内伤杂病的病程中也有动态变化，只不过变化较为缓慢，没有急性热病传变得急而快，如慢性咳喘的开始阶段，病位在肺，以实证为主，继续发展阶段，可累及脾，出现虚实夹杂的证型，晚期阶段，则累及肾，可以是虚证，也可以是虚实夹杂证，这是慢性疾病的由表入里的转化过程。

在辨证中还要注意分析标本，由于病情复杂，矛盾很多，就需要辨明标本，分别轻重缓急，找出主要矛盾。中医的标本，有因果关系，有主次关系，也有本质与现象的关系，说明了疾病的标与本，并不是固定不变的。如外感风寒引起的咳嗽，则外感风寒是本，咳嗽是标；如果咳嗽以后又续发胁痛，则咳嗽是本，胁痛是标；原发在肺，续发在肝，则肺病是本，肝病是标等，由此可以看出标本是相对的，是可以变动的。但是如果从正虚邪实的角度来看，中医学的标本概念又是相对固定的了，标实如果突出，上升为主要矛盾，但是标仍是标，本仍是本，抓主要矛盾只能是标急治标，而不能称标急是本，正虚是标，这和唯物辩证法的主要与次要矛盾可以互相转化，既有相同的地方，又有不同的地方，这恐怕是朴素辩证法的局限所造成的吧。

别异比类，在比较中把握事物的同中之异和异中之同，也是中医学在辨证中要分析的内容。有比较才有鉴别，临床上的某一症状与另一症状同一病机产生的还是不同病机产生的；在本疾病中的某一症状与其他疾病中的同一症状的病机是否相同，如果病机相同的话，就认识到了异中之同，如果病机不同，则属于同中之异。一般现象之间的同异易于比较，而要认识内在本质上的同异较为复杂，这个现象与本质的关系，在中医辨证中也属于标本的范围，特别是区分症状的真假，中医辨证中有真寒假热、真热假寒、真实假虚、真虚假实，要注意不要被假象所迷惑。

从以上可以看出，辨证是认识疾病的方法，通过四诊的手段以了解疾病，仅是属于认识的感性阶段，要做出结论必须考虑整体性、制约性，以及病情的动态变化。再分析标本，从邪气与正气、病因与症状、新病与旧病、现象与本质来分析所形成的各种病机，这才是认识的理性阶段，也就是中医辨证论治中理法方药的理。认识到理以后才能论治，才能有法、有方、有药。

"论治"是根据中医辨证所寻找的主导这一疾病的主要矛盾，提出解决主要矛盾的措施。也就是说"论治"是根据中医辨证所得的病机，制订出相应的治疗方法，然后再予以选方、用药，进行治疗。"实践是检验真理的标准"，以临床疗效来考核辨证的准确性，这是中医辨证论治的重要组成内容，如果没有临床疗效，或者还产生一系列副作用，说明辨证论治的不准确，在中医学的临床思维过程中出现了偏向，就要分析偏向在哪里，如何进行纠正。这是属于下一次临床思维的运用过程了。

在论治的过程中，同样要注意整体性、制约性，以及疾病的动态变化。论治是根据中医病机制订的，它不受病种的限制，不论是何病种，只要中医病机相同，而可用同样的治法、同样的方药来治疗，这就是"异病同治"。但是同一疾病，由于地区不同，或者同一疾病的证型不同，或者同一疾病的全过程中初、中、末期的不同，其病机均不一样，以致治疗亦各不相同，这就是"同病异治"。这种"异病同治"和"同病异治"是从整体和脏腑之间的功能变化来考虑的，这是整体性的体现，至于治法、选方、用药中考虑天时、季节、病人的年龄、体质，证候中的邪正关系，或者治本，或者治标，或者标本同治，也都是整体性的体现。在论治中的制约性表现在以五行生克的角度制订治法、选方、用药，来协调脏腑之间的功能变化。如肺气不足，可以补脾以助肺气（补土生金）；脾阳虚损，可以补命火助脾阳（补火生土）；脾气不足则肝可乘脾，临床上表现泄泻腹痛，治疗可用痛泻要方以扶脾抑肝（扶土抑木）；肾阴不足而心火炽盛，临床上表现心烦不眠，治疗可用黄连阿胶汤以滋肾清心（滋水降火）等均是。至于疾病动态变化，《伤寒论》有"观其脉证，知犯何逆，随证治之"，说明了急性热病在发展动态变化过程中的处理原则，是在动态变化中再予以辨证论治。

在论治中，中医学还强调要处理好正邪这一对矛盾，《素问·五常政大论》提出"大毒治病，十去其六，常毒治病，十去其七，小毒治病，十去其八，无毒治病，十去其九；谷肉果菜，食养尽之，无使过之，伤其正也……无盛盛，无虚虚，而遗人夭殃；无致邪，无失正，绝人长命"。说明要重视机体正气的恢复，不要实证用补使其重实，虚证误攻使其重虚，造成实实、虚虚的错误；不要误补而使邪气更盛，不要误攻而损其正气。充分体现了辩证法的思想，以及重视机体的自身调节功能。

以上辨证论治的过程，也就是中医学临床思维的过程，中医学的临床思维是分析、综合、归纳、演绎、比较等各种逻辑思维方法的综合运用，虽然中医学的临床思维从本质上来说，其指导思想还是朴素的唯物论和自发的辩证法，有其一定的局限性，但是它能正确地抓住事物的一般特征，所以能有较好的治疗效果。如果中医学的临床思维能用唯物辩证法作为指导，相信其临床疗效将会进一步提高，其理论体系亦必将有所突破。

二、中医学临床思维过程中常见的偏向

中医学的临床思维过程中，由于指导思想是朴素的辩证法，所以不可避

免地会产生一些偏向，常见的有以下两种。

1. 主观片面性

中医学在自身发展过程中形成好些学派，如刘河间泻火、张子和主攻、朱丹溪养阴、李东垣补脾、赵养葵温命、薛己脾肾兼补、王清任主瘀血等，每一学派的形成有其一定的见解和独特的经验，但不免包含一些主观片面性，现在中医界中也有崇尚某一学派者，有人习用寒凉，有人善用温补，虽然病人临床表现各异，但在实践中产生的主观性往往不能全面地分析病情、予以辨证论治，这就脱离了辨证论治的精神，也有在辨证过程中不能全面地分析正邪关系，在临床会诊中有的从正虚角度出发，有的从邪实角度出发，各执己见，不考虑病人的具体情况，这样的主观片面性也是临床会诊中经常遇到的，也不符合辨证论治的精神，也必然会影响治疗的效果。也有不重视问诊，仅凭望神、观形、察色、切脉，便下结论，以显示其医术高超。诚然，从望诊、切诊来看，确能了解病人的精神、体质、病位、病情，但这并不全面，这样所下的结论必然有其主观片面的地方，要能全面地了解病情，正确地掌握中医学的临床思维方法，必须四诊合参，才能尽可能地减少主观片面，力求完整地、全面地反映出疾病的经过和演变，以及当前的情况，这样才能进一步分析病情，运用各种逻辑思维方法，制订出比较完善的理法方药，以针对主要矛盾，取得较好的治疗效果。

2. 经验局限性

中医学理论体系的形成是从临床实践中来的，重视经验的积累是中医临床中的特色，但由于各地区风土人情的不同，每个人的经验不免带有局限性。中医界中有所谓经方派与时方派之分，经方派是善用仲景方，时方派是喜用后世方，经方派认为时方派不能治大病，时方派认为古方不能治今病，二者各有所偏，这都是个人经验的局限性所造成的，若能打破门户之见，择其善而从之，定可使临床治疗效果进一步提高。中医界中有很多是各有师承或家传，各带有自己的经验和特点，这是很宝贵的，但是也往往造成只重视自己的经验，不吸收别人的经验，这也是影响全面地、正确地运用中医临床思维的原因之一，由于过分重视自己的经验，不能总结规律性的东西，辨证时便不能全面地、认真地分析病情，只要在辨证上和自己的经验有类似处，便以经验来代替分析，结果造成某些经验不能重复，临床疗效得不到提高。

从以上可以看出，正确运用中医学的临床思维，才能全面地、完整地体现出辨证论治的特点。辨证论治,历来强调理、法、方、药的一致性。所谓"理",就是根据中医的基本理论,结合四诊所见,而形成的病机,法、方、药则无不受其指导,离开了"理",辨证就无所适从,治疗便无的放矢。显然,"理"在辨证论治中是占有极其重要的地位。因此要重视中医基本理论,由于历史条件的限制,中医理论的指导思想一直是朴素的唯物主义和自发的辩证法,有其一定局限性。因此,我们应当用唯物辩证法的观点,使之在现有的基础上得到提高,更好地指导临床实践,推动中医学的进一步发展。

支气管哮喘 60 例临床分析

支气管哮喘是常见慢性疾病之一,具有反复发作的特点,使患者身体与精神受到很大痛苦,同时也严重地影响着患者的劳动能力。本文于 1961 年仅就运用中医学辨证论治方法治疗支气管哮喘 60 例作一临床分析,以寻求治疗本病的有效方法及一般规律。

一、病例选择

本文 60 例,均系本院门诊患者,均有长期反复发作的气喘病史,发作时有呼吸困难、不能平卧、呼气延长等典型症状,并呈季节性发作,或有家族史,或有过敏原因可以寻求者。体检发现:部分病人有端坐呼吸、桶状胸、肺内有哮鸣音等体征。有的病人做了胸部透视及血象(白细胞总数及分类、嗜酸性粒细胞直接计数)、痰中嗜酸性粒细胞与弹力纤维等检查,以作诊断上的参考。所有病例均排除因心脏疾患或肺内异物、肿瘤等压迫所致之喘息,但对慢性气管炎并发喘息者,由于部分病历记载不详,尚难完全一一加以排除。可能有一小部分慢性气管炎并发喘息的病例在内。

二、一般分析

60 例患者中,男性 35 例,女性 25 例,年龄以青壮年为多,约占 50% 以上(表 1)。

表1　年龄性别统计

性别 \ 例数 \ 年龄（岁）	10岁以下	11～20	21～30	31～40	41～50	51～60	60岁以上
男	5	4	5	9	5	5	2
女	1	2	6	9	3	3	1
总计	6	6	11	18	8	8	3

职业以干部、工人、学生为多见（表2。与我院所在地区有关）。由此亦可看出，本病直接对劳动力的影响甚为严重，妨碍了工作、学习与劳动。

表2　职业统计

职业	干部	工人	学生	教员	农民	军人	家庭妇女	幼儿
例数	25	9	12	3	2	1	7	1

病程统计：根据病历内有病程记载的59例中，病程最长者为29年，最短者为2个月，一般多在6～10年之间（表3）。

表3　59例病程统计

病程（年）	1年以下	1～5年	6～10年	11～15年	16～20年	20年以上
例数	3	16	26	8	4	2

发病季节：根据有发病季节记载的53例中，以秋冬为多见。

发病诱因：一般多因感冒受凉而诱发，其他如劳累、生气亦为多见，亦有因过饱或吃某些特殊食物而诱发，或因接触某些过敏原而引起者。根据32例发病诱因的统计，以受凉感冒引起发作者，最为多见（表4）。

表4　32例发病诱因统计

发病诱因	受凉感冒	劳累	生气	烟酒	过饱	花香	皮毛	过热	咸食	甜食	甲苯硝酸
例数	18	3	3	1	1	1	1	1	1	1	1

合并症的情况：60例中，合并支气管扩张者3例。病史中记载有合并过敏性鼻炎者1例，慢性腹泻者3例。有27例作胸部透视检查，发现有肺气肿

者 22 例，有肺结核病灶者 5 例，有慢性气管炎者 17 例。

胸部透视：27 例患者做了胸部透视，透视的情况见表 5。

胸部体征：在胸部物理诊断方面，从记载有检查的 27 例情况看来，就诊时发现肺内有哮鸣音者 17 例，可以认为当时还在哮喘发作状态；其他记载有呼吸音粗糙者 5 例。伴有湿性啰音者 4 例，无啰音者 5 例。（表 5）

表 5　胸部透视所见

胸部透视	例　数
肺野透明度增加，横膈低位	22
肺纹理增强	17
陈旧性肺结核病灶	5
胸膜粘连	1
主动脉硬化	4
心肺无异常	5

化验检查：有 24 例曾做过白细胞总数及分类检查，大多在正常数值以内（表 6）。

表 6　白细胞变化

白细胞总数及分类	例　数
白细胞总数在 10000 以上者	5
白细胞总数在 10000 以下者	19
白细胞分类淋巴细胞在 30% 以上者	2
白细胞分类淋巴细胞在 30% 以下者	2

其中有 19 例曾做嗜酸性粒细胞的直接计数，如以每立方毫米 300 个为正常数值计算，则超过正常者有 6 例（表 7）。

表 7　19 例嗜酸性粒细胞计数变化

嗜酸性粒细胞值直接计数（每立方毫米）	200 以下	201～300	301～400	401～600	600 以上
例数	7	6	2	2	2

13 例患者做了痰检，发现痰中均有嗜酸性粒细胞（5% 以下者 10 例，

5% ～ 10%者 2 例，10% 以上者 1 例）；有 9 例并可见弹力纤维。

三、临床分型和治疗方法

根据中医学辨证论治的原则，将所有病例，分为寒、热、虚、实四种类型。属于寒证为主者，临床表现有恶寒重发热轻，恶风无汗，或形寒肢冷，呼吸困难，心下有水气，胸膈胀满，倚息不能卧；脉象浮紧或沉紧，舌苔薄白、质淡。此因风寒外束或寒痰积滞，治宜解表散寒或温肺化饮，方剂如小青龙汤、射干麻黄汤、苓桂术甘汤；寒包热者用定喘汤。

以热证为主者，症见神烦身热，胸闷气粗，不能平卧，痰色黄稠，口渴喜凉，唇红目赤；脉象洪数或弦数，苔黄尖红，因肺热气闭所致。治宜清肺化痰定喘，方剂如麻杏石甘汤、越婢汤、二母宁嗽丸；肺热咳喘者用经验方（旋覆花、枇杷叶、知母、贝母、黄芩、枳实、连翘、杏仁、厚朴、栝蒌、白前、橘红、泽泻）。

以虚证为主者，症见声低息短，胸闷气促，精神不振，四肢无力，心悸多汗，动则喘甚。偏阳虚者，有四肢不温，面色虚浮，便溏尿清，脉沉弱无力等症，舌质淡、形胖无苔，宜温肾降气，如苏子降气汤、参茸卫生丸、金匮肾气丸、河车大造丸、河车粉等。偏阴虚者，有颧红盗汗，手足心热，口干喜凉，便燥尿黄等症，脉沉细数，舌苔光剥、质红，宜养阴敛气，如七味都气丸、麦味地黄丸、人参蛤蚧散、百合固金汤、麦门冬汤、生脉散等。

以实证为主者，症见喘息气粗，引动肩背，声高息涌，顽痰胶固，气不得泄，舌苔白腻，脉弦滑有力，此因痰凝气滞所致，宜豁痰降气，如苓桂术甘汤、二陈汤、葶苈大枣泻肺汤等。

本文 60 例中，属寒证者 9 例，占 15%；热证者 25 例，占 41.7%；虚证者 23 例，占 38.3%；实证者 3 例，占 5%。以热证较多。

四、疗效观察

本病治疗效果的判断，应根据肺功能检查及 X 线的变化，作为判断疗效的客观标准。但本文所述病例，系门诊治疗之患者，因此肺功能测定均未检查，仅部分患者作了 X 线胸部透视；同时治疗前后亦未加以复查比较，故在判断疗效上，只能从临床症状改善情况加以区分。分为显效、有效、无效三项：①显效：在哮喘发作阶段，经门诊治疗后，发作完全停止者。②有效：

经治疗后，发作次数减少，发作程度减轻，间隔时间延长者。③无效：经治疗后，症状与治疗前相同，无改进者。

60例患者经治疗后，属显效者16例，有效者29例，无效者15例。各型的疗效见表8。

表8　各型疗效统计

例数 分型 疗效	寒证	热证	虚证	实证	总计
显效	3	8	3	2	16
有效	5	12	11	1	29
无效	1	5	9	0	15

追踪观察：部分患者曾追踪观察半年，在显效组观察的5例中，1例虽追踪二月余，但系正在发病季节中，未见再有哮喘发作；其余4例皆追踪半年（均度过其发病季节），其中2例未曾发作，2例虽又有发作，但较以往为轻。在有效组观察的5例中，均追踪半年，虽仍有继续发作，但发作程度减轻者3例，发作如故者2例。

五、讨论

本病在中医学中的记载，远在两千多年以前的《内经》中即有所描述。如《素问·调经论》云："气有余，则喘咳上气。"《大奇论》云："肺之壅，喘而两胠满。"《五常政大论》云："其病喘喝，胸凭仰息。"《灵枢·五乱》云："乱于肺，则俯仰喘喝，接手以呼。"《灵枢·胀论》云："肺胀者，虚满而喘咳。"《金匮要略》云："咳而上气，此为肺胀，其人喘，目如脱状，脉浮大。"对本病发作时的症状，如喘咳上气、喘而胠满、胸凭仰息、目如脱状、喘息汗出等做了描述。后世医家，辨证更为细致。如《景岳全书》记载："实喘有邪，邪气实也；虚喘无邪，元气虚也。实喘者，气长而有余；虚喘者，气短而不续。实喘者，胸胀气粗，声高息涌，膨膨然若不能容，惟呼出为快也；虚喘者，慌张气怯，声低息短，皇皇然若气欲断，提之若不能升，吞之若不相及，劳动则甚，而惟急促似喘，但得引长一息为快也。"这是辨虚实的情况。《证治要诀》云："喘气之病，哮吼如水鸡之声，牵引胸背，气不得息，坐卧不安。"《医学纲目》云："喘正发时无痰，将愈时却吐痰。"均说明本病发作时的情况。《医阶辨证》云："喘，但呼不能吸，出而不纳也。"说明了本病发作时呼多吸少的特征。由此亦可看出，古代医家观察本病甚为细致。

昔贤以为，喘与哮二者有别，有《症因脉治》云："喘者，促之气急，喝喝喘息，甚者张口抬肩，摇身撷肚……若喘促喉中如水鸡声，谓之哮。"又："哮病之症，短息倚肩，不能仰卧，伛偻伏坐，每发六七日，轻则三四日，或一月，或半月，起居失慎，则旧病复发。"《医学正传》云："哮以声响名，喘以气息言。"《诸症提纲》云："哮者，喉中气促如拽锯之有声，非若喘以气息而言也。"又："喘者，上气急促，出而不纳也。"《类证治裁》云："哮者，气为痰阻，呼吸有声，喉若拽锯，甚则喘咳不能卧息。"《证治准绳》云："哮与喘相类，但不似喘开口出气之多。"笔者认为：古人所指之喘，如以现代医学来理解，可能包括支气管哮喘、慢性气管炎并发喘息等；而哮症恐系单纯指支气管哮喘急性发作之状态，如《临证指南》云："哮多有兼喘，而喘有不兼哮者。"可能系指支气管哮喘在非急性发作状态时，仍可有些呼吸困难，如喘状；而一般慢性气管炎并发喘息者，不会有如支气管哮喘急性发作之状态。至于心脏性气喘或肺内实质病变引起的呼吸短促，可能属于古人所说的"短气"范围之内。如《证治准绳》云："短气者，呼吸虽数而不能接续，似喘而不摇肩，似呻吟而无痛，呼吸虽急而无痰声。"

关于本病的病因问题，《症因脉治》云："哮病之因，痰饮留伏，结成窠臼，潜伏于内，偶有七情之犯，饮食之伤，或外有时令之风寒束其肌表，则哮喘之症作矣。"《医宗必读》云："哮症……良由痰火郁于内，风寒束于外，或因坐卧寒湿，或因酸咸过食，或因积火熏蒸……"《沈氏尊生书》云："哮之一症，大都感于幼稚之时，客犯盐醋，渗透气脘，一遇风寒，便窒塞道路，气息急促，故多发于冬初。"《类证治裁》云："哮者……症由痰热内郁，风寒外束，初失表散，邪留肺络，宿根积久，随感辄发；或贪凉露卧，专嗜甜咸，胶痰与阳气并于膈中，不得泄越，热壅气逆，故声粗为哮。"指出了本病发作的诱因，有外感风寒、精神情绪、饮食过饱、甜咸酸食、积火熏热等项，与本文所述的病例患者引起发作之诱因亦相类似。《沈氏尊生书》并指出"好发于冬初"，亦说明本病有季节性。《临症指南》有"幼稚天哮诸症"的记载，指出本病可因体质因素而有家族影响。本文60例中，虽病历不详，但亦有3例有明显的家族史，如母亲哮喘，子女多人自幼亦有本病时常发作的情况。

至于病机及治则方面，本病因肺气不降而哮喘发作，但与痰涎壅塞气道有关。如《证治汇补》云："因内有壅塞之气，外有非时之感，膈有胶固之痰，三者相合，闭拒气道，搏击有声，发为哮病。"本病病位虽在于肺，同时也牵扯到脾、肾，因"脾为生痰之源，肺为贮痰之器"，久喘必及肾"；肺气不能下归于肾，肾气不能上承于肺，皆可加重本病发作的程度。因此，在治疗上要分辨虚实、标本，如《证治汇补》云："……肺虚有痰者，宜保肺以滋其津液；脾虚有痰者，宜培土以化其痰涎；肾虚有痰者，宜补肾以引其归藏。"《景岳全书》云："未发时以扶正为主，既发时以攻邪为主；扶正须辨阴阳，阴虚者补阴，阳虚者补阳；攻邪者须分微甚，或散其风，或温其寒，或清其痰火；然发久者，气无不虚，于消散中酌加温补，或于温补中酌加消散。总须以元气为念，必使元气渐充，庶可望其渐愈，若攻之太过，未有不致日甚而危者。"

本文 60 例中，以虚实分，则虚证 23 例，实证（包括寒证与热证）37 例。从治疗效果上来看，虚证有效率为 60%，实证有效率为 84%，在疗效上较虚证为佳，可能由于虚证有更多的器质性损害，以致不容易奏效；而实证则通过攻邪，邪去则可停止发作欤。

六、小结

一是本文报告 60 例支气管哮喘患者治疗小结，并做一般临床分析。

二是根据中医学辨证论治的原则，分为虚实寒热四型。治疗效果：虚证有效率 60%，实证（包括寒证与热证）有效率 84%。

三是就中医学对哮喘的认识加以复习。

四是在治疗上，仍需进一步谋求提高疗效和巩固疗效的有效方法。

治疗急性黄疸型传染性肝炎的体会

（附 90 例临床分析）

我们与解放军 302 医院自 1963 年 10 月起组成协作研究组，对急性黄疸型传染性肝炎进行了临床治疗研究。近两年来共收治 128 例，其中符合我们所规定的研究条件者 90 例，于 1965 年进行了分析，结果如下。

一、病例选择

90 例均为 12 岁以上的患者，发病在 14 天以内，用中药治疗。肝炎的诊断根据总后卫生部所颁布的传染性肝炎防治方案：①与肝炎病人有密切接触史；②有明显的全身症状及消化道症状，如食欲不振、腹胀；③有黄疸、肝大、肝区叩触痛；④胆红素定量、絮状反应及谷丙转氨酶显著阳性。凡具备上述四项中之三项或后三项中之两项者，即可确诊。所有病例均除外了其他原因所致的肝炎，如中毒性、过敏性、细菌性肝炎，或其他原因引起的阻塞性黄疸、溶血性黄疸等。

二、临床表现

本组病人的症状依次为：尿黄、食欲不振、厌油、上腹不适、恶心、腹胀、倦怠、灰色便、皮肤痒、呕吐、腹痛等；体征依次为：巩膜黄染、肝区叩痛、肝脏触痛、发热、皮疹等（表9）。

表 9　主要症状体征治疗后消失天数

症状体征	尿黄	食欲不振	厌油	上腹不适	恶心	腹胀	倦怠	灰色便
例数	89	87	73	65	54	53	46	26
百分率	98.9	96.6	81.0	72.2	59.9	58.8	51.1	28.9
平均消失天数	12.5	7.0	9.8	6.2	4.3	8.5	4.0	5.8

症状体征	皮肤痒	呕吐	腹痛	巩膜黄	肝区叩痛	肝区触痛	发热	皮疹
例数	22	19	11	90	68	67	28	6
百分率	24.4	21.1	12.2	100	75.4	74.4	30.1	6.7
平均消失天数	7.8	2.0	14.8	24.7	12.7	14.1	3.6	6.2

从表9可以看出，患者消化道症状是很常见的，但消失得也最早，平均消失天数均在 10 天内。巩膜黄染消失最迟，这也说明肝炎患者的消化道症状并不是由于久病脾虚引起，而是脾胃为外感湿热所困，因而稍用清热利湿之剂调理即易使脾运恢复，脾运健则更有助于化湿，黄疸遂消除。

除黄疸及消化道症状外，本组病人中 28 例病初有发热现象，大多均在
38℃以下，占 18 例，38.1℃～39℃者 7 例，39.1℃以上者仅 3 例。一般持续
2～5 天，平均 3.6 天消失。黄疸初期伴有皮疹 6 例，呈斑丘疹、充血性，多
分布于四肢、腰、腹及臀部，一般 4～12 天内消失。11 例患者伴有腹痛，早
期腹痛者部位不定，上腹、脐周、下腹均有，一例竟在院外误诊为阑尾炎而
进行手术，结果阑尾正常，术后发现黄疸、肝功能异常而确诊肝炎入院。早
期伴有腹痛者计 8 例，平均 9 天消失。后期伴腹痛 3 例，疼痛多在上腹部或
右上腹部，并有反酸、烧灼感，经胃液分析均见胃酸增高，胃肠钡餐透视：1
例见十二指肠球部有一密度增高阴影，疑似龛影。后期腹痛一般在病后 3～6
周发生，持续 36～69 天，1 例出院时仍有轻度疼痛，可能此项疼痛与胃酸增
高有关。

脉象和舌苔：濡缓脉最多，有 56 例（62.2%），属弦脉 17 例（18.8%），
滑脉 15 例（16.6%），沉细脉 2 例（2.4%）。舌苔腻者 44 例（48.8%），其中
黄腻 24 例，白腻 20 例，舌苔黄者 11 例（12.2%），其余 35 例均薄白苔或无
苔者。脉舌症合参，都说明本病是病在肝脾两经，湿热为患。

肝功能检查：90 例患者的血胆红素均增高，其中 4.1～8.0mg%者 35 例，
8.1mg%以上者 21 例，合计 56 例（62.2%）。谷丙转氨酶在 2000～5000 单位
者 60 例，5000 单位以上者 14 例，合计 74 例（82.1%）。上述两项肝功能的
阳性率都是 100%，而麝浊及麝絮的阳性率则较低，分别为 55.5%及 53.3%。

三、中医辨证分型及治疗

远在两千多年以前《内经》中即有黄疸的记载。张仲景在《伤寒论》中
提到："伤寒瘀热在里，身必发黄"、"伤寒发汗已，身目为黄，所以然者，以
寒湿在里，不解故也。"指出黄疸的病机可分湿热及寒湿两类。后世医家据此
将黄疸分为阳黄及阴黄两大类。根据近代文献，多数人认为急性黄疸型传染
性肝炎属于阳黄范围。我们观察 128 例中，除 1 例为阴黄外，余均为阳黄。
90 例中脉症表现均属湿热内蕴，脾胃升降功能失常，因而有呕恶厌油、纳差
痞满等不适；郁热在里，胆热液泄，熏蒸遏郁以致身目悉黄，因此都属于阳
黄，病位在肝胆、脾胃。所不同者湿与热各有偏重而已。近年来各地对本病
的中医分型提出很多方案，这些方案各有长短。我们认为分型是必要的，但
不宜过细过死，以免妨碍临床上灵活辨证。我们基本上同意按湿热偏胜分型
的意见，但我们体会湿热并重与热偏重有时难以严格区别，因而认为仅分湿

偏重与热偏重两型即可。湿偏重有口黏口淡，不欲饮水，大便或稀或黏腻不爽，舌苔白或白腻，舌质润滑等症，治以茵陈五苓散；暑湿较重则用藿朴二陈汤或藿香正气散加减。热偏重者有口苦口干，口气秽臭，喜饮，大便秘结或干燥，舌苔黄或黄腻，舌质红干等症，治以茵陈蒿汤。心下痞满拒按用小陷胸加枳实汤，发热者用甘露消毒丹。黄疸加深者可用栀子金花汤。兼有呕恶则加用玉枢丹内服。

本病虽属阳黄多见，但由寒湿引起的阴黄或由瘀血等引起的发黄也是有的，不过较少而已。临床上应仔细予以辨证施治。

四、疗效分析

1. 疗效标准

按照总后卫生部传染性肝炎防治方案的规定，我们以隔离期满，并具备下列三项者为临床治愈：①主要症状消失；②肝大基本消退，稳定不变，无明显压痛；③肝功能恢复正常（黄疸指数 7 单位以下，麝浊 7 马氏单位以下，麝絮（+）以下，谷丙转氨酶 130 单位以下）。凡符合①②两项而肝功能仅谷丙转氨酶持续轻度升高（200 单位左右）或絮状反应轻度障碍（麝浊 10 单位以下，麝絮 ++ 以下），列为临床基本治愈。自发病起至临床治愈超过八周（56 天）者为延缓治愈。

2. 疗效统计分析

90 例中符合临床治愈者 78 例。临床基本治愈者 12 例，12 例中有 5 例为絮状反应持续轻度障碍，有的文献提到患者后期的絮状反应阳性除提示病变继续活动外，也可能和患者的免疫反应有关。有 3 例谷丙转氨酶轻度增高为 135 单位出院。2 例胆红素轻度滞留为 1.05mg% 出院。仅 2 例同时有絮状反应及谷丙转氨酶轻度偏高，但均符合临床治愈标准。本组延缓治愈者共 24 例（26.6%）。

90 例的临床治愈天数平均为 41.6 天。我们按胆红素高低分型，观察其治愈天数的长短（表 10）。其中胆红素在 4.0mg% 以下者为轻型，4.1～8.0mg% 者为中型，8.1mg% 以上者为重型，可见胆红素高者，治愈天数较长。在絮状反应中，麝絮（+++）、麝浊在 15 单位以上者共 20 例，平均恢复天数 47.6 天，麝絮在（++）以下、麝浊在 14 单位以下者平均为 39.9 天。这些都说明临床治愈天数与肝功能损害的轻重有一定关系。至于谷丙转氨酶，虽然在 2000 单位以下 15 例平均 35.4 天恢复，2000～5000 单位有 63 例平均为 43.4

天，似以谷丙转氨酶高者住院时间较长，进一步观察在 5000 单位以上者 12
例，虽平均只 48.0 天，但 5000 单位以上者只有 1 例延缓治愈，说明谷丙转氨
酶高低和治愈天数之间，可能并不是平行的关系。

表 10　临床治愈天数的分型比较

分　型	例　数	平均胆红素（mg%）	平均治愈天数	平均病程
轻　型	34	2.85	38.7	45.5
中　型	35	5.73	42.8	50.2
重　型	21	11.11	45.1	52.9
总　计	90	5.89	41.6	49.1

总的说来，本组的疗程仍然较长，这可能和我们的治疗经验不多，辨证
不够精确，有时守方过久等因素有关，如何进一步提高中医疗效，缩短疗程，
是今后迫切需解决的问题。

关于中医治疗对消除黄疸的观察，拟另文探讨。

五、几点体会

本病患者大多数能顺利地迅速治愈，但总有一部分患者延缓治愈，以致
影响到整个平均治愈天数，对于延缓治愈的因素，我们有如下几点体会。

1. 肝功能损害程度（见上述）

把肝功能恢复的情况和症状消失的情况做一比较，可以发现，各主要症
状的消失天数平均都在 10 天以内（见表 9），而胆红素平均恢复天数则为 26.2
天，絮状反应平均为 29.9 天，谷丙转氨酶平均 42.7 天，都比较长，而且胆红
素、谷丙转氨酶和絮状反应的恢复缓慢，又更多见于胆红素由 2.5mg% 降至
1mg% 以下、谷丙转氨酶由 200 单位降至 130 单位、麝浊由 10 单位降至 7 单
位、麝絮由（++）降至（+）时，这一阶段的病程往往可长达 2 ～ 6 周，甚至
更长。这说明要缩短治愈病程的关键在于如何更快地恢复肝功能，尤其是残
留的轻度障碍，这对中医辨证治疗来说是新问题，因为常有患者脉症都已恢
复正常而只剩肝功能没有恢复的情况，这就要求我们更细致地观察病人和进
行辨证，在实践中不断积累经验，探索新的治疗方法和规律。

进一步分析延缓治愈的患者，我们发现在轻型中，延缓的主要原因是谷
丙转氨酶迟迟不恢复，最长一例竟达 90 天之久，中型多见谷丙转氨酶及絮状

反应恢复缓慢，重型则以胆红素消退缓慢为主要原因（表11），因而各型应分别探索恢复肝功能的各种方法，以便缩短治愈天数。

表11　延缓治愈与肝功能恢复缓慢的关系

病　型	例数	延缓治愈原因的例次		
		胆红素	谷丙转氨酶	絮状反应
轻　型	5	1	4	1
中　型	10	2	5	5
重　型	9	0	2	0

2. 夹杂症

本组病人有夹杂症者计43例，其中蛔虫感染者占29例，钩虫感染5例，阿米巴带虫者4例，其余还有兰氏贾第鞭毛虫感染、中华分枝睾吸虫感染、泌尿道感染、急慢性肾炎、支气管哮喘、冠状动脉供血不全、高血压病、牙周脓肿、溃疡病等，初步看来只有5例因夹杂症的影响，以致肝功能恢复不太顺利，其余均无明显影响。这5例的情况是：2例有胃酸增高，上腹部疼痛，如其中一例经钡餐透视怀疑为十二指肠溃疡，原来谷丙转氨酶由入院时5000单位以上经18天治疗已降至207单位，黄疸也消失，由于上腹部疼痛，谷丙转氨酶又增至300～400单位持续50余天，直至治疗后疼痛消失，钡餐透视复查可疑溃疡消失，谷丙转氨酶方逐渐恢复正常。有一例经治疗后27天，黄疸消失，谷丙转氨酶降至127单位，因合并牙周脓肿，致谷丙转氨酶又增至200～300单位持续三周，至第四周牙周脓肿痊愈后，谷丙转氨酶方恢复正常。另一例经治疗21天后，黄疸消失，谷丙转氨酶始终波动在1000单位以上达半月之久，同时患者尚有腹痛，大便次数增多，经多次大便检查方发现有阿米巴包囊及滋养体，改用白头翁汤加减治疗后约半月，阿米巴消失，谷丙转氨酶也恢复正常而出院。还有一例素有高血压病，肝炎恢复期时血压又复增高，并有失眠，亦影响肝功能的恢复，以后改用镇肝柔肝方法治疗其高血压，谷丙转氨酶随其症状消失而恢复正常。以上5例均明显延长了治愈天数，由于夹杂症的存在，以致在治疗中发生矛盾，有时既要治疗肝炎，也要治疗夹杂症；夹杂症突出时则以夹杂症为主，必然影响肝炎的治疗，可能会对肝功能的恢复不利，或是客观指标所反映的不一定代表肝脏病变的继续活动。因此关于夹杂症的影响，有必要进一步加以探索。

3. 精神情绪因素

延缓治愈患者中有 3 例有明显的精神因素，如一例女性患者，发病 5 天住院，入院时胆红素仅 2.75mg%，但因怕耽误学习，情绪不好，每日啼哭，要求早日出院，以致在入院后病情继续发展，黄疸逐日加深，到第 18 天胆红素达高峰 8.25mg%，总共住院 56 天方治愈出院。其他在入院后黄疸继续增加者多半有一周内到达高峰，本例显著延迟，可能因精神因素使患者不能很好休息，饮食亦差，影响肝脏恢复有关。中医认为七情可以影响脏腑功能，这也是不难理解的。

4. 关于体重增加问题

本组患者在住院过程中体重增加 5kg 以上者有 21 例，其中 12 例为延缓治愈者。反之，在其余 69 例中，延缓治愈者亦仅 12 例，说明体重增加过快还是有一定影响的。因此我们认为在黄疸消退后，患者食欲常明显增加，适当控制饮食中的热量和蛋白、脂肪含量，增加活动量，避免体重增加过多还是有好处的。有一例男性患者，在住院期间体重增加 21.5kg，肝功能长期未能恢复，后经肝穿刺证明肝细胞有脂肪浸润，我们根据中医"肥人多痰多湿"的理论，给患者用平胃、二陈汤加味，温化痰湿，40 天后治愈出院，整个治愈天数 119 天。

5. 关于肝炎治疗过程中应用补药问题

按照中医理论，阳黄由湿热引起，一般地说治疗应当清热利湿，不宜过早用补，以免病邪留连而影响恢复。我们分析了在恢复期用补药的 17 例，有 10 例患者延缓恢复。但是应该用补药时也还要应用，如本组有一例女性患者发病一周入院，辨证属湿偏重型阳黄，患者在本次发病三月前曾作胃次全切除手术，入院时检查形体消瘦，六脉微弱，舌苔白腻，并有齿痕，湿象虽重但体质偏虚，故治以扶正渗湿法（党参、苡仁、山药、茯苓、通草、茵陈、佩兰、六一散），结果胆红素由 8.75mg% 降至正常仅 21 天，共 28 天治愈出院。另有一例男性患者，13 岁，发病 10 天入院，入院后经用茵陈蒿汤及清热解毒方剂治疗，黄疸很快消退，絮状反应亦随之恢复正常，但谷丙转氨酶持续稽留于 300 单位左右，当时见患者脉虚细短，乃不顾其舌苔黄腻、舌尖红刺、大便隔日一行等症，先在原来所用的和胃化痰方中加党参服 7 剂，继则单独用参归饮 14 剂以补气血，结果谷丙转氨酶反升至 405 单位，舌苔仍腻，舌质仍红，于是再按湿热论治，用栀柏绛矾丸苦化湿热，7 剂后诸症悉除，肝功能正常而出院。上述两例治疗经过说明肝炎患者用补药确应慎重，用之不当会使病程延长，但有指征时用之亦能起明显效果，当然这种补益和对虚损患者单纯用大补气血者有所不同，应该是消补兼施、扶正祛邪同时并行才行。

小结

一是本文分析了 90 例急性黄疸型传染性肝炎的临床表现和中医治疗效果，平均治愈天数 41.6 天，延缓治愈者 24 例。治愈天数仍较长，可能和我们临床经验不够，辨证亦不精确有关。

二是本组患者按中医辨证均属湿热引起的阳黄，其中可再分为湿偏重型和热偏重型，所用的主要方剂为茵陈蒿汤、小陷胸加枳实汤、茵陈五苓散等。

三是分析了几个延缓治愈的因素，如肝功能损害程度、夹杂症、精神情绪因素、体重增加过多，以及治疗过程中应用补药等问题。

中西医结合治疗急性黄疸型传染性
肝炎合并腹水的体会

急性传染性肝炎在病程中出现腹水者，是重症的表现，预后较差。为了提高对这种病人的疗效，亟需总结这方面的经验。

我们在 1963～1964 年间以中西医结合对 16 例此型病人进行了治疗，治愈 7 例，好转 2 例，死亡 7 例，在这中间，得到了一些经验教训，现介绍出来，供同志们参考、研究和指正。

一、一般资料

16 例中，男性 14 例，女性 2 例；年龄在 8～62 岁之间，其中 20 岁以下者 2 例，21～40 岁 10 例，40 岁以上者 4 例。一般发病后 5～60 天住院，平均为 27.1 天。16 例中，有 14 例是第一次发病；有 2 例在这次病前曾患急性传染性肝炎并治愈出院，但因劳累复发而再度住院。所有病例发病前发育及营养情况多属良好，1 例有长期饮酒史，1 例既往有磷中毒史。

二、临床表现

病初大部分病人均有疲乏、腹胀、食欲不振、腹部不适、恶心、尿黄等症状。继则黄疸加深，腹胀加重，疲乏、食欲不振、腹部不适等症状持续不减，并出现大便稀、次数增多。腹胀多在腹水出现前 3～7 天加重，便次增多在腹水出现前即可发现，一般为 2～6 次，平均每天 3 次，在腹水期中仍可有持续便稀、次数增多现象，有 1 例最多每日达 14 次。但是，随着腹水消失，腹胀、便稀、次数增多等现象也均消除。粪便一般为黄色糊样，镜检 16 例中仅 4 例于粪便中可见少许白细胞，1 例偶见红细胞及吞噬细胞 1 个，粪便培养为阴性。由此可见，消化道症状持续不减轻或有腹胀、便稀、次数增多等现象者，应注意及早检查有无腹水产生之可能，以便及时治疗。现将主要症状在病初及腹水发生前的表现，列于表 12。

表 12　主要症状表现

时间	低热	疲乏	食欲不振	恶心	呕吐	厌油	腹痛或腹部不适	腹胀	龈或鼻衄	尿黄	便次增多
病初	10	16	15	12	8	9	15	16	5	16	7
腹水发生前	8	13	14	8	2	6	15	16	4	16	16

体征：本组病人有 6 例在入院时即伴有腹水，入院后发生腹水者 10 例，其中 10 天以内发生者 4 例，1 个月以内发生者 2 例，2～3 个月后发生者 4 例。本组病人有 2 例在体检时发现同时有胸腔积液，4 例在尸检中发现有胸腔积液。10 例有蜘蛛状血管痣，8 例同时有下肢水肿，5 例有皮下瘀斑，7 例死亡病例最终均有消化道出血，所有病例均有黄疸。腹水期间因腹胀，肝、脾不能扪清者 9 例，肝大一般在右肋下 1.0～4.0cm，剑突下 1.0～5.5cm，质地软或中等硬度，并有明显触痛及叩击痛，脾大一般在左肋下 1.0～5.0cm，为中等硬度。

化验检查：肝功能均有不同程度的损害，血清胆红素定量在 2.5～5.0mg% 者 4 例，10～20mg% 者 7 例，20mg% 以上者 5 例。脑絮在（+++）、（++++）者 14 例，麝絮在（+++）、（++++）者 13 例，麝浊在 10～20 马氏单位者 6 例，20 单位以上者 8 例。谷丙转氨酶在 200～500 单位者仅 4 例，500 单位以上者 12 例。凝血酶原时间（奎克氏法）均延长。10 例于入院时测定血钾、血钠，有 2 例血钾、血钠偏低。13 例曾测血氨定量，3 例在正常值以内，10 例超过 100μg%。8 例曾测血中非蛋白氮定量，7 例增高为 42.6 ～ 168.21mg%。5 例曾做二氧化碳结合力，有 3 例偏低为 30 ～ 42.5 容积%。6 例曾作血清蛋白电泳分析，平均白蛋白 45.47%，α_1 球蛋白 4.20%，α_2 球蛋白 5.55%，β 卢球蛋白 9.41%，γ 球蛋白 35.33%。可见，白蛋白降低及 γ 球蛋白明显增加。在腹水消失前后 3 例曾做血清蛋白电泳分析，治疗后均见白蛋白增加，γ 球蛋白降低。

三、病理检查

本组病人死亡 7 例中，4 例进行尸检，1 例死后肝穿刺。4 例尸检中腹水量在 1000 ～ 5500mL 之间，其中 1 例为红色腹水，2 例为黄色透明样，1 例为黄色微混。4 例均有双侧性胸水，约 300 ～ 500mL。1 例并伴有心包积液。肝脏肉眼观察均呈不同程度缩小，重量为正常的 60.4% ～ 83%，表面有不同的大小结节，两侧于结节上可见小出血点。镜检肝细胞大片坏死，失去正常结构，残留肝细胞为增生之纤维组织形成假小叶，并可见增生的胆管，假小叶内看不到正常的肝索排列，肝细胞间有胆汁瘀积，纤维组织及坏死的肝细胞间有淋巴细胞及一些中性白细胞渗出。病理上属亚急性重型肝炎大片肝坏死，并有向坏死后性肝硬化移行的过程。脾均呈充血胀大，重量在 185 ～ 497g 之间。肾小管上皮细胞均有肿胀，管腔内有胆色素圆柱。肺胃肠黏膜均有充血、水肿。3 例心内膜下并见有出血点，2 例脑组织也有水肿现象。

四、治疗方法

本组病人除应用维生素、葡萄糖等一般保肝治疗外，部分病例尚有金霉素、土霉素、四环素、氯霉素、新霉素等广谱抗生素，以抑制肠道细菌繁殖，减少代谢毒物产生。有 12 例同时应用了去氢氢化皮质激素每日 20 ～ 40mg 口服，或氢化皮质激素每日 30 ～ 50mg 静脉滴注。有 10 例同时静脉滴注谷氨酸钠，有 9 例加用双氢克尿噻，5 例加用汞撒利，以减轻腹胀。

中医治疗分为两型。一为湿热亢盛型：中医病机为湿热鸱张，互结脾胃，阻塞气机，津液不能运化而停聚成水，发为胀满。同时湿郁化火，热甚火炽，尚可入心、入血，引起各种变证。也有原为湿壅脾困、热化而转变为湿热亢盛者。这类病人临床表现为神烦不安，身目皆黄如橘子色，口气污秽臭浊，喜进凉物，或含嗽冰水，或有呕恶，腹胀以气为主，小便短赤而少，大便次数增多，但黏滞秽臭，其色酱紫，舌苔黄腻，舌质红绛，脉象弦大或数。胆红素检查都是迅速上升，不能控制者。治疗虽可用茵陈四苓、大橘皮汤、二金汤及合并中药攻水之剂，或加用西药利尿剂，但因邪热亢盛，病势迅速恶化，最终多出现昏迷、呕血等并发症，因此治疗往往不能局限于清热利湿，常常以大剂清热解毒、凉血止血、芳香开窍等法为主。所用方剂有清宫汤、清营汤、犀角大青汤、犀羚钩藤汤、安宫牛黄丸、紫雪丹、局方至宝丹等，或于上述方剂中适当加入一些淡渗利湿之品。

另一类为湿壅脾困型：中医病机为湿重于热或湿困脾阳，土不制水，以致水湿积聚，发为肿满。临床表现为神清安宁，精神萎靡，气少懒言，身目发黄略见晦暗，口和不渴或喜热饮，胸痞纳减，腹胀以水为主，小便亦见黄少，大便软薄，次数增多，舌苔白腻质淡津润，脉象沉细或少力。治宜淡渗利湿或温阳化湿，方剂如五皮饮、五苓散、茵陈胃苓汤、实脾饮等，或合并舟车丸、禹功散、十枣汤等攻水之剂。此型患者多能取得一定疗效。

五、疗效分析

本组病人经治疗后达到临床治愈标准者（即黄疸、腹水均消失，肝功能恢复正常）7例，好转者（即黄疸、腹水均消失，肝功能中胆红素定量及转氨酶恢复正常，但絮状反应尚不正常）2例，死亡者7例。

如按治疗方法分：单纯中药治疗者3例，腹围在76～90cm之间，平均为81.7cm，3例均治愈。中药合并激素治疗者4例，腹围在76～91.7cm之间，平均为85.1cm，治愈2例，死亡2例。中药合并西药利尿剂治疗者1例，腹围96cm，获得好转。中药合并西药利尿剂及激素治疗者8例，腹围在70～118cm之间，平均腹围91.1cm，治愈2例，好转1例，死亡5例。

如按中医分型来看，所有痊愈及好转病例均属湿壅脾困型；所有死亡病例均属湿热亢盛型，病程发展极速，多迅速发生昏迷、呕血、无尿而死亡。

六、几点体会

急性黄疸型传染性肝炎合并腹水者，一般病情比较危重，同时发展较快，死亡率也高。曹钟梁报告56例，死亡54例，占96.4%，杨和庭报告30例，恢复及好转者仅占1/3，可见本病预后较差，近年来应用中医中药治疗本病已有报道，也有取得一定疗效者。本文报告16例，死亡7例，腹水完全消失者9例，肯定与中西医积极治疗有一定关系。我们有以下一些体会。

1. 关于激素的应用

据文献报道，用肾上腺皮质激素治疗重症肝炎，常可使胆红素迅速下降，症状改善，但有时可引起钠及水的潴留。近年来用去氢皮质激素治疗，可有利尿作用。本组病人配合使用去氢氢化皮质激素及氢化皮质激素者12例，其中5例用后黄疸减轻，精神好转，消化道症状改善，但7例死亡患者，并未看出激素有阻止黄疸发展及各种症状恶化的作用。同时从12例应用情况来看，亦均无明显的利尿或阻止腹水产生的作用，有5例是在应用激素过程中产生腹水者。因此，本组病人腹水的消失，似与中药或加用西药利尿剂有一定关系。

使用激素治疗重症肝炎，在选择适应证上应当慎重考虑。本组病人有2例在入院时病情并不十分严重，胆红素定量在10.4～11.3mg%，用激素后，虽然黄疸很快减轻，症状好转，但停用激素后（1例因治疗中发生胃及十二指肠溃疡穿孔而停用），又很快发生黄疸，而且急剧加深，各种症状也随之恶化，虽再加用激素亦无济于事，终至发生肝昏迷而死亡。然而，用之得当，确能起良好作用。

本组有1例腹围达118cm的患者，配合应用激素后效果较满意。病人入院时即合并有腹水，屡用中药利湿及攻下之剂，并加用西药利尿剂，腹围不减，放腹水后亦于数天内复原。同时患者尚有食欲不振，应用攻水剂后有时又有恶心、呕吐等反应。由于患者有慢性肾盂肾炎，长期发热在38℃左右，经久不退，为治疗慢性肾盂肾炎之发热而加用激素及抗生素后，体温恢复正常，消化道症状亦随之改善，但腹水并未减少。乃再度间断攻水，同时内服防己黄芪汤合五皮饮加减以健脾利湿、攻补兼施。由于在激素的作用下，减少了攻水剂对胃肠道的刺激，结果腹围很快减少，尿排出量亦明显增多，终至腹水全消，肝功能逐渐恢复正常而出院。

2. 关于西药利尿剂的应用

本组病人曾用双氢克尿噻及汞撒利两种利尿剂。前者对电解质有一定影响，可引起血钾减低，后者对肾脏又有一定的刺激作用。本组病人检查尿常规中蛋白微量者12例，有白细胞者14例，红细胞者2例，管型（颗粒管型、透明管型）者5例，对肾脏有影响，故使用汞撒利时更宜慎重。曾有1例用汞撒利后，尿量未见增多，红、白细胞及管型反而明显加多。不过利尿剂使用恰当时，对消除腹水还是会起一定作用的。

本组病人用双氢克尿噻者9例，用后尿量明显增多，腹围减少者2例，无效者7例。用汞撒利5例，仅1例用后效果明显，4例无效。加用利尿剂者多是腹围较大，一般在90cm以上，腹水比较顽固，单纯用中药攻利之剂，效果不能持久，可间断并用西药利尿剂，待使尿量增多，腹围不再继续上升后，停用西药利尿剂，单纯用中药治疗，也能获得良好效果。本组病人配用西药利尿剂者，由于腹水量较多，腹水消失时间较长，一般在 57～243 天才完全消失。

如果加用西药利尿剂后，腹围仍持续不减，同时各种症状不见好转，胆红素定量不断上升，则表示预后不佳。5 例死亡患者均有此种表现。

3. 关于中药的应用

本组病人不加用西药利尿剂，单纯用中药治疗或中药配合激素治疗共 7 例，结果 5 例治愈，2 例死亡。一般腹围在 76～92cm 之间，治疗后腹水在 12～37 天完全消失。腹围较小者，单纯用中药淡渗利湿之剂即可使尿量增多、腹水消失；腹围大者，可间断配合攻水之剂，亦可促使腹水减少。2 例死亡患者，在中医病机辨证上，属于湿热亢盛型。由于病势发展较快，各种症状均趋恶化，治疗上不可能单纯以腹水为重点。如有 1 例曾用二金汤后尿量增多，但因病情转变，不能继续用利湿方剂，改用清热解毒、芳香开窍等方剂治疗。后来，未能阻止病情发展时，就不能有效。5 例治愈者，中医病机辨证上均属湿壅脾困型，病程进展较慢，治疗上可从容不迫，利尿作用也较明显。我们体会，有时单用淡渗利湿方剂尿量不见增多时，于方剂中加入少量干姜、炮姜、附子等温阳之品，常可促使尿量加多，腹水全消。这也证明是符合中医病机辨证的。一般中药攻水剂都是作用峻烈的药品，使用时应慎重，对肝脏有无损害作用，值得考虑，我们病例中所用攻水剂，似以禹功散及十枣汤效果较好。

中西医综合治疗重症肝炎的临床体会
——附 25 例分析

总结并介绍我们在解放军某医院 1960～1965 年以来采用中西医综合疗法治疗的重症肝炎 25 例的一些体会，供参考。

一、诊断依据

凡属急性黄疸型传染性肝炎病情迅速恶化，伴有下列条件之一者，均诊断为重症肝炎：①胆红素定量在 15mg% 以上，或不到 15mg% 但迅速加深，同时均有严重的消化道或周身症状者。②出现腹水者。③出现肝昏迷或昏迷先兆者，25 例中以青壮年最多，占 78%。

二、治疗方法

本组患者除卧床休息，饮食治疗外，均采用中西医综合疗法。

1. 中医治疗

（1）呕吐者治以清泄胃热、降逆止呕法，方剂加橘皮竹茹汤、小半夏加伏龙肝汤、苏叶黄连汤等，少量多次频服。如呕恶太甚，数日不食，胃气大损，则可酌加扶正和胃之品。

（2）腹水：热重者宜清热利湿，方剂如茵陈蒿合四苓汤、二金汤；湿重者宜温阳利湿，方剂如茵陈胃苓汤、实脾饮；体实者可配合攻水之剂如舟车丸、禹功散等。

（3）有狂躁昏迷者应清热泻火，解毒开窍，方剂如清宫汤、清营汤、千金犀角散、犀羚钩藤汤，再加安宫牛黄丸、局方至宝丹等。

（4）出血者宜清热凉血，用犀角地黄汤等。

2. 西医治疗

（1）严重呕吐不能进食者，静滴 10% 葡萄糖液。

（2）20 例患者曾用去氢可的松、氢化可的松等肾上腺皮质激素。

（3）部分腹水患者曾用双氢克尿噻、汞撒利等利尿剂。

（4）昏迷者均静滴谷氨酸钠或精氨酸。

（5）有感染者用金霉素、土霉素、氯霉素等抗生素。

（6）所有患者均用多种维生素，部分患者曾用葡萄糖醛酸内酯、二硫辛酸、复方胆碱、肝精等。少数患者曾输血。

疗效标准：①临床治愈：黄疸、腹水、昏迷等主要临床表现消失，肝功能恢复正常。②显著好转：主要症状体征消失，肝功能试验中仅个别项目不正常。③无变化。④死亡。

临床治愈 13 例（52%），显著好转 3 例（12%），无变化 1 例（4%），死亡 8 例（32%）。

黄疸重、恶心呕吐重的 3 例患者，均经抢救治愈；有腹水的 17 例中，死亡 7 例，存活 10 例；昏迷 13 例中，死亡 8 例，存活 5 例。以发生昏迷者疗效最差。本组中相当于一般所谓"恶性型肝炎"者 22 例，8 例死亡（36.3%），较叶氏、姚氏、金氏等报道的 54.5%～86.9%为低。

三、体会

一是本文所指重症肝炎，除包括"恶性型肝炎"外，还包括消化道症状严重而黄疸急剧加深这一类。因为这类病人很有可能进一步发展而出现腹水昏迷等严重情况以致死亡。但经积极治疗后，也有可能转危为安。如患者涂某，入院时恶心呕吐严重，胆红素 12.5mg%，第三天骤增到 25.75mg%，并出现腹水，经用中西医综合疗法抢救而治愈。故对此类患者应高度重视，我们认为将其列入重症肝炎范围内是有好处的。

二是肾上腺皮质激素治疗重症肝炎的评价究竟如何？迄今仍不一致。我们认为：对呕吐严重无法进食及服用中药者，激素治疗常可迅速控制消化道症状，改善患者营养状况，并为中药治疗创造有利条件。对黄疸严重者，一般认为激素可顿挫黄疸的进展，并使胆红素自高峰迅速下降，但以后则滞留在轻度异常的水平，整个黄疸病程并未缩短。我们看到个别患者在应用激素时，同时加入大剂量药性苦寒的中药，既使黄疸高峰迅速下降，又使总退黄天数明显缩短，值得进一步观察研究。13 例昏迷患者均曾应用激素，结果 4例临床治愈，1 例显著好转，8 例死亡。因此我们认为激素在中西医综合疗法抢救重症肝炎时肯定有较大的价值。但也必须注意其副作用和并发症，本组有 5 例发生严重并发症：2 例溃疡病穿孔，2 例结核扩散，1 例并发肺炎，1例发生颅内出血致死。故对激素的应用必须慎重，不宜在胆红素偏高时常规使用。

另外，应用谷氨酸钠、低蛋白饮食、广谱抗生素等综合措施治疗高血氨性肝昏迷和高血氨症可取得一定疗效。对于肝炎引起的腹水，我们主张尽量给患者以高蛋白饮食（1.5～2g/kg 体重），少用双氢克尿噻、撒利痛等利尿剂，因利尿效果不够理想，却易产生电解质紊乱，有时不如中医利尿方剂安全有效。

三是中医认为急性黄疸型传染性肝炎一般属于湿热阳黄，重症肝炎则为湿热炽盛化火。胃腑热结则恶心呕吐便秘，也可导致昏迷。肝风内动、风火相煽则见抽搐震颤，热陷心包则为狂躁昏迷。热毒迫血妄行则发生出血。我们观察 36 例昏迷患者死亡前的脉舌改变：舌质红绛者 6 例，舌苔黄燥 1 例，焦黑 2 例，舌卷 3 例，脉数者 5 例。脉舌改变基本上符合热毒炽盛的临床表现。

对于肝昏迷的中医治疗，我们除用清热解毒的方剂外，还发现通腑泄热法有一定疗效。3 例昏迷先兆和 3 例昏迷患者均在用泻下药后神志恢复。是否通腑泻下能减少肠内毒素的吸收，有助于肝脏功能的恢复，有待进一步观察。

在腹水患者中，湿重者较热重者消水疗效为佳：8 例腹水消退的患者中 7 例属于湿重，经用温阳等法利湿而获效，这和湿重者病情多半较轻较缓、热重者多半较重较急有关，有 1 例患者迭经清热、利湿、温阳、化瘀、攻下诸法均未见效，以后改用攻补兼施法而使腹水全消，肝功能恢复正常。说明对于正虚邪实的患者，不能只顾驱邪的一面，应该兼顾扶正。

四是上海传染病院治疗小儿肝昏迷发现单纯西医治疗病死率为 80%，采用中西医综合治疗则降为 50%。我们也认为恰当地运用中西医综合疗法，或可有助于疗效的提高。为此，提出了下述几点：①如何能认识本病与普通型肝炎不同的早期征象，能在湿热虽已化火，但热毒尚未炽盛之际，即以重剂直折其势，可能会顿挫其进展。②仔细鉴别重症肝炎的各种证候类型及其病机，更精确地辨证用药。③对古今文献中提到过的点滴苗头如清热解毒、芳香开窍、下法（通腑、下瘀血）及针灸等，进行深入的观察研究。④在伴用西药的条件下，如何使中西药用得恰当，如何估计西药作用对中医辨证和中药的影响等，均属需要及时解决的重要问题。

急性细菌性痢疾的中医治疗体会

——附 37 例临床分析

我们于 1963 ～ 1966 年间在解放军某医院协作期间，曾对一部分急性细菌性痢疾进行了中医中药的治疗观察，发现中药治疗效果远较西药治疗为优，今总结如下。

一、病例选择

病例选择按总后卫生部规定急性典型菌痢的诊断标准，即：①急性发作的腹泻，②脓血便。病期不超过三天，治疗不超过一天的成年男性患者，并排除原虫病及其他疾病。本组病例单纯采用中医辨证论治，并以同期发病、条件相等的西药组对照，进行比较观察。计中医辨证论治组 20 例，对照组 17 例。中医辨证论治组 20 例均属湿热痢。治疗原则以清热导滞、调气和血为主，兼有发热者则表里同治。

二、治疗方法

初起多用葛根芩连汤合小承气汤或另加服青宁丸，3～4 剂后去小承气汤或青宁丸，单用葛根芩连汤加减，如下利血多用芍药汤加减，亦有初用葛根芩连汤 2～3 天后发热退，则改用白头翁汤或芍药汤加减。加减法：热重加银花、连翘；暑湿重加藿香、佩兰；气滞重加木香、槟榔或枳实、厚朴；血多加当归、地榆；食滞加山楂、神曲等。每日服中药一剂，连服 7～10 天为一疗程，大便连续培养 2～3 次为阴性，则做乙状镜检查，若无病变，肠拭子培养亦为阴性则出院；如有病变则用 0.1% 黄连素灌肠，每晚一次，每次 200mL，共 7 次或再服中药一个疗程，再重复乙状镜检查，如第一次肠拭子培养阳性时亦予第二疗程治疗。第二疗程完毕各种检查同上。对照组用痢特灵 100mg，日 4 次，疗程同中医辨证论治组，疗程完毕检查方法亦相同，如乙状镜检有病变，则用 2% 的磺胺噻唑，1% 的呋喃西林或 0.1% 的黄连素灌肠，或改服四环素、金霉素、黄连素再治疗一个疗程，疗程完毕再重复上述检查。

三、疗效标准

按总后卫生部规定，临床痊愈标准为：①临床症状消失；②每日大便在两次以下，并且外观正常；③大便镜检于停药后连续三次均无异常；④停药后大便培养每日一次连续三次为阴性，如急性期培养为阴性，则在停药后应连续培养两次为阴性；⑤乙状镜检病变基本消失。所有中医辨证论治组及对照组均达到临床痊愈标准出院。

四、治疗效果

中医辨证组 20 例，第一疗程治愈者 16 例，两个疗程者 3 例，三个疗程者 1 例。对照组 17 例，第一疗程治愈者 12 例，两个疗程治愈者 5 例。中医辨证论治组单一疗程痊愈效率 80.0%，对照组为 70.6%。

两组体征及化验恢复情况：治疗前两组病情比较见表 13，症状中以腹痛中医辨证论治组较多，其余病情两组相似。

表 13　病情比较

例数　病象 组别	发热		里急 后重	腹部 疼痛	腹部 压痛	大便培养		
	37.9℃ 以下	38℃ 以上				弗氏	宋内氏	阴性
中医辨证治组	9	3	16	18	18	11	2	7
对照组	5	5	15	12	15	10	1	6

治疗后症状体征及化验恢复情况见表 14，中医辨证论治组腹痛、腹部压痛的消失及大便恢复在每日两次以下较对照组为慢，其余均相似。

表 14　病象恢复天数比较

例数　病象 组别	退热	里急后重	精神不振	食欲不振	腹部疼痛
中医辨证治组	1.8	3.8	1.6	2.3	5.5
对照组	1.8	3.3	1.6	1.6	2.4

例数　病象 组别	腹部压痛	大便日 两次以下	大便性状 复常	大便镜检 复常	大便培养 转阴
中医辨证治组	7.1	7.3	4.0	4.1	2.8
对照组	2.9	2.5	3.5	3.9	2.9

以上均为平均天数。

乙状镜检查恢复情况：中医辨证论治组治疗一疗程后，乙状镜检查无病变者 13 例，轻度充血小出血点或水肿者 3 例，共占 80%，有明显出血或糜烂者 4 例，又经一疗程 3 例恢复正常，仅 1 例三个疗程方治愈。对照组治疗一疗程后，乙状镜检查无病变者 6 例，轻度病变 6 例，共占 70.6%，有明显病变 5 例，又经一疗程而治愈。

五、治疗体会

在治疗过程中，最初用固定方剂，葛根芩连汤加味（葛根、黄芩、黄柏、荆芥、杏仁、青蒿、栀子、地榆炭、当归、白芍、生地、槟榔、甘草）以清热解毒、理气宣透、凉血止血为主进行治疗，治疗4例效果不太满意，仅1例一个疗程治愈，其余3例均需2～3个疗程方治愈，以后考虑是湿热壅滞大肠，非苦降泻下之剂不能通其壅滞，故我们在病初数天以内，于葛根芩连汤中加用小承气汤或青宁丸以通壅滞，结果16例中仅1例需要两个疗程，余均以一个疗程治愈，单一疗程的治愈率达93.7%，说明运用通因通用之法，可以提高疗效，因为有4例是用固定方剂者，因此总的单一疗程治愈率降为80.0%，有人曾强调急性菌痢开始中毒症状的壮热恶寒，应当苦寒清热合凉血活血，用芩连、当归、生地、地榆、白术、赤芍之类，热邪所迫痢下鲜血，里急后重，亦宜苦寒清热，凉血止血，用黄连、黄柏、秦皮、银花炭、生地、当归等，从我们的实践来看，认为急性菌痢过早应用凉血止血法，并无良好效果，不可不引起重视。

关于症状的消失方面，加入较大量的银花、连翘，有助于体温的迅速下降，3例发热在38℃以上者，1例未曾加入银翘，体温至第六天方恢复正常，2例加入银花、连翘者，体温均在1～2天降至正常。张锡纯"金银花与甘草同用，善解热毒，可预防肠中之溃烂"，陈藏器"银花主热毒血痢"，《顾氏医镜》记载：热毒血痢用鲜金银花数两煎汤代水煮药，可见金银花古代已作为治痢良药。至于中医辨证论治组腹痛、腹部压痛恢复较慢，可能和住院时腹痛症状原较对照组为多有关，302医院曾观察白头翁汤治疗急性菌痢时，认为将黄连加大剂量，单煎三次，然后再与他药混煎，效果较好，我们各方中用黄连量仅2～3钱，煎煮是与其他各药同煎，可能对疗效也有影响。

近三十年来由于磺胺和抗生素的广泛应用，使痢疾杆菌迅速地变成耐药菌株，造成治疗上的困难和带菌者的增多，1972年北京二传和北医一院儿科的材料表明对四环素耐药占85.5%，对氯霉素耐药占73.6%，对土霉素耐药为98.2%，对链霉素耐药占38.4%，据兰州统计对四环素耐药占72.9%，对链霉素耐药为74.44%。在临床上还可看到，年老体弱及有合并其他疾病的患者，应用广谱抗生素治疗细菌性痢疾的过程中，易发生二重感染和菌群失调，因此在当前痢疾杆菌对多种抗生素的耐药株不断增加的情况下，探讨中医中药的治疗尤有重要的意义。

有人曾对六年来菌型与疗效演变的关系加以研究，发现黄连与黄连素的疗效较为恒定，治愈率稳定在66.6%～80.3%之间，同时在控制感染症状和粪便镜检恢复率等方面均较优良，也未见到毒性反应或由此导致肠道菌群失调，为一般抗菌素或化学药物所不完全具备者。中医辨证论治组 20 例所用之复方中均有黄连及其他治痢有效药物，从本组材料以及国内有关材料，和千余年来中医学文献记载来看，治痢疗效始终良好，可以充分说明细菌对之不易产生耐药性，这和中医中药不单纯着眼在抑菌方面有很大关系，有介绍不少中药临床应用中效果很好，但在试管中毫无抑菌作用，更可证明中药的疗效不是简单的抑菌结果。

中医辨证分型治疗胃及十二指肠溃疡病 40 例的疗效观察

胃及十二指肠溃疡病是一种常见的慢性病。我们从 1973 年下半年对门诊和住院的胃及十二指肠溃疡病病人经 X 线钡餐造影证实有龛影者 40 例，进行了中医辨证分型治疗，取得较好效果。认为辨证施治较以往用单方单药治疗的效果好。

一、临床资料

1. 一般情况

40 例患者中，住院治疗 35 例，门诊治疗 5 例，全部病例均经 X 线钡餐造影确诊，并具有临床症状及体征。一般如具有典型症状而放射线检查阴性者未列入。

所有患者都有长期反复发作的胃脘疼痛病史，其中有 6 例合并消化道出血（柏油样便）住院。40 例中男性 38 例，女性 2 例；年龄在 20 岁以下者 1 例，21～30 岁 5 例，31～40 岁 19 例，41～50 岁 12 例，51 岁以上 3 例；病程 1 年以内者 5 例，1～3 年 11 例，3～5 年 6 例，5～10 年 6 例，10～20 年 10 例，20 年以上者 2 例，大部分病人呈慢性经过。

23 例有发病诱因的记载中，与饮食因素有关者有 18 例次，由精神情绪因素影响发病者有 4 例次，与劳累有关者 7 例次，由天气寒冷阴雨发病者 13 例次，季节中以冬、春、秋三季发病较多。

临床症状：所有患者都有上腹部疼痛之症状，除 2 例疼痛拒按外，余均疼痛喜按、喜热。其次为上腹部饱胀感占 32 例，嗳气占 30 例，泛酸有 26

例，有便血者 26 例，有呕血史者 3 例。

2. 诊断及疗效标准

（1）诊断标准：所有病例大部分具有典型症状，同时 X 线钡餐造影有龛影表现；部分患者症状不典型，但钡餐造影有龛影或有的经胃镜检查直接看到溃疡者亦符合本组观察对象。40 例中，胃溃疡 6 例，十二指肠溃疡 33 例，复合性溃疡 1 例。

（2）疗效标准：分临床治愈、显效、进步、无效四项。①临床治愈：主要症状消失，X 线钡餐造影龛影消失，粪便潜血阴性。②显效：主要症状消失或基本消失，X 线钡餐造影龛影明显缩小，粪便潜血阴性。③进步：主要症状减轻，X 线钡餐造影龛影无明显变化。④无效：主要症状持续存在，X 线钡餐造影未好转或龛影反增大者。

3. 治疗方法

门诊及住院患者，均单独按中医辨证分型治疗，大多数病人以一个主方治疗后龛影愈合，有 6 例在治疗过程中临床表现有所改变，中医分型及治疗方剂亦随之而变。无论门诊及住院患者都是普通饮食，未予特殊的溃疡病饮食治疗及卧床休息。住院病人可以一般活动，门诊病人一般仍照常工作或学习。一般治疗以 1 个月为一疗程，一疗程后 X 线钡餐造影复查，必要时可连续治疗。

按中医辨证分型，一般分以下三型。

虚寒型：脘腹隐痛，喜按喜暖，近冷则重，舌质淡、苔白，脉虚软，治宜温脾健胃，用黄芪建中汤合良附丸、香砂六君子汤、理中丸。

胃阴不足型：脘腹痛，口干唇燥，不思饮食，大便干结，舌质红少津，脉细数，治宜养阴和胃，用一贯煎。

寒热夹杂型：上腹胀满，喜暖喜按，嗳气吞酸，口干喜饮，大便干结，小便短赤，脉弦，苔白腻或黄腻，治宜降逆散痞，用甘草泻心汤。

4. 治疗效果

40 例中，临床治愈 36 例，显效 1 例，进步 2 例，无效 1 例，龛影消失率为 90.0%。

按照疗程统计，在治疗一个疗程内龛影消失者 22 例（55.0%），两个疗程内龛影消失者 8 例（20.0%），三至四个疗程内龛影消失者 5 例（12.5%），半年以上龛影消失者 1 例（2.5%）。

按病种来看：胃溃疡 6 例，临床治愈 5 例，无效 1 例；十二指肠溃疡 33

例，临床治愈 30 例，显效 1 例，进步 2 例；复合性溃疡 1 例为临床治愈。

按中医辨证分型来看：寒热夹杂型 20 例次，其中临床治愈 18 例次，无效 2 例次。虚寒型 19 例次，其中临床治愈 13 例次，显效 2 例次，进步 4 例次。胃阴不足型 7 例次，其中临床治愈 5 例次，无效 2 例次。

住院患者统计龛影消失的平均住院天数为 44.1 天。

二、体会

一是我院 1970 年 11 月份总结门诊治疗胃及十二指肠溃疡病 50 例，以胃宁散（钟乳石粉）、胃舒散（陈皮、青矾、生甘草）、胃乐散（鸡蛋壳、甘草、陈皮、元胡）等单方或单味药治疗，其中有龛影者 34 例，治疗后复查 12 例，复查结果，龛影消失 6 例，缩小 2 例，无变化 4 例，大部分龛影消失时间是在 5 个月以上，与目前本组材料比较，虽然本组病例大多数为住院治疗，看来中医辨证分型效果似较单方单药要好，而且龛影消失的时间也较快。单方单药在治疗慢性病的过程中，具有简便验廉的优点，但是没有辨证论治更具有针对性，因此我们认为中医辨证分型治疗是目前提高慢性病疗效的重要措施。

二是国内外有不少用甘草制剂治疗胃及十二指肠溃疡病，取得一定疗效。一般用甘草流浸膏 15～30mL，日三四次，疗程 6 周，治疗后 X 线钡餐造影复查，龛影消失率 34.7%～50.9% 之间[1-3]。副作用是发生水肿者 15%，发生高血压占 42%[3]。

本组 40 例，除胃阴不足型 5 例用一贯煎方中无甘草，寒热夹杂型 1 例方剂中去甘草外，其余 34 例方剂中均有甘草。甘草泻心汤每日甘草用量一两，黄芪建中汤每日甘草用量四钱，按 6 周内龛影消失情况，从疗效上看，似较手边资料中现有国内用甘草制剂治疗的效果要好。本组仅 1 例寒热夹杂型用甘草泻心汤治疗过程中发生轻度浮肿及血压轻度上升外，余均未有浮肿及高血压发生。副作用减少，疗效较单用甘草为佳，恐与中药复方治疗有一定关系。至于含甘草复方与不含甘草复方比较，在用甘草复方的 38 例次中，龛影消失 30 例；不用甘草复方的 8 例次中，龛影消失 6 例；由于例数尚少，还不能说明问题，但可以认为不用甘草的复方也有抗溃疡的作用。

三是我组虚寒型用黄芪建中汤治疗，据北京中医学院药理教研组的动物实验研究[4]认为：黄芪建中汤煎剂皮下注射，能防止结扎幽门所致大白鼠溃疡的发生；另以皮下注射去甘草的黄芪建中汤煎剂，同样也有抗溃疡作用，只是作用较弱，这说明黄芪建中汤除甘草外，尚含有其他抗溃疡作用的成分。最后我们以党参代替黄芪，初步看来，党参建中汤亦有一定疗效。如我们统计用黄芪建中汤 10 例次，其中龛影消失 7 例，明显缩小 2 例，龛影如前 1 例；用党参建中汤 5 例次，其中龛影消失 3 例，龛影如前 2 例；由于病例尚少，目前还不能看出是否黄芪建中汤效果比党参建中汤更好些，值得今后进一步观察。

四是本组病人有 3 例临床治愈后约 40 ～ 160 天左右复查又出现龛影，近期复发率 7.5%。关于预防胃及十二指肠溃疡病复发问题，有待进一步研究。我们认为在达到临床治愈后宜改服丸药，继续巩固疗效，借以达到预防复发的目的。

参考文献

[1] 叶维法，等：中华医学杂志，1958（5）：484.

[2] 李仕梅，等：中华内科杂志，1960（3）：226.

[3] 刘夕惕：南京第一医学院学报，1958（3）：152.

[4] 金恩波，等：药学学报，1965（7）：440.

慢性肾炎中医治疗规律的探讨

——附 100 例临床分析

慢性肾炎是一个常见病、多发病，目前尚缺少比较满意的治疗方法，一般慢性肾炎的完全缓解率仅为 4% ～ 21.3%。虽然近年来采取中西医结合的治疗措施，但亦仅限于某些肾病综合征的疗效有些提高，在慢性肾炎各型的治疗过程中仍感困难。由于病程长、经常反复，迁延不愈，最后常可导致慢性肾衰竭。因此积极地摸索中医治疗的规律，提高治疗效果，实属必要。本文就我病区自 1976 年 10 月 ～ 1980 年 10 月所收治的慢性肾炎住院患者 59 例，以及笔者在门诊所诊治的患者 41 例，予以总结，借以探讨慢性肾炎病程发展变化及中医治疗规律。

一、资料介绍

1. 病例选择

门诊病例 41 例及住院病例 59 例，病例选择的条件如下：①急性肾炎未能彻底控制，临床症状和尿检查迁延不愈达 1 年以上者。②过去（至少超过一年）有明显的急性肾炎史，由于急性上呼吸道感染，数天内（不超过一周）又出现急性发作的症状与体征者。③既往无明显肾炎病史，逐渐出现慢性肾炎或肾衰竭的症状与体征者。④无明显症状，仅在健康检查或检查其他疾病时，发现尿中有蛋白、红细胞或管型等病理成分者。

其临床类型，本组病人按 1977 年 10 月北戴河肾炎座谈会所制订的标准，计慢性肾炎普通型 50 例，肾病型 22 例，高血压型 28 例。根据肾脏功能的诊断，计肾功能正常期及肾功能不全代偿期共 59 例，肾功能不全失代偿期 13 例，尿毒症 28 例。即本组病人中有慢性肾功能不全的氮质血症及慢性肾衰竭的尿毒症共占 41%，说明了本组病人病情较为严重。

2. 一般情况

（1）性别：男 61 例，女 39 例，男与女之比为 1：0.64。

（2）年龄：20 岁以下 14 例，21～30 岁 26 例，31～40 岁 23 例，41～50 岁 26 例，50 岁以上 11 例。从年龄看，青壮年占 63%。

（3）病程：在 1 年以内者 24 例，1～5 年者 51 例，5～10 年者 16 例，10 年以上者 9 例。以病程看，大部分病人是长期迁延不愈者。病程在 1 年以内者，剔除了急性肾炎的病例。

（4）症状及体征：一般有腰痛，乏力，头晕，水肿，高血压等。如果发生尿毒症，可有恶心、呕吐，皮肤瘙痒，贫血等表现。在有水肿的 69 例患者中，高度水肿 6 例，中度水肿 16 例，轻度水肿 47 例。其中肾病型多见高度与中度水肿，普通型与高血压型多见轻度水肿。肾功能正常及肾功能不全代偿期 59 例中，有水肿者 44 例，肾功能不全失代偿期及尿毒症期 41 例中，有水肿者 25 例。

注：高度水肿：指全身各处（如颜面、胸背、腰部、四肢、阴囊等处）显著水肿，并有腹水、胸水、腹围超过 80cm 者；中度水肿：水肿较以上为轻，亦可有腹水，腹围在 80cm 以下者；轻度水肿：仅颜面及下肢水肿者。

脉舌变化：普通型及高血压型的脉象以沉细及弦细为多，肾病型的脉象以沉细为多。普通型及高血压型的舌象以质红干燥者居多。

二、治疗方法

本组病人除尿毒症期并用西药纠正酸中毒、抗感染，以及高血压型兼用西药降压药外，余均单纯用中药治疗。个别水肿患者院外曾用激素及西药利尿时，因水肿不消而住院，则逐渐撤减激素及西药利尿剂。中医治疗方法如下。

1. 水肿阶段

根据中医学对水肿的认识，一般可从肺脾肾三脏来治，慢性肾炎急性发作阶段，可用宣肺利水之剂，如越婢汤、麻杏石甘汤合五皮饮加减，或麻黄附子细辛汤加味。如属脾虚水湿内蓄，则宜健脾利水之剂，方如防己黄芪汤合五皮饮加减。如属脾肾阳虚水湿停留，则宜温阳利水之剂，方如真武汤、实脾饮、济生肾气汤等加减。如属三焦气化阻滞，以致水湿泛滥，可用行气利水之剂以通利三焦气化，方如大橘皮汤、茯苓导水汤。如湿邪化热，亦可用清热利湿之剂，方如萆薢分清饮（《医学心悟》方）加减。如属肝肾阴虚夹有水湿，则宜滋养肝肾兼以利水，方如六味地黄汤合五皮饮、六味地黄汤加牛膝、车前之类。如属络脉瘀阻夹有水湿，可用活血利水之剂，方如桂枝茯苓丸合五皮饮、当归芍药散等加减。本组病人因病程较长，如兼水肿多属正虚邪实，攻泻逐水之剂尤当慎用。因此，本组病人未曾应用攻水之法。

2. 水肿基本消退阶段或无水肿患者

按脏腑阴阳气血虚损，予以辨证论治。一般慢性肾炎的脏腑辨证定位多考虑脾肾，由于阳损及阴，亦与肝有关。一般脾虚者，可用健脾益气之剂，方如补中益气汤、香砂六君子汤、参苓白术散等加减；夹湿者多用防己黄芪汤；夹瘀者用补中益气汤合桂枝茯苓丸；脾肾阳虚者，可用温补脾肾之剂，方如保元汤、理中汤、真武汤、苓桂术甘汤等加减；肝肾阴虚中，可用滋养肝肾之剂，方如六味地黄汤合二至丸、左归饮等加减；如阴虚而肝阳上亢者，可用滋肾平肝之剂，方如建瓴汤、三甲复脉汤等加减；如阴虚夹有湿热，可用养阴清利之剂，方如滋肾汤、知柏地黄汤加减；脾肾气阴两虚者，可用益气养阴之剂，方如参芪麦味地黄汤、大补元煎等加减；阴阳两虚者，用阴阳双补之剂，方如济生肾气丸、地黄饮子等；如属湿热较著者亦可用清热利湿之剂，如八正散、萆薢分清饮（《医学心悟》方）等加减；如属风热壅肺，持续咽痛者，可用清热散风之剂，方如银蒲玄麦甘桔汤及麻黄连翘赤小豆汤等加减；如属皮肤疮疡久治不愈，可用清热解毒之剂，方如五味消毒饮加减。不论湿热、风热或疮毒，多是在阴虚的基础上发生的。因此，清热多与养阴之剂同用。今将慢性肾炎各型与中医辨证的情况列表 15 如下：

表 15　慢性肾炎类型与中医辨证的关系

类型 \ 中医辨证	脾虚	脾肾阳虚	肝肾阳虚	脾肾气阴两虚	总计
普通型	10	1	31	8	50
肾病型	10	2	4	6	22
高血压型	4	1	10	13	28
总计	24	4	45	27	100

从表 15 看，普通型以肝肾阴虚及脾虚为多见；高血压型以肝肾阴虚或脾肾气阴两虚为多见；肾病型则以脾虚为多见。脉舌变化亦符合此种情况。普通型及高血压型的脉象以沉细及弦细为多，舌质多红而干燥，符合肝肾阴虚及气阴两虚的辨证。肾病型的脉象以沉细为多，亦符合脾虚的辨证。

三、治疗效果

慢性肾炎患者，肾功能正常或肾功能不全代偿期的疗效标准，按照 1964 年内分泌、代谢及肾脏　病学术会议所制订的标准，分为：①完全缓解：症状体征消失，肾功能正常，尿蛋白阴性或 24 小时定量不超过 200mg，尿沉渣计数正常。②基本缓解：症状体征消失，肾功能正常或基本正常（指与正常值相差不超过 15%），24 小时尿蛋白定量不超过 1.0g，尿沉渣计数接近正常。③部分缓解：临床表现与上述实验室检查中一项或多项有明显改善，但未达到基本缓解的标准。其他指标改善而肾功能恶化者，不在此例。④无效或恶化。

本组 59 例肾功能正常或肾功能不全代偿期，按照上述标准，其治疗效果如表 16：

表 16　59 例肾功能正常或肾功能不全代偿期的疗效

类型 \ 中医辨证	完全缓解	基本缓解	部分缓解	无效或恶化	总计
普通型	15	8	6	7	36

类型＼中医辨证	完全缓解	基本缓解	部分缓解	无效或恶化	总计
肾病型	2	3	5	7	17
高血压型			3	3	6
总计	17（28.8）	11（18.6）	14（23.8）	17（28.8）	59

从表16看，各型中以普通型的治疗效果较好，其次为肾病型，高血压型的治疗效果最差。总的有效率为71.2％。

慢性肾炎肾功能不全代偿期及尿毒症期的治疗情况，由于未有统一的疗效标准，我们自订的疗效标准分为：①好转：经治疗后症状消失，体征消失或减轻，贫血改善，周围血象血色素上升，红细胞增加，血中尿素氮明显下降，酸中毒得到纠正者。②无变化：病情尚属稳定，症状消失，体征减轻，但贫血不见好转，血中尿素氮不见下降，有慢性酸中毒的表现者。③恶化：尿毒症症状不减，氮质血症加重，酸中毒加重，呈进行性贫血，并出现感染、出血、心衰、心包炎、电解质紊乱、尿闭等临床表现者。④死亡。

本组41例肾功能不全失代偿期及尿毒症期，按照上述标准，其治疗效果如下：

从表17看，好转有17例（占41.5％）。死亡10例均是尿毒症期，而死亡率中以高血压型最高。如按尿毒症期28例统计，尿毒症期好转9例（仅占32.1％）。

表17　41例肾功能不全失代偿期及尿毒症期的疗效

类型＼疗效		好转	无恶化	恶化	死亡	总计
肾功能	普通型	3	2	1		6
不全失	肾病型	2		1		3
代偿期	高血压型	3	1			4

类型	疗效	好转	无恶化	恶化	死亡	总计
尿毒症期	普通型	2	2		2	6
	肾病型	2		1	1	4
	高血压型	5	1	5	7	18
总计		17	6	6	10	41

四、疗效分析

慢性肾炎肾功能正常及肾功能不全代偿期的 59 例，其治疗效果除与类型有关外，与年龄、病程、治疗时间也有一定关系。年龄在 20 岁以下者，约有半数得到完全缓解，随着年龄的增长，完全缓解则逐次减少。本组病例病程在 5 年以内者，完全缓解约占 2/3 以上，5 年以上者则逐渐减少。说明本病呈慢性经过，恢复较慢。如病程迁延 5 年以上者，则多趋向恶化。能坚持长期治疗者，多能获得完全缓解。至于开始治疗时间的迟早与疗效有无影响，由于部分病人的发病开始呈隐匿经过，故很难确定，有待今后进一步分析。

59 例肾功能正常及肾功能不全代偿期中，44 例有程度不等的水肿，治疗前高度水肿 5 例，中度水肿 10 例，轻度水肿 29 例，治疗后中度水肿 2 例，轻度水肿 17 例，水肿全消有 25 例，水肿全消率为 56.8%。

五、讨论

1. 关于中医辨证的动态变化

慢性肾炎是一个经常反复，迁延不愈的疾病，由于病程长，病人往往是正虚比较突出，但因经常夹有水湿、湿热、风热、瘀血，呈现正虚邪实的证候，容易产生辨证上的困难，国内中医治疗慢性肾炎的方法，20 世纪 50～60 年代以扶正为主，着重强调黄芪在治疗中的作用，20 世纪 70 年代有用清热解毒、活血化瘀、祛风解毒等法治疗，由扶正转为祛邪，亦未见疗效有明显提高。根据中医理论正虚为本，临床所见水湿、湿热、风热、瘀血等标证是在正虚的基础上产生的，所以治疗还应以正虚为主或标本兼顾，可能较清楚地反映出慢性肾炎的病机，有助于临床疗效的提高。

本组病人的中医病机辨证，根据脏腑阴阳气血的失调，在开始治疗时如表15所示，可以有脾虚、脾肾阳虚、肝肾阴虚、脾肾气阴两虚等表现，但它们之间不是固定不变的，根据病例分析，脾虚可以发展为脾肾阳虚，阳损及阴，亦必有阴阳两虚的表现；肝肾阴虚，阴损及阳，又多见脾肾气阴两虚。因此慢性肾炎的中医病机演变情况，如图3所示：

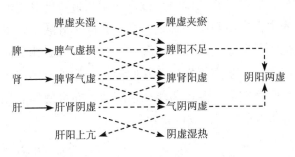

图3　慢性肾炎中医病机的演变情况

根据以上中医病机的演变情况，予以辨证治疗。不是固定一方一药，应以扶正为主，有时兼顾祛邪，这是我们在慢性肾炎辨证治疗中的特点。

2. 关于水肿的治疗

慢性肾炎有明显水肿者，一般以肾病型为多见。水肿病机与肺、脾、肾三脏有关，三者又是相互联系、相互影响的。张景岳说："凡水肿等证，乃肺脾肾三脏相干之病。盖水为至阴，故其本在肾；水化于气，故其标在肺；水惟畏土，故其治在脾。"一般感受外邪，肺失宣降，不能通调水道，下输膀胱，以致水湿停留，溢于面部及四肢而水肿；脾能运化水谷，散布精微，脾虚则不能转输水湿，不能制水，也可导致水肿；肾的气化失常，气不化水，水液停聚泛滥，亦可引起水肿。三焦是水液通行的道路，三焦气机的通畅与否，与水肿也有很大关系。气滞水亦滞，气行则水行，气滞则血瘀，久病亦可入络，络脉瘀阻，气血不通，也能使水湿停留。故治疗水肿要注意调节肺、脾、肾三脏活动的功能，以及与气血的关系。

慢性肾炎的水肿患者，在急性发作阶段，治疗要用宣肺利水法，急性发作以后，治疗当从脾肾。水为阴邪，一般可用健脾利水或温阳利水法，但需要注意的是健脾益气或温补脾肾必须与利水剂合用，方能达到利尿消肿的目的。单用补气或温阳，是不能利尿消肿的。如本组中有一例肾病型患者，用健脾利水法，尿量每日在1000mL以上，单用健脾益气的补中益气汤治疗，服药 1 剂，尿量即减至每日 300mL，水肿又明显加剧。单用温阳法亦是如此。

有人用温阳利水方法治疗肾病水肿患者，进行临床观察及实验研究，亦证明温肾利水法可使肾小球滤过率增加，肾小管回吸收率降低，有效肾血流量增加。如果不用利水药，单用温肾药，则利尿作用又见消失。行气利水在利水消肿法中占有重要位置。本组病例中有用茯苓导水汤治疗高度水肿者，由于该方能通利三焦气滞，气行则水行，亦能获得较好利水消肿的效果。在水肿的治疗过程中，常出现湿热现象，是因脾虚水肿病人，水肿日久，湿郁可以化热；或是脾肾阳虚病人，久用温阳之剂，热与温相合而成；或是水肿期间在院外应用大量激素亦可发生。凡此等等，均须应用清热利湿剂，方能消除水肿。如久服温阳剂，温热药能耗损阴液，亦可使病人转化为阴虚夹有水湿，此时宜用养阴利水剂，方可获效。

3. 关于蛋白尿的治疗

治疗蛋白尿必须从分析病因病机着手，审证求因，辨证论治，方能取得较为满意的效果。在慢性肾炎的初始阶段，根据中医病机，虽有脾虚、脾肾阳虚、肝肾阴虚及脾肾气阴两虚等情况出现，但随着病情的进展，外界药物因素的影响，内在环境的改变，可演变成各种不同的病机，如图 3 所示。因此，用一种病机来治疗蛋白尿是比较困难的，同时各种病机还可互相夹杂出现，更增加辨证分析上的困难，所以蛋白尿的治疗效果是不太满意的。

由于普通型及高血压型肝肾阴虚比较多见，阴虚生内热，加以残留水湿的存在，所以我们自拟"滋肾汤"适用于肝肾阴虚夹有湿热者。其方剂组成为：当归、川芎、赤芍、生地、女贞子、旱莲草、苍术、黄柏、牛膝、益母草、白茅根。经治 20 例，治疗前尿蛋白（+++）～（++++）者 11 例，（+）～（++）者 9 例；治疗后尿蛋白微量或转阴者 8 例，（+）～（++）者 10 例，（+++）～（++++）者仅 2 例，说明本方有一定的治疗效果。

在调整脏腑阴阳气血失调的过程中，要重视正与邪的关系，尤其是夹有风热、热毒、瘀血等因素的影响。如本组病例中，有 1 例皮肤疮毒久治不愈，用五味消毒饮合二至丸加味治疗后，蛋白尿由（++++）转为（-），而获完全缓解。有 7 例在治疗过程中夹有风热，经常咽痛，经用银蒲玄麦甘桔汤加味治疗后，尿蛋白下降，尿中红细胞迅速减少，有 6 例达到完全缓解，1 例基本缓解。1 例舌有瘀斑，月经不调，经用当归芍药散加味治疗半年，尿蛋白由（++）逐渐转为（-），亦获完全缓解。

4. 关于慢性肾功能不全失代偿期及尿毒症期的治疗

慢性肾炎导致肾功能不全失代偿期或尿毒症期，如由肾病型引起者，多与脾肾阳虚有关，由于阴阳互根，后期必然阳损及阴，可以表现为阴阳两虚或气阴两虚；如由高血压型或普通型引起者，多见肝肾阴虚及气阴两虚，肝肾阴虚同时可有肝阳上亢，因为阴损及阳，亦可有气阴两虚。因此，气阴两虚在临床上较为多见，但气虚、阴虚、阳虚、阴阳两虚者亦有，惟较少见。

肾功能不全失代偿期及尿毒症期，本属虚证，但往往夹有邪实为标，是本虚标实。一般如仍有水肿，水是标；在脾肾气虚或阳虚时，湿浊不化，上逆呕恶，其湿浊是标；如湿浊化热，则湿热属标；由于病程较长，久病入络，瘀血内停，瘀血是标。我们对肾功能不全失代偿期及尿毒症期的治疗，是以扶正为主，但也注意标本关系，一般是标急则治标，本急则治本或标本同治。

既然肾功能不全失代偿期或尿毒症期仍是以气阴两虚为多见，故气阴两补的方剂，如参芪麦味地黄汤、大补元煎等，在本组病人中常用，并获得一定疗效。如有一例慢性肾炎高血压型病人，病情发展为尿毒症而住院。入院时血中尿素氮为 130mg%，二氧化碳结合力 49.4 容积%，经用参芪麦味地黄汤治疗 27 天后，血中尿素氮降到 28mg%，诸症消失，血压稳定，好转出院。

慢性肾衰竭中医治疗的体会

——53 例临床分析

我们于 1983 年将近 5 年来收治慢性肾衰竭（简称慢性肾衰）53 例，以中医辨证论治为主进行治疗者总结如下。

一、一般资料

53 例慢性肾衰都是慢性肾脏疾病迁延不愈，同时具备下列条件者：①尿素氮 >60mg%，或非蛋白氮 >80mg%；②严重贫血；③伴有酸中毒；④有严重的尿毒症症状和体征。

53 例病人中，男性 36 例，女性 17 例。年龄 17 ～ 67 岁，40 岁以上占

66.0%。说明了长期慢性肾脏疾病经久不愈，易趋向肾衰竭。

病程最短者为1年以内，长者达20余年，5年以上者占52.8%。但病程在5年以内者有11例始发病即呈尿毒症表现。

在原发疾病中，慢性肾小球肾炎占41例（77.4%），慢性肾盂肾炎5例（9.4%），多囊肾4例（7.5%），紫癜肾2例（3.8%），类风湿肾病1例（1.9%）。慢性肾炎41例中，高血压型27例，为最多见，普通型10例，肾病型4例。

二、治疗情况

本组病例在病重时加用西药对症处理，如纠酸、降压、利尿、强心、抗感染，不能进食者予静脉滴入葡萄糖及能量合剂以补充热量，部分病例加用了蛋白同化激素、输新鲜血。有9例危重者曾作血液透析（简称血透）。一般均采用中医辨证论治为主进行治疗。

本组病例开始治疗时的中医辨证如下。

脾肾气阴两虚：共31例。临床表现为面色萎黄，精神萎靡，极度乏力，皮肤干燥，心慌气短，口干唇燥，手足心热，大便干结，尿少色黄。脉象沉细或沉弱，舌质淡，有齿痕。治宜益气滋阴，方用参芪地黄汤、大补元煎、生脉散等。脾肾气阴两虚可以同时兼见肝阳上亢，本组31例中有8例同时有肝阳上亢，可在原气阴两补的方剂中加入生龙牡、珍珠母，或是在三甲复脉汤、建瓴汤等方中加入参芪。

脾肾气（阳）虚：共11例。临床表现为倦怠无力，四肢酸困，纳呆食少，腹胀便溏，小便短少，口淡不渴，甚则畏寒肢凉，腰部发凉。脉象沉细或沉弱，舌质淡，体胖大有齿痕。治宜补益脾肾，方用补中益气汤、保元汤、附子理中汤、真武汤加参芪桂。本组病例中开始脾肾气虚7例，脾肾阳虚4例，脾肾气虚中有6例以后发展为脾肾气阴两虚，仅1例发展为脾肾阳虚。

肝肾阴虚：共6例。临床表现为全身乏力，头晕头痛，口苦咽干，渴喜凉饮，五心烦热，腰膝酸软，大便干结，小溲黄赤。脉象弦细或弦数，舌质淡红无苔，或有薄黄苔。治宜滋养肝肾，方用杞菊地黄汤、知柏地黄汤。有肝阳上亢者，可用三甲复脉汤、建瓴汤。

阴阳两虚：共5例。在病程发展过程中，由脾肾气阴两虚转化为阴阳两虚者2例，由脾肾阳虚转化为阴阳两虚者也有2例。临床表现为极度乏力，畏寒肢冷，手足心热，口干欲饮，腰酸腿软，不思饮食，大便偏溏，小便黄赤。脉象沉细或沉弱，舌淡而胖，有齿痕。治宜阴阳两补，方用桂附地黄汤、参芪桂附地黄汤、济生肾气汤。

以上是四种类型的重要证治，至于慢性肾衰的恶心呕吐、皮肤瘙痒、水肿尿少，各种类型皆可见到，与本病发展过程中，在正虚的基础上所产生的病理因子有关，常见的有以下五种。

夹湿浊：慢性肾衰由于脾肾两虚，湿浊不行下泄，上泛为呕，是属本病之标。对症治疗可用旋覆代赭汤、小半夏加茯苓汤以降气化浊。如果湿浊化热，上逆为呕，可用苏叶黄连汤，频频呷服，或用黄连温胆汤、半夏泻心汤以辛开苦降、泄热化浊。

夹水停：由于脾肾气虚乃至阳虚，水邪不得外泄，溢于肌肤而全身水肿，此水停亦是本病之标。气虚阳虚者，可用济生肾气汤、实脾饮温阳以利水；气滞水停者，可用大橘皮汤、导水茯苓汤行气以利水；阴虚夹水停者，则用六味地黄汤加牛膝、车前子育阴以利水；如果水停严重，尿少尿闭，亦可攻水以应急用之。

夹瘀血：病久入络，气机失畅亦必有瘀血内停，可佐用桂枝茯苓丸、血府逐瘀汤以活血化瘀。

夹湿热：湿浊化热亦可引起下焦湿热，使病情加重，多见于阴虚及气阴两虚患者，可加用知柏、萆薢、瞿麦、萹蓄以清利湿热。

夹风热：慢性肾衰多因外感风热而使病情加重，此时治当积极控制风热，可用银翘散加味治之。

慢性肾衰病程较久，本虚标实，虚实夹杂，治疗殊感困难，如能分清标本，辨证论治，可望病情趋于稳定。病情进一步发展，湿浊化燥，入营入血，可致血热妄行，肝风内动，蒙蔽心包。中医治疗虽有清营凉血、镇肝息风、清心开窍等法，治疗未必能够控制病情，故宜早期治疗，可促使病情稳定。

三、治疗效果

我院所制订的疗效标准分为：①显效：经治疗后，症状、体征消失，贫血改善，血中尿素氮下降50%以上，酸中毒得到纠正。②好转：经治疗后症状、体征减轻，血中尿素氮下降，酸中毒改善。③无效：临床症状及肾功能均无改善，甚至恶化。④死亡。

本组病例的治疗效果见表18。无效的21例中有9例曾配合血透治疗，其中7例好转，2例死亡，故总的有效率为50.9%。

表 18 慢性肾衰的原发疾病与疗效

原发疾病		显效	好转	无效	死亡
慢性肾炎	普通型	2	4	3	2
	肾病型	1	1	2	
	高血压型	2	6	11	7
慢性肾盂肾炎		2	1	1	1
紫癜肾				1	1
多囊肾			1		
类风湿肾病			1		
总计		7	13	21	12

四、疗效分析

1. 年龄与疗效关系

无效及死亡病例中，30 岁以下 13 例中占 11 例，而 41 岁以上 35 例中占 19 例，说明年轻患者如果发生慢性肾衰，预后较差。

2. 肾功能检查

无效或死亡的 33 例中，血中尿素氮在 100mg% 以上者占 22 例，而有效病例中，血中尿素氮在 100mg% 以上者仅 6 例。酚红排泄试验：无效或死亡病例中有 24 例曾作酚红排泄试验，其中 9 例 2 小时排出 0%，8 例 2 小时排出 5% 以下。

3. 贫血程度

无效或死亡病例，均呈进行性贫血，血色素最低 2.8g/dL，多见为 4～5g/dL。好转及显效者，血色素最低 4.9g/dL，经治疗后贫血有所好转，血色素上升 1～1.5g/dL 左右，1 例显效者由 7.0g/dL 上升为 13.6g/dL。贫血的改善，可能反映中药的治疗对肾功能有些改善作用。

4. 合并症

无效及恶化病例中多出现合并症，计心衰 19 例，感染 17 例，电解质紊乱 6 例，心包炎 4 例，出血 14 例。各种合并症的出现，往往可使病情迅速恶化，很快发生尿少、尿闭，或呼吸、循环衰竭。合并感染者，白细胞计数可高达 3 万～ 4 万 /mm³，中性白细胞占 80% ～ 93%。常见有上呼吸道感染、肺部感染、泌尿道感染。本组病例有 3 例合并肺部感染，由于及时治疗，使病情得到控制。有 1 例慢性肾炎肾病型、慢性肾衰合并泌尿道感染，中医辨证为气阴两虚夹有下焦湿热，以益气养阴、清热利湿治疗，不仅改善了症状，控制了泌尿道感染，亦使血中尿素氮由 90mg% 下降至 27.5mg%。及早控制感染，有助于病情稳定。

五、治疗体会

1. 慢性肾衰的中医病机与辨证治疗

本组病例慢性肾衰的中医病机演变见图 4。

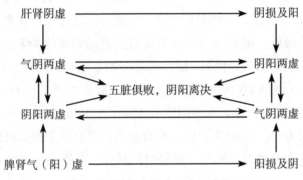

图 4　慢性肾衰的中医病机演化

慢性肾衰的中医辨证以气阴两虚为多见，我们曾以参芪地黄汤合生脉散补气益阴治疗气阴两虚患者，除慢性肾衰终末期用后无明显效果外，有效者 16 例。用此法治疗 22 例次，其中用后血中尿素氮下降超过 50% 者 3 例次，血中尿素氮下降未超过 50% 者 14 例次，血中尿素氮上升者 5 例次。多数气阴两虚者用此方可使尿素氮下降。由于每个病人的具体情况不同，使用时仍应结合辨证，如兼下焦湿热者，可用此方加知母、黄柏；如兼湿浊化热上逆，可用此方加黄连、竹茹；如兼阳虚，可用此方加附子、肉桂等。

2. 关于运用大黄治疗的问题

本组病例在扶正的基础上配合大黄治疗者 22 例共 31 例次。在辨证的方剂中加大黄者 13 例次，服药时间 3 ～ 28 天，以 10 ～ 14 天为多。服药后血中尿素氮下降 4 例次，下降幅度不超过原来的 50%，尿素氮上升者 9 例次。用大黄灌肠者 12 例次，其方法是用生大黄煎剂，或大黄、黄柏、槐花煎剂，或生大黄、土大黄、穿心莲煎剂，或制附子、大黄、生牡蛎煎剂，每日一次，保留灌肠，最少3天，最多12天，一般5天左右。灌肠后血中尿素氮下降者5例次，下降幅度不超过原来的50%，尿素氮上升者7例次，有2例次上升的幅度超过原来水平的1～2倍。口服大黄粉者6例次，服药15～30天，服药后血中尿素氮下降者3例次，其中1例次下降超过原来的50%，尿素氮上升者3例次。

根据本组的治疗体会，慢性肾衰应用大黄治疗，对部分病例有一定效果，以较早期时应用大黄灌肠效果较好。凡在慢性肾衰终末期应用者，均无明显效果，甚至而使全身情况加速恶化。

3. 中药与血透治疗的配合

本组作血透者9例，其中6例在外院血透，5例好转后做了肾移植；3例在本院血透，1例死亡，2例现仍存活。血透可以使慢性肾衰患者的血中尿素氮下降，症状缓解，但血透后尿素氮每日上升的幅度约为8～15mg/dL（上海第一人民医院泌尿科、内科.慢性肾衰竭的血液透析治疗.中华外科杂志，1978，2：104）。我们在用中药治疗过程中，血透可予7～14天一次，每次5～6小时。尿素氮每日上升的幅度最初是7～12mg/dL；3～4个月后每日上升的幅度仅为2～5mg/dL。中药配合血透，似有助于提高机体的代偿调节能力，可使每次血透时间缩短，间隔时间延长，并提高临床疗效，值得今后进一步验证。

时氏二金石韦汤治疗泌尿系结石 100 例疗效观察

近些年，我国北方地区患泌尿系结石病人有所增加，八年来长春市中医院采用时氏二金石韦汤对100例泌尿系结石病人进行临床观察，疗效显著，特报告如下。

一、临床资料

100例泌尿系结石病人中，男性51例，女性49例，其中20～30岁30例，31～40岁28例，40～60岁22例，60岁以上20例。

发病部位：肾结石19人，输尿管结石64人，膀胱结石16人，尿道结石

1人。

症状：肾区绞痛者50例，胀痛10例，有血尿者30例，脓尿者2例，有胃肠症状者1例，其余无症状反应者均因其他疾病经双肾B超或X线照片而发现。

在检查中发现：患侧脊肋角有压痛或叩击痛者30例，尿中有排石史10例，直肠触及结石1例，X线检查显示结石者60例，经B超诊断结石者30例。脉象：沉数10例，沉细无力60例，沉涩30例。舌苔：白润60例，黄腻5例，其余均为正常舌苔；舌质淡红者50例。

在病例选择上：凡收治的病例均经X线或B超证实有结石，其结石部位不属于急需手术治疗的病人，必须能坚持用时氏二金石韦汤治疗，其治疗不采用其他疗法者。

二、治疗方法与结果

1. 治疗方法

时氏二金石韦汤的组成：

金钱草30g，海金沙30g，石韦20g，女贞子20g，旱莲草20g，瞿麦20g，滑石10g，车前子15g，冬葵子20g，牛膝20g，泽兰10g，王不留行30g。水煎服。

加减法：

（1）湿热甚者（尿短赤、尿路灼热），方中金钱草、石韦药量加倍，另加萹蓄。

（2）湿热较轻者，方中瞿麦药量减半，加竹叶。

（3）腰痛重，加杜仲、川断、寄生。

（4）偏阴虚者（手足心热、心烦口渴），加生地、麦冬。

（5）偏阳虚者（畏寒肢冷、尿频、尿色不黄），加巴戟天。

（6）瘀血症（腰痛、结石固定不移），加皂角刺、红花，泽兰药量加倍。

（7）血尿加重时，加生地、丹皮、白茅根。

（8）降下排石，方中牛膝、王不留行药量加倍。

（9）肾区绞痛，加白芍、甘草，针刺双足三里、双三阴交。

2. 疗效标准

（1）临床治愈：①经X线和B超检查证实结石已溶解且无症状反应；

②结石已排出体外，并经 X 线和 B 超证实泌尿系统已无结石、且无症状反应者。

（2）显效：症状明显好转，结石已排除出数个，剩余结石已由大变小者。

（3）好转：症状明显好转，结石由大变小，因某种原因不能坚持治疗者。

3. 治疗结果

100 例泌尿系结石病人中治疗时间最短者 12 天，最长者 90 天，平均治疗时间 30 天，治疗结果：临床治愈 90 例占 90%，显效 3 例占 3%，好转 7 例占 7%。其中排出结石 37 例，结石溶解 53 例。排出结石的特点见表 19。

表 19　排出结石特点

种类	草酸盐结石	磷酸盐结石	尿酸盐结石
颜色	褐色	灰白色	黄色褐色
质地	坚硬	较脆易碎	硬
表面	粗糙有刺	光滑或有颗粒	光滑
形状	桑椹形	鹿角形	圆形
特点	易损伤尿路引起血尿	在肾盂肾盏内形成	多数小结石
例数	30 例	5 例	2 例

三、典型病例

病例一

患者权某，男，34 岁，烧砖工人，长春市医院住院号 1959 号。该患者 1982 年 7 月 2 日因血尿、肾区疼痛、腰酸乏力、尿黄涩痛、口干渴，经长春市医院外科诊断为输尿管结石，入中医科病房住院治疗，入院当时无寒热、无汗、有血尿两天、尿色黄、口干、乏力纳差、肾区绞痛两天。

查体：体温 36℃，脉搏 80 次 / 分，血压 130/80mmHg。脉沉细无力，双尺脉弱，舌质红、舌苔白干。心、肺听诊正常，腹软，肝脾未触及，双肾区无叩击痛。

理化检查：心电图、胸透、肝脾超声波、血尿常规均正常，尿素氮及二氧化碳结合力均正常。

腹部平片：左输尿管区可见 1.0cm×0.5cm 结石一枚。

辨证分析：该患者素体肾虚，故乏力、双尺脉弱；由于脾失健运，湿热内生，热移下焦，煎熬尿液杂质而变结石。

中医诊断：石淋。

临床诊断：双输尿管结石。

治则：滋肾清利，溶石排石。

处方：金钱草 30g，海金沙 20g，石韦 30g，牛膝 30g，冬葵子 20g，王不留行 30g，滑石 10g，车前子 20g，泽兰 20g，女贞子 20g，旱莲草 20g，瞿麦 20g。水煎服。

共服二金石韦汤 30 剂，于 8 月 24 日病人排出结石一枚，经 X 线拍片证实双输尿管区及膀胱区无结石，临床治愈出院，经随访六年未复发。

病例二

时某，女，49 岁，吉林农大老师，长春市中医院住院号 64973 号。该患者 1985 年开始腰痛、尿色黄、心情不畅、有时乏力，长春市几家医院均诊断为肾结石，经中西药治疗均无效。于 1987 年 12 月 28 日又因肾区疼痛，我院门诊以肾结石收入内四科住院治疗，入院当时除肾区疼痛外，伴乏力、尿色黄、排尿涩痛但无血尿。

查体：体温 36℃，脉搏 80 次 / 分，血压 120/80mmHg，脉沉滑无力，舌苔白干，心、肺听诊正常，腹软、肝脾未触及，胆区压痛，双肾区叩击痛。

理化检查：心电图、胸透均正常。尿蛋白（＋），尿素氮、二氧化碳结合力、钾、钠、氯、钙、总蛋白、白蛋白、球蛋白、胆固醇、甘油三酯、肝功能、澳抗、血常规均正常。B 超：肝上界第五肋间、肋下正常、剑突下 3.0cm，肝区光点回声细密、分布欠均匀、网络欠清，空腹胆囊大小为 6.4cm×2.9cm，胆囊壁粗糙，脾形态大小正常，左肾大小形态正常、左肾集合系统无异常，右肾可显示 0.5cm×0.2cm 和 0.4cm×0.4cm 强光团回声，其后可见声形，诊断右肾结石。

中医诊断：石淋。

临床诊断：右肾结石。

辨证：巢元方说："石淋者，肾主水，水结则化为石，故肾溶砂石，肾虚为热所乘。"又说："诸淋者，由肾虚而膀胱热故也"、"宿病淋、今得热而发者。"根据上述观点，该患者素体肾气不足、湿热郁结下焦、水液被煎熬而成结石，因有湿热故排尿涩痛，腰乃肾之府，肾虚则腰痛，有结石故肾区疼痛。

治则:滋肾清利,溶石排石。

处方:金钱草 50g,海金沙 25g,石韦 30g,女贞子 20g,旱莲草 20g,王不留行 30g,牛膝 25g,滑石 15g,车前子 15g,冬葵子 20g,泽兰 20g,瞿麦 20g,炒内金 20g。水煎服。

该患者经治 28 天,内服二金石韦汤 17 剂汤药后,症状全部消失。1988 年 1 月 27 日做 B 超结果:双肾大小形态正常、集合系统未见异常。尿蛋白(-)。出院诊断:右肾结石痊愈(全部溶解)。

经随访已上班工作。

四、讨论和体会

1.泌尿系结石形成的病机

历代医家认为本病湿热较多,多以清利湿热法取效,但复发率较高,究其原因主要是对肾虚重视不够。实际上,凡先天禀赋不足或后天起居失养均可导致肾虚的发生。因此本病以肾虚为本,湿热为标。可用图 5 予以说明。

正如《诸病源候论》:"饮食不节,喜怒不时,虚实不调,则脏腑不和,致肾虚而膀胱热也。肾虚则小便数,膀胱热则水不涩,热而且涩则淋沥不宣,故谓之为淋。"《丹溪心法》也说:"诸淋所发,皆肾虚而膀胱热也。"以上皆指出石淋的发生与肾虚和膀胱湿热有关。说明肾阴不足,虚火煎熬津液,是产生结石的重要原因。

2.时氏二金石韦汤的特点

本方是出自《证治汇补》石韦散加入海金沙、金钱草、女贞子、旱莲草、泽兰、王不留行而组成。本方有滋肾补肾、清利湿热、溶石排石的作用。通过临床观察本方溶石率大于排石率。全部病例服本方后结石均由大变小、肾区绞痛迅速缓解。说明本方有解除平滑肌痉挛的作用,有溶石的作用。另外服本方后尿路感染迅速好转,经研究本方有抗炎作用,有促进炎症吸收、减少炎症组织增生的作用。所以在治疗中清利湿热的同时给予滋肾补肾,这样除能早日溶石排石且能防止复发。

在治疗 100 例泌尿系结石工作中,发现金钱草、滑石、车前子、石韦、冬葵子、海金沙通淋排石作用较强,其排石机制,根据动物试验推断:一种是由于利尿作用而间接引起输尿管蠕动的增强,另一种是直接作用于输尿管引起蠕动的增强,再一种是上述两者的综合作用。关于中药溶石法必须在肾功能未受到严重损害时进行,这样才能使药物从肾脏排出,对结石的溶解发生作用还要经过一定的时间，输尿管结石一般在 30 天左右，膀胱结石溶石时间较短。关于中药溶石的机理可能是对于结石基质的胶体，而对结石的晶体部分似无明显选择性。从临床观察到：尿酸盐结石用牛膝、王不留行可能使结石溶解，对草酸钙、磷酸钙混合结石加金钱草、海金沙有加速结石的溶解作用。对有梗阻、肾功能不良者加黄芪、黄精、白茅根为宜。

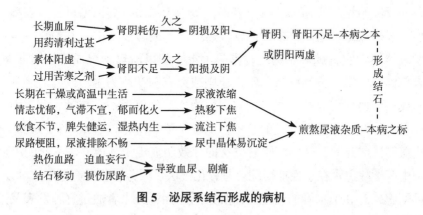

图 5　泌尿系结石形成的病机

建国 40 年中医对肾与膀胱病的临床研究概况

　　肾与膀胱疾病的临床研究，建国 40 年来，无论是中医或是中西医结合，都有很大的进展或成就，今举肾小球疾病、肾衰竭、尿路感染、尿路结石四项，借以了解肾与膀胱疾病的中医或中西医结合的临床研究情况。

一、肾小球疾病

1. 急性肾小球肾炎

　　急性肾小球肾炎的中医临床疗效，近期痊愈率一般在 51.7%～67.03%[1][2]，远期疗效则小儿较成人为佳，靖氏报道小儿急性肾炎 203 例中，获远期随访者 61 例，其中随访 1～5 年者 15 例，5～10 年者 13 例，10～15 年者 18 例，15～21 年者 15 例，随访结果 61 例均健康良好，无复发，尿检正常，但其中有 3 例分别在病后 7～8 和 16 年发现血压时有波动。61 例有 52 例复查了肾功能，结果均在正常范围之内[1]。王氏报道162例急性肾炎，对临床治愈的37例随访观察2～10年，除症状、体征及尿常规外，并测定血β2-微球蛋白、同位素肾图及24小时内生肌酐清除值，发现8例患者虽自我感觉良好，但肾小球功能减损，证实有慢性变，占全部随访病人的21.6%。认为急性肾炎的治愈标准有必要从严掌握，即使临床痊愈，仍应定期随访[2]。

关于急性肾炎的中医证型及治法，一般都根据本病的主要临床表现：起病急、浮肿始见于头面部、或兼表证，多诊为风水。其证型可有风寒型、风热型、湿热（毒）型，根据报道以湿热（毒）最为多见[1]。其治疗方法：风寒型及风热型宜宣肺利水为主，湿热（毒）型以清热利湿或清热解毒为主。亦有单纯用固定成方治疗者，组方原则或以宣肺祛风为主，或以清热利湿为主，或以活血化瘀为主，或以健脾利湿为主，均取得一定疗效。湖北中医学院通过450例小儿急性肾炎的总结，比较了清热解毒、利水、宣肺利水、凉血止血四法的疗效，认为清热解毒法的疗效明显优于其他三法（P<0.01）[3]。贵阳中医学院主张在急性期要配合芳香化湿法，因芳香化湿有助于宣肺发表，又可醒脾，有利于水湿的运化。并观察到急性肾炎患者通过宣肺发表及芳香化湿后，患者面色由白转红，遍身汗出，汗出后全身松快，胸闷气喘减轻，血压下降，利尿较快，认为这种治法对解除小血管痉挛，减轻组织水肿，消除水血症及高血容量状态，防止急性心力衰竭及高血压脑病的发生可能起一定的作用[4]。王氏以湿热气血兼顾，用复方益肾合剂治疗取得较好疗效，动物实验证实对输注灭活伤寒菌液导致的急性鼠肾微循环障碍，有较持久的扩血管、消红细胞聚集、改善微循环、提高动物存活率的作用。认为肾炎的发病除免疫机制参与外，肾小动脉及毛细血管痉挛，血液凝固机制的紊乱，如凝血亢进、纤溶活性低下、血小板代谢异常，以及聚集功能、释放反应亢进等，均与肾炎发病有关，因此复方益肾合剂（以益气活血、清热解毒为主组成）的应用，无疑将有利于病肾的恢复[2]。

急性肾炎恢复期的治疗，贵阳中医学院观察到急性肾炎水肿消退后常有湿热未尽，部分患者于湿热消退过程中逐渐出现肾阴虚，但热留恋的时间较长，可达数月至一年以上，这一段的治法仍应祛邪为主，芳香化湿、清热利尿是主要治法。同时指出恢复期湿热未尽所引起的自汗、盗汗、夜热、腰痛、面白、夜尿、便溏等症状与气虚、阳虚、阴虚、脾虚、肾虚等的鉴别及治疗经验。并观察到不少恢复期患者，因服补药以致病情加重或迁延不愈，肾功能变坏。特别是补气、补阳可以助长热邪，常引起水肿、尿少、腰痛、高血压、尿改变加重、非蛋白氮增高、促使咽部病灶活动。有的改用芳化清利后可见好转[4]。管氏也观察到全身小血管痉挛出现面色苍白、四肢冷、少气懒言、食少倦怠、舌淡、脉沉细等，用温阳药利尿较快，但血尿、高血压加重；清利湿热则利尿较慢，但各方面均好转，认为这是一种"热证似寒"的现象[5]。也说明温阳与清利治法的不同效果，在急性肾炎的治疗应以清热利湿法为主，方有利于恢复。对急性肾炎恢复期治疗的认识，有助于提高临床疗效。

2. 慢性肾小球肾炎

慢性肾小球肾炎是临床上比较难治的病证，目前不论西药或是中药治疗，效果尚不能令人满意。尽管如此，近年来对慢性肾炎的临床研究还是取得不少进展，慢性肾炎单纯中医治疗的完全缓解率，1975 年统计为 4% ～ 21.3%，近年来已达到 28.8% ～ 45.4%[6][7]，由于完全缓解率的高低与慢性肾炎的不同类型、病情轻重、肾功能好坏等因素密切有关，各地报道慢性肾炎的类型、病情、肾功能都不相同，因此完全缓解率相关悬殊也比较大，一般以慢性肾炎普通型的效果较好，高血压型的效果较差。总的说来，慢性肾炎大部分病人的病情是呈进行性加重的，普通型病程进行很慢，高血压型则病程发展较快，因此积极地探讨中医药治疗并恢复慢性肾炎的肾功能是很有意义的。

慢性肾炎的中医证型，1981 年时氏提出辨证分型以正虚为主，邪实作为兼夹处理，通过 100 例临床分析，正虚可有脾虚、脾肾阳虚、肝肾阴虚、脾肾气阴两虚的不同；邪实则可有水湿、湿热、风热、瘀血等区别，治疗时以扶正治本为主或标本兼顾[6]。刘氏在 1982 年也提出辨证分型要标本结合，本证有肺脾气虚、脾肾阳虚、阴虚阳亢，标证有水湿、湿热、血瘀[7]，1986 年在全国第二次中医肾病学术会议上，经讨论制订了慢性原发性肾小球疾病中医辨证分型试行方案，即本证有肺肾气虚、脾肾阳虚、肝肾阴虚、气阴两虚；标证有外感、水湿、湿热、血瘀、湿浊。辨证时则标本结合，以本为主。统一了全国对慢性肾炎的辨证分型。但必须指出的是，辨证分型并非固定不变的，随着慢性肾炎病程的发展，证型是可以转化的，证型的转化则治法亦当随之改变，这正是突出了中医辨证论治的特色，也是治疗个体化的具体体现。

慢性肾炎的微观辨证研究在 20 世纪 80 年代有了良好的开端，王氏等观察到阳虚及阴阳两虚的病人 PEP/LVET 比值增大，提示左心功能受损；阳虚病人外周微循环的甲皱微血管血流迟缓，管襻周围有渗出水肿，血液流变性的全血黏度降低，血浆黏度增高；阳虚及阴阳两虚病人的 IgG 含量降低；经统计学处理，与对照组均有明显差异（$P<0.01$），认为可作为阳虚辨证的指标[8]。毛氏等观察血清免疫球蛋白、补体 C_3 的测定，发现肾病型 IgA 含量，阳虚者明显低于阴虚者；非肾病型 IgA 及 IgG 含量，阳虚者也明显低于阴虚者，IgM 及补体 C，无明显差异[9]。还提出慢性肾炎阳虚者的内生肌酐清除率、肌酐系数、尿素氮量、血清蛋白量、红细胞数、蛋白质和热量的摄入量均明显低于正常值和阴虚者，而慢性肾炎阴虚者的尿素氮量、血清蛋白量、红细胞数、蛋白质和热量的摄入量均比较正常，但肌酐系数却明显增高。以后又进一步观察到慢性肾炎患者在相同的内生肌酐清除率和尿素排泄量时，其肌酐系数在阳虚者明显低于阴虚者，肌酐、尿素、钾、磷、镁的排泄量也是阳虚者明显低于阴虚者，提示慢性肾炎阳虚者机体营养不良后能量代谢降低，而阴虚者机体营养状况一般或偏低，而能量代谢则有所增加[10]。也有探讨慢性肾炎脾肾气阴两虚患者的物质基础，在免疫球蛋白方面可见 IgG 降低，在细胞免疫方面 Ea 花环含量明显降低，Es 花环含量略高，在血浆环核苷酸方面 cAMP、cGMP 含量均明显增高，cAMP/cGMP 比值降低，认为脾肾气阴两虚的物质基础，可能与细胞内环核苷酸双向控制系统失调、免疫功能紊乱有关[11]。也有测定慢性肾炎患者补体旁路途经的活性（Ap-H50）与辨证关系，对普通型属湿热者 29 例，治疗前 Ap-H50 值低于正常者 21 例，经中药清利方治疗 1～2 个月后，随着临床症状的好转，21 例中有 18 例 Ap-H50 值恢复正常，2 例接近正常；治疗前 Ap-H50 正常的 8 例中，治疗后 5 例临床症状改善，Ap-H50 仍正常，3 例复查时正值外感，Ap-H50 由正常降至低下；似可作为判断感染的指标[12]。刘氏等探讨了慢性肾炎辨证分型与血液流变学指标的关系，认为肺脾气虚、肝肾阴虚的全血、血浆黏度均较健康人明显增高（$P<0.01$），肺脾气虚以全血黏度增高最为明显，肝肾阴虚以血浆黏度增高为显著，脾肾阳虚则全血黏度降低、血浆黏度增高，与健康人相比，均有明显差异（$P<0.01$）[13]。也有人观察慢性肾炎不同肾功能期的中医证候及血瘀指标，各期均测定了血凝、纤溶、血小板聚集及血小板数，显示本病早期已有高凝，而临床上却未能达到现有瘀血标准，说明早期瘀血证在临床上尚未能及时辨证，应进一步探索各期瘀血最敏感的实验室指标及其动态变化。另外还观察到有消耗性低凝血状态在后期与高凝同时并存[14]。施氏等观察 85 例慢性肾炎肾穿刺活检病理与辨证的关系，认为肾炎型以肝肾阴虚为多，肾病型以脾肾阳虚为多；阴虚型肾炎在病

理上以增生性肾炎为多，阳虚型肾炎则以膜性肾炎为主；并认为从宏观辨证逐渐过渡到以微观辨证来开辟新的中西医结合治疗原则，是一条有希望的途径[15]。也有分析慢性肾炎不同证型的右心功能，认为脾肾阳虚者均出现左心功能异常，表现在左心室射血时间缩短，射血前期时间延长，PEP/LVET增大，心输出量明显减少，主动脉顺应性明显下降等，反映心肌收缩力及收缩速率明显下降。而脾虚湿困者发生心功能异常者仅有半数，且只有心输出量较少，主动脉顺应性较差。可见脾虚湿困较脾肾阳虚患者的左心功能损害程度轻得多[16]。还有测定血清锌、铜、铁含量观察和中医辨证的关系，有根据 100 例肾小球肾炎病人检查结果表明，慢性肾炎病人脾肾阳虚者，血清锌、铜含量均低于正常人，肝肾阴虚者，血清锌、铜含量也比正常人组偏低，这两型病人的血清铁含量和正常人基本相同，认为血清锌、铜含量恒定水平下降，其变化数值与中医辨证分型有一定关系，血清锌、铜值的检测可作为辨证分型的一项比较有价值的参考指标[17]。也有测定血清锌、铜含量结果与上述不同者，根据 79 例慢性肾炎病人的中医辨证，并与 60 例健康人相对照，血清锌在阴虚组、阳 / 气虚组比对照组有明显下降，在气阴两虚组也稍有下降；血清铜在阴虚组比对照组有明显下降，但在阳 / 气虚组却有所升高，而气阴两虚组与对照组相比，却无显著差异；铜锌比值在阴虚组、气阴两虚组与对照组比较，无明显差异，而阳 / 气虚组则有明显升高。认为慢性肾炎病人血清锌、铜含量的变化，对中医辨证有一定的特征[18]。测定结果不同，可能和病情轻重不等，例数尚不够多，以及一些其他因素有关。以上研究的开展，必将给中医辨证带来新的内容，使中医辨证在宏观与微观的结合下能进一步提高。

关于慢性肾炎的中医治法，在 20 世纪 50 年代着眼于温补脾肾，认为脾肾阳虚是导致阴水发病的重要病机，虽然取得一定疗效，但在实践中也认识到慢性肾炎的中医病机是很复杂的，单纯温补脾肾还不能解决问题，20 世纪 70 年代初期强调中西医结合，全国各地在中西医结合研究慢性肾炎证治规律时，陆续提出一些新的治疗方法，大大地扩展了慢性肾炎的治法，也使疗效有所提高，今将治疗方法的进展择要介绍。

（1）温补脾肾：王氏认为慢性肾炎的病程发展，阴阳两虚多由阳损及阴而来，虚中夹实又有因虚致实的过程，认为维护肾的阳气是截断慢性肾炎虚证进一步发展的关键，乃以温肾益气、活血化湿的温肾方，用于慢性肾炎肾衰竭前的治疗，治疗组 101 例，并以肾炎四味片 50 例作对照，两组病情相似，结果可见 24 小时内生肌酐清除率平均提高 16.23mL/min，对照组反有所下降。认为 24 小时内生肌酐清除值是检测肾小球功能的敏感指标，在发生肾衰竭前能早期定量地反映肾脏储备能力的损害，温肾方能改善肾功能，说明了肾阳虚损与肾功能减退存在着密切的相关性[2]。

（2）益气固表：慢性肾炎经常由于反复外感导致病程迁延不愈，陈氏等曾以玉屏风散用于各种类型的肾小球肾炎 24 例，可见原免疫指标正常者没有变化，原免疫指标不良者大多得到纠正和恢复[19]。陈氏又进一步观察玉屏风散对实验性肾炎的病理修复作用，治疗组病理好转率达 83.33%，明显优于对照组，血肌酐也恢复较快，认为玉屏风散除了对人体的免疫功能有一定调节作用，使原来反复上感的肾炎病人改善了机体状态，从而使病情稳定外，还可能对肾炎病理有修复作用，使肾小球的增殖性病理消退，随着肾小球功能的改善，蛋白尿消失，更有利于体质的恢复[20]。

（3）益气养阴：慢性肾炎病人中气阴两虚是常见的证型，随着慢性肾炎病程的发展，气阴两虚则更为突出，我们统计在慢性肾炎中该型占 27%，至慢性肾衰中该型可达 58.5%，所谓气阴两虚是指脾肾气阴两虚而言，因为慢性肾炎脾气虚损者，由脾及肾时，寒化则转为脾肾阳虚，热化则可转为脾肾气阴两虚，其原因多由水肿阶段温阳药物过用或服大量激素引起，亦可久病阳损及阴所致；如果是肝肾阴虚者，则多为由肾及肝，久病耗伤气阴形成。有人探讨了脾肾气阴两虚的物质基础，说明在血浆环核苷酸含量的变化，脾肾气阴两虚既见阴虚特点，又见阳虚特点，是一个独立的证型，应用益气养阴方剂后，可使免疫指标及血浆环核苷酸的双向调节渐趋平衡[11]。脾肾气阴两虚是临床上不容忽视的一个证型，因为脾肾气阴两虚多夹湿热，呈正虚邪实、寒热错杂的临床表现，经久不愈，使病程迁延。因此积极治疗此型，有助于慢性肾炎肾功能的恢复。

（4）活血化瘀：近年来活血化瘀的应用，多是辨证应用，一般以活血化瘀为基础结合辨证，加入益气、补阳、滋阴、清热、利水等进行治疗，较过去单纯用活血化瘀为优。山西中医研究所用益肾汤（活血化瘀合清热解毒）治疗慢性肾炎 29 例，取得较好疗效，认为其作用机理是：通过对机体局部的调整作用抑制或减少变态反应损害，使肾小球毛细血管通透性降低；调整肾血循环（扩张肾血管，提高肾血流量）；改善肾的血液循环，促进纤维组织的吸收，使废用的肾单位得以部分修复[21]。北医一院内科肾病研究室观察了活血化瘀清热解毒药对家兔实验性肾炎的治疗作用，结果表明病死率与肾小球纤维化发生率均低于对照组，免疫荧光镜检示有抑制体液免疫作用[22]。北京中医学院以川芎嗪加活血注射液（丹参、赤芍、郁金），用于家兔马杉肾炎，实验期间病变肾小球数减少，而病理对照组则增加，提示药物可能阻止纤维蛋白的沉积并促进已沉积纤维蛋白的清除[23]。有用对血小板聚集有抑制作用的藏红花注射液，与血栓氧丙烷 A_2（TXA_2）合成酶抑制剂苄基咪唑治疗组及病理对照组，用于家兔原位性肾小球肾炎，结果表明藏红花注射液可能具有与苄基咪唑相似的治疗作用，而对改善肾功能如血清肌酐、尿蛋白量，则藏红花组为优[24]。有用益气活血、益肾利湿治疗慢性肾炎取得一定疗效，并进行原位免疫复合物实验性肾炎的治疗研究，认为补气活血、益肾利湿有调整免疫、改善凝血机制，以及减轻肾小球的病理改变等作用[25]。

（5）清热解毒：一些清热解毒药如银花、蒲公英、紫花地丁、黄连、黄芩等能激活 T 淋巴细胞功能，提高淋巴母细胞转化率，白花蛇舌草能刺激网状内皮系统的增生，使淋巴组织中网状细胞显著增生，能增强白细胞及吞噬细胞的吞噬功能等，说明清热解毒药也对免疫系统有影响。由于许多肾炎的发病或加重与感染有关，抗原抗体反应所引起的免疫效应也可在肾小球内造成非特异性的炎症，这些都可以认为是热毒，因此清热解毒药对某些肾炎的治疗能取得一定疗效。有认为清热解毒药与活血化瘀药合用能增强疗效，以清热解毒注射液（银花、大青叶、贯众、鱼腥草、蚤休、射干、赤芍）和活血化瘀Ⅱ号注射液（丹参、赤芍、红花、桃仁）进行动物实验，在抗炎方面合用则作用加强，合用还可兴奋肾上腺皮质功能，连续应用并无不适现象发生；清热解毒注射液可明显增强炎性细胞及网状内皮系统的吞噬廓清能力；清热解毒注射液的非特异抗感染、抗休克效果，可因合用活血化瘀注射液加强[26]，虽然不是针对肾炎的动物实验，但也可以了解两者的关系。清热解毒药与淡渗利湿药同用则为清热利湿法，用于慢性肾炎过程中由于感染而出现热毒，以及长期大量应用激素或过用温阳药物而化热，加之原有残留水湿与之相合，因而表现为湿热，成为慢性肾炎病程中不可忽略的因素，清热利湿法也因此应用较多，有人分析原发性肾小球病湿热证 100 例，认为各型肾炎、肾病均可见湿热证，用清热利湿法可提高疗效[27]。

（6）祛风胜湿：近年来治疗类风湿关节炎的雷公藤、昆明山海棠用以治疗各类肾炎，黎氏报道 251 例的治疗情况，认为对原发性肾小球肾病、狼疮性肾炎及紫癜性肾炎疗效较好，对慢性肾炎普通型及肾病型效果较差，对慢性肾炎高血压型则基本无效。在实验中证实雷公藤不仅能影响实验动物蛋白尿的程度和持续时间，而且也减轻了肾功能损害及肾组织病理变化的严重性[28]。有用昆明山海棠治疗慢性肾炎 50 例，治疗两个月，显效 18%，认为长期应用激素和免疫抑制剂治疗无效的病人仍有效果；实验结果可见具有减轻肾小球病变程度，加速肾小球炎症消退的作用，主要降低肾小球滤过膜的通透性而减少尿蛋白的排出[29]。

以上是近年来治法上的进展，必须指出的是临床的情况比较复杂，有时根据病情可以数法同用，另外在治疗过程中注意证型的转化，均有助于提高疗效。

3. 肾病综合征

肾病综合征的中西医结合治疗，效果比单纯中药治疗要好，根据成人 267 例的治疗情况，中药组完全缓解率为 22.2%，西药组为 34.1%，中西医结合组则为 56.8%；在中西医结合组中，以温肾治疗者完全缓解 32.3%，以益气治疗者为 66.7%，以清热治疗者则为 83.3%，说明用激素治疗后出现热象较多因而加用清热药治疗则疗效明显提高。[30] 还有报道成人复发性及难治性原发性肾病综合征用中西医结合方法治疗，近期疗效：复发组完全缓解在肾病 88.5%，在肾炎肾病为 50%；难治组完全缓解在肾病为 75.4%，在肾炎肾病为 39.7%[31]。亦有在中西医结合中，中药用活血化瘀法与辨证论治比较，前者完全缓解率为 58%，后者为 77.1%，认为中药治疗以辨证论治为优，如以西医分型来统计疗效，则活血化瘀组中，肾病完全缓解为 60%，肾炎肾病为 55%；辨证论治组中，肾病完全缓解为 94.9%，肾炎肾病为 55.6%。可以看出对于肾病则辨证论治组的完全缓解率明显高于活血化瘀组（P<0.01）；对肾炎肾病则两组疗效大致相同[32]。在这期疗效中，观察 10 ～ 15 年 55 例，>15 年者 5 例，60 例中有 39 例肾病，复发 9 例（23.08%）；21 例肾炎肾病，复发 5 例（23.81%）；两型复发率无明显差异[33]。

肾病综合征的治法有以下几种。

（1）温肾利水：有以温肾利水法用于肾病型水肿，观察到利尿原理是：在退肿之早期则减少肾小管回吸收，由此导致水与氯化物之大量排泄，继则肾小球滤过率与肾有效血流量增加，肾功能之改善在后期退肿作用中起着主要作用。通过临床观察温肾而不利水、利水而不温肾的效果均不佳，当恢复温肾利水后，尿量立即增加，其增加之数量与熟附块的用量成正比。认为温肾药能增加有效肾血流量，利水药有抑制肾小管回吸收作用，两者合用则利尿作用显著，单独使用则利尿作用不明显[34]。根据温肾利水的作用，又做了实验性肾炎的研究，提示温肾利水对消失尿蛋白也有一定作用，对蛋白代谢紊乱情况的恢复似无明显作用。将温肾药、利水药、温肾利水药合用三组分别测定肾小球滤过率和有效肾血流量的变化，结果温肾药对有效肾血流量及肾小球滤过率有一些作用，利水药则影响全无，温肾利水药合用则肾血流量及肾小球滤过率的增加甚为明显。对实验性肾炎肾脏的病理变化，中药有延长造型动物存活率的作用[35]。陈氏认为利水药中均含有不同量的钾离子，其利尿原理可能与高浓度钾离子产生渗透性利尿，减少肾小管对水分的回吸收有关[36]。

（2）调理脾胃：在肾病综合征的中西医结合治疗中，调理脾胃可改善消化道症状，如恶心、呕吐、腹泻、纳差、痞满等不适感，可用调理脾胃方法进行治疗；如用环磷酰胺、氯喹、消炎痛等出现胃肠道的不良反应时，亦可用调理脾胃法改善症状。调理脾胃、控制腹泻、改善食欲，不仅可使肠道内蛋白丢失减少，还可使蛋白的吸收增加，以改善低蛋白血症。

（3）清热解毒：作为减轻大量激素引起的副作用及过用温阳药出现的化热现象，并可减少激素用量及防止激素应用过程中尿蛋白的反跳现象。如与利水药同用则为清热利湿法，可纠正肾病综合征中出现的湿热现象。

（4）祛风胜湿：除了雷公藤及昆明山海棠的作用外，有用于难治性肾病综合征，如羌活、防风、豨莶草、菝葜、仙灵脾、扦扦活、鹿衔草、徐长卿等，对10例顽固不愈的患者，2例完全缓解，4例基本缓解，3例好转，仅1例无效[31]。

（5）活血化瘀：由于肾病综合征常有高凝倾向，使用激素又可增加高凝状态及并发栓塞，为预防栓塞，可用活血化瘀治疗。肾病综合征如属慢性肾炎肾病型，病理上多有凝血异常现象，故可加入活血化瘀药治疗；如属原发性肾小球肾病，一般不一定要加用活血化瘀药。有用益气活血化湿法为主治疗膜型肾炎，膜型肾炎是以肾小球基底膜上皮侧免疫复合物沉积为特征的肾炎类型，其临床特点主要表现为肾病综合征，成人病例通常对激素反应不佳，往往被列入难治性肾病综合征，陈氏认为中医病机属脾虚不运、水湿逗留、瘀滞脉络，用益气活血化湿法治疗15例，完全缓解5例，基本缓解2例，部分缓解7例，无效1例，完全缓解病例平均疗程为26.8个月。动物实验认为：益气活血化湿药可能具有消除免疫复合物或加强对其吸收的作用，改善机体免疫功能，纠正高凝状态，减轻了肾小球毛细血管病变[37]。

二、肾衰竭

1. 急性肾衰竭

急性肾衰竭的中医治疗，在 20 世纪 50 年代已经开始，20 世纪 70 年代在防治流行性出血热的过程中又积累了丰富的经验。一般病因可分热毒侵袭与猝然气血亏损两类，前者为严重感染或各种中毒引起，后者则是因急性大量失血、严重脱水、休克、循环衰竭所致。在病程上可分少尿期、多尿期及康复期。

（1）少尿期：急性肾衰的少尿期，如是严重感染引起，属中医的伤寒或温病范畴，宗伤寒者认为是太阳表邪未解，邪热随经深入下焦与瘀血相结，又循经入腑，影响膀胱气化功能，以致水蓄于内。太阳蓄水为一过性肾功能损害（肾皮质微循环以收缩为主），若持续加重或（和）免疫复合物损伤发展为肾皮质损害，则为少阴热化、水热互结证。由于血管系统的损伤，血浆大量渗出，广泛出血则构成太阳蓄血证，少尿期出现的急性肾衰、尿毒症、高血容量综合征、肺水肿等多为大结胸证。如合并弥散性血管内凝血（DIC），则为血结胸，即结胸合并蓄血[38]。宗温病者认为是温疫热毒传入营血，热毒与血搏结，以致血热、血瘀交互错杂为患。血蓄下焦，气化不利，瘀热相搏，以致水停及阴伤故见尿少尿闭；血蓄中焦，肠胃气机升降失调，浊气上逆，恶心呕吐频繁；血不利则为水，水毒潴留，既可外溢肌肤，又可凌心犯肺，故见喘脱；蓄血上焦，瘀热壅肺，胸满咳喘；瘀热蒙心，出现神识恍惚或昏糊；并认为蓄血是少尿期矛盾的主要方面[39]。虽然立论不同，但实质是一致的。如果是创伤失血引起，有认为因于急性气血亏损，阴阳俱虚，阳气不能布达，肾阳不足，命门火衰，不能蒸动水分下注膀胱所致[40]。如是吐泻大量失水者，有认为是肺胃阴液大伤，胃伤则肾之开阖不利，肺伤则通调失司，浊邪不得下泄引起[41]。至于急性肾炎引起的急性肾衰竭，一般认为属肺气壅塞、膀胱蕴热者为多。

少尿期的治法可有辨证论治、专方专药、灌肠及外治法等。辨证论治方面：如太阳蓄血用桃核承气汤、抵当汤；蓄水、蓄血同见者用桃核承气汤合五苓散；大结胸证分实热结胸（水结胸、血结胸）和寒实结胸。水结胸仅提示肺水肿，用大陷胸汤导水下行即可；血结胸为结胸合并蓄血，用大陷胸汤与桃核承气汤或抵当汤合用方能取效；寒实结胸是大结胸证而无热象，宜用三物白散[38]。阳明燥实则用调胃承气汤或增液承气汤加减。如属温疫热毒传入营血，气血两燔，则宜气血两清；热毒深入下焦，结于膀胱，则以清热泻下合滋阴利水；热毒伤阴，则宜滋阴降火；热动肝风，则平肝息风、豁痰开窍、活血化瘀等综合应用。专方专药如周氏用泻下通瘀合剂治疗流行性出血热急性肾衰竭 150 例，并与西药利尿导泻组 50 例对照，在临床主要症状和体征消失时间、尿常规及肾功能改善等方面，治疗组均优于对照组，治疗组死亡率降至 4%，对照组为 36%。[39] 泻下通瘀合剂并能明显改善家兔 IgG、加速型 NTS 小鼠肾炎的尿蛋白、血清总胆固醇、血清白蛋白、血清尿素氮等生化指标，能明显地增加肾血流量，说明本方治疗急性肾衰有实验室依据[42]。有用单味大黄粉、大黄煎剂或大黄复方（小承气汤、巴黄丸、大黄附子汤等），并伍用巴豆、甘遂等攻下剂，治疗急性肾衰 10 例，治愈 9 例，死亡 1 例。认为药后一般泻水 1000～5000mL，继而症状好转，肌酐、尿素氮亦随之下降[43]。有用川芎治疗 7 例严重创伤，尿量正常的 5 例，肾功能维持良好，恢复顺利；少尿的 2 例，其中 1 例尿量未增加，死于多器官功能衰竭，另一例尿量增加，肾功恢复，以后死于肺部感染，说明川芎有预防急性肾衰的作用。在动物实验中也证明了这点，通过甘油致急性肾衰竭的家兔模型，对川芎及其成分川芎嗪、阿魏酸及挥发油预防急性肾衰的研究表明，川芎能增强肾血流量，具有髓质扩血管性前列腺素样作用[44]。在少尿期，有以灌肠治疗者，用通腑泄热灌肠液治疗 49 例，治愈 12 例，病死率 12.2%，对照组 18 例，治愈 12 例，病死率为 22.2%[45]，叶氏以中药结肠灌注液Ⅰ号治疗急性肾衰竭 97 例，治愈 87 例，病死率 9.3%；对照组 76 例，治愈 53 例，病死率 30.3%。中药结肠灌注液与人工肾随机对照共观察 19 例，其中灌注Ⅰ号组 10 例，治愈 9 例，死亡 1 例；人工肾对照组 9 例，治愈 8 例，死亡 1 例，两组各项临床指标恢复正常所需天数相比较，均无显著性差异（$P>0.05$），说明两者疗效相等[46]。有用活血化瘀中药蒸发罨包肾区温热敷 50 例，收效良好，利尿明显，并缩短了少尿期[47]。

（2）多尿期：急性肾衰度过少尿期，尿量增多，一般认为是正气渐回未复，正虚不能固涩，水不藏蓄，因此治疗用补肾固涩者为多；亦有认为是正气来复，气郁宣通，正气奋起抗邪，驱逐湿毒的反应，因此有用益气滋肾清利之剂治疗者。如麦味地黄丸、沙参麦冬汤等方中合猪苓汤、苡米、豆卷、通草、党参、白术、砂仁等治疗[48]。也有用金匮肾气丸或五苓散加大白术用量治之[38]。

（3）康复期：康复期则是肾阴未复或气血两虚，多用六味地黄汤或八珍汤加味治之。

2. 慢性肾衰竭

慢性肾衰是各种肾脏疾病肾功能恶化的结果，尿毒症则是慢性肾衰的终末阶段。近年来根据血清肌酐浓度的倒数（1/Scr）比时间的坐标图作直线回归分析的方法来判断肾衰进展的速度，可见中医药治疗后斜率 b 值大于观察期，回归直线下降的斜度小于观察期或呈略上升，说明中医药的治疗可以使肾衰进展延缓[49]，从而延长了患者的生命。目前由于各地判断慢性肾衰的疗效标准不统一，所收治的病情轻重不同，很难准确地反映疗效，一般中医药治疗的显效率在 10.9% ～ 13.2%[50][51]。

慢性肾衰的中医证型，1983 年时氏提出辨证分型以正虚为主、邪实作为兼夹处理，通过 53 例临床分析，正虚可有脾肾气（阳）虚、肝肾阴虚、脾肾气阴两虚、阴阳两虚；邪实则可有湿浊、水停、瘀血、湿热、风热等。治疗时以扶正治本为主或标本同治。[51]1986 年在全国第二次中医肾病学术会议上，经讨论制订了慢性肾衰中医辨证分型参考意见，正虚分脾肾气虚、脾肾阳虚、肝肾阴虚、气阴两虚、阴阳两虚，邪实可有外感、痰热、水湿、湿浊、湿热、瘀血、风热、风燥，基本上统一了慢性肾衰的辨证分型，必须指出的是要从动态变化的观点来看待分型，慢性肾衰的终末阶段多呈阴阳气血俱衰，甚则五脏俱败、阴阳离决。

慢性肾衰的微观辨证，陈氏探讨其与内分泌和免疫状态的关系，发现肾虚者大多呈免疫反应低下状态，肾阳虚组防病功能减弱，在随访中反复感染占 90%。尿毒症病人有下丘脑 - 垂体 - 甲状腺轴的变化，尤以肾阳虚为显著，可有 T3、T4、TSH 降低，肾阴虚患者 T4 降低不明显。尿毒症肾虚患者大多数血管紧张素及醛固酮均较正常人为低。[52]也有人探讨慢性肾衰病人血清微量元素的变化，发现血清锌阳虚组比阴虚组及健康人组均显著低下，阴虚组与健康人组无明显差界；铜锌比值阳虚组较阴虚组明显增高，较健康人组显著增高，因此血清锌低下、铜锌比值明显升高，可作为慢性肾衰阳虚辨证的客观指标之一；治疗后血锌上升、铜锌比值下降，亦可作为判断慢性肾衰疗效的指标。[53]有对慢性肾衰升降失衡证探讨其红细胞膜 Na^+、K^+-ATP 酶的活性，认为细胞膜运转障碍与升降失衡证存在着联系，中药对酶活性有调节作用[54]。微观辨证的研究将有助于辨证及判断疗效。

由于慢性肾衰的原发病各不相同，病情变化因而也不一致，病程的阶段各异，加之病人体质、年龄、性别又不一样，所以病机很复杂，治疗个体化的特点在慢性肾衰更为突出。一般常用治法有以下几种。

扶正治本：根据辨证分型不同，采取扶正的方法，现在比较有争议的是温阳法在慢性肾衰中的应用问题，如张氏认为慢性肾衰主要是湿热久稽，以致气阴营血耗竭，气可损及阳，然处于从属地位，气阴变则阳虚自变，妄投桂附等刚燥药，伤阴血，助邪火，可使出血症状加重[55]；也有认为温肾法治本，能提高内生肌酐清除值，改善肾功能[2]。有报道 5 例慢性肾衰同时具备脾肾阳虚、肤色黧黑、血压正常、尿量不少及有肾上腺皮质功能低下表现的肾病型肾炎，用温补脾肾加小量强的松长期治疗，不但肾病综合征缓解，肾功能也显著改善[55]。也有用温肾解毒法治疗慢性肾衰获效者，并认为肾炎肾病期可能出现氮质血症，在用温阳利水法水肿消退后往往氮质血症亦消除，对肾盂肾炎所致尿毒症，重用温阳药往往加重感染，病情变化，但如少量附子和黄连、大黄同用却未见此副反应，认为温阳法不能在尿毒症中普遍应用[57]。一般认为温法在慢性肾衰中主要用于脾肾阳虚水肿、尿少的病人，或伴有心衰，在温阳的基础上佐以活血、利水、泄浊等药，可取得一定疗效。

气阴两虚在慢性肾衰比较多见，在正虚中可占 58.5%[51]，益气滋肾治疗气阴两虚证亦能获得明显效果。有用益气滋肾、和络渗湿法治疗慢性肾炎肾功能不全气阴两虚证，各项指标改善均较对照组肾炎四味片为优。动物实验提示能延长慢性肾衰家兔存活率，增加体重，升高血浆蛋白，降低 BUN、Scr等，并能改善肾小球毛细血管通透性，抑制间质结缔组织增生，抗渗出，抗新月体形成。并认为这些作用可能是益气养阴、和络渗湿治疗和保护残存肾单位、延缓慢性肾衰进程的组织学基础[58]。

活血化瘀的治法也是近年来所重视的，以益气活血、补肾利湿治疗慢性肾炎氮质血症取得较好效果，动物实验也发现对控制慢性肾炎的发展，改善实验动物肾小球病理改变均有一定作用，认为本法对阻止肾小球的进行性损害，保护残存肾单位可能有良好影响[59]。卢氏以活血化瘀为主的中药加小剂量肝素等，治疗慢性肾衰终末期患者，显效达 14%，认为本疗法对疏通部分肾毛细血管，增加肾血流量有一定作用[60]。

泄浊法近年来应用较广，主要是应用大黄泄浊，使湿浊溺毒经肠道外泄，取得较好的近期疗效。早在 20 世纪 50 年代末，南京中医学院总结抢救 12 例尿毒症的经验，认为在水肿后期用温、补法效果差，宜从脾阳衰败、湿浊羁留、郁化为热的病机出发施治，效果较好，并认为大黄可以清解血分热毒，对血内氮质潴留能够改善[61]。20 世纪 60 年代末上海中医学院开始用大黄牡蛎煎剂灌肠以降低血氮[62]，峻药缓用，各地应用甚广，有配合温阳、益气、活血、行气、清热、平肝、软坚、宣散、逐水、清导、燥湿、利湿、凉血、固涩等药者，以增强疗效。其中以大黄伍清热、固涩等为多，如大黄、蒲公英、煅牡蛎即是。毕氏用该方水煎保留灌肠，治疗慢性肾衰 20 例，认为血肌酐 >10mg/dL 者疗效差[63]。一般以较早期应用效果较好，凡是慢性肾衰终末期应用者，均无明显效果，甚而使全身情况加速恶化[51]。至于大黄的作用机制，有认为不仅能使肠道吸收氨基氮减少，血中必需氨基酸浓度升高，并能利用体内氨重新合成蛋白质，进而使肝肾组织合成尿素量减少，且能抑制体蛋白分解，从而使血中尿素氮和肌酐的含量降低，此外大黄还能促进尿素和肌酐随尿液排出体外[64]。

其他尚有用人工虫草菌丝治疗慢性肾衰者，陈氏等以人工虫草菌丝与天然虫草对比，认为两者疗效无显著差异[65]。又观察到用中药加用人工虫草菌丝或天然虫草者，效果更好，认为可使患者生存期延长，三年生存率为 27%[66]。

慢性肾衰采用腹透、血透，配合中医药治疗也有报道，一般可使病情稳定，症状消除，减少腹透、血透副作用[67][68]，甚至减少透析次数[68]。

关于肾移植术后的排异反应用中医药治疗，有认为加用养阴活血中药对纠正患者机体的阴阳失调和长期存活似有一定作用，认为肾移植后短期应用人参，排异反应既无增加，也无减少，看不出能提高病人存活率和延长存活时间的效果，肾移植前用人参则出现了不可逆的激烈排异反应[69]。认为人参可使患者的免疫能力被激活，应变能力增强，因而对外来的异体肾脏排斥反应亦随之增加，影响了肾移植的效果。

三、尿路感染

尿路感染的发病率较高，按感染部位可分上尿路感染和下尿路感染，前者主要为肾盂肾炎，后者为膀胱炎。肾盂肾炎可以导致不良后果，因此肾盂肾炎的治疗是不容忽视的。根据统计急性肾盂肾炎的中医治疗，治愈率可达 75% ～ 80%；慢性肾盂肾炎的中医治疗，治愈率为 55% ～ 75%。远期疗效经随访半年以上，获远期痊愈者为 84.3%，复发率为 15.7%[70]。

急性肾盂肾炎多属实证，为湿热毒邪蕴结肾与膀胱所致，清热利湿为主要治疗方法，有以此法治疗 67 例，菌尿转阴 54 例[71]。孙氏等报道，在100%浓度的八正散溶液中细菌还能生长，说明并不是通过直接杀菌作用而起效的，可能是通过尿道中有足够的八正散药物浓度，和足够的作用时间，使尿道致病性大肠杆菌的 P 菌毛的血凝和黏附作用消失，经尿液冲洗及尿道上皮细胞更新而达到目的[72]。慢性肾盂肾炎急性发作时，亦与急性肾盂肾炎的治法相同。部分病人有寒战高烧者，可按少阳热郁或三焦湿热进行辨治。

慢性肾盂肾炎或急性肾盂肾炎尿路症状缓解以后，但菌尿未转阴，为正气已伤、湿热未尽的虚实夹杂证，临床上可见肝肾阴虚或气阴两虚为多，气虚或阳虚者较少，可以辨证施治。有认为在辨证的基础上适当加用 2～3 味清热解毒药如忍冬藤、连翘、紫花地丁、蒲公英、野菊花、败酱草、黄芩、黄柏、栀子、黄连、苦参、土茯苓、半枝莲、金钱草、白茅根、马齿苋等，用量为 30g，持续 1～3 个月，对菌尿转阴、脓尿消失似有较好效果。[70] 也有观察 59 例慢性肾盂肾炎中有 37 例过去曾经用过一种或多种抗生素治疗无效，另 5 例过去曾用抗生素治疗无效，但经一阶段中药治疗后再用西药均获效果。有的对多种抗生素耐药疗效不佳，用中药治疗也可获效[73]。认为中医中药对抗生素治疗无效的耐药菌株所致的肾盂肾炎有一定疗效。也有测定尿中谷氨酰转肽酶（γ-GT）、亮氨酸氨基肽酶（LAP）活性来判断疗效者，γ-GT 及 LAP 两种酶在肾脏内含量最高，泌尿系感染或肾脏损伤时尿中γ-GT、LAP 可升高。测定肾盂肾炎患者 40 例中 γ-GT 升高者 38 例，LAP升高者 22 例，经中药治疗尿中白细胞下降较慢，但 γ-GT、LAP 下降较明显，提示抗炎作用肯定，对肾脏无毒副作用，而对照组使用抗生素（如庆大霉素）治疗者，尿中白细胞转阴较快，但 γ-GT、LAP 升高明显，说明抗生素虽有消炎作用，但对肾脏损伤显著[74]。由此可见中医药治疗肾盂肾炎有效而且安全。也有以解毒化瘀为主，配合扶正补虚治疗慢性肾盂肾炎，认为本病的病理如增生、纤维化、血管变狭窄等，可以认为是"热郁血滞"，解毒化瘀结合扶正补虚可流通血脉，改善局部营养，加强免疫功能，抗菌抑菌，促进组织代谢与恢复[75]。

对特殊细菌感染的治疗经验，如铜绿假单胞菌感染，有报道内服通淋 2号方（防风、木香、木通、萹蓄、秦皮、川芎、苦参、白头翁、当归、红花）、萹蓄粉和鸭跖草煎剂，并用 4%木香（或白头翁）蒸馏液冲洗膀胱，配合电针等辅助排尿，治疗截瘫合并尿路铜绿假单胞菌感染 11 例，平均治疗 10 天，全部治愈[75]。对霉菌感染，慢性肾盂肾炎因长期用抗生素引起尿路霉菌生长，立即停用抗生素，并给以生地、木通、甘草、一枝黄花、野蔷薇根、炒车前子等加减获效。也有用红参、黄芪、白术、桂枝、熟地、菟丝、金樱子、锁阳、狗脊、煨姜、白蔹、瞿麦、萹蓄等为方，并服克念菌素，治疗三个月而愈。[75]

对老年尿路感染的治疗，因老年常合并其他全身性慢性疾病，其阴阳气血虚损各有不同，痰湿热瘀也不少见，治疗要根据具体病情，着重扶正祛邪。女性病人因绝经后生殖泌尿道黏膜萎缩，感染不易控制，可从养肝肾、补精血入手，常用当归、熟地、女贞子、枸杞、桑寄生、胡麻仁、淫羊藿等，男性前列腺肥大或合并慢性炎症者，可根据具体病情选用三才封髓丹、滋肾通关丸或金匮肾气丸等加减。[75]

四、尿路结石

尿路结石也是常见病，在我国某些地区发病率较高，结石多原发于肾和膀胱，如不能自行排出或给予正确治疗，易造成尿路梗阻与感染，致使肾功能受损，亦可形成肾衰竭。尿路结石有一定的自然排出率，一般结石横径 >0.6cm 时，自行排出的可能性很小，横径 >0.8cm，西医多主张手术摘除。近年来中西医结合治疗尿路结石，在提高排石率，缩短疗程，降低手术率方面效果肯定；在溶解结石方面也有一定苗头；对解除梗阻，治疗感染，改善肾功能也有一定作用；治愈者复发率较低。目前中药排石率为 30%～63.3%[70]，以下就尿路结石的中医或中西医结合治疗情况摘要介绍。

1.清热利湿

刘氏以清热利湿通淋方（金钱草、车前子、泽泻、石韦、厚朴、枳壳、滑石等）治疗上尿路结石 37 例，排石 17 例，下降 8 例，无变化 12 例。其中尿石横径 0.6～0.8cm，治疗 27 例，排石 17 例；横径 0.8～1.1cm，治疗 6 例，无一例排石。结石形状不规整，表面粗糙者有 30 例，排石 15 例；形状规整，表面光滑者 7 例，排石 4 例[76]。邓氏用清热利湿法治疗结石（横径大多 >0.5cm）嵌顿伴继发性肾积水者 12 例，仅 1 例排石；静脉肾盂造影、同位素肾图、酚红排泄试验中有 2 项恢复正常者仅 2 例[77]。其他如金龙排石汤（鸡内金、金钱草、火硝、硼砂、皮硝、白芍、怀牛膝、广地龙、茯苓、泽泻、车前子、滑石、生甘草梢）为主，进行辨证加减，治疗尿路结石504例，其中肾结石154例，输尿管结石349例，仅1例为尿道结石，结果肾结石排出率为55.8%，输尿管结石排出率为79.9%，尿道结石1例亦排出。认为金龙排石汤有清热利尿，促使排石的功用，并认为清热利湿与软坚化瘀、温肾益气等法结合应用可提高疗效[78]。

2. 活血软坚

刘氏认为上尿路结石多属气滞血瘀，以化瘀软坚破气为主，辅以渗湿组成尿石合剂（三棱、莪术、山甲、皂刺、川牛膝、生苡仁、青皮、枳壳），共治疗173例，排石114例，结石下移32例，无变化27例。其中尿石横径0.6～0.8cm，治疗98例，排石68例；横径0.8～1.1cm，治疗53例，排石31例。结石形状不规整，表面粗糙者132例，排石90例；形状规整，表面光滑者41例，排石25例。一般结石滞留肾、输尿管时间在四周以上者，由于局部组织水肿、炎症、粘连，纤维瘢痕化，输尿管腔变窄，蠕动减弱消失，结石难能再行移动，多需手术治疗。尿石合剂治疗组病例，结石停留6个月～1年者30例，排石25例（83.3%），1～12年41例，排石22例（54.1%），效果是满意的。使一些有绝对手术指征的患者排石治愈，肾积水消失，并观察到一部分草酸钙结石有溶解现象[70]。以后又组成化瘀尿石汤（三棱、莪术、赤芍、车前子、山甲、皂角刺、桃仁、川牛膝、青皮、白芷、枳壳、厚朴、乳香、没药、生苡仁、金钱草）治疗输尿管结石45例（结石52块），39块结石排出，7块结石下降，在45例中，经腹部X线平片动态观察示结石有裂解现象者16例，均属大石、中石，最大为2.3cm×1.1cm，表面粗糙，这些结石在输尿管内停滞时间长（1～9个月），与服中药后的尿液接触时间也长，从而有利于结石的裂解。结石结构的松散、脱落、破坏是结石裂解的前提，认为以草酸钙为主要成分的混合结石中，出现裂解现象的速度与磷灰石的含量多少有关，磷灰石含量越高，结石裂解现象就越早出现。做动物实验表明：化瘀尿石汤可增加狗输尿管蠕动的频率和强度，具有抗炎症、抗粘连的作用，可减少鼠肾草酸钙结石及肾积水的发生，有防治鼠肾小管萎缩和肾间质纤维化等作用[79]。以此方加减又治疗结石性输尿管梗阻、肾积水32例，共有结石33块（其中横径>0.6cm者28块，纵径>1.0cm者20块），结果排石22块，多数病人静脉肾盂造影提示肾积水有不同程度减轻，部分显示积水消失。认为活血化瘀药物在缓解结石性输尿管梗阻中的作用是：对水肿、炎症、粘连的抑制和松解作用、增强输尿管的蠕动和对结石结构的影响（用偏光显微镜观察，排出结石其晶体形态有变化）有利于梗阻缓解，结石排出[80]。亦有用少腹逐瘀汤治疗尿路结石，使87%的病人有排石和促进结石下移的作用，对47.5%的剧烈腰腹部绞痛患者有良好的止痛作用，对94%的血尿患者有止血作用，排石65例中有9例结石排出呈粉末状或碎石颗粒，认为少腹逐瘀汤可能具有排石、溶石的作用[81]。

3. 温肾利水

输尿管结石嵌顿性肾积水是经常可以见到的，常因结石较大、病程久而导致肾功能损害，如果梗阻超过三周，一般主张手术治疗，但术后复发率也很高，邓氏等发现用补肾法治疗本症更接近于治本，单纯结石阶段患者多见热象，而病程迁延发展至肾积水，并损及肾功能时则较多见寒象，用川断、桑寄生、女贞子、旱莲草、生地、菟丝子、补骨脂、仙灵脾、巴戟肉、苁蓉、胡桃肉等治疗结石伴肾积水者，排石率达61.1%，多数患者静脉肾盂造影、同位素肾图、酚红排泄试验三项检查中，有2项以上恢复了正常，疗效明显优于清热利湿法治疗的对照组。[77]孙氏等又进一步用温肾利水法（附块、桂枝、川断、仙灵脾、黄精、川椒、牛膝、枳实、车前子等）治疗100例，疗程三个月，结果治愈71例，有效17例，无效12例，排石率71%[78]。动物实验可以看到：温肾利水组在减少肾内结石数及改善肾小管扩张程度方面优于清热利湿的单纯利水组；对改善肾小管扩张程度的能力也明显高于利水组；温肾利水药并不增加肾血流量，但能使肾盂内压力显著升高，输尿管蠕动频率明显加快，因此其作用并非通过尿液的增加而对管腔牵张刺激来产生，而是药物对肾盂、输尿管直接的作用，因而有助于推动结石下移，又有助于排除积水；温肾利水药可使大白鼠积水肾 cAMP 显著升高，双侧肾脏去甲肾上腺素的含量也显著升高，前者使输尿管平滑肌松弛，后者使肾盂内压及输尿管蠕动增加，两者协同作用，以促使结石的下移、积水的排除；而利水组则是使大白鼠积水肾的多巴胺含量增多，肾小管排钠作用增强引起利尿，输尿管的尿流量增多及近侧的流体静压上升，间接地引起输尿管蠕动增强，从而促使尿石的排出[83]。

4. 其他排石方法

20世纪70年代初，遵义医学院急腹症研究小组提出了尿石的总攻疗法，提高了排石率，据该院一组输尿管结石400例的疗效统计，排石率由31%

提高到 60%，疗程由平均 38 天缩短为 19.2 天。总攻的作用在于：大量饮水与中西药的利尿作用，可以冲洗结石使其下移；由此与某中西药可增强输尿管蠕动，促使结石排出；某些中西药可以松弛输尿管平滑肌，有利于结石下降[70]。近年该院又报道综合排石疗法治疗输尿管结石 649 例，其治疗方法为：中药按辨证分型分气结型、湿热型、肾虚型分别用不同中药，可以根据病人具体情况采用小攻、总攻、强攻的不同方法，经治疗后排出结石 354 例，结石下移 141 例，无效 154 例，排石率为 54.6%[84]。对横径较大的结石，或经其他疗法排石失败者，可采用中药辨证施治，配合磁化水、超声波、电磁板、体位拍打、体操、按摩、跳板跑步等综合措施来提高排石率。有报道对636 例尿石横径 >1.0cm 的患者，经过 90 天的综合治疗，排石 298 例，部分排石 29 例，化石 65 例，部分化石 37 例，缩小 44 例，下移 94 例，无效 69例，取得一定效果[85]。

中国中医科学院广安门医院以活血软坚、温阳益气、清热利湿法，组成溶石汤（制鳖甲、夏枯草、白芷、苍术、生苡仁、金钱草、海金沙、滑石）为基础方随证加减，对草酸钙、磷酸镁胺、胱胺酸、草酸钙和磷酸钙混合结石均有作用。其中磷酸镁胺结石应注意控制尿路感染，同时加用乌梅，生吃核桃仁，酸化尿液以调节 pH 值；草酸钙结石用黄牛角粉、黄酒、米醋送服；尿酸结石则用防己黄芪汤加青皮、陈皮、王不留行、川牛膝等，在部分病人中观察到结石溶解或部分溶解现象[70]。

对于尿路结石的预防，广安门医院在病人痊愈后，连续服益气活血清利之剂（苍术、黄芪、黄柏、王不留行、滑石、川牛膝、车前子、金钱草），隔1～2 日一剂，共服 14 剂，并定期随访，对 259 例治愈病人（包括溶石、排石、手术取石）进行了 2～11 年的随访，复发率降至 2% 以下[70]。温肾利水药也有预防成石作用，经治疗后 5 年随访，结石复发率亦仅 2%[82]。有报道单味金钱草能使动物肾脏内含钙量降低，而肾脏内钙的沉积减少，对防治实验性尿石有较大的意义[86]。

参考文献

［1］靖雨珍.小儿急性肾炎 203 例临床总结.中医杂志,1980,（7）:41～43

［2］王永钧.原发性肾小球肾炎辨证论治规律的探讨——附 370 例临床疗效分析.中医杂

志，1987，（9）：28～30

[3] 湖北中医学院.小儿急性肾炎450例辨证分型及治法探讨.新医药通讯，1977，（2）：35

[4] 贵阳中医学院附属医院内科.试谈急性肾炎的中医病机及治疗规律.新医药学杂志，1978，（2）：14

[5] 管鹏声，等.中西两法治疗急性肾炎103例疗效观察.中华医学杂志，1975，（1）：46

[6] 时振声，等.慢性肾炎中医治疗规律的探讨——附100例临床分析.辽宁中医杂志，1981，（10）：26～31

[7] 刘宝厚，等.慢性肾炎130例的疗效分析.中医杂志，1986，（9）：28～30

[8] 王永钧，等.原发性肾小球肾炎辨证规律的探讨（附100例客观指标分析）.浙江中医杂志，1982，（3）：97～99

[9] 毛良，等.慢性肾炎患者血清免疫球蛋白、C3的测定及与中医辨证分型的关系.辽宁中医杂志，1985，（5）：43

[10] 毛良，等.从尿中肌酐、尿素、钾、磷、镁的排泄量探讨慢性肾炎患者阴虚、阳虚的病理基础.中西医结合杂志，1986，（4）：209

[11] 王钢，等.益气养阴法治疗慢性肾小球肾炎血浆环核苷酸及免疫指标变化初步观察.中西医结合杂志，1986，（3）：163

[12] 刘慰祖，等.肾小球肾炎患者补体旁路途径活性的测定及中药治疗前后的变化.中西医结合杂志，1986，（4）：210

[13] 刘宝厚，等.慢性肾小球肾炎辨证分型与血液流变学指标的关系.中国医药学报，1987，（4）：19～21

[14] 鲍军，等.慢性肾炎不同肾功能期的中医证候及血瘀指标.南京中医学院学报，1987，（4）：21～22

[15] 施赛珠，等.慢性肾炎微观辨证的研究.中国医药学报，1987，（6）：13～16

[16] 陈洁文，等.慢性肾炎及其不同证型的左心功能分析.中西医结合杂志，1986，（8）：468～470

[17] 刘锐，等.100例肾小球肾炎病人血清中锌、铜、铁含量变化与辨证分型的关系.上海中医药杂志，1985，（8）：6～7

[18] 冯蔼芳，等.慢性肾小球疾病的虚证患者中血清锌及铜的变化.上海中医药杂志，1985，（8）：4～6

[19] 陈梅芳，等.玉屏风散治疗肾小球肾炎的适应证和原理探讨.上海中医药杂志，

1979，（6）：16

[20] 陈梅芳，等.玉屏风散治疗实验性肾炎的研究.中西医结合杂志，1986，（4）：229

[21] 山西中医研究所.重用活血化瘀、清热解毒药物，以益肾汤为主治疗慢性肾炎64例
　　　报告.新医药学杂志，1975，（6）：29

[22] 北京医学院第一附属医院内科肾病研究室.活血化瘀药物对慢性肾炎的临床及动物
　　　实验性肾炎的疗效探讨.中华内科杂志，1978，（2）：87

[23] 曾升平.川芎嗪及活血注射液对家兔实验性肾小球肾炎的影响.中西医结合杂志，
　　　1983，（6）：357～359

[24] 黄小平，等.药物治疗原位性肾小球肾炎实验研究——藏红花和苄基咪唑的疗效探
　　　讨.中华肾脏病杂志，1986，（6）：282～284

[25] 章永红，等.补气活血益肾利湿治疗慢性肾炎的临床与动物实验研究.中医杂志，
　　　1987，（10）：34～37

[26] 邓文龙，等.清热解毒、活血化瘀及其合用的抗感染疗效原理研究.中药通报，
　　　1985，（2）：37

[27] 陆鸿滨.原发性肾小球病湿热证100例分析.中华医学会肾脏病学会第二次全国学术
　　　会议资料，1985

[28] 黎磊石，等.雷公藤治疗肾炎的临床与实验研究.庆祝建国35周年中国人民解放军
　　　医学科研成果优秀论文集.北京：人民军医出版社，1986：396～402.

[29] 陈梅芳，等.昆明山海棠治疗慢性肾炎的临床及实验研究.中医杂志，1982，
　　　（10）：35

[30] 上海第二医学院附属第三人民医学院.成人肾病综合征267例的治疗体会.新医药学
　　　杂志，1978，（3）：22～24

[31] 钟含文，等.235例成人复发性及难治性原发性肾病综合征临床观察.上海中医药杂
　　　志，1985.（11）：9～11

[32] 朱辟疆，等.中西医结合治疗肾病综合征229例疗效分析.中西医结合杂志，1984，
　　　（5）：280

[33] 朱辟疆，等.中西医结合治疗肾病综合征60例远期疗效观察.中西医结合杂志，
　　　1986，（4）：205

[34] 陈曙霞，等.温肾利水法则治疗肾病型水肿退肿原理的探讨.浙江中医药，1978，
　　　（4）：11

[35] 陈曙霞，等.温肾利水药对实验性肾炎的作用研究.浙江中医杂志，1980，（4）：159

［36］陈梅芳，等.利水法在肾性少尿中的应用.中医杂志，1981，（11）：35

［37］陈以平，等.益气活血化湿法为主治疗膜型肾炎临床及动物实验研究.中医杂志，1987，（2）：30～34

［38］兰克信，等.运用六经辨证法治疗流行性出血热规律的初探.仲景学术研究与临床，1985，（3）：12～19

［39］周仲瑛，等.泻下通瘀合剂治疗流行性出血热急性肾衰竭临床疗效观察.南京中医学院学报，1987，（2）：9～11

［40］中医研究院广安门医院泌尿科.中西医结合治疗肾衰竭的探讨.新医药学杂志，1974，（1）：11～14

［41］叶朗清.急性肾功能不全1例治验.辽宁中医杂志，1983，（4）：19

［42］朱荃，等.泻下通瘀合剂对家兔IgG加速型NTS小鼠肾炎的影响.南京中医学院学报，1987，（4）：30～31

［43］王永钧.通腑泄浊法治疗急性肾功能衰竭.浙江中医杂志，1982，（5）：214

［44］马永红.川芎预防急性肾衰竭的实验研究及临床应用.解放军医学杂志，1986，（3）：172

［45］徐德先，等.通腑泄热灌肠液治疗急性肾衰竭49例疗效分析.中医杂志，1986，（10）：32

［46］叶传蕙.中药结肠灌注液I号治疗急性肾衰竭的临床研究.中医杂志，1986，（11）：25

［47］薛涛.肾区热敷方对50例流行性出血热病人的应用.江苏中医杂志，1983，（3）：32

［48］王少浪.流行性出血热多尿期中医机理新探.江苏中医药，1983，（5）：8

［49］熊宁宁.辨证施治对慢性肾衰病程进展的影响.中医杂志，1986，（1.1）：27～29

［50］吕仁和，等.慢性肾功能不全128例回顾性总结.中国医药学报，1986，（3）：14～17

［51］时振声，等.慢性肾衰竭中医治疗的体会——53例临床分析.中西医结合杂志，1983，（2）：86～88

［52］陈梅芳，等.尿毒症肾虚与内分泌及免疫状态的关系.中西医结合杂志，1983，（6）：328

［53］刘慰祖，等.35例慢性肾衰竭患者治疗前后血清微量元素的测定及变化.上海中医药杂志，1986，（4）：3

［54］沈壮雷.慢性肾衰竭升降失衡证红细胞膜 Na^+、K^+—ATP酶的研究.中西医结合杂志，

1987,（7）: 400

［55］张镜人.慢性肾功能不全的证治探讨.上海中医药杂志，1982，（2）: 11

［56］方国祥，等.小剂量强的松加温补脾肾治疗有肾功能不全的慢性肾病型肾炎.贵州医药，1981，（4）: 15

［57］陈以平，等.中医中药治疗慢性肾衰竭疗效观察.中西医结合杂志，1986，（8）: 465

［58］王纲，等.益气养阴和络渗湿法治疗慢性肾炎肾功能不全气阴两虚证的临床与实验研究.中国医药学报，1987，（4）: 15

［59］章永红，等.补肾益气活血利湿法治疗慢性肾炎氮质血症的临床观察.南京中医学院学报，1987，（4）: 14～17

［60］卢君健，等: 活血化瘀为主治疗慢性终末期肾衰竭的临床观察.中西医结合杂志，1985，（5）: 274～276

［61］南京中医学院.抢救十二例尿毒症的初步体会.中医杂志，1960，（2）: 12

［62］上海中医学院.治疗612例慢性肾炎的临床小结.科技简报，1971，（8）: 49

［63］毕增麒，等.大黄等灌肠治疗慢性肾衰竭的初步观察.中医杂志，1981，（9）: 21

［64］郑平东，等.大黄治疗氮质血症及其作用机制的探讨.上海中医药杂志，1985，（8）: 46

［65］陈以平，等.人工虫草菌丝与天然虫草治疗肾衰竭30例之比较.中草药，1986，（6）: 16

［66］陈以平，等.以"至灵胶囊"等虫草制剂为主治疗慢性肾衰竭117例总结.上海中医药杂志，1986，（8）: 29

［67］陈沛坚，等.不卧床持续性腹膜透析并发症的中医治疗.新中医，1984，（7）: 25

［68］时振声，等.尿毒症患者血液透析常见并发症的中医治疗.中西医结合杂志，1983，（6）: 331

［69］苏祥扶，等.中医中药在同种异体肾移植中的应用.中西医结合杂志，1984，（6）: 342

［70］黄星恒，等.实用中医内科学.上海: 上海科学技术出版社，1985: 282～284

［71］唐英.八正散加减治疗肾盂肾炎女性菌尿67例情况分析.辽宁中医杂志，1986，（1）: 19

［72］孙大锡，等.治则不同方剂对尿道致病性大肠杆菌的血凝作用和黏附尿道上皮细胞的影响.中医杂志，1985，（8）: 57～59

［73］郁仁存，等.70例肾盂肾炎临床分析及辨证分型治疗探讨.中医杂志，1964，（2）: 9

［74］崔贵珍，等．用测定尿酶活动力观察中医治疗肾盂肾炎40例的疗效．辽宁中医杂志，1986，（8）：23～25

［75］陆鸿滨．尿路感染的中医治疗．中华肾脏病杂志，1985，（3）：56～58

［76］刘猷枋，等．尿石合剂对上尿路结石的临床治疗．中西医结合杂志，1981，（2）：72～74

［77］邓学稼，等．《肾的研究》．第2版．上海：上海科技出版社，1981

［78］王承洲．金龙排石汤治疗泌尿道结石疗效观察——附504例的临床分析．中医杂志，1984，（10）：36～38

［79］韩英麟，等．化瘀尿石汤治疗输尿管结石45例临床分析．中医杂志，1984，（2）：34～37

［80］张钊，等．活血化瘀法治疗结石性输尿管梗阻、肾积水．中西医结合杂志，1983，（6）：334

［81］傅昌格，等．少腹逐瘀汤加减治疗泌尿系结石100例疗效观察．中西医结合杂志，1985，（5）：271

［82］孙昌瑛，等．温肾利水法治疗输尿管结石嵌顿性肾积水症100例临床观察．中医杂志，1985，（5）：21～23

［83］张建国，等．温肾利水法治疗输尿管结石嵌顿性肾积水症的疗愈原理探讨．中医杂志，1985，（5）：70～72

［84］周俊元，等．综合排石疗法治疗输尿管结石549例分析及实验研究．中医杂志，1987，（8）：38

［85］肖楚．尿石横径1cm以上636例初步观察．全国中西医结合学术讨论会论文摘要汇编，1981：142

［86］金德明，等．实验性肾结石的形成以及用金钱草预防和治疗的研究．上海中医药杂志，1982，（4）：47

肾小球疾病的中西医结合研究进展

肾小球疾病包含临床诊断的原发性肾小球疾病和继发性肾小球疾病两类，前者的临床分型有急性肾炎、急进性肾炎、慢性肾炎、肾病综合征Ⅰ型及Ⅱ

型、隐匿性肾炎；后者则继发于全身性疾病，如狼疮性肾炎、紫癜性肾炎、糖尿病肾病等。由于肾小球疾病的分型可以从病因、发病机理、组织形态和临床表现等不同方面进行探讨，目前所制订的临床分型完全是根据临床表现所诊断的，与根据组织形态变化的病理分型之间还难以直接联系，因此临床分型仅反映了肾小球疾病本质的一个侧面，借以大致了解肾小球疾病的情况。近十多年来中西医结合在肾病综合征及肾小球疾病的晚期治疗中有一定进展，今分述之。

一、肾病综合征

肾病综合征的中西医结合治疗，临床上的完全缓解率有了较大的提高，但随之而来的是某些病例对激素的依赖，以及难治性肾病综合征如何治疗。

激素依赖型肾病的对策，各地学者也做了不少努力，如贵阳中医学院附属医院认为激素应在经过适当的细胞毒药物和（或）中医中药治疗后开始减撤，减撤方式以首先保持原剂量改为间口服，然后再减量，较之在每日服药的基础上逐渐减量为好。并认为停激素的最佳季节是在冬至前后，不要在夏至前后停药，按中医传统理论，冬至一阳升，夏至一阴长，这一传统理论可能与肾上腺皮质功能的消长相关，冬至一阳升可能是肾上腺皮质功能增强，即中医的命门火开始进入生理性旺盛的季节，利用这一生理规律，以冬至前后作为撤除激素的最佳季节，而不在夏至前后停药，对避免停药所引起的蛋白尿反跳似起一定作用。至于配合中药，认为增补脾肾是激素依赖型肾病的基本治法，少年儿童以脾气虚肾阴虚为主，成年患者多为脾肾阳虚，少年儿童也可升发阳气，选用小柴胡汤与五苓散加减。日本学者研究发现柴胡剂能刺激肾上腺或其上位内分泌腺，增加类固醇的分泌，并用柴胡剂以减少激素的用量和副作用。与之相一致，一般激素配合中药的应用，在激素用药大量时期，由于激素的影响可出现伤阴内热，甚至出现热毒现象；但在激素撤减过半量以后，阴虚内热减少，逐渐转化为气阴两虚；及至激素维持治疗阶段，气虚、阳虚逐渐明显。我们在伤阴内热时常用知柏地黄汤加减以滋阴清热，如热毒炽盛则用五味消毒饮加生地、玄参、知母、丹皮等以清热解毒，气阴两虚时则以参芪地黄汤加减以益气滋肾，气虚阳虚明显时则用参芪、仙茅、仙灵脾、补骨脂、巴戟天等以益气温阳。为什么在激素撤退后逐渐出现气虚、阳虚证候？主要是长期激素应用后，出现对下丘脑－垂体－肾上腺皮质轴的反馈抑制，肾上腺皮质的萎缩与血浆皮质醇的下降，进而引起复发等副反应，临床可出现典型的肾阳虚证候。上海第一医学院亦曾提示温阳药有保护动物肾上腺皮质免受外源性激素抑制而萎缩的作用。杭州中西医结合医院在治疗前辨证为肾阳虚的原发性肾病综合征患者，未经激素治疗时，血浆皮质醇并不降低，其自身肾上腺皮质功能并未受到明显抑制。在激素足量诱导缓解阶段，肾阳虚证候好转或消失，代之以肾水不足、阴虚火旺证，血浆皮质醇值及 ACTH 刺激后，血浆皮质醇实际增长值均明显降低，示大剂量外源性激素导致肾上腺皮质功能受抑制的早期，患者临床表现为肾阴虚证。从激素撤减过半量至激素维持治疗阶段，阴虚火旺证逐渐好转、消失，原先降低了的血浆皮质醇开始逐步回升，其中部分病例血浆皮质醇仍低，回升困难者，可致肾阳虚证复现。因而认为原发性肾病综合征肾阳虚证的实质，在激素治疗前后是有区别的。激素治疗前的肾阳虚证是疾病本身的病理改变引起，激素治疗后的肾阳虚证除疾病本身的因素外，还与外源性激素导致下丘脑－垂体－肾上腺皮质轴的反馈抑制有关。当激素减至维持量时，如血浆皮质醇低于正常者，复发率高，说明下丘脑－垂体－肾上腺皮质轴受抑制，缓解期短。认为激素撤减至半量时，加用温补肾阳的药物可提高原发性肾病综合征的缓解率；原先对激素依赖乃至复发的患者，在激素再治疗时加用温补肾阳药物，亦可提高再缓解率；在撤减激素至半量时，加用温补肾阳药物能加速血浆皮质醇水平的回升，说明温补肾阳药物可拮抗外源性激素对下丘脑－垂体－肾上腺皮质轴的反馈抑制。

二、慢性肾衰竭

慢性肾衰竭的中西医结合研究近几年来进展较快，今年4月份在成都召开的"中国中西医结合肾衰专题学术会议"反映出这几年的进展情况。

1. 在基础及实验研究方面

武汉市中西医结合医院研究了肾衰病人氧自由基变化。正常情况下，氧自由基使生理功能活跃，对人体是有益的；在病理情况下，产生过多的氧自由基可以破坏细胞的生理功能。体内有抗氧自由基的物质，能清除过剩的氧自由基，使氧自由基的产生和清除在体内保持动态平衡。肾脏产生大量氧自由基的来源有二：一是由于抗原抗体复合物刺激基底膜产生氧自由基；一是由于炎症吸引中性粒细胞聚集，中性粒细胞在加强吞噬能力的同时，放出大量氧自由基。肾组织细胞膜系统含有丰富的脂类物质，一旦与氧自由基结合，便产生大量脂质过氧化物（LPO），使细胞膜失去生物功能，各种酶失活，肾小球滤过率降低，肾小管细胞重吸收与分泌功能障碍。氧自由基清除剂有超氧歧化酶（SOD）、过氧化氢酶（CAT）、谷胱甘肽过氧化酶（GSHPX）。近年的研究表明：金匮肾气丸能提高氧自由基清除剂 SOD 及 CAT 的含量，龟龄集也具有抗氧自由基的作用。南京中医学院报告保肾甲丸（党参、黄芪、巴戟天、鹿角片、杜仲、地黄、枸杞、当归、桃仁、红花、丹参、六月雪）及保肾乙丸（黄芪、党参、太子参、山药、熟地、山萸肉、制首乌、枸杞、桑寄生、杜仲、怀牛膝、桃仁、红花、泽泻），均可使血清脂质过氧化物（LPO）降低，接近于正常人水平。杭州市中医院观察脾肾双补复方（四君子汤加六味地黄汤）对 IPO 和 SOD 的影响，证明该方有抗氧自由基的作用。根据国内各地实验，认为红参、五味子、生地、枸杞、何首乌、黄芪、珍珠粉、白术、茯苓、山药、黄精、麦冬、补骨脂、菟丝子、五加皮、女贞子、仙灵脾、灵芝、绞股蓝、当归、刺梨、三七、川芎、漏芦、黄芩均有抗氧自由基的作用。一般认为补益药大都能提高 SOD 或 CAT 的活性，以提高机体抗氧自由基的能力；化瘀药则抗脂质过氧化作用较强，且化瘀药能降低血液黏、浓、凝、聚的作用，可阻断氧自由基锁链反应，有利于自由基的清除；清热解毒药能降低脂质过氧化物的形成，且能阻断氧自由基侵入细胞。肾功能不全则肾血流量下降，氧自由基升高，又加重对肾脏的损害，以抗自由基的中药治疗，可使肾血流量有一定提高，其他化验指标和症状也有明显改善。

　　山东医科大学附属医院以肾衰动物实验模型，应用现代高科技电子显微镜及双重免疫学证实了肾耳相关理论的物质基础，发现肾衰兔肾在透射电镜下查见肾小球基底膜呈不同程度的显著增厚，为大量免疫复合物沉积，上皮细胞足突融合，肾小管上皮细胞中可见线粒体肿胀不一、嵴断裂、溶酶体呈髓样小体改变；同时其内耳在扫描镜下也查见脱落、倒伏、缺如，免疫荧光技术显示作用于肾小球基底膜的荧光抗体同时也作用于内耳血管纹毛细血管基底膜上，标有过氧化物酶或荧光素的抗体能在两者的基底膜上显示出来。证明中医肾耳相关学说的正确性与实用性。

　　其他如兰州医学院附院对慢性肾衰病人血浆心钠素水平的检测，发现肾阳虚组血浆心钠素水平明显高于肾阴虚组，为中医治疗慢性肾衰阳虚水肿用温阳利水提供了依据。广州医学院第一附属医院对慢性肾衰血透病人进行血透前后血清中微量元素的含量及中医证候变化的观察，结果表明血透前血清 Cu、Cu/Zn 比值均显著高于健康人，血清 Mn 显著低于健康人，说明尿毒症病人血清中微量元素是有改变的。血透后的中医辨证，气虚证积分显著减少，阴虚证积分显著升高，说明血透能改善气虚证，但又能耗伤阴液。兰州医学院第二附属医院观察了慢性肾功能不全病人血浆环核苷酸水平与中医肾虚的关系，临床检查：肾阳虚患者 cGMP 显著升高，肾阴虚患者 cAMP 显著升高，认为补肾、调节阴阳药对环核苷酸代谢紊乱有一定调节作用。本病患者体内环核苷酸升高可能与慢性肾衰竭病人伴有的高碳酸血症、感染、肾功能减退致血肌酐升高及排泄功能减退等有关。江苏省中医院探讨了慢性肾衰竭阳气虚证病理特点，认为慢性进行性肾衰阳气虚证的病理基础是甲状腺功能低下，尤其表现为在体内起活性作用的 FT_3 随肾衰程度的加重而降低，慢性肾衰阳气虚证的畏寒肢冷、神萎面浮、虚弱无力、皮肤干燥、面色苍白等症状，正是甲状腺功能低下的表现，这种低代谢综合征与减退的肾功能相适应，是机体的一种保护性适应机制，温阳药虽然能提高甲状腺功能，增加糖、蛋白、脂肪的分解，而减退的肾小球滤过功能不能与提高了的代谢水平相适应，导致代谢产物滞留体内，氮质血症加重，这也可能是为什么某些慢性进行性肾衰竭的病人误用温补反而导致氮质潴留加重、血压升高的原因。解放军总医院证实冬虫夏草可明显改善 5/6 肾切除大鼠的肾脏病理改变，认为可能与虫草对肾小管和间质病变的防治作用密切相关。另外，对 5/6 肾切除制备的慢性肾功能不全模型，用淫羊藿治疗可见免疫功能明显增强，进而亦改善 5/6 肾切除大鼠的肾功能状况。上海二医大传统医学研究中心以活血化瘀中药治疗 5/6 肾切除的慢性肾功能不全模型，认为灯盏花组的降血尿素氮和莪术组、益母草组的降血肌酐较显著，病理变化亦有明显减轻。

以上有关慢性肾衰的基础与实验研究的进展，说明了中西医结合的研究还是卓有成效的，既肯定了中医药治疗慢性肾衰的疗效，也说明了中医药的作用机制，使中医药治疗的水平进一步提高。

2. 在临床研究方面

（1）单味药的治疗：除了以往报道的大黄、冬虫夏草、丹参、川芎嗪等有肯定的疗效外，还有以下一些单味药用于治疗慢性肾功能不全。如：

毛冬青甲素：中山医科大学附属第一医院用毛冬青甲素治疗慢性肾功能不全，可使 BUN 降低，Ccr 升高，尿量增多，认为毛冬青甲素可以减轻肾小球的病理改变，增加肾小球滤过率。

月见草油：北京医科大学人民医院用月见草油治疗，能降低总胆固醇、甘油三酯、低密度脂蛋白、高密度脂蛋白，可改善内生肌酐清除率。

红参：上海二医大附属新华医院用红参治疗，可见一般情况有所改善，血尿素氮、肌酐水平较治疗前略有下降，蛋白质合成速度及氨基氮利用率都较治疗前略有增加。亦有用人参皂苷治疗肾性贫血，总有效率为73.6%，但以早期肾性贫血效果较好。

刺五加注射液：福建医学院附属协和医院认为刺五加注射液能扩张血管、改善微循环、提高机体免疫功能，对慢性肾衰也有一定疗效。

其他尚有红花、首乌、番泻叶等亦有一定疗效。至于固定方仍多以扶正药与大黄同用治疗慢性肾衰，研究方法也较以往有很大提高，临床观察不少还设有对照组，同时还有动物实验予以佐证，这些都值得在今后大力提倡，促使中西医结合的研究水平进一步提高。

（2）关于腹膜透析配合中药治疗方面：主要在于消除其副作用，如广州中医学院附属医院对血浆蛋白低者，用人参养荣汤加减；腹痛、腹胀，投香砂六君子汤加味；腹泻，用理中汤合四神丸；腹膜炎，于透析液中加抗生素，并服清热活血之剂（丹参、生地、赤芍、黄柏、银花、丹皮、厚朴、黄连、桃仁、红花、枳壳、延胡）；皮肤瘙痒，用滋燥养荣汤加味；骨痛，宜和营活血之剂（鸡血藤、白芍、当归、桂枝、威灵仙、牛膝、秦艽、川芎、桃仁、红花、大枣）；鼻衄，用玉女煎去石膏加白茅根、藕节、血余炭、阿胶；心力衰竭、肺水肿，宜益气固脱之剂（人参、茯苓、葶苈子、熟附子、麦冬、五味子、大枣），亦可用人参注射液静注。国内有关中药加入透析液中进行腹膜透析的报道不多，且对透析效能之研究在国内外尚属空白，湖南医科大学附属医院用益气养阴活血药配成注射液，每mL含生药0.55g，每25mL透析液中含2mL益气养阴活血注射液，观察对大鼠尿素腹膜清除率及对透析液中蛋白丢失的影响，实验结果显示：可使大鼠尿素腹膜清除率增加43.05%，透析液中蛋白质浓度虽然有所增加，但与对照组无显著差异，说明益气养阴活血药增加腹膜透析效能不是通过超滤过作用实现的，为进一步对腹膜透析的中西医结合研究提供了方法与思路。

（3）血液透析配合中药治疗方面：我们的经验是：透析失衡综合征出现头痛眩晕、恶心呕吐、焦虑不安、视力模糊、血压升高，甚至有昏迷惊厥者，为水气上逆，予五苓散冲服有效；心包炎和心包积液可见胸闷憋气、不能平卧、跪位稍安，甚则亦有恶心呕吐，为水凌心肺，用生脉散合苓桂术甘汤、葶苈大枣泻肺汤也有一定效果；心脑血管病，若心功能不全，可用生脉注射液或气血注射液从透析管中注入；若有中风前兆者，宜用归芍地黄汤加味；低血压者，亦可用生脉注射液或气血注射液加高渗糖从透析管内注入，亦可用参附注射液；贫血，可用红参粉内服或红参浓煎每日 10g；皮肤瘙痒，可用四物汤合二至丸加白鲜皮、白蒺藜；高凝状态，可用活血通脉片；痉挛性疼痛，可用芍药甘草汤加木瓜、苡仁；如阴损及阳者，可用芍药甘草汤合附子理中汤。中医中药对血透并发症的治疗确有很好疗效，对稳定病情、减少血透次数、保障血透的顺利进行均起到积极的作用。广州中医学院附属医院也认为用补肾健脾、益气养血、祛湿泄浊、活血化瘀中药治疗慢性肾衰维持血透者，确能减少血透次数，并且不会引起电解质紊乱、并发高血钾的副作用。南京医学院第二附属医院报道 17 例慢性肾衰维持性血透患者并发难治性心衰，使用中药四仁合剂（酸枣仁、柏子仁、益智仁、薏苡仁），认为能减轻系统血管阻力，增加心排出量，有一定近期疗效。这些对血液透析的中西医结合治疗研究都有较好的临床指导意义，值得深入探讨。

（4）关于肾移植术后的排异反应：杭州市中西医结合医院分气血两虚、血瘀、湿热三型辨证论治，配合大剂量激素冲击，并认为别直参对逆转排异反应和移植肾的存活有一定作用。有以安胎法，用补肾安胎药和益气养血药（川杜仲、续断、金毛狗脊、桑寄生、苎麻根、黄芪、党参、当归、生熟地），在移植术后或术前一周开始服用，可减少发生排异次数，并认为安胎法可能通过调整机体免疫功能而起作用。上海第二军医大学长征医院认为肾移植术后，以活血养阴中药（天麦冬、生地或玄参、丹参、红花、赤芍、丹皮、川芎等），对纠正患者机体阴阳失调及长期存活似有一定作用，并认为人参如果在肾移植术前应用能出现不可逆性的激烈排异反应，在肾移植后短期应用，排异反应既无增加，也无减少。这些经验均值得进一步研究。

总之，中西医结合研究肾脏疾病方面还有大量工作可做，如中医证候微观辨证的研究、治则治法的作用机理研究、某些有效中药与方剂的研究、动物模型结合中医辨证的研究，以及减少蛋白尿、血尿，恢复肾功能、延缓肾衰病程等研究，均有待进一步深入探讨。目前中西医结合研究肾脏疾病还只是刚刚起步，相信再过若干年必将会有更大的进展和突破。

时门医述：
伤寒温病融会贯通
（下）

时振声 / 著

中国中医药出版社
·北京·

图书在版编目（CIP）数据

时门医述：伤寒温病融会贯通 / 时振声著 .—北京：
中国中医药出版社，2016.6
（中医师承学堂）
ISBN 978-7-5132-2752-0

Ⅰ.①时… Ⅱ.①时… Ⅲ.①伤寒（中医）—研究
②温病—研究 Ⅳ.① R254

中国版本图书馆 CIP 数据核字（2015）第 207897 号

中 国 中 医 药 出 版 社 出 版
北京市朝阳区北三环东路 28 号易亨大厦 16 层
邮政编码 100013
传真 010 64405750
三河市宏达印刷有限公司印刷
各地新华书店经销
*
开本 710×1000 1/16 印张 66.5 字数 1119 字
2016 年 6 月第 1 版 2016 年 6 月第 1 次印刷
书号 ISBN 978-7-5132-2752-0
*
定价 198.00 元
网址 www.cptcm.com

目 录
CONTENTS
（下）

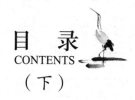

医　话

时逸人学术思想及临床经验研究

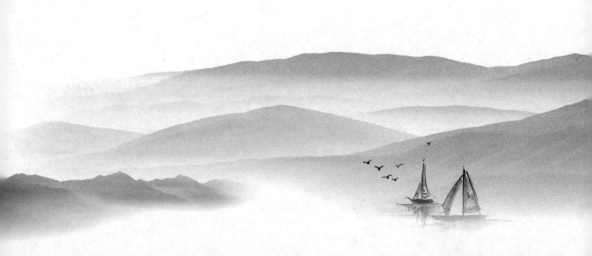

一 医

话

肾炎临床研究的中医思路与方法

中医的临床研究工作，在 1985 年西安会议上指出：可以用传统方法与现代科学方法进行研究；1988 年青岛会议上又进一步明确了传统研究方法的内涵，指出了中医传统研究方法是继承、扬弃、发展的统一，传统的研究方法是多元的、多层次的，它既有哲学方法和一般方法，也有自身特有的。哲学方法如逻辑学中的分析、归纳、综合、类比、演绎等，以辩证逻辑应用最多，综合分析应用较多，因果分析应用较少，在理论上多是综合辩证思维，在临床上则是辨证论治。研究工作中常用的一般方法，如文献学方法、调查方法、分类方法、观察方法、假说方法、实验方法、系统方法等也属常用，文献学方法既有辨章学术、考镜源流的继承作用，也有挖掘开发和创新的功能，调查研究、了解情况，更是研究工作的必需；分类方法，对事物从其类序，便于研究；观察方法具有整体性、宏观性、系统性、辩证性和全息性的特征，是临床诊疗的工作方法，临床的观察和实践导致了理论的建立；假说是研究工作的成果，也是研究过程中的方法，对促进中医理论和实践的发展起着重要的作用；实验方法虽然记载较少，但以动物做药效和毒性实验的事例也有记载；另外，中医把人体作为一个系统，又把天地人作为一个更大的系统，系统方法的应用，对中医理论的形成和发展有重要影响。临床研究工作中的特有方法是辨证论治和经验整理，辨证论治既是临床工作方法，也是科学研究工作的手段；经验整理不仅限于文献，也包括对名老中医实践经验和创新的总结和继承。中医药在发展过程中，从来都是开放的，它不断吸取外来的、新鲜的东西，丰富自己、发展自己。传统研究方法的丰富内容显示它与现代方法不是截然对立的，有些现代方法是从传统方法发展而来的，传统方法和现代方法有一定的延续关系，两者并行不悖，并且应当互相交叉渗透，相辅相成。

基于上述情况，我想谈肾炎的中医临床研究的问题。肾炎是目前临床上的常见病与多发病，特别是慢性肾炎，迄今为止尚没有比较好的治疗方法，中医在肾炎的临床治疗中，通过近三十多年的系统观察和总结规律，无论在理论和实践上均有一定提高，但是离真正掌握肾炎的自身规律，确切有效地防治肾炎，仍有很大差距。为了提高肾炎的中医疗效，现仅就中医在肾炎的临床研究中的思路与方法，谈谈个人体会。

一、继承与发扬

任何一门学科的发展，都是在继承前人的基础上建立起来的，临床学科更是如此。肾炎是一个西医病名，中医治疗肾炎主要是根据其突出的临床表现——水肿来辨证的。因此必须继承古人有关水肿的丰富治疗经验，亦即所谓"勤求古训，博采众方"。继承古人经验，并不是为继承而继承，而是为了今日的应用。以古人治疗水肿经验之"矢"，去射今日肾炎水肿治疗之"的"。所谓有的放矢，就是通过广泛验证，发现在古人治疗水肿的经验中，对治疗今日肾炎哪些是科学的、正确的，需要发扬；哪些还不够准确，需要后世不断修正补充；哪些是错误的，需要摒弃。实践是检验真理的标准，要通过大量病例的再实践，就会得出较为正确的结论。在这个思路指导下的科研设计、研究方法，虽然带有继承性质，是验证古人的经验，但也寓有发扬和创新之意。

在古人治疗水肿的经验中，朱丹溪强调："水肿因脾虚不能制水，水渍妄行，当以参术补脾，使脾气得实，则自健运，自能升降运动其枢机，则水自行，非五苓、神佑之行水也。"（《丹溪心法》）张景岳则强调："水肿证以精血皆化为水，多属虚败，治以温脾补肾，此正法也……故余治此，凡属中年积损者，必以温补而愈，皆终身绝无后患，盖气虚者不可复行气，肾虚者不可复利水。且温补即所以化气，气化而全愈者，愈出自然，消伐所以逐邪，逐邪而暂愈者，愈出勉强。"（《景岳全书》）我们于临床验证了单纯补脾或温补脾肾消肿的方法，结果是：凡脾虚水肿或脾肾阳虚水肿属于轻度者（仅颜面及下肢水肿，无腹水征），单纯补脾或温补脾肾有一定疗效，对于中度（全身水肿，腹围在80cm以下）或高度（全身水肿显著，胸水腹水明显，腹围在80cm以下）者，单纯补脾或温补脾肾并不能消肿，必须合用渗利之剂方能获效。至于病情是否反复，并不决定于是否单纯补脾或温补脾肾并用渗利与否，而决定于外感、劳累、房室、七情、饮食诸因素。当然，朱丹溪、张景岳所说水肿是泛指各种原因引起的水肿，并不是单纯指肾性水肿而言，这点也应当加以注意。又如开鬼门法的应用，《金匮要略》仅提出："诸有水者，腰以下肿当利小便，腰以上肿当发汗乃愈。"后世亦以面肿多风，当用汗法，并未指出具体的适应证。我们通过验证体会到，用宣肺利水的具体适应证有三：①病程短；②有肺经症状；③合并外感。凡符合这三个适应证中的任何一个，临床使用即能获效。这样，既继承了古人经验，也同时补充了古人经验之不足，虽然属点滴经验，也是对中医学术的发扬。

在继承、发扬中医学术经验时，如辅以现代科学方法，则更有一定的说服力。如上海二医附属三院在慢性肾炎肾病型水肿治疗中，验证了温肾利水方药的作用。通过治疗前、治疗中及稳定期的 24 小时内生肌酐清除率（代表肾小球滤过率的原尿量）、每分钟对氨马尿酸清除率（代表肾脏内每分钟的有效血浆流量）的测定，发现服用温肾利水中药后，临床上出现显著利尿作用时，其肾脏血流动力学明显改变表现为肾小管回吸收率的降低、肾小球滤过率的增加和有效肾血流量的增加。对慢性肾炎肾病型水肿单用利水药治疗无效的病例，加用了温肾药则尿量增多；但如单用温肾药不加利水药则利尿作用又不明显。因此认为温肾药在退肿效果上起着重要的作用，但温肾药本身并不起利水作用，温肾药促使肾血流量增加及肾小球滤过率增加，利水药可能是作用于肾小管回吸收率，而与温肾药起协同作用，因而温肾与利水药合用才出现明显的利尿作用。他们又对利水药作了钾含量测定，发现利水药均含有不同量钾离子，认为利尿作用可能与高浓度钾离子产生渗透性利尿，而减少肾小管对水分的回吸收有关。但单独用温肾中药加双氢克尿噻及氯化钾时，其利尿作用并不明显，一经改用温肾利水药则有效。看来利尿作用不仅是单纯钾离子摄入量增加的问题，也可能利水药中还含有其他利尿成分，有待深入探讨。这样，也是把继承和发扬结合起来了，不仅继承和验证了古人经验，而且进一步阐明部分原理，虽然有些原理还未搞清，但这个科研选题还可继续深入。

二、理论与实践

中医理论体系是建立在丰富的临床实践基础上的，从临床实践上升到理论，再用此理论指导实践，不断修正，不断完善，逐步形成自身独特的理论体系。它不同于建立在实验医学基础上的现代医学体系，因此不能套用现代医学的研究方法来研究中医，要考虑到中医的特点，摸索出适合中医特点的一套科研方法，这是完全正确的，也是十分必要的。但是在中医治疗现代医学疾病的临床研究中，则属两者的交叉，既要考虑现代医学疾病的发展规律及其在各个阶段的临床表现，又要遵照中医理论体系及其辨证论治的规律。肾炎的中医临床研究即属此类。如目前用中医治疗水肿的经验来治疗现代医学的肾病水肿，要考虑现代医学的化验指标及病理变化，如微小病变型原发性肾小球肾病和其他病理类型的慢性肾炎肾病型的水肿。这些不同病理变化的肾病从临床表现上看是完全相同的，但治疗效果上却有很大差别，前者水肿消失很快，没有反复，后者水肿却很顽固，经常反复。因此，对临床工作者也提出从中医辨证上这些不同病理变化引起的肾炎水肿究竟有什么区别？如何从中医理论上加以阐明其不同规律？这些都是值得探讨的问题。

中医研究肾炎，顾名思义是以中医为主体，对于研究的对象——肾炎来说，从现代医学的角度要知道它的客观指标、病理变化与临床的联系等有关诊断的依据；但更重要的是要以中医理论来阐明其病因病机及辨证论治规律，以中医理论来指导治疗，在实践中（有成功的经验或失败的教训）再上升到理论，或者对原有的理论有所充实，或者对原有的理论有所突破，形成新的理论再指导实践，使疗效得到进一步提高。

由于肾炎的治疗目前还存在一定的难度，中医治疗虽有一定疗效，但还没有达到能够解决问题的程度，因此中医治疗肾炎的研究在选题上范围宜小不宜大，可以从理论上入手，也可以从实践上入手。

在中医治疗肾炎的临床研究过程中，因为研究的对象是现代医学的疾病，和以往中医治疗的病证不完全相同，一方面要继承古人有关"水肿""虚损""眩晕""癃闭""关格"等方面的理论与实践，另一方面还要寻找它们之间的内在联系，创立新的理论与实践，以弥补古人在这些方面认识的局限。因此无论从理论上，或是从实践上来说，都是一个再认识的过程，在这个过程中要敢于创新，就必然会出现新的理论，促使整个中医理论的发展。必须强调任何理论上的创新或突破必须来自临床实践，绝不可轻视实践。在实践中获得大量的感性认识，要随时不断总结，使之条理化、系统化，使认识上升到理性认识而产生理论，再回到实践，螺旋上升，这样才能使中医理论和临床水平都得到发展与提高，因此临床实践是中医发展的根本动力。贵阳中医学院在实践中发现急性肾炎恢复期的病人不宜温补，补气补阳可以助长热邪，常引起水肿、尿少、腰痛、高血压、尿改变等加重，非蛋白氮增高，促使咽部病灶活动，反而使病情加重或迁延不愈；补阴过早可助长湿邪，亦可引起尿少、水肿、尿改变加重。他们认为肾炎恢复期的病机主要是湿热未尽，芳香化湿、清热利尿法是主要法则。这样，从实践中提出了恢复期的理论问题。不断地通过反复实践，最后必然有助于中医理论及临床水平的提高和发展。

临床研究过程中传统的思路可以从病因、发病、病位、病性、病势、转变、治则、治法、方剂、药物、预后、调护等方面入手。

1. 病因与发病

肾炎的中医病因分析，尚未见系统研究，传统认为病因与风、寒、湿、热等因素有关，但并没有认真分析这些因素在肾炎发病中所占的位置到底如何？这些病因与病人的体质、地区的差异又有何不同？二十四节气与肾炎的发病有何关系？从天干地支推算的运气与肾炎的发病有无影响？七情对任何疾病都有影响，在肾炎的发病中又是如何？劳倦对肾炎发病的影响怎样，这些都可以通过调查研究的方法加以分析。

2. 病位与病性

肾炎有水肿与无水肿的中医辨证病位有无区别？肾炎水肿的病位是由肺及脾再及肾？还是在脾影响到肺及肾？还是在肾影响到肺及脾？肾炎无水肿的病位是否一开始即在肾？还是由他脏波及于肾？这些都是值得从临床上每个病人的不同情况中加以探讨。另外在病性上辨正虚，是何者虚损？阴阳气血中何者为主？辨邪实，是外邪？还是内生？正虚邪实，何者为主？何者为次？急性肾炎的正邪关系如何？慢性肾炎的正邪关系如何？慢性肾衰竭的正邪关系又是如何？这些都是值得认真分析的问题。

3. 病势与转变

病势指疾病在病程中的发展趋势，辨别病势始于何脏？又波及何脏？由气分入血分？还是由表入里？是邪伤正虚？由气分入血分？还是由表入里？是邪伤正虚？还是由虚生邪？还是两者俱有，形成恶性循环，导致病情不断恶化？是正消邪长？还是正复邪退，病情向好的方向转化？引起病情加重的因素有哪些？是外感？劳累？七情？还是内生诸邪？分析不利于病情的因素，有利于阻止病情恶化，掌握治疗过程的主动权。

4. 治则与治法

治则是指治疗原则而言，与具体治法不同，治则的确立是根据疾病过程中的邪正、标本不同而异（如标本的转化、标本的相互影响等），也根据病人体质、地区不同、时令节气、病程长短、病势转变等因素而有区别。总的说来，不外治病求本、扶正祛邪或祛邪安正。如何根据治疗个体化的特点来分辨标本主次以治病求本？如何扶正来调理脏腑阴阳气血的盛衰？如何处理祛邪（如分析邪实与正虚之间的标本、因果关系，分析各种邪实之间的因果关系），针对某一种邪实与针对数种邪实治疗之间有无差别，针对某一脏的虚损和某一种邪实与针对数脏（原发与继发）与数种邪实在治疗方面比较有无差别？等等问题皆值得深入研究。在具体治法上，研究各种治法的适应证，除了宏观辨证的适应证外，还可研究微观辨证的适应证。一般说来，每种治疗都有一定适应证，按照适应证的辨证来应用针对性的治法是突出了中医特色，但是由于某些适应证之间有相互交叉现象，也使某些治法在具体应用中有重叠性，使某些治法的适应证有所扩充，即扩大了应用的范围，这些都是在临床上要仔细探讨、深入研究的问题。另外还可研究各种治法的疗效比较，因为中医理论来自实践，只要有疗效，就可形成新的理论，因此创新必须来自实践，没有实践的理论则将成为空洞的理论或无用的理论。

5. 方剂与药物

肾炎的辨证论治突出了治疗个体化的特点，随着证型的转变，治疗也有所不同，注意型间转化，正是中医特色所在。有以固定方剂进行治疗者，但固定方剂必须符合肾炎的基本病机，再结合辨证加减用药，则比较能适应治疗个体化，固定方剂多是数个治法的综合，如果不与病情吻合，不仅无效，可能还有副作用，反而延长了病程，影响了预后。又某些针对性较强的药物配合应用，也可使疗效得到提高，但目前所知如针对蛋白尿、针对肾性高血压等药物尚未见确切有效的报道，但也可进行探索。

6. 预后和调护

肾炎，特别是慢性肾炎，影响预后的因素很多，各种因素的强度、频率对预后的影响，都可细微地加以分析、研究，控制各种影响预后的因素发生，有助于促使病情好转。在辨证上，正虚的证候类型不同对预后有何影响？证候的因人、因地、因时的不同与预后的关系如何？各种邪实与预后的关系又如何？各种治法对病程的影响、各种治法对肾炎预后的影响也可研究。防止慢性肾炎向慢性肾衰竭转化，是目前研究的重要课题，主要寻求促使肾功能恢复的有效治疗方法，以期控制病情的恶化。肾炎的调护，中医是具有特色的，认真发掘并研究，是促使肾功能恢复，防止病情恶化的重要措施之一，调护包括了饮食、起居、劳逸、七情、外感、宜忌等各个方面，都可以深入探讨研究。

以上各方面的探讨，有助于总结肾炎的中医辨证论治规律，寻找出有效的治疗方法。实践中的一些苗头，要善于抓住，加以重复验证，避免偶然性，但必然寓于偶然，有时从一些苗头中可以寻找新的规律，以期在理论上有所创新，同时必将带来实践上的飞跃，提高临床上的治疗效果。

三、回顾与预测

回顾与预测，都是科研中的方法问题，中医传统的方法是习惯于回顾性总结，特别是个案总结。从中医发展的历史来看，许多名家往往是从个案中得到启示，经反复应用有效，从而形成一家之言，形成了理论。人们认识事物总是首先认识个别的特殊事物，然后扩大到认识一般事物。个案虽然带有偶然性，但偶然中往往寓有必然，因此要重视个案，重视临床实践中的苗头。另外从中医治病的特点来看，根据疾病发展的不同阶段，因人因地因时的不同的辨证论治，是中医治疗的特色，比较好的个案总结能反映出这些特色，能做到具体问题具体分析，能了解病人的体质、情志、饮食、起居、发病、传变、转化等特殊情况，以及危急、疑难病人抢救的经验与失败的教训，所以至今仍为中医所习用。单纯的个案总结够不够？肯定是不够的。我们要有个案总结，也要有大宗病例的分析，这样不仅可以避免偶然性，而且还可看出某种疾病的总体情况，如发病季节、年龄、性别、病程长短、发病诱因、病因病机、辨证类型、证候转化、治疗规律、预后判断、病情转归等，大宗病例的分析可以使个案发现的苗头得到进一步验证，形成规律，发展理论。但大宗病例总结了解共性多，只了解共性不了解个性，也失于片面，因此单纯的大宗病例总结也是不够的。必须把两者结合起来分析，既要有个案整理，又要有大宗病例总结，这样才比较全面。一方面可以发现苗头深入探讨，另一方面则可以扩大验证，寻找规律，提出新的看法。

回顾性总结是必要的，但作为科研工作是不够的，它只能告诉你过去，不能预测未来。科研工作是带有探索未知和创造知识的性质。如从个案总结中所发现的苗头，作为科研选题的依据，有计划地扩大验证，或者从理论上进行探索，通过实践来加以证实，这些带有预测或探索的工作就带有创造知识的性质。由实践上升到理论，再由理论指导实践，不断深化，不仅能使理论得到提高，而且也使临床疗效能进一步提高。

预测，就要进行科研，而科研设计是保证研究工作建立在可靠的科学方法的基础上，使反映研究成果的资料具有一定的科学性，科研的工作程序，一般有以下几个步骤：①选题；②调研；③设计；④观察；⑤总结。所采用的科研方法有以下几种。

1. 调研方法

对肾炎的中医文献及临床实践，从古至今尽量收集，并分析研究，它不仅提供当前的治疗水平，同时还可启迪思路，促使假说的建立。调研工作不仅是科研的前哨，而且还是贯彻始终的重要工作，有助于创立新的科研设计（不去重复别人的工作），建立新的理论与实践，调研方法也包括实地考察，如采用群体调查，了解发病情况等。

2. 设计方法

在肾炎的中医研究过程中，在制订科研设计的开始，就要考虑有关传统的思路，使之成为具有中医特色的科研设计方案。在科研设计中，一般有诊断标准、疗效标准、观察指标、治疗方案、对照分组等设计，其中诊断标准、疗效标准最好采用全国统一制订的标准，在诊断标准中近年来有的单位采用辨证规范化和定量化的问题，可以尝试使用，另外与病情进展、预后有关的一些因素，也应有所规定，如根据肾功能对慢性肾衰的分期、分级，都应予以规定。在观察指标的设计中，应有特异性的观察指标，至于非特异性的观察指标可根据各个单位的具体条件决定。治疗方案设计中，辨证分型治疗要注意型间的转化；固定方剂治疗要适合观察对象的基本病机，但也要有辨证加减，以适应治疗个体化的特色。当然，每个处方的主要药物要相对稳定，加减药物要有一定原则，另外药物的剂型、剂量、给药方法都要有所规定，做到规格统一，方法一致。对照分组设计是科研工作中常用的方法，一般采用病情相等、条件相似的病人随机分组对照比较，对照观察病例数，一般 30～50 例即可（新药临床验证要求观察例数不少于 300 例），从科研角度来看，如科研设计很严密，方法可靠，例数较多，当然更好；相反如病例数虽然很多，但科研设计不严密，方法不严格，这种例数再多也意义不大。

3. 观察方法

观察是人们有目的、有计划地在人为的条件下为完成一定任务所进行的考察过程，是搜集客观事实、检验理论和实践的基础，是研究工作中的重要的认识方法。临床观察由于是在病人身上进行，一般临床观察都须在有利于病人的前提下进行，即使是对照观察也不能对病人有害。又由于临床观察是在个体上进行，个体的差异导致不同症状的出现具有随机性，因此要了解总规律，只能通过群体用统计学方法描述，故临床观察要个体与群体相结合才能全面。另外，中医的临床观察还要重视病人与外环境的统一，分析因时、因地、因人而异的不同情况，才能更好地突出中医特色。

4. 实验方法

实验方法是按照一定的目的，把研究对象置于可控制的条件下，排除干扰，突出主要因素，并能重复发生，且可利用仪器加以观测和记录，来探求事物规律性的一种研究方法。目前中医界也逐渐开始应用现代受控实验的方法，重视动物实验。在一定程度上可以促使中医理论的提高。要想动物实验真正模拟辨证论治规律，尚有很大距离，仍需进一步深入研究。

5. 数学方法

数学是研究现实世界的空间形式和数量关系的科学。它既是人们研究自然的工具，也是一种思维方法。在临床研究中，数理统计学的方法已经得到广泛的应用，数理统计学是以概率论为基础的数学的一门分科，它运用统计的数学方法来论证和推求事物偶然中所隐藏着的规律性。主要研究如何安排试验或抽样所得资料能更有效地进行统计分析；如何根据试验或观察的数据来找出某些数量指标的分布或其平均值；检验一些指标间有无显著差异；找出各类指标间的相互关系，等等。用统计方法进行，可使实验具有可重复性和经济性，前者通过随机化的方法，以求在不确定的因素中揭示内在的确定规律，能够在相同的条件下重复实验；后者可节省工作量，以观察最少的例数，靠数理逻辑思维省却部分物质活动，如序贯方法等。其他的数学方法，如辨证论治的模拟试验、中医指标的量化问题等，现也得到广泛的应用。数学方法的应用，对促进中医现代化有重要意义。

6. 逻辑方法

即逻辑思维的方法。是对经验层次取得的资料进行判断和推理，进而导出科学的结论，它包括比较与分类（把两个或两类事物相比较，确定其相同点与不同点，进而予以分类，既看到同中之异又看到异中之同）、归纳与演绎（归纳是从个别性前提推出一般性的结论，演绎是从一般性前提推出个别性的结论，两者对立而又统一，相辅相成）、分析与综合（分析是在思维中把对象分解，逐一考察研究，综合是在思维中把对象各部分联结成一个整体，把握其本质和规律，在分析的基础上综合，在综合指导下分析，两者相辅相成）、抽象与概括（抽象是通过由表及里，由此及彼，去粗取精、去伪存真的分析，抽取事物的本质属性，形成科学的概念，揭示内在的规律；概括是从个别事物的本质属性推知同类事物本质的属性，人们的思想只能通过理论性概括才能认识和发现现象的本质）等方法。

7. 创造思维方法

科学的发明创造依赖于创造思维，创造思维是一种理论思维的形式，是人们有方向的、受支配的创造性想象，也就是为了解决一个问题，反复地、有步骤地和连贯地考虑。所以创造思维是有意识的、自觉的思维，它要求有创新的设想和判断。促成创造思维的条件是：要有急待解决的困难或问题、追求某些事物的普遍性规律与结论、对这个问题有广泛的知识和兴趣、对问题具有强烈的好奇心、坚强的信念和永不满足的求知欲等。机遇、直觉或灵感常常是使科学家在研究工作中一瞬间出乎意外地获得解决问题的机缘。在中医辨证论治的思考中，有时想象力和灵感思维的运用常产生奇迹般的作用，这也是创造思维。

8. 建立假说理论的方法

凡以客观事实和科学知识为基础所提出的关于事物及其规律的假定性说明称为假说。假说经过实践的证实才能称为理论，假说与理论之间既有联系又有区别。假说和理论除作为科学体系的结构外，本身也具有方法论的意义。

以上几种方法都是在研究工作中经常要用的。科学方法是科学的灵魂，是科学进步的动力。在肾炎的中医研究工作中也是如此，没有科学的方法，就不能全面地准确地占有客观资料，不运用假说方法新事实便不能成为新思想，不经过反复观察、验证实验，假说就不能上升为理论，这些方法的综合应用，有助于研究工作的顺利开展。

所以中医的科研工作要处理好继承与发扬、理论与实践的关系，在肾炎的中医临床工作中也同样如此，继承与发扬的统一，理论与实践的统一，回顾与预测的统一，从点滴做起，不断深化，则中医对肾炎的临床研究，必将在理论和实践上有所突破，而使临床疗效得到进一步提高。

急性肾炎的病因病机

急性肾炎一般多见于小儿及年轻病人，其主因与风邪外袭及疮毒有关。《证治要诀》说："有一身之间，惟面与双脚浮肿，早起则面甚，晚则脚甚，经云：面肿为风，脚肿为水，乃风湿所致。"《医学入门》说："阳水……或疮痍所致。"指出本病的主因是风邪及疮毒，或兼外湿，或湿自内生，以致浮肿。但是"邪之所凑，其气必虚"，必有肾虚的因素才能发病，如《素问·评热病论》提到肾风的病因病机"阴虚者阳必凑之"，认为与肾阴不足有关，因此必有肾虚之因素，再加之外感风邪或皮肤疮毒引起的肺卫气化功能失调，方发生本病。

急性肾炎的临床表现可以归入中医"风水"范畴，《金匮要略》记载风水的证候是："寸口脉沉滑者，中有水气，面目肿大，有热，名曰风水，视人之目窠上微肿，如蚕新卧起状，其颈脉动，时时咳，按其手足上，陷而不起者风水。""风水，其脉自浮，外证骨节疼痛，恶风。"从中医角度分析急性肾炎的特点，主要表现在面部或目窠水肿，由于面肿多风，《金匮要略》也有"诸有水肿……腰以上肿，当发汗乃愈"。说明其病位主要在肺卫。

《素问·六节藏象论》说："肺者，气之本。"《素问·灵兰秘典论》说："肺者，相傅之官，治节出焉。"肺主气，主治节，主要体现在治理调节全身气化功能方面，故有"肺为水之上源"之称。《素问·水热穴论》说："肾者，至阴也，至阴者，盛水也。肺者，太阴也，少阴者冬脉也，故其本在肾，其末在肺，皆积水也。""肾何以能聚水而生病？"岐伯曰："肾者，胃之关也，关门不利，故能聚水而从其类也。上下溢于皮肤，故为胕肿，胕肿者，聚水而生病也……肾者，牝脏也，地气上者属于肾，而生水液也，故曰至阴，勇而劳甚则肾汗出，肾汗出逢于风，内不得入脏腑，外不得越于皮肤，客于玄府，行于皮里，传为胕肿，本之于肾，名曰风水。"说明肾的关门不利在风水水肿的产生中亦占有一定的地位。因而当风邪侵袭肺卫之时，肺气失其宣化肃降功能，治节无权，则不能通调水道下输膀胱；加之肾的气化功能亦受影响，关门不利，致使尿少而水肿，可见急性肾炎水肿的病机与肺肾的关系比较密切，由于外邪犯肺骤起，虽有肾虚发病的因素，但主要还是属于中医的阳水实证的范畴。

急性肾炎除了水肿以外，尚可有高血压、蛋白尿，严重者亦可累及心而发生心力衰竭，或导致急性肾衰竭，急性肾炎的病机如图6所示。

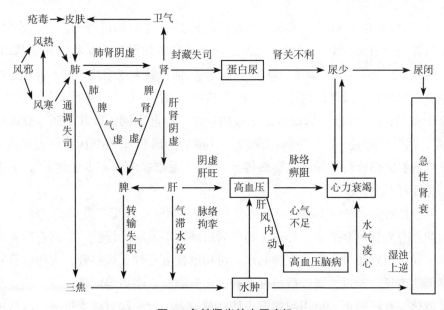

图6　急性肾炎的中医病机

由上图可以看出急性肾炎的病机，可以有风邪犯肺，皮肤疮毒，肺脾气虚，肺肾阴虚，脾肾气虚，肝肾阴虚，三焦气滞诸种，这些因素可以导致水肿、高血压、蛋白尿的形成，如果通过治疗，纠正了这些脏腑病机的失调，则可逐渐趋向康复。

因此，急性肾炎的转归有三：一是经宣肺利水后，肺的治节与肃降功能恢复，肾的气化功能正常，水肿消退，血压随之正常，蛋白尿逐渐消失。二是水肿加重，高血压难以控制，肝风内动发生高血压脑病；或水气凌心，脉络痹阻，心气不足而现心力衰竭；或湿浊上逆，尿少尿闭而致急性肾衰竭。上述严重的合并症，如治疗及时得当亦可能转危为安；倘若延误时机、治疗失当则预后不良。三是虽未发生合并症，但水肿反复出现，或尿蛋白长期不消，或高血压不能控制，必迁延下去而为慢性肾炎。

急性肾炎证治

急性肾小球肾炎是内科、儿科的常见病、多发病，临床上具有水肿、血尿及高血压三大症状，多发生在感染后的 1～2 周，中医学中的"风水""尿血"等与之类似。

《金匮要略》指出"风水"的临床表现是："寸口脉沉滑者，中有水气，面目肿大，有热，名曰风水。视人之目窠上微肿如蚕新卧起状，其颈脉动，时时咳，按其手足上，陷而不起者，风水。"面目肿大或眼睑水肿，都是急性肾炎水肿开始的特点，颈脉动反映了急性肾炎因高血压而心脏搏动加强所致。至于血尿，《三因极一病证方论》提出尿血"与淋不同，以其不痛，故属尿血"，《证治准绳》提出"痛者为血淋，不痛者为溺血"，在病因病机上并认为是"五脏之热皆得如膀胱之移热传于下焦""是溺血未有不本于热者"，亦类似急性肾炎之血尿。

急性肾炎水肿的中医辨证，可分为风寒、风热、湿毒三类病证。风寒者，为初起有外感风寒表证，经过 1 周以后出现面部或眼睑浮肿，但仍有风寒束肺证候，治宜疏风散寒、宣肺利水，可用麻桂五皮饮；风热者，为初起有外感风热表证，经过 1 周以后出现水肿，仍有咽红、咽痛等风热证象，治宜疏风散热、宣肺利水，可用越婢五皮饮；湿毒者，为初起有脓毒疮疡，以后出现浮肿而疮疡未愈，治宜清热解毒、利湿消肿，可用麻黄连翘赤小豆汤合五皮饮，或以五味消毒饮合五皮饮。经过以上治疗，水肿能很快消失，随着水肿的消失，血压高者亦能恢复正常，尿蛋白亦可减少，而转入恢复期的治疗。在恢复期，一般肿消以后都有程度不同的伤阴，故治疗上宜滋养肾阴为主，虑其残留之水湿，可适当佐以清利之品，方如六味地黄汤加滑石、通草，或加草薢、石韦之类。小儿则为稚阳之体，易虚易实，用药不宜辛热或苦寒，如有脾虚可用甘温，如有阴伤可用甘寒，虑其水湿未尽，亦可加入淡渗之品，均有利于蛋白尿的消失，甘温淡渗如参苓白术散加莲须之类，甘寒淡渗如六味地黄汤加滑石、通草之类。

急性肾炎血尿的中医辨证，一般多属外感风热，热伤血络所致，如同时伴有咽痛、咽红，可以清上治下，用银蒲玄麦甘桔汤（经验方，药如方名）治疗，可使血尿迅速消失；如属肾阴亏损，阴虚内热，迫血妄行，则宜滋肾凉血、清热止血，方如小蓟饮子去木通，加丹皮、赤芍、白茅根，亦可使血尿消失。血尿消失后则一概以滋肾清利善后，方如六味地黄汤加益母草、白茅根，可使病情早日恢复，千万不要用金匮肾气丸善后，临床上已见有多例，服金匮肾气丸后，尿中红细胞长久不消，因此务必重视之。

慢性肾炎病因病机探讨

慢性肾炎的临床特点是以水肿、蛋白尿、或有高血压为主，有的还可见反复显微镜下血尿，拖延日久者，逐渐出现贫血、氮质血症等肾功能不全的表现，最后导致尿毒症的产生。其病程绵长，治疗较难。此病在中医学中可归入"水肿""虚损"的范围，为了进一步提高疗效，寻找证治规律，对其病因病机，试作如下探讨。

一、病因

慢性肾炎的病因，要考虑素因、主因及诱因三个方面。由于本病的发生，多因外邪侵袭，内伤脾肾，但外因必须通过内因而起作用，因而脾肾虚损实为本病的素因。《诸病源候论》说："水肿无不由脾肾虚所为，脾肾虚则水妄行，盈溢皮肤而令身体肿满。"《丹溪心法》说："夫人之所以得全其性命者，水与谷而已，水则肾主之，谷则脾主之，惟肾虚不能行水，惟脾虚不能制水，胃与脾合气，胃为水谷之海，又因虚而不能传化焉，故肾水泛滥，反得以浸渍脾土，于是三焦停滞，经络壅塞，水渗于皮肤，注于肌肉而发肿矣。"由上可知水肿的素因，必有脾肾虚损。

《素问·气交变大论》说"岁土太过，雨湿流行，肾水受邪……体重烦冤""岁水太过，寒气流行，邪害心火……甚则腹大胫肿"，说明了外界气候的寒冷、潮湿，可以引起身体沉重、腹大胫肿。在五行中湿属土，寒属水，因此外湿侵袭多能伤脾，寒水外受多致伤肾，如《素问·水热穴论》提到："勇而劳甚则肾汗出，肾汗出，逢于风，内不得入于脏腑，外不得越于皮肤，客于玄府，行于皮里，传为胕肿，本之于肾，名曰风水。"《素问·气厥论》提到："肺移寒于肾为涌水。"《灵枢·邪气脏腑病形》有："若醉入房，汗出当风，则伤脾……若入房过度，汗出浴水，则伤肾。"说明了外受风寒，与汗出水湿相合，可以伤及脾肾。《金匮要略》有："肾着之病，其人身体重，腰中冷，如坐水中，形如水状，反不渴，小便自利，饮食如故，病属下焦，身劳汗出，表里冷湿，久久得之……"某些慢性肾炎脾肾阳虚而无水肿的患者，有此临床表现，与伤于寒湿有关，《金匮要略》从脾治，用甘姜苓术汤，即尤在泾称之为燠土以胜水之法，也说明肾着是脾肾俱虚。但是慢性肾炎急性发作也与风邪有关，如《内经》中提到的风水，或面庞然浮肿的肾风。因此，慢性肾炎的主因与风、寒、湿有关。

《医宗必读》在肿胀中说："凡诸实证，或六淫外客，或饮食内伤，阳邪急促，其至必暴，每成于数日之间；若是虚证，或情志多劳，或酒色过度，日积月累，其来由渐，每成于经月之后。"《景岳全书》提出："道路冲风冒雨，或动作辛苦之人，汗湿沾衣，此皆湿从外入者也。若嗜好酒浆生冷，以致……肿胀之类，此湿从内出者也。"《医学入门》云："阳水多外因，涉水冒雨，或兼风寒暑气而见阳证；阴水多内因，饮水及茶酒过多，或饥饱劳役房欲而见阴水。"慢性肾炎一般属于阴水，故其诱因与七情、酒色、饮食、劳累有关，但慢性肾炎急性发作者，亦可属于阳水，当与外感诱发有关。

根据慢性肾炎发病的素因、主因及诱因，可以采取相应的措施加以预防，以减少其发病率。

二、病机

1. 水肿

慢性肾炎水肿的病机，仍然是与肺、脾、肾三脏及三焦对水液代谢功能的失调有关。因为慢性肾炎在急性发作时，由于风邪外袭，肺的治节、肃降失司，可以出现面部水肿，或加重原来脾、肾两虚引起水肿；脾虚不能运化则水湿潴留发生水肿，肾虚不能化气，亦可水湿潴留而肿，故《景岳全书》说："凡水肿等证，乃肺脾肾相干之病，盖水为至阴，故其本在肾；水化于气，故其标在肺；水惟畏土，故其制在脾。"三焦为水液运行的道路，三焦气化的正常与否，直接与肺、脾、肾三脏的功能有关，另外肝主疏泄，肝气失于条达，亦可使三焦气机壅塞，决渎无权，而致水湿内停，因此间接也与肝的功能有关。在水肿发生的过程中，临床上还要注意水、气、血三者的关系，气行则水行、气滞则水停，《金匮要略》有"血不利则为水"，《脉经》有"经水前断后病水，名曰血分""先病水后经水断，名曰水分"的论述，说明了血能病水，水能病血。实际上水与气血的关系，是反映了肝与水液代谢关系，肝气条达，则无气滞，亦不会产生瘀血；肝失疏泄，气机不畅，气滞血瘀，则可产生水肿。

2. 蛋白尿

蛋白是人体的精微物质，精微物质由脾生化，又由肾封藏。章虚谷说："脾胃之能生化者，实由肾中元阳之鼓舞，而元阳以固密为贵，其所以能固密者，又赖脾胃生化阴精以涵育耳。"说明脾肾之间的作用互相依赖。唐宗海说："脾土能制肾水，所以封藏肾气也。"说明了脾的作用能帮助肾的封藏。脾能升清，脾虚则不能升清，谷气下流，精微下注；肾主闭藏，肾虚则封藏失司，肾气不固，精微下泄。因此，蛋白尿发生的机制，可以从脾肾气虚，即脾气下陷，肾气不固来理解。

3. 高血压

临床上肾性高血压以肝肾阴虚、肝阳上亢者居多，亦有气阴两虚、肝阳上亢者。这是因为肝肾阴虚迁延不愈，阴损及阳，必然同时出现脾肾气虚现象，故见气阴两虚，同时又有肝阳上亢，以致眩晕耳鸣。少数肾性高血压是在脾肾气虚、水湿泛滥的基础上产生的，这是因为痰湿上扰清窍，以致引起眩晕。有的肾性高血压加入活血化瘀药物治疗，可使血压稳定或下降，这是因为肝气郁滞，疏泄失畅的缘故。肝阳上亢者，可能有血菀于上的现象，其他各脏腑则相对失于濡润，血不足则气亦不足，运行无力而有瘀滞，故在滋肾平肝的治则下，佐以活血行滞之剂能获效。痰湿上扰者，必有脾虚气弱，也可因运行无力而出现瘀滞，则在健脾益气的治则下，佐以化痰通瘀之剂可以收效。

4. 血尿

慢性肾炎患者，部分出现显微镜下血尿，经久不愈，如属肝肾阴虚者，多因阴虚生内热，以致血热妄行而出血，随精微下泄而有血尿；如属脾肾气虚者，则是脾不统血，气不摄血，以致血不归经而出血，随精微下流出现血尿。既然已经发生出血，则必有瘀滞。如何处理好止血与活血的关系，可能有助于治疗显微镜下的血尿。

5. 贫血

营血来源于中焦，当慢性肾炎经久不愈，脾气进一步虚损时，由于运化失职，生化无权，必然逐渐发生贫血；肾藏精，精血同源，由于肾气失固，精微不断下泄，故亦必然逐渐产生贫血。因此慢性肾炎如经久不愈，出现贫血者，在一定程度上反映了脾肾亏损的情况。

6. 氮质血症

氮质血症可以认为是肾应当分清泌浊而不能排出的湿浊内留所致，何廉臣称之为溺毒，如说："溺毒入血，血毒上脑之候，头痛而晕，视力蒙胧，耳鸣耳聋，恶心呕吐，呼吸带有溺臭，间或猝发癫痫状，甚或神昏痉厥，不省人事，循衣摸床撮空，舌苔起腐，间有黑点。"提到溺毒入血已将尿毒症的临床表现描写得甚为细致。脾主运化水湿，脾虚不能运化，湿浊大量产生；肾主分清泌浊，肾虚不能排泄，湿浊得以内留，因此湿浊多少，也可反映出脾肾衰败的情况。

7. 酸中毒

酸中毒主要表现在呼吸气促或深长，以及恶心、呕吐，与肺、脾、肾二脏衰败有关。肺气不足而气促，肾气衰败以致不能纳气，动则气喘，呼多吸少。体内酸性代谢产物蓄积亦可归于湿浊之类，总由脾肾衰败，湿浊不能排泌引起。

8. 合并症

①慢性肾炎在疾病过程中，可以经常反复外感，这是因为卫气不能卫外所致，《灵枢·营卫生会》说"卫出于下焦"，卫气是由肾间动气所蒸发，因肺的作用而输布全身，肾虚则卫气来源不足，肺气不足则输布无能，因而卫

气不足，不能抵御外邪，可以反复外感，而使病情加重。②慢性肾炎发展至慢性肾衰竭时，经常会出现心衰，可以认为是心气不足，这是因为湿浊的邪毒攻心，或者是水肿严重时水气凌心，或者是肝的疏泄失职，瘀血阻心等所引起。心气不足、脉络痹阻、运化无力，可见四肢厥逆；心气不收可见易惊、怔忡、心神浮越、精神散乱；火能克金，心病及肺，又可以同时出现咳逆上气、胸盈仰息等症状。③在慢性肾衰竭时，还经常可见手指蠕动，时有抽搐，这是因为水不涵木，阴虚而肝风内动，或者湿浊化热，因热生风所致。

慢性肾衰竭的病机是错综复杂的，往往虚实并见，阴阳失调，寒热交错，湿浊停留可寒化或热化。脾主升，胃主降，湿浊困犯脾胃，使胃应降而反升，故见呕恶纳呆；使脾应升而反降，故见腹胀气陷、便次增多。由于湿邪困脾，脾阳更虚，可促使寒化；浊邪犯胃，使湿郁化热，故亦可热化。寒化是脾肾阳虚之极，湿浊水邪犯肺，可见形寒咳嗽、喘促气急；湿浊蒙蔽心包，可致神昏嗜睡；脾不统血，则可呕血黑便；最后肾阳衰败，则可无尿或少尿，气急不续而亡。热化是邪热湿浊互结。痰浊壅肺，可以咳嗽气急、痰声辘辘；邪热扰心，则可烦乱谵妄、神志昏迷；邪热入血，血热妄行，则可见出血；邪热耗损肾阴，热闭于下，亦可少尿或无尿，终至死亡。

无论脾肾阳虚或肝肾阴虚，由于阴阳互根，阳损及阴，阴损及阳，最后均发展为阴阳俱虚，五脏俱败，而至阴阳离决。

在慢性肾炎或慢性肾衰竭过程中，经常可见病人每因劳累而使病情加重，《素问·举痛论》说"劳则气耗"，《脾胃论》也说"形体劳役则脾病"，《素问·生气通天论》也提到"因而强力，肾气乃伤"，强力可以是过度用力超过自己体力的限度，或是过度疲劳，或是房室过度，这些因素皆可使脾肾虚损进一步加重，促使脾肾衰败而病情恶化。

因此，慢性肾炎如能早期发现，早期治疗，根据病情虚实，或扶正培本，或标本同治，可望病情稳定，并促使其好转；如果不及时治疗，又反复外感伤于外，饮食七情、劳役房室伤于内，不能注意调养摄护，则必然使病情恶化，终于演变为慢性肾衰竭。在此阶段，如再不能控制病情，则必然五脏俱败，预后险恶。慢性肾炎的病机如图7所示：

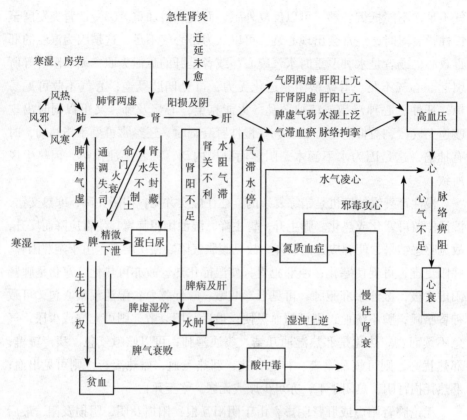

图 7 慢性肾炎的中医病机

从图 7 可以看出，慢性肾炎的病机，在急性发作阶段可以有风邪犯肺、肺脾气虚、脾肾阳虚的情况产生；不是急性发作阶段，有脾虚、脾肾气虚、脾肾阳虚、脾肾气阴两虚、脾肾阴阳两虚、肝肾阴虚及三焦气滞、气滞血瘀诸种。如果水湿滞留日久又可湿郁化热。

根据我们对 100 例慢性肾炎的中医辨证观察，各种慢性肾炎的类型与中医辨证的关系如下表（表 20）：

表 20 慢性肾炎 100 例的中医辨证分型

中医辨证	例数	类型		
		普通型	肾病型	高血压型
脾气虚损	24	10	10	4

中医辨证	例数	类型		
		普通型	肾病型	高血压型
脾肾阳虚	4	1	2	1
肝肾阴虚	45	31	4	10
脾肾气阴两虚	27	8	6	13

从表 20 可以看出，普通型以肝肾阴虚及脾虚为多见，高血压型以肝肾阴虚或脾肾气阴两虚为多见，肾病型以脾虚为多见。脉舌变化亦符合此种情况，普通型及高血压型的脉象以沉细及弦细为多，舌质多红，符合肝肾阴虚及气阴两虚的辨证；肾病型的脉象以沉细为多，舌质淡润亦符合脾虚的辨证。有报道肾病型以脾肾阴虚为多见，可能是由于地区的差异，与我们观察到的情况不一致。

慢性肾炎是一个迁延不愈的疾病，往往是正虚比较突出，但因常夹湿、湿热、瘀血等而呈正虚邪实的局面，故需仔细辨证。另外我们观察到疾病的始终病机并不是一成不变的，而是处于动态变化之中。如脾虚可以发展为脾肾阳虚，也可转变为脾肾气虚或脾肾气阴两虚；脾肾阴虚，阳损及阴，亦必有阴阳两虚的表现；肝肾阴虚，阴损及阳，亦多见脾肾气阴两虚。因此慢性肾炎的中医病机演变情况可如图 8 所示。

根据病机的演变情况，予以辨证治疗，以扶正为主兼顾祛邪，则更能切合病情。

慢性肾炎病程绵长，一般早期治疗，纠正脏腑的阴阳偏胜，则病情趋于稳定，或可痊愈。如果不能及时控制病情，水肿及蛋白尿长期不消，可以导致阴阳衰败，湿浊上逆等危候发生。

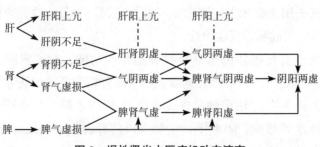

图 8　慢性肾炎中医病机动态演变

肾炎治疗十三法

根据上述的病因病机，急慢性肾炎的治法，大致可以有以下十三法。

一、疏风宣散法

疏风宣散法用于急慢性肾炎风邪犯肺，或为风寒，或为风热，皆宜疏风宣散。外感风邪以后，肺失宣畅，肺气不能通调水道，下输膀胱，以致风遏水阻，风水相搏，流溢于肌肤，发为水肿。其临床特点以面目浮肿为主，其他尚可有表证，如恶寒发热、头痛身痛、脉浮苔薄等，或有咽痛咳嗽，特别是慢性肾炎急性发作者更为明显。

疏风宣散法即是"开鬼门"法，所谓鬼门是指汗孔而言，通过疏风宣散而达到利水消肿的目的。《金匮要略》有"风气相搏，身体洪肿，汗出乃愈"，《丹溪心法》也有"水气在表，可汗"，说明疏风宣散的汗法，可以利水消肿，因肺气得开，三焦水道得以通利，水流能下输膀胱而利尿。

一般疏风宣散法可根据表证的寒热辨证应用，如属风寒可用麻黄汤、麻黄附子细辛汤、消水圣愈汤；如属风热可用越婢汤、越婢加术汤、麻黄连翘赤小豆汤，水肿严重者可合用五皮饮、五苓散。

有时辛温、辛凉之剂还可以与益气固表结合用，如《金匮要略》有："风水，脉浮身肿，汗出恶风者，防己黄芪汤主之。"如以麻黄连翘赤小豆汤配防己黄芪汤用于风热汗出面肿者即是。

二、健脾益气法

健脾益气法用于临床上的脾虚、气虚为主者，如急慢性肾炎的脾虚或肺脾气虚，即可应用健脾益气法治疗。

脾主运化，有促进体内水液吸收和运行的功能，故《素问·厥论》云"脾主为胃行其津液"，如果脾失健运，则水湿停留，泛滥而为水肿，故《素问·至真要大论》有："诸湿肿满皆属于脾。"说明了脾也与水液代谢密切相关。脾能运化水谷精微，不断上归于肺，以营养肺气，如果脾虚不能健运，则肺气亦可不足，肺失肃降，不能通调水道，下输膀胱，也可发生水肿；肾的化气，可以使水液不致停蓄体内，故水液代谢亦与肾有关。

在另一方面脾气的盛衰可以影响肺气，如果脾虚而导致肺气不足，亦易感受外邪，卫气虽然出于下焦，但必赖上焦肺气为之敷布，肺气不足则卫阳不固，这是肾炎病人容易感受外邪的根本原因，因此健脾益气能补益肺脾，这在治疗肾炎中是占有重要位置的。

一般脾虚的临床表现为面色淡黄，纳差乏力，腹胀痞满，大便稀散，舌淡齿痕，脉象较弱。如果肺脾气虚，除脾虚见证外，尚可有胸闷气短，易罹外感，咳嗽多痰等证。如果水湿停留，则可有身肿肢沉，腹胀而大，健脾益气的方剂有补中益气汤、香砂六君子汤、参苓白术散、黄芪大枣汤等。卫阳不固者可用玉屏风散。脾虚而水湿停留者宜健脾益气合渗利水湿之剂，方如防己黄芪汤、防己茯苓汤、外台茯苓饮、胃苓汤、春泽汤等。在脾虚水肿的治疗中，《丹溪心法》云："水肿因脾虚不能制水，水渍妄行，当以参术补脾，使脾气得实，则自健运，自能升降运动其枢机，则水自行，非五苓、神佑之行水也，宜补中行湿而利小便，切不可下。"张景岳亦推崇此说。但是临床实践表明，既有脾气不运，又有水湿泛滥，单纯健脾，反致气滞而肿益甚，故《医镜》云："夫肿胀之病，多有标实本虚者，泻之不可，补之无功，最为危候。"是有阅历之谈。在本虚标实的情况下，应当标本同治，故健脾合利水之剂为佳。

在用健脾利水之剂，水肿消退以后，如果病人仍有脾虚或肺脾气虚者，仍可予健脾益气之剂继续治疗。脾虚或肺脾气虚纠正后，其蛋白尿亦可逐渐消失，肾功能亦可逐渐好转。

三、健脾固肾法

健脾固肾法适用于急慢性肾炎属脾肾气虚者，脾主运化水谷精微，脾气虚则健运失职，升降失调，精微反而下注；肾主封藏，藏五脏六腑之精气，肾气充足则精气内守，肾气虚则精浊下流。因此肾炎的蛋白尿发生的机制，可以从脾肾气虚，即脾气下陷，肾气不固来理解。

在临床上脾肾气虚患者，可见有偏脾气虚或偏肾气虚之不同。偏脾气虚者，面色萎黄，胃纳减退，食后作胀，气短乏力，肢沉便溏，舌淡齿痕，脉象沉缓；偏肾气虚者，形寒肢冷，腰膝酸软，阳痿滑精，舌胖白润，脉象沉迟。亦有蛋白尿病人，无明显症状，脉舌亦无特殊，也可按健脾固肾法进行治疗。

常用的健脾固肾方剂，如水陆二仙丹、桑螵蛸散、金锁固精丸、五子衍宗丸加参芪，参苓白术散或补中益气汤加桑螵蛸、补骨脂、金樱子等。广东东莞有芡实合剂，适用于脾肾精气不足，腰酸腿软，眠食俱差，蛋白尿长期不消者，其方为芡实30g，白术12g，茯苓12g，山药15g，菟丝子24g，金樱子24g，黄精24g，百合18g，枇杷叶9g。加减法：尿中蛋白多者加山楂肉9g，尿中红细胞多者加旱莲草18g，认为本方的枇杷叶肃降肺气，使水道通调，百合补肺可金水相生。参术苓益气补上以制水，芡实、菟丝子、怀山药脾肾双补，黄精、金樱子入肺脾肾三脏补其不足，治疗慢性肾炎52例，显效19例，本方药性和平，可以久服。

我们体会本法用于慢性隐匿性肾炎，尿蛋白量不太多者，效果较好，最好是没有水肿的患者，如果有轻度水肿者，亦可配合渗利之剂，如五皮饮、五苓散等同用。

四、温补脾肾法

温补脾肾法用于脾肾阳虚，多见于慢性肾炎患者，脾阳根于命火，脾土又可制水，两者关系密切。

肾阳不足，命门火衰，水不能化，水湿泛滥而致水肿；命门火衰又不能生土，脾阳不足，亦不能制水，亦可造成水湿泛滥而水肿；脾气衰败，久则及肾，也可造成脾肾阳虚的病机。《景岳全书》云："水肿证以精血皆化为水，多属虚败，治以温脾补肾，此正法也。然有一等不能受补者，则不得不从半补，有并半补亦不能受者，则不得全用分消。然以消治肿，惟少年之暂病即可，若气血既衰，而复不能受补，则大危之候也。故凡遇此辈，必须千方百计，务救根本，庶可保全……故余之治此，凡属中年积损者，必以温补而愈，皆终身绝无后患，盖气虚者不可复行气，肾虚者不可复利水，且温补即所以化气，气化而痊愈者，愈出自然；消伐所以逐邪，逐邪而暂愈者，愈由勉强，此其一为真愈，一为假愈，亦岂有假愈而果愈哉？"认为中年以上水肿患者，亦当温补脾肾即可利水。事实上，这类病人仍是虚中夹实，单纯温补脾肾并不能达到消除水肿的目的，正如张氏所谓不能受补者，大危之候也，仍温阳合利水之剂较佳。常用温补脾肾合利水方剂如附子五苓散、真武汤合五苓散、金匮肾气丸、济生肾气丸等。

脾虚水肿日久，脾病及肾，造成脾肾阳虚之病机。虽然水肿消退后，仍有脾肾阳虚之见症，如畏寒肢冷，面色白，腰痛腰酸，倦怠无力，舌体胖润，脉象沉弱等，仍应按脾肾阳虚治疗方法继续治疗，可用金匮肾气汤、济生肾气汤或右归丸之类，再加黄芪。有人认为健脾益气方剂，如以黄芪为主的复方治疗慢性肾炎，对水肿消失有一定作用，可望尿量增多，血浆蛋白增加，并可使血压恢复正常，但尿蛋白减少的效果不明显。我们认为黄芪对消除尿蛋白、改善肾功能是有一定作用的，因慢性肾炎后期多属脾肾两虚，似以合并补肾药物的应用效果较好。我们统计了 8 例应用黄芪粥的疗效，分析黄芪在消除尿蛋白改善肾功能方面所起的作用。8 例中 7 例是配合中药汤剂应用，仅 1 例单纯服用黄芪粥。其中尿蛋白完全消失者 2 例，减轻者 1 例，无效 5 例。分析无效原因，有 1 例服药 1 个月，但有明显水肿，在水肿尚未好转前似不会有促使尿蛋白减少、肾功能改善的作用。1 例服药仅 20 天即停用。2 例用健脾为主的方剂，再加用黄芪粥，虽用达 2～3 个月之久，未见明显效果。1 例单纯服用黄芪粥，亦未曾加用补肾药物，恐均与慢性肾炎此时多属脾肾两虚之病机不能吻合，似亦为无效之原因。反之有效的 3 例中，蛋白全消 2 例均是服用黄芪粥在 3 个月以上，皆于浮肿消失后在温补肾阳的方剂上加服，1 例减轻者服药时间仅 2 个月，所用温补肾阳的方剂为金匮肾气丸或济生肾气丸，或用河车粉，均属脾肾合法，不但对尿蛋白有效，酚磺酞排泄试验亦有所增加。北京市中医医院亦有这样的体会：即单用健脾益气治疗无效的患者，加入鹿角霜、巴戟天、补骨脂、仙灵脾、菟丝子、枸杞等，则慢性肾炎蛋白尿可见减少。分析 104 例，完全缓解或基本缓解的 22 例中，其中 19 例都是运用脾肾两补治疗而获效。

五、滋养肾阴法

滋养肾阴法用于慢性肾炎肺肾阴虚或肝肾阴虚，以及急性肾炎恢复期而有肺肾阴虚或肾阴不足者，慢性肾炎脾肾阳虚如温补脾肾治疗过久，亦可使肾阴耗伤，转化为肾阴不足。症见手足心热，口咽干燥，腰酸腰痛，头晕头痛，口渴喜饮，舌质红无苔，脉象沉细或弦细，治疗皆宜滋养肾阴，方如六味地黄汤、麦味地黄汤、知柏地黄汤、杞菊地黄汤，可根据病人具体情况，分别应用。另外，用激素治疗肾炎，病人出现面色红赤，头晕眼花，腰酸乏力，烦躁失眠，舌红脉数等阴虚火旺的症状，在库欣征中均可见到，同时尚有满月脸，血压升高，面部痤疮，皆可滋养肾阴，甚至结合清热解毒治之。

如果阴虚而夹有水湿者，利水则更伤阴，育阴则邪恋，治疗上也比较困难。《景岳全书》云："凡素禀阳盛，三焦多火而病为水肿者，其证必须渴喜冷，或面赤便结，或热而喘嗽，或头面皆肿，或脉见滑实，此湿热相因，阴虚之证也。"《辨证奇闻》亦云："真水既衰，则虚火必盛，盛火既盛，而真水力不能制……水从火泛……散聚于阴络，随五脏六腑之虚者入而注之，不走小肠而走手足皮肤，而毛窍出水也。"养阴利水方剂如猪苓散、六味地黄汤加牛膝、车前子等。

慢性肾炎水肿消退之后，由于长期脾肾阳虚阳损及阴，脾肾及肝故可以发生肝肾阴虚或肾阴不足、肝阳上亢现象，观肾性高血压病人有面色灰黄、头晕头痛、耳鸣耳聋、眼目干涩、面部烘热、五心烦躁、夜寐不安、腰酸腿软、足跟痛、口干喜饮、大便偏干、脉象弦细或沉细、舌质红、苔少或薄黄苔，亦是符合中医所谓肝肾阴虚或阴虚肝旺之病机，故在治疗上宜滋养肝肾，方如归芍地黄汤、杞菊地黄汤、首乌延寿丹等，或滋阴潜阳，方如河车大造丸、建瓴汤、加减三甲复脉汤等，对改善症状均有一定效果。

六、气阴两补法

气阴两补法适用于慢性肾炎既有脾气不足，又有肾阴亏损者，临床表现为全身乏力、腰膝酸软、手足心热、口干喜饮、舌质略红、苔薄有齿痕、脉象沉细而数，可以健脾益气与滋养肾阴合用，即气阴两补，方如参芪地黄汤、大补元煎等。

气阴两虚在临床上比较多见，脾虚的病人，特别是水肿消退以后出现伤阴的情况，而原来的脾虚情况仍然存在，可以形成气阴两虚；阴虚的病人如果滋阴日久，伤及脾气而运化障碍，出现纳呆腹胀，但原来阴虚仍未纠正，也可形成气阴两虚，此时均宜气阴双补治之。

气阴两虚病人有时表现为气血不足者，如脾虚水肿以后，如果兼见血亏，特别是女病人，月经量多者，则有气血不足的表现，症见面色无华，气怯神疲，心慌心跳，脉象沉细无力，舌淡无苔，则需益气养血。方如当归补血汤、八珍汤、归芍六君子汤、圣愈汤等。

七、阴阳两补法

阴阳两补法用于慢性肾炎有阴阳两虚者，脾肾阳虚或命门火衰，理应温补肾阳，但因阴阳消长，孤阳不生，独阴不长，单纯温阳则阳炽而阴消，故宜阴阳两补。临床表现一般用于肾阳虚衰为主，如面色白，肢冷畏寒，腰酸腿软，舌胖而质红，脉象沉细或数，有的口干喜饮等，治疗可用金匮肾气丸、济生肾气丸、地黄饮子等。重庆第一中医院用党参龟鹿丸（党参、龟胶、阿胶、熟地、当归、山萸肉各 30g，山药、白术各 60g，陈皮 24g，砂仁 15g，为丸，每日二次，每次 15g），该院报告一例男性病人，浮肿减轻后，尿蛋白（+++），酚磺酞排泄试验 26%（2 小时），用党参龟鹿丸六个月，尿蛋白（±），酚磺酞排泄试验为 90%（2 小时）。

八、清热解毒法

肾炎如果因皮肤疮毒引起，或是经常有咽部红肿疼痛，以致迁延不愈者，可以采用清热解毒法治疗；用大量激素的病人，如果出现痤疮及合并感染，亦宜清热解毒；慢性肾炎脾肾阳虚水肿病人，在治疗中大量温阳利水药物的应用，亦可导致病情转化，出现化热现象，此时也应采用清热解毒法治疗。

一般清热解毒适用于咽喉红肿疼痛，或皮肤有疮毒久久不愈，或有身热口渴、小便赤、或见血尿、大便秘结、舌红苔黄、脉象滑数等症。如见咽喉红肿而伴有阴虚见证者，常用银蒲玄麦甘桔汤；如因皮肤疮毒引起者，常用麻黄连翘赤小豆汤、银翘败毒散、五味消毒饮；病情化热，热毒甚，亦常以五味消毒饮、黄连解毒汤治疗。

如果水湿与热相合，成湿热水肿之证，或脾虚水肿，湿郁化热，《医学入门》云："人身真水真火，消化万物以养生，脾病则水流为湿，火炎为热，久则湿热郁滞经络，尽皆浊腐之气，津液与血，亦化为水。"《沈氏尊生书》引叶桂曰："夏季湿热郁蒸，脾胃气弱，水谷之气不运，湿着内蕴为热，渐至浮肿腹胀，小水不利，治之非法，水湿久积，逆行犯肺，必生咳嗽喘促，甚则坐不得卧，俯不能仰。"一般湿热所致水肿宜清热解毒合利水之剂，方如疏凿饮子、桂苓甘露饮、八正散、萆薢分清饮（《医学心悟》方）等。

有时水肿不明显，而是夹有湿热，或是慢性肾炎脾肾阳虚，过用湿热之剂，使残留水湿化热，症见口黏口苦，或口干不欲饮水，舌苔黄腻，脉象滑数，亦应清热利湿，可用萆薢分清饮、茅根粥、肾炎片（石韦）。有报告一例慢性肾炎高血压型，中医辨证：舌苔厚腻而黄，尤以根部为重，质淡有齿痕，属脾肾两虚，湿蕴化热，以小叶石韦每天四钱，连服三个月，尿蛋白由（+++）减至（+），又连续服用五个月，尿蛋白（-），共服小叶石韦一年半之久。认为有湿热时服健脾补肾之剂，效果不明显，用清热利湿之小叶石韦三个月，即有明显效果。但以后一段时间无变化，患者加服验方蚕豆、红糖后，又出现效果，可能清热利湿和健脾补肾交替应用效果较好（新医药学杂志.1973，6：21）。

以血尿为主者，常伴有排尿灼热感，尿少色深或肉眼血尿，或有尿频，但尿检有变化，舌红脉数者，亦宜清热解毒合凉血养阴之剂，如小蓟饮子、导赤散加味等。

九、活血化瘀法

《金匮要略》在水气病篇中有血分一证，认为妇人经水不通，经为血，血不利则为水，名曰血分，说明了血病可以及水；《脉经》中除了血分以外，还提出先病水后经水断，名曰水分，指出了水病也可以及血。由此可以看出，古人对于血与水的关系也是很重视的，由于血能病水，水能病血，气滞则血瘀，血瘀不通，三焦气化通路受阻，亦必然发生水肿，此时可以采用活血化瘀合渗利之剂治疗，方用当归芍药散、桂枝茯苓丸合五皮饮等。

近年来，活血化瘀也用来治疗慢性肾炎，在消除尿蛋白方面取得了一定疗效。如山西中医研究所的益肾汤（当归、赤芍、川芎、桃仁、红花、丹参、益母草、银花、白茅根、板蓝根、紫花地丁）认为在消除尿蛋白和恢复肾功能，疗效比过去明显提高，完全缓解从8％提高到40％，并初步试验研究证明益肾汤有增加肾血流量和抗变态反应性炎症的作用，这是活血化瘀与清热解毒合用之法。亦有用活血化瘀合软坚散结之法来治疗慢性肾炎蛋白尿者，如天津中医医院内科报告以益母草、蝉衣、海藻、昆布四味药为基础，阳虚者加巴戟天、菟丝子、肉苁蓉、仙茅、仙灵脾；阴虚者加生熟地、女贞子、旱莲草、桑椹、枸杞子、麦冬、沙参、百合、阿胶；有湿热者加黄柏、车前子、泽泻、猪苓、瞿麦、萹蓄、金钱草、白花蛇舌草、半枝莲、忍冬藤、连翘、碧玉散，共治疗146例。阳虚型16例，基本缓解即尿蛋白（±）或极微量3例；阴虚型108例，基本缓解24例；湿热型22例，基本缓解5例，总计基本缓解32例（21.92％）。

我们常用当归芍药散、桂枝茯苓丸、血府逐瘀汤治疗慢性肾炎蛋白尿而有瘀血者，其临床表现为：面色晦暗、唇色紫暗、舌有瘀斑，或有月经不调、血块痛经等症状。慢性肾炎高血压型，有的病人瘀血征象明显者，亦可用活血化瘀治疗。

十、通利三焦法

通利三焦法用于三焦气滞，水道不通，小便不利，全身水肿。三焦气滞主要表现在上焦胸闷气短，中焦脘腹胀满，下焦小便不利，盖三焦气化作用，是联合多种脏器发挥其作用的结果，肺的宣发、脾的运化、肾的蒸化，是三焦气化的动力。肝主疏泄，肝的作用正常与否，亦与气化密切有关，肝失疏泄，气滞于内，也必然影响三焦气化功能，因此通利三焦法，亦必然包含宣发、行气、化气诸作用在内。在临床上凡高度水肿，而有三焦气滞征象者，皆可用通利三焦法治疗。

凡高度水肿，必有腹胀，肿之兼胀者，有虚实之分，三焦气滞而肿则为虚实夹杂。肺气不足不能宣发，脾气虚衰不能运化，肾阳亏损不能化气，是三焦气滞的虚；宣发、运化、蒸化的作用窒塞，气滞水停又是三焦气滞的实。因此通利三焦主要是以理气、行气与利水同用，去其气滞水停，以恢复正常的三焦气化作用。通利三焦的方剂，如大橘皮汤、导水茯苓汤、木香流气饮等。

目前治疗慢性肾炎水肿的方剂中，很少提到运用大橘皮汤的治疗报告，我们统计了应用大橘皮汤治疗慢性肾炎水肿 14 例的治疗效果，结果 8 例浮肿全消（内有 3 例高度水肿），3 例减轻，3 例无效。同时有效的病例，消肿均比较快，大多数在一周内即可见明显效果，尿量显著增加，水肿逐渐消退，虽然病例尚少，但也可以看出本方的应用价值，值得进一步观察。

十一、攻泻逐水法

攻泻逐水法，古代用得比较多，如《千金要方》《外台秘要》《圣济总录》记载的攻水方剂都比较多，南宋以后逐渐强调健脾或温肾来治疗水肿，如实脾饮、济生肾气汤都是这个时期的代表方剂。朱丹溪云："水肿因脾虚不能制水，宜补中行湿，利小便，切不可下。"张景岳亦说："古法治肿，大都不用补剂，而多用去水等药，微则水利，甚则推逐……不知随消随胀，数日而复胀必愈甚。"但张景岳亦并非主张攻水法摒弃不用，而是主张慎用，如说："察其果系实邪，则此等治法，诚不可废，但必须审证的确，用当详慎也。"说明了攻下逐水法作为一种治疗手段，在必要时仍有应用之价值。但在选择使用时应当慎重，邪实而正不虚时，腹大水肿者可以应用。一般攻泻逐水的方剂有禹功散、舟车丸、浚川散、神芎丸、三白散、卢氏肾炎膏等。

关于攻泻逐水法的应用，有报告用各种逐水方剂均能获得良好效果者，但是从我们病例运用的情况看来，禹功散、舟车丸、十枣汤服后有的病人有恶心、呕吐、腹痛等胃肠反应，但水肿并不能全消，卢氏肾炎丸量比较大，一剂分八次服，能使高度水肿完全消退，但是效果不能持久，因此应用攻泻逐水法要注意巩固疗效的问题，一般采用攻补兼施，或先攻后补，或再配合渗利之剂。总的说来，目前对攻泻逐水法并不主张常规应用。在正虚的情况下用后，更宜伤正，虽用攻补兼施法，并不能阻止水肿不再复发，至肿胀再起，攻泻逐水法应用之取效亦减，终至无效，故不如渗利之剂效果持久而有效。

十二、渗利水湿法

渗利水湿法主要用于急慢性肾炎而有水肿者，由于水肿有肺、脾、肾虚损的不同，以及三焦气化阻滞的区别，因此渗利水湿法多与其他治法合用，与疏风宣肺合用则为宣肺利水，与健脾益气合用则为健脾利水等，另外如果瘀血内停、湿郁化热、阴虚夹湿，则与活血化瘀合用为活血利水，与清热解毒合用为清热利水等，皆是渗利水湿法的具体运用。

《素问·至真要大论》指出淡味药有渗利作用，即淡渗药物以其通利小便的作用而达到祛湿的目的，常用的淡渗药物有茯苓、猪苓、薏苡仁、滑石、通草等，常用方剂如五皮饮，其加减法是：上半身肿甚加麻黄、杏仁；下半身肿甚加防己、厚朴；汗出恶风加黄芪、防风；畏寒肢冷加附子、干姜。

十三、祛风胜湿法

祛风胜湿法是利用风能胜湿的道理，用风药来治疗顽固性水肿的方法，上海中医学院曙光医院的祛风胜湿汤（羌活、防风、川芎、草乌、豨莶草、菝葜、仙灵脾、茜草），据报道用于肾病综合征部分顽固不愈病例中，有一定疗效。近年来用于治疗类风湿关节炎的雷公藤、昆明山海棠，都属于祛风胜湿的药物，用于治疗肾小球疾病，亦取得一定的效果，由于风药能胜湿，又能健脾升阳，凡慢性肾炎脾虚湿胜者均可用之，如羌活胜湿汤（羌活、独活、防风、川芎、蔓荆子、甘草）或参苓白术散加羌独活、防风、升麻、柴胡之类，有的病人除能改善症状外，蛋白尿亦见减少。

总之，肾炎的治法虽然有以上十三法，但在临床上应用时往往是分阶段地进行，中医辨证也是如此，在水肿阶段当属中医"水肿"范畴，治疗上以利水为主，除攻泻逐水外，其他为疏风宣散、健脾益气、温补脾肾、滋养肾阴、清热解毒、通利三焦、活血化瘀诸法，皆当配合渗利水湿以消除水肿。有时还可"开鬼门"与"洁净府"合用，如疏风宣散与清热解毒合用，再加渗利之剂；或滋养肾阴与活血化瘀合用，再加渗利之剂等。临床运用要灵活，以恰合病机为准，在水肿消退以后当属中医"虚损"范畴，治疗上以补虚为主，一开始没有水肿者，也是按虚损论治。在这个阶段中虽然治疗要补虚，但因肾炎病机比较复杂，迁延日久者往往虚实互见，更应辨别何时以补虚为主，何时以祛邪为主，健脾益气、健脾固肾、温补脾肾、滋养肾阴、气阴两补、阴阳两补是补虚，疏风宣散、清热解毒、活血化瘀、祛风胜湿是祛邪，各种情况中皆可夹有残留水湿，故渗利水湿多与各法合用，一般补虚或祛邪方法亦常常合并应用，即标本同治。根据病机在何种正虚的情况下，配合祛风、清热、利湿、化瘀各法，灵活化裁，扶正祛邪，以恢复脏腑阴阳气血失调现象，达到治愈或缓解的目的。

肾病综合征证治

肾病综合征一般以水肿为主要临床表现，因此可以按中医的"水肿"门所记载的理论和实践来进行探索。我在肾病综合征水肿时用以下方法治疗。

从肺治：适用于初起阶段或面目浮肿明显者，舌质淡可用麻桂五皮饮；舌质红可用越婢五皮饮。如果全身水肿，头面亦肿，则在其他治疗方法中加入宣肺之品，如麻黄、杏仁、苏叶等，可增强利尿消肿的效果。

从脾治：适用于全身水肿而脾虚症状明显者，如面色淡白、纳少腹胀、大便稀溏、舌淡而润，可以防己黄芪汤合防己茯苓汤治之，亦可用春泽汤；如果兼见畏寒肢冷，即为脾阳虚可用实脾饮治疗。

从肾治：适用于全身水肿而肾虚症状明显者，肾阳虚可见面色白、畏寒肢冷、腰部冷痛、舌胖嫩润，可用真武汤或济生肾气汤治之；肾阴虚可见手足心热、口干喜饮、大便干结、舌红少苔或舌红苔腻，可用六味地黄汤加牛膝、车前子或猪苓汤。由于水为阴邪，无阳则阴无以化，故肾阴虚而全身水肿者，亦可用济生肾气汤治之，但其中桂附用量不宜过大，用大反而效果不好。一般阴虚水肿多因大量应用激素以后，由于患者对激素不敏感，水肿不消，反而伤阴，但又有水肿，成阴虚水肿之证。

从标治：水肿本身即为水湿内停或水湿泛滥，但水肿产生还可同时伴有气滞、血瘀、湿热等标证，因此从标治可有攻泻逐水、行气利水、活血利水、清热利水诸法。攻泻逐水适用于全身高度水肿，正气不虚，或虽有正虚但尚能耐受攻下者，可用舟车丸、禹功散，或千金方的大腹水冲散（牛黄、昆布、海藻、黑白丑、桂心、葶苈子、椒目）等，以每日大便泻水在十次以内为好，数日水肿可消，肿消后宜扶正，或在攻水时攻补兼施，正虚明显者忌用。行气利水适用于全身水肿而有气滞者，如胸胁胀满、腹胀而痛等，可用大橘皮汤、导水茯苓汤以行气利水；凡全身水肿而用其他方法治疗时，皆可加入行气的广木香、青陈皮、沉香、槟榔、大腹皮等，均有助于气行水行，可使尿量增多，水肿消失。活血利水适用于全身水肿而有瘀血证者，如面色晦暗、唇暗舌紫、舌有瘀斑瘀点、月经不调等，可用当归芍药散或桂枝茯苓丸加牛膝、车前子之类治之。湿热水肿者，多属用大量激素后，既有阴伤，又有热盛，此热毒水湿互结，故宜清热利水，如过用温阳之剂，亦可化热，也宜清热利水，方用加减程氏萆薢分清饮（萆薢、丹参、车前子、茯苓、苍白术、黄柏、菖蒲、牛膝、苡米）等，湿热显著者，亦可前后分消，用疏凿饮子、己椒苈黄丸之类治之。

有的病人水肿消退到一定程度后，尿量不再增多，水肿也不减轻，多半是因为血浆白蛋白较低，此时可辅以饮食治疗，我们常用鲤鱼汤（鲤鱼一条约500g左右，去鱼鳞及内脏，放入少许砂仁、蔻仁、生姜、葱，不放盐，清蒸），每日一次，或以鲤鱼加赤小豆、冬瓜皮、苏叶煎服，亦有助于水肿的迅速消退。

以上是单纯用中药治疗肾病综合征的方法，如果病人接受过激素和免疫抑制剂治疗，而水肿不消、尿量很少者，我们的经验是：凡病人仍有畏寒肢冷、面色白、舌胖嫩淡者，仍可用温阳利水之剂，如真武汤、济生肾气汤等；如病人出现类库欣综合征、面红痤疮、舌苔黄腻者，宜清热解毒、祛湿利水，可用五味消毒饮合五皮饮治之；如属阴虚火旺者，宜养阴利水，可用知柏地黄汤加牛膝、车前子等治之。

肾病综合征的饮食治疗

肾病综合征是各种原因引起的一种临床症候群，有原发性和继发性的不同，但都有共同的临床表现，即大量蛋白尿、低蛋白血症、高脂血症及程度不等的的水肿。饮食治疗可辅助药物治疗的不足，对病情的恢复有极大帮助。

一般饮食治疗主要针对水肿与低蛋白血症，主要的有以下几种。

一、限制食盐

古代医家对水肿忌盐要求很严格，如《世医得效方》说："凡水肿惟忌盐，虽毫末不得入口，若无以为味，俟水病去后，宜以酢少许调和饮食，不能忌盐勿服药，果欲去病，切须忌盐。"指出水肿必须忌盐，水肿消退后仍不能吃盐，仅能用醋来调味。现在则根据病人水肿的程度而定，高度水肿者宜忌盐，但有些病人因用利尿剂排钠较多时可给低盐饮食，即每日摄入食盐量不超过3g。水肿消退大半或仅中度水肿者，亦可给低盐饮食。水肿完全消退、血浆蛋白恢复接近正常时，可以给普通饮食。

二、高蛋白饮食

因为肾病综合征有大量蛋白尿排出，低蛋白血症又可使胶体渗透压下降，因而水肿顽固，不易消退，故应增加蛋白质的摄入量。古代医家也很重视给水肿病人高蛋白饮食，如《沈氏尊生书》用青蛙、海蛤、白螺、鲍鱼、鲫鱼、白鱼、鲈鱼、绿头鸭等治疗水肿，还有"青蛙入猪肚蒸为馔"均是。《备急千金要方》治疗水肿用鲤鱼也是。我们常用的配合治疗方法有：

1. 鲤鱼汤

用鲤鱼一条，重500g左右，去鱼鳞及内脏，洗净，加生姜50g、葱100g、米醋50g，共炖，不放盐，喝汤吃鱼，每日一条或隔日一条，可增加血浆蛋白，促使水肿消退。

2. 黄芪炖鸡

用黄芪200g浓煎去渣。母鸡一只约1000～1500g重，以黄芪水炖鸡，不放盐，吃鸡喝汤，每只鸡可吃2～3天，也可增加血浆蛋白，减轻水肿。

3. 羊乳

每日饮羊乳500～1000mL，以利水消肿，补充血浆蛋白。

一般补充蛋白，动物蛋白优于植物蛋白，可按每天每公斤体重1.5～2g补给，如果食欲不振，或有腹泻，均应采用调理脾胃的中药治疗，等食欲增进或腹泻停止后，再给高蛋白饮食。如果使用肾上腺皮质激素者，还应补充由激素引起的消耗。如果肾功能不全者则应低蛋白饮食（详见肾功能不全的饮食治疗）。

三、低胆固醇饮食

由于肾病综合征血脂较高，特别是难治性肾病综合征患者病程很长，高脂血症日久可引起动脉硬化，故应给予低胆固醇饮食，忌用动物内脏食用，可同时服用山楂，也可降低血脂。

肾病综合征在治疗的同时，配合以上饮食疗法，并要注意休息，一般在水肿明显、低蛋白血症、血压增高的情况下，均宜卧床休息；等水肿基本消退，一般情况好转后可下床活动，生活自理。病情缓解后的一段时间内仍应避免体力劳累，还要注意避免感冒及情绪的波动，以免病情反复。注意到以上几点，则可使病情恢复顺利，从而早日痊愈，疗效能够巩固。

肾病综合征治疗一得

一、水肿以治肺为先

肾病综合征以水肿、大量蛋白尿、高脂血症、低蛋白血症为主要临床表现，发病之初比较隐匿，多仅有下肢水肿，亦有少数可有外感症状。有外感症状者，可隶属中医"风水"范畴，自可用宣肺祛风法治之；但初起隐匿者并无"风水"之征，为何亦可从肺治之？我们以前总结水肿的治疗经验，用宣肺利水法有三个适应证，一是有外感或有发烧者，一是发病后有肺经症状者，一是病程短或刚开始发病者。病程短在1个月以内或刚开始发病者，则以治肺为先，虽然水肿形成与肺、脾、肾三脏有关，但开始则为气病，肺主气、主宣发与肃降，可通调水道，因此肺主行水，为水之上源。发病之初应及时从肺治之，可望水肿消退，全身气化功能恢复，否则病程日久，则由肺及脾，由脾及肾，则治肺无效，又必须健脾利水、温肾利水方可奏功。再则由气入血，治疗上更趋复杂，不仅要调气活血，且脾肾受损益甚，脾不升清，肾不固藏，以致大量精微物质下注，精血亏耗，又必须以血肉有情之品填补之，方能恢复精血，恢复全身气化功能，此即《内经》所说"味归形，形归气，气归精，精归化"之含义。除非患者有肾功能不全，那种见有大量蛋白尿而又水肿严重者，禁食一切蛋白饮食的观点是对病情无益的。

从肺治，我常用的方法无非寒热两端，偏寒者（即病人有恶寒恶风、口淡不渴、舌淡苔白）用麻黄汤合五皮饮，甚则可用麻黄附子细辛汤合五皮饮治之。偏热者（即病人无恶寒恶风、口干欲饮、舌红苔黄）用越婢五皮饮或麻杏石甘汤合五皮饮、五苓散。

病例一

乔某，男，17岁，因全身浮肿20天住院，并伴腹水。初用胃苓汤合五皮饮，每日尿量仅600～700mL，因病程不到1个月，改用越婢汤合胃苓汤加减，尿量明显增加，每日尿量均在1000mL以上，最多每日1900mL，直至水肿消退。

按：本例及时改用宣肺利水，使水肿迅速消退，水肿消失后以养阴善后。

病例二

林某，男，31岁，因全身浮肿20天住院。入院时有腹水，腹围85cm，开始即用健脾利水法治之，尿量不多，腹围增至88cm，又改用温肾利水，尿量仍少，腹围增至102cm，病人出现鼻衄，咳嗽，脉弦滑，苔薄黄，因有肺经症状，乃改用宣肺利水，以越婢汤合五苓散加车前子、鲜茅根，一周后尿量由每日800mL增至1100～1900mL，因周身痒，麻黄改为浮萍，服药2个月，水肿全消，腹围减为76cm。

按：本例未及时用宣肺利水法，以致使病程延长，虽然病程较长，但仍有从肺论治之适应证，故改用宣肺利水获效。病程久者，如确有脾虚或脾肾阳虚者，当然健脾利水或温阳利水亦是确切有效的治疗方法，如不效，应深入分析，或是兼气滞，或是兼血瘀，或是湿郁化热，或是精血亏耗。总之，深入辨证，自能肿消而使病情恢复。

二、肿消以扶正善后

肾病综合征全身水肿消退后，尿中仍可排出大量蛋白，气血耗损未复，如及时调理气血，仍可恢复，故肿消后要以扶正善后。善后之法，亦根据病情不同有所选择。很多情况下由于水肿的消失，病人无明显症状，可根据舌象来调理气血，如舌质偏红者，以养阴为主，如六味地黄汤、银耳炖鸡、枸杞甲鱼汤等；舌质偏淡，舌体胖大者，以益气为主，如黄芪大枣汤、当归生姜羊肉汤、黄芪炖鸡等。只要血清白蛋白上升，则血胆固醇自然下降，尿蛋白可逐渐减少以至消失，而使肾病综合征缓解。

病例

刘某，男，8岁，肾病综合征后水肿消失，但尿蛋白（+++），红细胞0～1，白细胞0～1，24小时尿蛋白定量4.2g，血清白蛋白1.8g/dL，总蛋白4g/dL，血胆固醇554mg%，因舌质偏淡，舌体胖大，水肿消退后仍予防己黄芪汤与防己茯苓汤合方加牛膝、车前子治疗月余，以消除残留水湿。以后服鲤鱼汤（以500g重左右的鲤鱼一尾，去鳞及内脏，放砂仁3g，白蔻仁3g，姜葱少许，不放盐，煮汤或清蒸，吃鱼喝汤，每日一条或二日一条）合生黄芪15g，玉米须30g，大枣10枚煎汤，日一次。2个月后，血清白蛋白上升至2.6g/dL，总蛋白4.8g/dL，血胆固醇420mg%，24小时尿蛋白定量为2.2g。仍服用鲤鱼汤及黄芪、大枣又2个月，血清白蛋白上升至3.0g，球蛋白2.4g，总蛋白5.4g，血胆固醇320mg%，尿蛋白（+），镜检（−），因服鲤鱼汤已四月余，不愿再服，乃停用。黄芪大枣汤间断服用，半年后尿蛋白（−）。病情完全缓解。

中医治疗慢性肾炎水肿的临床体会

慢性肾炎的治疗，目前看来有一定困难，1975年我曾统计国内有关中医治疗的情况，完全缓解或临床治愈率约为4%～21.3%。近年来，由于中西医结合治疗本病，特别是肾病型的疗效，有明显的提高，完全缓解达52.7%～86%，但仍有不少复发的。特别是我院就诊病例，绝大多数肾病型都是经过中西医结合治疗后的复发病例，或者是用环磷酰胺后发生中毒性肝损害者。因此有必要从中医角度来进一步提高临床治疗水平。我们想在临床实践的基础上来寻找一些规律性的东西，再回到临床实践加以验证，借以减少盲目性，提高自觉性，以提高临床疗效。现选录我院一些慢性肾炎病例，从消除水肿方面，谈谈个人临床体会。

慢性肾炎主要突出的临床表现为水肿。肾炎初期水肿，邪盛而正气不衰，治疗比较容易，至慢性阶段则大多属虚证，治疗上比较困难，要注意邪正关系。中医学对水肿病机的认识，一般认为与肺、脾、肾三脏有关，水为至阴，其本在肾；水化于气，其标在肺；水惟畏土，其制在脾，因此治疗应从肺、脾、肾三脏入手。肺、脾、肾三脏的关系，是病情由浅入深的过程，慢性肾炎在急性发作阶段或病初可能有肺气失宣现象，但同时常伴有脾虚水肿的病机。再进一步则有脾肾两虚现象。由于临床表现变化多端，有时夹有瘀血，有时湿郁化热，因此治疗上要根据具体情况，具体分析，既要注意本虚（肺、脾、肾三脏虚损），又要注意标实（水肿）；要认清其本质有正虚一面，也要看到现象有化热、夹瘀的一面；另外，慢性肾炎病程较长，治疗上要有恒心，认清病机，注意守方，不可更方过频，方能看出效果。

我们曾分析了慢性肾炎单纯中医治疗水肿症状的病例共42例，根据水肿情况分为三类：

一是高度水肿：全身各处（如颜面、胸背、腰部、四肢、阴囊等处）显著水肿，并有大量腹水。腹围超过80cm者。

二是中度水肿：水肿较以上为轻，亦有腹水，腹围在80cm以下者。

三是轻度水肿：仅颜面及下肢水肿，无腹水征。

42例中经治疗后水肿全消24例（57.1%），部分消8例（19.0%），无效10例（23.9%）。如按上述轻、中、重标准分：轻度水肿19例，其中全消13例，部分消3例，无效3例；中度水肿10例，全消6例，部分消2例，无效2例；重度水肿13例，全消5例，部分消3例，无效5例。有人认为慢性肾炎重度水肿消肿率达到90%，轻度水肿仅为69%。从我们的病例看来，似以轻度水肿的全消率较高度水肿为高。

关于水肿的治疗，《素问·汤液醪醴论》有："平治于权衡，去宛陈莝……开鬼门，洁净府。"刘河间解释："平治权衡者，察脉之浮沉也；去宛陈莝者，疏涤肠胃也；开鬼门、洁净府者，发汗，利小便也。"后世大多数医家都认为去宛陈莝者，即是指从大便泻出体内之积水，故《金匮要略》治疗水肿的原则有："诸有水者，腰以下肿当利小便，腰以上肿当发汗乃愈。""病水，腹大，小便不利，其脉沉绝者，有水，可下之。"有人认为《灵枢·九针十二原》有"宛陈则除之"一句，宛陈是指体内郁积陈旧之物，根据杨上善注《黄帝内经太素》说"宛陈，恶血聚也，有恶血聚，刺去也"，故主张去宛陈莝是指除去血中郁滞之意。由于血中郁滞，血涩不通，因而产生水肿，故可认为去宛陈莝是用活血化瘀利水方法，但多数意见认为去宛陈莝还是指攻泻逐水。

一、关于攻泻逐水

古代用得比较多，如《千金要方》《外台秘要》《圣济总录》记载攻水方剂都比较多，南宋以后逐渐强调健脾或温肾来治疗水肿，如实脾饮、济生肾气丸都是这个时期的代表性方剂。朱丹溪说："水肿因脾虚不能制水，宜补中行湿，利小便，切不可下。"张景岳亦说："古法治肿，大都不用补剂，而多用去水等，微则分利，甚则推逐……不知随消随胀，不数日而复胀必愈甚。"但张景岳并非主张攻水法摒弃不用，而是主张慎用。如说："察其果系实邪，诚不可废，但必须审证的确，用当详慎也。"自从 1958 年贵阳医学院推荐应用卢氏肾炎方以来，各地不少肾炎病人曾用此法治疗，有的应用后一次水肿全消，以后肿亦不再发生，效果比较巩固，因为病人除了当时泻水以后，尿量亦见增多，可持续半月至 1 个月以上。但是也有的病人应用后，虽然一次水肿全消，很快水肿又可复发，再用之，疗效不如第一次，反复应用，效果更不明显了。疗效好的大都是病程短，血浆蛋白还不太低，中医所谓正虚尚不太显著者；反之，病程长，血浆蛋白低，脾肾阳虚明显，则效果不好。个人认为作为治疗水肿的一种手段，本方还是有应用的价值，但是要选择适应证。即使是病程较长，正虚突出，但高度水肿，尿少尿闭，呼吸困难，利尿剂效果不明显时，仍可应急用之，以留人治病。如我们曾见到 1 例杨某，女，28岁，病历号 10136。因慢性肾炎高度水肿，继发性贫血，肾衰竭住院。入院时全身水肿并有腹水，腹围 88cm，血压 180/110mmHg，血色素 4.4g/dL，非蛋白氮 97.5mg%，二氧化碳结合力 22 容积%，心率 114 次 / 分，心尖区可闻及奔马律，当时病人呼吸困难，咯白色泡沫带粉红色痰，尿量亦少，并出现心力衰竭现象，纠正酸中毒则心衰必然加重，病情危急，当时服卢氏肾炎药膏一料后，大量泻水，3 天后全身水肿消失，腹围减为 76cm，心衰亦得以纠正，呼吸困难消失，血压下降为 120/90mmHg，非蛋白氮减为 57.7mg%，二氧化碳结合力为 51.5 容积%，从而使患者得到缓解，这是肿势较著，真阳久困，阳损及阴，将有阴阳离决之势，以攻泻逐水，顿挫其水势，俾阴霾消散，而阳气得行，为进一步治疗打下基础。目前对攻泻逐水法并不主张常规应用。在正虚的情况下用后更易伤正，虽用攻补兼施方法，并不能阻止水肿不再复发，如肿胀再起，攻泻逐水法应用的效果亦减，终至无效，故不如渗利之剂效果持久而有效，且渗利法中如宣肺利水、健脾利水或温肾利水等法不致有伤正之虞，有的效果并不缓慢，故渗利法是治疗慢性肾炎水肿的正法。

二、关于宣肺利水

多用于慢性肾炎水肿患者同时兼有表证，如恶寒、发热、咳嗽、脉浮等。

盖以肺主皮毛，通调水道，下输膀胱，宣肺发表则肺气得开，三焦水道通利，水液得以下输膀胱而有利尿作用。治疗方剂可用越婢汤、麻黄附子细辛汤合五皮、五苓之类。宣肺利水法一般可用于下列三种情况。

1. 用于病程短者

如乔某，男，17 岁，病历号 8884。因全身浮肿 20 天住院，伴有腹水，诊断为慢性肾炎肾病型。初用胃苓汤合五皮饮，每日尿量仅 600～700mL，以后改用越婢汤合胃苓汤加减，尿量明显增加，每日尿量均在 1000mL 以上，最多每日达 1900mL，直至水肿消退。有的病人病程短，入院后未用宣肺利水，而使病程延长，如林某，男，31 岁，病历号 6852。因浮肿 20 天住院。入院时有腹水，腹围 85cm，开始即用健脾利水，腹围增至 88cm，以后改用温脾利水、行气利水，腹围继续增至 91cm，以后又用温肾利水，尿量仍不多，腹围增至 102cm，直至入院后 8 个月，因合并胸水而呼吸不利，同时鼻衄、咳嗽，脉弦滑，苔薄黄，出现肺经症状，方用宣肺利水法，以越婢汤合五苓散加车前子、鲜茅根，1 周后尿量由每日 800mL 增至 1100～1900mL，因周身痒，麻黄改为浮萍，服药 2 个月，水肿全消，腹围减为 76cm。

2. 用于有肺经症状者

除上述林某病例外，另举 1 例刘某，男，24 岁，病历号 3882。因面部及下肢浮肿 3 个月住院，同时有咳嗽吐痰，腹胀尿少，腹围 93cm，脉浮滑小弦，舌苔薄白，予宣肺利水法，用麻黄附子细辛汤合五皮饮加车前草、牛膝等加减治疗半月，尿量增多至每日 1000～1600mL，体重减少 5kg，以后因肺经症状消失，脉象不浮，改用健脾利湿法。

3. 合并外感

因为肺主皮毛，有的病人有外感发烧，经用宣肺利水而使尿量增多，如扈某，男，31 岁，病历号 11715。因全身浮肿 3 月余伴高度腹水住院，在病程中因外感发烧，尿量减至每日 350～450mL，中药用麻杏石甘汤加银翘、竹叶、滑石 4 剂后又用越婢加术汤合五皮饮加车前子，8 天后尿量增至 1500～2000mL。

由以上举例可见，凡病程较短，或有肺经症状，或有外感，皆可用宣肺利水法加以治疗，本法用后病人并不出汗，而是尿量明显增多，由于肺气得宣，水湿得下，此即"启上窍而利下窍"之法。

三、关于健脾利水

用于病程稍长，仅有脾虚表现者，症见面部四肢浮肿，面色苍白，身重肢沉，纳呆便溏，腹胀尿少，疲乏无力，苔白脉弱。健脾利湿方如五皮饮、五苓散、防己黄芪汤、外台茯苓饮、胃苓汤等；行气利湿方如大橘皮汤、导水茯苓汤等。如张某，女，38岁，病历号1778。因反复浮肿3年住院，入院时有腹水，腹围93cm，入院后诊断为慢性肾炎肾病型。中医辨证为：全身肿胀，缺盆平满，腹胀气急，脉沉而数，舌苔薄黄，予健脾行气利湿之剂，用大橘皮汤加车前子，1剂后，尿量由每日400mL增至2200mL，继续用原方，每日尿量在2500～3600mL，4剂后缺盆平满及腹胀均已消退，腹围减至76cm，按原方再服7剂，腹围减至68cm，全身水肿及腹水消失。又如李某，男，34岁，病历号7558，病程1年，入院时高度水肿，腹围102cm，用胃苓汤加防己、车前子、白茅根、大腹皮、陈皮、沉香、二丑、生姜，2周后尿量由每日900mL增至1600～2000mL，24天后腹围减为86cm。

以上举例，即是在健脾利湿的基础上加用行气药物，如木香、槟榔、陈皮、大腹皮、砂仁、沉香等。张景岳说："水气本为同类，故治水者，当兼理气，盖气化水自化也。"消肿以气化为关键，虚是第二位的，如不佐以行气，则水不易行，不要认为此时脾虚是主要的，曾见3例脾虚水肿患者用补中益气汤后，尿量立即减少，有1例原来尿量每日在1000mL以上，用补中益气汤仅半剂，尿量即减至每日300mL，水肿明显加剧。目前治疗慢性肾炎水肿，很少提到运用大橘皮汤，我们曾统计用大橘皮汤治疗慢性肾炎水肿14例的疗效，结果8例水肿全消（内有3例高度水肿），3例减轻，3例无效。有效病例大多在半月内即可见明显消肿效果，尿量显著增加，水肿逐渐消退，虽例数少，但可看出本方的应用价值。

四、关于温阳利水

用于病程较长，病人有脾肾阳虚的表现者。因为脾阳不足不能制水，肾阳不足不能主水，以致水湿泛滥而水肿，同时肾阳不足，命门火衰，亦可使脾阳虚衰加重，脾阳不足，久则及肾，亦可使肾阳虚衰，如此均可造成脾肾阳虚之病机。如果病人畏寒肢冷，舌淡嫩胖，而脾胃虚弱，纳食减少，倦怠肢软，腹胀便溏等脾阳不足的症状突出，则是脾肾两虚偏脾阳虚为主，可用实脾饮加减；如果胃纳尚好，腰酸腰痛，面色㿠白，阴囊湿冷等肾阳不足的症状突出，则是脾肾两虚偏肾阳虚为主，可用真武汤、金匮肾气、济生肾气加减治疗。

偏脾阳虚者，如王某，女，39岁，病历号7070。因全身水肿7月余住院并有腹水，腹围91cm，入院后用实脾饮合五苓散加党参、黄芪、防己，2天后尿量由每日900mL增至1500mL，1个月后腹水全消，腹围76cm。

偏肾阳虚者，如钱某，男，28岁，病历号6741。发现肾炎1年住院，全身浮肿，有腹水，腹围80cm，服济生肾气汤9天后，尿量由每日800mL增至1500mL左右，持续1个月，至腹水消失。体重由80kg减至63kg。

温阳利水法是在温脾或温肾的基础上，合用渗利之剂，如单纯温阳而不合渗利之剂，效果即不明显。如林某，男，24岁，病历号5211。因全身浮肿2月余住院，有腹水，腹围83cm，入院后用强的松、双氢克尿噻及中药健脾利湿等法治疗5个月，病情无明显好转，尿量每日仅600mL左右，改用济生肾气汤后第9天，尿量增至每日1000mL左右。以后又恐尿量多而伤正，改用温补脾肾之剂（党参、黄芪、白术、附片、补骨脂、菟丝子、巴戟天、鹿角霜、杜仲、阿胶）后，尿量未再增加，10天后水肿加剧，以后又发生了恶心呕吐的现象。因此，温阳不与渗利合用，对病情的恢复是没有帮助的。只有在水肿完全消退后，这时机体的正虚才是主要矛盾，脾虚者给以健脾益气，脾肾阳虚者给以温补脾肾的辨证论治，才对病情有所裨益，而在水肿的情况下是正虚邪实，邪实是主要的，正虚是次要的，故仍以消肿为主，以健脾行气合温阳化气，才能气行水行，而达到消肿的目的。

以上是根据病人具体情况分别用宣肺利水、健脾利水或温阳利水治法，而使水肿消失者，所举方剂皆是行之有效的，各例大多属单纯用中药治疗，如合用强的松或西药利尿剂者，均在病例中标明。在治疗慢性肾炎水肿的过程中，尚需须注意以下几点。

一是服药后到开始利尿，需要经过一段时间，时间有长有短，一般约在1～2周后才起作用，因此如果不是病情恶化，要注意守方，不可更方过频，一般守方2周，即可看出本方有无效果。反之，如果服药后病情恶化，往往当日即有不适反应或尿量明显减少。

二是有的病人温阳利水最初有效，以后效果不明显，病人出现舌苔黄或黄腻，舌质红，是湿郁化热的表现，湿热可以在脾虚的基础上产生，因为脾虚生湿，湿郁化热；但也可在温热药过量的情况下产生，因温燥药物化热，与体内残留水湿相合而产生湿热。因此改用清热利湿法治疗，常可使尿量加多。例如林某，女，20岁，病历号9980。因面部及下肢水肿半年住院，入院后用温阳、健脾利水如实脾饮、胃苓汤、春泽汤等治疗，尿量由每日500～600mL增至1000～1500mL，以后尿量减少，水肿加重，辨证有湿热现象，改用清热利湿之剂（萆薢、瞿麦、萹蓄、海金沙、冬葵子、车前子、石菖蒲、广木香、益母草、王不留行）后，尿量又增至每日1500mL左右。

三是有的病人用中药消肿后，不久水肿又起，主要是血浆蛋白偏低，加服鲤鱼汤（鲤鱼一条重500g左右，生姜50g，葱100g，米醋50g，共炖，不放盐，喝汤吃鱼），常有显效。如钱某，用济生肾气汤后水肿消失，以后反复而水肿又起，再用济生肾气汤效果不显，加用鲤鱼汤，1周后尿量增至每日2000～3000mL以上，1个半月腹水基本消失，但血浆蛋白变化不大。

四是对血与水的关系，古代医书有"血不行则病水"之说，有人认为体内之气、血、水三者是互相转化的，水能化气，气能化水，水能病血，血能病水，因此治疗上要注意气、血、水三者的关系。个人体会在慢性肾炎水肿病人的治疗过程中，要考虑瘀血的因素，尤其是临床表现有瘀血征象者，此血瘀既为病水之因，也是水肿之果，往往需要合并使用活血化瘀之剂。如高某，男，54岁，病历号11293。为慢性肾炎肾病型，入院前全身浮肿，曾用氮芥治疗，效果不明显反合并静脉炎，入院后检查，全身高度水肿，腹水明显，腹围102cm，在院外一直服用双氢克尿噻、氨苯喋啶，尿量维持在每日600mL左右，入院后加服中药，用桂枝茯苓丸加益母草、白茅根、刘寄奴、防己等，尿量增至每日1500～2400mL，治疗2个月，腹水及全身水肿均消失，右侧上下肢静脉炎亦治愈。

肾病水肿的辨证分型和治疗

肾病水肿属中医"水肿"的范畴，本病初期一般多属邪盛而正气未衰，治疗可从标（水湿）论治；日久正虚邪实，虚实夹杂，治疗既要注意本虚（肺、脾、肾三脏的虚损），又要注意标实（水湿、湿热、夹气滞、夹瘀血）的不同，标本同治，方可取效。根据笔者的临床经验，并结合本虚的特点，肾病水肿常见以下几种类型。

一、脾气虚损型

主证有面浮肢肿，身体沉重，倦怠乏力，纳少便溏，腹胀，腹大，舌淡胖，苔白滑，脉沉缓等。此型多见于慢性肾炎普通型和肾病综合征Ⅰ型。治疗宜健脾利水，一般可用防己黄芪汤、防己茯苓汤加减，亦可用外台茯苓饮合五皮饮加减。常用药如：茯苓、泽泻、防己、黄芪、大腹皮、陈皮、车前子等。本型虽证属脾气虚损，但临床体会不可单纯健脾，而必须佐以渗利之品，否则反因气滞而使肿胀加重，徒增病人痛苦。待肿消之后，则宜改用香砂六君、异功散之类善后调理，药如党参、白术、茯苓、木香、砂仁、陈皮等。

二、脾肾阳虚型

此型多由脾气虚损，日久不愈，脾病及肾所致。

主证有全身高度水肿，或伴胸腹水，腰以下肿甚，按之凹陷如泥，颜面虚浮、白，畏寒肢冷，腰酸腰痛，倦怠乏力，舌淡胖有齿痕，苔润，脉沉细弱无力。此型多见于肾病综合征Ⅰ型和Ⅱ型。治疗宜温补脾肾，佐以渗利。临证时要根据偏脾虚、肾虚之不同论治。偏脾阳虚者，有纳差、腹胀、大便溏泄，可用实脾饮（茯苓、白术、厚朴、附子、干姜、木瓜、木香、草果仁、大腹皮、炙甘草）；偏肾阳虚者，有畏寒肢冷、腰凉，可用济生肾气汤、加味真武汤（附子、干姜、茯苓、白术、白芍、泽泻、牛膝、车前子等）。我们临床体会也应温补脾肾与渗利之剂同用，可使尿量增加，水肿消退。若单纯温补脾肾则对病情的恢复没有帮助。此外，若在温阳渗利的同时加用木香、槟榔、厚朴、大腹皮、陈皮、沉香之类，以助气化，也可使尿量明显增多。

三、肾阴亏损型

此型常见于素体阴虚或由于大量使用激素后伤阴而水肿不消者。临床常见烦热、口渴、腰膝酸软、手足心热、眩晕耳鸣、舌红少津或无苔、脉细数等。此型也常见于急性肾炎恢复期、慢性肾炎普通型及肾病综合征Ⅱ型。治疗宜养阴利水，方如猪苓汤、知柏地黄汤、六味地黄汤加牛膝、车前子等。常用药如：茯苓、猪苓、泽泻、生地、丹皮、知母、黄柏、牛膝、车前子等。临床上宜详审阴虚、水湿何者为重，若阴虚较重者则宜侧重养阴为主，兼以利水。若水肿较重者，无阳则阴无以化，亦可酌用桂附，如济生肾气汤等，但桂附量不宜大，量大则更伤阴而使阴虚加重，水肿也不见消。

此外，水肿初起，面目浮肿显著者，可宣畅肺气佐以渗利治之，如麻桂五皮饮或越婢五皮饮等。若高度水肿日久不消，在病程中有时合并外感发热，或有咳嗽者，此时应当不失时机地运用宣畅肺气佐以渗利之剂，有时可获得意外效果，而使尿量突然增多，水肿得以迅速消失。若高度水肿、腹水明显，病人腹胀胁胀，又无明显阳虚证候者，可以行气利水，轻则用大橘皮汤（橘皮、滑石、茯苓、木香、槟榔、猪苓、泽泻、白术、肉桂、生甘草），重则可用导水茯苓汤（茯苓、麦冬、泽泻、白术、桑白皮、紫苏、槟榔、木瓜、大腹皮、陈皮、砂仁、木香），皆可使尿量增多，水肿逐渐消退。气滞可以血瘀，病人水肿日久，必然影响三焦气化功能，而有气滞血瘀之证，水能病血，反之血亦能病水。这类病人多有面色灰滞，唇暗舌紫，或舌有瘀斑，月经不调，均可活血利水，可用当归芍药散加牛膝、车前子之类。如果水肿日久，湿郁化热，或过用附桂辛热及激素之类，亦可化热，病人出现口苦口黏，舌苔黄腻等湿热症，则宜清热利湿，可用加减程氏萆薢分清饮（萆薢、丹参、牛膝、车前子、茯苓、苍白术、黄柏、菖蒲、苡米、大腹皮、赤小豆、冬瓜皮）治之，则亦可使尿量增多，水肿消退。

有的病人水肿消退到一定程度后，尿量不再增多，水肿不再减轻，大多是因为血浆蛋白较低，此时可以辅以饮食疗法，我们常用鲤鱼汤（鲤鱼一条，去鱼鳞及内脏，放入少许砂仁、蔻仁、生姜、葱，清蒸，不放盐），每日一条，或以鲤鱼加赤小豆、冬瓜皮、苏叶煎服，有助于水肿的迅速消退。

各地在治疗水肿的过程中也积累了不少经验，如陆鸿滨对急性肾小球肾炎水肿的治疗，用芳化清利法，认为可解除肾小血管痉挛，减轻组织水肿，消除高血容量状态，能防止心衰及高血压的发生，在恢复期认为不宜温补。对肾病综合征水肿，宜采用中西医结合疗法治疗，具体方法为：西药用强的松、环磷酰胺；中医中药多在强的松诱导阶段，以养阴清利为主，佐以活血化瘀、理气祛风等；在强的松减量和维持阶段及加用环磷酰胺后，逐渐加用补肾益气、养阴补血、温肾填精的药物，取得了一定的疗效。钟念文等采用中西医结合治疗成人原发性肾小球肾病及慢性肾炎肾病型，其治疗方法为：西药用激素，少数病人加用免疫抑制剂或消炎痛、潘生丁、氯喹等。中药以辨证施治，认为健脾益气（药用党参、黄芪、白术、茯苓、怀山药、米仁根、车前子等）、温肾利水（药用附子、菟丝子、补骨脂、仙茅、仙灵脾等）是治疗水肿的常法。此外，根据"风能胜湿"的理论，改用补肾祛风或活血祛风等法，主要用药如党参、当归、徐长卿、鹿衔草、扦扦活、仙灵脾、豨莶草、平地木、菝葜、茜草、丹参等。药后患者不仅临床症状及肾功能化验指标均明显好转至正常范围，而且尿蛋白也往往迅速转阴。并将此法用于治疗感受风邪的病人，也取得了较好效果。陈梅芳认为对口服西药利尿剂疗效不佳的病人，如与温肾利水方合用，可以起到很好的协同作用。

治疗慢性肾炎蛋白尿的经验

蛋白尿是慢性肾炎的主要临床表现之一，在慢性肾炎临床研究工作中，如何消除蛋白尿也就成了一项重要的课题。经过几十年的艰苦努力，对于其病机认识逐渐深入，治疗方法不断丰富，疗效亦相应提高，但是还没有能达到真正解决问题的程度，有必要将本课题的研究引向深入，下面将我们治疗此病的经验进行整理，以供参考。

一、病机分析

蛋白尿是慢性肾炎的实验诊断指标之一，中医典籍中无相应记载。根据其表现，可归于"精气下泄"范畴。其病因病机和治法探讨可以此为基础，结合慢性肾炎的其他表现而展开。现代医学所说的蛋白质是构成人体和维持生命活动的基本物质，与中医学所谓的"精气""清气""精微"的概念类似。中医学认为，"精气"等宜藏不宜泄，肾为"封藏之本""受五脏六腑之精而藏之"；脾主统摄升清。若肾不藏精，或脾不摄精，或脾不升清，便可致精气下泄而出现蛋白尿。综观慢性肾炎的基本病机，亦以脾肾虚损贯穿始终，故似可认为脾不摄精、清气下陷和肾不藏精、精气下泄是慢性肾炎蛋白尿的直接机理。

既然脾肾功能失调和蛋白尿有因果联系，那么，导致脾肾功能失调的原因又有哪些呢？这是我们辨治蛋白尿时应该追究的问题。

从正虚而言，不外气血阴阳之亏损和脏腑功能失调。不论是气血虚弱，还是阴阳不足，均可影响脾肾藏精摄精的功能。由于人体是一个有机的整体，脏腑相关，所以其他脏腑的病变亦可影响脾肾，致脾不摄精，肾不藏精。《素问·经脉别论》云："饮入于胃，游溢精气，上输于脾，脾气散精，上归于肺，通调水道，下输膀胱……"表明饮食精微的吸收输布与各脏腑相关。如肝病，疏泄失司，中则侮土，脾不升清，精微下陷；《格致余论》谓"主闭藏者肾也，主疏泄者肝也"，若肝失疏泄，能致肾不闭藏，精气外泄，说明肝之疏泄失常可以形成蛋白尿。又如肺气膹郁，宣降不利，脾气上输之清气不得归于肺而布散全身，径走膀胱，亦可形成蛋白尿。由此可见，蛋白尿的形成机理与各脏腑的病变都有联系。

就邪实而言，最主要的有湿热、风邪、瘀血等。这些因素的提出，主要来自临床经验的总结。至于这些因素和慢性肾炎蛋白尿究竟孰因孰果，不可一概而论，当具体分析。

在临床上，如有些患者蛋白尿长期不消，用调理脏腑功能、健脾固肾的方法难以取效，而加用清利湿热之品后，蛋白尿能很快消失；又如有些患者，由于体内感染灶的存在，致使蛋白尿顽固难愈，或有的患者蛋白尿一度转阴，因感染再度复发。西医所谓的感染，其临床表现主要相当于中医的湿热或热毒，在慢性肾炎中湿热更为常见。因而在慢性肾炎蛋白尿的病理因素中，湿热占有相当重要的地位。另外，从其临床表现也是不难辨认的。肾炎蛋白尿，总是尿中的有形成分增多，尿液趋于混浊，而混浊正是湿热的明证。慢性肾炎常因湿热而起，既成之后，又因肺脾肾等脏腑功能失调，水液代谢障碍，湿浊内留，郁而化热。湿热之邪既可困于中焦，脾不升清而清浊俱下，又可扰乱下焦，致封藏失职，终致蛋白尿形成。所以许多学者认为湿热贯穿于慢性肾炎病程的始终，甚至有人谓，没有湿热就没有慢性肾炎，不无道理。

还有一种临床常见的现象，许多病人因感冒不愈而蛋白尿不消，或蛋白尿转阴常因感冒而复发。可见外感风邪对蛋白尿的形成具有重要作用。说明风邪与蛋白尿关系的另一个证据就是大量蛋白尿的患者尿多泡沫，尿中泡沫多辨证当属风。"风性开泄"为其重要特性。既然感冒风邪可致腠理开泄而汗出，那么感受风邪致精气不固形成蛋白尿的机理也就不难理解了。所以《素问·水热穴论》有："勇而劳甚则肾汗出，肾汗出逢于……名曰风水。"其临床表现与肾炎相似。虽然古人当时不可能发现蛋白尿，但从现在的角度进行推测，肾炎水肿出现蛋白尿就是理所当然的了，风邪导致蛋白尿的机理自在不言之中。

瘀血对慢性肾炎的影响早已引起广大学者注意。由于慢性肾炎病程冗长，所以符合"久病入络""久病必瘀"的传统理论。而瘀血既成之后，又常使蛋白尿顽固难消，非活血化瘀不可以取效。瘀阻肾络，精气不能畅流，壅而外溢，故精微下泄而成蛋白尿。关于慢性肾炎血瘀的实验指标已有较多的揭示，如血液流变学改变、血小板功能改变、血尿纤维蛋白降解产物（FDP）增高、肾静脉血栓形成等。北京医科大学第一附属医院肾病内科对一些难治性肾病，经静脉造影发现有血栓者，试用蛇毒进行溶栓治疗，可使部分患者水肿迅速消退，尿蛋白减少或转阴，可供借鉴。当然，我们使用活血化瘀并非定要发现肾静脉血栓而后用，只要辨证有瘀血之征者，即可投以活血化瘀药物。

此外，临床上发现还有一些因素，如劳累、精神刺激等，也可蛋白尿难消或者复发。这些因素对脾肾的影响是很明显的，所以在此不需赘述。

总之，慢性肾炎蛋白尿的形成机理是非常复杂的，气血阴阳的虚损、脏腑功能的失调、病邪的干扰等常常交织在一起，大大地增加了辨治的难度。

二、治法探讨

慢性肾炎蛋白尿的治疗可分为 2 种情况：一是蛋白尿与肾炎的其他表现如水肿、血尿、高血压、肾功能损害等并存，此时的治疗当以这些可见之证为主要依据进行辨治，往往随着这些证候的改善，蛋白尿也告消失；二是其他表现不明显，或经治消失而蛋白尿不愈者，此时应根据全身的表现认真辨析蛋白尿的发生机理予以相应的治疗。下面对临床常用的治法列举数种以说明。

1. 健脾法

本法主要用于慢性肾炎蛋白尿属于脾气虚弱者，临床表现有面色淡黄，纳差乏力，腹胀痞满，大便稀散，脉象较弱，可用健脾益气法，方如香砂六君子汤、参苓白术散、黄芪大枣汤等；若中气下陷之证明显，见头晕乏力、腹胀下坠、便意频频等，可用健脾升提法，方如补中益气汤。

病例

熊某，女，11 岁，1983 年 10 月 18 日初诊，门诊病历号 071。1982 年 7 月 16 日体检时发现尿蛋白（++），无浮肿，活动及感冒后明显。现尿蛋白（++），镜检（-），易疲乏，常感冒，咽痛，纳差，大便偏稀，日 1～2 次，小便调，舌胖大、质稍红、苔薄白。辨证为脾气虚弱，拟益气健脾法，方用参苓白术散加减：党参 12g，茯苓 15g，白术 10g，扁豆 10g，陈皮 10g，山药 10g，苡米 10g，莲肉 10g，莲须 10g，金樱子 10g，芡实 15g。服上药 12 剂，查小便蛋白痕迹。后曾因感冒或换方尿蛋白出现（+），续予参苓白术散加减，尿蛋白复转阴。至 1985 年 5 月复诊时，尿蛋白仍为阴性。

2. 补肾法

补肾法用于慢性肾炎蛋白尿有肾虚见证者。肾阴虚者见腰膝酸软或痛、五心烦热、咽干口燥、小便黄少、遗精、舌红少苔、脉细或细数等，宜滋补肾阴，方如六味地黄丸、左归丸之类加减；肾阳虚者见腰膝冷痛、畏寒肢冷、小便清长、夜尿数多、舌体胖嫩、脉弱等，治宜温补肾阳，方如肾气丸、右归丸之类加减；肾气不固或兼肾精亏损者，表现为肾虚而无明显寒热之象，如腰膝酸软、尿后余沥、小便清长等，治之当益气固肾，方如五子衍宗丸合水陆二仙丹、桑螵蛸散、金锁固精丸等；肾阴阳两虚者则既有阴虚见证，又有阳虚见证，治之又当阴阳双补，如肾气丸、济生肾气丸等可随证加减使用；气阴两虚者即倦怠乏力等气虚之证与阴虚同见，当以益气养阴为法，方如参芪地黄汤、大补元煎等可供选用。

病例一

周某，男，33岁，1985年11月5日就诊，病历号349。1984年体检发现尿异常，曾在外院经肾穿诊断为系膜增殖性肾炎。目前咽干，口渴不多饮，腰酸疲乏，纳可，小便短黄，大便调，舌红苔微黄腻，脉弦细。化验：内生肌酐清除率（CCr）试验77mL/min，血压140/90mmHg，尿蛋白（++），高倍视野红细胞0～1个、白细胞0～1个。辨证属气阴两虚夹湿热，宜益气养阴佐清利，方用参芪知柏地黄汤加减：党参15g，黄芪15g，知母10g，黄柏10g，生地15g，山萸肉10g，山药10g，云苓15g，丹皮10g，泽泻10g，砂仁6g。服药月余，诸证改善，尿蛋白转阴。后以此方加减调理一年，痊愈出国。

病例二

王某，男，26岁，因腰痛2年余而住院，病历号35027。病程中曾出现浮肿。入院时，血压110/80mmHg，下肢浮肿不明显。化验：尿蛋白（++++），高倍视野红细胞0～1个、白细胞0～1个、透明管型0～1个、颗粒管型1～2个，酚红排泄（PSP）试验90%（2小时），白蛋白2.1g%，胆固醇32mg%。诊断为慢性肾炎。入院后因面色白，畏寒肢冷，口不渴，腰痛脉虚，舌淡而润，以金匮肾气丸、济生肾气汤加黄芪调理4个月，蛋白减至（++）。停用黄芪，单纯以补肾为主，尿中蛋白又增至（+++）。经再度用黄芪合桂附八味（后改为附子汤合黄芪）一月余，尿蛋白微量，其他指标亦好转而出院。

3. 治肺法

治肺法用于慢性肾炎蛋白尿而有肺经病变者。若肺气虚弱，卫表不固，见有自汗恶风易感冒者，宜益气祛风固表，方如玉屏风散加味；若肺阴不足，而见干咳少痰、音哑咽干而痛、或痰中带血、潮热盗汗等，当益肺养阴，方如麦味地黄汤、竹叶石膏汤等。此外还有宣肺法，用于风邪袭肺而致肺气膹郁者，详见祛风法。

病例

刘某，男，20岁，1986年3月4日就诊，病历号774。尿检异常一年余，无浮肿，腰酸痛，咽干痛，口干欲饮，大便干，2天一次，尿中蛋白（+++），高倍视野红细胞2～3个、白细胞0～6个，诊断为慢性肾炎普通型。舌红苔薄，脉弦细，乃肺肾阴虚，拟滋养肺肾法，方宗麦味地黄汤加减：麦冬15g，五味子10g，生地30g，山萸肉10g，山药10g，丹皮10g，茯苓15g，泽泻5g，忍冬藤30g，野菊花15g。服药一周，尿检正常。后以此方加减治疗年余，尿检一直正常。

4. 治肝法

在慢性肾炎蛋白尿中常用的有疏肝法、养肝法、平肝法。若蛋白尿而见情志抑郁、胸胁胀痛、善叹息，或月经不调、脉弦等肝郁之证，治用疏肝法，方如柴胡疏肝散、逍遥散等；若见胁痛、眼目干涩、视物模糊、月经量少、或烦躁潮热等肝血或肝阴不足者，又当养肝血或滋肝阴，方如四物汤加枸杞、牛膝等，或用杞菊地黄汤加减；若见头晕失眠、腰痛膝软、多梦易怒、颜面潮红、舌红少苔、脉细数、血压升高等阴虚阳亢之证，则当平肝潜阳，方如羚角钩藤汤等加减使用。我们在临床中曾有用四逆散合小陷胸汤治愈慢性肾炎蛋白尿见肝郁兼痰热的病例，也有用逍遥散治愈兼见肝郁气滞者。

5. 祛风法

祛风法用于慢性肾炎蛋白尿由于风邪侵袭而长期不愈，或由于风邪外袭而加重、复发者。祛风法当辨明兼夹而使用。风寒者当祛风散寒，方如麻黄汤、麻黄附子细辛汤、荆防败毒散之类；风热者应当散风热，方如银翘散、桑菊饮、银蒲玄麦甘桔汤（经验方）等；风湿者则用祛风胜湿、升阳益胃法，常用药物有羌独活、防风、豨莶草、川芎、苍术、升麻、柴胡及昆明山海棠、雷公藤等。

病例

刘某，男，6岁，1987年3月31日就诊，病历号1065。1985年4月2日因全身浮肿而住某院治疗，诊为肾病综合征而用激素。激素减至10mg

时复发，1986 年 9 月又服激素每日 30mg。现已减 1/4 片，尿蛋白仍波动在（＋）～（＋＋＋），目前无浮肿，但咽部不适，口干喜饮，尿黄，舌质红，脉细数，拟滋养肺肾，用麦味地黄汤加减。尿蛋白仍难消失，后又因感冒而鼻衄、流浊涕，风热之象更显，用银蒲玄麦甘桔汤加减以疏风清热利咽。银花15g，生甘草 3g，桔梗 3g，薄荷 3g（后下），麦冬 12g，焦楂曲各 10g，白茅根 30g。以此为基础方，加减调治月余，终于蛋白转阴。

6. 清利法

即清利湿热法用于慢性肾炎蛋白尿有湿热见证者，如胸脘痞闷、口苦口黏、口干不欲多饮、纳呆、大便溏泄不爽、小便黄赤混浊、或有尿频急而痛、舌红苔黄而腻、脉滑等。方剂有三仁汤、黄芩滑石汤、八正散等可供选用。

病例

张某，男，22 岁，1983 年 9 月 13 日就诊。2 年前面部及下肢浮肿，并有腹水，尿检异常，经治肿消而小便始终有蛋白（＋＋），诊断为慢性肾炎普通型。症见口干喜饮，全身乏力，纳可，二便调，舌红脉细，辨为气阴两虚，予大补元煎，效果不明显。后见口干不欲饮，口黏，舌红苔薄腻，脉细数，用清热利湿法，方宗三仁汤加减：杏仁 10g，苡仁 10g，蔻仁 10g，法半夏10g，厚朴 10g，通草 3g，淡竹叶 10g，滑石 30g，茯苓 15g。服药月余，尿蛋白微量。继以此方加减调治，尿蛋白阴性。

7. 活血法

瘀血是慢性肾炎最常见的兼夹证，如果瘀血症状突出可扶正祛瘀，方如补中益气汤合桂枝茯苓丸或血府逐瘀汤等，如果瘀血与水湿相合，湿瘀互结，则更使病情缠绵难已。症见水肿尿少，腰痛固定，舌质暗紫或有瘀斑、瘀点等，可用当归芍药散、桂枝茯苓丸合五苓、五皮治之。

病例

艾某，女，53 岁，1984 年 11 月 27 日就诊。1983 年 11 月因浮肿而尿蛋白（＋＋＋＋），曾服激素治疗，水肿消退，尿蛋白仍在（＋＋＋）～（＋＋＋＋）。1984 年 7 月肾图示双肾功能轻度受损，血清尿素氮（BUN）29mg％，血清肌酐（Cr）1.33mg％，二氧化碳结合力（CO_2-CP）40.2 体积％，白蛋白/球蛋白（A/G）＝ 3.35/3.33，胆固醇 329 ～ 600mg％，血压190/110 ～ 170/90mmHg，并有 5 年肝炎史，合并脂肪肝。诊断为肾病综合征Ⅱ型恢复期。目前腰痛乏力，心慌胸闷，心前区疼痛，下肢轻度浮肿，畏寒，口黏口干，饮水不多，纳差恶心，大便稀，尿短黄，舌红、苔薄黄，脉小滑，拟益气滋肾佐清利。药后效不显，尿蛋白无改变，脉见沉细，舌质暗红，拟活血利水法，当归芍药散加减：当归 10g，赤芍 15g，川芎 10g，白术 10g，茯苓 15g，泽泻 15g，怀牛膝 10g，车前子 15g（包），桑寄生 12g，川断 12g，党参 12g，生芪 30g，陈皮 10g。服药 7 剂，诸症减轻，尿蛋白微量。继以上方加减治疗，病情稳定，蛋白转阴。

以上列举了常用的七种治法，但实际上蛋白尿的治法还有许多，我曾在1977 年将其归纳为十法，即健脾益气、温补脾肾、滋养肾阴、补脾固肾、气血双补、气阴双补、阴阳双补、活血化瘀、清热化湿、消化蛋白，1986 年又一次进行了系统论述，可供临证参考，所以在此不一一罗列。应该指出的是，为了行文方便，笔者对各种治法进行了分述，而临床上有时几种证候同时并见，需要根据证情数法合用，不可拘泥。

三、研究思路

对于慢性肾炎蛋白尿的研究和治疗，主要思路有二。一是按照中医学的传统理论进行辨证论治，这是主要的、根本的原则，但如何提高辨证论治水平，这是一个值得认真探讨的问题。二是筛选一些对蛋白尿有特殊治疗作用的药物。已经有些苗头的药物如黄芪、小叶石韦、昆明山海棠、雷公藤、黑大豆、白果、地龙、乌梅、山楂、冬虫夏草等应当引起重视，在辨证论治的基础上加入这些药物似可提高疗效。不过在选用这些药物时也应辨证，如黄芪多用于气虚者，石韦多用于湿热者等。

慢性肾炎蛋白尿从肺论治

蛋白尿是肾脏疾病常见的症状，临床上见到持续性蛋白尿往往意味着肾脏的实质性损害，但是蛋白尿的多少不一定反映肾脏病变的严重程度，当蛋白尿由多变少时，既可反映肾脏病变有所改善，也可能是由于大部分肾小球纤维化，滤过的蛋白质减少，肾功能日趋恶化，病情加重的表现，因此判断肾脏疾病损害的轻重，不能只凭蛋白尿来衡量，要结合全身情况及肾功能检查来确定。

慢性肾炎蛋白尿的治疗比较困难，某些病人的蛋白尿长期不消，意味着肾脏损害仍然存在，因此积极寻求治疗蛋白尿的方法，促使肾脏病变的好转，有助于使慢性肾炎病情向好的方向转化，是迫切需要解决的问题。慢性肾炎蛋白尿的中医病机，可以认为与脾肾两虚有关，脾虚则健运失司，清浊不分；肾虚则气化无权，封藏失司，以致精微下泄，形成蛋白尿。但临床上的情况比较复杂，由于五脏相关，其他各脏的功能失常，都可以影响脾肾，兼夹各种邪实更可影响脾肾，因此治疗就不单纯局限在脾肾两虚了。为此，我于1977年曾总结治疗慢性肾炎蛋白尿十法（江苏医药，1977，12），1990年又归纳为健脾、补肾、治肺、治肝、祛风、清利、活血七法（中医杂志，1990，1），灵活运用于临床，取得一定的效果。

慢性肾炎的病程中，比较常见的是往往由于外感的影响，使蛋白尿增加，病情加重，甚则使肾功能受损。由于肺主皮毛，肺能敷布卫气散于体表，有防御外邪之作用；如果肺气虚损，宣发卫气和输精于皮毛的生理功能减弱，则卫表不固，抵御外邪侵袭的能力低下，易于感冒；在感受外邪以后，肺气失宣，除了出现鼻塞、咳嗽等外感症状以外，由于不能通调水道，津液代谢失常，水泛肌肤可发生水肿；由于肺的影响，金不能生水，肾的封藏也受影响，而使蛋白尿加重。因此，重视肺的治疗，一方面可使肺的气化功能正常，肺的宣发敷布卫气功能不至于减弱，有助于抵御外邪的侵袭；另外一方面则是积极治疗，恢复肺的职责，间接也保护了肾的功能，促使肾的封藏功能恢复，一般治肺有以下四法：

一、益肺法

加强肺气的作用，可用玉屏风散益肺固表，在治疗慢性肾炎的同时加服玉屏风散。临床观察用散剂效果较好，且可长期服用，对预防外感有较好作用。有用玉屏风散治疗各种类型的肾小球肾炎，可见免疫指标不良者大多得到纠正和恢复，同时也可见对实验性肾炎的病理有修复作用，肾小球增殖性病理变化消退，随着肾小球功能的改善，蛋白尿也见减少。

二、宣肺法

对已经感受外邪出现肺失宣降者，则宜宣肺祛邪，如属外感风寒，则宜用辛温解表之剂，如荆防败毒散；气虚或阳虚明显者，宜扶正解表，可用人参败毒散、参苏饮等；如属外感风热，则宜用辛凉解表之剂，如银翘散；如阴虚明显，亦宜扶正解表，可用银翘汤（《温病条辨》方）或自拟银蒲玄麦甘桔汤加薄荷等，以迅速控制外感。如因外感后同时可见水肿者，风寒可用麻桂五皮饮，风热可用越婢五皮饮以宣肺利水，可使表证得解，水肿消退。随着宣肺祛邪法的应用，蛋白尿也可明显减轻。

三、清肺法

外感风寒化热，或外感风热，病情进一步发展，以致痰热蕴肺，急宜清肺化痰以控制感染，方如贝母栝蒌散、杏仁滑石汤，临床使用杏仁滑石汤的效果更佳，该方除能清肺化痰外，还可宣畅肺气、通利水道，用于慢性肾炎合并肺部感染，在抗生素无效的情况下，能迅速使病情好转。

四、润肺法

慢性肾炎属肺肾阴虚者，经常反复咽干咽痛咽红，阴虚肺燥比较突出，可养阴润肺，缓解其咽干咽痛咽红，有助于蛋白尿的消失。可用麦门冬汤、竹叶石膏汤，尤以竹叶石膏汤加减效果更好，因为润肺中配以辛凉，已可预防风热外感的发生，常用加减竹叶石膏汤（竹叶 10g，生石膏 30g，太子参 15g，天麦冬各 15g，法夏 6g，生甘草 6g，桔梗 6g，益母草 30g，白茅根 30g，薄荷 6g），方以竹叶、石膏辛凉宣散，太子参、天麦冬益气润肺，甘草、桔梗泄热利咽，益母草、白茅根活血清利，反佐半夏使刚柔相济，使以薄荷辛凉宣散，综观全方以润肺清热、辛凉宣散为主，虽有太子参之益气，但甘平补肺、养胃生津，对阴虚肺燥日久，肺气略虚者尤宜，不仅有治疗作用，也可有预防风热外邪侵袭之作用，对阴虚肺燥者蛋白尿的消失有良好作用。

慢性肾炎中医临床研究述评

慢性肾炎是临床上的常见病和多发病，在青壮年中比较多见，严重地影响了人民身体健康。近几年来各地开展中医中药治疗慢性肾炎的临床研究方面有一定进展，但总的来说疗效还不太满意，今就当前研究现状、存在问题及今后展望提出管见，以供参考。

一、当前研究现状

1. 辨证分型

1977年北戴河肾炎座谈会对慢性肾炎的中医辨证提出分有五型，即气虚型、阳虚型、阴虚型、湿热型、血瘀型。临床试用以来感到不一定完全符合实际情况，我们在1980年分析了慢性肾炎100例的中医辨证情况，脾气虚损者占24%，脾肾气阴两虚者27%，肝肾阴虚者占45%，脾肾阳虚者占4%，且各种类型中均可夹有外感（风热或风寒）、水湿、湿热、瘀血，而呈正虚邪实的局面。因此，我们不主张将邪实单独作为一型提出，而是以正虚为主进行辨证，夹有邪实者，则与之结合。临床上单纯正虚或邪实者实属少见，但治疗时可根据标本缓急，有时可以单独扶正，通过扶正而达到祛邪；可以单独祛邪，通过祛邪以安正；或扶正祛邪并用。1986年南京第二次全国中医肾病专题学术讨论会，对慢性肾炎的辨证分型，提出本证分为四个证型，即肺肾气虚、脾肾阳虚、肝肾阴虚、气阴两虚；标证分外感水湿、湿热、血瘀、湿浊；辨证分型时要标本结合，以本为主。基本上与我们辨证一致，可望逐渐趋向统一。

在中医辨证分型中，近年来探索一些客观指标与分型的关系，如施氏等[1]对43例慢性肾炎进行了中医辨证与肾穿刺活检病理之间的对比观察，发现脾肾阳虚以膜型及膜增生性肾炎、系膜硬化型肾炎为多，肝肾阴虚型以系膜增生性肾炎为多；并从血尿、蛋白尿的程度，高血压的发生率及血浆免疫球蛋白降低，观察与中医辨证的关系，认为脾肾阳虚组的尿蛋白定量明显高于肝肾阴虚组，血浆免疫球蛋白IgG值也低于肝肾阴虚组，肝肾阴虚组的血尿发生率及高血压发生率则高于脾肾阳虚组。毛氏等[2]观察慢性肾炎患者血清免疫球蛋白、补体C_3的测定与中医辨证的关系，认为肾病型IgA含量，阳虚者明显低于阴虚者；非肾病型IgG及IgA的含量，阳虚者也明显低于阴虚者，IgM及补体C_3无明显差异。可见血清免疫球蛋白的测定，似有助于分辨脾肾阳虚或肝肾阴虚。也有探讨慢性肾炎脾肾气阴两虚患者的物质基础，在免疫球蛋白方面，治疗前IgG值低于正常，治疗后IgG含量明显升高，IgA及IgM变化不大；细胞免疫方面，治疗前Ea花环含量明显低于正常价，Es花环含量略高于正常值，治疗后Ea逐渐升高至正常，Es则下降至正常；在血浆环核苷酸方面，治疗前血浆cAMP、cGMP含量均明显高于正常人组，治疗后血浆cAMP、cGMP含量，以及cAMP/cGMP的比值均逐渐恢复正常。认为慢性肾炎脾肾气阴两虚证的物质基础，可能与细胞内环核苷酸双向控制系统失调，免疫功能紊乱有关[3]。还有测定慢性肾炎患者补体旁路途径的活性（Ap-H50）与中医辨证的关系，对慢性肾炎普通型属湿热者29例，治疗前Ap-H50值低于正常者21例，经中药清利方治疗1～2个月后，随着临床症状的好转，21例中有18例Ap-H50恢复正常，2例接近正常。治疗前Ap-H50正常的8例中，治疗后5例临床症状改善，Ap-H50仍正常，3例复查时正值外感者，Ap-H50由正常降至低下[4]，似可作为判断感染的指标。还有提出机体能量代谢和营养状况的异常是中医阴虚、阳虚的主要病理基础的看法，报道了慢性肾炎阳虚患者的内生肌酐清除率、肌酐系数、尿素氮量、血清蛋白量、红细胞数、蛋白质和热量的摄入量均明显低于正常值和阴虚患者；而慢性肾炎阴虚患者的尿素氮量、血清蛋白量、红细胞数、蛋白质和热量的摄入量均比较正常，但肌酐系数却明显增高。以后又进一步观察到慢性肾炎患者在相同的内生肌酐清除率和尿素排泄量时，其肌酐系数在阳虚患者明显低于阴虚患者，肌酐、尿素、钾、磷、镁的排泄量也是阳虚患者明显低于阴虚患者，提示慢性肾炎阳虚患者机体营养不良和能量代谢降低；而阴虚患者机体营养状况一般或偏低，而能量代谢则有所增加[5]。

总之，有关中医辨证分型的客观指标检测，目前仍在探索，但亦必须和临床表现结合，才能比较准确地反映出中医辨证的实际情况。

2. 治疗方法

关于慢性肾炎的中医治疗，在20世纪50年代着眼于温补脾肾，认为脾肾阳虚是导致慢性肾炎的重要病因，虽然取得一定疗效，但在实践中也认识到其病机是很复杂的，单纯温补脾肾还不能解决问题。20世纪60年代中期，为了进一步提高疗效，曾在重庆召开了全国性的慢性肾炎中医治疗座谈会，交流了经验，制订了措施，但未能实施。20世纪70年代强调中西医结合，对肾病综合征采取中西医结合的方法治疗，使疗效有所提高，以后陆续提出一些新的治疗方法，如活血化瘀、清热解毒、祛风胜湿、清利湿热等针对祛邪的诸法，大大地扩展了慢性肾炎的中医治法，也都使疗效有一定的提高，但是还没有重大突破。各地在临床实践中，也逐渐认识到扶正与祛邪合治的重要性，如以活血化瘀为基础进行辨证，加入益气、补阳、滋阴诸法，远较单纯活血化瘀为优，还可再结合清热、利水等法，对肾性高血压的控制有所帮助。因为慢性肾炎血压升高多数发生在疾病早期、肾功能正常时，若能在早期及时治疗，可以改善预后，如高血压持续升高，说明肾脏疾病的病理类型与病理损害严重，预后很差。由于肾脏损害引起的血尿，也可在辨证扶正的基础上少佐活血化瘀药物，有助于血尿的消失。也有强调祛邪，如认为各型肾炎、肾病均可见湿热证，合并感染、长期使用激素是湿热产生的原因，用清利湿热或清热解毒可使疗效提高，这仅是适用于部分患者有湿热或热毒见证者。近年来，由于用治疗类风湿关节炎的雷公藤和昆明山海棠，用以治疗慢性肾炎并取得一定疗效，各地采用其他中药祛风胜湿的药物来治疗者也有报道，但也未见使疗效明显提高；其他也有用单方单药者，如用人工虫草、北芪、清心莲子饮、益气活血化湿方、抗过敏方、温肾方等均有一定疗效。

总之，治疗方法虽多，要使疗效进一步提高，难度还是比较大的，仍需进一步研讨，不断总结经验，从解决局部问题入手，逐渐达到解决全部问题。

二、存在问题及今后研究方向

中医治疗慢性肾炎的临床研究，目前各地报道疗效悬殊，疗效高的经验不能重复；由于地区的差异或慢性肾炎的类型不同，各地报道有关中医病机的分析也各不相同；科研方法上不够严密，观察疗效上还不够严格，等等，这是当前中医治疗慢性肾炎临床研究中比较普遍存在的问题。这些问题如何解决？笔者认为首先要明确中医研究慢性肾炎是以中医为主体，以中医理论体系为指导去研究现代医学的慢性肾炎，中医的优势如何发挥？研究对象了解的程度如何？都是必须注意的问题。

发挥中医优势，就是要在临床上利用辨证论治的优势，现在是往往采取固定方剂来观察疗效，失去了治疗个体化的特色，也使疗效受到影响。采取辨证分型治疗，虽然比固定方剂为优越，但如不注意型的转化，不从动态的观点来看，一型一方固定地治疗，也难免有刻舟求剑之弊。因此，我认为有必要保持和发扬中医的辨证论治个体化的特色。另外，疾病的发生、发展和转归，中医认为都是正邪斗争的过程，正确处理好正邪关系又是中医辨证论治中的另一特色。这些都是发挥中医优势所要注意的问题。

对于研究对象的了解，除了要考虑慢性肾炎有关现代医学的各种检查指标外，还要注意到病理类型的不同，其治疗效果及预后也不相同，如治疗慢性肾炎时，要明确诊断是否确切，如果把尿检查不正常都当做是慢性肾炎的话，难免会把一些慢性肾盂肾炎、尿路感染、泌尿系结石、肾结核等一些其他肾脏疾患都包括进去，因此治疗并不是反映慢性肾炎的治疗规律及疗效；如果肾病综合征在临床上不区分的话，作为慢性肾炎肾病型的诊断就可能混入许多原发性肾小球肾病的病例，结果疗效很高，因为这两者在疗效上是有很大差别的。许多报道将急性肾炎与慢性肾炎混在一起统计疗效，这是很不恰当的，因为两者在病理及预后上是不相同的，疗效标准也不应相同，即使在慢性肾炎的疗效统计上，各地报道的疗效标准也不相同，但慢性肾炎已经有了全国制订的疗效标准，应当统一按全国标准进行判断。

有人指出要认清慢性肾炎两个"隐蔽"，力争早期维护肾脏功能的观点很好，因为慢性肾炎常以隐蔽的方式起病，其肾小球功能亦以十分隐蔽的方式减损，肾小球滤过率与临床症状、血浆肌酐及尿素氮浓度之间，均呈平方双曲线关系，当患者的肾功能开始衰退，直至衰退到相当程度，但肾小球滤过率还相当于正常的25%以上时，临床常无明显症状，血浆肌酐、尿素氮水平亦可在正常范围以内，这时易给患者、医者造成一种虚伪的"安全感"；直至此时，血浆肌酐浓度变化才成为肾衰进一步发展的有意义指标。临床上也的确见到不少患者直至发展为肾衰竭才来看病，这正是与慢性肾炎在疾病发生发展过程中存在着两个"隐蔽"的特征有关[6]。因此要时刻追访病人的肾功能，不能轻易地对慢性肾炎下所谓"痊愈"的结论。对慢性肾炎的疗效标准，全国制订的完全缓解、基本缓解、部分缓解及无效四级还是可行的。

在衡量慢性肾炎的治疗效果时，现在均认为不仅要观察水肿、高血压、蛋白尿等症状是否得到控制，更重要的是肾功能有无改善，目前临床上常常只注意有无蛋白尿而忽视肾功能，一般如果长期保持肾功能正常，尽管有少量蛋白尿（1g以下/24h），似可不足为虑，当然应当密切注意，定期复查；相反有些病人蛋白尿虽然减少了，而肾功能却变坏了，则说明病情在恶化、逐渐走向肾功能不全或衰竭了。

中医人员的科研素质急待提高，当前中医治疗慢性肾炎还停留在回顾性总结的水平上，从临床治疗中出现的苗头，还没有经过严密的科研设计，进行系统地对比观察验证，寻找其内在规律。治疗个体化与系统观察有无矛盾？实际上按照与治疗个体化的条件相一致的情况下进行系统观察，不但没有矛盾，而是研究它的规律性的必然途径，是符合唯物辩证法认识论，从个别到一般的规律的。另外，在分析疗效时还要注意排除病人自然缓解的因素；多因素的治疗时，要注意各种因素的综合作用，不能只突出某一种疗法的作用等，都是必须注意的。严格的科研设计，有计划地扩大验证，通过实践来证实预测，认识不断深化，不仅使理论上得到提高，而且也可使临床疗效能够进一步得到提高。

参考文献

［1］施赛珠，等.慢性肾炎的中医辨证分型与肾活检病理关系的初步探讨.中西医结合杂志，1984，（7）：44

［2］毛良，等.慢性肾炎患者血清免疫球蛋白、C3的测定及与中医辨证分型的关系.辽宁中医杂志，1985，（5）：43

［3］王纲，等.益气养阴法治疗慢性肾小球肾炎血浆环核苷酸及免疫指标变化初步观察.中西医结合杂志，1986，（3）：163

［4）刘慰祖，等.肾小球肾炎患者补体旁路途径活性的测定及中药治疗前后的变化.中西医结合杂志，1986，（4）：210

［5］毛良，等.从尿中肌酐、尿素、钾、磷、镁的排泄量探讨慢性肾炎者阴虚、阳虚的病理基础.中西医结合杂志，1986，（4）：209

［6］王永钧，等.温肾方恢复慢性肾炎肾功能观察.中西医结合杂志，1986，（3）：158

隐匿性肾小球疾病的治疗经验

隐匿性肾小球疾病是指症状及体征不明显、病程绵长、有轻度的持续性或间断性蛋白尿和/或血尿（甚至可有反复发作性的肉眼血尿）的一类肾小球疾病。以往多将其列为慢性肾小球肾炎的范畴，但近年来的观察证实，此类病例的预后大多良好，病程虽然很长，多数是非进展性的，甚至可以自愈，仅少数病例缓慢进展恶化出现肾功能不全，因此有必要将这一类病例从慢性肾小球肾炎中分出来，作为独立的一种类型。

隐匿性肾小球疾病多见于20～30岁，男性多于女性，起病隐袭，往往缺乏肾炎的典型表现（如高血压、水肿），有的仅诉双侧腰痛，不少病例是在偶然的情况下，从常规尿检中发现有蛋白质，24小时尿蛋白定量一般不超过1.5g；有的是在上呼吸道感染后很快（1～3天）出现血尿，1～3天后即遗留为镜下血尿，每因上呼吸道感染或劳累后蛋白尿和/或血尿加重。但短期内又可恢复至原来水平。反复血尿和蛋白尿同时存在者，可以在若干年后出现高血压，以致肾功能损害。

根据第二届全国肾脏病学术会议的意见，这一类疾病的诊断根据是：①

无明显的临床症状及体征，主要表现为无症状蛋白尿和／或多形型红细胞尿；②以往无急、慢性肾炎或肾病史；③肾功能良好；④排除肾外原因的血尿及功能性血尿；⑤尿检异常。如以少量蛋白为主，尿蛋白定量 <1g/24h，可称为"无症状性蛋白尿"；如以持续性镜下血尿为主，偶发肉眼血尿，相差显微镜检尿红细胞为多形型，计数 >10000/mL，可称为"单纯性血尿"。

对于反复发作性血尿病例的肾活检中，部分病例的肾组织免疫荧光检查有大量 IgA 为主的免疫球蛋白广泛沉积于系膜区，可能就是 IgA 肾病；亦有学者将肾活检证实的 IgA 肾病病例与根据临床诊断为隐匿性肾炎病例的资料相比较，也发现两者相当接近，说明隐匿性肾小球疾病中包括了一部分 IgA 肾病。

隐匿性肾小球疾病应注意与以下情况鉴别：①功能性蛋白尿：在高热、剧烈体力活动后，由于肾血管痉挛或充血，使肾小球血管壁通透性增加，可引起微量蛋白尿，偶尔也可伴有少量红细胞，但在诱因除去后迅速恢复正常。②体位性蛋白尿：有 5% 青少年于直立时，因腰椎前突压迫肾静脉造成肾静脉瘀血，可有暂时性蛋白尿，卧位即消失，多见于瘦长体型者。③急性肾小球肾炎：一般在感染后 7～21 天发病，可有蛋白尿、血尿、高血压、水肿等，本病血尿可在感染后 1～3 天内出现，无高血压、水肿等症状。

隐匿性肾小球疾病的中医病机，可以从蛋白尿及血尿两方面来认识，蛋白尿可归于"精气下泄"范畴，精气宜藏不宜泄，脾主统摄升清，肾主封藏，如果脾不摄精及不升清，或肾不藏精，便可致精气下泄出现蛋白尿。血尿则多由外感风热或阴虚内热，以致迫血妄行，出现肉眼血尿或镜下血尿。

隐匿性肾小球疾病的中医辨证与治疗，根据其病机可分两类。

一、以蛋白尿为主者

1. 脾气虚损

主要是脾不摄精及脾不升清所致，由于脾气虚损，临床可见面色淡黄、纳差乏力、腹胀痞满、大便稀散、脉象较弱、舌淡苔薄，宜健脾益气，方如香砂六君子汤、加减参苓白术散（党参 12g，茯苓 15g，白术 10g，扁豆 10g，陈皮 10g，山药 10g，苡米 10g，莲子肉 10g，莲须 10g，砂仁 6g 等）、黄芪大枣汤等；若中气下陷之证明显，见腹胀下坠、便意频频、子宫脱垂、乏力气短等，宜健脾升提，方如补中益气汤；易感冒者也可用玉屏风散治疗。陈梅芳曾报道玉屏风散治疗 4 例，显效 3 例，有效 1 例。

2. 脾肾气虚

脾虚不能摄精，肾虚不能封藏，以致出现蛋白尿，临床可见面色淡黄、气短乏力、纳差腹胀、肢沉便溏、夜尿频多、小便色清、舌淡齿痕、脉象沉缓，临床上有偏脾气虚或偏肾气虚之不同，偏脾气虚者可用加减参苓白术散，再加补骨脂、覆盆子、金樱子等；偏肾气虚者，可用五子衍宗丸加党参、生黄芪，亦可用广东东莞县医院的芡实合剂（芡实 30g，白术 12g，茯苓 12g，山药 15g，菟丝子 24g，金樱子 24g，黄精 24g，百合 18g，枇杷叶 10g。加减法：尿中蛋白多者加山楂肉 10g，尿中红细胞多者加旱莲草 18g），临床用于隐匿性肾炎有一定效果。沈壮雷用玉屏风散加淫羊藿并用维生素 E 为基本方，治疗隐匿性肾炎 36 例，气虚较甚或偏阳虚者，去防风加桂枝、党参、仙茅、肉苁蓉、菟丝子等；偏阴虚者，加白花蛇舌草、桑椹、知母、黄柏等，每日一剂，分两次服，同时口服维生素 E 每日 60～90mg（最高 120mg），分三次服。结果对尿红细胞及尿蛋白有效率为 99.9% 及 83.3%。又凡属临床上无症状者，根据蛋白尿形成的中医病机，亦可按脾肾气虚进行辨治。

3. 肾阴不足

因肾虚不能藏精，以致出现蛋白尿，临床可见面色潮红、手足心热、口咽干燥、腰酸腰痛、口渴喜饮、大便干燥、小便黄赤、舌红无苔、脉象沉细。兼有眼目干涩者，为肝肾阴虚；兼有咽干咽红者，为肺肾阴虚。一般成年人多为肝肾阴虚，儿童多为肺肾阴虚。阴虚病人中以女性较多见。治疗宜滋养肾阴，用六味地黄汤加益母草 30g，白茅根 30g。凡属肝肾阴虚者，可用归芍地黄汤、杞菊地黄汤加益母草、白茅根；如属肺肾阴虚者，可用麦味地黄汤加益母草、白茅根。

4. 气阴两虚

既有脾气虚损表现，又有肾阴不足症状，为气阴两虚，或称脾肾气阴两虚。因脾肾两虚引起蛋白尿，临床表现可见面色淡黄、全身乏力、腰膝酸软、手足心热、口干喜饮、舌质略嫩红苔薄有齿痕、脉象沉细。亦有部分病人可见畏寒而手足心热，或下半身凉上半身热、口干饮水不多、大便先干后稀等症状。气阴两虚是介于气虚与阴虚的一种类型，脾气虚损或脾肾气虚日久可转化为气阴两虚，肾阴不足日久也可转化为气阴两虚。治疗宜益气滋肾，可用大补元煎、参芪地黄汤。

二、以血尿为主者

1. 外感风热

上呼吸道感染后出现肉眼血尿，症见咽干咽痛、口干喜饮，或有发热、无畏寒、肉眼血尿，但多数无尿频尿急等尿路刺激症状，脉多浮数，舌质红舌苔薄黄，治宜疏风散热，清上治下，方如银蒲玄麦甘桔汤、加味银翘汤（银花30g，连翘10g，淡竹叶10g，生甘草6g，桔梗6g，生地15g，天麦冬各10g，丹皮10g，薄荷6g，益母草30g，白茅根30g等），除肉眼血尿迅速消失外，镜下血尿亦能很快恢复正常。

2. **肾阴不足**

多因外感风热出现肉眼血尿后，未能有效治疗，以致长期镜下血尿不断，迁延日久，使肾阴内耗，阴虚内热，又可迫使镜下血尿加重，遇感冒或劳累后又可见肉眼血尿，但2～3天即可消失，仍为镜下血尿，临床可见腰酸腰痛、手足心热、口干喜饮、大便干结、小便黄赤。兼气虚者有气短乏力、纳食减少；兼肝阳上亢者有头晕头痛、耳鸣耳聋；兼内热盛者有尿道灼热感。治宜滋肾清利，方用滋肾化瘀清利汤（女贞子10g，旱莲草10g，白花蛇舌草15g，生侧柏15g，马鞭草15g，大小蓟各15g，石韦30g，益母草30g，白茅根30g等），阴虚甚者加生地10g，丹皮10g；兼气虚者加太子参15g，砂仁6g；兼肝阳上亢者加生龟板15g，生鳖甲15g；兼内热盛者加知母10g，黄柏10g；瘀血较甚者，加丹参15g，赤芍15g。一般血尿均有瘀血，故治疗宜凉血化瘀，不止血则血自止，如用炭类药物固涩止血，反而留瘀为患，不仅无效，有时也是造成病情迁延不愈的原因之一。

慢性肾炎肾虚证的证候规范

慢性肾炎是个病程缠绵、容易反复的难治疾病，临床观察表明，本病是正虚邪实并存的慢性疾病，且正虚是以肾虚为主波及他脏的，同时兼夹邪实并非固定不变，且可同时兼夹数种邪实，为此我们曾于1980年提出慢性肾炎的中医辨证应以正虚为本，临床所见水湿、湿热、瘀血等标证是在正虚的基础上产生的，即邪实为标，故在治疗上应以扶正为主，兼祛邪实，即标本兼顾，可能较清楚地反映出慢性肾炎的病机。这一观点得到多数同道的赞同，如兰州医学院第二附属医院、南京中医学院附属医院均采用此种辨证方法，1986年全国第二次中医肾病学术讨论会正式通过的试行方案，也是按本证与标证分列的。既然以肾虚为本，就有必要探讨肾虚证的证候规范，为此我们选择临床症状记载比较全面的计算机肾病门诊中有关慢性原发性肾小球疾病281 例次进行分析，从临床症状出现的频率，以冀寻找出比较符合实际的肾虚证的证候特点。

一、肾虚证的现有辨证标准

1982 年全国中西医结合虚证会议制订了肾虚证的辨证参考标准，其内容如下：

肾虚证：①腰脊酸痛；②胫酸膝软或足跟痛；③耳鸣耳聋；④发脱齿摇；⑤尿有余沥或失禁；⑥阳痿早泄或月经不调。凡具备三项，即可辨证为肾虚证。

如兼见：①神疲乏力；②少气懒言；③自汗；④发脱齿摇；⑤脉虚无力（弱、软、濡等），具备三项，则为肾气虚证。

如兼见主证：①五心烦热；②咽燥口干；③舌红或少苔、无苔等二项。次证：①午后颧红；②便结而尿短赤；③盗汗；④脉细数等一项。即可辨证为肾阴虚证。

如果兼见主证：①畏寒肢冷；②面目虚浮；③舌淡胖苔润等二项。次证①夜尿频多；②便溏而尿清长；③脉沉微迟等一项（其主证第一条为必备）。即可辨证为肾阳虚证。

以上肾虚证辨证标准，就慢性肾炎肾虚证来说有无其辨证的特殊性，也需要进一步研究，为此我们从临床症状中进行分析，寻求慢性肾炎肾虚证的证候特点。

二、肾气（阳）虚证的辨证

我们在计算机肾病门诊中有关慢性原发性肾小球疾病辨证为肾气（阳）虚证者共 27 例次，其组成如表 21：

表 21　肾气（阳）虚证 27 例次证型分析

中医证型	肾气虚	脾肾气虚	肾阳虚	脾肾阳虚	肾阴阳两虚
例　次	6	5	1	9	6
百分率	22.2	18.6	3.7	33.3	22.2

由上表可见脾肾阳虚较多见，其次为脾肾气虚。肾气（阳）虚辨证资料分析见表 22：

表 22　肾气（阳）虚证 27 例次辨证资料分析

临床表现	全身乏力	腰酸腰痛	畏寒肢冷	口淡不渴	口干饮水不多	纳少腹胀	小便黄少	小便清长	夜尿频多	大便稀溏	大便干结	面浮肢肿	脉沉细小	脉象弦细	舌质淡润	舌胖嫩润
肾气虚类（11 例次）	8	9	3	4	3	5	1	5	6	2			2	2	7	4
肾阳虚类（16 例次）	9	12	15	5	3	9	5	4	2	6	4	8	10	5	1	7

说明：①畏寒肢冷、全身乏力、大便稀溏、面浮肢肿、脉沉细小、舌胖嫩润，随阳虚出现而加多。②阳虚水肿明显增多，因而小便黄少；小便清长、夜尿频多反见减少。③阳虚类包括阴阳两虚，故亦多见大便干结、小便黄少。

根据以上肾气（阳）虚证所表现的症状发生的频率，我们初步拟定肾气（阳）虚证的证候特点如表 23：

表 23　肾气（阳）虚证证候特点

类别	肾气虚类	肾阳虚类
共有症状	腰酸腰痛	全身乏力
多见症状	夜尿频多 小便清长 舌质淡润	畏寒肢冷 面浮肢肿 舌胖嫩润
兼见症状	兼脾气虚有： 纳少腹胀 大便稀散	兼脾阳虚有： 纳少腹胀 大便溏泻 兼肾阴虚有： 口干饮水不多 小便黄少 大便干结

根据上表，初步拟定肾气（阳）虚症状的评分：畏寒肢冷 5 分，夜尿频多 3 分，小便清长 3 分，面浮肢肿 3 分，腰酸腰痛 2 分，全身乏力 2 分，口淡不渴 2 分，小便黄少 1 分，舌质淡润 2 分，舌胖嫩润 2 分。

肾气虚证，积分 >10 分，肾阳虚证，积分 >15 分（畏寒肢冷必备）。

三、肾阴虚证的辨证

有关慢性原发性肾小球疾病辨证为肾阴虚证者 101 例，其组成如表 24：

表 24　肾阴虚证 101 例次证型分析

中医证型	肾阴虚	肺肾阴虚	肝肾阴虚	心肾阴虚
例　次	72	11	10	8
百分率	71.3	10.9	9.9	7.9

由上表可见肾阴虚者较多，肺肾阴虚、肝肾阴虚、心肾阴虚并非太多。肾阴虚辨证资料分析见下表（表 25）：

表 25　肾阴虚证 101 例次辨证资料分析

临床表现	全身乏力	腰酸腰痛	口干喜饮	手足心热	口苦	口黏	纳食减少	咽红咽痛	干咳无痰	头晕目眩	两目干涩	心烦少寐	心悸怔忡
肾阴虚	37	67	63	54	16	26	3						
肺肾阴虚	7	10	9	5	2	2	1	11	7				
肝肾阴虚	4	9	8	6	5	5	1			9	7		
心肾阴虚	7	6	8	7	4	4	1					6	5

临床表现	多梦易醒	面浮肢肿	小便黄赤	大便干结	两颧潮红	潮热盗汗	遗精胫软	月经提前	镜下血尿	脉象沉细	脉象弦细	舌红少苔	舌质暗红
肾阴虚	6	56	20	2	3	2			14	28	39	26	46
肺肾阴虚			9	3					2	6	5	4	7
肝肾阴虚		1	7	3					1	3	7		6
心肾阴虚	3		8	6			2			6	2	2	6

说明：①肾阴虚证全身乏力约占半数（51.37%），因此全身乏力不是气虚证所独有。②肺肾阴虚、肝肾阴虚及心肾阴虚是在肾阴虚证的基础上，兼见某些特有症状而确立的。

根据以上肾阴虚证所表现的症状发生频率，我们拟定肾阴虚证的证候特点如下表（表 26）：

表 26　肾阴虚证证候特点

类别	肾阴虚	肺肾阴虚	肝肾阴虚	心肾阴虚
共有症状		腰酸腰痛全身乏力		
多见症状	手足心热	口干喜饮　大便干结	小便黄赤	舌红少苔
或见症状	两颧潮红　潮热盗汗	遗精胫软	月经提前　肉眼血尿	镜下血尿
特有症状		咽红咽痛 干咳无痰	两目干涩 头晕目眩	心悸怔忡 心烦少寐
兼见症状	兼膀胱湿热： 尿频尿急 尿痛尿热		兼肝阳上亢： 头目胀痛 耳聋耳鸣	

根据上表，初步拟定肾阴虚症状的评分：腰酸腰痛 2 分，全身乏力 2 分，手足心热 2 分，口干喜饮 2 分，大便干结 2 分，小便黄赤 2 分，舌红少苔 2 分，肉眼血尿 2 分，镜下血尿 2 分，两颧潮红 1 分，潮热盗汗 1 分，遗精胫软 1 分，月经提前 1 分，咽红咽痛 2 分，干咳无痰 2 分，两目干涩 2 分，头晕目眩 2 分，心悸怔忡 2 分，心烦少寐 2 分。

肾阴虚证，积分 >10 分。

如诊断肺肾阴虚、肝肾阴虚、心肾阴虚还需要具备该证的特有症状的一项。

四、气阴两虚的辨证

有关慢性原发性肾小球疾病辨证为气阴两虚证者 153 例，其组成如下表（表 27、表 28）：

表 27　气阴两虚证 153 例次证型分析

中医证型	脾肾气阴两虚	肺肾气阴两虚	心肾气阴两虚	肾气阴两虚
例次	105	16	18	14
百分率	68.8	10.5	11.7	9.2

　　气阴两虚证是介于阴虚与气虚之间的一种证型，阴虚是以肾阴虚为主，当然也有少数是肺肾阴虚、肝肾阴虚或心肾阴虚者，但绝大多数是肾阴虚；气虚则有脾气虚、肺气虚、心气虚、肾气虚等，但临床上大多数是脾气虚。这也说明慢性肾炎的病位除肾以外，还可波及他脏，特别是影响及脾最为多见。由上表可见脾肾气阴两虚在气阴两虚中所占比重最大，占68.6%。随着病程的逐步发展，至慢性肾功能不全或慢性肾衰竭，则脾肾两虚的表现就更加突出了。

表 28　气阴两虚证 153 例次辨证资料分析

临床表现	全身乏力	腰酸腰痛	口干喜饮	口干饮水不多	咽喉干燥	口苦	口黏	手足心热	四肢不温	畏寒但手足心热	下肢凉手心热	头晕目眩	纳食减少	面浮肢肿
脾肾气阴两虚（105 例次）	102	96	40	51	39	23	37	39	20	29	15	29	31	23
肺肾气阴两虚（16 例次）	16	16	7	8	10	4	6	6	1	4	5	4	2	2
心肾气阴两虚（18 例次）	17	18	7	8	7	6	14	4	1	4	4	5	6	4
肾气阴两虚（14 例次）	14	14	4	7	4	1	5	3	1	4	3	3	4	3

临床表现	语声低怯	多汗自汗	反复外感	心悸怔忡	胸闷憋气	夜尿频多	小便清长	小便黄赤	大便干结	大便先干后稀	脉象弦细	脉象沉细	舌红少苔	舌质暗红	舌质淡暗
脾肾气阴两虚（105 例次）										68	34	20	56	36	11	75	17

临床表现	语声低怯	多汗自汗	反复外感	心悸怔忡	胸闷憋气	夜尿频多	小便清长	小便黄赤	大便干结	大便先干后稀	脉象弦细	脉象沉细	舌红少苔	舌质暗红	舌质淡暗
肺肾气阴两虚（16例次）	4	7	16	2				10	3	4	14	3	1	13	1
心肾气阴两虚（18例次）			2	15	4			14	2	7	9	8	1	14	4
肾气阴两虚（14例次）				4	3	9	7	2	4	3	6	7	1	8	5

说明：①气阴两虚证，既有气虚特点，又有阴虚特点，为气虚证及阴虚证的中间证型。②气阴两虚证并非气虚证、阴虚证各半，有的偏气虚，有的偏阴虚，临床上应仔细辨别，治疗中也应有所侧重。③气阴两虚的临床表现还有些是非典型的气虚或阴虚证，如畏寒而手足心热、下肢凉而手心热、口干而饮水不多、大便先干后稀等。④脾肾、肺肾及心肾气阴两虚是指脾气虚肾阴虚、肺气虚肾阴虚及心气虚肾阴虚。⑤肾气阴两虚证具有肾气阳两虚证的特点，但程度较轻，兼水肿亦少，即使水肿一般也很轻。⑥临床上脾肾气阴两虚多见，从肾虚证的角度来看，可以认为是肾阴虚的兼夹证，即肾阴虚同时兼见脾气虚。

根据以上气阴两虚证所表现的症状发生频率，我们制订气阴两虚证的证候特点如下表（表29）：

表29　气阴两虚证候特点

类别	脾肾气阴两虚	肺肾气阴两虚	心肾气阴两虚	肾气阴两虚
共有症状	腰酸腰痛全身乏力			
多见症状	手足心热　口干喜饮　大便干结　小便黄赤			
或见症状	畏寒而手足心热，下肢凉而手心热 口干饮水不多，大便先干后稀			
特有症状	纳食减少 四肢不温 口黏痰多 脘闷腹胀 大便不正常	反复外感 多汗自汗 语声低怯	心悸怔忡 胸闷憋气	夜尿频多 小便清长

根据上表，初步拟定气阴两虚症状的评分：畏寒而手足心热3分，下肢凉而手心热3分，口干饮水不多3分，大便先干后稀3分，腰酸腰痛2分，全身乏力2分，口干喜饮2分，大便干结2分，小便黄赤2分，手足心热2分，纳食减少2分，四肢不温2分，口黏痰多2分，脘闷腹胀2分，易感冒2分，反复咽痛2分，多汗自汗2分，心悸怔忡2分，胸闷憋气2分，夜尿频多2分，小便清长2分。

气阴两虚证，积分 >15 分。

如诊断脾肾气阴两虚、肺肾气阴两虚、心肾气阴两虚、肾气阴两虚，还必须具备该证特有症状中的一项。

影响慢性肾炎预后的因素

慢性肾炎是一种常见病、多发病。据统计在若干肾脏病患者中，慢性肾衰竭是肾脏病导致死亡的主要原因，而在引起终末期慢性肾衰的各种病因中，慢性肾炎占首位，达64.1%。鉴于目前对慢性肾炎尚缺乏特效药治疗，因此积极探讨影响慢性肾炎预后的因素，对于延缓病程，提高疗效，具有十分重要的意义。我们通过长期临床观察，对259例住院患者进行了分析，总结为以下几点。

一是劳累：在259例患者中，因劳累而发病的有142例，占全部病例的58.83%。因此，避免过劳是本病防治中一个不容忽视的问题。

二是七情：七情致病，直接影响内脏，使脏腑气机紊乱，气血失调。本组259例患者中，因七情致病的有63例，占24.32%，可见七情也是影响预后的重要因素之一。因此，帮助患者正确认识疾病，使患者有一个良好的精神状态，乃是提高本病疗效的一个重要因素。

三是感冒：在259例中，因反复感冒而加重病情的有96例，占全部病例的37.07%，不少病例经长期调治，患者病情好转，但经常是一次感冒就前功尽弃。在肾衰患者，甚至一次感冒导致病人死亡。因此，要提高疗效，必须防治感冒。

四是血压：在259例患者中，由于血压控制不理想，从而加重病情，影响预后者有25例，占9.65%。有些患者高血压十余年，未经系统治疗，也从未查过尿，一旦发现，已进入肾衰期。更多的患者是明知有病，但不能坚持服药，致使血压长期得不到很好控制。肾性高血压是比较顽固的，目前临床尚无确切有效的治疗方法。因此，欲提高本病疗效，延长病人生命，稳定血压乃是一个重要课题。

五是泌尿系感染：在259例患者中，因泌尿系感染得不到很好控制而影响预后的有19例，占7.43%。泌尿系感染控制不住，肾功能进一步恶化。因此，凡本病有泌尿系感染者，一定要彻底治疗，否则影响预后。

六是误诊及误治：误诊病例也不少见。最常见的是在外院误诊为贫血，本组中有3例。还有一些病人腰痛乏力，浮肿症状出现多年，但从未查过尿，结果一旦发现，已是肾衰。在治疗上，用药杂乱，激素、环磷酰胺等药想用就用，想停就停，还有私自撤减激素等，均造成了治疗上混乱，影响治疗效果。还有些病人乱服偏方，或自练气功等，致使病情加重。

七是慢性病灶：部分患者体内长期存在的慢性病灶，如鼻窦炎、中耳炎、咽炎、睾丸炎、多发性疖肿、前列腺炎、蜂窝织炎、痤疮感染等。这些慢性病灶不能有效地清除，对本病的恢复极为不利。

以上影响慢性肾炎预后的7种因素，必须重视，才有利于防止慢性肾炎向慢性肾衰的转化。

慢性肾炎复感外邪的防治经验

慢性肾炎是一种慢性迁延性疾病，病程绵长，预后较差，临床上尚缺少肯定、有效的治疗方法。在本病的发病和病势演进过程中，外邪的反复感染是一个不容忽视的诱发和加重因素。而此类病人往往机体抵抗力弱，较易感受外邪，罹患外感。如此恶性循环，遂导致病情的逐渐加重。因此，对慢性肾炎患者积极防治外邪，截断恶性循环，乃是一个十分重要的研究课题。

一、培根本　阴阳相配

笔者认为，导致外邪不断入侵的直接原因是卫气薄弱、藩篱不固。因此，增强卫气、固密肌表，防止外邪入侵，"御敌于国门之外"，是治疗的根本措施，也是"上工治未病"思想。但卫气之虚，其根源又在于脾肾二脏的不足。

盖卫气"发源于下焦，滋养于中焦"，是人体元气的一部分。就脾肾二脏来说，肾为先天之本，元气之根；脾为后天之本，气血生化之源。二脏健全，则元气充沛，生化有源，卫气自然强盛。脾肾之间，又有紧密的联系。脾气的运化，需要肾中元气的激发，命门真阳的温煦；肾气的充盛，则需脾运精微地不断补充。先天后天，实相辅相成，互根互济。因此，二者之中，不论何一受损，即可导致另一的不足，从而元气消损，卫气随之亦虚。从慢性肾炎患者的临床实际来看，脾肾气虚，阴阳失衡，是较为普遍的客观存在，因此，对此类病人防治外感，当从培补脾肾入手，乃为根本之图。

脾肾之虚，虽有气、血、阴、阳之分，但笔者认为，气血相生而互化，阴阳可分而不可离。如张介宾所云："阴阳原同一气，火为水之主，水即火之源，水火原不相离也……其在人身即元阴元阳，所谓先天之肾气也。"唐宗海也说："肾为水脏，水中含阳，化生肾气。"故培补脾肾，注重刚柔相济，阴阳平调，乃介宾"阴中求阳、阳中求阴"之意。如补脾气，多用参苓白术散加减，于参、苓、术补气之外，合扁豆、山药、莲子肉等兼顾其阴。补肾气，喜用张景岳大补元煎，该方张氏称为回天赞化、救本培元之第一要方，是生气于精、阴中求阳之剂。在地黄、萸肉等滋补肾阴的基础上加入人参等甘温之品，使阳蒸阴化，从而化生肾气。另外，还应注意到脾肾二脏之间的生化关系。元气的充沛，除了要由肾阳蒸化肾阴得以不断化生外，还要有脾气的运化和输布，才能使肾精滋生有源，肾阴柔而不滞。临床上常见到脾肾气阴双亏的病人，可用参芪地黄汤之类，气阴兼顾，脾肾双补。

二、祛外邪　寒温汇通

培补脾肾，固为治本之图，然一旦感受外邪，病情急剧变化，又当以治标为务。外邪客体以后，有可能按热病自身的规律，由表入里，逐步发展；也可能与内邪相引，使原有的内在矛盾迅速激化，出现风水泛滥，湿浊上干，水气凌心，甚至引起肝风内动等变证，从而使病情急剧恶化。因此，必须予以高度重视和及时治疗。

病人初感外邪，往往出现恶寒发热，或见白细胞升高，医者或以热毒内盛，即投以大剂清热解毒之剂。笔者认为不妥，强调外感初起，大都怫郁于肌表，即使有化热入里之势，也不应苦寒直折，反而郁闭气机，冰伏其邪；而需以疏达肌腠、驱邪外出为要。此即《内经》"因其轻而扬之"之旨是也。剂量也不主张过重，而是以轻清之品，宣透气机，透邪外出。具体临证时，可融"伤寒""温病"理法，采经方、时方于所需，灵活运用，随证化裁。伤寒、温病的研究对象本为同一客体，即外感热病，只是古代医家研究的角度不同，故得出不同的结论。临床上二者可融会贯通，而不必强分"寒""温"，具体辨证时，一般先予定性分析，后予定位分析。定性分风寒、风温、湿热三种类型，定位则主要有邪在太阳、邪在少阳、邪蕴三焦三种情况。兹分别介绍如下。

1. 邪在太阳

凡感受外邪，出现恶寒发热，而寒热同时存在者，均可定位邪在太阳。如恶寒、发热轻，或同时伴有头痛、身痛、无汗或有汗等症者，为风寒客犯，当以辛温解表为法，可用桂枝汤。如兼气虚，可用人参败毒散、参苏饮等，益气以祛邪。如恶寒轻、发热重，同时伴有口渴、咳嗽、舌尖红、苔薄黄等，为风温之邪侵袭，需用辛凉解表法，可予越婢汤、麻杏石甘汤之类，麻黄、石膏同用，宣肺而不助热，清解而不郁邪。如同时有水肿者，还可合用五皮饮，以宣肺利水。但心虚悸动病人，麻黄则应少用或不用，防止辛燥劫阴。此时可用浮萍以代麻黄。如风热咽痛，则多以银蒲玄麦甘桔汤加味，以疏散风热。

2. 邪在少阳

凡外感初起出现发热起伏不定，或呈寒热往来热型者，即可定位邪在少阳。同时尚可有口苦、咽干、不欲饮食、恶心等症。可用小柴胡汤加减，和解表里；如兼见太阳证，则合用桂枝汤（即柴胡桂枝汤），双解太少。慢性肾炎患者，多出现土壅木郁的体质，外感后较易呈现此种证型。后期发展到肾功能不全，出现关格症状，如合并外感，除了见寒热往来、恶心、口苦等少阳见证外，尚可有肝阳上亢、浊阴干犯、水邪凌心等实邪内扰的指征，此时治疗，和解达邪之外，尚需兼以潜阳降浊。

3. 邪蕴三焦

慢性肾炎患者因脾肾气化失司，水液代谢障碍，常有水湿之邪内停。如遇外感，每呈湿热合邪。临床上可见头身困重，身热不扬，汗出不畅，口黏不渴，苔腻、脉濡等症。湿热为患有时也以发热为主症，热度可达39℃～40℃以上。若见其高热而不加细辨，往往误用寒凉，直折其热，则非但不能祛邪，而反致湿遏热伏，禁锢难出；亦有误以表寒而以辛温发之；或错为阴虚而以柔腻滋之，非助其热，即恋其湿，笔者认为此三者乃为治湿热之大忌。正治之法，为疏畅气机，宣达外邪，清利水道，使湿热分消。但因三焦部位的不同，临证时又当分别论治，邪偏聚上焦者，常用芳化轻清之剂，疏达宣透，使湿热从表而解，方用三仁汤等；蕴结中焦者，则以苦辛通降法，调畅气机，使清升浊降，湿热自易消解，方用黄连温胆之类；邪结下焦者，则以渗利为法，使从小便而解，方如茯苓皮汤等。然湿热为患，往往蕴蒸弥漫，充斥三焦，三部不易截然分清，可三焦同治，芳化清利，用杏仁滑石汤之类；又湿土同类，最易遏伤脾胃，而以中焦为病变中心，故需时时注意脾运，勿使腻滞。

三、兼标本　圆机活法

一般说来，"急则治其标、缓则治其本"的原则同样适合于本病患者。即在缓解期，以培补脾肾为主，治本助卫；外邪感染时，以祛邪为主，救标解表。但有时病人因其原发病变始终存在，且感受外邪，则可出现外内合邪的局面。或者原发不变，复加外邪；或者内外相引，导致矛盾的激化，出现各类变证。不论何种情况，均使病机更趋复杂。特别是关格阶段，阴阳气血俱虚，湿浊瘀血交结，如再受到外邪的冲击，易导致病情的恶化。此时如不顾正虚，一味祛邪，无疑会重伤正气，使邪虽去而正亦竭；如放弃祛邪，单纯补正，往往会正未及复而邪更鸱张，均达不到治疗的目的。必须标本兼顾，扶正以祛邪，方保无虞。然此时标本关系十分复杂，往往标中有本，本中有标；标本之间，又有轻重的不同。如何把握病机，分清主次，既兼顾标本，又要突出重点，使方药恰中病机，缓急得宜，乃医者求而难精之处。笔者认为：素体阳虚，或病久肾阳衰败者，感受外邪，易于寒化，而呈邪陷少阴之势，病人发热常不明显，而以畏寒为主，脉不浮反沉，甚则微细欲绝。此时尚可有嗜卧、嗜睡、精神淡漠等表现。此为坎中无火、肾阳大亏，正气无力与邪气交争，而出现的一种邪胜正却的危象，必须积极救治。常用桂枝加附子汤或参附再造汤等，助阳解表，扶正祛邪。素体偏阴虚，体内恒蕴内热，感受外邪后，邪火相激，易从热化。此时热耗阴精，精及于气，临床上每呈气阴双亏，邪火缠绵之热。患者既有腰酸膝软、头晕乏力、腹胀纳差等脾肾双亏之象，又兼口干咽痛、低烧不退、舌红脉数等风温上扰之征。对此种病人，多采用滋培清解法，以生脉散、二至丸与银蒲玄麦甘桔汤合方，或用参芪地黄汤加银翘散、桑菊饮之类，滋肾培上与清解外邪双管齐下，使正复而不留邪，邪祛而不伤正，可谓标本相得，活法圆机。

关格的探讨

关格是指呕吐伴有小便不通的病证，一般以呕逆不止为上格，小便不通为下关，合称关格。

一、源流概说

关格在《内经》是指脉象及病机，见于《素问·六节藏象论》《素问·脉要精微论》《灵枢·终始》《灵枢·脉度》《灵枢·禁服》等篇，指人迎与寸口脉俱盛，阴阳两气偏胜到极点，阴关于内，阳格于外，阴阳隔绝，将成离决之势。在《难经》也指脉象，有外关内格（溢）及内关外格（复）之分，并认为复溢脉属真脏脉，预后不好。

《伤寒论》将脉象结合临床症状来分析，如在平脉法提到："寸口脉浮而大，浮为虚，大为实，在尺为关，在寸为格。关则不得小便，格则吐逆。""趺阳脉伏而涩，伏则吐逆，水谷不化，涩则食不得入，名曰关格。"所谓在尺为关，在寸为格，其脉象变化可能源于《难经》，但提出了关格病证的特点是不得小便而吐逆。所谓在尺为关，指邪气关闭下焦，里气不得下通，故不得小便；在寸为格，指邪气格拒上焦，使食不得入，故吐逆。伏则胃气伏而不宣，涩则脾气涩而不布，因而中焦壅塞，水谷不化。

隋·巢元方《诸病源候论》认为关格是二便不通，如在关格大小便不通候中说："关格者，大小便不通也，大便不通谓之内关，小便不通谓之外格，二便俱不通为关格也。"并认为其病机是阴阳气否，结于腹内，胀满，气不行于大小肠所致。《诸病源候论》中提出的关格症状，与《伤寒论》中不同。

唐·孙思邈对关格的认识，也是作大便不通或小便不通。如《备急千金要方》卷十五秘涩中有"关格大便不通方"，卷二十一淋闭中有"散石热动关格，小腹坚，胞胀如斗"之记载，卷二十的三焦虚实有"中焦实热闭塞，上下不通，隔绝关格，不吐不下，腹满膨膨喘急，开关格，通隔绝，大黄泻热方"。在《千金翼方》卷十九淋病中也有"关格不通方"等，说明孙思邈对关格的认识是沿用《诸病源候论》之说。

唐·王焘《外台秘要》卷二十七有"大便失禁并关格大小便不通方"的

记载，其中有"姚氏风寒冷气入肠，忽痛坚急如吹状，大小便不通，或小肠有气结，如升大胀起，名为关格病"，"关格胀满不通"，说明了当时认为腹部胀、满、痛、坚，并大小便不通，属于关格。

宋《太平圣惠方》《圣济总录》均依《诸病源候论》认为关格是大小便不通，对关格病机的认识并无进展。唯张锐《鸡峰普济方》记载关格验案一则，临床表现为吐逆及大小便不通，此案多为后世医家所引用，说明南宋以后才开始突破《诸病源候论》的关格仅指大小便不通之说。

金元时代对关格的认识，多宗《伤寒论》说，如李杲《医学发明》指出关则不得小便，格则吐逆。王好古《此事难知》也强调格则吐逆，关则不得小便。张壁《云岐子保命集论类要》认为阴阳易位，病名关格。上寒则格，格则吐逆，下热为关，关则不得小便。朱震亨《丹溪心法》于小便不通条指出："惟心肾不交，阴阳不调，故内外关格而水道涩……热则不通……热甚者，小便闭而绝无。"关格条指出："关格必用吐，提其气之横格，不必在出痰也……吐中便有降，有中气虚不运者，补气药中升降，寒在上，热在下，脉两手寸俱盛四倍以上。"唯张从正《儒门事亲》引六节藏象论云：人迎四盛以上为格阳；引王太仆云：阳盛之极，故格拒而食不得入；引正理论云：格则吐逆。认为膈亦当为格，遂开后世将噎膈作为关格之误。金元时代在关格的治疗上有些成就，如李杲的辨治分在气、在血，云岐子的九方，均对后世有一定影响。

明代医家对关格的认识，亦多宗仲景，如朱棣等编纂《普济方》将关格隶属于小便淋秘门。虞抟《医学正传》指出："脉两寸俱盛曰关格，其证呕逆而小便不通是也。"龚信《古今医鉴》也有治关格吐逆小便不通验方。王肯堂《证治准绳》也指出："格者，阳盛之极，故格拒而食不得入也；关者，阴盛之极，故关闭而溲不通也。"并且不同意以大便不通为关，小便不通为格；也不同意泛指阴阳格绝之证。李梴《医学入门》认为"关乃阳不下，以寒在胸中，塞而不入；格乃阴不上，以热在下焦，塞而不出。上下不通，三焦撩乱，中气不足，阴阳不能相荣，故既关且格"。虽未明确指出吐逆及小便不通，但认为关格与噎膈有所不同。唯张景岳对关格一证另有看法，如《景岳全书》说："关格一证，在《内经》本言脉体，以明阴阳离决之危证也。如六节藏象论、终始篇、禁服篇及脉度、经脉等篇，言之再四，其重可知。自秦越人三难曰：上鱼为溢，为外关内格；入尺为复，为内关外格，此以尺寸言关格，已失《本经》之意矣。又仲景曰：在尺为关，在寸为格，关则不得小便，格则吐逆，故后世自叔和、东垣以来，无不以此相传，而竟关格一证于乌有矣。再至丹溪则曰：此证多死，寒在上，热在下，脉两寸俱盛四倍以上，法当吐，以提其气之横格，不必在出痰也。愚谓两寸俱盛四倍，又安得为寒在上耶？且脉大如此，则浮豁无根，其虚可知，又堪吐乎？谬而又谬，莫此甚矣。夫《内经》云：人迎四倍，寸口四倍，既非尺寸之谓，而曰吐逆者，特隔食一证耳，曰不得小便者，特癃闭一证耳，二证自有本条，其与关格何涉，数子且然，况其他乎，又安望治此者之无谬哉！"张氏认为关格是："余尝诊此数人，察其脉则如弦如革，洪大异常，故云四倍，察其证则脉动身亦动，凡乳下之虚里，脐旁之动气，无不春春然，振振然与脉俱应者，察其形气则止有微喘，而动作则喘甚，肢体无力，而寤寐多慌张，谓其为虚损，则本无咳嗽失血等证，谓其为痰火则又无实邪发热等证，此关格之所以异也。然唯富贵之人及形体丰肥者，多有此证，求其所因，则无非耽嗜少艾、中年酒色所致，是虽与劳损证若有不同，而实即劳损之别名也。"所指出临床表现主要是脉动身动、心悸怔忡、动则喘甚，显然并非关格所独有，因此张氏并不了解关格。方隅的《医林绳墨》则直认关格为噎膈之证。

　　清代医家对关格的认识不一，有主张关格为吐逆及小便不通者，如李用粹《证治汇补》将关格附于癃闭门，认为关者，热在下焦，必下绝小便；格者，寒在上焦，必上为呕逆。"若脉象既关且格，必小便不通，旦夕之间，陡增呕恶，此因浊邪壅塞，三焦正气不得升降，所以关应下而小便闭，格应上而生吐呕，阴阳闭绝，一日即死，最为危候。"对关格病机及症状的描述比较正确。程钟龄《医学心悟》将关格列于小便不通下，指出："小便不通因而吐食者，名曰关格。"喻嘉言《医门法律》亦认为关格是吐逆而小便不通，但不同意云岐子九方，认为："关格是九死一生之证，而以霸术劫夺其阴阳可乎？"立进退黄连汤，求之于中，握枢而运，以渐透于上下，格则吐逆，进而用此方为宜，关则不得小便，退之之法又需肾气丸，以培其下元。喻氏对关格的治疗亦有一定见解。其他如徐玉台《医学举要》、怀抱奇《医彻》均推崇喻嘉言的进退黄连汤，认为是以阴阳相济之药救之，乃玄妙之门也。张璐《张氏医通》也认为关格是吐逆而小便不通，如说："阴阳易位，病名关格，多不可治。若邪气留著而致者，犹可治之。舌上胎白而水浆不下曰格，格则吐逆；热在丹田小便不通曰关，关则不得小便。"也有主张关格是吐逆而大小便不通者，如林佩琴《类证治裁》、沈金鳌《杂病源流犀烛》，徐灵胎《兰台轨范》、费伯雄《医醇賸义》等，认为类似噎膈反胃之证，费伯雄并强调上格能通，则下关亦无不通，实际上对关格的病证并不了解，以致将关格误认为与噎膈、反胃有关。

总之，关格是危急重证，古代医家对本病的认识虽有分歧，但病机上阴阳偏胜而闭绝的看法是一致的，临床上自仲景提出吐逆及小便不通以来，绝大多数还是同意仲景之说。《诸病源候论》虽提出大小便不通为关格，但自金元以后已不再提及。至于吐逆伴大小便不通之说，某些关格病人可以同时伴有大便秘结，但大便不通并非必备之条件。

二、病因病机

关格多因癃闭、水肿、虚损等证演变而来。如癃闭日久，小便不利，或因下焦积热，肾阴耗竭，阴无以运，或因肾气亏损，命门火衰，阴无以化，皆可导致小便不通并见呕逆。又如水肿日久，肾阳衰惫，水湿泛溢，浊阴内聚，以致中焦痞塞，在上可见吐逆，在下则有尿闭。如水肿消退，阳损及阴，出现真阴亏竭的虚损重症，亦可因无阴则阳气不生，肾失其分清泌浊功能，湿浊上逆而呕吐，真阴内竭而无尿。其他如素体脾肾阳虚，猝受外邪，肺失肃降，水道通调不利，胃失和降，上逆为呕，甚则邪热入营入血，热闭于下，也可无尿。因此关格是正虚邪实，阴阳失调，寒热错杂的危重病证。古代医家如云岐子认为是上寒下热，上寒则格，下热则关，后世有从之者，亦有反对者。张景岳认为是上热下寒，阴气不升，阳中无阴则格，阳气不藏，阴中无阳则关。实际上临床现象是复杂的，既有上寒下热，也有上热下寒，不可固执一说，印定眼目，贻误病情。

关格的病因病机，主要是脾肾两虚，湿浊上逆，因此正虚可以从以下两个方面来认识：

一是脾虚不运，升降失调：脾为后天之本，主运化，肾制水，并有升清降浊作用。凡饮食不节、饥饱失调、居住湿地、涉水冒雨、水湿内侵，皆可伤脾。脾气受伤，健运失司，清气不升，浊阴不降，湿浊壅滞，三焦不行，气机阻塞，以致上而吐逆，下而不得小便。脾虚生化无源，又可使气血双亏。

二是肾气内伤，关门不利：肾为先天之本，主水藏精，并能分清泌浊。劳累过度，酒色无节，生育过多，久病内耗（特别是水肿、癃闭），皆可使肾气内伤，关门不利。肾虚而水湿内聚，湿为阴邪，最易伤阳，更使肾阳不足，命门火衰，无阳则水不能化，水肿更为加重，最后逐渐小便不通。如是下焦积热，日久伤阴，可致真阴内竭，肾气亦必大伤。因此肾气内伤包括阳虚及阴虚的两个方面。肾虚不能分清泌浊,湿浊内留,不得外泄,上逆为呕,而肾气内伤,关门不利,则内关而无尿。

正虚虽然以脾虚不运、肾气内伤为主,但脾肾气虚、阳虚可以同时并存,而肾阴虚损可以和肝阴不足同时并存。由于病程日久,阳损及阴,阴损及阳,因此正虚可以有脾肾气(阳)虚、脾肾气阴两虚、肝肾阴虚及肾的阴阳两虚诸方面。

关格除了正虚的一面,还有邪实的一面,常见的邪实有以下四点:

一是湿浊:湿浊内聚而上逆,困犯脾肾,使胃应降而反升,脾应升而反降。湿浊犯胃,胃阴内耗,可使病情热化;湿浊困脾,脾阳更虚,可使病情寒化;湿浊与外来邪热相搏,壅于肺则成痰热,遏于下则成热淋。

二是水湿:脾虚不运,不能制水,可以水湿内停;肾虚火衰,阳不化阴,也可水湿贮留,甚则水湿泛滥。水湿既可困脾,又可伤肾,更使脾肾阳微。水气上凌心肺,则又可致心悸、咳喘、气短、胸闷、憋气等症。

二是瘀血:湿浊壅滞,阻碍气机,可使三焦不行,气滞日久,必有瘀血内停。另外脾肾两虚,阴阳气血俱损,气虚则无力运血,也可瘀血内停。病久入络,可使脉络阻痹,气血皆窒,因之亦必有瘀血产生。

四是外邪:脾肾亏损,正气不足,不能御外,因此本病患者极易感受外邪,凡六淫之邪皆可侵袭,不论其属风寒或是风热,皆可使肺气失宣,治节失职,使卫气不能抗邪于外,营血不足不能相守于内,以致病情迅速恶化,加之三焦不利,更使湿浊上逆,水道不行,而使小便不通。外邪入营入血,则变证迭起,神昏失血、抽搐喘促俱见,预后险恶。

由以上可知,关格的病因是多种疾病发展到脾肾俱衰引起,因此脾肾衰败是本,湿浊、水湿、瘀血等是标,而猝受外感或湿浊化热又是使病情加重的因素,另外过度劳累也可使病情加重,《素问·举痛论》说"劳则气耗",《素问·生气通天论》也有"因而强力,肾气乃伤",《脾胃论》又有"形体劳役则脾病",都说明劳累过度(包括房劳)可使脾肾衰败进一步加重,使病情恶化。

既然关格与脾肾两脏有关,但是随着病情的发展,还要波及肝、心、肺三脏,如前所述肾阴不足多是肝肾阴虚同时并存,肝肾阴虚或脾肾气阴两虚都可同时兼见肝阳上亢,另外邪实中夹有瘀血者,亦是肝的疏泄失职、气机失畅所致,这都与肝有关。卫气出下焦,卫气由肾间动气所蒸发,因肺的作用而输布全身,关格者易于感受外邪,导致肺气失宣,故也与肺有关。关格之证，古人描述过寸口脉大且数，脉动身动，心悸气短，显然与心气不足有关；另外小便不通，水湿上凌心肺，亦可心悸气促。因此虽然关格开始于脾肾两脏，但逐渐发展为五脏俱病，最后五脏俱败。

湿浊可以寒化，也可热化。寒化是脾肾阳衰之极，除表现脾气不升、胃气不降、肾关不通外，湿浊还可上凌心肺、蒙蔽心包，下及肝肾而土败木贼、命火耗竭；热化则湿热互结，在上可痰热壅肺、热扰心包，在下可阴竭热闭、肝风内动，最后或因抽搐而气息不续，或汗出肢厥而脱，亦可胸满气出而不还，最后阳脱阴竭，阴阳离决。

三、类证鉴别

1. 关格与走哺鉴别

《备急千金要方》论下焦"若实，则大小便不通利，气逆不续，呕吐不禁，故曰走哺。"以上有呕逆，下有大小便不通者，称为走哺。《三因极一病证方论》从之，并将走哺列入呕吐门，宋以后则走哺的病名较少提及，明清部分医家将呕逆与大小便不通认作关格，如《杂病源流犀烛》说："关格即《内经》三焦约病也，约者不行之谓，谓三焦之气不得通行也。唯三焦气不行，故上而吐逆曰格，下而不得大小便曰关……夫不得小便且为关，大小便俱不得非关病之尤其甚者乎？"于是关格与走哺病名混淆，《古今图书集成医部全录》又将关格列于噎膈反胃门中，于是关格之意更加不详。今遵仲景以吐逆及小便不通为关格，遵《千金》以吐逆及大小便不通为走哺；关格是虚中夹实，有寒有热，走哺则属下焦实热，以此可以区别。

2. 关格与癃闭鉴别

《素问·宣明五气》说"膀胱不利为癃"，《类证治裁》说"闭者，小便不通；癃者，小便不利"。《三因极一病证方论》淋闭门中说"淋，古谓之癃"。一般指癃闭为小便不通，淋与癃通，故亦可知淋证可以发展为癃闭。关格与癃闭也有内在联系，癃闭进一步发展，可以成关格。故《证治汇补》将关格附于癃闭门中，并指出："小便不通，旦夕之间，陡增呕恶，此因浊邪壅塞，三焦正气不得升降，所以关应下而小便闭，格应上而生吐呕，阴阳闭绝，一日即死，最为危候。"关格与癃闭有内在联系，但不等于癃闭就是关格，前者仅小便不通，少腹胀满，后者不仅有小便不通，还有呕逆，前者可发展为关格，但在未出现呕逆时，仍属癃闭范畴，不得称为关格。

四、预后转归

关格的预后不良，由于关格是多种疾病发展到脾肾俱衰引起，随着病情的发展还要波及肝、心、肺三脏，最后五脏俱败。特别是猝加外感，病情可以迅速恶化，变证迭起，促使五脏衰竭，阴阳离决。另外过劳、七情影响也可促使病情恶化。

五、辨证论治

1. 辨证要点

（1）辨病情属虚属实：关格前期以正虚为主，虽加有邪实，但不是主要的，正虚虽是脾肾两虚，但要分辨是脾虚为主，还是肾虚为主，如神疲乏力、肢冷便溏、纳呆腹胀则属脾虚为主；如腰酸胫软、夜间尿多则属肾虚为主。肾虚之中还要仔细分辨是肾阳虚，还是肾阴虚，如畏寒腰凉、口淡不渴、舌体胖大而润者为肾阳虚，头晕烦热、口干喜饮、大便干结、舌质淡红者为肾阴虚。由于关格前期病程较长，可以阳损及阴，阴损及阳，病情可以转化，结果多不是单纯脾虚或肾虚，而是有脾肾气（阳）虚、脾肾气阴两虚、肝肾阴虚及肾阴阳两虚的各种证型出现，如既有脾气虚也有肾气虚者为脾肾气虚，既有脾阳虚又有肾阳虚者为脾肾阳虚，既有脾气虚又有肾阴虚者为脾肾气阴两虚，既有肾阴虚又有肝阴虚者为肝肾阴虚，既有肾阴虚又有肾阳虚者为肾阴阳两虚。至于各种证型皆可兼夹湿浊、水湿、瘀血、外感，有时并可同时兼夹多种实邪，临床上应仔细辨认。

关格期邪实突出，但正虚也进一步衰败，夹湿浊上逆者，湿浊如未化热，以困脾为主，可见恶心呕吐、口黏有痰，吐多涎沫，大便溏稀，舌苔白腻；湿浊化热，以犯胃为主，可见呕吐频作，口苦口黏，上腹痞满，大便干结或黏滞不爽，舌苔黄腻。夹水湿泛溢者，则有全身水肿、腹胀大，以脾肾阳虚为多，肝肾阴虚兼水湿者，水肿较阳虚为轻。夹瘀血内停者，一般久病入络，均有瘀血表现。所谓络病，乃指气血瘀滞、隐伏幽深的沉疴痼疾，因此要辨其络脉瘀痹还是络脉空虚，两者皆有瘀血，前者以通为主，后者以补为先。夹下焦湿热者，辨其是感受外邪所致，还是下焦原有积热引起。夹外感发热，应辨其属风寒或是风热，还是湿热为患，一般脾肾阳虚者多兼风寒，肝肾阴虚者多兼风热。湿浊与外热相合，在上则为痰热壅肺，在下可致下焦湿热。

（2）审外热在气在血：外热与湿浊相合，常可使病情突然加重，尿量减少，古人认为要辨别外热在气、在血。如《兰室秘藏》小便淋闭论说："《难经》云：病有关有格，关则不得小便。又云：关无出之谓，皆邪热为病也。分在气在血而治之，以渴与不渴而辨之。如渴而小便不利者，是热在上焦气分……如不渴而小便不通者，热在下焦血分。"并认为若肺中有热，不能生水，是绝水之源，虚则补其母，宜清肺而滋其化源；热闭于下焦者，阴受热邪，塞闭其流，宜用苦寒，寒因热用。凡外热与湿浊相合者，口渴则热在上焦气分，口不渴则在下焦血分。在上清肺热则津液能布，湿浊能化，膀胱通利，小便增多；在下清肾热则真阴得存，湿浊能泄，肾关得开，小便亦多。

2. 临床表现

关格前期：根据不同病史表现各异，如有水肿者，可长期水肿不消，或反复出现水肿；如有劳淋者，亦必长期反复发作；如有癃闭者，也可见反复排尿困难；素有虚损者，多属长期有脾肾阳虚或肝肾阴虚现象。关格前期病人以正虚为主，由于在病机上是脾肾两虚，而肾虚中又有阳虚及阴虚之不同，因此正虚可有脾肾气（阳）虚、脾肾气阴两虚、肾阴虚损及肾阴阳两虚等情况。

脾肾气（阳）虚者，症见畏寒肢冷，疲乏无力，面色白，唇甲苍白，腹胀便溏，纳少无味，白天尿少，夜间尿多，水肿不消，偶有恶心，舌体胖嫩而润，舌有齿痕，脉象沉弱。

脾肾气阴两虚者，症见全身疲惫，面色无华，纳差腹胀，口干喜饮，大便干结，皮肤较干，心慌气短，手足心热，尿少色黄或畏寒而手足心热，口干而饮水不多，大便先干后稀等特有症状，舌质淡有齿痕，脉象沉细或沉弱。

肾阴虚损者，症见全身乏力，畏寒肢凉而手足心热，口干不欲饮，或饮水不多，腰酸腿软，不思饮食，大便偏溏，小便量少，夜尿较多，舌淡而胖有齿痕，脉象沉细或沉弱。

关格前期一般病情发展比较缓慢，如饮食起居适宜，治疗得当，可以相对稳定，生存多年。但如骤受外感，或过度劳累，往往可以使病情恶化，由关格前期转入关格期。某些病人也有因手术或热病诱发，可以不经过关格前期直接进入关格期。

关格期：在关格前期所有症状此时均明显加重，并出现尿少，甚至无尿，恶心呕吐频作，面色灰滞，皮肤干燥、甲错或有白霜，刺痒，口气秽臭有尿味，呼吸气粗而深长，动则气促，大便稀溏或干结，亦可黏滞不爽或带黏液而里急后重。病情进一步恶化，或见胸闷憋气、心悸咳喘、气急不续、喉中痰鸣、不能平卧；或见神昏嗜睡、谵妄烦躁、独语郑声；或见鼻衄、牙宣、呕血、皮下紫斑；或见四肢抽动或颤抖，有时可以突然全身抽搐而气息停止；有时可汗出肢厥而脱；有时也可胸满气出而不还。舌质多暗淡灰滞或胖大嫩润，舌苔可见黄腻或白腻，多数亦可有苔黄褐而干，脉象沉细、细数，亦可有促、结、代脉出现。

3. 治疗原则

根据关格的病机，关格前期应以扶正为主，关格期以祛邪为治。由于关格是虚实并见，寒热错杂的疾患，治疗比较困难，张景岳根据关格病机特点提出："凡阳盛于阳者，若乎当泻，而阴分见阴，又不可泻。阴极于阴者，若乎当补，而阳分见阳，又不可补。病若至此者，阳自阳而阳中无阴，阴自阴而阴中无阳，上下否膈，两顾弗能，补之不可，泻之又不可，是关格之证也，有死而已，此与真寒假热、真热假寒之证大有不同，学者当辨其疑似。"因此关格期出现虚实寒热夹杂的情况下，如何处理好正邪的关系，至为重要。朱丹溪曾提出关格宜用吐法，认为吐中有降，由于关格本身即有吐逆，再予吐法更伤正气，后世亦有反对用吐法者，目前的治疗也不用吐法。今将关格的治疗原则分扶正祛邪两方面分述于下。

（1）扶正方面

温阳：关格属脾肾阳虚者，以温阳为治，但应分辨是脾阳虚为主，还是肾阳虚为主，前者以腹胀便溏突出，后者以畏寒尿少明显。脾阳虚者可用实脾饮，肾阳虚者可用真武汤等。

益气：脾虚气弱，全身乏力，不思饮食者，宜健脾益气。可用香砂六君子汤、补中益气汤、参苓白术散等。

滋阴：肝肾阴虚者，宜滋阴，可用六味地黄汤、二至丸、归芍地黄汤等，兼肝阳上亢者，用天麻钩藤饮、建瓴汤。兼脾虚气弱者，宜益气滋肾，方如参芪地黄汤、大补元煎，兼阴阳不足者，宜阴阳双补，方如金匮肾气汤、济生肾气汤等。

固脱：关格晚期，如见气促痰鸣，汗出不止，脉细欲绝，为阳气欲脱，急宜益气固脱，可用生脉散、独参汤加龙骨、牡蛎；如进一步肢厥、脉伏，急宜固阳固脱，可用四逆汤、参附汤加龙骨、牡蛎等。

（2）祛邪方面

通腑：是使湿浊之邪由大便排出，一般用于上有呕逆，下有大小便不通，口中尿臭明显者。如脾阳不足，浊邪冷积，宜温脾通腑，方如温脾汤；如胃肠积热，浊邪热秘，宜清热通腑，如大承气汤。临床虚实夹杂者为多，故多与健脾益气、益气养阴、温补脾肾、阴阳两补诸法同用。

化浊：湿浊寒化、热化，均可阻碍中焦气机，使脾胃升降功能失常，胃气上逆而恶心呕吐。如湿困脾阳者，宜温化湿浊而降逆气，方如吴茱萸汤、小半夏加茯苓汤；如湿浊蒙蔽清窍而神昏不醒，则宜芳化湿浊而开窍，方如菖蒲郁金汤送服苏合香丸。如湿热内阻而胃气下逆，宜清化湿热，如黄连温胆汤、杏仁滑石汤等；或芳香辟秽、通畅气机，用玉枢丹。或苦辛合用，辛开苦降，如苏叶黄连汤、半夏泻心肠、小陷胸加枳实汤等。湿浊得化，中焦气机畅通，呕恶自止。

清利：下焦湿热，气化不利，可见尿频、尿热、尿痛，甚则尿血、尿闭，宜清利下焦湿热为治，可用八正散。如兼心火而有心烦、口舌生疮者，可清心利湿，用导赤散；如兼肾阴不足者，可滋肾清利，用知柏地黄汤、滋肾通关丸；如兼肺热，口渴而小便不利，宜清肺利湿，用清肺饮子。如果湿热阻滞三焦，胸脘闷胀，不思饮食，口黏口淡，大便不爽，小便不利，宜清利三焦湿热，可用三仁汤。

利水：水湿内停，可因脾不运化引起。治宜健脾利水，方如防己黄芪汤、防己茯苓汤；如因肾阳不足，阳不化阴所致，可以温肾利水，方如真武汤、济生肾气汤；如因外感后肺气失宣，水肿加重，宜宣肺利水，偏风热者可用越婢加术汤、越婢汤合五皮饮，偏风寒者可用麻黄汤合五皮饮、消水圣愈汤；如因三焦气滞，水道不通，宜行气利水，方如大橘皮汤、导水茯苓汤，甚则亦可前后分消，方如疏凿饮子、己椒苈黄丸；如因瘀血内阻，水道不利，宜活血利水，方如当归芍药散、桂枝茯苓丸合决水汤。

宣散：外感可使病情加重，故应宣散以解外邪。偏于风寒者，宜辛温宣散，方如人参败毒散、参苏饮；偏于风热者，宜辛凉宣散，方如桑菊饮、银翘散等。

化瘀：瘀血内停者，多因脾肾两虚，阴阳气血俱损，偏气虚夹瘀者，宜益气活血，方用补中益气汤合桂枝茯苓丸；偏阴虚夹瘀者，宜养血化瘀，方如血府逐瘀汤。

清营：感受外邪，化热入营入血，症见神昏谵妄，鼻衄牙宣，呕血便血，舌质红绛，皆宜清营凉血，方用清营汤、犀角地黄汤；如神志不清、舌强不语，可清营开窍，方用安宫牛黄丸、紫雪丹、至宝丹。

息风：外邪化热，热扰肝木，以致肝风内动，抽搐痉厥，甚则抽搐而息停，病情至为危重。如肝肾阴虚，阴虚亦可动风，如属脾肾阳虚，阳损及阴，也可阴虚风动，可见四肢不时抽动，手指蠕动，皆宜平肝息风。惟热甚动风者，宜清热息风，可用羚角钩藤汤，危急者，可用羚羊角尖清水磨服，以食匙喂之，每次 1～2 匙，直至抽搐停止 2～3 天后再停用。阴虚风动者，宜养阴息风，可用大定风珠、三甲复脉汤。

4. 分证论治

关格的治疗，应分关格前期与关格期予以辨证论治，因其治疗重点略有不同。以下分述之。

（1）关格前期：关格是由水肿、淋证、癃闭等病演变发展而来，在关格前期的病情是虚实夹杂，而以正虚为主，其本在肾，但他脏亦多同时累及，因此关格前期的证型，不外脾肾气（阳）虚及肝肾阴虚两类，但因本病病程较长，每多阳损及阴，阴损及阳，故临床上脾肾气阴两虚及肾阴阳两虚更为多见。

脾肾气（阳）虚者，轻者只见脾肾气虚，如仅倦怠无力、四肢酸困、纳呆食少、腹胀便稀、口淡不渴、夜尿较多、白天尿少，治宜健脾固肾。方如益气固肾汤，方以参芪、白术、甘草健脾益气，菟丝子、金樱子、补骨脂、覆盆子补肾固肾，再加砂仁、陈皮理气和胃，茯苓、车前淡渗利湿，使脾气得健，肾气得固，症状得以缓解。如兼有水湿内停者，如下肢水肿，或四肢均肿者，治宜健脾利水，方如健脾渗湿汤，方中黄芪、白术、甘草健脾益气，防己、茯苓、车前子利水渗湿，佐以桂枝、生姜辛散通阳，牛膝、王不留行活血通利，木香、槟榔通畅三焦，以加强利水作用。如肿胀较甚，腹胀明显，腹大如鼓，亦可行气利水。方如加减导水茯苓汤，方以白术健脾，茯苓、车前、泽泻利水，加入大腹皮、陈皮、木香、砂仁、槟榔以行气，木瓜和胃化湿，牛膝活血化瘀，苏叶、桑皮以通调水道，肉桂通阳化气使三焦气滞得消，停水得去。如湿郁化热，腹胀水肿不消，舌苔黄腻，脉象弦滑，治宜清热利水，可用大橘皮汤。方中五苓散通阳利水，六一散清热渗湿，再佐木香、橘皮、槟榔以行气而助利水，使湿热分消，也可在上述健脾利水方剂中酌加萆薢、瞿麦、萹蓄、滑石等清热利湿之品。如夹有湿浊而有恶心者，可健脾降逆，或于香砂六君子汤中加重半夏用量，或用旋覆代赭汤、小半夏加茯苓汤治之。方中人参健脾益气，旋覆花、代赭石和胃降逆，半夏、生姜、茯苓以去湿浊，使湿浊不得上逆而恶心自消。严重者亦可于香砂六君子汤中加入大黄，如病人便秘可入生大黄，如便稀可入制大黄，以健脾益气、通腑泄浊。

如病人兼见瘀血内停者，如唇暗舌暗，或舌有瘀斑瘀点，或妇女闭经，或面色晦暗者，可健脾益气、活血化瘀为治，方用补中益气汤合桂枝茯苓丸。如兼外感，则宜益气解表，方如参苏饮、人参败毒散。为预防感冒，可常服玉屏风散。

脾肾气（阳）虚甚者，以阳虚为主，除有脾肾气虚的各种表现外，尚可见畏寒肢凉、腰酸腰痛、腰部怕凉，治宜温补脾肾，方如温补脾肾汤。方以肉桂、附子温肾，参术、干姜温脾，茯苓渗湿，甘草和中组成。如兼有水湿内停，全身水肿，腹部胀大者，脾阳虚为主者可用实脾饮，肾阳虚为主者可用真武汤。如水肿日久不消，阳损及阴，病人阴阳两虚，则宜阴阳两补，佐以利水，如济生肾气汤。如脾肾阳虚夹有湿浊上逆而恶心者，仍可于温补脾肾兼以降逆，温补脾肾汤加吴茱萸、丁香、蔻仁等降气平逆之品。如湿浊较重亦可温补脾肾佐以通腑，方如加减温脾汤，方中人参、干姜、附片以温补脾肾，大黄通腑泻浊，陈皮、砂蔻降气和胃，如病人兼见瘀血内停，亦可温补脾肾合活血化瘀，方如温补脾肾汤合桂枝茯苓丸，以人参、白术、附片温补脾肾，桂枝、桃仁、赤芍温经通络。如兼外感，则宜温阳解表，可用桂枝加附子汤，或参附汤加羌活、防风、细辛。方以人参、附片温补脾肾，桂枝、羌活、防风、细辛、生姜等辛温发散，以助阳发汗、解表祛邪。

肝肾阴虚者，多见面色萎黄、疲乏无力、腰膝酸软、咽干口燥、渴喜凉饮、手足心热、大便干结，或有头晕头胀、耳鸣耳聋、视物不明等症状，舌质淡红或淡而少津，脉象弦细。治宜滋养肝肾，方如六味地黄汤合二至丸。方中以生地、山萸肉、女贞子、旱莲草等滋补肝肾。如兼有水湿内停者，多数仅下肢浮肿，一般利水则能伤阴，滋阴又能恋邪，故阴虚兼有水肿者，水肿比较难消，一般可于六味地黄汤加怀牛膝、车前子等滋阴利水缓图之。如肝肾阴虚夹有湿浊上逆而恶心，则宜滋养肝肾佐以和胃降逆，可用六味地黄汤加黄连、竹茹，因肝肾阴虚者，湿浊易犯胃化热，加黄连、竹茹以清胃，则自可降逆。如湿浊较重亦可在滋养肝肾中佐以通腑泻浊，即六味地黄汤加入大黄即可。如兼有瘀血内停，亦宜滋阴活血，可用血府逐瘀汤，方中以四物汤滋养肝肾，柴胡、枳壳、桃仁、红花等理气活血。如兼有外感，多呈化热表现，治宜辛凉宣散，方如银翘散、桑菊饮，方中银花、桑叶、菊花、竹叶、薄荷等辛凉散热以解外邪。

脾肾气阴两虚者，既有脾肾气虚表现，又有肾阴亏损现象，故宜益气健脾，养阴滋肾，方用加味参芪地黄汤，以参芪益气健脾，六味地黄滋养肾阴，再加牛膝、车前以利水湿下行，丹参、泽兰活血化瘀组成。如果肾阴阳两虚者，则宜阴阳双补，方用金匮肾气丸，以桂附温补肾阳，六味地黄滋养肾阴。脾肾气阴两虚或肾阴阳两虚兼夹各种邪实者，可以按前述治疗方法参用之。

（2）关格期：关格期突出的表现是邪盛正衰，湿浊内聚弥漫三焦为患，湿浊可以寒化，也可以热化。一般寒化则病情发展较慢，热化则病情发展较快。脾肾气（阳）虚者，湿浊易于寒化，而肝肾阴虚者，湿浊易于热化，但脾肾气（阳）虚者，湿浊原为寒化，在病情发展过程中也可转为热化，肝肾阴虚者，湿浊原易热化，在病情发展过程中也可转为寒化。如是则可本寒标热，或本热标寒，下寒上热，下热上寒，寒热错杂，寒自寒而热自热，阴阳格绝，最后必然阴阳离决。

根据湿浊侵犯脏腑的不同，临床表现症状不一，因而治疗方法也有所异，今分述之。

湿浊侵犯脾肾，以恶心呕吐为主要见症，纳呆痞满，甚则厌食。寒化者以困脾为主，口腻而黏，或口甜痰多，吐多涎沫，大便溏薄，舌苔白腻，舌质淡暗而胖大，治宜健脾降逆，可用小半夏加茯苓汤、旋覆代赭汤，甚则温中降逆，可用温补脾肾汤加丁香、蔻仁、吴茱萸等。如湿浊寒积，上吐下秘，大便不通，则宜温阳通腑，可用加减温脾汤。根据病人大便情况，可以调整大黄的用法，大便次数较多者宜用制大黄，以每日大便二三次即可，过多反耗伤正气，于病无济。热化者以犯胃为主，口苦而黏，或有口渴，但饮水不多，大便多黏滞不爽，或有黏液而里急后重，便次较多，舌苔黄腻，舌质淡而胖大，为脾湿胃热之征象。治宜清化湿热，方如黄连温胆汤，方以黄连之苦寒，合陈皮、半夏之辛温为主构成，再加枳实、竹茹清化痰热，下气止呕。或用芳香辟秽，如玉枢丹，每服3g，捣碎冲服。或用辛开苦降，如半夏泻心汤、苏叶黄连汤、小陷胸加枳实汤，其中如苏叶、半夏、干姜辛温开结，黄芩、黄连苦寒通降，可以开痞满，止呕恶。特别是苏叶黄连汤，药味少，用量轻，苏叶能宣畅气机，通降顺气，独擅其长，与黄连苦降胃火相伍，更能发挥降气止呕之效，故呕吐频作者，用之确有卓效，但要频频呷服。小陷胸加枳实汤则适用于热重者，即偏于大便干燥，口渴喜饮者。如大便秘涩不通，亦可苦寒通腑泻浊，如大承气汤，以大黄苦寒泻下，配芒硝咸寒软坚，佐枳实、厚朴通降下气，对湿热阻滞气机而上有呕逆、下有尿闭者，有时用大承气汤后，常可大气一转，其气乃散，气滞得消，呕逆自止。

湿浊上犯于肺，以咳嗽气急、痰声辘辘为主要见症。寒化者，痰多清稀，大量细泡沫状，形寒肢冷，呼吸急促低微，但因水湿同时也影响及心（水凌心肺），故还可见心慌不安、胸闷憋气等症。湿为阴邪，故治疗宜温化水湿痰饮，方用苓桂术甘汤合葶苈大枣泻肺汤，以白术健脾，桂枝通阳，茯苓、葶苈泻肺利水，减少水湿上犯之势。如因外感风寒引发，风寒客表、痰浊壅肺，可用小青龙汤，方以麻桂外散风寒，干姜、细辛、半夏温化痰浊，芍药、五味敛肺平喘止咳。如兼有里热者，可用小青龙加石膏汤，加石膏以兼清里热。热化者痰多黄稠，或有身热，呼吸气粗而深，胸闷憋气，治宜清肺化痰，方用贝母栝蒌散，以黄芩、栀子清肺热，合贝母、瓜蒌、橘红化痰浊，以减轻痰热壅肺。如兼有呕恶、胸脘痞闷，宜清肺开结，方用杏仁滑石汤，以黄芩、橘红清肺化痰，黄连、半夏苦辛开结，加之杏仁、滑石、通草以宣肺利湿，使湿浊得以分消而解。如呕恶甚者，亦可清肺通腑，方用宣白承气汤，以石膏、瓜蒌皮清肺化痰，佐大黄通腑泻浊，以缓解病情。如气急不续，喉中痰鸣，冷汗自出，恐将气脱阳亡，急宜益气固脱，可用独参汤或生脉散，频频灌服。

湿浊上犯心包，以神志不清为主要见症，寒化者，湿浊蒙蔽心包，神识朦胧，精神呆滞，甚则昏睡，常有独语郑声，舌苔白腻或灰滞，宜芳香开窍，可用菖蒲郁金汤送服苏合香丸，以菖蒲、郁金芳香化浊，合竹沥、姜汁化痰，苏合香丸以温通开窍。热化者，多属痰浊化热，入营入血，邪陷心包，神志昏迷，谵妄躁扰，或有鼻衄、牙宣，或见皮肤紫斑，舌苔黄褐，宜清营开窍，可用清营汤送服安宫牛黄丸，方以犀角、玄参清营凉血，生地、麦冬甘寒养阴，又以银花、连翘、竹叶轻清透热，使入营分之热能透转气分。安宫牛黄丸则清心开窍。如出血症状突出者，可用犀角地黄汤，以犀角、丹皮清营凉血，生地、白芍以敛营养血。亦可以犀角地黄汤合大黄黄连泻心汤治之，因邪热迫血妄行，折其火热之势，则出血自止。邪陷心包，还可用牛黄承气汤以清心开窍、通腑泻浊。

湿浊下侵于肝，则肝风内动，以手指颤动、四肢不时抽搐为主，寒化者，因脾肾阳虚，土败木贼引起，或因阳损及阴，阴分耗竭，肝失所养引起，治疗宜温脾滋肾，可用加味理中地黄汤，方以理中、黄芪、肉桂、附片、故纸温补脾肾，当归、生地、萸肉、枸杞等滋养肝肾，土强则木不能贼，阴足则肝风自息。如抽动较频，也可先用平肝潜阳之剂，方如镇肝息风汤，以赭石、龙牡、龟板等降逆平肝，白芍、玄参、天冬以柔肝息风。有时肝风内动可突然发生全身抽搐，牙关紧闭，气息停止，如不及时抢救，则阴阳离决，处理及时，尚可气还得生。有时也可突然血菀于上，发生薄厥，神昏不醒，口角歪斜，半身不遂。热化者，多为痰浊化热，入营入血，热极生风，宜清热息风，可用羚角钩藤汤，方中羚羊角、钩藤、桑叶、菊花清肝息风，生地、白芍柔肝息风。如舌光无苔，抽搐不止，可用大定风珠，方以生地、麦冬、白芍、阿胶、麻仁甘润存阴，龟板、鳖甲、牡蛎育阴潜阳，五味子、甘草酸甘化阴，养阴息风。危急者，还可用羚羊角尖清水磨服，以食匙喂之，每次1～2匙，直至抽搐停止2～3天后再停用。

湿浊下侵及肾，湿浊本由肾不能分清泌浊而滞留，但湿浊滞留日久，侵及下焦，又可损害于肾。临床上以少尿、无尿为主症。寒化者，因湿浊为阴邪，可使命门之火耗竭，导致少尿、无尿，治宜急温命门真火，可用真武汤，方以附术姜温补脾肾，茯苓利湿。或用济生肾气汤，方以桂附温命门之火，六味地黄滋养肾阴，牛膝、车前子以利湿。使命门火得温，肾关得开，小水得通，病情得以缓解。如病情不能缓解，进一步即将阴竭阳脱，可见气急喘喝，冷汗不止，四肢厥逆，急宜回阳救脱，可用四逆汤，以姜附急回欲脱之阳。或用参附汤加龙骨、牡蛎。以参附回阳救逆，龙牡固脱敛阴。湿浊化热，阴竭热闭，以致少尿、无尿，治宜清下焦湿热，助膀胱气化，方如滋肾通关丸，以知母、黄柏清热，肉桂通关，使湿热得清，肾关得开，小便得通，而使病情缓解。

六、其他疗法

1. 单验方（以下为古书原方剂量）

（1）云岐子治关格九方

柏子仁汤：人参、半夏、白茯苓、陈皮、柏子仁、甘草、炙麝香（少许另研），用生姜煎，入麝香，调匀和服。加郁李仁更妙。

人参散：人参、麝香、片脑各少许为末，甘草汤调服。

既济丸：治关格脉沉细，手足厥冷者。熟附子、童便浸人参，各一钱，麝香少许，上末糊丸，桐子大，麝香为衣，每服七丸，灯心汤下。

槟榔益气汤：治关格劳后，气虚不运者。槟榔多用，人参、白术、当归、黄芪、陈皮、升麻、甘草、柴胡、枳壳、生姜煎服。

木通二陈汤：治心脾疼后，小便不通，皆是痰膈于中焦，气滞于下焦。木通、陈皮（去白）、白茯苓、半夏（姜制）、甘草、枳壳、上生姜煎服，服后徐徐探吐，更不通，服加味小胃丹、加味控涎丹。

导气清利汤：治关格吐逆，大小便不通。猪苓、泽泻、白术、人参、藿香、柏子仁、半夏、陈皮、甘草、木通、栀子、白茯苓、槟榔、枳壳、大黄、厚朴、黑牵牛、上生姜煎服，兼服木香和中丸。吐不上，灸气海、天枢。如又不通用蜜导。

加味麻仁丸：治关格大小便不通。大黄一两，芍药、厚朴、当归、杏仁、麻仁、槟榔、木香、枳壳各五钱。上为末，蜜丸，熟水下。

皂角散：治大小便关格不通，经三五日者。大皂角烧存性，为末，米汤调下。又以猪脂一两煮熟，以汁及脂俱食之。又服八正散加槟榔、枳壳、朴硝、桃仁、灯心草、茶根。

大承气汤

（2）喻嘉言治关格方

进退黄连汤：黄连（姜汁炒）、干姜（炮）、人参（人乳拌蒸）各一钱五分，桂枝一钱，半夏（姜制）一钱五分，大枣二枚。进法用本方七味，俱不制，水三茶盏，煎一半，温服。退法不用桂枝，黄连减半，或加肉桂五分，如上逐味制熟，煎服法同，但空朝服崔氏八味丸三钱，半饥服煎剂耳。

格则吐逆，进而用此方为宜；关则不得小便，退之用此方法去桂枝。

资液救焚汤（治五志厥阳之火）：生地黄二钱（取汁），麦门冬二钱（取汁），人参一钱五分（为乳拌蒸），炙甘草、真阿胶、胡麻仁（炒）各一钱，柏子仁七分（炒），五味子四分，紫石英、寒水石、滑石各一钱（三味俱敲碎研为末），生犀汁（研）三分，生姜汁二茶匙。上除四汁及阿胶，其八物用名山泉水四茶杯，缓火蒸至一杯半，去渣，入四汁及阿胶，再上火略煎，至胶烊化斟出，调牛黄细末五厘。日中分二三次热服，空朝先服崔氏八味丸三钱。

2. 针灸疗法

据报道日本于1974年开始试用针灸治疗慢性肾衰竭，具体穴位为：

用于调节全身状态的有中脘、气海、膻中、孔最、足三里、三阴交、肾俞、三焦俞、心俞、风池。

用于增加肾血流量的有中脘、肾俞、心俞、三焦俞。

用于促进排尿的有关元或中极、阴廉、肾俞、三焦俞。

用于调整血压的有中脘、百会、正营、玉枕、肩井。

还可根据病人症状增添有关穴位。

治疗结果：针刺疗法对推迟血液透析开始时间是完全可行的，除1例推迟3个月外，余均推迟1年以上，对稳定尿素氮、肌酐、血压及增加尿量和改善症状，如头痛、疲乏等皆有效。

3. 外治法

据报道，用大蒜 200g，芒硝 100g，捣烂成糊状，外敷肋脊角肾区，或芫花 50g 水煎，温热敷肾区。可能具有改善肾血流量的作用，对治疗急性肾衰竭的少尿期有一定作用。

七、预防调护

本病的预防在于早期发现，早期治疗，即在水肿或淋证阶段，即应治愈，避免反复，庶可预防演变关格。

在调护上，首先要避免促使病情加重的因素，如外感、劳累、七情等，其次饮食也应注意（详见第二部分医话中的"慢性肾功能不全的饮食治疗"。总之在调护中要卧床休息，体力允许的条件下可适当散步，不宜锻炼或做气功（动功），精神保持愉快，饮食有节，配合中药治疗，有助于病情稳定，延长生命。

八、医案举例

奉职赵令仪妻，急吐逆，大小便不通，烦乱，四肢渐冷，无脉几一日半，与大承气汤一剂，至夜半渐得大便通，脉渐生，翌日，乃安。此关格之症极为难治，兆所见者，惟此一人。

（《鸡峰普济方·关格》）

按： 本例关格恐属热闭于下所致。故用大承气汤取效，惟病前有无水肿、癃闭、虚损等疾，不得而知。有无外邪引起，是否身热肢厥，均不详，故无法进一步分析。

余昔寓长安，有王善夫病小便不通，渐成中满，腹大坚硬如石，壅塞之极，腿脚坚胀，破裂出黄水，双眼凸出，昼夜不得眠，饮食不下，痛苦不可名状。某亲戚辈求治，病人始终不渴，近添呕哕，所服治中满、利小便之药甚多，细思《素问》云：无阳者，阴无以生；无阴者，阳无以化。膀胱津液之府，气化乃能出矣，此病小便癃闭，是无阴，阳气不化者也。凡利小便之药，皆淡味渗泄为阳，止是气药，谓禀西方燥金之化，自天降地，是阳中之阴，非北方寒水，阴中之阴所化者也。此盖奉养太过，膏粱积热，损北方之阴，肾水不足，膀胱肾之府久而干涸，小便不化，火又逆上，而为呕哕，非膈上所也。独为关，非格病也。洁古云：热在下焦，填塞不便，是治关格之法。今病者，内关外格之病悉具，死在旦夕，但治下焦乃可愈。随处以禀北方之寒水所化，大苦寒气味者，黄柏、知母各二两，酒洗之，以肉桂为之引用，所谓寒因热用者也。同为极细末，煎熟水为丸，如桐子大，焙干，空腹令以沸汤下二百丸，少时来报，服药须臾，如刀刺前阴、火烧之痛，溺如瀑泉涌出，卧具尽湿，床下成流，顾盼之间，肿胀消散。

（《医学发明·卷二》）

按： 本例原属淋证，以后逐渐形成癃闭，小便不通，又添呕哕，兼有腹胀腿肿，关格之证已成。亦属热闭于下所致，故用滋肾通关丸以清下焦湿热，佐肉桂之助气化，故小便得通，肿胀消散，呕哕亦平。

张路玉治王庸若，水肿呕逆，溲便点滴不通，或用五苓、八正不应，六脉沉细如丝，因与金液丹15丸，溺如泉涌，势顿平，后以济生肾气培养而安。

（《续名医类案·肿胀》）

按： 本例水肿日久不消，渐有呕逆，小便不通，关格之证已成。根据六脉沉细如丝，显属真阳衰败，命火耗竭，以致尿闭。金液丹乃硫黄制成，专补命门真火，故能化阴而开关，小便得出，呕逆得止。

九、文献摘录

《素问·六节藏象论》："人迎一盛，病在少阳，二盛病在太阳，三盛病在阳明，四盛已上为格阳；寸口一盛，病在厥阴，二盛病在少阴，三盛病在太阴，四盛已上为关阴。人迎与寸口俱盛四倍已上为关格，关格之脉赢，不能极于天地之精气，则死矣。"

马莳曰："此言关格之脉，而决其为死也……人迎四盛，且大且数，名曰溢阳，溢阳为外格，故此篇名之曰格阳，正以拒六阴于内，而使之不得出耳……脉口四盛，且大且数者，名曰溢阴，溢阴为内关，故此篇名之曰关阴，正以关六阳在外，而使之不得入耳……赢与盈同，即俱盛之谓也。"

张景岳曰："夫所谓关格者，阴阳否绝，不相荣运，乖赢离败之候也。故人迎独盛者，病在三阳之府也。寸口独盛者，病在三阴脏也……关格之证，则以阴阳偏盛之极，而或见于人迎，或见于气口，皆孤阳之逆候，实真阴之败竭也。"

《素问·脉要精微论》："反四时者，有余为精，不足为消。应太过，不足为精；应不足，有余为消。阴阳不相应，病名曰关格。"

张景岳曰："此言四时阴阳，脉之相反者，亦为关格也。春夏人迎微大，秋冬寸口微大，如是者命曰平人。春夏气口当不足而反有余，秋冬人迎当不足而反有余，此邪气有余而胜精，故称有余为精。春夏人迎当有余而反不足，秋冬气口当有余而反不足，此正气不足血气消，故称不足为消。应不足而有余者，邪之日盛；有应余而不足者，正必日消。若此者，是为阴阳相反，气不相营，名曰关格。"

《灵枢·终始》："人迎一盛，病在足少阳，一盛而躁，病在手少阳。人迎二盛，病在足太阳，二盛而躁，病在手太阳。人迎三盛，病在足阳明，二盛而躁，病在手阳明。人迎四盛，且在且数，名曰溢阳，溢阳为外格。脉口一盛，病在足厥阴，厥阴一盛而躁，在手心主。脉口二盛，病在足少阴，二盛而躁，在手少阴。脉口三盛，病在足太阴，三盛而躁，在手太阴。脉口四盛，且大且数，名曰溢阴，溢阴为内关。内关不通死不治。人迎与太阴脉口俱盛四倍以上，名曰关格，关格者与之短期。"

张志聪曰："外格者，谓阳盛于外，而无阴气之和。内关者，阴盛于内，而无阳气之和。关格者，阴关于内，阳格于外也。"

《灵枢·脉度》："阴气太盛，则阳气不能荣也，故曰关。阳气太盛，则阴气弗能荣也，故曰格。阴阳俱盛，不得相荣，故曰关格。关格者，不得尽期而死也。"

《灵枢·禁服》："人迎大一倍于寸口，病在足少阳，一倍而躁，在手少阳。人迎二倍，病在足太阳，二倍而躁，病在手太阳。人迎三倍，病在足阳明，三倍而躁，病在手阳明。盛则为热，虚则为寒……人迎四倍者，且大且数，名曰溢阳，溢阳为外格，死不治。""寸口大于人迎一倍，病在足厥阴，一倍而躁，在手心主。寸口二倍，病在足少阴，二倍而躁，在手少阴。寸口三倍，病在足太阳，三倍而躁，在乎太阴。盛则胀满、寒中、食不化，虚则热中、出糜、少气、溺色变……寸口四倍者，名曰内关，内关者，且大且数，死不治。"

人迎为足阳明脉，主阳，可候六阳经之虚实；寸口为手太阴脉，主阴，可候六阴经之虚实。人迎脉，盛则为热，虚则为寒；寸口脉，盛则为寒，虚则为热。六阳偏胜之极，与阴格拒，故为外格；六阴偏胜之极，与阳阻隔，故为内关。关格则阴阳俱偏胜，阳格于外，阴关于内，成阴阳离决之势。

《难经·三难》："关之前者，阳之动也，脉当见九分而浮，过者法曰太过，减者法曰不及，遂上鱼为溢，为外关内格，此阴乘之脉也。关以后者，阴之动也，脉当见一寸而沉，过者法曰太过，减者法曰不及，遂入尺为复，为内关外格，此阳乘之脉也。故曰复溢，是其真脏之脉，人不病而死也。"

滑寿曰："关格之说，《素问·六节藏象论》及《灵枢》第九篇、第四十九篇、皆主气口人迎，以阳经取决于人迎，阴经取决于气口也。今越人乃以关前关后言者，以寸为阳而尺为阴也。关前为阳，寸脉所动之位……过，谓过于本位，过于常脉。不及，谓不及本位，不及常脉，皆病脉也。遂者，隧也，经行而直前也，谢氏谓遂者直上直下，殊无回旋之生意，有旨哉！经曰：阴气太盛，则阳气不得相营也，以阳气不得营于阴，阴遂上出而溢于鱼际之分，为外关内格也。外关内格，谓阳外闭而不下，阴从而内出以格拒之，此阴乘阳位之脉也。关后为阴，尺脉所动之位……经云：阳气太盛，则阴气不得相营也。以阴气不得营于阳，阳遂下陷而复于尺之分，为内关外格也。内关外格，谓阴内闭而不上，阳从而外入以格拒之。此阳乘阴位之脉也。复如物之复，由上而倾于下也；溢如水之溢，由内而出乎外也。复溢之脉，乃孤阴独阳，上下相离之诊，故曰真脏之脉，谓无胃气以和之也。凡人得此脉，虽不病，犹死也。"

《伤寒论·平脉法》："心者火也，名少阴，其脉洪大而长，是心脉也。心病自得洪大者，愈也。假令脉来微去大，故名反，病在里也。脉来头小本大者，故名复，病在表也。上微头小者，则汗出；下微本大者，则为关格不通，不得尿。头无汗者可治，有汗者死。"

成无己曰："心脉来盛去衰为平，来微去大是反本脉。《内经》曰：大则邪至，小则平。微为正气，大为邪气。来以候表，来微则知表和；去以候里，去大则知里病……头小本大者，即前小后大也，小为正气，大为邪气，则邪气先在里，今复还于表，故名曰复。不云去而止云来者，是知在表……汗者心之液，上微为浮之而微，头小为前小，则表中气虚，故主汗出。下微为沉之而微，本大为后大，沉则在里，大而病进……今邪甚下行，格闭小肠，使正气不通，故不得尿，名曰关格。《脉经》曰：阳气上出，汗见于头，今关格正气不通，加之头有汗者，则阳气不得下通而上脱也。其无汗者，虽作关格，然阳未衰，而就可治。"

《诸病源候论·关格大小便不通候》："关格者……由阴阳气不和，营卫不通故也。阴气大盛、阳气不得荣之曰内关；阳气大盛、阴气不得荣之曰外格；阴阳俱盛，不得相荣曰关格。关格则阴阳气否，结于腹内，胀满，气不行于大小肠，故关格而大小便不通也。又风邪在三焦，三焦约者，则小肠痛内闭，大小便不通，日不得前后而手足寒者，为三阴俱逆，三日死也。诊其脉来浮牢且滑直者，不得大小便也。"

《圣济总录》卷九十五，大小便关格不通："论曰：大小便不通者，阴阳关格及三焦约之病也。阴阳和平，三焦升降，则水谷糟粕，以时传导，今阴阳偏胜，气否于中，则荣卫因之以不行，故气结于腹内，胀满不通，而大小肠俱闭塞也。"

《玉机微义》论小便不利气病血病之异："《发明》曰：《难经》云：脉有关有格，何谓也？然关则不得小便，格则吐逆。关者甚热之气，格者甚寒之气。是关无出之由，故曰关；格无入之理，故曰格也。按寒在胸中，遏绝不入；热在下焦，填塞不通。"

《此事难知》："明极自地而升，是行阳道，乃东方之气合石之变，上壅是也。极则阳道不行，反闭于上，故令人吐逆，是地之气不能上行也。逆而下降，反行阴道，故气填塞而不入，则气口之脉四倍于人迎，此清气反行浊道也，故曰格。""阳极自天而降，是行阴道，乃西方之气膏粱之物，下泄是也。极则阴道不行，反闭于下，故不得小便，是天之气不得下通也。逆而上行，反行阳道，故血脉凝滞而不通，则人迎之脉大四倍于气口，此浊气反行清道也，故曰关。"

《云岐子保命集论类要》关格病说："阴阳易位，病名关格。胸膈上阳气常在，则热为主病，身半已下阴气常在，则寒为主病。寒反在胸中，舌上白胎而水浆不下，故曰格，格则吐逆；热反丹田，小便不通，故曰关，关则不得小便。胸中有寒，以热药治之，丹田有热，以寒药治之。若胸中寒热兼有，以主客之法治之，治主当缓，治客当急。尺寸反者死，阴阳交者死。关格者，不得尽其命而死矣。"

《证治准绳》盖关格之名义："格者，拒扞其外入者不得内，关者，闭塞其内出者不得泄。不明且尽乎？后世妄以小便不通为格，大便不通为关，泛指在下阴阳二窍为言，及乎阴阳之大法者，不复穷已，抑非独此也。复有以阴阳格绝之证，通为关格之病者，是非错乱，有可叹焉！夫隔绝之证，其于《内经》者，有隔则闭绝。上下不通者，暴忧之病也；有曰病久则传化之行，上下不并，良医勿为；又有三阳结谓之隔；又谓三阳积则九窍皆塞；又为阳蓄积病死，而阳气当隔，隔者当泻，不亟正治，粗乃败之。原此数条，其与夫格果何如耶？"

《景岳全书》："若人迎寸口俱盛至四倍已上，且大且数，此其阳气不藏，故阴中无阳，阴气不升，故阳中无明，阴阳相离，故名关格也。凡见此者，总由酒色伤肾，情欲伤精，以致阳不守舍，故脉浮气露，亢极如此，此则真阴败竭，元海无根，是诚亢龙有悔之象，最危之候也。"《本经》脉度篇所云：阴气太盛则阳气不能荣也，故曰关；阳气太盛则阴气弗能荣也，故曰格；阴阳俱盛不能相荣，故曰关格。关格者，不得尽期而死，此举脉证而兼言之。若以脉言，则如前之四倍是也；若以证言，则又有阴阳俱盛者，诚以阳病极于阳分，而阴病极于阴分也。凡阳盛于阳者，若乎当泻，而阴分见阴又不可泻；阴极于阴者，若乎当补，而阳分见阳又不可补。病若此者，阳自阳而阳中无阴，阴自阴而阴中无阳，上下痞隔，两顾弗能，补之不可，泻之又不可，是亦关格之证也，有死而已，此与真寒假热、真热假寒之证，大有不同，学者当辨似。"

《医林绳墨》："关者，关则闭而不通也；格者，格则滞而不行也。盖气之不通，荣卫不能和顺，循环不能周流，关于下而闭于阑门也。气之不行，荣卫有所稽留，痰涎有所壅结，格于上而积于贲门也。此证初由噎食之所起，嗳气之所生，治当清气调中可也……日聚日长，其痰结而不行，其门闭而不开，去死之机，有相近也。"

《医彻》："格之吐逆与凡吐逆之不同。盖凡吐逆则小便利，阳气得以下荣，阴气尚能留恋，则不致于上脱矣。关之小便不通与凡小便不通之不同，盖凡小便不利，则上不吐逆，阴气纵不能化，阳气尚未离决，则不至于下脱矣。惟格则阴绝于上，故投热药而弥识，须以阴药济之，则不捍格；关则阳绝于下，故投阴药而厥逆，须以阳药挽之，则能气化。此阴阳俱病，须以阴阳相济之药救之。乃玄妙之门也。试验小便不通，必小腹胀闷不堪，惟关证则但有急而欲解之状，未尝胀闷，可知阳气耗而阴气并为之竭矣，此时呕逆甚而胸满或痛，亦阴气上窜之故，初非有实邪也，且肾主二便，又主水火，今气不下纳，根将绝矣。"

《类证治裁》："下不得出为关，二便俱闭也，上不得入为格，水浆吐逆也。下关上格，中焦气不升降。乃阴阳离决之危候。""关无出之由，格无入之理，急症难从缓治。""是证气逆于上，津涸于下，与噎膈反胃同，而势较骤。"

《杂病源流犀烛》："关格即《内经》三焦约病也。约者不行之谓，谓三焦之气不得通行也，惟三焦之气不行，故上而吐逆曰格，下而不得大小便曰关。其所以然者，由寒气遏绝胸中，水浆不得入，格因此成；热气闭结丹田，二便不得出，关因以成也。若但为寒遏而吐逆，病止曰格，以下不为热秘也；但为热秘而无便，病止曰关，以上不为寒遏也。若寒既在上，热又在下，病则曰关格，以上下俱病也，此症危急，法难缓治，宜先投辛香通窍下降之药以治其上，次用苦寒利气下泄之药以通二便，盖症既危急，纵有里虚亦须通后再补也。而洁古、云岐、士材辈则又单以不得小便为关，夫不得小便且为关，大小便俱不得非关病之尤甚者乎？丹溪兢兢于此，而以为此症多死也。然而古人竟用荡涤下行之法，诚为尽善，其或无气虚，当于补益中以升降之，其有痰涎壅塞者，又当于渗利中开散之。"

《医醇賸义》："愚以为所重者，尤在于上，苟在上之格能通，则在下之关亦无不通。尝见患此证者，多起于忧愁怒郁，即富贵之家，亦多有隐痛难言之处，可见病实由于中上焦，而非起于下焦也。始则气机不利，喉下作梗，继则胃气反逆，食入作吐，后乃食少吐多，痰涎上壅，日渐便溺艰难。"

尿毒症的病名探讨

尿毒症可能是急性肾衰引起，也可以是慢性肾衰引起，中医学对本病的认识，可在"癃闭""关格""肾风"等门中探讨。

癃闭指小便量少，点滴而出，甚至小便闭塞不通，《素问·标本病传论》说"膀胱病，小便闭"，《灵枢·本输》说"三焦者……实则闭癃"，指出了癃闭的病位在膀胱与三焦。膀胱有病，不能化气，可以小便闭塞不能，但三焦的气化失常，决渎失司，水道闭塞，同样也可发生癃闭。《景岳全书》说："小水不通，是为癃病，此最危最急症也。水道不通则上侵脾胃而为胀，外侵肌肉而为肿，泛及中焦则为呕，再及上焦则为喘，数日不通，则奔迫难堪，必致危殆。"指出了癃闭的预后恶劣。又说："凡癃闭之证……惟是气闭之证，则尤为危候。然气闭之义有二焉？有气实而闭者，有气虚而闭者……今凡病气虚而闭者，必以其阳下竭，元海无根，水火不交，阴阳否隔，所以气自气而气不化水，水自水而水蓄不行，气不化水则水腑枯竭者有之，水蓄不行则浸渍腐败者有之，气既不能化，而欲强为通利，果能行乎？阴中已无阳，而再用苦寒之剂能无甚乎？理本甚明也。至若气实而闭者，不过肝强气逆，移碍膀胱，或破其气，或通其滞，或提其陷，而壅者自无不去。此治实者无难，而治虚者必得其化，为不易也。"所指气实而闭者，可能包括了急性肾衰，气虚而闭者，可能包括了慢性肾衰。

关格是小便不通与呕吐并见的中医病名，《伤寒论》平脉法提到"关则不得小便，格则吐逆"，《诸病源候论》则认为关格是大小便俱不通之证，以大便不通谓之内关，小便不通谓之外格。后世各家有宗《伤寒论》平脉法者，有宗《诸病源候论》者，亦有认为关格则上有呕吐，下有大小便不通者。《证治汇补》中提到："既关且格，必小便不通，且夕之间，陡增呕恶，此因浊邪壅塞三焦，正气不得升降，所以关应下而小便闭，格应上而生呕吐，阴阳闭绝，一日即死，最为危候。"是比较符合尿毒症的临床表现的。在急、慢性肾衰中皆可见到。

肾风的特点是浮肿以面部为主，腰脊疼痛，身重尿少，面色发暗，甚则不能食而善惊。如《素问·风论》说："肾风之状，多汗恶风，面庞然浮肿，脊痛不能正立，其色殆，隐曲不利，诊在肌上，其色黑。"《素问·奇病论》说："有病庞然如有水状，切其脉大紧，身无痛者，形不瘦，不能食，食少……病生在肾，名为肾风。肾风而不能食，善惊，惊已，心气痿者死。"肾风如果发展到不能食、善惊，也类似肾衰竭的临床表现。

其他一些记载，如《灵枢·经脉》中有："肾足少阴之脉……是动则病饥不欲食，面如漆柴，咳唾则有血，喝喝而喘，坐而欲起，目眈眈如无所见，心如悬若饥状……"《伤寒论》中有"若小尿腹满加哕者难治"，又云"……心下悸，头眩，身胸动，振振欲擗地"。《金匮要略》云："假令瘦人脐下有悸，吐涎沫而颠眩，此水也。"还有《中藏经》云："寒则阴中与腰脊俱痛，面黑耳干，哕而不食，或呕血者是也。"等有关症状的描述，亦均类似肾衰的表现。

肾衰竭是肾失去分清泌浊的功能，使湿浊贮留体内，引起发病，何廉臣称之为溺毒，谓："溺毒入血，血毒上脑之候，头痛而晕，视力蒙胧，耳鸣耳聋，恶心呕吐，呼吸带有溺臭，间或猝发癫痫状，甚或神昏痉厥，不省人事，循衣摸床撮空，舌苔起腐，间有黑点。"

以上所述，可以看出，中医的"癃闭""关格""肾风"，很多症状是类似肾衰的表现，因此有关尿毒症的病因病机及辨证治疗，可以从中得到启示并探求之。

尿毒症的病因病机

癃闭一证的病因病机，张景岳提到有四种情况，即：有因火邪结聚小肠膀胱者，此以水泉干涸而气门热闭不通也；有因热居肝肾者，则或以败精，或以槁血，阻塞水道而不通也；有因真阳下竭，元海无根，气虚不化而闭者；有因肝强气闭，移碍膀胱，气实而闭者。李用粹《证治汇补》中将癃闭归纳为："有热结下焦，壅塞胞内，而气道涩滞者；有肺中伏热，不能生水，而气化不施者；有久病多汗，津液枯耗者；有肝经愤怒，气闭不通者；有脾虚气弱，通调失宜者。"这些在临床辨证上均有一定意义。从这些病因病机的因素中，大致可以看出导致急性肾衰的因素是完全具备的了。多汗伤津，或汗吐下后伤津引起癃闭，属肾前性；如因败精、瘀血、石淋阻塞水道引起癃闭，属肾后性；如因肺中伏热，肺气不能肃降，水道通调不利，不能下输膀胱，或下焦湿热蕴结，气化不利，小便不通引起癃闭，可能属于肾性。至于久病脾虚，不能升清降浊，小便因而不利；或肾元亏损，命门火衰，无阳则阴无以化；或下焦积热，日久不愈，肾阴耗竭，无阴则阳无以运等引起的癃闭，可能是导致慢性肾衰的主要病因病机。癃闭的进一步发展，则可以出现关格之证。因此，癃闭与关格还是有一定内在联系的。当然，癃闭还包括一些其他疾病引起的尿贮留，其预后远较尿毒症为佳。

关格的病因病机，张景岳认为与肾虚有关，如说："总由酒色伤肾，情欲伤精，以致阳不守舍，故脉浮气露，亢极如此，此则真阴败竭，元海无根，是诚亢龙有悔之象，最危之候也。"肾虚与脾虚是密切相关的，脾虚不运，水湿贮留；而湿困脾土，脾阳更加亏损；脾阳不足，则可影响到肾阳衰微；肾阳不足，命门火衰，火不生土，亦可影响到脾阳衰败；脾肾阳亏，气不化水，阳不化浊，则水邪泛滥，更进一步耗损阳气；加之水阻气滞，三焦通道不利，而清气不升，浊阴不降。故《沈氏尊生书》说："关格，即《内经》三焦约病也。约者不行之谓，谓三焦之气不得通行也。惟三焦之气不行故上而吐逆曰格，下而不得大小便曰关。"

肾风的病因病机，张志聪认为风邪干肾，水气上升，故面部庞然浮肿；肾主骨，故脊痛不能正立；肾主藏精，少阴与阳明会于宗筋，风伤肾气，故隐曲不利，水气上升；黑在肌上，水乘土也。高士宗认为肾风而不能食，火气虚也，火虚则善惊，惊已而心气痿者，神机化灭也，脾气衰败，预后不好。

综合前人对癃闭、关格、肾风的认识，慢性肾衰主要是脾肾两虚引起，而以肾虚为主，病情是逐渐发展而加重的，在逐渐发展阶段，病情尚能相对地稳定，但可因突然遭受外邪，或过度劳累而使病情加重。

感受外邪者，肺气失宣，治节失职，三焦水道不利，湿浊贮留。加之原有脾肾亏损，猝感外邪，卫气不能御邪于外，营血不足不能相争于内，病情迅速恶化，水肿加重，气急腹胀，尿少呕恶。古人认为要辨别邪在气、在血，如李东垣《兰室秘藏》小便淋闭论中提到：“《难经》云：病有关有格，关则不得小便，又云关无出之谓，皆邪热为病也，分在气在血而治之，以渴与不渴而辨之。如渴而小便不利，是热在上焦肺气分，故渴而小便不利也。”“如不渴而小便不通者，热在下焦血分，故不渴而大燥，小便不通也，热闭于下焦者，肾也，膀胱也。”指出邪热在气，治上焦；邪热在血，治下焦。因为肺是膀胱之上源，肺热得清，津液能布，浊邪能化，膀胱通利，可使病情稳定，故邪热在肺、在气，治在上焦；如果热在下焦，主要指肾与膀胱，是水之下源，邪热能去，肾气可复，浊邪得化，小便通利，也可使病情稳定，故邪热在肾、在血，治在下焦。当然，在辨证上除了辨口渴与否，还要从症状、脉象、舌苔等多方面去综合分析，因外邪侵袭，而见呕恶，热在上焦，累及中焦者，亦当治肺为主。

过度劳累使病情加重者，《素问·举痛论》说“劳则气耗”，《脾胃论》也说“形体劳役则脾病”。《素问·生气通天论》也提到“因而强力，肾气乃伤”，强力可以是过度用力超过自己体力的限度，或是过度疲劳，或是房室过度，这些因素皆可使脾肾虚损进一步加重，脾气衰败则呕恶不食，肾气衰竭则不能化气而无尿，湿浊弥散，又加重脾肾衰败，且可波及他脏，最后五脏俱败。

《灵枢·营卫生会》说：“中焦亦并胃中……此所受气者，泌糟粕，蒸津液，化其精微。上注于肺脉，乃化而为血，以奉生身，莫贵于此。”说明营血来源于中焦，当脾气进一步虚损时，运化失职，生化无权，以致发生贫血，故贫血的程度在一定范围内可以反映出脾气受损的程度；肾的真阳下竭不能化气，关门不利，小便不通，湿浊内留化毒，形成氮质血症，故氮质血症也可在一定范围内反映出肾气受损的情况。《灵枢·营卫生会》还说“卫气出于下焦”，卫气是由肾间动气所蒸发，因肺的作用而输布全身，有温分肉、充皮肤、肥腠理、司开阖之作用，肺肾受损则卫气不足，卫外无能，因而易于反复感受外邪，而使病情不断加重。

由于阴阳互根，脾肾气虚或脾肾阳虚必然要阳损及阴，形成气阴两虚或阴阳两虚的局面，同时脾肾虚损也要波及肺、心、肝三脏，因此尿毒症的病机是错综复杂的，虚实并见、阴阳失调、寒热交错等情况都可以出现，湿浊停留可以寒化或热化。脾主升，胃主降，湿浊之邪困犯脾胃，使胃应降而反升，故见呕恶纳呆；使脾应升而反降，故见腹胀气陷、便次增多。由于湿邪困脾，脾阳更虚，可促使寒化；浊邪犯胃，使湿邪化热，故亦可热化。

寒化是脾肾阳虚之极，湿浊侵犯脾胃而见恶心呕吐，纳呆腹胀，大便溏稀，便次增多；水邪湿浊犯肺，可见形寒肢冷，喘促气急，咳嗽稀痰；水气凌心，可见惊悸心慌，气急倚息；湿浊蒙蔽则可神昏嗜睡；脾不统血则可呕血黑便；肾阳衰竭则无尿或少尿，气急不续，面色惨白，四肢厥逆；脾肾及肝，亦可抽搐痉厥。

热化则邪热湿浊互结，湿热侵犯脾胃可见清阳不升，浊阴不降而有呕逆；痰浊壅肺则咳嗽气急，痰声辘辘，呼吸深长；邪热扰心则可烦乱谵妄，神志昏迷；热灼津伤，肝风内动则见痉厥抽搐，手指蠕动；邪热入血，血热妄行则可见鼻衄牙宣、尿血肌衄；邪热耗损肾阴，热闭于下，亦可少尿而至无尿。

如果属肝肾阴虚者，逐渐也要阴损及阳，形成气阴两虚或阴阳两虚的局面，肝肾亏损也必然波及脾、肺、心三脏，与脾肾两虚者的最后结果相同，五脏俱败以至阴阳离决。

我们统计了 53 例慢性肾衰尿毒症的中医辨证，属脾肾两虚者 11 例，肝肾阴虚者 6 例，已经转变为气阴两虚者 31 例，阴阳两虚者 5 例。在治疗过程中，脾肾气虚 7 例中有 6 例转化为气阴两虚，脾肾阳虚 4 例中有 2 例转化为阴阳两虚，肝肾阴虚 6 例中有 4 例转化为气阴两虚。由此可见慢性肾衰病人的中医辨证是有动态变化的，在治疗上也应根据辨证变化制订出相应的措施。慢性肾衰病人除了脾肾两虚、肝肾阴虚的两种正虚的情况下，临床上还有夹风热、夹湿浊（可寒化或热化）、夹湿热、夹水停、夹瘀血等邪实的一面，从而使症状多变、病情危重，寒热虚实错综复杂，严重地影响了预后。

尿毒症的治法探讨

《景岳全书》说："凡阳盛于阳者，若乎当泻，而阴分见阴，又不可泻；阴极于阴者，若乎当补，而阳分见阳，又不可补。病若此者，阳自阳而阳中无阴，阴自阴而阴中无阳，上下否膈，两顾弗能，补之不可，泻之又不可，是亦关格之证也，有死而已，此与真寒假热、真热假寒之证，大有不同，学者当辨其疑似。"《医门法律》中也提到："凡治关格病，不知批郄导窍，但冀止呕利溲，亟治其标，使穷力竭，无益反损，医之罪也。"由此可以看出，尿毒症的治疗比较复杂，要注意虚实、标本，或扶正治本，或祛邪治标，或扶正祛邪标本同治；即使扶正，也还要分析，何脏为主，何脏为从，以纠正其阴阳气血的偏胜，方可稳定病情，延长生命，否则反而促使病情发展。今将尿毒症的治疗方法大致分为十四法，列举如下：

一、扶正

1. 健脾益气法

尿毒症属于脾虚，或脾肾两虚以脾虚为主者，症见全身乏力，不思饮食，恶心呕吐，口中尿臭，腹胀便溏，或有浮肿，舌质淡润、脉象沉细，可用香砂六君子汤、补中益气汤、参苓白术散等。

2. 温补脾肾法

脾肾阳虚，水湿泛滥，腹胀尿少，畏寒肢冷，湿浊上逆而有恶心呕吐，口中尿臭，身疲乏力，腰膝酸软，面色㿠白，舌淡胖嫩，脉象沉弱，宜温补脾肾，有水肿者佐以淡渗利湿，可用真武汤、金匮肾气汤、济生肾气汤加减，俾阳气得复，水湿得去，病情得以缓解。

3. 滋养肝肾法

尿毒症而有肝肾阴虚或阴虚阳亢者，宜滋养肝肾，症见头晕头痛，恶心呕吐，口中尿臭，手足心热，足跟疼痛，皮肤干燥，烦躁不安，舌苔薄黄，舌质稍红，脉象弦细。滋养肝肾可用六味地黄汤、归芍地黄汤加减，滋阴潜阳可用建瓴汤、三甲复脉汤等加减。

4. 益气养阴法

如前所述，脾肾两虚可以阳损及阴，肝肾阴虚亦可阴损及阳，临床上表现气阴两虚者比较多见，皆宜益气养阴。症见全身乏力，恶心呕吐，口黏口干，饮水不多，口中尿臭，腰膝酸软，手足心热，舌淡齿痕，舌质稍红，脉象沉细。益气养阴可用参芪地黄汤、大补元煎等加减。

5. 益气固脱法

尿毒症如因邪热犯肺，症见气促痰鸣，汗出不止，脉细欲绝，为阳气欲脱，急宜益气固脱，可用生脉散加龙骨、牡蛎或独参汤亦可；如肢厥脉伏，则宜回阳固脱，如参附龙牡汤或参附汤，加用黑锡丹包煎，一般病情危及于此，虽进行中西医结合抢救，有时亦难以挽救病人生命。

二、驱邪

1. 祛水除湿法

尿毒症病人，水肿显著并有腹水胸水者，症见胸憋气急，腹胀满闷，面目皆肿，四肢水肿，按之如泥，尿少尿闭，口中尿臭，恶心呕吐，乃三焦气滞，水道不通，急宜通利三焦，方如导水茯苓汤；如效果不显，亦可攻泻逐水，急去水湿，方如疏凿饮子、卢氏肾炎丸等。

尿毒症病人出现尿毒症性心包炎，症见胸闷气憋，倚息喘促，不能平卧，虽患者身无水肿，亦属水凌心肺之证，急宜蠲饮利水，方如苓桂术甘汤合葶苈大枣泻肺汤加减。

2. 通腑泻浊法

通腑泻浊是指用大黄攻下而言，一般用于上有呕逆，下有便秘。如脾阳不足，浊邪冷积，宜温脾通腑，方如温脾汤；如胃肠积热，浊邪热秘，宜清热通腑，方如大承气汤。临床上虚实夹杂者为多，我们观察到的病人以脾虚气弱者较多，故常以香砂六君子汤加大黄治之，可使恶心呕吐控制，湿浊得从大便排出。近年来全国各地普遍采用大黄灌肠治疗尿毒症，也是通腑泻浊法的应用。我们应用大黄治疗慢性肾衰的尿毒症有22例，31例次，其中13例次是在扶正的方剂中应用，6例次是口服大黄粉，每日3～5g，12例次是采用灌肠方法给予，其结果如下：

13例次是在健脾益气或滋阴潜阳或气阴两补的方剂中加大黄，服药时间短则三天，长则二十八天，一般以十至十四天为多，服药后血中尿素氮下降为4例次，下降的幅度不超过原来的50%，血中尿素氮上升者9例次。

12 例次用大黄灌肠者，其方法是采用生大黄煎剂，或大黄、黄柏、槐花煎剂，或生大黄、土大黄、穿心莲煎剂，或制附子、大黄、生牡蛎煎剂，每日一次，保留灌肠，最少三天，最多十二天，一般五天左右，灌肠后血中尿素氮下降者 5 例次，下降幅度不超过原来的 50％，血中尿素氮上升者 7 例次，有 2 例上升的幅度超过原来水平的 1～2 倍。

6 例次是口服大黄粉，一般服药十五至三十天，服药后血中尿素氮下降者 3 例次，其中 1 例次下降的幅度超过原来的 50％，血中尿素氮上升者有 3 例次。

因此，我们认为慢性肾衰的尿毒症用大黄治疗，对部分病例有一定效果，但以较早期时应用效果较好，尤其是大黄灌肠，凡在慢性肾衰的终末期应用者，均无明显效果，反而使全身情况加速恶化。单用大黄粉口服治疗者，有的病人随着尿素氮的下降，血色素亦在下降，贫血加重，因此应用通腑泻浊者，宜结合扶正同用为好。

3. 化浊降逆法

尿毒症因湿浊阻于中焦，而致恶心呕吐，不能进食，宜化湿浊而降逆气，脾阳不足者，湿困脾阳，使阳更虚，方用吴茱萸汤、小半夏加茯苓汤、人参半夏汤；如果湿浊化热，舌苔黄腻，宜苦辛合化，方如黄连温胆汤、半夏泻心汤、苏叶黄连汤。气逆较甚者，还可以合用旋覆代赭汤。本法仅属对症治标，一旦恶心呕吐好转，即宜改从本治为要。

由于关格虚实错杂，扶阳则伤阴，补阴则损阳，泻实则伤正，补虚则碍实，喻嘉言制订了进退黄连汤（黄连、干姜、人参、桂枝、半夏、大枣），求之于中，握枢而运，以渐透上下，听胃气自如敷布，以通达营卫，和调阴阳。格则吐逆，进则用本方，盖太阳主开，太阳不开则胸间窒塞，食不得入，入亦复出；关则不得小便，退则以本方去桂枝，黄连减半，或少加肉桂，并服崔氏八味丸，使肾气交于胃，关门得开。

4. 清热利湿法

尿毒症病人，湿浊化热，湿热下注膀胱，气化不利，而见尿频、尿热、尿痛，甚则尿血，皆当清利下焦湿热，方如八正散加减；如兼心烦，口舌生疮者，用导赤散加减；如兼肾阴不足，可用知柏地黄汤、滋肾通关丸；如兼气阴两虚者，可用参苓六黄汤；如果湿热阻滞三焦，胸闷腹胀，不思饮食，口淡口黏，大便不爽，脉象濡软，舌苔黄腻，治宜清利三焦湿热，可用三仁汤。

5. 活血化瘀法

尿毒症而有瘀血征象者，如面色晦暗，唇色发紫，舌有瘀斑等，由于病久入络，气机失调，必有瘀血内停。脾肾阳虚或气虚者，以补中益气汤合桂枝茯苓丸治之，肝肾阴虚者，以血府逐瘀汤治之。

6. 宣散表热法

尿毒症病人由于肾虚，卫气不足，易于感受外邪，而感受外邪常常促使病情加重，甚至急转直下，使湿浊化热，痰热壅肺，邪热扰心，血热妄行，肝风内动，热闭于下等伴随而至，终于五脏俱败，阴阳离决而死亡。因此对尿毒症病人要积极预防外感，感受外邪后及早治疗，有很重要的意义。一般脾肾阳虚者，感受外邪易表现为寒重热轻的征象，宜辛温宣散，扶正祛邪，方如人参败毒散、柴胡桂枝汤等；肝肾阴虚者，易表现热甚伤阴的征象，也可暂用辛凉宣散，方如桑菊饮、银翘散等。

7. 清营解毒法

尿毒症病人感受外邪，化热内传营分，则症见神昏谵妄，鼻衄牙宣，呕血便血，舌质红绛，脉象细数，宜清营解毒，方如清营汤、犀角地黄汤加减。如果营血有热，而阳气大虚，脉微肢厥，可合用生脉散或参附汤以扶阳助气。

8. 镇痉息风法

邪热炽盛，内扰肝木，肝风内动，抽搐痉厥，甚则抽搐而呼吸停上，病情至为危重。邪热灼伤阴津，阴虚亦可风动，手指蠕蠕而动，神倦瘛疭，皆可镇痉息风，用羚羊钩藤汤、大定风珠、三甲复脉汤等加减，危急者，还可用羚羊角尖清水磨服，以食匙喂之，每次1～2匙，直至抽搐停止2～3天后再停用。

9. 开窍醒神法

邪热内陷扰心，以致神昏不醒，舌强不语，除同时清营解毒外，还可开窍醒神，可用安宫牛黄丸、紫雪丹、至宝丹清上；如属湿盛弥漫，蒙蔽清窍，则可用菖蒲郁金汤送服苏合香丸以温开。

以上治疗尿毒症十四法，最主要者还是早期发现，早期扶正治本，可望减慢病情发展，延长生命，已有湿浊、水湿、瘀血、湿热、风热等夹杂，则应分清标本，急则治标，缓则治本或标本同治，或可缓解病情。如果病情进一步发展，浊阴化燥，湿郁化热，入营入血，以致血热妄行、肝风内动、邪热扰心、阳气外脱等，虽有清营解毒、镇痉息风、开窍醒神、益气固脱等法，亦恐未必奏效。一般湿浊寒化者，病情发展较慢，经过治疗亦易使病情控制，湿浊热化者，病情发展很快，不容易控制，而感染又是促使湿浊热化的重要原因，及时控制感染，将对扭转病情起很重要的作用，切不可忽视之。

尿毒症证治

尿毒症是由于肾衰竭引起体内氮质及其他代谢产物贮留，以及水、电解质、酸碱平衡等障碍，所出现的一种危重的综合征，预后较差，治疗困难，死亡率较高。尿毒症可以由急性肾衰竭引起，也可以是慢性肾衰竭的末期，中医学对本病的认识，可以在"癃闭""关格""肾风"等门中探讨。

急性肾衰的病因，一般可由热毒侵袭与猝然气血亏损及梗阻引起，分别属于肾性与肾前性及肾后性。治疗方法：热毒侵袭如属肺中伏热不能通调水道者，可用加减清肺饮（茯苓、黄芩、桑白皮、麦冬、车前草、滑石、通草）；阳明热结、腑实气闭而小便不通者，可用大承气汤；气血两燔而见尿少、尿闭者，可用加减桃仁承气汤（大黄、芒硝、甘草、桃仁、生地、丹皮、泽兰、生栀子）；如见往来寒热者，可用大柴胡汤等，控制感染，腑气得通，小便可得；如是下焦湿热引起，可用滋肾通关丸以清热化气而通利；严重水肿引起尿少、尿闭，可行气利水，用导水茯苓汤；猝然气血亏损者，则益气生津，用生脉散，或回阳救逆，如参附龙牡汤，阳回则津生，小便自通；如是梗阻，则先有气滞，而后血瘀，气滞者可用加减沉香散（沉香、橘皮、木香、槟榔、当归、王不留行、石韦、滑石、冬葵子）；血瘀者，可用抵当汤或代抵当汤（归尾、山甲、桃仁、牛膝、大黄、芒硝），另外，急性肾衰竭也可用生大黄30g水煎，保留灌肠，4小时一次，亦能使病情缓解。

慢性肾衰远较急性肾衰预后更差，治疗更为困难，在辨证论治上可分扶正与祛邪两个方面，病情比较稳定时以扶正为主，邪实标急者则以祛邪为主，或标本同治，扶正祛邪兼顾。扶正方面，脾气虚损者，症见全身乏力、不思饮食、恶心呕吐、口中尿臭、腹胀便溏，舌质淡润、脉象沉弱，可用香砂六君子汤、补中益气汤、参苓白术散等；脾肾阳虚者，症见畏寒肢冷、身疲乏力、腰膝酸软，如有水肿则可见面色㿠白、腹胀尿少、四肢肿胀、舌淡胖嫩、脉象沉弱，湿浊上逆则恶心呕吐、口中尿臭，可用真武汤、济生肾气汤等；肝肾阴虚者，症见头晕头痛、手足心热、烦躁不安、大便干结，甚至恶心呕吐、口中尿臭，舌苔薄黄，脉象弦细，可用六味地黄汤、归芍地黄汤等，滋阴潜阳可用建瓴汤、三甲复脉汤等加减；气阴两虚者，症见全身乏力、口黏口干但饮水不多、下肢冷而手心热、大便先干后稀或时干时稀、腰膝酸软、恶心呕吐、口中尿臭、舌淡齿痕、脉象沉细，可用参芪地黄汤、大补元煎等；阴阳两虚者，则症状较气阴两虚为重，畏寒而手足心热，或上半身热而腰以下怕冷等寒热错杂症状十分突出，舌体胖大，脉象沉细，可用参芪桂附地黄汤、金匮肾气汤等。

慢性肾衰在祛邪方面，湿浊上泛而恶心呕吐、口中尿臭、不能进食者，宜化浊降逆，可用小半夏加茯苓汤、吴茱萸汤；如湿浊化热，舌苔黄腻，则宜辛开苦降，如苏叶黄连汤、黄连温胆汤；气逆较甚者，还可合用旋覆代赭汤。本法仅属对症治标，一俟恶心呕吐好转，则宜改从本治为要。如湿热下注膀胱，气化不利，而有尿频、尿痛者，兼肾阴不足可用知柏地黄汤、滋肾通关丸加减；兼气阴两虚可用参芪知柏地黄汤。对湿浊贮留，血尿素氮、肌酐明显增高者，亦可通腑泻浊，常用大黄灌肠有一定疗效，但终末阶段用之效果不佳。大黄的应用，有的病人在血尿素氮下降的同时，亦可见血色素同时下降，贫血加重，体力大减，虚体难支，因此我们主张应结合扶正同用为好，脾气虚损者可用香砂六君子汤加大黄，脾阳不足者则可用温脾汤，气阴两虚者可用参芪地黄汤加大黄。如水湿明显，水肿严重者，亦可通利三焦、行气利水，方如导水茯苓汤加肉桂；如水凌心肺，不能平卧，喘憋明显，可用苓桂术甘汤合葶苈大枣泻肺汤。喻嘉言有进退黄连汤（黄连、干姜、人参、桂枝、生姜、大枣），求之于中，握枢而运，以渐透上下，听胃气自如敷布，以通达营卫，和调阴阳；格则吐逆，进则用本方，盖太阳主开，太阳不开则胸间窒塞，食不得入，入亦复出；关则不得小便，退则以本方去桂枝，黄连减半，或少加肉桂，并服崔氏八味丸，使肾气交于胃，关门得开。如尿毒症瘀血明显者，亦宜在扶正的基础上佐以化瘀，气虚阳虚者可用补中益气汤加桂枝茯苓丸；阴虚者可用血府逐瘀汤等。尿毒症病人由于肾虚，卫气不足，易于感受外邪，而感受外邪常常促使病情加重，甚至急转直下，使湿浊化热，痰热壅肺，邪热扰心，血热妄行，肝风内动，热闭于下等一系列险症、危症伴随而至，终于五脏俱败，阴阳离决而亡。因此，对尿毒症病人要积极预防外感，感受外邪后及早治疗，有很重要的意义，一般偏气虚阳虚者，感受外邪易表现寒重热轻的征象，宜辛温宣散，可用人参败毒散，亦可用小柴胡汤和解之。阴虚者易表现热甚伤阴的征象，宜辛凉宣散，方如银翘汤（银花、连翘、淡竹叶、生地、麦冬、甘草）加味，或银蒲玄麦甘桔汤（经验方，药如方名）；如果邪热壅肺，急宜清解，可用杏仁滑石汤（杏仁、滑石、黄芩、橘红、黄连、郁金、厚朴、通草、半夏）加瓜蒌皮；痰热甚而蒙蔽心包，宜用加减菖蒲郁金汤（菖蒲、郁金、生栀子、竹叶、丹皮、连翘、竹沥水、瓜蒌皮、橘红）送服安宫牛黄丸或苏合香丸，根据病情选择用之，务使痰热得清，神志恢复，则病情仍可稳定。

慢性肾功能不全的饮食治疗

慢性肾功能不全或慢性肾衰竭是各种慢性肾脏疾病的晚期，由于肾功能恶化，引起肾脏排泄分泌及调节功能的减退，水与电解质的紊乱，代谢产物的潴留，最后出现尿毒症。由于慢性肾功能不全或慢性肾衰竭病人，肾脏已有严重损害，无法应付过重的负担，因此必须注意饮食，使血中代谢产物不致积聚过多，而使病情能有一定的改善。今将饮食方面应当注意者略述于下。

一、低蛋白高热量饮食

蛋白质的分解产物积蓄在血中，是引起慢性肾功能不全氮质血症和慢性肾衰竭酸中毒的主要原因，故应限制蛋白质的摄入量，但过分限制又可引起营养不良、机体抵抗力下降和低蛋白血症。因此既要控制饮食中的蛋白质摄入量，又要有充足的热量以减少体内蛋白质的消耗。一般认为可根据病人肾功能情况来调整蛋白质的摄入量，当内生肌酐清除率 <5mL/min（或血肌酐在 12mg% 以上，血尿素氮在 100mg% 以上），每天蛋白质摄入 18 ～ 20g 之间，热量 1000 ～ 1500cal，内生肌酐清除率在 5 ～ 10mL/min（或血肌酐在 8 ～ 12mg%，血尿素氮在 70 ～ 100mg%）每天蛋白质摄入 20 ～ 25g 之间，热量 1500 ～ 1800cal，内生肌酐清除率在 10 ～ 20mL/min（或血肌酐在 4 ～ 8mg%，血尿素氮在 40 ～ 70mg%），每天蛋白质摄入量 25 ～ 35g之间，热量 1800 ～ 2000cal；内生肌酐清除率在 20 ～ 40mL/min（或血肌酐 <4mg%，血尿素氮 <40mg），每天蛋白质摄入量在 35 ～ 45g 之间，热量2000cal 以上。

所供给的蛋白质要求 12 ～ 18g 为优质蛋白质，以蛋类、牛奶为主。每日

1 只鸡蛋、200mL 牛奶相当于 12g 蛋白质，瘦猪肉 2 两约 16g 蛋白质，大米 2 两约 7g 蛋白质，面粉 2 两约 9g 蛋白质。为控制总蛋白质摄入，又要保证热量，有采用麦淀粉（面粉提去蛋白质的制品）者，其蛋白质含量 2 两为 0.6g，不足的热卡可用糖类或油脂来代替，如蔗糖制品、蜂蜜、植物油等。其他如含热量高而含蛋白质低的一些食品，如土豆、白薯、山药、芋头、藕、荸荠、南瓜、粉丝、藕粉、菱角粉等，均可多食。含植物蛋白质高的食品，如干豆类、豆制品、硬果类等，均应严格限制。

近年来认为适当补充必需氨基酸可提高疗效。而必需氨基酸在优质蛋白质中含量多，豆制品则含非必需氨基酸，故肾功能不全者不宜食用豆制品。

二、忌盐问题

一般慢性肾功能不全病人不伴有高血压或明显水肿者，可以不必忌盐，但饮食亦不宜过咸；如果伴有高血压或明显水肿者，宜用低盐饮食，每日 1 ～ 2g 食盐或酱油 5 ～ 10mL。

三、饮水量问题

在慢性肾功能不全时，尿液内的废物排出较少，只有使每日尿量保持在 2500mL，才能将机体当日产生的代谢产物排出。如果没有水肿，且有多尿，应该保证足够的饮水量，定时饮水。在慢性肾衰竭晚期，肾小球滤过率极度下降，尿量日趋减少，血肌酐、尿素氮迅速上升，患者易出现严重的水潴留，此时饮水则每日应限制在 400mL，加上前一日的尿量，以维持平衡。

四、低磷

慢性肾功能不全时存在磷的排泄障碍，磷的贮留可促使肾功能进一步减退，造成病情恶化，因此应避免摄入含磷丰富的食品，如蛋黄、肉松、动物内脏、脑、骨髓等。为减少食物中的含磷量，食用鱼、肉时可先用水煮，去汤后再进一步烹调。

五、低钾

慢性肾衰竭的晚期，由于少尿（一天尿量在 300mL 以下）易产生致命性的高血钾症，因此晚期宜禁食含钾高的食物，如海带、紫菜、银耳、木耳、蘑菇等。

根据以上饮食治疗，再结合中医中药辨证论治，一般可使病情稳定或改善，使肾功能受到保护，只要认真对待，是能够取得较好效果的。

慢性肾衰竭的诊治经验

慢性肾衰竭是多种慢性肾脏疾病的晚期，由于肾功能逐渐恶化所引起的一系列以蛋白质代谢产物潴留为主及水、电解质和酸碱平衡失调的临床综合征。一般病情是呈进行性加重，在逐渐发展阶段有时病情可以相对稳定，但每因遭受外邪、过度劳累、七情内伤、饮食失调等，可使病情加重。采用中医药治疗，在消除症状、缓解病情、降低血中氮质、恢复肾功能方面都有良好的作用，无疑地对延长病人的生命是有很大帮助的。今介绍个人的诊治经验如下。

一、中医病机分析

慢性肾衰竭的临床表现十分复杂，往往虚实并见，标本错杂。分析病机时，既要注意正虚的一面，又不能忽视邪实的一面，邪实中又往往合有多种邪实，当注意何者为主？何者为次？把握住标本先后主次，有助于提高疗效。

我们曾对慢性肾衰竭 53 例进行分析：脾肾气（阳）虚占 20.8%，肝肾阴虚占 11.3%，脾肾气阴两虚占 58.5%，阴阳两虚占 9.4%，各有夹瘀血、水湿、湿浊、湿热、痰热等不同邪实。

脾肾气阴两虚是最常见的证型。由于慢性肾脏疾病的病程较长，不论是气虚或阴虚，往往由于阳损及阴，阴损及阳，都转变为气阴两虚，把握住气阴两虚证的特点，有助于病情稳定并向好的方向转化。就脾肾气阴两虚本身来看，脾气虚损则湿阻于内，肾阴不足则内热自生，其本是气阴两虚，其标是湿阻及蕴热，如再兼夹多种邪实，必然使慢性肾衰竭的病机更加复杂。阴阳两虚是气阴两虚的进一步发展，寒热错杂、虚实并见更为突出，且脾肾气（阳）虚或肝肾阴虚，随着病程的推移，还在不断地向气阴两虚或阴阳两虚转化，因此气阴两虚及进一步发展的阴阳两虚基本上可以代表了慢性肾衰的正虚病机。诸种邪实的由来，则是或为外来（外感），或由内生，邪实加重正虚，正虚又生邪实，如此恶性循环，终至邪实泛滥，正气不支，预后不佳。

二、中医辨证特点

由于慢性肾衰竭在临床上有不同程度的贫血，肾功能受损，浓缩能力减退，所以即使是肝肾阴虚的病人，舌红并不显著，多数病人舌质淡红，虽口渴多饮但夜尿频多、小便清长，与一般阴虚的临床表现不尽相同。气阴两虚的病人在辨证上也有其特点，除了有阴虚、气虚症状外，不少病人手足心热，但手指或足趾凉，或身有畏寒而手足心热，或上半身热、下半身凉，大便先干后稀，口干饮水不多，等等。这些特殊的不典型症状，辨证时应加注意。

三、中医治疗要点

慢性肾衰竭属脾肾气（阳）虚者，宜益气温阳，方如补中益气汤加仙茅、仙灵脾，或真武汤加参芪桂等；肝肾阴虚者，宜滋养肝肾，如归芍地黄汤、杞菊地黄汤；兼肝阳上亢者，宜滋肾平肝，如建瓴汤、三甲复脉汤；气阴两虚者，宜益气滋肾，偏气虚用参芪地黄汤，偏阴虚用大补元煎；阴阳两虚者，宜阴阳双补，可用桂附地黄汤、参芪桂附地黄汤、参芪地黄汤加仙茅、仙灵脾之类。在扶正的基础上，还需根据病情酌加活血、清热、利水、化湿、祛风、息风等品。近十余年来，临床上使用大黄降低血中氮质的报告很多，大黄可以用水煎剂或粉剂口服，也可用以灌肠，均可使血中氮质下降，一般症状也可减轻，但停止应用后血中氮质又可上升，长期应用能加重正虚，对病情的恢复未必有利。慢性肾衰竭终末期患者最好不用，用亦无效。结合辨证论治，在扶正的基础上间断使用大黄，才有助于提高疗效。

四、控制消化道症状

恶心呕吐是最常见的消化道症状，由于严重的呕吐，不仅不能进食、进药，而且可使病情日趋恶化，因此必须尽快控制。中医认为恶心呕吐是由于脾肾虚损，水湿不化，酿为湿浊化毒，湿毒内蕴又损及脾胃，升降失司，湿毒上溢，以致口中尿臭，呕恶频作，如见舌苔白腻，治宜温化降逆，方用小半夏加茯苓汤（半夏、生姜、茯苓）；如舌苔黄腻，是湿毒化热，治宜清化降逆，方用苏叶黄连汤（苏叶、黄连）。均宜多次少量，频频呷服，可使呕恶停止。

顽固性的食欲不振，甚至厌食，是因为脾胃阳气受损，无消化纳谷之能，宜振奋脾胃阳气，可以温化健脾，可用香砂平胃散（苍术、厚朴、陈皮、甘草、广木香、砂仁），或升阳燥湿，如加减羌活除湿汤（羌活、苍术、防风、柴胡、陈皮、砂仁、蔻仁），如湿毒化热，阻滞气机，宜清化开泄，如黄连温胆汤（黄连、半夏、陈皮、茯苓、甘草、枳实、竹茹）。

顽固性的腹泻，是脾胃升降功能损害的另一表现，可以温中固涩，方用理中桃花汤（人参、白术、干姜、甘草、赤石脂），或姜附四神汤（附片、干姜、补骨脂、肉豆蔻、吴茱萸、五味子），如有化热趋势，可以寒热并用，如加味连理汤（黄连、人参、白术、干姜、甘草、茯苓、石榴皮）。

五、控制可逆因素

慢性肾衰竭的病程中，要随时注意可逆性的加剧因素。一般常见的可逆因素有感染、心衰、电解质紊乱等。从中医方面认识部分可逆因素有以下几种。

1. 风寒或风热

由外感引起，风寒宜用辛温解表，风热宜用辛凉解表，但由于慢性肾衰竭是正虚邪实，故宜扶正祛邪，风寒可用人参败毒散或小柴胡汤；风热可用加味银翘汤（银花、连翘、竹叶、麦冬、生地、生甘草、桔梗、薄荷）。

2. 湿热

在上焦为痰热蕴肺，可清肺化痰，用加味杏仁滑石汤（杏仁、滑石、黄芩、橘红、黄连、郁金、厚朴、半夏、通草、瓜蒌皮）；严重者，呼吸气粗、喉中痰鸣、神识不清，宜清开涤痰，用菖蒲郁金汤。在中焦为湿热中阻，宜清化开泄，黄连温胆汤、半夏泻心汤等皆可选用。在下焦为湿热下注，宜清利湿热，可用八正散或知柏地黄汤加瞿麦、萹蓄、滑石、通草之类。在清利下焦湿热中忌用木通，因木通可以加重肾功能的损害。

3. 水湿

水湿严重者，全身水肿，腹水胸水，宜行气利水，可用导水茯苓汤加肉桂；瘀血明显者，可活血利水，用桂枝茯苓丸合五皮饮加牛膝、车前。如水凌心肺而呼吸急促、气短心悸、不能平卧，宜温阳蠲饮、益气泻肺，用苓桂术甘汤、生脉散、葶苈大枣泻肺汤合方再加附片、防己、牛膝、车前等，可以控制心衰，缓解病情。

中西医结合治疗慢性肾衰竭的体会

慢性肾衰竭是多种慢性肾脏疾病的终末期，由于肾脏排泌功能严重受损，致使氮质及其他代谢废物潴留体内，同时引起水、电解质及酸碱平衡失调，临床以机体自身中毒的危重症候群，即尿毒症为其主要表现。中医学对慢性肾衰的认识，可以从"关格""癃闭""虚劳""肾风"等范围内加以探讨。由于慢性肾衰的发病率高，预后恶劣，因而积极寻求有效的治疗手段实属必要。本文仅就中西医结合治疗慢性肾衰有关的几个问题，谈谈我们的体会。

一、关于纠正可逆因素

在慢性肾衰的病程中，要随时注意可逆性的加剧因素，并及时地恰当地予以纠正，常可转危为安，促使病情稳定，从而赢得治疗时间，这是十分重要的环节。一般常见的可逆性加剧因素有感染、脱水、心衰、电解质紊乱、肾毒性物质、尿路梗阻等，若能及时控制感染，纠正脱水，改善心衰，纠正电解质紊乱，停用肾毒性药物，排除尿路梗阻等，可扭转病情，改善肾功能，延缓终末期的到来。这些可逆因素，中医学多归于邪实，是标病的表现，治疗原则应当急则治标，以祛邪为首要任务，通过治标解除了新病，缓解了病情，为治本创造更为有利的条件，虽为权宜之计，但在标病甚急危及患者生命的情况下，不失为一种积极有效的措施。

从中医方面认识部分可逆性加剧因素，有以下几种：①风热或风寒：由外感引起，临床表现为恶寒发热、咽痛头痛、全身不适等，宜用辛凉或辛温宣散方剂，如加味银翘汤或人参败毒散；②热毒：可由外感风寒化热，或风热热甚引起，或是疮疖化脓等，均宜清热解毒，方如五味消毒饮；③湿热：上焦湿热可见痰热壅肺而咳吐黄痰，中焦湿热可见痞满呕恶，下焦湿热可见尿痛尿频，均宜清利湿热，可分别选用杏仁滑石汤、黄连温胆汤、八正散等；④水湿：临床表现为全身高度水肿，尿量减少，根据不同病机，分别采用宣肺、温阳、行气、活血利水诸法，方剂如越婢五皮饮、济生肾气汤、导水茯苓汤、当归芍药散等加减；如水凌心肺而呼吸急促、气短心悸、不能平卧，宜温阳蠲饮、泻肺行水，方如生脉散合苓桂术甘汤、葶苈大枣泻肺汤。以上措施可以达到控制感染、减轻心衰的作用，至于其他因素也可以采用必要措施予以纠正，对缓解病情确有裨益。

二、注意调理脾胃与饮食治疗

慢性肾衰病人常以消化道功能紊乱为突出表现，一般认为与低蛋白血症导致的胃肠道水肿，尿素在胃肠道被细菌的尿素酶分解为氨后对胃肠道黏膜的刺激，尿毒症毒素特别是中分子物质等影响细胞代谢导致细胞水肿，肾功能减退影响胃泌素的排泄与灭活而形成高胃泌素低胃酸等因素有关。通过临床观察，消化道症状的轻重，与肾功能损坏的程度及尿素氮数值的高低，基本上是呈平行关系。中医学认为上述现象是肾病及脾的结果，它是五脏相关学说在病理上的具体表现。由于慢性肾衰患者肾气衰惫，气化无权，二便失司，遂致湿浊内停，上干脾胃，从而影响胃纳脾运和升清降浊的功能。脾胃的衰败不仅影响到水谷精微的化生，加重低蛋白血症，招致负氮平衡，减低机体的抵抗力，易受外邪的侵袭，同时将进一步加剧贫血，也促使肾功能急剧恶化。可见慢性肾衰病人脾胃的情况直接影响到预后，因此我们认为治疗慢性肾衰要注意护养胃气，不仅能消除严重的消化道症状，增进食欲，增强机体的抵抗力，而且可在一定程度上改善贫血状况，缓解病情，延长生命。

通过临床实践，我们归纳调治脾胃有如下三法：①健脾益气以调理脾胃：适用于慢性肾衰患者证属脾胃气虚者，常用方剂如香砂六君子汤、补中益气汤等；②苦辛开泄以调理脾胃：适用于湿热中阻而恶心呕吐、上腹痞满者，常用方剂如苏叶黄连汤、黄连温胆汤、半夏泻心汤等；③升清降浊以调理脾胃：适用于湿浊上逆而恶心呕吐，常用方剂如小半夏加茯苓汤、旋覆代赭汤。通过调治脾胃，常可使恶心呕吐停止，食欲增加，尿素氮下降，病情稳定。

现代医学强调慢性肾衰病人要用饮食治疗，主要是采用低蛋白饮食，减轻氮质滞留，这与调理脾胃是否有矛盾？我们认为两者是一个辩证统一的关系，调理脾胃可以增进食欲，改善低蛋白血症，防止负氮平衡，增加机体的抗病能力，限制蛋白质的摄入量，可以减少氮质滞留，从而减轻消化道症状。两者从不同角度达到同一目的，相辅相成，以促使慢性肾衰的病情稳定。

饮食治疗，一般应选择低蛋白而质量高的优质蛋白，即蛋白质含量要低，而必需氨基酸含量要高，如禽蛋及乳类。每天蛋白质的摄入量可根据肌酐清除率（Ccr）来决定，如 Ccr<5mL/min，每天蛋白质摄入量控制在 18～20g；Ccr5～10mL/min，每天要在 20～25g；Ccr10～15mL/min，每天要在

25 ～ 35g; Ccr>15mL/min，每天要在 35 ～ 45g。尽量少进豆类食物及豆制品。每天约需热量 30kcal/kg 体重，除所限制的蛋白质外，其余热量由脂肪、碳水化合物来供给，主食除米饭和面食外，还可配合麦淀粉（面粉抽去蛋白质后的制品，蛋白质含量仅 0.6%）。

三、关于使用大黄问题

近年来，临床上使用大黄治疗慢性肾衰的报道日益增多，有单服大黄粉者，皆是取其有通腑泄浊的作用，通过病人每日腹泻 3 ～ 4 次，可以降低血中尿素氮的水平，改善病情，一般对血肌酐 <10mg% 者，有比较肯定的疗效；但对终末期患者，或血肌酐 >15mg% 者多无效。其作用机制有认为是通过神经体液免疫系统的调节作用，促使体内毒物排出或减少其毒害作用，并指出大黄的解毒，与降解血内中分子量含氮化合物的作用有关；有认为大黄能抑制胰蛋白酶，从而减缓蛋白质的消化与吸收，减少蛋白质进入体内，因而产生尿素氮也相应减少；也有认为大黄可能在体内能减少蛋白质的分解甚至于大黄有促进蛋白质同化激素样作用，促进蛋白合成，从而使血液中氮质代谢产物下降等。从有的单位用大黄静脉滴注治疗慢性肾衰，亦可使血尿素氮下降，可以认为大黄还有致泻以外的一些药理作用与蛋白代谢有关。

目前各地报道以大黄为主治疗慢性肾衰的疗效不尽相同，这与患者病情轻重不同有关，从我们临床实践的体会，结合中医辨证恰当地使用大黄，有助于不断地提高临床疗效，同时应当选择适宜的时机，对终末期患者使用大黄灌肠，反而能促使全身情况加速恶化，因此对终末期患者不宜使用。

四、关于活血化瘀药物的运用

免疫反应与凝血障碍是肾小球疾病发病机理中的两个重要环节，前者导致病变的发生，后者则为病变持续发展和肾功能进行性减退的重要原因。在慢性肾衰的病人中，代谢毒性产物在体内蓄积，以及酸中毒、高血压等因素，都可以加剧血管内皮细胞损伤，激活凝血系统，使血液呈高凝状态。因此近来用活血化瘀药物治疗慢性肾衰的报道亦日有所见，如用益肾汤、血府逐瘀汤，以及静脉滴注丹参等，认为对改善肾功能及消化道症状、增加尿量、降低血压、降尿素氮均有一定作用。亦有报道用丹参静脉滴注，虽然高凝指标有所改善，但肾功能不能好转，认为肾小球毛细血管内反复凝血后，可刺激内皮细胞和系膜细胞增生，导致肾小球纤维素性硬化的功能肾单位不可逆的损伤。抗凝作用虽能通过机体的纤溶系统防止新的血栓形成，但对已形成的血栓，是仅能溶解、吸收其边缘层，对其核心部分则无效。因此抗凝应尽早治疗，或可能取得较好效果，对肾功能严重损害者基本无效。

从中医学角度来认识，瘀血内阻在慢性肾衰的病人中是常见的，临床表现可见面唇发黯，舌暗或有瘀斑，或有出血倾向，或有闭经等，皆宜活血化瘀，但应结合中医辨证，如气虚夹瘀者宜益气活血，可用补中益气汤合桂枝茯苓丸；阴虚夹瘀者宜养阴活血，可用血府逐瘀汤；水停瘀阻者宜利水活血并进，可用当归芍药散等，临床实践中可以看到比单纯用活血化瘀药物收效要好。

五、中药与血液透析的配合治疗

血液透析近年来在国内部分医疗单位已经开展，成为治疗慢性肾衰的一种有效手段。我们自 1981 年开展血透，并将中药与之配合，以探讨两者配合的优越性。

血透可以使慢性肾衰患者血中尿素氮下降，缓解症状，据报道一般血透后尿素氮每日上升的幅度约为 8～15mg，我们初步看到结合中药治疗，血透时间可以延长，血透上升的幅度也较小，似有助于提高机体的代偿调节能力。

由于血透技术进入临床，随之而来的问题就是如何处理各种透析并发症。通过临床实践，我们运用中医中药治疗一些常见的血透并发症，取得了初步的疗效。如透析失衡综合征：中医认为属下窍不通，浊阴不泄，水气上冒，为预防其发生或使症状消失，予五苓散 3～6g 冲服，可收效。低血压：由于血透中突然快速地分流血液进入到透析器，使血容量骤降，以及多种综合因素的影响，常可发生低血压，甚至休克，患者焦虑不安、心悸憋气、面色苍白、大汗淋漓、语声低微、皮肤潮润或冷湿、脉微欲绝，属气阴俱脱之象，予生脉散静脉滴注，可以改善症状。高凝状态：在血透中有些病人处于高凝状态，有碍于血透的正常进行，我们用活血通脉片（人参、三七、丹参、枸杞子等），每日 3 次，每次 4 片，连服 3 天，可在一定程度上改善高凝状态，保证血透的顺利进行。从以上几种并发症的中医治疗举例，对透析并发症的治疗，中医药学是可以发挥其积极有效作用的。

关于选择透析的时机问题，我们认为以有一部残余的肾功能时为佳，加之中药的配合，尚可使肾功能有所改善，从而相应地延长病人生命。若等到肾功能完全丧失再做，一般效果较差，存活日数不多。

调理脾胃法在尿毒症治疗中的运用

尿毒症是由于肾衰竭，引起体内氮质及其他代谢产物的贮留，以及水、电解质、酸碱平衡不能维持常态，所表现的危重综合征。其症情复杂，治疗颇感困难，预后极差。根据其临床表现，本病属中医的虚劳、癃闭、关格、肾风等范畴。其病变不仅关系到中医学所说之肾，而且涉及脾、胃、肝、心、肺、膀胱、三焦等脏腑，其中以脾肾为主。本病证属元气衰败，阴阳平衡失调，气机升降紊乱，清浊混淆相干，虚实夹杂并见。因此，其辨证与治疗十分棘手。

一、辨析病机　重视脾胃

尿毒症的临床表现，可见呕恶纳差，不能进食，口中溺臭，面色萎黄，神疲气短，身痒乏力，面浮肢肿，舌淡体胖，脉虚而弱等症。这些虽不是尿毒症的全部症状，却为该病临床所常见。分析其病机，是由脾胃功能失调所致。脾胃为后天之本，饮食的纳化，精微的转输，水湿的运行，皆赖脾胃之升降。脾胃气虚，通调失宜，清气不升，浊气不降，则阴阳乖乱而不治。胃气不降，则浊气上干，食而不得下，纳而不得降，水谷上格而难入，糟粕下关而难出；脾气不升，运化失常，水湿停聚，精微不生，化源乏竭，如是，则上述症状得以产生。

本病因脾胃受伤，水湿滞留泛溢而为水肿，水湿之邪又反困中土，浸渍脾胃，使脾气更趋衰惫。张景岳指出："水道不通则上侵脾胃而为胀，外侵肌肉而为肿，泛及中焦则为呕。"水蓄不行，败伤脾胃，为本病临床所常见，亦是本病日趋加重的常见原因。脾胃为气血生化之源，脾胃伤则气血亏，内不能养育灌溉诸脏，则脏腑功能亦日渐衰困；脾胃伤而营卫无助，外不能固表而御贼邪，则邪气易犯，正气难支，往往又是尿毒症病情突变的重要原因。尿毒症出现脾胃功能失调的原因，则又常是由于肾的虚损所致。肾虚为本病的主要机理，也是病变的主脏器。肾为先天之本，为元气生发之根，脾胃阳气赖命门元阳以温养，脾胃之阴赖肾中元阴以滋润。肾元大伤，真阳无焰，上不能温运脾土，犹釜底无薪而水谷难化，脾胃功能无动力以激发。肾主水，肾虚则水泛，反而上侮脾土。肾为胃之关，肾气盛则关门开阖自如，肾气虚则启闭失常，胃气失和。肝肾同源，肾阴虚则肝阳偏旺，亢而害脾；肾阳虚则肝阳不得敷和，浊阴上干，胃失和降，皆可导致脾胃功能的失调。故辨析脾胃病机，注重调理脾胃，为本病治疗不可忽视的重要环节。

二、助肾气化　当调脾胃

尿毒症的主要病位在肾，因此，治疗本病要重视补肾法的运用。肾主水而为气化之源，人体水液代谢的动力来自命门元阳，元阳盛则肝木发陈，脾气得升，清气上行；胃气和顺，浊气下行，如是则三焦畅通，膀胱化气，胃关通调，浊阴得以外泄。但是，肾的功能又与脾密切相关，肾虽有助脾胃之功，但脾胃后天又助养先天。脾主运化水湿，可助肾以主水。《圣济总录》指出："肾，水也，脾土制之，水乃下行。"石寿棠认为："由是土来治水，水得下降之阳气所致，则知周输泄，不似泛滥无归矣。"脾胃还具有封藏肾气，助肾藏精之用。章虚谷指出："元阳以固密为贵，其所以能固密者，又赖脾胃生化阴精以涵育耳。"肾受五脏六腑之精以藏，而五脏六腑之精，皆来自脾胃所化之水谷精微，因此，补肾必须注意调脾。李中梓提出："人有先后两天，补肾补脾法当并行。"脾安则肾安，二脏有相互赞助之功。对肾虚证的治疗，适当配以调理脾胃之品，有利于肾气的恢复，可以增强肾的气化功能。中药补肾之味，又必须经脾胃吸收转化，方能为人体所用，而滋肾之品，黏腻呆滞，有碍于脾胃运化功能，久之易伤脾胃，则补剂无以见其功，反易致生他患。尿毒症患者，虽有肾虚见症，但当浊阴上泛，脾胃失和之时，恶心欲呕，腹胀纳呆，饮食难进，机体正常所需之营养尚难于供给，补肾之药也难以入胃，何有用武之地？在这种情况下，先调脾胃，助其纳运，有利于整体功能的恢复，也为补肾创造了必要的条件。更需注意的是，病变发展到尿毒症，肾之阴阳两伤，气血俱亏，如是之时，补阳稍过则耗阴，补阴稍滞则碍其阳化，准确掌握阴阳的调整，恢复其相对平衡，提高其平衡的基础，是相当困难的。在这种情况下，先从脾胃入手，是有一定益处的。《灵枢·终始》说："阴阳俱不足，补阳则阴竭，泻阴则阳脱。如是者，可将以甘药，不可饮以至剂。"张仲景《金匮要略·血痹虚劳病脉证并治》治疗虚劳里急，诸不足，即以黄芪建中汤治之。尤在泾也指出："欲求阴阳之和者，必求于中气。"和中焦而调脾胃，精微化而气血以生，阴精内藏，则营卫和调，肾虚亦可得到一定程度的改善，并为下一步的治疗创造了条件。因此，治疗尿毒症，注意从脾胃调治，是补肾的重要前提。

三、泄浊祛邪　升降脾胃

人体气化过程中所产生的废物是谓浊阴，经二便排出体外。浊阴外泄是整体气化的一部分，由各脏腑彼此协调、相互配合来完成。降浊与升清相辅相成，是气化过程中两种不同的表现形式。升降相因，有升方有降，有降才能升。脾胃为升降之枢纽，中轴运转，直接关乎于升降。因此，对浊阴不能外泄者，要注意调理脾胃，助其升降，脾气升而胃气降，小肠方可分清泌浊，清自清而浊自浊，清气经脾转而上达，浊阴自肠降而下行，因此二便之通调均与脾胃升降密切相关。尿毒症病本为虚，但虚而致邪，尤其是运化失常，分泌清浊的功能失职，水湿潴留，浊阴内蓄，或上泛于口鼻，或浸渍于肌表，而现口气溺臭、肤燥奇痒等症。调理脾胃升降，运转气机，是祛除水湿、泌别清浊、排垢泄浊的重要方法之一。应该注意，二便不畅可致浊阴内蓄，但并不能认为二便通畅，则浊阴定能排泄。临床上常见尿毒症患者，小便频多或大便溏泄，但症状不减。察其病机，并非正常的气化表现，而是由于脾肾气虚，虚而不约，或脾肾两虚而不能制水，或气虚下陷而关门失阖，二便虽通而不调，清浊相混而不分，浊阴仍不能正常外排。可知浊阴的排泄是正常气化功能的表现，并不是单纯祛邪所能解决的，仍需从脾肾调治，寓驱邪于扶正之中。尿毒症病变过程中，水湿之邪久留，滞碍气血的运行，病水可以及血。一方面是水津邪变为水湿而血虚，另一方面是水湿碍于血运，久而血行瘀滞。气虚则湿停，湿停则伤气，气伤而血亏；湿滞气郁，气滞而血瘀，皆本之于气虚。部分尿毒症患者，常可见到瘀血指征，此时，不可单事活血化瘀之法，需助以健脾益气，升降脾胃气机，再辅以活血，可望病情缓解。

慢性肾衰竭的中医临床研究述评

慢性肾衰的中医临床研究，近几年来有较大的进展，中医中药的治疗对缓解症状、延长病人生命方面，有很重要的意义，今就当前研究现状及今后研究方向，试作如下述评。

一、当前研究现状

1. 证候分类

慢性肾衰是正虚邪实都比较突出的阶段，由于慢性肾脏疾患发展到晚期，多半阳损及阴，或阴损及阳，因此慢性肾衰的正虚，一般以气阴两虚或阴阳两虚为主，我们于1983年曾分析慢性肾衰53例，其中脾肾气阴两虚占58.5%，脾肾气（阳）虚占20.7%，肝肾阴虚占11.3%，阴阳两虚占9.5%，从动态的观点来看，阴阳两虚的多少可能与病情程度有关。至于邪实则与湿浊、湿热、瘀血、水停、风热等有关。有人强调慢性肾衰的病机是脾肾阳虚，可能是从水肿延续而来。

中华全国中医学会内科学会于1983年冬在昆明所制订的慢性肾衰辨证分正虚邪实、湿浊困聚及肾元衰竭、浊邪壅闭二类，临床使用尚感笼统，因为在正虚邪实阶段，正虚与邪实仍有必要进一步分析，我们认为以正虚分型，邪实作为兼夹证候处理较好，因为不论哪一种正虚皆可兼夹某一种邪实或数种邪实，这样处理比较灵活。1986年全国第二次中医肾病专题学术讨论会对慢性肾衰中医辨证分型做了修改，提出以正虚为纲，邪实为目，正虚分脾肾气（阳）虚、脾肾气阴两虚、肝肾阴虚、阴阳两虚；邪实分湿浊（包括湿浊化热）、水气、血瘀。对于以正虚分型兼夹邪实的证候分类，仍需不断地在实践中继续提高。

最近有根据慢性肾衰病人的中医辨证探讨其与内分泌和免疫状态的关系，发现肾虚者大多呈免疫反应低下状态，肾阳虚组防病功能减弱，在随访中反复感染占90%，尿毒症病人在下丘脑－垂体－甲状腺轴的变化，尤以肾阳虚为显著，可有T_3、T_4、TSH降低，肾阳虚患者T_4降低不明显。尿毒症肾虚患者的肾素－血管肾张素－醛固酮系统变化，大多数血管紧张素及醛固酮均较正常人为低[1]。也有人探讨慢性肾衰病人血清微量元素的变化，发现血清锌在慢性肾衰阳虚组比阴虚组及健康人组均显著低下，阴虚组与健康人组无明显差异；铜锌比值阳虚组较阴虚组明显增高，较健康人组显著增高，可作为慢性肾衰阳虚辨证的客观指标之一。治疗后血锌上升，铜锌比值下降，故亦可作为判断慢性肾衰疗效的指标[2]。

2. 治疗方法

目前对慢性肾衰的治疗方法，可分辨证论治、固定方、单味药等不同。辨证论治如补气健脾用补中益气汤、香砂六君子汤；健脾益肾用保元汤、异功散加仙茅、仙灵脾；温补脾肾用附子理中汤、真武汤加参芪桂；益气滋肾用参芪地黄汤、大补元煎；滋养肝肾用杞菊地黄汤、六味地黄汤合二至丸；滋养脾肾用麦味地黄汤、养阴清肺汤；养阴平肝用三甲复脉汤、建瓴汤；阴阳两补用桂附地黄汤、参芪桂附地黄汤等；兼邪实则在扶正的基础上加用祛邪药物，如标证较急也可先行祛邪。

固定方如用温脾汤、大黄附子汤、温阳降浊汤（附子、大黄、半夏、厚朴、二丑、泽泻、生姜）、补肾泌浊汤（党参、淫羊藿、补骨脂、泽泻、猪苓、茯苓、枸杞、白术、山药、大黄、甘草）、温肾解毒汤（苏叶、六月雪、绿豆、丹参、党参、白术、半夏、附子、黄连、砂仁、土大黄或川军、生姜）、硝黄附子汤（芒硝、大黄、附子、二丑、茯苓、泽泻、党参、黄芪、陈皮、焦三仙、甘草）、附子大黄汤（附子、大黄、芒硝、黄芪、益母草）、降氮煎（生地、山药、茯苓、车前子、枳实、桑白皮、杜仲、泽泻、大黄）、降氮汤（桂枝、大黄）等，用于慢性肾衰的各种证候类型，认为能使症状改善，尿素氮下降。从以上固定方分析，大多数方剂是附子、大黄同用，少数不用附子者，但大黄必用。实际上也是以大黄为主的口服复方。还有以大黄为主的灌肠复方，近年来应用比较广泛，一般以大黄为主药，多半配合温阳（如附子、肉桂等）、益气（如党参、黄芪等）、清热（如黄芩、黄连、黄柏、蒲公英、银花、山栀、青黛、白头翁、马齿苋等）、平肝（如生牡蛎、生石决明等）、软坚（如芒硝、皂荚子等）、逐水（如二丑、甘遂等）、行气（如莱菔子、陈皮、厚朴、枳实、木香等）、宣散（如苏叶、桂枝等）、消导（如山楂）、燥湿（如草果）、利湿（如茯苓、泽泻等）、活血（如桃仁、徐长卿、益母草等）、凉血（如槐花、地榆、凤尾草等）、固涩（如煅牡蛎）等药，选择合用，以增强疗效，根据报道以大黄伍清热、固涩药为多，如大黄、蒲公英、煅牡蛎合用即是，伍清热药以增强其解毒作用，伍固涩药则使其附着于肠黏膜便于吸收。一般灌肠治疗 7～10 天，可见血尿素氮下降，但停止灌服后又可继续上升，灌肠后保持病人排便每日 3～4 次，如次数过多，病人体力不支，效果反而不好，甚至病情加重。如病人肌酐超过 10mg% 者，效果不佳。尿毒症终末期最好不用。

单味药物的应用，有大黄、人工虫草、丹参等亦均有一定效果。

3. 治疗机理

治疗机理的研究，最近有报道用保肾甲丸（党参、黄芪、巴戟天、鹿角片、杜仲、地黄、枸杞、当归、桃仁、红花、丹参、六月雪等）治疗脾肾气虚的慢性肾功能不全效果较好。动物实验结果：有提高动物存活率的作用，能增加体重，升高血浆蛋白，控制尿素氮升高及降尿素氮，提高肾脏浓缩功能，抑制肾结缔组织增生和渗出等作用，与临床疗效一致，明显优于病理对照组及肾炎四味片组[3]。

对于大黄治疗慢性肾衰的机理研究，有认为大黄中的活性成分有促进蛋白合成作用，动物实验可见血清总蛋白增加，尤其是白蛋白升高显著，与降低血尿素氮相一致；有认为是与增加肠道排泄有关；也有认为可能是由于大黄使血浆、肝脏内的某些氨基酸水平下降，尿素合成减少的结果。根据毕氏等[4]研究：大黄灌肠后氮平衡有所降低，维持氮有所增加；粪氮含量增加，尿素氮下降，血尿素氮下降，揭示大黄灌肠有增加氮代谢产物排泄作用。长期使用大黄治疗后，营养状况下降，体重减少的可能还是存在的，因此在治疗中需注意维持和改善患者的营养状况，大黄治疗合并应用必需氨基酸疗法者，则一般能维持较好的营养状况。

有报道人工虫草治疗慢性肾衰的疗效，与天然虫草对比，两组间无显著差异，认为虫草制剂可能补充病人所缺乏的必需氨基酸，不至于补充病人所不需要的氨基酸，促使蛋白合成，又从而减轻了氮质贮留；另外尿毒症病人微量元素锌、铬、锰较正常人明显降低，而人工虫草含有多量这类微量元素，可能通过补充这些微量元素而改善了病人的症状[5]。

慢性肾衰病人，由于代谢毒性产物的蓄积、酸中毒、高血压等因素，加剧了血管内皮细胞的损伤，激活凝血系统，使血液呈高凝状态。有报道用丹参静滴，可见各项高凝指标均有一定程度好转，肾功能亦有所进步，症状改善，尿量增加。根据纤维蛋白原定量，血纤维蛋白降解产物测定，因子Ⅷ相关抗原测定与血尿素氮的动态变化作统计分析，除因子Ⅷ相关抗原测定外，未见它们之间有一致性的关系。提示患者肾功能的改善，并非完全由丹参的抗凝血和调整纤溶活力的作用所致，可能还与调节代谢、免疫等多方面的功能有关，并认为抗凝治疗对肾功能严重损害者基本无效，故应尽早治疗[6]。

二、今后研究方向

慢性肾衰的治疗，近年来虽有腹膜透析、血透析及肾移植术的应用，但很难普遍开展，现代医学采用非透析疗法，如低蛋白饮食，低蛋白包含加必需氨基酸、限磷饮食等措施，能延缓慢性肾衰的病程发展，已引起国际上很大兴趣和重视。我们发挥中医优势，不仅有可能做到减慢病程发展，而且还应该有可能使部分病人的肾功能好转，促使病情向好的方面转化。

目前中医治疗慢性肾衰是有一定疗效的，特别是用大黄灌肠，简便易行，疗效确切，已成为公认的一项治疗措施，如果结合中医辨证论治，选择治疗时机，注意标本缓急，注意维护胃气，肯定较单纯大黄灌肠的效果要好。

在慢性肾衰的中医临床研究中，现在尚存在着诊断与疗效标准不一、科研方法上不够严密、观察疗效上不够严格等问题。某些严重水肿而尿少的病人常常可以出现氮质血症，随着水肿的消退，氮质贮留现象可以自行消失，不要把这类误认为慢性肾衰；再者慢性肾衰和急性肾衰也不要混同，有的慢性肾衰急性发作时，可以出现急性少尿性肾衰竭，往往在少尿的同时伴有全身浮肿及高血压，此时给以正确而及时的治疗也可使病情缓解，与慢性肾衰呈进行性发展不同。另外慢性肾衰的病情还有程度的差别，在慢性肾衰早期肾功能不全阶段，显然与慢性肾衰的尿毒症期有别等，这些都是必须注意的。在疗效标准上，各地也都不相同，因此对一些报道的治疗效果，很难给予正确的评价。由于中医的临床科研多数还停留在回顾性总结上，在科研设计、疗效观察上也很不严密，都是当前有待解决的问题。

当前应严格确定诊断与疗效的标准，制订科学性较强的科研计划，设立对照组要有可比性，观察项目要明确，如能开展实验研究更好，这样所得出来的结论，自然就比较令人信服，对疗效也能做出比较肯定的评价了。

为了适应中医治疗个体化的特色，对慢性肾衰病人可采取以血清肌酐浓度的倒数（1/Scr）比时间的坐标图作直线回归分析的方法来判断肾衰进展的速度，分析自身观察期与治疗期回归直线斜率（b）的变化，对治疗效果作出判断[7]。亦可根据血肌酐将慢性肾衰分为五期，按各期分别判定疗效[8]。另外在远期疗效上可判定其存活年限，以说明疗效，这些都是可取的。

总之，对慢性肾衰的治疗，要抓紧早期治疗，并对一些可逆因素（如感染、心衰、脱水、梗阻等）及时控制或纠正，常可使病情稳定，延缓终末期的到来；另外还要早期发现，早期治疗，促使肾功能好转，避免向坏的方向加快发展的因素，可能对病情有所裨益。发挥中医的优势，同时，因人制宜，突出治疗个体化，不断提高疗效，想必在防治慢性肾衰上会有更大的进展。

参考文献

［1］陈梅芳，等.尿毒症肾虚与内分泌及免疫状态的关系.中西医结合杂志，1983，（6）：328

［2］刘慰祖，等.35例慢性肾衰竭患者治疗前后血清微量元素的测定及变化.上海中医药杂志，1986，（4）：3

［3］邹燕勤，等：保肾甲丸为主治疗慢性肾功能不全的临床与实验研究（摘要）.江苏中医杂志，1986，（7）：9

［4］毕增棋，等.大黄灌肠治疗慢性肾衰竭氮平衡研究.中西医结合杂志，1987，（1）：21

［5］陈以平，等.以"至灵胶囊"等虫草制剂为主治疗慢性肾衰竭117例总结.上海中医药杂志，1986，（8）：29

［6］董德长，等.丹参对慢性肾衰高凝状态及肾功能的影响.中华内科杂志，1982，（10）：583

［7］熊宁宁，等.辨证施治对慢性肾衰病程进展的影响.中医杂志，1986，（11）：827

［8］吕仁和，等.慢性肾功能不全128例回顾性总结.中国医药学报，1986，（3）：14

肾性尿少尿闭的中医辨证分型和治疗

尿少尿闭是肾衰竭患者最常见的临床表现之一，肾衰患者常因尿少尿闭而使湿热浊毒潴留体内，可导致其他脏腑的功能失调，影响三焦气化。因而，积极采取有效的治疗措施进行治疗，对肾衰患者具有十分重要的意义。尿少尿闭属于中医学"癃闭""关格"的范畴，前者由于肾和膀胱气化功能失司所致，病情较轻；后者则为阴阳偏胜而闭绝，病情危重。根据肾衰患者病情的轻重缓急，应分别加以辨治，现结合我们的临床体会分述如下。

一、急性肾衰的辨证分型和治疗

1. 下焦瘀热

多见于流行性出血热合并急性肾衰竭。临床表现有小便赤涩量少，甚则尿闭不通，腹痛呕吐，烦躁谵妄，或其人如狂，身热口渴，尿血便血，呕血鼻衄，大便秘结、艰涩，舌质红绛或绛紫，苔黄燥或焦黄，脉滑数或细数。由于湿热疫毒蕴结下焦，瘀热互结所致。治疗宜通腑泄热，化瘀清利为法。方用桃仁承气汤或抵当汤加知母、黄柏、牛膝、滑石、甘草、防己等。

2. 气营两燔

多见于各种急性传染病或严重感染合并急性肾衰的患者，症见小便短赤，甚则尿闭不通，兼见高热，烦渴，面红目赤，恶心呕吐，烦躁不安，或神昏谵语，舌质红绛，苔黄或黄燥焦黑，脉数实。由于外感温热毒邪，邪热炽盛，伤津耗气，并入营伤阴，以竭水源所致。治疗宜清气凉营解毒通利为法，方选犀连承气汤等，药用犀角、黄连、丹皮、赤芍、栀子、大黄、生地、芒硝、甘草等。或用牛黄承气法，以大黄煎剂灌肠，并口服安宫牛黄丸。

3. 瘀水互结

多见于急进性肾炎合并急性肾衰的患者。症见尿少或尿闭，头昏头痛，心悸气短，恶心呕吐，或有水肿、腹胀、胸闷等。由于感受外邪，内扰及肾，肾络瘀阻，气化失司，水道不通所致。治疗宜活血通络利水。若偏热者，方选血府逐瘀汤加减，药用生石决明、草决明、当归、生地、桃仁、红花、枳实、赤芍、牛膝、车前子、益母草、白茅根、茯苓、泽泻等。若偏寒者，可用桂枝茯苓丸合防己黄芪汤加减，药用防己、生黄芪、白术、泽泻、桂枝、丹参、茯苓、赤芍、天麻、牛膝、车前子等。

4. 肺热气壅

多见于急性肾炎引起的尿少尿闭、水肿等。症见眼睑先肿，继及肢体及全身，小便短赤，甚或尿闭，恶心呕吐，尿检有血尿、蛋白尿，血压升高为其特征。舌苔薄白或微黄，脉浮或紧或数。因肺主治节，通调水道，为水之上源。外邪袭肺，肺热气壅，肺失宣降，治节失职，水道不利，故见尿少尿闭。治宜清泄肺热，宣通水道。方选清肺饮或麻杏石甘汤合五皮饮，使肺热得清，津液输布，水道通利，小便得出。药用麻黄、杏仁、生石膏、甘草、苏叶、陈皮、大腹皮、茯苓皮、桑白皮、赤小豆、冬瓜皮、白茅根、益母草等。若热毒较甚，可加用清热解毒之剂，如五味消毒饮等。

5. 下焦湿热

症见小便点滴涩滞不通，或刺痛灼热，小腹重胀，身体困重，口苦而黏或口干不欲饮，恶心呕吐，舌苔黄腻，脉滑数。多由湿热下注，壅积于膀胱，膀胱气化不利所致。治宜清利湿热，通闭启癃。方选滋肾通关丸合八正散加减，药用知母、黄柏、肉桂、萹蓄、瞿麦、车前子、通草、滑石、甘草、栀子、茯苓、猪苓、泽泻等。若湿热郁于少阳，症见寒热往来者，可合用小柴胡汤加减。

二、慢性肾衰的辨证分型和治疗

1. 阳气虚损

多见于慢性肾衰竭，病程迁延日久引起的尿少尿闭。症见小便短少，甚或尿闭不通，兼见畏寒肢冷，面色㿠白虚浮，全身倦怠乏力，气短，纳减食少，口中尿臭，腹胀便溏，腰部发凉，舌淡而胖大边有齿痕，脉沉细或沉弱无力。多因病程日久，脾肾阳气虚衰，气化不及，不能化水所致。往往同时伴有水肿，或为下肢水肿，或为全身水肿伴有胸水、腹水。治疗宜温阳化气利水。方选真武汤合五苓散，或济生肾气汤加减。药用制附片、肉桂、茯苓、猪苓、泽泻、苍白术、牛膝、车前子等。如气虚比较突出，水肿不明显者，可以补益脾肾，方如香砂六君子汤合保元汤、真武汤加参芪桂等。如兼夹瘀血，可合用桂枝茯苓丸等。

2. 湿热壅滞

多见于原为阴虚或气阴两虚的慢性肾衰竭患者。症见面色灰滞、头痛头晕、恶心呕吐、口中尿臭、口干喜饮、尿频尿急、尿少尿热、甚则小便点滴涩滞不通，舌苔黄腻，脉象滑。多由于阴虚阳亢兼见下焦湿热所致。治宜滋肾清利，方以滋肾通关丸加味，药用知母、黄柏、肉桂、牛膝、车前草、海金沙、石韦、草薢、滑石、通草等。

3. 气（阳）阴俱虚

多见于慢性肾衰竭晚期出现的尿少尿闭。症见：小便不通，畏寒肢冷但手足心热，口中尿臭味，口干欲饮但饮水不多，极度乏力，腰膝酸软，不思饮食，大便偏稀或大便干结，舌淡而胖大有齿痕，脉沉细或沉弱。多由于脾肾衰败，阴损及阳，阳损及阴，致气血阴阳俱虚，不能化气行水所致。治宜阴阳双补，方选参芪桂附地黄汤、济生肾气汤等加减，药用附片、肉桂、党参、生黄芪、生地、丹皮、山药、山萸肉、茯苓、泽泻、牛膝、车前子、桑寄生等。

以上简要介绍了肾衰竭引起尿少尿闭的常见中医证型及其治法。根据我们的临床观察及全国各地的经验,急性肾衰竭早期少尿期阶段应以通腑攻下、活血化瘀、清热解毒为主要治法。慢性肾衰竭阶段应注意在扶正的基础上配合使用大黄,有利于尿少尿闭的治疗。

狼疮性肾炎的证治

狼疮性肾炎是系统性红斑狼疮的主要临床表现,据报道大部分系统性红斑狼疮患者,当临床尚无任何肾炎表现时,肾活检已能发现肾小球异常。随着病程的进展逐渐出现水肿、高血压、尿检查异常及肾功能减退。有一半以上的患者表现为肾病综合征,有的仅表现为蛋白尿及血尿,有的也可出现高血压,最终可以出现肾衰竭。

系统性红斑狼疮的中医辨证,大部分属肝肾阴虚、热毒亢盛,而阴虚与热毒又互为因果,日久气阴两耗、气滞血瘀、瘀热内阻,而狼疮性肾炎的临床表现亦与之相关。由于狼疮性肾炎表现的症状多为虚实夹杂,正虚邪实,在治疗中宜扶正祛邪、标本兼顾为主,急性活动期以清热解毒为主,有时也要兼顾气阴,缓解期则重点要调理脏腑的阴阳气血,以扶正为主,兼顾祛邪,今将狼疮性肾炎的中医治法列举如下。

一、清热解毒

用于急性活动期高热不解,如见出血倾向明显者,如皮下瘀斑、衄血尿血、舌质红绛,宜清热凉血,用犀角地黄汤合五味消毒饮加减;如神昏谵妄,可加用安宫牛黄丸、紫雪丹之类;如抽搐,可加羚羊角粉、钩藤、全蝎之类。如见关节疼痛红肿,为有风湿,宜清热祛风、通络利湿,可用宣痹汤加味(银花、连翘、山栀、杏仁、防己、滑石、苡米、晚蚕砂、片姜黄、海桐皮、川牛膝、桑枝),或用四妙勇安汤加味(忍冬藤、当归、玄参、甘草、防己、牛膝、苡米、丹参、鸡血藤)等。

二、滋养肝肾

用于肝肾阴虚，两目干涩、手足心热、口干喜饮、大便干结、舌红少苔，宜滋养肝肾，用归芍地黄汤加益母草、白茅根；如尿黄、尿热，或有血尿，加知母、黄柏、马鞭草、生侧柏，或用小蓟饮子；如兼有关节疼痛，加丹参、鸡血藤、牛膝、细辛；如兼有头晕、耳鸣，加僵蚕、菊花、灵磁石；如兼有下肢轻度水肿，可加牛膝、车前子、防己；如瘀血明显，唇暗舌晦，或舌有瘀斑、瘀点，可加丹参、泽兰。

三、健脾益肾

用于脾肾气虚，可见全身乏力、四肢不温、腰膝酸软、足跟疼痛、纳少腹胀、大便稀溏、小便不黄，舌润体大或淡胖，舌有齿痕，宜健脾益肾。脾气虚损明显者，可用补中益气汤或异功散加菟丝子、金樱子、补骨脂等；肾气虚损明显者，可用五子衍宗丸加党参、黄芪。如脾虚水肿者，宜健脾利水，可用防己黄芪汤合防己茯苓汤，或用春泽汤；如脾虚水肿夹有瘀血，宜健脾利水，佐活血化瘀，用当归芍药散加牛膝、车前子。如脾肾阳虚明显，畏寒肢凉，水肿严重，偏于脾阳虚者可以着重温脾，宜用实脾饮；偏于肾阳虚者可以着重温肾，宜用真武汤加牛膝、车前子。如阳虚水肿夹有瘀血，宜温阳利水，佐活血化瘀，用当归芍药散加制附片、肉桂、牛膝、车前子。

四、益气养阴

热毒炽盛可以伤及气阴，肝肾阴虚日久，阴损及阳，也可以出现气阴两虚。脾肾气虚日久，阳损及阴，亦可表现气阴两虚。因此气阴两虚的病人也比较常见，临床表现有阴虚的症状，但因同时兼见气虚，故有时身有恶风但手足心热，口干而饮水不多，大便先干后稀等气虚、阴虚交错的症状可见。治宜益气养阴，可用参芪地黄汤、大补元煎。如兼有下肢轻度浮肿，可加牛膝、车前子；如兼有瘀血，可加丹参、泽兰；兼有心慌、心跳、气短，可合用生脉散；如兼有头晕、耳鸣、口黏、痰多、苔腻者，可加半夏、天麻、白术、泽泻；如兼有头晕、耳鸣、口不黏、苔不腻、无痰者，宜加枸杞、菊花、僵蚕、钩藤等。如畏寒肢凉而手足心热，或上热下寒，呈阴阳两虚者，宜阴阳两补，可用参芪桂附地黄汤加减，或用地黄饮子加减；有水肿，可用济生肾气汤。

一般狼疮性肾炎多合并激素治疗，加用中药治疗有利于激素的递减，所用激素维持量可以较单纯用西药者为低。合并高血压者，加用中药活血利水之剂亦有助于使血压稳定。

紫癜性肾炎的证治

紫癜性肾炎是指过敏性紫癜引起的肾损害，其病因可为细菌、病毒及寄生虫等感染所引起的变态反应，或为某些药物、食物等过敏，或为植物花粉、虫咬、寒冷刺激等引起，临床表现除有皮肤紫癜、关节肿痛、腹痛便血外，主要为血尿和蛋白尿，多发生在皮肤紫癜后一个月内，有的可以同时并见皮肤紫癜、腹痛，有的仅是无症状性的尿异常，如蛋白丢失过多，亦可出现肾病综合征的表现，如果血尿、蛋白尿长期持续存在，亦可伴有肾功能减退，最后导致慢性肾衰竭。

中医文献中对皮肤出现紫色斑点，一般归属于"斑疹"门中，由于过敏性紫癜在病初常可由外感或过敏引起，故其病机可以认为是病人素有血热内蕴，外感风邪或食物有动风之品，风与热相互搏结，如灼伤血络，以致迫血妄行，外溢肌肤，内迫胃肠，甚则及肾，故有下肢皮肤紫癜，腹痛频作，甚则便血、尿血。如属虫咬后，局部红肿水疱，为虫毒浸淫所致，湿毒化热，阻于经络，气血循行不畅，迫血妄行，故亦可出现紫癜，甚则尿血。如寒邪外侵，内滞于血络，亦可发为紫癜，气不摄血而尿血。

中医辨证论治，可按以下证型处理。

一、风热搏结

初起可有发热，微恶风寒，咽痛口渴，心烦舌红，苔见薄黄等症，继则风热伤络而有下肢紫癜，甚则尿血，治宜祛风清热、凉血散瘀，方用银翘汤加味（银花、连翘、淡竹叶、生地、麦冬、丹皮、藕节、白茅根、生甘草），如见腹痛便血加白芍、生地榆；如见尿血加大小蓟、马鞭草、生侧柏。

二、热盛迫血

热毒炽盛，病情较重，出血倾向亦重，下肢可见大片紫癜，肉眼血尿明显，烦躁不安，口干喜凉饮，舌质红绛，治宜清热解毒、凉血散瘀，方用犀角地黄汤加银花、连翘、玄参、茜草、白茅根之类。

三、肝肾阴虚

虚火灼络亦可出现下肢紫癜及尿血，兼见手足心热、口干喜饮、大便干结、舌红少津，治宜滋养肝肾、凉血散瘀，方用小蓟饮子去木通，或用知柏地黄汤或血府逐瘀汤加马鞭草、生侧柏、益母草、白茅根。

四、湿热内阻

湿热阻滞络脉，迫血妄行，兼见口苦口黏，口干不欲饮水，胸闷痞满，舌苔黄腻，治宜清热利湿、活血化瘀，方如三仁汤或四妙散加丹参、泽兰、马鞭草、生侧柏，赤芍、三七等。如有水肿，宜清热利水，佐以活血，方用大橘皮汤加丹参、泽兰、牛膝、车前子等。

五、寒凝血滞

素体阳虚，寒邪外侵，内滞血络引起，如兼见畏寒肢冷、神疲乏力、语声低怯、口淡不渴、舌体胖大而润，治宜温经散寒、活血化瘀，方用当归四逆汤合桂枝茯苓丸。如水肿明显，可温阳利水，佐以活血，方用真武汤合桂枝茯苓丸，或当归芍药散加制附片、肉桂、川牛膝、车前子。

六、脾气虚损

脾虚失统，气不摄血亦能血溢成斑，或有尿血。同时可见气短乏力、食少懒言、心悸头晕、面色萎黄、舌淡齿痕等，治宜益气健脾、活血摄血，方用归脾汤加桂枝茯苓丸；如兼阳虚，亦可加制附片、炮姜。水肿明显，可健脾利水，佐以活血，方如防己黄芪汤合防己茯苓汤，再加桂枝茯苓丸。

总之，紫癜性肾炎由于尿血较为突出，宜活血不宜止血，虽是镜下血尿亦然。《先醒斋医学广笔记》提出治血二法，第一即"宜行血不宜止血""行血则血循经络，不止自止。止之则血凝，血凝则发热恶食，病日痼矣"。唐容川《血证论》提出通治血证之大纲有四，其中以消瘀为第二法，认为"以去瘀为治血之要法"，即使由其他原因引起的出血，在治本的同时，也要注意适当配用化瘀之品，以防止血留瘀，变生他患。因此，我对紫癜性肾炎病人的治疗着重扶正化瘀，或寓止血于化瘀之中，常可收到较好的疗效。

糖尿病肾病的证治

糖尿病肾病是糖尿病的严重并发症，主要是糖尿病性肾小球硬化，开始可以是间歇性蛋白尿，以后逐渐加重变为持续性蛋白尿，由于长期的蛋白尿，以及糖尿病本身蛋白质代谢失调，可以出现低蛋白血症，以致产生肾病综合征，有的可以同时合并氮质血症，病情继续恶化则可发展为慢性肾衰竭，死于尿毒症。因此糖尿病如果出现肾脏损害而有蛋白尿时，应及早治疗，以控制病情发展。

糖尿病的中医辨证，其基本病机是肺、胃、肾三脏灼热伤阴，病延日久，不仅阴伤，气亦暗耗，故临床上表现气阴两虚者甚为多见。糖尿病肾病的中医辨证也是以气阴两虚为主，临床表现可以有神疲乏力、自汗气短、舌淡齿痕等气虚症状，也可以有手足心热、咽干口燥、渴喜饮水、大便干结等阴虚症状同时出现；有的病人症状介于气虚和阴虚之间，如口干口渴但饮水不多，手指足趾发凉而手足心热，大便先干后稀，舌红少苔但舌体胖大有齿痕等，也归属为气阴两虚。有的病人气阴两虚偏气虚为多，有的病人气阴两虚偏阴虚为多，也有病人气阴两虚二者大致相等，这些都需辨别清楚，在选方用药上也因之有所差别。如气阴两虚二者大致相等者，可选用参芪地黄汤；气阴两虚偏气虚者，可选用五子衍宗丸加参芪；气阴两虚偏阴虚者，可选用大补元煎。糖尿病肾病的中医辨证也是在不断地变动发展，气阴两虚偏气虚可以转化为脾肾气虚，甚至脾肾阳虚；气阴两虚偏阴虚可以转化为肝肾阴虚，甚至阴虚阳亢；气阴两虚本身也可转化为阴阳两虚，相反，原来脾肾气虚者，也可转为气阴两虚，原来肝肾阴虚者，亦能转为气阴两虚。总之分型辨证论治，切不可僵化，因为疾病本身就在不断地变动，当然证型可以由于种种原因也在不断地变化，证型转化了，治疗也相应要变化，如脾肾气虚，临床表现可有气短乏力、纳少腹胀、四肢不温、腰膝酸软、夜尿清长、舌体胖大质淡边有齿痕等，治宜健脾固肾，可用水陆二仙丹（金樱子、芡实）、芡实合剂（芡实、白术、茯苓、山药、黄精、菟丝子、金樱子、百合、枇杷叶）、补中益气汤加金樱子、补骨脂、菟丝子等；如脾肾阳虚，临床表现可有神疲无力、畏寒肢冷、少气懒言、或有水肿、面色㿠白、腰背冷痛、口淡不渴、或有便溏、舌胖嫩润质淡边有齿痕等，治宜温补脾肾，可用真武汤加党参、黄芪、肉桂之类，如肝肾阴虚，临床表现可有两目干涩、五心烦热、口干喜饮、腰酸腰痛、大便干结、舌红少苔等，治宜滋养肝肾，可用归芍地黄汤、六味地黄汤合二至丸等；如阴虚阳亢，临床表现还有头痛头胀、眩晕耳鸣等症状，宜养阴平肝，可用三甲复脉汤、杞菊地黄汤加天麻、钩藤、僵蚕之类，如阴阳两虚，临床表现可见面色㿠白、畏寒肢冷、腰酸腰痛、口干欲饮、或有水肿、大便或干或稀、舌胖而质红等，治宜阴阳双补，可用桂附地黄汤、济生肾气汤、大补元煎加龟板胶、鹿角胶、仙茅、仙灵脾之类。以上治法皆属治本，由于糖尿病肾病还有兼夹邪实者，治疗时则应当标本兼顾。如夹瘀血者，临床表现还可有肢痛肢麻、月经色暗有块或有痛经、唇暗、舌质暗或有瘀斑或瘀点，可在扶正方剂中酌加丹参、鸡血藤、泽兰、桃仁、红花、川芎等；夹水湿者等临床表现有水肿，轻者仅下肢稍肿，可在扶正方剂中酌加牛膝、车前子、防己、赤小豆、冬瓜皮等；重者则宜温阳利水，可用实脾饮、济生肾气汤，或健脾利水，可用防己黄芪汤合防己茯苓汤；利水方剂中加入广木香、槟榔、陈皮、沉香等理气药，有助于气行水行，使水肿消退。夹湿浊者，如湿浊上逆而恶心、呕吐，舌苔黄腻者，可在扶正方剂中加黄连、竹茹，甚则先清化湿热，用黄连温胆汤、苏叶黄连汤，俟呕吐止再予以扶正；舌苔白腻者，可在扶正方剂中加陈皮、生姜、竹茹，甚则先化浊降逆，用小半夏加茯苓汤以控制呕吐。如湿浊上逆而口中尿臭明显，可在扶正的基础上加用大黄，或合并使用大黄灌肠，使湿浊外泄，症状得以缓解。

糖尿病肾病由于病程较长，多数都有虚实夹杂的临床表现，因此治疗既要治本补虚，又要治标祛邪，标本结合进行治疗，可使蛋白尿减轻或消失，肾功能向好的方面转化。当然在治疗糖尿病肾病时，如果糖尿病本身还有症状，亦应在扶正的基础上加某些药物以控制症状，如口渴甚者可加天花粉、石斛、麦冬、五味子之类，饥饿感者可加黄连、生地、知母、生石膏之类，有痈疽者可加银花、蒲公英、野菊花、天葵之类，如尿多者可合用玉锁丹（生龙骨、茯苓、五倍子）或加覆盆子、金樱子，尿有酮体可加黄芩、黄连、黄柏等，糖尿病能够很好控制，糖尿病肾病通过治疗亦能比较好地得到控制。

尿浊的辨治

尿浊，是指小便混浊，白如泔浆，但排尿时并无疼痛，有别于膏淋。亦有原为尿浊，合并湿热淋证，或反复发作，则与膏淋极为相似。《医学正传》指出："大便浊之证，因脾胃之湿热下流，渗入膀胱，故使便溲或白或赤而浑浊不清也。"《医学心悟》指出："浊之因有二种：一由肾虚败精流注，一由湿热渗入膀胱。肾气虚，补肾之中必兼利水，盖肾经有二窍，溺窍开则精窍闭也。湿热者，导湿之中必兼理脾，盖土旺则能胜湿，且土坚凝则水自澄也。补肾，菟丝子丸主之；导湿，萆薢分清饮主之。"由以上记载可以看出，尿浊初起多属湿热内蕴，日久则多属虚证或虚中夹实，虚证中可以是脾虚气陷，也可以是肾虚固涩无权，虚中夹实则是脾虚或肾虚中又兼夹湿热，由于病久入络，虚证中多半同时又兼夹瘀血。

一般以小便混浊的颜色分白浊、赤浊、赤白浊，亦即根据有无出血及出血量多少而定，无出血者为白浊，出血量多为赤浊，出血量不多而红白相兼者为赤白浊。

根据个人经验，大致有以下几种治法：

一、清利法

用于湿热内蕴下渗膀胱，或病后湿热未清，蕴结下焦，以致清浊不分，形成尿浊，治宜清利湿热，可用《医学心悟》的萆薢分清饮（萆薢、黄柏、石菖蒲、茯苓、白术、莲子心、丹参、车前子）加减，或用三妙散（苍术、黄柏、牛膝）加萆薢、石韦、车前子、滑石、通草等。兼出血均可加入生侧柏、生地榆等清热凉血之品以获效。

二、健脾法

用于尿浊日久有脾虚见证者，如脾虚夹湿，宜健脾利湿佐以活血，方用当归芍药散（当归、赤芍、川芎、苍白术、茯苓、泽泻）加萆薢、黄柏、牛膝、苡米。如中气下陷，宜升清固涩，用补中益气汤合水陆二仙丹（金樱子、芡实）加丹参、萆薢，兼出血的可加入刘寄奴。

三、补肾法

用于尿浊日久有肾虚见证者，如属肾阴虚，宜滋肾清热，可用知柏地黄汤加萆薢、五味子、丹参；兼出血合用二至丸，兼气虚加党参、生黄芪。如属肾阳虚，宜温肾固涩，可用菟丝子丸（菟丝子、茯苓、山药、沙苑蒺藜、远志、车前子、牡蛎）加丹参、金樱子、益智仁等。兼出血可加刘寄奴，兼气虚亦可加党参、生黄芪。

遗尿的辨治

遗尿有广义与狭义之分，广义的包含了各种原因引起的尿失禁；狭义的则指睡眠中小便自遗，俗称尿床。此处所谈是指广义的遗尿。《类证治裁》指出："夫膀胱仅主藏溺，主出溺者，三焦之气化耳。"说明三焦气化受影响，可致膀胱不能约藏而遗尿。三焦的气化功能，在上焦以肺为主，中焦以脾为主，下焦以肾为主，因此如肺虚治节失司、脾虚中气下陷、肾虚下元不固均可引起本病。《丹溪心法》指出"小便不禁有虚热虚寒之分，"说明小便失禁是虚证，要分辨是寒是热。其他如下焦蓄血亦可遗尿，如《仁斋直指附遗方论》指出："下焦蓄血，共与虚劳内损，则便溺自遗而不知。"说明了各种原因引起的下焦蓄血（包括产妇分娩不慎受损），皆可出现尿失禁。足厥阴肝经循阴器，系廷孔，如肝气失调，疏泄不利，气郁化火，亦可引起不禁，故《医学心悟》说"肝气热，则阴廷失职"即是。一般遗尿多属虚证，小儿遗尿为肾气未充，成年即可自愈；老人则属肾气衰微。今将治法归纳如下。

一、补益肺脾

用于肺脾气虚，中气下陷，以致尿意频数，滴沥不禁，或小便自遗，排尿不痛，不能自忍，小腹坠胀，舌淡齿痕，脉象虚软无力，治宜补益肺脾，可用补中益气汤加益智仁、桑螵蛸、牡蛎、五味子等以升提固涩之。

二、温补脾肾

用于脾肾阳虚，下元不固，以致尿自遗或不禁，畏寒肢冷，神疲无力，舌体胖嫩，脉象沉弱，治宜温补脾肾，可用景岳巩堤丸（菟丝子、制附片、熟地、白术、五味子、益智仁、补骨脂、茯苓、人参）以固涩下元，亦可用肾著汤（甘姜苓术汤）加制附片、补骨脂、益智仁等治之。

三、滋肾清热

用于肾阴不足、相火有余，热扰膀胱，以致水液不藏，症见尿频尿热、滴沥不断、小便黄赤、脉象沉细、舌红苔黄而腻，治宜滋肾清热，用知柏地黄汤加减，一般湿热明显时仍宜通利，酌加车前草、牛膝、王不留行等，湿热已不明显，再滋肾固涩，用六味地黄汤加金樱子、覆盆子、五味子等。

四、活血化瘀

用于下焦蓄血，小便滴沥不尽，小腹胀满，舌质略红，脉象沉细，宜活血化瘀，可用少腹逐瘀汤加牛膝、王不留行。一般有瘀者宜通利，效果较好。

五、疏肝清热

用于气郁化火，小便失禁。治宜疏肝清热，可用丹栀逍遥散或化肝煎加减（柴胡、青陈皮、白芍、丹皮、栀子、生龙牡）。肝热得清，可考虑滋肾固涩之治。

淋证一得

淋证有五，即热淋、气淋、劳淋、膏淋、石淋，有的增血淋则为六淋，实际上血淋可以包括在热淋之内，仍以五淋区分为是。热淋、气淋、劳淋，多半是一种病的几个阶段，如尿路感染，膏淋类似乳糜尿，石淋则属尿路结石。今将个人对淋证治疗体会略述于后。

一、热淋清利湿热重在"利"

热淋，临床上以小便频急、淋沥不尽、尿道热痛为特点，多为膀胱湿热，治疗以清利膀胱湿热为主，可用八正散，使膀胱及小肠湿热，从大小便分利而出。兼气滞者，如小腹胀痛，可加香附、王不留行；兼阴虚者，宜养阴清利，方用知柏地黄汤、猪苓汤，均可加入瞿麦、萹蓄、车前草等清利之品。如为血淋，一般清利膀胱湿热则血可自止，如未止者可酌加丹皮、白茅根、蒲黄、琥珀粉等；血淋属阴虚者，宜养阴清利、凉血止血，方如小蓟饮子、猪苓汤，均可加入丹皮、白茅根等。如湿热弥漫三焦，而且寒热往来者，可根据辨证予蒿芩清胆汤、三仁汤、大柴胡汤等加减治之。一般在急性阶段，通过祛邪为主的治疗，能很快恢复正常（包括尿检及首尿转阴）。

二、气淋调肝理气重在"通"

气淋，主要表现为小腹胀痛或小腹坠胀，前者多属实证，后者多属虚证，临床上单纯以气淋为主者并不多见，实证多于热淋中可见，虚证多于劳淋中可见，皆当调肝理气。实证可在清利湿热中加香附、沉香、陈皮、川牛膝、王不留行；虚证可在补虚的基础上加乌药、川牛膝、王不留行。由于气滞则多同时伴见血瘀，故调肝中除理气外还包括和血，无论实证或虚证皆可加入牛膝、王不留行，重点在通，可使症状缓解。

三、劳淋扶正补虚重在"补"

劳淋，为慢性阶段，遇劳则诱发，平时无明显小便涩痛，但可有小腹下坠、尿流不畅、余沥不尽、腰酸腰痛等症状，临床表现以正虚为主，可有肺脾气虚、肾阴不足、肾阳虚损、气阴两虚等不同，在治疗上可根据不同情况，分别扶正补虚，如肺脾气虚者，可用补中益气汤加味；肾阴不足者，可用六味地黄汤加味；肾阳虚损者，可用金匮肾气丸加味；气阴两虚者，可用参芪地黄汤加味等。如小腹坠胀而小便不畅者，可加乌药、牛膝、王不留行等；尿道刺痛，可加牛膝、王不留行、通草；少腹胀痛，可加乌药、没药；腰酸腰痛，可加桑寄生、川断；如腰部寒凉，可加狗脊、菟丝子；尿黄热痛，可加知母、黄柏；尿液混浊，可加萆薢、滑石等。如果在慢性阶段急性发作，可按照热淋处理。

四、膏淋清利活血重在"活"

膏淋，为尿如脂膏、小便涩痛，相当于乳糜尿合并感染。乳糜尿的产生，可以看作是脾虚湿郁化热，湿热下注，气化不利，脂液失于约束所致，由于气化不利必夹有瘀血，因此在治疗上要健脾清利、分清泄浊，但必须合用活血化瘀，方如当归芍药散加萆薢、石菖蒲、车前草；小便热痛可再加入知母、黄柏；小便涩痛可加牛膝、王不留行、通草。亦可用《医学心悟》萆薢分清饮（萆薢、石菖蒲、黄柏、车前草、白术、茯苓、莲子心、丹参），可再加入牛膝、王不留行、滑石、通草。曾单纯用健脾清利、分清泄浊之剂，效果并不理想，但加入活血化瘀，则可收明显效果，已屡试不爽，可以重复验证。

五、石淋排石通淋重在"排"

石淋，为尿路结石。尿中时夹砂石，小便涩痛，或排尿时突然中断，或腰痛剧烈沿少腹向会阴放散，或尿道窘迫疼痛，尿中带血。主要因湿热下注，煎熬尿液，结为砂石，阻滞尿路所致。治以清热利湿，排石通淋，方用二金石韦汤（金钱草、海金沙、石韦、女贞子、旱莲草、瞿麦、滑石、车前子、冬葵子、牛膝、泽兰、王不留行），其中金钱草、海金沙量要大，金钱草可用至60g、海金沙用至30g，有加强排石作用。湿热甚者，加萹蓄、萆薢；腰痛重者，加桑寄生、白芍、甘草；血尿明显，加丹皮、白茅根、藕节、琥珀粉；结石固定不移，加皂角刺、川牛膝、王不留行；偏阴虚，加生地、麦冬；偏阳虚，加巴戟天、菟丝子、狗脊；偏气虚，加党参、生黄芪；夹气滞而小腹胀痛，加沉香、乌药、川楝子、元胡等。二金石韦汤为余之临床验方，长春市中医院王学达副主任医师曾以此方观察尿路结石100例，治疗时间最短12天，最长90天，治疗结果：排出结石37例，结石溶解53例，结石由大变小3例，未再坚持治疗7例。说明本方的临床运用是有较好排石作用的。一般石淋初起多为湿热兼夹气滞，属实证，宜通淋排石，忌用补法；日久病情多呈虚象，或虚中夹实，宜用补法或攻补兼施。

肾盂肾炎证治

急性肾盂肾炎初起多属实证，慢性肾盂肾炎急性发作则多属虚中夹实证，非急性发作则可以是虚证，也可以是虚中夹实证（如兼夹湿热未尽、夹气血瘀滞等）。

实证：有明显的小便频数、量少涩痛，为湿热蕴结膀胱所致。如湿热弥漫三焦，而且寒热往来者，可根据辨证予蒿芩清胆汤、三仁汤、大柴胡汤等加减治之。如无寒热，可用八正散以清利膀胱湿热；如属肝经湿热下注膀胱，可用龙胆泻肝汤治之；如热伤血络而见血尿者，亦属中医的血淋，一般清利膀胱湿热则血可自止，如未止可酌加丹皮、茅根、琥珀粉，或用小蓟饮子以清热凉血；如少腹胀痛或坠胀明显，则属中医的气淋，一般可于清利湿热中加香附、乌药、青皮，或用沉香散；如瘀血停滞，排尿刺痛，可在清利湿热中加桃仁、红花、牛膝、王不留行。实证通过祛邪的治疗，往往可使菌尿转阴。

虚中夹实证：邪多虚少者（如慢性肾盂肾炎的急性发作期），清利湿热的八正散、龙胆泻肝汤之类可酌情临时用之，但不要伤正。邪少虚多者（如慢性肾盂肾炎的非急性发作阶段，但有尿流不畅，少腹痛等症状者），宜滋肾清利方如知柏地黄汤、猪苓汤加减。如兼气虚乏力可加党参、黄芪；腰酸痛可加桑寄生、杜仲、牛膝；尿液混浊可加萆薢、滑石；尿道刺痛可加牛膝、王不留行、通草；少腹胀痛可加乌药、没药等。如有心火移热小肠而血尿者，可用导赤清心汤（先父时逸人老中医经验方：鲜生地、麦冬、玄参、沙参、丹皮、竹叶、莲子心、茯苓、益元散、灯心、通草），能使血尿迅速消失。虚中夹实证易反复发作，当属中医的劳淋。在虚中夹实的治疗中，通过扶正祛邪，有的病人也可使菌尿转阴。

虚证：属肝肾阴虚者，可用六味地黄汤合二至丸；属肺脾气虚者可用补中益气汤、保元汤；属气阴两虚者，可用参芪地黄汤、大补元煎；属肾阳不足者，可用金匮肾气丸。

中医对肾结石的辨证论治

肾结石是指肾及输尿管结石而言，是泌尿系统的常见病，近年来肾结石的发病率日趋增高，多见于青壮年，如不积极治疗，往往会严重地影响健康，由于结石的梗阻，可以引起梗阻平面以上的输尿管及肾盂肾盏发生进行性加重的积液及感染，梗阻不解除，最后还可使大部分肾实质萎缩，甚至引起尿毒症，故其预后较差。肾结石一般结石横径 >0.6cm 者，较难排出，多数学者主张手术治疗，但复发率高，文献报告 5 年复发率为 8% ～ 12%，20 年复发率高达 78% ～ 80%，因此探讨中医治疗方法很有必要。

中医学对肾结石的认识，虽然未见结石排出，但仍归入"石淋"范畴，其病因病机与膀胱湿热、气滞血瘀、肾气亏损有关。由于饮食不节，恣食膏粱厚味，辛辣炙煿，肥甘酒热，以致湿热火毒内生，湿热流注下焦，日久结为砂石而成。湿热内阻，气血失畅，或砂石内结，气滞血瘀或热伤血络，迫血妄行，再加之过服苦寒清利之剂，可以肾阴亏损，或长期血尿以致肾气亏乏，肾虚不能化气，以致砂石积聚。

根据上述中医理论，肾结石的辨证论治，可以分为以下三种类型。

一、湿热型

腰腹突然疼痛，向会阴部放散，同时伴有湿热下注的表现，如尿频、尿急、尿痛，或尿流中断，或肉眼血尿，口苦口黏，舌苔黄腻，脉象滑数。热甚者，可有口气秽臭、口干喜饮、大便秘结等症状，治疗宜清热利湿，如自拟二金石韦汤（金钱草、海金沙、石韦、女贞子、旱莲草、瞿麦、滑石、车前子、冬葵子、牛膝、泽兰、王不留行）、二神散（海金沙、滑石、木通、麦冬、车前子）等。一般金钱草可用至 60 ~ 120g，海金沙 30 ~ 60g，有助于排石通淋。

二、气滞型

腰腹刺痛，小腹及会阴引痛，辗转不安，小便排出困难，或淋漓不尽，或有血尿，舌苔暗红，脉弦缓或涩。治宜行气活血，方如沉香散（石韦、滑石、当归、陈皮、白芍、冬葵子、王不留行、甘草、沉香）加金钱草、海金沙、鸡内金。

三、肾虚型

一般可分为肾阴虚与肾阳虚两种情况。肾阴虚者，腰酸或痛，五心烦热，间有尿频、尿痛，口干喜饮，大便干结，舌红少苔，脉象细数，治宜滋肾清利，方如知柏地黄汤加金钱草、海金沙、鸡内金、牛膝、王不留行等；肾阳虚者，腰痛腰酸，或腰部冷痛，四肢不温，或下半身有冷感，畏寒喜暖，夜尿频多，或小便不利，舌淡体胖，脉象沉弱，治宜温阳通利，方如桂附八味汤加金钱草、海金沙、鸡内金、牛膝、王不留行等。阳虚轻者可去桂附，改用党参、黄芪以益气助阳。

一般在临床上经常可以看到某些病人，在肾绞痛发作时气滞症状明显，或气滞与湿热同时并见，在不发作时则肾虚比较明显，因此应根据病人具体情况，灵活加以应用。今将有关药物，根据其作用列举如下，以便选择使用。

一是清热利湿类：瞿麦、萹蓄、石韦、滑石、冬葵子、车前子、木通、金钱草、海金沙、萆薢、茯苓、泽泻、猪苓等。

二是行气理气类：沉香、青皮、陈皮、厚朴、枳实、木香、香附、乌药、川楝子、延胡索等。

二是活血软坚类：川牛膝、穿山甲、皂角刺、三棱、莪术、桃仁、红花、丹参、川芎、王不留行、乳香、没药等。

四是清热解毒类：银花、蒲公英、紫花地丁、天葵子、野菊花等。

五是健脾益气类：党参、黄芪、白术、扁豆、鸡内金、山药。

六是补肾温阳类：附子、肉桂、菟丝子、沙苑子、肉苁蓉、巴戟天、仙茅、仙灵脾、杜仲、川断、狗脊、胡桃肉等。

七是滋肾养阴类：生地、麦冬、玄参、阿胶、枸杞、女贞子、旱莲草、龟板、鳖甲等。

八是清热凉血类：丹皮、大小蓟、白茅根、地榆、侧柏叶、茜草、马鞭草、藕节、琥珀等。

总之，肾结石的治疗，一般应根据病人的具体情况而定，初起多为湿热、气滞，属实证，宜通利，使结石及早排除，忌用补法；日久病情多呈虚象，或虚中夹实，宜用补法或攻补兼施。临床上多是几种情况交错出现，故应仔细分辨，随证加减治疗，才能取效。

一般生活调护，要注意多饮水，每天饮水量可达 1500 ～ 3000mL，以降低尿内盐类比重，减少沉淀，并起到一定的冲洗作用，促进输尿管蠕动，以利结石排出。饮食宜清淡，忌肥腻、辛辣、刺激性食品。亦可根据结石性质，注意调节饮食性质，显影含钙多者，应减少乳制品及钙剂。不显影者，多为尿酸或胱氨酸结石，尿酸结石应减少海产品和动物内脏、豆类、菠菜等，并碱化尿液，使尿 pH 维持在 6.5 ～ 7.0；胱氨酸结石应减少含蛋氨酸饮食，碱化尿液，使尿 pH 维持在 7.4 ～ 8.0；草酸钙结石，避免食含高草酸的饮食，如菠菜、土豆、浓茶、巧克力、胡椒面、核桃，另外钙饮食亦能降低草酸钙的形成，使尿液碱化；磷酸钙结石，要控制磷的摄入，少吃肥肉、蛋黄等食品，要使尿液酸化；磷酸镁胺结石，要控制磷酸盐及镁剂，酸化尿液，均有利于结石排出或溶石。

运用济生肾气汤治疗肾病综合征的经验

一、三因定病机

成人肾病综合征以水肿反复发作，病程迁延，虚实并作，兼夹迭出，累及多脏为特点。大凡中医对肾病综合征之水肿辨证病位有肺、脾、肾三脏之说，孰为主，孰为辅分阶段而主之。笔者治该病水肿以肾虚为本，肾主水液，藏精并泄浊；三焦水道通畅需借命门元阳之蒸腾气化，"肾者，胃之关，关门不利，聚水而从其类也"，中宫不健，堤防难设，水邪泛溢，然脾土之阳又赖命火温煦。肾病综合征不论有无水肿，大多以肾虚贯穿病程之始末。肾气虚弱为本病之主因；外邪所加，饮食不节，作强劳伤，情志失畅为本病之诱因；水、湿、痰、瘀为本病之辅因。湿热浊邪弥漫三焦，气血精液亏损虚耗，心悸咳喘，寒水上逆，风木变动均为肾病综合征之变证。治病求本，不为标变兼夹辅诱所惑，独取济生肾气汤加减治之，每能获效。

方药组成：生地、茯苓、泽泻各15g，山药、山萸肉各12g，丹皮、牛膝、附片各10g，益母草、白茅根、车前子（包）、白花蛇舌草各30g，桂枝6g。水煎两遍，取汁混合，日分2～3次服，头煎需煎40分钟以上，以祛附子之毒性。

本方有肾气丸阴中求阳、阳中求阴之义，能燮理阴阳，温肾生精，促进气化，通利水湿，活血解毒，攻补同施，而收标本兼顾之功。

二、求本达变通

用此方首要辨明病证，分清标本，兼顾他脏，把握住肾与心、肝、肺、脾在本病中之关系，注意主因、辅因、诱因以明病机。对肾病综合征之水肿的治疗，不能急切求成，投加味济生肾气汤并非朝可见效，需守方5～10天许，方现行水利尿之功，慎不得服药二三日未见尿量增多即改弦更张。用本方后即使水肿消退，亦不能骤减车前、茯苓、泽泻渗利之类，因水退湿存，湿聚乃可成水，故继用上方药祛邪扶正，以巩固疗效。纳化如常，精气易复，胃气一败，百药难施，肾病综合征因血清白蛋白减少，水肿不易平伏，若病家胃纳尚好，可于方中加入阿胶（烊）、鹿角胶（烊）各10g，以血肉有情之品填补精血；或佐餐鲤鱼汤（鲤鱼1条去内脏，生姜30g，砂仁6g，生黄芪30g，紫苏10g，加无盐调料共炖，吃鱼喝汤），为利水辅助之法。对于肾病综合征患者表卫不固，招致外邪，感冒反复长期不愈时，笔者认为"卫出于下焦"，故可用以此方补元气为主，若无合并严重感染不得本末倒置，弃补肾之法而投清解之方，或可并用玉屏风散益气固表。服本方期间出现咽痛、口渴、鼻干舌红，需分是感受风热外邪所为，还是久用桂附火燥而致，外邪所袭可加成药如银翘散类辛凉宣散，呈急性扁桃体炎者，暂服银蒲玄麦甘桔汤数剂以顿挫火热。若是桂附之热，重用生地30g，甘寒平之即可。患该病日久，经脉不利，血络受阻，用此方温通逐痹，加丹参、鸡血藤各30g，全蝎3g，搜剔通络。如合并小便淋漓涩滞，灼热不利之尿路感染、前列腺炎者加滋肾通关散。本病后期如见面白少气，头晕眼花之贫血症时，可加吉林参10g（另煎）；口有尿味，呕恶频作之尿毒症时，可暂用苏叶10g、黄连6g苦辛开泄，以控制呕恶；若病情稳定无合并兼夹等证，属气阴不足者，去桂附加党参15g，生黄芪30g。济生肾气汤方中山药、山萸肉可变通应用，白术易山药，取术运脾力宏兼可燥湿，与生地刚柔相济，既可制生地之腻又可除白术之燥；木瓜也可代山萸肉，价廉易得，又能走气通络，或二者同用既济。

三、补偏救弊乱

强的松类激素是西医治疗肾病综合征的主要药物，有些病者在接受中医药治疗之前，已用激素，该类药似有纯阳之性，药毒更使病机复杂，阴阳失调，湿、热、瘀、毒之症迭出，激素又不能骤减；此时应用济生肾气汤能补偏救弊，燮理阴阳，与激素同用有相辅相成的协同作用。在使用激素的过程中有五心烦热、舌红、脉数之阴虚证者减桂、附，加玄参15g，知母10g，黄柏6g，重用生地30g育阴生精；若呈现满月脸、围裙腹、水牛背、舌苔黄厚腻、脉滑之湿热膏脂交混者，去桂、附加蚕砂（包）、生苡仁各30g，以防湿热化浊；在激素减量之后呈面白纳差，形寒怯冷之阳虚证者，该方加仙茅、仙灵脾、菟丝子各15g，以温阳补肾。这样用此方灵活化裁，可减少激素毒副作用，祛除该类药物所致的内分泌紊乱之害，顺利撤减激素。

治慢性肾病用地黄汤的经验

一、病机分析和方解

慢性肾脏疾病以慢性原发性肾小球肾炎为其典型代表，病情复杂，病程绵长，治疗困难，预后很不乐观。经过近几十年的探讨，其病机逐渐明了，认识趋于统一。多数学者认为，慢性肾炎的病机为本虚标实。本虚乃肺脾肾三脏之虚，而以肾虚为本中之本；气血阴阳之不足，而以阴虚为多见。标实则有外感、水湿、湿热、痰浊、血瘀之类，多为因虚致实。而慢性肾炎的主要表现如水肿、蛋白尿、高血压、血尿等，都与肾虚这一基本病机有着密切的关系。肾虚失却主水的功能则湿潴留而见水肿；肾虚封藏失职，或清浊不分则精微下泄则可见蛋白尿；若肾阴不足，水不涵木，肝阳上亢，或肾阳虚衰，水湿泛滥，均可致高血压；或肾虚火旺，灼伤脉络，血溢脉外，则可出现血尿；若肾虚不能分清泌浊、湿浊尿毒内蕴，则可出现肾功能不全的表现。

六味地黄汤出自宋·钱乙《小儿药证直诀》，由肾气丸减桂附而成，是滋阴补肾的祖方。其配伍独具匠心。综观全方，以补为主，重在补肾养阴，兼顾肝脾；补中有泻，寓泻于补，通补开阖，相辅相成。诚如《医方论》评谓："有熟地之腻补肾水，即有泽泻之宣泄以济之；有萸肉之温涩肝经，即有丹皮之清泻肝火以佐之；有山药之收摄脾经，即有茯苓之淡渗脾湿以和之。药有六味，而有开有合，三阴并治，间补方之正鹄也。"慢性肾病的病机已如上述，多虚实夹杂，既有肾阴亏乏，又有湿热余邪未尽；另脾肾久虚，运化无权，主水失职，肝肾阴虚则相火易动，故水湿内停及相火妄动常为本病的重要机转。该方以滋养肾阴为主，兼顾渗湿泻火，与病情甚洽，因而在慢性肾病中有广泛的适应证。

二、加减变化规律

慢性肾病虽然其表现复杂，病程缠绵难已，但无论是活动期、缓解期、恢复期，不管是水肿、蛋白尿、血尿、高血压、肾功能不全，抑或是西药治疗的副作用，只要辨证有肾阴亏虚的表现者，均可选用本方以化裁。肾阴亏虚的临床表现如腰膝酸软，足跟作痛，头目眩晕，耳鸣如蝉，五心烦热，口燥咽干，舌红脉细等。临床应用时，方中熟地以生地易之更为妥切，因为阴虚易生内热，生地性寒，滋肾兼有清热之功，且其滋腻碍胃之弊亦逊于熟地，用量一般为15g；若肝肾阴虚，肝阳上亢而见头晕、胀痛，耳鸣如蟊，高血压者，可加石菖蒲、磁石、五味子，即耳聋左慈丸意；若耳鸣如蝉，加野菊花；若视物模糊或目涩干痛，加枸杞子、菊花，即杞菊地黄丸；若伴有肾不纳气，动则气喘之症，加五味子，即七味都气丸；若以舌燥咽干为主症，加麦冬、五味子、忍冬藤，即麦味地黄汤加忍冬藤；若兼有湿热，或虚火上炎之证，加知母、黄柏而成知柏地黄汤；若肝肾阴虚而兼水肿，可加牛膝、车前子之类；若同时出现神疲懒言，自汗易感冒等气虚之症时，则成气阴两虚之候，宜加党参、黄芪，一变而为益气养阴的参芪地黄汤；若贫血、心悸、面色苍白等血虚，则加当归、白芍之类而为归芍地黄汤；若又见畏寒肢冷，尿少身肿，或夜尿频多、尿后余沥等肾虚症，则加桂附而成阴阳双补的肾气丸。此外，如病久不愈，面色黧黑，舌暗，脉涩而兼有瘀血，可加丹参、益母草、泽兰之类；血尿明显可用知柏地黄汤加大小蓟、鲜茅根之类；疮疡、疖肿、痤疮等感热毒明显时，合五味消毒饮。

三、运用举例

1. 水肿

水肿是慢性肾炎的主症，笔者根据不同病机及临床表现，将其治法归纳为宣肺利水、健脾利水、温肾利水、行气利水、清热利水、活血利水、养阴利水等法。其中温肾利水和养阴利水可宗六味地黄汤变化，前者可用肾气丸、济生肾气丸，后者可用六味地黄丸加渗利之剂。

2. 蛋白尿

蛋白尿消失与否是慢性肾炎的主要疗效指标，也是慢性肾炎治疗中颇感棘手的问题，笔者根据全国治疗慢性肾炎蛋白尿的经验和自己的长期实践，总结为健脾益气、温补脾肾、气血双补、滋养肾阴、补脾固肾、阴阳双补、活血化瘀、清热利湿、气阴两补、消化蛋白等法。其中滋养肾阴、阴阳双补、气阴双补均可以六味地黄汤为基础化裁，如桂附地黄汤、参芪地黄汤等可随证选用。

3. 血尿

慢性肾炎有时可见血尿，常反复不愈，每于疲劳或感染后加重，并伴蛋白尿。其主要病机有三：一是阴虚火旺，二是脾肾亏虚，三是血热瘀结。若症见肉眼血尿、尿血鲜红，伴见腰酸耳鸣，口干盗汗，夜寐不佳，舌红，脉细数者，当辨为阴虚火旺。可以知柏地黄汤加凉血清利之品。

4.高血压

慢性肾炎的肾性高血压，其病机有肝肾阴虚、气阴两虚、脾肾阳虚、水湿泛溢、夹湿热、夹瘀血等，各不相同，但都以地黄汤加减取效。如肝肾阴虚者选用六味地黄丸、知柏地黄丸，气阴两虚者用参芪地黄汤，脾肾阳虚者可用肾气丸等。

5.肾功能不全

慢性肾功能不全的病机错综复杂，常呈现虚实互见，五脏并损之局面。然而，细究之，仍以肾脏之虚衰为其根本之所在，没有肾脏之虚损，就不会出现慢性肾功能不全。笔者曾经观察统计了53例慢性肾功能不全的辨证分型，脾肾气（阳）虚者11例，肝肾阴虚者6例，气阴两虚者31例，阴阳两虚者5例。上述结果表明，所有慢性肾功能不全都有肾虚的存在，因此，以补肾为主的地黄汤及其加减方在慢性肾功能不全的治疗中应用也很广泛。

6.激素的副作用

慢性肾炎用上腺皮质激素治疗，可使部分患者获得不同程度的缓解。因此，激素成为治疗慢性肾炎的一线药，但是，其副作用也相当广泛和严重，根据多年的临床经验，将其分为三型：在服用大量激素时，多表现为阴虚型（包括阴虚阳亢和阴虚热毒），可用知柏地黄汤加减，重用生地；激素撤减至维持量或停药后，多变为阳虚型，可用桂附八味丸加仙茅、仙灵脾、干姜等温肾药；在激素逐渐撤减的过程中，常由阴虚向阳虚转化而呈阴阳两虚，此时可根据其阴阳虚损的程度而用济生肾气丸、桂附麦味地黄丸，或桂附参芪地黄汤治疗。

7.血透并发症

由于血透析的应用，使慢性肾衰终末期的患者得以延长寿命，改善症状，赢得治疗时间。但在血透过程中却出现一些并发症，如心包炎、心脏病、中风、失衡综合征、贫血、瘙痒、高凝状态等，笔者也常将地黄汤灵活地用于血透并发症。如有的病人平时血压高，常有180/100mmHg以上，出现头晕，视物不清，眼底出血，口鼻干燥渗血，皮肤瘀斑，舌苔薄白，脉弦细或弦硬。中医辨证为以肝肾阴虚为主者，治之可用归芍地黄汤加味。处方：当归、丹皮各10g，白芍20g，怀山药、山萸肉、泽泻、槐花各12g，茯苓、藕节各

15g, 生地、白茅根各30g, 长期内服可预防血透过程中的中风发生。

又如, 透析中贫血的病人, 常出现心悸气短, 呼吸困难, 全身酸痛, 步履艰难, 面色晦暗, 口唇苍白, 舌淡胖、苔薄白, 脉细数或弦细。中医辨证为脾肾气虚, 精血不足, 治之可用参芪归芍地黄汤。处方: 红参末3g (日分2次冲服), 生地、怀山药、赤芍、白芍、茯苓各15g, 熟地、泽泻、丹皮各10g, 生黄芪30g, 山萸肉、当归各12g, 水煎, 日服二次。可改善贫血和机体的健康状态, 使长期血透得以顺利进行。

血尿证治

血尿是肾脏疾病常见的临床症状。《内经》称之为溺血、溲血,《金匮要略》称之为尿血, 但古代医家溺血与淋血不分, 如《素问·气厥论》有: "脑移热于膀胱, 则癃溺血。"《金匮要略》中有: "热在下焦者, 则尿血, 亦令淋秘不通。" 后世医家逐渐将溺血与淋血分开, 凡不痛者为溺血, 涩痛者为淋血。现在的血尿概念, 泛指一切排尿时带血 (包括显微镜下血尿)。因此, 包括了尿路感染的血尿及无痛性血尿。

一、病因病机

1. 风热袭肺, 肺失治节

热迫及肾而出现的血尿。王肯堂说: "肺金者, 肾水之母, 谓之连脏, 肺有损伤妄行之血, 若气逆上者则为呕血矣, 气不逆者, 此之何不从水道下降入胞中耶, 其热亦直抵肾与膀胱可知也。"

2. 热伤血络, 下注膀胱

热伤血络出现血尿, 如《内经》所说的胞移热于膀胱,《金匮要略》所说的 "热在下焦则尿血"。但是热伤血络可以有虚有实, 心经热盛、肝胆湿热、肝火内热、膀胱湿热属实火; 思虑劳心、肝伤血枯、肾阴内耗属虚火。皆可导致血热妄行, 引起血尿。

3. 阳虚火衰, 气不摄血

血尿, 有因脾虚不能统血引起者, 有因命门火衰, 失其封藏之职而致者, 亦当分辨之。

血尿不论实证、虚证，既有离经之血，则必有瘀滞，故唐容川云："离经之血，虽清血鲜血，亦是瘀血。"在分析病机时，还必须考虑瘀血的问题。

二、辨证论治

1. 疏风散热

用于外感风热以后，咽痛咽干、口渴喜饮、舌红苔薄黄、脉象浮数等风热症状仍在，同时可见血尿者，或每因咽痛而有镜下血尿者，可用疏风散热之剂治之。方如银蒲玄麦甘桔汤加味（银花、蒲公英、玄参、麦冬、生甘草、桔梗、益母草、白茅根）。

2. 清热泻火

用于实火引起的血尿，如心火亢盛移热于小肠，症见心烦口渴、口舌生疮、小便赤涩刺痛，可清心通淋，方如导赤散加滑石，如是无痛性血尿，则宜清心泻火，方如大黄黄连泻心汤直泻心火。如属肝郁气滞，气郁化火而胁痛、口苦、小便涩痛带血，宜泻肝通淋，方如龙胆泻肝汤；如是无痛性血尿，亦宜清泻郁火，方如丹栀逍遥散去生姜、薄荷加生地榆、生侧柏。或用化肝煎加减（丹皮、生栀子、陈皮、白芍、泽泻、生侧柏、生蒲黄、滑石）。如属肝胆湿热，亦宜龙胆泻肝汤治之；膀胱湿热而血淋，则可用八正散清利湿热。

3. 养阴清热

用于阴虚内热、血热妄行所引起的血尿，如思虑劳心、心烦失眠，舌尖红、脉细数而见血尿，宜清心凉血，方如小蓟饮子，或用导赤清心汤（先父时逸人老中医经验方，处方为鲜生地、麦冬、玄参、沙参、丹皮、竹叶、莲子心、茯苓、益元散、灯心、通草）。如肝伤血枯，多因气郁化火进一步耗伤阴血所致，宜养肝清热，方如一贯煎加丹皮、生栀子、生地榆、生侧柏之类。如肾阴不足，阴虚火旺所致血尿，宜滋肾凉血，方如知柏地黄汤加藕节、白茅根、生侧柏、马鞭草等。

4. 益气温阳

属肺脾气虚，中气下陷者，宜补益中气，可用补中益气汤；属脾虚血亏，脾不统血者，宜健脾统血，可用归脾汤；属肾阳不足，命门火衰者，宜补肾温阳，可用金匮肾气丸。

以上治疗方法在临床运用时，皆宜加入活血化瘀之品，如气虚、阳虚者可加刘寄奴；阴虚、血热者可加生侧柏、生地榆、马鞭草、藕节、丹皮、白茅根之类，皆可使血尿迅速消失。治疗血尿宜化瘀为要，不宜用炭类收涩止血，即使用收涩止血药亦未必有效，瘀化气和，血气调畅，其血自止，故余在治疗血尿时在辨证的基础上，按以上方法治疗，必佐化瘀，可使疗效提高。

化瘀法治疗尿血

尿血一症，《内经》称之为"溺血""溲血"。古人所说尿血是指肉眼血尿，现在则包括镜检下血尿。《素问·气厥论》曰"胞移热于膀胱，则癃溺血"。《素问·四时刺逆从论》又指出少阴"涩则病积溲血"。张仲景《金匮要略·五脏风寒》认为"热在下焦者则尿血"。可知尿血主要与下焦肾和膀胱的病变有关。除此之外，尚与心、肝、脾密切相系。心主血，与小肠相表里，唐容川《血证论》指出"心经遗热于小肠"，为尿血病因之一。肝主藏血，其经脉"过阴器"，肝经蕴湿郁热，肝失疏泄、藏血之职，可致尿血。脾统血，脾虚则气下陷，血失其统，亦可致血下溢于尿道。尿血与血淋虽然同为血出于前阴，但其见症不同，一般认为尿时痛者为血淋，不痛者为尿血。

尿血的病因甚为复杂，治疗起来，常常颇感棘手。就病因而言，或气虚、阳虚而不摄血；或实火内盛，迫血妄行；或阴虚火旺，虚火内炽，皆可动血。除此之外，瘀血内阻，血不循经，亦是出血的常见病因。下焦乃湿蕴、水积之处，前阴也常受败精滞留之害，有形之邪窒碍气机，气郁则血瘀。所以，周慎斋指出："尿血者，精不通行而成血，血不归经而入便。"瘀血之成，还可因治疗不当，或见血则止，纯用固涩收敛之品，虽血暂止而瘀血留；或见血清热，过用寒凉，寒性收引，致血凝失运；或因外伤致损，离经之血变而为瘀。凡此种种，则知对尿血一症，应充分注意化瘀的问题。

前人十分重视运用活血化瘀之法治疗血证，强调凡因瘀血内阻导致出血者，不可贸然收涩止之，当行通因通用之法，化瘀以止其血。明·缪仲淳《先醒斋医学广笔记》提出治血三法，第一即"宜行血不宜止血"，"行血则血循经络，不止自止，止之则血凝，血凝则发热恶食，病曰痼矣"。唐容川《血证论》提出通治血证之大纲有四，其中以消瘀为第二法，认为"以去瘀为治血之要法"。即使由其他原因引起的出血，在治本的同时，也要注意适当配用化瘀之品，以防止血留瘀，变生他患。治疗其他部位的出血如此，治疗尿血也不例外。程钟龄指出："凡治尿血，不可轻用止涩药，恐积瘀于阴茎，痛楚难当也。"瘀化气和，其血自止，治疗尿血，也要重视化瘀法的运用。在治疗尿血时，强调辨证论治，止血之中，注重化瘀法灵活巧妙的运用，或寓止血于化瘀之中，或辨治之中，兼行化瘀之法，对一些久治不愈的尿血症，常可收到满意的效果。

对《伤寒论》阳明病提纲的看法

《伤寒论》六经辨证是一个统一的整体，用于阐明各种外感热病的病程及其传变的动态经过，但是作为六经辨证中的每一过程，如太阳病、阳明病等，都有它特定的内涵与外延。就阳明病的内涵来说，我认为是阳明经证与腑证，其外延则是阳明兼证（兼表、夹湿、夹瘀、合病），至于传变（已传入他经），或正在传变中的过渡形式，似不宜归属阳明病了。因此阳明病就整个外感热病中的一个阶段来说，是热证、实证，应该肯定。

《伤寒论》阳明病篇 180 条有："阳明之为病，胃家实是也。"后世以此条作为阳明病的提纲，也有对此加以非议者，我认为作为提纲要看它是否阐明了该病的内涵，本条则能够说明阳明病的实质，因此作为提纲并无不妥。所谓胃家实，即指邪热入胃，与肠中糟粕相合化燥而言。尤在泾说："胃者，汇也，水谷之海，为阳明之府也。胃家实者，邪热入胃，与糟粕相结而成实，非胃气自盛也。凡伤寒腹满、便闭、潮热、转矢气、手足濈濈汗出等证，皆是阳明胃实之证也。"既然是阳明腑实证，有诸内必形诸外，胃实之外见者：里热盛则蒸蒸发热，由内达于外也；汗出濈濈然，由内外溢也；无表证而不恶寒，里热盛而反恶热。故《伤寒论》阳明病篇 182 条指出："问曰：阳明病外证云何？答曰：身热汗自出，不恶寒反恶热也。"

《医宗金鉴·伤寒论注》有阳明经证及腑证之分，如说："阳明主里，内候胃中，外候肌肉，故有病经、病腑之分，如论中身热烦渴、目痛鼻干、不得眠、不恶寒、反恶热者，此阳明经病也；潮热谵语、手足腋下濈然汗出、腹满痛、大便硬者，此阳明腑病也。"由于《伤寒论》的六经理论是在继承《内经》的基础上发展起来的，它有《内经》各种六经理论的含义在内，因此六经辨证是有其脏腑经络的物质基础的，所以阳明病分经证、腑证是不足为怪的。胃家实是阳明腑实证，腑证是有形之里实，经证与腑证相比，则是无形之里热。因为阳明经证与胃家尚未成实有关，故《医宗金鉴·伤寒论注》又说："邪在经则为外证，邪入腑则为胃家实矣。"章虚谷则直指阳明病提纲包括经证与腑证，如说："胃家者，统阳明经腑而言也；实者，受邪之谓。"经证到腑证是一个连续的过程，是病情发展的反映。

有人认为"阳明之为病，胃家实是也"不能作为阳明病的提纲，因为阳明病篇中还有阳明中寒、胃中虚冷，以及其他虚寒证等，我认为这是把阳明病的内涵扩大了的缘故。五版教材《伤寒论讲义》称经证为阳明病热证，腑证为阳明病实证，之所以如此，认为阳明病还有寒证，也是把阳明病的内涵扩大了。从六经辨证作为一个整体来看，根据外感热病的病程发展，"实则阳明，虚则太阴"，阳明病只能是热证、实证，至于阳明中寒、胃中虚冷，我认为是阳明转化为太阴的过渡形式。

有人认为六经辨证是指的六个病，即太阳病、阳明病、少阳病、太阴病、少阴病、厥阴病，各病相对独立，各有表里，各有虚实寒热，实则是把一个完整的、统一的六经辨证分割开来了，也不符合临床实际情况，因为临床上众多的外感热病，各有其独特的临床经过及病程转归，如果把作为共性的六经辨证变成作为个性的六个病，这六个病是无法将全部外感热病的经过都包括进去的，如果六经辨证作为一个整体，通过各种传变方式，用不同的传变来说明众多的外感热病的各个不同的病程与转归，这是完全可以做到的，这是古人在朴素的辩证法思想指导下，用共性规律说明个性的创举，共性不等于个性，但个性可以包括在共性以内。当然六经传变绝不等于刻板地按六经顺序传变，也不仅仅是表里传、循经传、越经传，因我已有专文论述，在此不做赘述。

以上谈了六经辨证作为一个统一的整体的必要性，由此也可看出六经辨证是为外感热病而设的。如果不是外感热病，如某些杂病也可在临床上出现胃家实，即胃肠的邪实壅滞，此邪实可以是食滞、痰饮、瘀血等有形之邪，因而出现腹胀满、腹痛、呕吐、大便不通等症，但不得称之为阳明病。而阳明病作为六经辨证的一环，必定是外感热病引起，必定多是先由阳明经证进一步发展为阳明腑证，如果在阳明经证通过治疗而热退病瘥，则腑证自然也不会发生了。因此不能认为凡是胃家实就一定是阳明病，或一定就是阳明腑证。即阳明病的特征是胃家实，但胃家实不一定都是阳明病。

兹举 2 例发烧患者，以说明六经辨证的临床应用：刘某，女性，17 岁，住院号 28623。因发热十天住院。入院前曾有恶寒发热、咳嗽，为太阳病阶段，很快即出现不寒但热、午后热甚、汗出热不退、口渴等阳明经证表现，以后又有腹胀、不大便、高热不退等阳明腑证出现，但仍在阳明病阶段，血培养有四联球菌生长，诊断为败血症。从本例患者可以说明：此阳明病是由太阳病传变而来。阳明经证与腑证是一个连续过程。又有张某，女性，56岁，住院号19538。因发热五天，意识障碍伴头痛呕吐三天住院。入院前开始有畏寒发热、头痛项强，继则不寒但热，仍头痛项强，喷射呕吐，烦躁谵妄，神志恍惚，腹胀满，不大便，根据腰椎穿刺结果异常，诊断为病毒性脑炎。从本例患者经过说明：太阳病未罢出现阳明病表现，为太阳阳明并病，烦躁谵妄可考虑有燥屎内结。由以上两例说明，作为阳明病的胃家实，是见于外感热病的过程中，而且是具有"可下之"的适应证的。

《伤寒论》阳明病篇记述了燥屎内结的外在表现有：喘冒不得卧、绕脐痛而烦躁、心中懊恼而烦、汗出谵语、谵语潮热等，可用大承气汤下之，下后可见燥屎。辨认大承气汤证并非要在腹部扪到燥屎，而是通过外在表现的症状来认识的。

有关《伤寒论》厥阴病几个问题的意见

自从拙作《对伤寒论厥阴病的看法》提出一些不成熟的意见以来，笔者接到各地不少读者来信，总的说来，一般都习惯于厥阴病的提纲是代表了厥阴病的本质，厥阴病的特征是寒热错杂，临床表现是寒热胜复，乌梅丸是厥阴病的主方，伤寒传经入里皆是热证，直中于里皆是寒证，热厥是阳明病，寒厥是少阴病，等等。由于厥阴病在《伤寒论》中只列举了现象，没有明确指出实质性的内容，加之后世注家掺入不少己见，影响也较大。笔者本着百家争鸣的精神，共同探讨《伤寒论》厥阴病的本质，今就以下一些问题，再谈谈自己的看法。

一、关于厥阴病的本质问题

《伤寒论》的六经辨证是在继承《内经》的六经理论基础上进一步通过临床实践而创立的，它包含了《灵枢·经脉》的手足六经的循行和主病、《素问·热论》的六经热病证候分类及传变、《素问·天元纪大论》六气与三阴三阳相配及阴阳之气各有多少而分三阴三阳、《素问·六微旨大论》的六气标本中见等。因此，《伤寒论》的六经既有脏腑经络的定位概念，又有六气寒热的属性，且以人体的正气（包括阳气及阴气）强弱为中心，对急性热病的发展过程做了动态观察，既看到了六经的物质基础，又看到六经所反映出的正邪消长，既有急性热病所占据的空间位置，又有病情发展变化的时间概念。比较全面地反映了各种急性病发生、发展、变化、恢复或死亡过程中的一些共性的东西，指导了临床的辨证与治疗。六经辨证的全过程是太阳、阳明、少阳、太阴、少阴、厥阴。根据阴阳气多少而分三阴三阳，则急性热病开始阶段，邪气虽盛，但人体阳气亦旺盛，故称为太阳（三阳）；热病在发展过程中，邪热耗伤正气，阳气略衰，但仍是正邪相争的剧烈阶段，称为阳明（二阳）；病热进一步发展，阳气更少，但还能与邪斗争，此时为少阳（一阳）；如果正气再不支，由阳入阴，故少阳为枢。邪入三阴，有一个共同的特点，即人体的阳气都是衰微的，但阴气在开始时尚不衰，此时称太阴（三阴），故太阴下利尚有自愈的可能，严重者转化为少阴，厥阴又当别论。邪入少阴，阴气也虚，故称少阴（二阴）；这时病人呈以阳虚为主，或是以阴虚为主的表现，各自的两个不同的方向发展，故称少阴为阴经之枢。至最后阳气与阴气都衰微到极点，寒化而阴盛阳亡是为寒厥，热化而阳亢阴竭是为热厥，故为厥阴（一阴）。从阴阳气的多少来看六经，厥阴的本质应当是阳或阴衰微到极点，既然如此，就容易发生阴阳气不相顺接的情况，因此厥阴病的现象是以厥为主，观《伤寒论》厥阴篇中所谈厥证远较其他各篇要多得多，亦可证实厥阴病的现象是以厥为主。没有厥则不是厥阴病，但不等于凡是厥就一定是厥阴病，二者概念不同，不要混淆。但有关病人生死存亡的最后关头，主要是寒厥与热厥。厥阴篇中还有其他的厥，不一定是阳或阴衰微到极点，有些厥证从脏腑定位上与肝有关，如肝热胃寒、寒热错杂之蛔厥，肝血不足、血虚寒滞之厥即是。少阴篇中之肝气郁结、气机不畅、阳郁于内之气厥，肝胃虚寒、寒浊上逆之厥，亦与肝有关，当属厥阴病的范围。脏厥则为寒厥之类，亦属厥阴病的范围。至于冷结膀胱关元之厥，痰阻胸中之厥，水停心下之厥，寒热错杂、下寒上热之厥，可能皆属于与厥阴病相鉴别而列入厥阴篇。

有的学者认为厥阴病的本质是"人体正气与寒邪争斗的最后阶段，此阶段的特点就是寒极生热或热极生寒，并且在这个变化的过程中，出现寒热错杂之证"。正气与寒邪斗争的最后阶段，肯定正气是虚的了。如果正气不虚，早已正胜邪却，既然是最后阶段，寒极自己是不会生热的，只有通过治疗，以扶阳的手段才能生热（阳回），以消除寒极；寒极如果是自己生热，只能是厥阴篇中所述的"除中"证，或"格阳""戴阳"证，为真寒假热，即将阴阳离决，而不是寒热错杂证。热极生寒是真热假寒，表现为热厥，热厥向寒厥转化，才会有寒热错杂。乌梅丸的寒热错杂证表现为肝热胃寒，不是正气与寒邪争斗的最后关头，蛔厥则是由于一时性剧痛所表现的阴阳气不相顺接，而不是阴或阳衰微到极点，因此笔者认为蛔厥的寒热错杂不是厥阴病的本质，乌梅丸也不是厥阴病的主方。

二、关于厥阴病的由来问题

关于寒厥的由来，笔者所提出的是根据《伤寒论》29、38、353、354、388条，有的同志提出寒厥的由来是：①寒邪直中阳明或太阴，病热日甚，进一步陷入少阴或厥阴，可以出现寒厥；②寒邪直中少阴或厥阴，可致寒厥；③病在三阳而误治伤正，转为阴寒之证，可以出现寒厥。的确是补充了寒厥的发生原因，但是有的还缺乏《伤寒论》条文的根据。关于热厥的由来，有的同志提出："其实寒邪直中于里者乃是寒厥，如果说也有变成热厥者，那只是极少数寒极生热，热复太过，病从阴出阳，发热不止者也可能阳极发厥。"并认为："热厥最主要的来源是伤寒病从三阳步步深入于里而造成。"强调了"寒厥最主要的原因就是寒邪直中于里而引起，而传经入里致厥者，几乎都是热厥"。

成无己在《伤寒明理论·四逆》的一段，成氏原意是认为传经之邪为热厥，直中阴经受邪是寒厥，后世医家亦皆持此论。笔者认为这个论点是不恰当的，主要是不符合临床实际。传经之邪可以是热厥，也可以是寒厥；直中阴经可以有寒厥，也可以是热厥。成氏前面一段提到伤寒始者，邪在皮肤，手足尽热；少阳太阴受邪，则手足自温，少阴手足不温，厥阴手足厥，倒是符合临床实际，由阳入阴，阳气减退的情况，是符合传经之邪引起寒厥的临床表现的，但是不符合传经之邪引起热厥的临床表现。

再看《伤寒论》中的记载：传经引起寒厥者，如333条："伤寒，脉迟，六七日，而反与黄芩汤彻其热，脉迟为寒，今与黄芩汤复除其热，腹中应冷，当不能食，今反能食，此名除中，必死。"既然用黄芩汤，必然开始可能是太阳与少阳合病而自下利，邪气偏盛于少阳，但脉迟，说明病热已向内传，阳气衰减，本条列入厥阴篇，则显系传入厥阴，结合前后条皆有热、厥、利之证，本条可能亦有热、厥、利之证，但属寒厥，而非热厥，其热为真寒假热，误认仍属太少合病，与黄芩汤彻其热，今反能食，发生除中，为寒厥临终的前兆，故曰死。

《伤寒论》343条："伤寒，六七日，脉微，手足厥冷，烦躁，灸厥阴，厥不还者，死。"伤寒，必开始有表证，至六七日脉微而手中厥冷，已传入厥阴为寒厥，烦躁为虚阳欲脱，灸之厥不还，则阴阳离决，故曰死。此亦为传经引起之寒厥。《伤寒论》347条："伤寒，五六日，不结胸，腹濡，脉虚，复厥者，不可下，此亡血，下之死。"伤寒至五六日，邪已传入厥阴，为寒厥，本已阳微，再予攻下伤阴，阳亡阴竭，故为死证。至于直中引起寒厥者，则属成氏观点，不再举例。

关于直中引起热厥，亦可从《伤寒论》中看出，如350条："伤寒，脉滑而厥者，里有热，白虎汤主之。"说明一开始在厥阴即是热厥，而非传经引起者。

其他如331、334、336、342各条为伤寒，先厥后热而利或先厥后热，有的同志认为这是直中寒厥，变为热厥者是"寒极生热，热复太过，病从阴出阳，发热不止者也可能阳极发厥"。如果是寒厥的活，通过治疗以后，阳回则生，阴寒之证可以消退，不可能有阳复太过的问题，更不可能由阳复太过而发热不止变为热厥。笔者认为厥阴篇中条文上先厥后热者是外邪直中引起的热厥，不是寒厥，亦即《灵枢·邪气脏腑病形》："邪之中人也，无有常，中于阴则溜于腑，中于阳则溜于经。"故陆九芝云："明乎六经之皆有传经，皆有直中，则为热为寒，岂可论经而不论证哉。"陈修园亦有相同的看法。

关于传经引起热厥者，如开始有发热，以后出现厥逆，如《伤寒论》332、335、339、341等条即是。

三、关于寒厥厥热胜复与热厥厥热往来问题

《伤寒论》厥阴篇中先厥后热或先热后厥，都是热厥；唯有厥无热，甚至一厥不复热者，其厥方为寒厥。寒厥不存在厥热胜复问题，寒厥阳回则生，阴寒自当消退。《伤寒论》中厥几日，热几日，又厥几日，是以厥与热的天数相比较，是厥多热少，还是热多厥少，前者表示预后不好，后者表示预后较好。后世绝大多数注家认为这是寒厥的厥热胜复，笔者认为是不恰当的，这是指的热厥，如果厥多热少说明热厥要向寒厥过渡，预后不好；如果热多厥少，表示邪热亢盛，可以续发各种变证，如转移性的化脓性病灶、咽痛喉痹、口伤烂赤、大便脓血等证；如果厥未加重，热未再高，病势稳定，则通过治

疗可有向愈之势。

有的同志认为热厥有厥热往来，"凡先热后厥者，皆不可以其热与厥之多少以论病之进退，也不可因其热与厥之时间平调则判其必愈也"。当然，柯韵伯也提出厥热往来的问题，即热几日，厥几日，复热几日，实际上热厥往来仍是以热与厥的天数相比较，是热多厥少，还是厥多热少，前者仍然表示邪热亢盛，可以续发各种变证；后者揭示热厥要向寒厥过渡，预后不好。柯氏称此厥热往来与先厥后热、厥多热少、热多厥少为厥阴伤寒之变局，而厥者必发热，热与厥相应，厥深热亦深，厥微热亦微，为厥阴伤寒之定局，并认为此不得遽认为虚寒，妄投姜附以遗患也。笔者认为此厥热往来就是热与厥相应，是一回事，不能分割开来看，即在肢厥的同时身必高热，这在感染性休克的抢救过程中是屡见不鲜的，所谓寒厥的厥热胜复，热厥的厥热往来是不符合临床实际的。

笔者提出热厥向寒厥过渡的问题，完全是从临床实践得来的结论，不是出自哪一位注家，有的同志提出这是自相矛盾，到底是热厥还是寒厥？疾病的发展不是静止的，热厥的治疗，在《伤寒论》中有"厥应下之"，应不失时机地用攻下的承气汤，许多注家提出用四逆散，但临床观察四逆散不足以控制热厥的发展，如果失去热厥的治疗时机，必然要向寒厥过渡。感染性休克的早期是控制感染为主，以防止休克的进一步发展，如果到最后发生微循环衰竭期，则治疗就相当困难了。倒是热厥向寒厥的过渡阶段，往往出现寒热交错，此时是辨证的关键。当然，现在中西医结合抢救过程中，措施较多，这些困难也比较容易克服了。

四、关于热厥是阳明病寒厥是少阴病的问题

有的同志提出热厥是热证，用白虎汤及承气汤，这是治疗阳明病的主方，因此热厥应归属阳明病。祝味菊《伤寒质难》曾经提出厥阴可以逆传阳明，由阴转阳，得凉则安的问题。诚然，《伤寒论》阳明篇中有"阳明属中土，万物所归，无所复传"的说法，可以认为厥阴病的热厥是由阴经转阳，但不能认为是由阴证阳复太过而转阳，热厥虽然有阴竭，但毕竟亢阳为主，是热证而不是寒证，不能认为厥阴篇中凡是有厥便是寒证。

有的学者认为成都中医学院主编的二版教材《伤寒论讲义》已经明确了少阴病的病情较厥阴病为重笃，六经的顺序应当是太阳、阳明、少阳、太阴、厥阴、少阴，为何又提出厥阴病是六经病的最后阶段，是生死存亡的重要关

头。笔者认为，少阴篇中属于不治及死证6条，占所有少阴篇的条文13.6%，厥阴篇中死证9条，占所有厥阴病的条文16.3%，从条文所述病情来看，无法说明少阴病的病情较厥阴为重笃。其次《伤寒论讲义》所提出的根据将少阴作为一阴，冬至一阳生在1～2月间，夏至一阴生在7～8月间，似不确当，因为《内经》中少阴为二阴，不是一阴；实际生活中夏至多在夏历5月间，冬至多在夏历11月间，因此上述说法缺少根据。当然，《伤寒论》少阴篇中提到了寒厥，但是笔者认为这是少阴阳虚寒化的进一步发展，已经转入厥阴病了。少阴阳虚手足寒，厥阴寒厥逆冷，不仅程度上有差别，也是本质的不同。

总之，六经辨证是对多种急性热病的过程中所归纳出来的共性的东西，对每一种急性热病的发展、变化过程，都有一定的指导意义，有的同志说这只是伤寒病的厥阴病，换句话说，是指的寒邪引起的正气与寒邪斗争的最后阶段，其他诸气（指六气）为病，也各有末期，病因不同，不可相混，认为笔者"将什么病的后期都拉入伤寒病的厥病，却不能不说是犯了一点六气不分的毛病了"。六经辨证不是单为寒邪而设，六淫为病，皆可应用六经辨证的方法，观太阳篇有中风、伤寒、温病、风湿、中暍等即可证明。只不过各种急性热病的发展与转归不同罢了。《温病条辨》下焦篇亦有属于厥阴病者，更可知厥阴病不能只是说寒邪与正气斗争的最后阶段了。笔者认为，从哲学上来说相对的东西里有绝对性，个性中有共性的东西，六经辨证即是从个性中来，认识到每种急性热病的特殊性，然后才能进一步归纳出普遍性来，无个性即无共性，有了共性再来指导个性，就可以补充、丰富和发展这种共性的认识，这是辩证法的精髓，通过实践对厥阴病本质的重新认识，是符合唯物辩证法的思想的。因此在当前整理中医学基本理论的过程中，最好不要仍然抱着古代朴素的辩证法的观点来探讨问题，这将有助于中医理论的重大突破，有利于中西医结合工作的开展。

对《伤寒论》厥阴病的再认识

关于对《伤寒论》厥阴病的看法，我于1979年曾两次提出了管见。近年来根据我们病房抢救急性热病和院外会诊的实践，以及同道们讨论的启发，深感有对《伤寒论》厥阴病再认识之必要，特提出供同道参考。

一、厥阴病是急性热病的危重生死关

厥阴病作为六经辨证的最后一环，非死即生，在危重的生死关头，如果抢救及时，扭转病情，生机在望，故一阴至绝作朔晦。

《伤寒论》中的确有许多杂病条文。我们研究《伤寒论》要联系临床实践。这个临床实践是指急性热病的临床实践，即现代的急性传染病和急性感染性疾病。这些方面现代的研究资料，如微循环学说等均可为我所用，更好地说明六经辨证的正确性。从这些病的临床所见到的病情的发展，正是如此，不是牵强附会。

根据我们在某水灾区医疗队的抢救经验，由于水源污染，急性菌痢的发病呈流行性及暴发性的特点，不少病人死于中毒性休克（厥阴病的表现）。因此不要把厥阴篇中的呕哕、下利误认与急性热病无关，如认为所附各方是与厥阴无关的杂疗方，则将辜负仲景"若能寻余所集，思过半矣"的苦心。仲景在热厥的治疗原则中提到的"厥应下之"，实是抢救中毒性痢疾的关键措施，切不可掉以轻心。

二、厥阴病的实质

《伤寒论》的六经辨证是急性热病阶段性的表现，要了解每种急性热病的全过程，六经辨证要联系起来看，不能把六经病彼此分割，看作互不相联的独立单位，因此我不赞成有阳明热厥与厥阴热厥之分，以及有少阴寒厥与厥阴寒厥之异。由于肝的疏泄失职，导致阴阳气不相顺接，出现四肢厥逆，是厥阴病的特点，如阳盛阴衰，阴为热邪所阻，阴不能与阳相贯，就发生热厥；阴盛阳衰，阳为寒邪所陷，阳不能与阴相接，就发生寒厥。阳明腑实可用下法，少阴也有下法，厥阴热厥还用下法，虽然治疗相同，但分别归属于阳明、少阴、厥阴各阶段，古人看不到它们之间的微观病理变化，但是从临床现象中的轻重程度、病情预后的好坏，还是可以区分的，这里面有量变到质变的过程。阳明腑实而出现肢厥，理所当然应划归厥阴热厥的范围了，不宜再看作是阳明病，因为两者不论在病情上、还是预后上，显然是不相同的。因此我认为六经辨证的阶段性，作为某一种急性热病的全过程来说，应当联系起来看，不宜分割，否则六经辨证将失去它的整体性。少阴的手足寒与厥阴的寒厥也应如此来看。

厥阴病的定位不能单纯定位在手厥阴心包与足厥阴肝，因为急性热病要从动态的变化来分析病情，如是从传经而来，多数经过少阴阶段，其病位理所当然地包含了心与肾。如是热厥，邪热耗竭肾阴，热极生风，阴虚也可风动，热入心包而神昏谵妄，这些都是热厥常见的症状；如是寒厥，或者阴寒盛而肾阳衰微，或是阳亡而阴寒内生，皆可舌蹇囊缩、神糊不清、语声迟重，或见四肢拘急。而外邪直中厥阴者，由于病情严重，亦多同时波及他脏。因此急性热病的全过程，必须动态地分析病情，六经辨证不能看成是互不相关的东西，否则必将失去作为急性热病的辨证方法了，为什么温病学派兴起后，对急性热病的辨证多采用卫气营血辨证呢？就是因为卫气营血反映了急性热病的动态变化过程，而六经辨证在历代医家运用的过程中，反而把它割裂开来了，如认为六经都有表证、六经都有厥证等；六经传变的联系仅仅变成循经传、越经传、表里传的刻板联系。反而把原来生动活泼的六经辨证变成了死东西，以致在急性热病的辨证中愈来愈少应用了。

由于病情是一直在动态地变化着，在厥阴热厥转化为寒厥的过程中，必然出现寒热夹杂现象，热多反映邪气盛，寒多反映阳气退。厥阴寒厥在正气恢复过程中，手足转温为阳气回复，厥逆加重为阳气消亡。

三、关于热厥向寒厥转化

在防治急性传染病与感染性疾病的过程中，要尽量利用已知的现代研究成果，以弥补宏观的不足。感染性休克（中毒性休克）有微循环障碍，类似厥阴病的热厥与寒厥。一般感染性休克有两种类型：一为低动力型，一为高动力型。现在多认为高动力型是感染性休克发展过程的早期阶段，预后比较好；低动力型是感染性休克发展过程的晚期阶段，预后较差。高动力型要转化为低动力型。也有认为在发生感染性休克之前，如果病人有血容量丢失者（如汗、吐、下以后），就多表现为低动力型；如果血容量正常，就多表现为高动力型。

高动力型休克临床上以高热、皮肤潮红而干燥，但四肢厥冷为主要表现（暖休克），同时可见呼吸急促、烦躁不安，甚至神昏，脉搏充实有力，类似热厥；低动力型在临床上体温可以不升，皮肤苍白湿冷，四肢厥冷更甚，感觉迟钝，深度昏迷，脉搏细速无力（冷休克）类似寒厥，高动力型之化为低动力型，则类似热厥转化为寒厥。

有人认为热厥本身即可导致死亡，不一定要转化寒厥才死，这是从宏观上大致地看问题的结果。既然在微观上有些变化，似可补充认识的不足。临床现象比较复杂，不像实验室那么单纯，在高动力型转化为低动力型休克的过程中，有时为时很短，如突然体温骤降，或突然额部汗出如油，或见面青唇紫，肢冷加重等，皆可说明热厥在向寒厥转化，闭证转向脱证。此时显然失却"厥应下之"的时机，原来的假寒已转化为真寒，自当回阳救逆为治了。

前面提到有血容量丢失者，如果合并感染性休克，易表现为低动力型。例如，仅仅是单纯的血容量丢失，如大汗或大下后，邪气已衰，液脱而阳亡，亦可形成寒厥，这是低血容量性休克（脱水性休克），不是感染性休克，这种寒厥很易恢复，阳气回可以自愈，不要和热厥转化为寒厥的低动力型休克相混淆。

四、关于寒热胜复

古代医家认为六经辨证是三阳为热，三阴为寒，看问题太绝对就要失于片面，这可能是受朴素的辩证法思想的影响。在三阴为寒的前提下，厥阴病的一些热证无法解释，乃有阳复过度的理论出现。实际上本来就是热厥，如果按寒厥治疗，岂非火上加油，出现其喉为痹、必便脓血、必发痈脓，是疾病本身发展的结果，是邪热，不宜用阳复过度解释。阳气（代表了正气）回复，只能用于寒厥，阳气回复到一定程度，亡阳纠正，如是低血容量休克即可痊愈，如是感染性休克中热厥转化而来的寒厥，阳回后寒厥消失，但邪热仍在，不是阳气变为邪热，也不是寒厥变为热厥，其热为原来的邪热，其厥经治疗后消失，此时已非热厥，而只是热证。

长期以来，中医术语没有标准化，阴阳既代表正气，也代表邪气，常常引起概念上的混淆，出现许多不必要的争论。如前所述，热厥转化为寒厥的过程中，必然表现为寒热夹杂，这个热是原来的邪热，而非阳气盛；这个寒是阳气退，而非原来的假寒。即由真热假寒转变为真热真寒。《伤寒论》342条所说"伤寒厥四日，热反三日，复厥五日，其病为进，寒多热少，阳气退，故为进也"，即是这种情况，把它单独看作热厥是不对的，把它单独看作寒厥也是不对的，要看到其中动态的、时相的转移，才能符合急性热病的动态变化的过程。

在急性热病的临床上到底有没有寒热胜复？如前所述，我认为热厥是没有寒热胜复的。在热厥转化为寒厥的过程，在正邪斗争中，正气代表了阳气，邪气是指寒或热邪，正气胜邪，手足转暖，但邪热仍在；正不胜邪，则肢厥加重，转为寒厥。单纯寒厥（低血容量性休克），只要阳气回复，肢厥即消失，病即痊愈；如果温热药用量过大，耗伤阴液，可出现咽干舌燥等上火征象，这可能是算作阳复过度吧。但在热厥转变为寒厥（感染性休克）中，阳回，则肢不厥，但邪热仍在，故有其喉为痹，必便脓血，必发痈脓。

《伤寒论》治疗湿热六法

《伤寒论》是阐述多种外感热病证治的专书。《素问·热论》曰："今夫热病者，皆伤寒之类也。"《难经》指出："伤寒有五，有中风，有伤寒，有湿温，有热病，有温病。"有关湿热证治，《伤寒论》中内容虽较简略，但其有关论述，对湿热的辨证与治疗却很有指导意义，现归纳六法，分析如下。

一、宣畅上焦法

湿热为患，随其病变部位之异，而有治法之别，治者必审病于何经何脏何腑，采取相应之法。外感湿热之初，病于肌表，症见头痛，身重疼痛，恶寒，午后身热，面色淡黄，胸闷不饥，舌白不渴，脉浮而濡。由于肺主皮毛，且主一身之气，故治当宣畅上焦肺气，肺气宜降，肌表疏达，气机化行则湿化热散。《伤寒论》的麻黄连轺赤小豆汤证，虽言治疗"伤寒瘀热在里，身必发黄"，乃湿热内蕴，外不得汗越，下无小便渗泄，遏阻胆汁，外渍肌肤所致。疸病属湿温范畴，是方以麻黄、杏仁宣肺以畅上焦，连轺、赤小豆、生梓白皮清热利湿，姜枣调和营卫，因此，对湿热在表、壅闭肺气者，可以轻宣上焦，畅通气机，外透湿浊，兼清里热，使内外分解。近人治疗皮肤湿疹亦常应用。或问：湿温有忌汗之禁，"汗之则神昏耳聋，甚则目瞑不欲言"，何以更用汗法？湿温禁汗，乃忌纯用辛温，因辛温助热，蒸腾湿浊，蒙蔽清窍，故当禁用。然在表之湿热，又必以"微微似欲汗出"方能解除，不得微汗，病必不除，对于湿热在表，既有不可纯用辛温发汗之禁，又有得汗始解之治，临证当知变通。《金匮要略》麻杏苡甘汤治风湿在表，"一身尽痛，发热，日晡所剧者"，亦即宣肺化湿之法与《温病条辨》治上焦湿温之三仁汤实有相似之处，轻宣肺气，畅达上焦，乃治疗湿热初期，在上、在表之大法，故吴鞠通指出："凡通宣三焦之方，皆扼重上焦，以上焦为病之始入，且为气化之先。"

二、升降中焦法

湿热之邪，由上焦下传，最易迫涉脾胃，使中焦升降失司，气机滞塞。湿热为病，中焦居多，其由上焦下传中焦的过程中，可以阻遏胸膈气机，出现心中懊侬，虚烦不眠之症，《伤寒论》之栀子豉汤，用栀子之寒以清热，苦以燥湿泄降，豆豉芳香化湿、辛散宣达，透湿外出，乃为可行之方。《温病条辨》之三香汤，在本方基础上，加郁金、降香、瓜蒌皮、桔梗、枳壳，宣上清热，化湿开郁，治疗湿热之邪"由募原直走中道，不饥不食，机窍不灵"，既能宣畅上焦，使"邪从上焦来，还使上焦去"，又可升降中焦，调理脾胃。

湿热之邪，阻于中焦，滞于胃肠，中轴失运，可致心下痞满，胃气失降而呕，脾失健运而泻。半夏泻心汤、生姜泻心汤、甘草泻心汤，苦降辛开，调理气机，寒热并用，以寒清热，苦温燥湿，而达恢复脾胃健运之功，对于湿热中阻，症见心下痞满为主者，均可酌情选用。如《温病条辨》治阳明湿温，"呕甚而痞者"，以半夏泻心汤去人参、干姜、大枣、甘草加枳实、生姜主之。对阳明暑温，脉滑数，不食不饥不便，浊痰凝聚，心下痞者，以半夏泻心汤去人参、干姜、大枣、甘草加枳实、杏仁主之。于"滞下湿热内蕴，中焦痞结，神识昏乱"者，亦用泻心汤法。由是足见该方加减在湿热病中应用之广泛。其他如黄连汤、干姜黄芩黄连人参汤亦均可用于中焦湿热交阻，或为腹痛、或为下利、或为呕吐而设。

湿痰同类，湿热郁阻，水不运行，亦可痰热互结。治疗痰热互结，正在心下，按之则痛，脉见浮滑之小陷胸汤，亦可用于湿热结聚心下之证。王旭高曰"胃居心下"，故心下属于中焦。《温病条辨》阳明暑温有"脉见洪滑，面赤身热，头晕，不恶寒，但恶热，舌上黄滑苔，渴欲凉饮，饮不解渴，得水则呕，按之胸下痛，小便短，大便闭者"，则为湿邪中阻，痰水结聚，致上逆作呕，胃和失降，便闭不调，以小陷胸汤加枳实主之。是方苦降辛通，引水下行，清热化痰，燥化湿浊，甚为合宜。除此而外，临床上我们用小陷胸汤加味治疗湿热黄疸，尤其对重症黄疸，常可取得较好的退黄效果，益知其治疗湿热的作用不可忽视。

三、渗利下焦法

湿热为病，有偏于热重者，有偏于水湿为甚者。湿为阴邪，其性重浊，易趋下焦，此时治当渗利膀胱，使水湿下泄而安。所谓五苓散治太阳蓄水，症见小便不利，微热消渴，汗出，脉浮，或渴欲饮水，水入即吐，或呕吐而利，兼头痛、身痛者，即是湿热之证初期偏于湿重者的表现。凡外见太阳表证，内有水湿停留者，皆可用本方以通阳化气、淡渗利湿，亦可用桂枝去桂加茯苓白术汤治之。在湿热病中，五苓散亦常与他药加减用之，如仲景治诸黄疸，见小便短者，以茵陈五苓散主之，即以是方加茵陈而成，宣通表里，清利湿热，具有退黄之功。水肿为病，亦可由湿热引起，刘河间曰"诸水肿者，湿热之相兼也"。我们在临床上治疗湿热水肿，用大橘皮汤，即以五苓散加木香、槟榔、滑石、甘草、陈皮、生姜组成，常可取得较好的疗效。有人会问：湿热相兼之病，何以用五苓辛温之剂？此因湿热有偏甚，对热甚者固不可独用，然于湿重者，不予温化渗湿之法，水湿何以得去。但临床运用，又当依病情而酌，水湿甚者，或可暂用，先利湿于下，使热势孤立，继而改用清利之法；或于是方加减运用，权衡湿热之偏甚，对湿热并重，或热较偏甚者，当酌加清热之品施治。如刘河间治暑热夹湿泄泻的桂苓甘露饮，以五苓散加六一散甘寒淡渗利湿，再加三石清热解暑即是。又《温病条辨》治"自利不爽，欲作滞下，腹中拘急，小便短"的四苓合芩芍汤，也是以五苓散减桂枝，白术易苍术，加白芍、黄芩、广皮、木香、厚朴组成。对于"湿温下利"尚有以五苓加寒水石之法，皆是该方灵活之运用。

湿热蓄积下焦而津伤阴亏者，当予利湿清热兼滋阴之法。治脉浮发热，渴欲饮水，小便不利的猪苓汤，以二苓、泽泻淡渗利水，滑石利湿清热。阿胶滋阴润燥，标本兼顾，为治疗下焦水湿热结兼阴虚之良方。若下焦气化失常，湿热壅滞，膀胱不泄，腰以下积水为肿，兼阴虚津亏者，《伤寒论》用牡蛎泽泻散方，以牡蛎软坚行水，且可存阴，泽泻渗利水湿，蜀漆祛痰逐水。葶苈子宣肺行水，商陆攻逐水邪，海藻软坚化痰，复以瓜蒌根止渴生津，润而不腻。亦为治下焦湿热可鉴之法。由上亦知，对湿温忌用滋阴之说，也当具体分析，湿温与阴虚虽皆有午后身热，但必查全身症状细加辨识，绝不可混淆，如湿温兼阴虚者，则当配用滋阴之品，然选药当注意用滋而不腻之味。

四、疏达三焦法

三焦为水液代谢的通道，三焦与胆分属于手足少阳。疏达少阳，有利于三焦水道之畅通，为治疗湿热注重宣通气分的又一重要方法。《伤寒论》230条提到服小柴胡汤后，可致"上焦得通，津液得下，胃气因和，身濈然汗出而解"，就提示了这一问题，对于"阳明中风，脉弦浮大而短气，腹部满，肋下及心痛，久按之气不通，鼻干，不得汗，嗜卧，一身及目悉黄，小便难，有潮热，时时哕，耳前后肿"，则有先用针刺，继用小柴胡汤之法，以疏达少阳，条畅气机，使气化复，腠理开，小便通，湿化热解。另外，柴胡桂枝干姜汤亦常用于湿温之证，我们已有案例报道。目前，临床治疗肝炎及胆系感染而辨证属湿热者，多因柴胡类方加减治疗，也是这一治法的运用。

五、苦寒清燥法

痢疾及黄疸多属湿热为病，《伤寒论》对下利及黄疸的治疗，亦为湿热证治提供了有效的方法，苦寒清燥则是其一。太阳病，桂枝证，医反下之，利遂不止，脉促表未解，喘而汗出者，以葛根芩连汤主之，为湿热下利初期兼表热之常用方，乃苦寒清燥兼解肌之法。治"太阳与少阳合病，自下利者"，与黄芩汤，用黄芩清热燥湿，芍药敛阴和血，草、枣调中，后世治湿热痢疾，常在此基础上加减化裁而用，如张洁古之芍药汤即是。《温病条辨》治"滞下已成，腹胀痛"的芩芍汤，以是方减草、枣，加黄连、厚朴、木香、广皮而成，苦寒清燥，行气芳化，疏利肠间湿热。对湿热下利偏于热甚，症见下重、便赤者，《伤寒论》用白头翁汤，苦寒清燥之功更著，《温病条辨》在此基础上加黄芩、白芍，加强清燥之功，敛阴和血，缓急止痛，皆为治热痢所常用。

其治阳明湿热内瘀发黄之茵陈蒿汤，既为苦寒清燥，且用大黄导火下行，兼行通腑之法。又提示了湿热为病，其在腑者，皆当通利。病在三焦、在胆、在肠都应适时而用，所谓湿温禁下，亦当具体分析，脾虚者，自不可下，然于湿热积滞肠道、胆腑者，气机阻滞，不予通下，邪无出路，病何能愈？临床实践证明，茵陈蒿汤之用大黄，小陷胸汤之用瓜蒌，对于黄疸的消退是有积极作用的。痢疾滞下不畅，早用大黄、槟榔通下，对于荡涤湿热，避免闭门留寇之弊，也是很有益处的。

六、刚柔相济法

《伤寒论》所载乌梅丸，可治"蛔厥"之证，为人们所熟知。是方"又主久利"，既有大苦大寒之味清热燥湿，又有大辛大热之品温阳化湿，兼以益气补血，酸敛收涩，对于泄泻日久，虚实并见，寒热错杂，兼有湿热未尽者甚宜。如《温病条辨》治久痢伤及厥阴，上犯阳明，气上撞心，饥不欲食，干呕腹痛，即以本方主之。治"暑邪深入厥阴，舌灰，消渴，心下板实，呕恶吐蛔，寒热，下利血水，甚至声音不出，上下格拒者"，以椒梅汤主之。方由黄连、黄芩、干姜、川椒、人参、乌梅、白芍、枳实、半夏组成，亦即仲景乌梅丸之法。皆是苦酸辛甘，刚柔相济，柔以救阴，刚以扶阳。从而启示我们，湿热久羁，湿以伤阳，热以伤阴，可致气血两亏，故于湿热日久之疾，又必须注意救阳护阴，调补气血。然又不可纯补，要注意湿热残留之邪未尽，其病缠绵，必须继续酌加清热燥湿之味，以利根除。

总之，仲景于湿热病，记载虽然简略，但就有关论述与方药运用来看，其治疗湿热之原则与大法已备。结合后世医家所论，验之临床实践，足资启悟，甚有补益，值得认真探讨。

谈《伤寒论》中的风湿病

《伤寒论》与《金匮要略》中有关风湿的条文不多，但却描述了急性风湿所呈现的各种临床表现，故讨论如下。

一、风湿寒证

风湿寒证是以疼痛为主要临床表现，《伤寒论》179条及《金匮要略·痉湿暍》均有"伤寒八九日，风湿相搏，身体疼烦，不能自转侧……""风湿相搏，骨节疼烦，掣痛不得屈伸，近之则痛剧……"的条文，虽然称为风湿相搏，实际上是风寒湿三气杂至合而为痹的病机。寒气胜者为痛痹，虽以痛为主，但亦必兼有风及湿，身体疼烦而不局限，肢体沉重而不能自转侧，说明了兼风、兼湿的情况。风气胜者为行痹，指出了游走性的特点，当属《金匮要略》历节病范围。程云来说："所历之节，悉皆移痛。"说明了疼痛遍历各肢节，亦有游走性，虽以游走性为主，但也必兼寒及湿，所谓"诸肢节疼痛，身体尪羸，脚肿如脱……""病历节不可屈伸疼痛"，均是兼寒、兼湿的表现。湿气胜者为著痹，说明了有重著、肿胀的特点，如"身体羸瘦，独足肿大"。但亦必有风与寒，故与历节疼痛同时并见，即是兼风、兼寒的表现。

《金匮要略》中对风湿初起，恶寒发热，一身尽痛，亦分表虚表实治之。凡身痛无汗者，则用麻黄加术汤，以麻黄汤发表散寒，加白术以祛湿。喻嘉言说："麻黄得术，则虽发汗，不致多汗；而术得麻黄，可并行表里之湿下趋水道，又两相维持也。"说明了本方既散风寒，又能祛湿。如寒轻热重而又无汗者，则用麻黄杏仁薏苡甘草汤散风寒而祛湿，本方为麻黄汤以薏苡仁易桂枝，可知属寒轻热重，且方后云"微汗避风"，可知是微汗之剂。如表虚而汗出恶风者，则用防己黄芪汤固表祛湿，因属风湿表虚，其夹寒者并不显著，故不用桂枝散寒，以防己、白术祛湿，黄芪益卫固表，湿去则风俱去，故服后觉虫行皮中，乃卫阳振奋，风湿欲解之兆。如夹寒重而以致疼烦不能自转侧者，则以桂枝附子汤驱风散寒逐湿治之，因其脉浮虚而涩，仍属表虚而又有湿滞之象，故以姜桂附助表阳，散风寒兼祛湿滞。如寒湿俱盛，掣痛不得屈伸，且小便不利，或身微肿者，则以甘草附子汤温经除湿，因仍有汗出恶风，亦是表虚，故用术、桂、附助阳胜湿而祛寒。

在桂枝附子汤条文后有："若大便坚，小便自利者，去桂加白术汤主之。"是指在肌表的风寒已去，患者有脾虚气陷表现，不能约束小便而自利，无力运化而大便秘结。因不在肌表故去桂，加白术者重在健脾，术附并走皮内，如仍有残留肌表风湿未除，可致"其人如冒状"，仍可加桂，甘草附子汤证中术、桂、附合用，故不出现类似反应。或谓去桂加术汤是治内湿，内湿者当小便不利，今小便自利与病情不符，恐属大便溏、小便不利之误，殊不知脾虚气陷者多在小便自利，甚则不能自禁；脾虚气弱不能运化，排便无力，自可大便硬结，因此去桂加术汤甚为合拍。

风湿历节之用桂枝芍药知母汤，其证诸肢节疼痛，身体尪羸，脚肿如脱，显然风寒湿俱盛，故姜、术、桂、附同用，并配以麻黄、防风，加强外散风寒之力，芍药甘草汤以缓急止痛，加知母滋化源之阴，以防辛热药之耗散。本方亦是桂枝附子汤、白术附子汤、甘草附子汤三方合而加味，故治风寒湿均可显效。

二、风湿热证

风湿热证是以发热为主要临床表现，此发热为但热不寒，在《伤寒论》也有描述。其中174～178条之间，有密切的内在关系，174、175条即桂枝附子汤、白术附子汤、甘草附子汤三方。156条为："伤寒，脉浮滑，此以表有热，里有寒，白虎汤主之。"对本条历代医家争论很大，一般认为表里二字为错简，是里有热，表有寒，或表里俱热。成无己认为里有寒是邪气传里，以邪未入腑，故只言寒；柯韵伯将本条寒字易为邪字；方有执认为寒是病因，热是症状，里有寒是指热之所以然者言；程应旄认为是里有热，表有寒；魏念庭认为里有寒为经络之里，非脏腑之里，脉浮而滑为热已深入里。《金匮玉函经》作"伤寒，脉浮滑，而表热里寒者，白通汤主之。旧云白通汤一云白虎汤者，恐非"。并有注云"旧云以下出叔和"七字。以上各种意见除后者主张用白通汤外，余皆主张用白虎汤，虽然白通汤可用于里真寒而外假热，但其脉象不会是脉浮滑，因此以白通汤解释欠妥，仍当以白虎汤为是。

笔者认为《伤寒论》174～178条都是急性风湿的证治，以脉浮主风，滑主热主里，从脉象来看即属风湿热证，表有热指有发热现象，里有寒指经络骨节痹塞不通，以寒主凝泣，寒即代表风寒湿三气杂至而阻滞不通之意。急性风湿发热较著者，自当可用白虎汤治之。将本条归入阳明病，则失却本条排列在《伤寒论》风湿寒证三方之后的意义了。

《金匮要略》亦有"温疟者，其脉如平，身无寒但热，骨节疼烦，时呕，白虎加桂枝汤主之"。亦是指表有热，里有寒。表有热者，指身无寒但热；里有寒者，指骨节疼烦，亦即指经络之里而言。虽然176条里有寒未明确指骨节疼痛，但急性风湿阶段在临床上可以发热突出，骨节疼烦不太严重，自可先用白虎汤以清表热，热退后再治疗骨节疼烦亦是常理，故白虎汤排列在风湿寒证之后，是有一定意义的，所以不应忽视原来的排列顺序。

三、风湿变证

《伤寒论》177～178是炙甘草汤证，此两条列于风湿寒证与风湿热证之后，更有其重要意义，178条是描写脉结代的表现。成无己说："结代之脉，动而中止能自还，名曰结；能自还者，名曰代。由血气虚衰，不能相续也。"《诊家正眼》云："结脉之止，一止即来；代脉之止，良久方至。"所谓脉来动而中止，更来小数，中有还者，反动，也是结脉。指脉正动之时，忽然中止，更来小数言止后脉来稍快，中有还者反动言恢复原来的动势。以现代医学证之，结代脉则属心律失常（包括各种早搏），古人认为与气血衰惫有关，因邪盛正衰而见此脉，故曰难治。《素问·痹论》有："五脏皆有合，病久而不去者，内舍于其合也……脉痹不已，复感于邪，内舍于心……心痹者，脉不通，烦则心下鼓暴，上气而喘，嗌干善噫，厥气上则恐。"脉不通则必然出现结代脉，心下鼓暴则为心动悸，甚则可致气促、气喘、气逆，为痹证发展的自然转归。这在现代医学中因急性风湿热者多合并心肌炎，可出现心律失常，而心动悸、脉结代是常见的。如果心肌炎发展为慢性心脏瓣膜疾病，则心动悸、脉结代尤属常见。故《伤寒论》中将此两条放在风湿寒证与风湿热证之后，说明了风湿变证及其转归。炙甘草汤通经脉利血气，又名复脉汤，急性风湿热所导致的心律失常，用之确能奏效。

由以上可见，仲景有关风湿的认识还是比较全面的。因急性风湿有恶寒发热，故列入太阳病的范围，急性风湿又分寒证与热证，治疗重点各不相同，急性风湿合并症及其转归所表现的心动悸、脉结代，在《伤寒论》中紧排在风湿寒证与风湿热证之后，说明了心痹与风湿的内在联系，因此可以得出急性风湿在仲景时代已有较全面的认识。

《伤寒论》发热的辨证分析

《伤寒论》是中医治疗急性热病，从辨证到理法方药比较完备的、最早的一部经典著作。而"发热"一证在《伤寒论》一书中占有重要位置。明确指出有发热的条文计 115 条，其他如冠以太阳病、阳明病、少阳病，或冠以伤寒、中风等未明确标明发热而实际上是有发热的条文，尚有 160 多条，二者合计有关发热的条文约占 70%。本文拟将《伤寒论》有关"发热"的条文，试作以下分类，以供研究参考。

一、发热恶寒

《伤寒论》7 条："病有发热恶寒者，发于阳也；无热恶寒者，发于阴也。"一般认为病一开始有发热恶寒者，是病在阳经（特别是太阳），一开始无热恶寒者，是病在阴经（特别是少阴）。既然发热恶寒是发于阳经，因此在三阳经的辨证主要是以发热为主。

表虚证：2、12、13、95、134 等条，指出了太阳中风的临床表现为发热，恶风或恶寒，汗出。由腠理不固，风寒外袭，营卫失调所致。风寒袭表，卫外失职则恶风寒；卫气浮盛于外，与邪相争则发热；卫失固外，营不内守则汗出。故治疗宜用桂枝汤调和营卫，解肌发汗。表虚兼证：如兼项背强几几，则宜桂枝加葛根汤（14 条）；如兼喘，则用桂枝加厚朴杏子汤（19、43 条）；如兼胸满，则用桂枝去芍药汤（22 条）；如兼停水，则宜桂枝去桂加茯苓白术汤（28 条），亦可兼见心下痞（244 条）。

表实证：3、35、46、47 等条，指出了太阳伤寒的临床表现为发热、恶寒、无汗等症，因风寒袭表，卫阳被束，营阴郁滞所致。卫阳被束，不能温分肉而恶寒；卫阳与邪相争则发热；风寒束表，腠理闭塞，故无汗，治疗宜用麻黄汤解表散寒。表实兼证：兼项背强几几，宜用葛根汤（31条）；兼内热则大青龙汤（38条）或轻者用桂枝二越婢一汤（27条）；兼水饮则用小青龙汤（40、41条）；兼阳虚则用麻黄附子细辛汤（301条）。

在临床上，病情是复杂多变的，故有传经、合病、并病的出现。我认为传经的转属与合病、并病有时是不易区分的，特别是并病，二经症状先后并发，即某经转属某经所致，因此，在转属、合病、并病过程中，由于还没有转变为他经所特有的热型，所以仍带有太阳病发热恶寒的特点，如99条小柴胡汤证的身热恶风，109条肝乘肺之发热恶寒等均是。又32、33条之太阳与阳明合病，条文中虽未标明发热恶寒，但病机为表邪不解，内迫阳明而下利或呕，且葛根汤又主发热无汗恶风，项背强几几，32、33条以葛根加半夏汤治疗，故知亦当有发热恶寒的表现。

以上可以看出，发热恶寒同时出现者，绝大多数是属于表证，是太阳病所特有的热型。

阳明病表里俱热，有时也可出现时时恶风（168条）、背微恶寒（169条）。由于阳明病表里俱热，阳热亢盛，耗伤津气，或热甚汗出过多，肌腠松弛，故有时是可见时时恶风，或背微恶寒，这不是表证，而且在程度上与性质上都和太阳病发热恶寒是不同的。

二、不寒但热

表证的发热恶寒，可以传变为不寒但热，不寒但热一般多见于阳明病，亦有一开始即表现身热汗出恶热者，称为阳明本经自病。

阳明经热：182条："身热汗自出，不恶寒反恶热。"指出了阳明经证的特点。170、176、227各条还指出有渴、口干鼻燥的表现。阳明病但热不寒可以由太阳病传来（如185、244条），亦可由少阳病传来（265条），因邪入阳明，燥热亢盛于内，充斥于外，故见身大热不恶寒而反恶热，大汗出，口大渴，烦躁，脉洪大或滑数，宜白虎汤，甚则用白虎加人参汤清热生津。221、222、223条指出阳明经证不可发汗、不可温针、不可攻下。如下后热在上焦，扰动胸膈，心中懊憹，宜栀子豉汤清热除烦；热在中焦，渴欲饮水，为热甚伤津，宜白虎加人参汤清热生津；热在下焦，则渴欲饮水而小便不利，宜猪苓汤滋燥利水。指出了阳明经热误治后的变证及其治法。

阳明腑热：70、248、253各条，俱指出阳明腑热的特点，也是不恶寒但恶热，汗出，或蒸蒸发热。所谓蒸蒸发热是指里热蒸腾于外，如蒸笼中热气般，一般用调胃承气汤以和胃气。亦有用大承气汤者（253条）。

热扰胸膈：78、79、80、221、228各条是太阳病或阳明病下后，邪热陷于胸膈或余热留于胸膈，而致身热不去，心中结痛或懊恼，起卧不安，是无形邪热所致，宜栀子豉汤清宣郁热。如下后损伤脾胃阳气，又有身热不去，则宜栀子干姜汤以清上温下。

郁热在里：236、261、262条，阳明病身热，仅头汗出，身无汗，剂颈而还，小便不利，皆为郁热在里，身必发黄。本证为阳明热盛，与湿邪相合，湿热交蒸于内，影响肝胆疏泄功能，胆液不循常道而泛溢，乃身目俱黄；湿热熏蒸于上，故见头汗出，剂颈而还；湿热郁于中焦，故见脘痞呕恶，不思饮食；如兼里实则有腹满便秘，湿热郁蒸三焦，气化失职，故小便短少。在治疗上，如尚有表邪，可用麻黄连翘赤小豆汤使湿热从表而散；阳黄而里无实积者，可用栀子柏皮汤以清热利湿；阳黄而有里实者，可用茵陈蒿汤以清热利湿。

温病发热：6条："太阳病，发热而渴，不恶寒者，为温病。"指出温病发热的特点也是不寒但热。

上述皆属阳明病范畴，阳明主燥，邪热入里，燥热充斥表里，故阳明经热表现为大热、大烦、大渴、大汗、脉洪大；阳明腑热则尤为里热炽盛，燥热之邪与肠中积滞结合而成燥屎，使热从内出外，称之为蒸蒸发热。

379条有："呕而发热者，小柴胡汤主之。"本条为厥阴转出少阳，阴证转阳，故以小柴胡汤和解少阳枢机。因条文简略，仅提发热二字，姑列于不寒但热项下，但其病机与阳明病的不寒但热有别。

三、潮热

《伤寒论》201、208、209、212、214、215、220、240等条，指出潮热见于邪热内结，故曰胃中有燥屎五六枚、大便难、不大便五六日、手足漐然汗出等症，燥热上扰心神，故见神昏谵语、独语如见鬼状，甚则循衣摸床，惕而不安；因腑气不通，肺气上逆，故腹满而喘，脉象滑疾。

阳明里实热证之由来，可自太阳传来（220条），亦可由少阳传来（104条），一般有潮热即表示有邪热内结，腑实已成。如208条："有潮热者，此外欲解，可攻里也。""其热不潮，未可与承气汤。"后世医家也强调这一看法，如尤在泾云："阳明病，有潮热者为胃实；热不潮，为胃未实。"钱潢云：

"潮热，则已成可下之证。"唐容川云："仲景所言潮热，皆是大肠内实结。"因此，潮热可用大承气汤下之。但为了慎重起见，测知大便硬与不硬，可以用小承气汤来试探，以转矢气作为判断用药的指征（209、214 条），或直接用小承气汤来治疗（214 条）。

当然，潮热是诊断腑实的根据之一，但仍宜结合其他证候综合分析。如104 条为少阳传入阳明，与阳明并病，因尚有柴胡证，故先用小柴胡汤以解外，其兼阳明里实者，则可以柴胡加芒硝汤治之。229 条为阳明病邪转少阳，原为阳明病有潮热，以大便溏，小便自可，胸胁满，邪已入少阳之经，故以小柴胡汤和解少阳邪气。231 条则为三阳合病，独取少阳以和解枢机。137 条不大便五六日，日晡潮热，少腹硬满与阳明颇同，但小有潮热则不似阳明之热盛，从心上至少腹手不可近，则阳明又不似此大痛，本条为太阳阳明并病，但太阳尚有水饮与之互结而成热实结胸之大结胸证，故以大陷胸汤泻热通腑，逐水破结。

四、往来寒热

《伤寒论》96、97、266 诸条指出了少阳病的热型是往来寒热，太阳之邪不解传入少阳，或血弱气尽，腠理开，邪气因入，即因气血不足，腠理不固，邪气相乘，发自少阳。因少阳主半表半里，邪犯少阳，枢机不利，正邪纷争，邪郁则恶寒，正胜则发热，故往来寒热，此为少阳病的特殊热型。往来寒热指寒热来去分明，如疟疾即是往来寒热，但疟疾发作定时，一日或隔日或隔二日一发，而少阳病往来寒热则可一日一二发、二三发不等。有认为半表半里是从其病变性质言，并不是从部位言，往来寒热的热型即是说明病变，具有半在表和半在里的性质。少阳病有邪气实但正亦虚，有表寒但也有里热，故治疗上既不能发表，又不能攻下，只能以小柴胡汤和解表里。即使有偏表、偏里者，亦是在和解少阳的基础上加减治疗，如 147 条为太阳病传至少阳病，里有水饮停滞，故以柴胡桂枝干姜汤和解少阳兼温化水饮；103 条为少阳兼有阳明里实，故以大柴胡汤和解少阳兼通阳明。

144 条妇人中风，热入血室，寒热发作有时，如疟状，亦为往来寒热，故可用小柴胡汤和解少阳。23 条太阳病八九日，发热恶寒如疟状，一日二三度发，似柴胡证，但其人不呕则非柴胡证，清便欲自可，则非阳明病，仍在太阳表解，因热多寒少，故用桂枝麻黄各半汤小汗之。25 条亦形似疟，一日再发，亦为太阳表邪郁滞不解，症情较 23 条为轻，故用桂枝二麻黄一汤小汗之。所谓如疟、似疟，亦类似往来寒热，少阳是由阳入阴之枢，故少阳见证多正虚邪实、寒热夹杂。往来寒热为正邪纷争所致，因此，治疗少阳以和解为主，寒热并用，攻补兼施。太阳篇 23、25 条如疟、似疟，因病程较长，且是在八九日以后或是服桂枝汤表去大半以后的情况，亦现正虚之象，但邪亦不盛，如果邪盛则传少阳。240 条亦有如疟状的描述，是指日晡所发热而言，非往来寒热也。

五、微热

《伤寒论》71、242、252、360、361、366、377 条均有微热之记载，71 条为太阳表证未解，外邪循经入腑，膀胱气化失职，水道失调的蓄血证。因外邪入腑，故表证不著，仅现微热。242、252 两条大承气汤证，为邪热深伏于内，耗伤津液，真阴亏损，故目中不了了，睛不和；邪热上逆而喘冒不宁，故不得卧。因是燥屎内结，故其微热亦必是日晡所微。360、361 条为热厥下利的恢复过程，高热已退，仅现微热，故为自愈。366、377 条则属阴寒内盛，格阳于上或格阳于外，为真寒假热的微热。虽然同是微热，但病机不同，治疗各异。

六、无大热

《伤寒论》61、63、162、169、269 各条皆有无大热之记载，61 条是误治后表里俱虚，因阳气不足而昼日烦躁，身无大热，属虚阳外扰之象，故以干姜附子汤复其阳。269 条："伤寒六七日，无大热。其人躁烦者，此为阳去入阴故也。"一般均以阳为表，阴为里，指表邪传于里，是阳明实热证，因大承气汤证亦可表有微热，这牵涉到少阳病的病位问题，少阳是在太阳与阳明之间，还是在阳明与太阴之间？根据《素问》中至真要大论、天元纪大论的精神，三阴三阳是以阴阳气之多少来分的，因此，少阳为由阳入阴之枢比较恰当，故 269 条所述无大热、躁烦，还是指阴盛于内，虚阳外浮而言。63、162、169 三条的无大热，均是指表热不著，63、162 条为邪热郁于肺，汗出而喘，故用麻杏石甘汤清肺定喘；169 条为阳明里热炽盛，气阴两伤，故用白虎加人参汤清热生津。总之，无大热亦是因病机不同，虽然同是无大热，但治疗各异。

七、内寒外热

内寒外热有两种情况：一是内真寒而外假热，即《伤寒论》所谓"病人身大热，反欲得衣者，热在皮肤，寒在骨髓也……"一是内外俱病或表里同病，表有热而里有寒。

真寒假热：317、332、366、370、377、389诸条，均有外证身热，但内则有下利清谷或吐利兼见（317、377、389条），或小便复利（377、389条），或其面戴阳（366、317条），或脉微欲绝（317、389条），或有肢厥（366、317、370、377条）均是真寒假热，阴盛于内，格阳于外，或阴盛于下，格阳于上，甚则有真阳外脱之虞，故主四逆辈。332条为热厥，但在邪正相争过程中，如阳气不支，阴寒加重，故曰发热六日，厥反九日，指热厥正在向寒厥转化，此时病人有厥又利，如病人突然能食，食后暴热，则为胃阳外浮，真阳欲脱，故曰"暴热来出而复去"，而病人死亡。此暴热亦为真寒假热之象。

表热里寒：82、92、163、225、388各条为表热里寒。82条为太阳病发汗，汗出不解，其人仍热，示表证未除，但因出汗过多，阳气大虚，水饮停蓄而上逆，为太阳病转属少阴，虽有表热，但里虚寒较急，故当先救其里，以真武汤温阳利水。92条及225条都是既有表证发热，又有里证脉沉，下利清谷，当先救里，宜四逆汤温阳祛寒。霍乱篇388条也是有表证发热恶寒，但里证吐利肢厥为急，仍是用四逆汤回阳救逆为先。至于163条协热利，虽有里虚寒证，但不甚严重，故可用桂枝人参汤表里兼顾。又176条所谓表有热、里有寒，根据脉浮滑来看，当是表里俱热而非里有寒，可能属于文字上之讹误，故用白虎汤以清之。

八、热厥

《伤寒论》厥阴篇中，凡有厥、热、利并见者多为热厥。335、339条指出了热厥的临床表现、治疗原则及预后。由于热厥是热邪深伏于内，阳气被阻，不能充实四肢所致。根据热邪伏郁的浅深，四肢厥冷的程度也有轻重不等，即热深厥亦深，热微者厥亦微。"厥应下之"说明治疗热厥的原则，如发汗势必劫伤津液，助长热邪，邪热上干则可发生口伤烂赤等症；如果热势渐减，热少厥微，加之小便色白，热邪将除，故病将愈。

热厥因治疗不及时，可以向寒厥转化，如332、342、344、345、346、348、352各条，如何辨别热厥向寒厥转化：①寒多热少，厥逆加重，阳气衰退（342、345条）；②汗出不止，阳气外脱（346条）；③躁不得卧，真阳欲脱（344条）。已转至寒厥，即须按寒厥治疗，不可再用下法，故宜四逆辈（353条），如果在正邪相争过程中，阳气旺盛，热多厥少，则仍属热厥的范围

（332、341条）。

以上分析了《伤寒论》中有关发热的一些条文，试探讨其治疗规律，作为临床的参考。由于《伤寒论》六经辨证所归类的发热是共性的东西，因此它的治疗方法是适合各种急性热病的。各种急性热病其发热的特点相同者，即可用同一治疗方法去治。如各种急性热病的初期，凡是表现恶寒发热者，都可按照太阳病的治疗方法去治；各种急性热病的极期，表现为稽留热的不寒但热，都可按照阳明病的治疗方法去治，表现为弛张热的往来寒热，都可按照少阳病的治疗方法去治。急性热病的恢复期可以有微热、潮热、无大热等表现，可各按其治疗方法去治。至于感染性休克的热厥，各种疾病临终前的呼吸、循环衰竭所表现的真寒假热，中医治疗法结合西医抢救措施，有助于延长病人生命，甚至降低病死率，是值得我们进一步研究的。

《伤寒论》下利的辨证分析及其临床指导意义

《伤寒论》是一部以阐述多种急性热病为主的专著，它以六经辨证的方法，对急性热病进行了分类研究，但是有些内容与杂病有关，如下利即是。《伤寒论》中有关下利的条文，有些是属于急性肠道感染性疾病，有些是属于胃肠道的慢性疾病，或是全身疾病的一部分。兹将《伤寒论》中有关下利的条文，试作如下分析：

一、太阳下利

《伤寒论》太阳篇下利的条文有32、34、139、140、150、157、158、163、172等条。从条文看，太阳下利有三种形式：一是与他经合病，从得病一开始即下利（32、172条）；一是太阳病表解后，胃中不和而下利（157条）；一是太阳病误下后出现下利（34、139、140、150、158、163等条）。太阳下利是指有太阳病的恶寒发热，同时下利的症状出现得比较早。《伤寒论》中经常描述太阳病误下以后发生下利，是否误下引起？那倒不一定。因为有的急性热病出现下利的症状较晚，出现下利是必然现象，不一定是误下引起。从条文中可以看出太阳下利的治疗规律如下：

一是初起恶寒发热无汗而见下利，可用葛根汤解表发汗，表解里和则利自止（太阳与阳明合病）。

二是初起恶寒发热同时有口苦、咽干、呕吐等症状，胆火迫于胃肠而下利，可用黄芩汤清其里热（太阳与少阳合病）。

三是太阳表证未解，协表热而下利，如里热甚者，可用葛根芩连汤以清里热兼散表热，无表证者亦可用之；如单虚寒者，可用桂枝人参汤温中解表。

四是素体脾胃虚弱，感受外邪，寒热错杂其中，脾胃升降失常，气机痞塞，心下痞硬，肠鸣下利，呕吐显著者可用半夏泻心汤降逆和胃；腹中雷鸣可用生姜泻心汤散水和胃；脾胃较虚者可用甘草泻心汤补虚和胃。

从太阳下利的表现来看，一部分是肠道急性感染性疾病（如急性细菌性痢疾），可用葛根芩连汤、黄芩汤类治疗。《太阳篇》140条有"太阳病下之……脉浮滑者，必下血"，可知这类病人开始不一定下血，临床上这种情况也是屡见不鲜的。如我们见到一例急性菌痢的患者雷某，男，18岁。因腹痛、腹泻两天住院，大便日十余次，并里急后重，大便呈黄色黏液稀便，但镜检有红、白细胞。入院后第二天方出现脓血便。脉象弦滑，舌苔黄腻，证属湿热下利，用黄芩汤合白头翁汤治疗。入院后第三天大便减为日5次，最后两次脓血便消失，入院后第四天大便日1次，腹痛、下坠感消失。

太阳下利，还有一部分属于急性胃炎，这类病人自觉心下痞满，同时轻度腹泻；或者是属于感染性疾病引起的消化道症状。治疗时可根据中医辨证，视其脾胃虚弱的程度，分别采用三泻心汤或桂枝人参汤治疗。如病人程某，女，76岁。感冒伴上腹部饱胀、嗳气、肠鸣、大便稀，日4～5次。来诊时感冒已愈，但上腹部饱胀等症不消已半月，仍有腹泻。脉弦苔薄，按《伤寒论》痞证治疗，用半夏泻心汤加焦楂曲以调和肠胃，6剂后上腹痞满、嗳气、肠鸣、腹泻均消失。

二、阳明下利

《伤寒论》阳明篇下利的条文，有105、256两条。阳明病胃家实，今反下利，古代医家以燥屎内实、热结旁流来解释。256条称阳明少阳合病，可能尚有胆火上炎的症状。条文中提到"脉滑而数者，有宿食也，当下之，宜大承气汤"。有宿食积滞而下利，其发病因素亦类似急性肠道感染性疾病，如后世医家认为急性菌痢的病机是暑湿或热毒侵及胃肠，同时夹有宿食积滞，以致腑气阻闭而滞下不爽，气血凝聚化为赤白，或者下利腥臭稀水。阳明下利则要用承气类方治疗。我们曾观察到急性菌痢的治疗，加用大黄似可缩短疗程，提高疗效。我们曾以中医辨证治疗组 20 例与同期西药治疗组 20 例比较，病变恢复天数相似，但是单一疗程（7 天）的乙状镜检查，病变的恢复情况是：中医组为 80%，西药组为 70.6%。在急性菌痢的治疗过程中，乙状镜检查对判断疗效的意义较大，如果一疗程后，乙状镜检查病变未恢复，则需继续第二疗程，直至病变完全恢复，方能算临床痊愈。中医组 20 例中，4 例用不加大黄的复方治疗的情况是：仅 1 例用 1 个疗程治愈，其余 3 例均需 2～3 个疗程方治愈；16 例用葛根芩连汤合小承气汤或另加服青宁丸治疗的情况是：15 例 1 个疗程治愈，仅 1 例是两个疗程治愈。如果以加用大黄的方剂来统计，则单一疗程的乙状镜检查病变恢复的占 93.7%，超过了西药组的效果。当然，由于病例数尚少，目前只能说对急性菌痢的治疗，加用大黄的方剂，似可缩短疗程，提高疗效。

三、少阳下利

《伤寒论》少阳病下利的条文有 104、165 两条。少阳病本无可下之法，此两条为少阳转属阳明，少阳证候仍在，但又兼阳明里实下利，故 104 条有"日晡所发潮热""潮热者实也"的记载。但又有下利，同时尚有胸胁满、心中痞硬、呕吐等症状，可用大柴胡汤或柴胡加芒硝汤以和解少阳，兼通阳明。少阳下利因有胸胁满痛、心中痞硬的症状，类似急性胆道系统感染、胆石症或急性胰腺炎伴有腹泻的临床表现，天津南开医院的清胆行气汤即是大柴胡汤的加减[1]。

四、太阴下利

《伤寒论》太阴篇下利的条文有 273、277、278、280 等条。太阴病下利的特点是自利不渴，手足自温，脉濡或缓，或见腹满而吐，或有腹痛，或有食不下等症。太阴下利无发热，由于脾胃虚寒，寒湿阻滞困脾，脾胃失其受纳运化之力，故寒湿下注而利。寒湿弥散故口不渴；虽然脾胃虚寒，但阳气未亡，尚能暖于四末，故手足自温。治宜温中散寒，方如理中汤；甚则温阳祛寒，方用四逆汤。如 277 条有"以其脏有寒故也，当温之，宜服四逆辈"即是。太阴下利如脾阳恢复，亦可自愈（278 条）。太阴下利类似一般急性肠炎。

《伤寒论》霍乱篇有霍乱之记载，为突然发作的剧烈呕吐和下利（382 条）。如果兼有表证，可有发热头痛、身疼恶寒（383 条），此亦当属太阴虚寒之吐利，故其治疗宜用理中、四逆辈；如利止而恶寒，属亡阳脱液，宜四逆加人参汤以温阳生津（395条）。《伤寒论》中的霍乱相当于急性胃肠炎的剧烈吐泻，如巡回医疗中曾遇一老妇人，因食物不慎而吐泻十余次，致脱水而脉象极其微弱，四肢逆冷。当时给予静脉输液，服四逆汤合理中汤仅1剂，次日不再吐泻，遂告痊愈。

五、少阴下利

《伤寒论》少阴篇的下利条文较多，有282、283、284、287、288、292、295、296、297、300、306、307、308、309、310、314、315、316、317、318、319、321、325诸条，其他如159、225条，虽然不在少阴篇，但所描述的下利症状亦当属少阴下利的范围。少阴病有阳虚和阴虚两方面，兹分述于下：

1. 阳虚下利

少阴病阳虚寒化而下利，可由太阴下利进一步发展而来，或是他经下利转属而来，其表现为下利清谷，小便色白，脉象微弱，治疗宜温阳祛寒，如四逆汤。如果阴盛格阳于外而有里寒外热，轻则可用四逆汤（225条），重则宜白通汤、通脉四逆汤急回外越之阳（314、315、317条）。如见同时有呕吐频作而烦躁欲死，属肝寒犯胃，寒浊上逆，宜吴茱萸汤暖肝温胃，降逆止呕（309条）。如见小便不利、四肢沉重疼痛而有下利，属阳虚不能制水，宜真武汤温阳制水（316条）。如果少阴下利兼见表证，根据《伤寒论》的治疗原则是里急救里，用四逆汤（91、372条），如解表发汗，则胃气更虚，表邪陷入可引起其他变证，且汗出以后并可胀满（364条）。

阳虚下利的预后，如见手足不逆冷反发热（292条）、手足温者（287、288条）、脉紧反去者（287条），皆是向好的方向转归；如见手足厥冷（295、296条）、躁烦或烦躁不得卧者（296、300条）、头眩自冒者（297条），均是向不好的方向转归。说明少阴阳虚下利，如果阳虚恢复，下利欲解；如阳虚进一步加重，甚至阴阳离决，阳气欲脱躁烦，或有阴竭于下、阳失依附而飞越于上的头眩自冒，则都是危候。

2. 阴虚下利

少阴病阴虚热化而下利，可因误用火劫强责少阴汗而致津液内伤。有下利、谵语者（284条），或是邪热伤阴而兼下利，如有咽痛心烦的猪肤汤证

（310条），有水气内停的猪苓汤证（319条）等。阴虚下利，如热甚气滞、气血腐化而为脓血，可见下利便脓血（308条），但因迁延日久，每多寒热夹杂，故宜用桃花汤涩肠固脱（306、307条），或用厥阴篇之乌梅丸（338条）以止利。

不论阳虚下利或阴虚下利，如仅属下焦固涩无权而致滑脱不禁，还可用赤石脂禹余粮汤涩肠止利（159条）。

少阴下利多见于全身消耗性疾病合并腹泻者，如结核性腹膜炎、慢性肾衰竭、糖尿病所致的顽固性水样腹泻等。《伤寒论》中的部分描述见于垂危阶段，如呕而汗出、下利次数多而量少（325条），颇似尿毒症的临床表现。少阴下利亦可见于全身感染性疾病过程中出现的腹泻或下血，如肠伤寒之肠出血；或见于消化系统疾病中的慢性炎症，如慢性结肠炎、慢性肠道感染、慢性胆囊炎、慢性胰腺炎；或见于肠功能紊乱、胃肠神经官能症等病。我们曾治疗1例慢性溃疡性结肠炎的病人，按太阴下利及少阴下利治疗获效：病人来住院时，大便日9～10次，黏液稀便，有时带脓血，便后脱肛，脉弦滑，舌苔黄腻。患者脾胃素虚，今又兼湿热，寒热夹杂，虚实互见，治宜温中健脾、疏肝理气，再佐以苦寒清热之剂，方用理中汤加升麻、柴胡、肉豆蔻、诃子、木香、白头翁、黄连。服药20剂后，大便减为日5～7次，脓血便消失。因久痢而下焦固涩无权，乃改用赤石脂禹余粮汤加莲子肉、山药、肉豆蔻、诃子、木香、乌梅、升麻、柴胡，症状继续好转，大便减至日3～4次。因脱肛较著，上方又加参、芪，以后改用补中益气、理中汤、赤石脂禹余粮汤、香连丸合方加减，大便减为日1次，巩固2月余而出院。本例说明下利日久，往往虚实互见，寒热夹杂，单纯从太阴下利治疗效果不好，要考虑利在下焦的问题，赤石脂禹余粮汤与理中汤合用，也有桃花汤的方义在内，亦符合少阴下利的治疗原则。

六、厥阴下利

《伤寒论》厥阴篇下利的条文亦较多，有326、331、332、334、341、344、345、346、348、353、354、356、357、358、359、360、361、362、363、364、365、366、368、369、370、371、372、373、374、375诸条，又296、315、317、318诸条虽然不在厥阴篇，但可以认为是属厥阴病的范围。厥阴下利可分为寒厥下利、热厥下利及寒热错杂的下利三种，现分述之。

1. 寒厥下利

素体阳虚，复感外邪，误汗后，亡阳而厥，或由少阴下利发展而来，症见下利清谷，脉弱或脉微欲绝，或无脉。如寒盛于内、格阳于外，可见身有微热，一般用四逆汤、白通汤或通脉四逆汤治疗（315、353、354、366、370、377等条）。如见手足厥逆加重，脉不至，下利不止，出现烦躁者，表示预后不好（343、362、368条）。

2. 热厥下利

《伤寒论》中凡厥、热、利三者并见者，皆为热厥下利，如331、332、334、339、341、348诸条皆是。古代医家绝大多数认为厥利为阴寒内盛而下利，而以热作为阳气来复，以此来判断厥利的预后，这是对热厥下利并不了解。《伤寒论》厥阴篇中记述了不少热利的条文，如360、361、363、365、367、371、373、374等条，指出了热利有下重、便脓血、口渴、汗出、谵语等症状，这些热利的条文，笔者认为与热厥是密切有关的，在治疗上可用白头翁汤清热止利（371、373条），或用小承气汤泻热去滞（374条）。如属热邪入里，气机郁结，腑气失于疏泄，而有腹痛、泄利、下重、四逆者，宜解郁清热，用四逆散（318条）。

《伤寒论》335条指出：热厥的治疗原则是"厥应下之"。这对抢救热厥下利很重要。热厥下利在临床上并不少见，在厥的同时，身必高热，并还可见下利，类似中毒性菌痢。此时病人可见神昏谵语，颇似阳明三急下证的"目中不了了，睛不和""发热、汗多者""腹满痛者"及少阴三急下证的"口燥咽干者""自利清水，色纯青，心下必痛，口干燥者""腹胀、不大便者"，中毒性菌痢开始时可以无大便而有高热、四肢厥冷的临床表现，因此用攻下剂往往可获热去厥回。如266医院报道：用复方大黄汤治疗38例中毒性菌痢，全部治愈[2]。我院有1例中毒性菌痢病人因高热、腹泻脓样便伴昏迷入院。以小承气汤方义合苏叶黄连汤、葛根芩连汤等，另服玉枢丹，药后次日神志清醒，体温降至正常，继用前方出院而愈，说明"通里泻下"有助于及时控制病情。

如果热厥下利错过治疗时机，病人可以由热厥转化为寒厥，则挽救比较困难，如下利不止，厥逆加重（345条），甚则虚阳外脱，躁不得卧（344条），皆表示预后不好。

3. 寒热错杂下利

《伤寒论》厥阴病提纲的乌梅丸证有下利（326、338 条），麻黄升麻汤证也有泄利不止（357 条），干姜黄芩黄连人参汤证除下利外，尚有饮食入口即吐（359 条），其病机皆属上热下寒，病人表现为寒热夹杂、虚实互见。其中乌梅丸证见于胆道蛔虫症或久利不止，皆可用之。麻黄升麻汤证可能属于慢性肺化脓症而合并腹泻者。干姜黄芩黄连人参汤证则属泻心汤之变局，在热厥下利中当属后世之噤口痢，该汤与半夏、生姜、甘草泻心汤，用于慢性胃炎、溃疡病所致的胃脘部不适、呕恶、腹泻均有较好的效果，皆属苦辛合用、辛开苦降的方剂。

以上是关于《伤寒论》中所描述的下利辨证分析，以及其临床指导意义。《伤寒论》中下利包括的疾病很多，如能掌握其辨证论治的规律，将有助于对各种下利提高疗效，降低病死率。

［注］条文次序按明·赵开美复刻本顺序。

参考文献

［1］南开医院、遵义医学院 . 新急腹症 . 北京：人民卫生出版社，1978

［2］解放军第 266 医院 . 复方大黄汤加西药治疗中毒性菌痢 38 例 . 新医学，1976，（10）：471

《伤寒论》中的附子配伍应用探讨

附子药性猛悍，大辛大热，有温肾祛寒、回阳救逆之功效，向为历代医家所重视。虞搏云："附子秉雄壮之质，有斩关夺将之气。"吴仪洛称："其性浮多沉少，其用走而不守，通行十二经，无所不至，能引补气药以复散失之元阳，引补血药以滋不足之真阴，引发散药开腠理以逐在表之风寒，引温暖药达下焦以祛在里之寒温。"王节斋云："气虚用四君，血虚用四物，虚甚者俱宜加熟附，盖四君、四物皆和平宽缓之剂，须得附子健悍之性行之，方能成功。"汪忍庵云："附子味甘气热，峻补元阳，阳微欲绝者……非此不为功。"

皆可证明附子之功效是比较明确肯定的。为了探讨附子在中医临床上的应用，今就《伤寒论》中有关附子各方，分析其配合应用及证治方法概述如下。

一、附子配干姜

仲景以附子配干姜取其回阳救逆者，均用生附子，取其温阳、止痛则用炮附。陈修园云："附子味辛性温，火性迅发，无所不利，故为回阳救逆第一品药。"《伤寒论》中有附子方剂20则，用生附子者凡8方，余12方均用炮附。回阳救逆者如四逆汤、四逆加人参汤、茯苓四逆汤、白通汤、白通加猪胆汁汤、通脉四逆汤、通脉四逆加猪胆汁汤及干姜附子汤均用生附。主要是用于阴寒内盛，阳气衰微，津液亏竭而见四肢厥逆，呕吐下利，汗出畏寒，脉象沉微等症。如《伤寒论》388条："吐利汗出，发热恶寒，四肢拘急，手足厥冷者，四逆汤主之。"389条："既吐且利，小便复利而大汗出，下利清谷，内寒外热，脉微欲绝者，四逆汤主之。"即将应用附子作为回阳救逆之主症指出。

四逆汤方以附子之热，干姜之辛，甘草之甘，三药伍用，以奏温肾逐寒、回阳救逆之功。符合《内经》所谓"寒淫于内，治以甘热""寒淫所胜，平以辛热"之旨。仲景于霍乱吐利后，利止，但仍恶寒脉微者，用四逆汤加人参以生津益血，扶正固脱。徐彬云："今利虽止而恶寒脉微如故，则知其非阳回而利止也，乃津液内竭而利止也，故曰亡血。"指出了利止的病机在于津液内竭，故用四逆加人参汤治之。《伤寒论》69条："发汗若下之，病仍不解，烦躁者，茯苓四逆汤主之。"根据汤方组成来看，似在四逆加人参汤的基础上又有烦躁之症状出现，因汗下后阴阳俱虚，故用四逆扶阳加人参生津救液，再加入茯苓定悸去惊，生津除烦。

白通汤为四逆汤去甘草减干姜量加葱白而成，用于阴寒内盛下利，属阴盛于下，格阳于上者。《医宗金鉴》云："少阴病已属阳为阴困，更加下利，恐阴降极，阳下脱也。故君以葱白，大通其阳而上升，佐以姜附急胜其阴而缓降，则未脱之阳可复矣。"去甘草是因葱白之辛烈，以引姜附直达下焦而通阳气，不俗以甘缓之故。白通加猪胆汁汤用于服白通汤后，利不止，厥逆无脉，干呕烦者。许宏云："乃寒气太甚，内为格拒，故加猪胆汁、人尿，以和其阴。《内经》曰：逆而从之，则格拒解也。"故白通加猪胆汁汤为辛热回阳、反佐苦寒之剂，以从阴引阳，宣通上下阳气。

通脉四逆汤用于里寒外热，为阴盛于内，格阳于外，而致下利清谷，手足厥逆，脉微欲绝，身反不恶寒，面色红赤者。病势较四逆汤证为重，故加重姜、附用量。亦用认为本方原有葱白，如钱潢云："以四逆汤而倍加干姜，其助阳之力或较胜，然既增通脉二字，当自不同，恐是已加葱白以通阳气，有白通之义故名。"通脉四逆加猪胆汁汤则为亡阳于外，脱液于内，热极危急，如《伤寒论》390条："吐已下断，汗出而厥，四肢拘急不解，脉微欲绝者，通脉四逆加猪胆汁汤主之。"方以四逆倍干姜救欲绝之阳，又因阴阳两虚，虑阴气拒药而不入，故加猪胆汁苦寒反佐，从阴引阳，通达内外阳气。亦有认为加猪胆汁为助中焦之津液者，如张锡驹云："阴阳气血俱虚，水谷津液俱竭，无有可吐而自已，无有可下而自断，故汗出而厥，四肢拘急之亡阴症与脉微欲绝之亡阳症，仍然不解，更宜通脉四逆加猪胆汁启下焦之生阳而助中焦之津液。"

干姜附子汤则为四逆去甘草减干姜量，亦用于汗下后之阳虚烦躁。如《伤寒论》61条："下之后，复发汗，昼日烦躁不得眠，夜而安静，不呕不渴，无表证，脉沉微，身无大热者，干姜附子汤主之。"但其烦躁与茯苓四逆汤证又有不同。柯琴云："茯苓四逆固阴以收阳，干姜附子固阳以配阴，二方皆从四逆加减，而有救阳救阴之异，茯苓四逆比四逆更缓，固里宜缓也；姜附者阳中之阳也，用生附而去甘草，则势力更猛，比四逆为峻，回阳为急也。"因此阳虚则干姜附子汤较茯苓四逆汤为重，津液内竭则恐茯苓四逆汤为重，因有四逆加人参、茯苓之故。

附子配干姜不用生者，于《伤寒论》中仅见于乌梅丸，恐生附可借煎煮使毒性减少，入丸散之剂则不宜生用。观《金匮要略》中乌头赤石脂丸、九痛丸、紫石寒石散等方中，干姜均配炮附可以明证。

二、附子配白术

仲景附子配白术者，用于风寒湿痹、恶寒身痛，取附子走表升阳，配合白术而祛寒湿。邹澍云："伤寒八九日，风湿相搏，身体疼烦，不能自转侧，不呕不渴，脉浮虚而涩者，桂枝附子汤主之，曰若其人大便鞕，小便自利者，白术附子汤主之，曰若其人汗出短气，小便不利，恶风不欲去衣，或身微肿者，甘草附子汤主之，是三者阴湿盛而困阳，用附子以升阳，用表药以布阳，不缘亡阳，其实与亡阳为近，即《本经》所谓主风寒咳逆邪气、寒湿踒躄、拘挛膝痛，不能步行者也。"《医宗金鉴》云："加白术以身重……用以佐附子通湿气于肌也。"仲景虽言风湿相搏，实属风寒湿三气合而为痹之证，不然虽有夹湿，汗之则愈，此则有寒湿凝滞，故白术附子汤及甘草附子汤以附子、白术升阳祛湿，则肌表之风寒湿三气自去。观《金匮要略》痉湿暍篇亦有此三方，中风历节篇之桂枝芍药知母汤亦为术附并用可知。

真武汤及附子汤亦均为术附并用，真武汤为水湿侵袭，湿重阳困，以白术、茯苓之甘淡培土行水，附子、生姜之辛散复阳祛邪，均不离寒湿二字。附子汤系真武汤倍术附去生姜加人参，目的偏于温补，以壮元阳，亦可祛肌表之寒湿，如《伤寒论》305条"少阴病，身体痛，手足寒，骨节痛，脉沉者，附子汤主之"者即是。

三、附子配桂枝

附子与桂枝配用，亦可用于肌表风寒湿痹、骨节疼痛之症，以附子温经助阳，合桂枝等散肌表之风寒湿气，如桂枝附子汤、甘草附子汤即是。桂枝附子汤方药虽同于桂枝去芍药加附子汤，但桂枝量多一两，炮附多二枚，除有辛温散寒温阳作用外，重点还在祛风胜湿止痛，甘草附子汤则纯为祛风散寒除湿之剂，用于风湿搏于肌表之症。

附子与桂枝汤配合则用于太阳病汗下之后，表阳不足之症。如22条："太阳病发汗，遂漏不止，恶风，小便难，四肢微急，难以屈伸者，桂枝加附子汤主之。"23条："太阳病下之后，脉促胸满者，桂枝去芍药汤主之；若微恶寒者，桂枝去芍药加附子汤主之。"恶风及微恶寒，皆属汗、下之后，表阳大虚，除仍用桂枝汤和在表之营卫，又加炮附以壮在表之元阳，为固表回阳、温经散寒之剂。

至于乌梅丸中之附子、桂枝合用，因其中尚有黄柏、黄连等药，为寒热互用之剂，温药的应用恐在于蛔厥腹痛。

四、附子配麻黄

仲景用麻黄附子甘草汤及麻黄附子细辛汤有温经发汗之功。李瓒文云："发阴家汗，必用附子，恐亡阳也。"钱潢云："麻黄发太阳之汗，以解其在表之寒邪；附子温少阴之里，以补其命门之真阳；又以细辛之气温味辛，专走少阴者以助辛温发散，三者合用补散兼施，虽发汗无损于阳气矣，故为温经散寒之神剂。"因此附子配合麻黄用于寒邪在表而又有元阳不足者。麻黄附子甘草汤较麻黄附子细辛汤发表之力为缓，故仲景用以微发其汗，麻黄与附子合用为后世治疗阳虚外感之助阳解表法创立先例。

五、附子配芍药

仲景在《伤寒论》中有关附子配合芍药者,有芍药甘草附子汤、桂枝加附子汤、真武汤、附子汤等方。68 条:"发汗病不解,反恶寒者,虚故也,芍药甘草附子汤主之。"指出汗后阳虚及恶寒者,用附子温经散寒,加芍药则恐其四肢拘急,因汗后阴液脱失,必致手足拘挛紧急,观 22 条:"太阳病发汗,遂漏不止,其人恶风,小便难,四肢微急,难以屈伸者,桂枝加附子汤主之。"亦可说明拘急发生之病机。仲景每以芍药甘草汤法治疗四肢拘急,如 30 条:"……胫尚微拘急,重与芍药甘草汤,尔乃胫伸……"芍药甘草附子汤及桂枝加附子汤中,皆含有芍药甘草汤法之意,由此可看出附子配芍药者,既可温经壮阳,又能敛阴缓急,相互配合,用于阴阳俱虚者甚佳。

仲景真武汤及附子汤中亦皆有芍药,查二方均以辛温或甘温之阳药为主,配芍药以敛阴气,收刚柔相济之效,且可引阳药入阴散寒。张路玉云:"……不但真阳不足,真阴亦已素亏,若不用芍药固护其阴,岂能胜附子之雄烈乎。"因此附子与芍药合用,主要尚有处方配伍之妙用。

六、附子配人参

附子配合人参者,有四逆加人参汤、附子汤、乌梅丸等方。四逆加人参汤用以回阳救逆、生津益血,故取生附。附子汤用于少阴病、口中和、背恶寒,或身痛骨节痛、手足寒、脉沉,无四肢厥逆,故用炮附温肾祛寒,由于附子汤证乃属阳虚阴盛而生内寒,故汪切庵云:"用参附助阳而胜肾寒。"至于乌梅丸中用人参,则属寒热夹杂、虚实并见。仲景参附并用,为后世参附汤的创立奠定基础。

七、附子配三黄

《伤寒论》155 条:"心下痞而复恶寒、汗出者,附子泻心汤主之。"恶寒汗出并见,此处是指表阳不足;心下痞,又为邪热内陷。因此治疗上应寒热并用。吴鹤皋云:"心下痞,故用三黄以泻痞;恶寒汗出,故用附子以回阳;非三黄不能去痞热,无附子恐三黄益损其阳,寒热并用斯为有制之兵矣。"喻嘉言云:"此邪热既甚,真阳复虚之证,故于三黄汤内加附子汁,共成倾痞之功。《金匮》有大黄附子汤亦同此意。"尤在泾云:"此证邪热有余,正阳不足,设治邪而遗正,则恶寒益甚;或补阳而遗热,则痞满愈增;此方寒热补泻并设互治，诚不得已之苦心……方以麻沸汤渍寒药，别煮附子取汁合药与服，则寒热异其气，生熟异其性，药虽同行而功各奏，乃先圣之妙用也。"本方以附子温阳，泻心汤泄痞，构成扶阳泄痞之剂。

八、附子配生姜

附子与生姜合用，在《伤寒论》中于桂枝附子汤、桂枝附子去桂加白术汤、桂枝加附子汤、桂枝去芍药加附子汤及真武汤等方中可见。生姜辛温散寒、走表祛湿。桂枝附子汤及去桂加白术汤以生姜佐术附升阳除湿，发表散寒，故能用于风湿相搏之症，同时又有姜枣辛甘并用行营卫通津液以和表。桂枝加附子汤及桂枝去芍药加附子汤本属桂枝汤类方，加附子以温经散寒，其生姜助桂枝辛散解表，合附子则构成扶阳解表之剂。真武汤之用生姜则佐术附温经逐水。由此可见，生姜与附子合用则作佐使之用，与干姜相比则大不相同。

《伤寒论》麻桂柴之应用

麻桂柴在仲景方中多用作君药，是有其独特之功能者，为了更好地学习仲景用药的规律，兹将《伤寒论》中有关于用麻桂柴诸方分析于后。

一、麻黄

麻黄辛温微苦，为解表散寒之主药，又能止咳平喘，仲景《伤寒论》用麻黄方剂计 13 条，其配伍用法有下列几种情况。

1. 麻黄配桂枝

寒邪束表，卫气不能外泄，腠理闭而致恶寒无汗、发热身痛，肺合皮毛，肺气上逆则为喘急、胸满。必以麻黄合桂枝辛温散寒、鼓动正气，输津于皮毛，通气于玄府，使表气充实，方可汗出邪去而解。如麻黄汤、大小青龙汤、麻桂各半汤、桂二麻一汤等方，皆以麻桂为主。

2. 麻黄配石膏

太阳病表寒里热，既有恶寒无汗之表实症，又有内热烦躁之实热症，故以麻桂辛热合石膏甘寒治之，如大青龙汤为寒热两解之剂。若身热汗出而喘，已无表寒，是单以麻黄配石膏成辛凉解热之剂，如麻杏石甘汤即是。

3. 麻黄配杏仁

用于平喘止咳，如麻黄汤、大青龙汤之无汗而喘；麻杏石甘汤之汗出而喘。麻黄连轺赤小豆汤中亦有麻杏，但用于伤寒郁热在里发黄之证，盖取其开表散热也，后世亦有用于疮毒内攻浮肿而喘满者。

4. 麻黄配干姜

用于散寒化饮，如小青龙汤为外感风寒内有痰饮而设，以麻桂解表散寒，干姜温中化饮。故柯琴云："……以干姜易生姜者，生姜之气味不如干姜之猛烈，其大温足以逐心下之水。"

5. 麻黄配葛根

用于太阳病项背强几几而无汗恶风者，项背强几几是阴气不和、肌肉挛急之表现，故用葛根起阴气而生津液，滋筋脉而舒其牵引，配以麻桂是为无汗之表实而设，方如葛根汤及葛根加半夏汤。

6. 麻黄配附子

用于发阴家之汗，为温经散寒之剂，凡寒邪直中可用之，方如麻黄附子甘草汤、麻黄附子细辛汤。

二、桂枝

桂枝辛甘而温，解肌散寒、温经通络。仲景于《伤寒论》中用桂枝者凡39方，其中太阳一篇单用桂枝汤者即有14条之多，以桂枝汤方变通加减者尚有20余条，可见桂枝之运用甚为广泛。仲景运用桂枝方法大抵有以下几种。

1. 桂枝配芍药

为桂枝汤法。《医宗金鉴》云："桂枝辛温，辛能发散，温通卫阳；芍药酸寒，酸能收敛，寒走阴营，桂枝君芍药是于发汗中寓敛汗之者，芍药臣桂枝是于和营中有调卫之功。"桂枝汤中有芍约，能调和营卫，无汗能发，有汗能止。故王好古云："仲景云太阳病发热汗出者，此为营弱卫强，阴虚阳必凑之，故以桂枝发其汗，此乃调其营气则卫气自和，风邪无所客，遂自行而解，非若麻黄能开腠理发出其汗也；汗多用桂枝者，以之调和营卫，则邪从汗解而汗自止，非桂枝能闭汗孔也。"

2. 桂枝配甘草

用以平冲气、制悸动。如"太阳病下之后，其气上冲者，可与桂枝汤"、"发汗过多，其人叉手自冒心，心下悸，欲得按者"的桂枝甘草汤，"心下逆满，气上冲胸，起则头眩"的苓桂术甘汤，"发汗后其人脐下悸"的苓桂甘枣汤，"气从少腹上冲心"的桂枝加桂汤，"厥而心下悸"的茯苓甘草汤，"脉结代、心动悸"的炙甘草汤诸方，均有桂枝与甘草二味。

3. 桂枝配附子

用于风寒湿痹者，如桂枝附子汤、甘草附子汤。用于太阳病汗下后，表阳不足者，如桂枝加附子汤、桂枝去芍药加附子汤。

4. 桂枝配葛根

用于太阳病项背强几几，反汗出恶风者。因有桂枝证，所兼阳明者仅项背强几几，故于桂枝汤中加葛根治之。

5. 桂枝配朴杏

太阳病下后而里虚，但邪犹在表，且里气上逆而喘，仲景以桂枝汤加厚朴杏子降气平喘主之。杏仁《本经》主咳逆上气，厚朴《别录》主消痰下气，可见桂枝加厚朴杏子汤是为有汗恶风而夹痰饮喘逆者设；如寒热无汗，则宜小青龙汤、麻黄汤治之。

6. 桂枝配人参

汗下之后，诸症虽去，但身痛，余邪犹在，且汗出亡津故脉沉迟，宜加人参益气生津，佐桂枝以驱邪，如新加汤。或下后里气衰弱而协热下利，既有外热未解，又有里阳不足，故以桂枝人参汤扶阳以助解表。

7. 桂枝配茯苓

茯苓具有镇惊安神及利水作用。苓桂枣甘汤用于脐下悸，茯苓甘草汤用于心下悸，苓桂术甘汤用于心下逆满，皆为水饮所致，桂枝配茯苓以温经蠲饮。《金匮要略》有病痰饮者当以温药和之，即是此意。此外桂枝配茯苓尚可化气利尿，如五苓散即是。

8. 桂枝配归芍

以桂枝温通经脉，配归芍养血滋润，用于阳气外虚，阴血内弱者，有助阳生阴之效，如当归四逆汤之"手足厥寒、脉细欲绝"即是。

9. 桂枝配大黄

用于表证未解，阳邪陷入阳明，故为表里双解法，与大柴胡治少阳阳明证同义，如桂枝加大黄汤。太阳蓄血，亦可以桂枝、桃仁活血通经，合大黄泻下泄热，如桃仁承气汤。

10. 桂枝配柴胡

用于少阳而兼太阳者，如柴胡桂枝汤是以小柴胡及桂枝汤各半量组成，使少阳之邪仍从太阳而解。伤寒汗下后，阳气下陷，水饮内动，又见柴胡证，亦以柴胡和解少阳，配桂枝、干姜等温化水气，如柴胡桂枝干姜汤者是。

11. 桂枝配龙牡

仲景用于火逆证，阳亡，心神被火迫而不守，以致烦躁、惊狂，故用龙牡镇摄潜降之。桂枝、甘草与之同用是平其冲逆，并制悸动，温通经脉而缓急迫者。

12. 桂枝配麻黄

见麻黄配合运用项下。

三、柴胡

柴胡苦辛微寒，可和解退热、疏肝开郁。仲景《伤寒论》中用柴胡者凡7方，可从以下配伍了解其作用。

1. 柴胡配黄芩

为小柴胡法。以柴胡解少阳在经之表热，黄芩解少阳在腑之里热，二者相配，能使小柴胡汤在和解中寓有微寒清热及兼能化湿之作用。

2. 柴胡配硝黄

以小柴胡加芒硝为柴胡加芒硝汤，加大黄、枳实为大柴胡汤，皆用于少阳阳明。所不同者：大柴胡汤证里不虚，故不用人参。

3. 柴胡配龙牡

用于小柴胡证误下后，肝风内动而烦惊谵语，但有柴胡证在，故仍用柴胡和解少阳，并用龙牡潜阳镇逆之。

4. 柴胡配芍草

用于阳气内郁，不得外达四肢而现四逆症者，属热厥之证。以柴胡和解表里、疏肝开郁，配芍草和里缓急，里和则营卫气血亦和，四肢手足俱温矣，如四逆散方。

5. 柴胡配桂枝

见桂枝配合运用项下。

葛根辛甘性平，轻扬升发，入阳明经，可解阳明表热，鼓舞胃气上升，生津滋润经脉，故可用于项背强几几之症，如桂枝加葛根汤、葛根汤等。太阳病误下而协热下利，表证已解，因此以葛根配芩连，既解阳明之肌表，兼清胃中之里热，为清解兼解表里之法也。

小陷胸汤运用辨析

小陷胸汤是《伤寒论》太阳病篇治疗小结胸病的一首方子，原文为："小结胸病，正在心下，按之则痛，脉浮滑者，小陷胸汤主之。"小结胸是与大结胸相对而言，部位仅在心下，而不是从心下至少腹硬满而痛不可近者的大结胸，亦非心下按之石硬而痛的大结胸，因此小结胸病的特点是：部位仅在心下，按之则痛，不按则不痛，按之并不石硬，脉象浮滑。脉浮为在上，滑则主痰。浮滑又主热盛，如《伤寒论》白虎汤证的脉浮滑，是表里俱热的表现可知；滑亦主热，如《金匮要略》中风历节篇有："趺阳脉浮而滑，滑则谷气实，浮则汗自出。"以浮脉主风，风性疏泄故汗出，滑则谷气实而内热盛，故热盛而迫津外泄为汗。由此可知小结胸病的病机是痰热互结于心下所致，方用黄连苦寒清热，半夏辛温除痰，苦辛合用，辛开苦降，使痰热互结得开得降，心下按痛可除；瓜蒌甘寒既助半夏开结，又助黄连泄热。药虽三味，寒温同用，阴阳并调，寓意深刻。

《温病条辨》以小陷胸加枳实汤用于阳明暑温水结在胸，其临床表现为：脉洪滑，面赤身热头晕，不恶寒但恶热，舌上黄滑苔，渴喜凉饮，饮不解渴，得水则呕，按之胸下痛，小便短，大便闭者。其病机亦为暑热与水湿互结，部位在胸下，按之疼痛，用小陷胸汤更加枳实苦寒以助泻痰散结，其效更卓。笔者在临床上亦常以小陷胸汤再加枳实应用于各种疾病而有痰热互结者，今举例如下。

病例一　急性胃炎

崔某，男，48岁。平素脾胃尚健，近日因聚餐饮食过量，以致吐泻。次日吐泻虽止，但纳减，上腹痞满，嗳气频作。服香砂养胃丸后反不思饮食，口苦黏腻，大便干燥，苔黄腻，脉弦滑。症属肝胃不和，湿热内壅。治当疏肝和胃，辛开苦降，拟小陷胸汤加味：黄连、法半夏、枳实、青皮、陈皮、焦山楂、焦六曲、制香附各10g，全瓜蒌30g。服1剂后，即觉痞塞开，便畅，纳增。3剂后苔净纳佳而愈。

病例二　急性黄疸型肝炎

李某，男，28岁，1964年3月因全身及巩膜黄染5天，住解放军某医院。当时，笔者在该院协作诊治。诊见患者全身乏力，心下痞满，恶心厌油，口苦口黏，渴不思饮，大便秘结，小便赤涩。查体：皮肤黄染，巩膜黄染略带绿色，肝浊音界起自右侧第六肋间，肝大，右肋弓下约2.0cm，剑突下约4.0cm，中等硬度，有压痛，肝区有叩击痛；脾不大。腹水征阴性。肝功能检查：总胆红素12.75mg%，麝浊7单位，麝絮（＋），谷丙转氨酶5000单位以上（金氏法）。诊断为病毒性肝炎，急性黄疸型。中医辨证：脉弦滑，舌苔黄腻，身目悉黄，心下按痛，系脾胃湿热内蕴所致，乃结胸发黄之证。拟苦辛开泄，清化湿热。予小陷胸加枳实汤：黄连、清半夏、枳实各10g，全瓜蒌30g，水煎服，每日一剂。服药2天后，恶心消失，痞满大减，能进饮食，大便通畅，精神转佳。一周后身目发黄大减。复查肝功能：总胆红素降至1.8mg%，谷丙转氨酶降至1500单位（金氏法）。自觉无明显不适，仍继续服用上方一周，身目发黄全消，复查总胆红素1.1mg%，谷丙转氨酶降至200单位。仍按原方再服一周，复查总胆红素及谷丙转氨酶均降至正常范围以内而出院。

病例三　慢性胆囊炎

王某，女，40岁，1984年10月28日初诊。因上腹部阵发性疼痛一月余来诊，曾在北京市第六人民医院胆囊造影示"胆囊收缩功能不佳"，诊为慢性胆囊炎。来诊时上腹部阵发性绞痛，并有胀满、恶心、呕吐、纳差、厌油，疼痛剧烈时出汗，但身无寒热，口苦口黏，口干而不欲饮水，舌苔黄腻，舌质红有瘀点，脉象弦细，症属脾胃湿热，肝郁血瘀，拟辛开苦降，理气活血，兼以清肝。方用小陷胸加枳实汤合金铃子散、失笑散加味：黄连、法半夏、枳实、五灵脂、焦山楂、神曲、制香附、川楝子各10g，延胡末（冲）3g，蒲黄6g，全瓜蒌、金钱草各30g，夏枯草、蒲公英各15g，水煎服，每日一剂。六剂后恶心呕吐消失，上腹部仅觉隐痛，胀满大减，精神好转，食量增加，舌苔黄腻消退大半，上方去川楝子、延胡末、蒲黄、五灵脂、制香附，继续用小陷胸加枳实汤合清肝之剂，又服药一周，症状完全消失，以后改用丹栀逍遥散加减调理。随访一年余，病情稳定。

病例四　冠心病

王某，女，53岁，1985年2月1日初诊。因胸闷气短二月余，曾有发作性上腹部剑突下及胸骨下1/3后闷痛三次来诊，发作时服硝酸甘油可以缓解，心电图示轻度S-T段改变。诊断为冠心病，心绞痛。诊见：胸痛时作，口苦口黏，不欲饮水，纳食稍差，大便偏干，尿少色黄，舌苔黄腻，脉弦滑。证属胸痹，因湿热内蕴，痹阻气机所致。拟苦辛开泄，佐以疏肝理气，方用小陷胸加枳实汤合四逆散加味：黄连、法半夏、枳实、柴胡、郁金、制香附、陈皮各10g，全瓜蒌30g，赤芍15g，炙甘草6g，水煎服，每日一剂。六天后复诊，疼痛未作，上腹痞满消失，纳食增加，大便不干，舌苔薄腻，脉仍弦滑。仍从疏肝理气调治，以柴胡疏肝散加瓜蒌治之。两周后三诊，自诉未再疼痛，病情稳定，但心电图检查同前，继按前法调治两周，亦未再见疼痛。

按：以上几例，西医病名虽然不同，但中医病机却是一致的，都是湿热或痰热内阻，结于心下则心下痞满、闷胀、按痛。例一是急性胃炎，由于饮食所伤，酒又助湿生热，以致湿热蕴结，中焦痞塞；例二是急性黄疸型肝炎，由于肝脏（左叶）增大，故于心下（剑突下）有压痛；例三是慢性胆囊炎，故见上腹部心下胀满、疼痛；例四是冠心病的不典型症状，也可出现心下闷痛。以小陷胸汤之苦寒泄热，辛温散结，辛开苦降，可消除心下之痞满、闷胀、按痛，而使症状消失，病情得到缓解。

根据以上临床经验，可以得知小陷胸汤的适应证，不仅是"正在心下，按之则痛"，也可以是心下痞满而无压痛，也可以是心下闷胀而痛，或是心下按痛、不按则不痛；另外湿热或痰热内阻，必热象偏盛，加口苦口黏，大便干结，舌苔黄腻，脉象浮滑或弦滑等。凡符合以上适应证者，用之必效。

半夏泻心汤与小陷胸汤都是寒热并用、辛开苦降之剂，但前者是湿热各半，正虚邪实；后者则纯实无虚，热多湿少，以此为辨。

半夏泻心汤运用辨析

半夏泻心汤，是张仲景治疗伤寒五六日，呕而发热，柴胡汤证具，而以他药下之，导致邪结心下，变为痞证的处方。

痞之为病，如钱潢所言"阴阳参错，寒热分争，虚实更互，变见不测，病情至此，非唯治疗之难，而审察之尤不易也"。就半夏泻心汤证而言，亦是如此。根据本人的临床经验，运用该方，如能细为辨析，谨察病机，则不仅可以治疗痞证，还可以治疗其他病证。

半夏泻心汤证的病机包括两个方面。其一是寒热交结。寒热之致，可因外邪入里化热，苦寒攻里伤阳，热由外入，寒自内生，结于胃脘。但又不可拘于外邪内陷之说，临床所见，多因脾胃升降功能失常而致。脾升胃降，枢纽运转，清阳上升，浊阴下降。反之，脾胃戕伤，升降失司，中焦阻滞。就脾胃生理特点而言，脾恶湿，易为湿困而伤阳，阳虚则内寒；胃恶燥。阳明经多气多血，易于化热，因此，寒热互见是中焦病变的特点。寒热互结，气机不畅，又是导致痞证的重要原因。其二是虚实夹杂。结胸与痞证虽同为误下所致，但结胸属实，为热与水、痰互结；痞为虚中夹实，其结为轻。如方有执所说"结胸乃其变之重者，以其重而结于胸，故从大陷胸汤；痞则其变之轻者，以其轻而痞于心，故用半夏泻心汤"。那么，半夏泻心汤证所夹之邪又指何而言？我从临床实践中观察，半夏泻心汤可治湿热内蕴，阻于中焦，气机不畅，脾胃升降失常而致痞者。曾治一湿温发热，久延不愈，而兼心下痞满症状的患者，用本方迅速收到痞消热退之效。由此联想到李东垣之补脾胃泻阴火升阳汤，与本方有许多相似之处。从药物组成来看，二者基本上皆以苦、辛、甘为主。半夏泻心汤以黄芩、黄连苦降泄热，用半夏、干姜辛开通痞，伍人参、炙甘草、大枣甘温益气。是方寒温并用，补兼开泄，正系针对脾胃本虚，升降失常，寒热夹杂而设，补脾胃以治本，中气得和，上下得通，则痞消热已。半夏、干姜之辛能散结，芩、连之苦能泄热，虽为药之能，而实胃气之使也，益中气则可助其药力。苦降与辛开，又可清热、化湿、散寒以治标，有助脾胃之升降，行其动转之能，使结散痞消。东垣补脾胃泻阴火升阳汤，以人参、黄芪、炙甘草、苍术，甘温益气、健脾燥湿；以黄连、黄芩、石膏，苦寒甘寒、清热泻火；以羌活、柴胡、升麻，辛散升阳、化湿。其药味组成与半夏泻心汤虽有出入，而组之之义却基本一致。二方皆以恢复脾胃升降功能为要，但半夏泻心汤升阳之力不足；补脾胃泻阴火升阳汤升阳之力较强，但降胃之力略嫌不足。然二者都是针对寒热并见、虚实夹杂之证而设，病机实乃相似。李东垣之所谓阴火，包括脾胃内伤，升降失常，湿热困阻中焦，上熏于心，致心火不降而旺于上，所以，他提出"于脾胃中泻心火之亢盛，是治其本也"。半夏泻心汤之所谓泻心，正可通过清化中焦湿热，恢复脾胃升降功能，则心火随之而降，达到退热之目的。由上可以看出，东垣补脾胃泻阴火升阳汤，取意于仲景半夏泻心汤，是对本方运用的创新和发展。

辨析病机，当以临床症状为依据。半夏泻心汤证，一般以胃脘部痞塞不通，但满而不痛，按之自濡为特点。除《伤寒论》所述症状外，《金匮要略》呕吐哕下利篇提出"呕而肠鸣"，《备急千金要方》又补充治"老小利，水谷不化，腹中雷鸣，心下痞满，干呕不安"，可知，其症以心下痞满和呕吐为主，兼有肠鸣下利。从临床运用来看，虽无呕利症状，但以心窝部痞满为主者，亦可选用。临床运用本方，也不必拘于痞之一证，凡辨证属中焦虚实并见，寒热错杂者，均可采用。有时，不见心下痞满，而以嘈杂不适为主症者，亦可选用。若痛者可加用芍药甘草汤，吞酸可加用左金丸，大便秘者可加制大黄，胃火盛者可加蒲公英，重用黄连（或代以马尾连），腹泻者可加用薯蓣茅苢，久泻可加用赤石脂禹余粮汤。余曾治马某，女，55岁。患者于1976年5月初，感到右上腹隐痛，多于饥饿时发作，进食后疼痛缓解，痛处喜按、喜暖，食冷则痛作，伴嗳气、吞酸、腹胀。9月中旬，曾连续四天出现柏油样便。11月9日，钡餐造影诊为十二指肠球部溃疡。近日来牙龈肿痛，左侧明显。舌质淡、苔薄白，脉沉无力。辨证为脾胃虚寒而夹热，用半夏泻心汤加减治疗，药用：半夏10g，党参12g，干姜6g，炙甘草10g，黄芩12g，马尾连10g，蒲公英15g，白芍30g。服药四剂，疼痛明显减轻，但仍吞酸，宗上方，加吴茱萸3g，马尾连增至18g。又服四剂，疼痛继续减轻，牙龈肿痛好转，因大便偏干、二日一行，故于上方加制军3g。再服四剂，大便通调，疼痛未作，牙龈肿胀亦消。继用上方调治，于1977年元月初，钡餐透视报告溃疡面已经愈合。

本患者之胃脘痛，虽未见心下痞满，但辨证为脾胃虚寒，夹热，证属寒热错杂，虚实相兼，故用本方加减而收效。说明半夏泻心汤之运用，只要病机相符，即可大胆使用，不必为痞证所局限。

从《金匮要略》的中风谈卒中的证治

《金匮要略》中的中风仅三条并附方，就如何学习并领会它的精神，谈谈个人体会，并结合后世对卒中的认识探讨卒中的证治。

一、对《金匮要略》中风的看法

《金匮要略》中风的病因是继承《内经》思想体系的，《灵枢·刺节真邪论》提到"邪气者，虚风之贼伤人也，其中人也深，不能自去"。"虚邪偏客于身半，其入深，内居营卫，营卫稍衰，则真气去，邪气独留，发为偏枯"。

说明了虚邪贼风之所以中人，乃营卫不足之故。《金匮要略》也说："寸口脉浮而紧，紧则为寒，浮则为虚，寒虚相搏，邪在皮肤。浮者血虚，络脉空虚，贼邪不泻，或左或右，邪气反缓，正气即急，正气引邪，㖞僻不遂。"指出风寒外袭，由于气血亏损，络脉空虚，邪气独留不泻，受邪的一侧经脉受伤而弛缓，无病的一侧则相对紧急，牵引对侧而出现㖞僻，半身不遂亦可同时出现。

至于邪气留着深浅，则表现各异。《素问·皮部论》有："邪客于皮，则腠理开，开则邪入，客于络脉，络脉满则注于经脉，经脉满则入于脏腑也。"说明邪气由浅入深进入人体的途径，《金匮要略》的精神与之相同，故"邪在于络，肌肤不仁；邪在于经，即重不胜；邪入于腑，即不识人；邪入于脏，舌即难言，口吐涎"。络小经大。邪在络感肌肤麻木；邪在经则连及筋骨而沉重不能动；中腑则神窒于内，由于神藏于脏而通于腑，神闭故不识人；诸阴皆连舌本，中脏则经气不能通于舌下，故舌蹇、涎自出。

《金匮要略》在中风中还有2条，我认为都是与中风相鉴别的条文，如："夫风之为病，当半身不遂，或但臂不遂者，此为痹。脉微而数，中风使然。"脉微而数乃气血亏损、营卫不足之象，故邪风乘虚而中，或左或右，以致半身不遂；如果但臂不遂，则是经脉闭阻不通的痹证，而非中风。"寸口脉迟而缓，迟则为寒，缓则为虚，营缓则为亡血，卫缓则为中风，邪气中经，则身痒而瘾疹，心气不足，邪气入中，则胸满而短气"。脉浮数为气血亏损、营卫不足，脉迟缓亦是营卫不足，故风寒之邪得以乘虚而入，迟者是夹有微寒，缓是营卫之虚，邪气中经不表现重不胜，而是表现为瘾疹，可见并非中风，如果风寒之邪因心气不足而深入，则可有胸满短气，更知不是中风之证。

由上可知《金匮要略》的中风三条，仅一条讲的是中风的病因病机及临床表现，其他两条是痹证及瘾疹与中风相鉴别，因为痹证及瘾疹亦均是营卫不足，以致风寒之邪乘虚而入，但临床表现不同。

关于附方：侯氏黑散治大风、四肢烦重，心中恶寒不足，《外台》治风癫；风引汤除热瘫痫，治大人风引，少小惊痫瘛疭，日数十发，医所不疗，除热方；防己地黄汤治病如狂状，妄行独语不休，无寒热，其脉浮。以上三方，后世认为是治癫狂痫方，观其方意，侯氏黑散以补气养血、祛风化痰为主；风引汤以清热息风、引热下行为治；防己地黄汤则养血息风。凡中风而具有风痰内盛、风火上扰、血虚风动者，皆可选择用之。头风摩散方则属外治方，中风头痛者亦可用之。

本篇篇后附方:《古今录验》续命汤治中风痱，身体不能自收，口不能言，冒昧不知痛处，或拘急不得转侧;《千金》三黄汤治中风手足拘急，百节疼痛，烦热心乱，恶寒，经曰不欲饮食;《近效方》术附汤治风虚，头重眩苦极，不知食味，暖肌补中，益精气。续命汤及三黄汤皆可用于中风兼有寒热者，以扶正托邪、驱风于外为目的;术附汤则中风头痛，属阳虚于下，风袭于上者可用。

二、中风的病名

"中风"一词始见于《内经》，如《素问·风论》有"入房汗出中风""新沐中风"，是指外受风邪而言，与《伤寒论》的中风是一致的，不属于本病。《灵枢·九宫八风》有"其有三虚而偏中于邪风，则为击仆偏枯矣"，《素问·风论》有"风之伤人也……或为偏枯""风中五脏六腑之俞，亦为脏腑之风，各入其门户所中，则为偏风"，则属于本病，认为是伤于风邪，并未提"中风"的病名。至《金匮要略》方将这类疾病定为中风。自此以后，历代医家不断对本病的认识有所深化，使中医对本病的证治日益完善。

在中风的病名中，有真中风与类中之分，王履《医经溯洄集》："人有卒暴僵仆;或偏枯，或四肢不举，或不知人，或死，或不死者，世以中风呼之，而方书亦以中风治之……及近代刘河间、李东垣、朱彦修三子者出，所论始与昔人异矣……三子之论，河间主乎火，东垣主乎气，彦修主乎湿，反以风为虚象，百大异于昔人矣……以余观之，昔人、三子之论，皆不可偏废……因于风者，真中风也，因于火、因于气、因于湿者，类中风而非中风也。"以中于风邪者称真中风，因火、因气、因湿者称类中风。《医宗必读》将类中风扩大，分火中、虚中、湿中、寒中、暑中（中暑）、气中、食中、恶中（中恶）。因临床上都可出现猝然昏仆故名，实际上中风的病机中，可以有因风、因火、因气、因湿病机。《医宗必读》将类中风扩大，反觉混淆不清。

中风的病名中还有中风、非风之说，《景岳全书》说:"非风一证，即时人所谓中风证也。此证多见卒倒，卒倒多由昏愦，本皆内伤积损颓败而然，原非外感风寒所致，而古今相传，咸以中风名之，其误甚矣……以非风名之，庶乎使人易晓，而知其本非风证矣。"张景岳认为中风无关风邪，故以非风命名。但认为"尸厥、痰厥、酒厥、气厥、血厥之属，今人皆谓之中风，而不知总属非风也"，将非风范围扩大包括各种厥证。当然，某些厥证是有属于本病者，但是还有一些厥证并非本病，如此则也是混淆不清了。

　　《内经》中有一些厥证类似本病者，如《素问·生气通天论》说："阳气者，大怒则形气绝，而血菀于上，使人薄厥。"《素问·调经论》说："血之与气，并走于上，则为大厥，厥则暴死。气复反则生，不反则死。"《素问·大奇论》说："脉至如喘，名曰暴厥，暴厥者，不知与人言。"当然，薄厥、大厥、暴厥可能是本病猝然倒仆昏愦的一种表现，但亦可是由他病引起者。

　　《内经》中还有瘖痱的病名，如《素问·脉解》有："内夺而厥，则为瘖痱，此肾虚也，少阴不至者，厥也。"所谓瘖者指语声不出，痱者足废不用，亦与本病相类似。

　　《诸病源候论》中有风癔候、风舌强不语候、风口喎候、风痱候、风偏枯候、风半身不遂候等，均有类似本病，如风癔候中说："风邪之气，若先中于阴，病发于五脏者，其状奄忽不知人，喉里噫噫然有声，舌强不能言。发汗身软者可治……汗不出体直者七日死。"风偏枯候中说："风偏枯者，由血气偏虚，则腠理开，受于风湿……真气去，邪气独留，则成偏枯。其状半身不遂，肌肉偏枯小而痛，言不变，智不乱是也……若不喑，舌转者可治。"

　　《千金要方》中指出："中风大法有四，一曰偏枯，二曰风痱，三曰风懿，四曰风痹。"后人解之，偏枯者，半身不遂；风痱者，身无痛、四肢不收；风懿者，奄忽不知人；风痹者，诸痹类风状，偏枯、风痱、风懿皆与本病相似，风痹虽亦与风有关，甚至但臂不遂，总属痹证，与本病不同。

　　《医学纲目》说："中风，世俗之称也。其证卒然仆倒，口眼喎斜，半身不遂，或舌强不语，唇吻不收是也，然名各有不同。其卒然仆倒者，经称为'击仆'，也又称为'卒中'，乃初中风时如此也。其口眼喎斜、半身不遂者，经称为'偏枯'，世又称为'左瘫右痪'……乃中倒后之证，邪之浅者如此也。其舌强不言，唇吻不收者，经称为'痱'病，世又称为'风懿''风气'，亦中倒后之证，邪之深者如此也。"由以上可知中风随着病情的轻重，以及病程的不同阶段，古人以不同名称命名，实际上均是中风一证的不同阶段的表现而已。

三、中风的病因病机

　　历代医家对中风的论述甚多，尤其是对病机提出了多种不同的学说，因关系到辨证及方药的应用，故有必要对中风病因病机认识的发展变化予以回顾。

　　唐宋以前，对于中风的病因，虽然也认识到有气血内虚的因素存在，但主要认为是"体虚受风"，外风入中所致，如《三因极一病证方论》说："人或中邪风，鲜自不致毙者，故入脏则难愈；如其经络空虚而中伤者，为半身不遂，手足瘫痪，涎潮昏塞，口眼㖞斜，肌肤不仁，痹瘅挛僻，随其脏气，所为不同。"《济生方》也说"真气先虚，荣卫失度，腠理空疏，邪气乘虚而入"即是。

金元以后，逐渐认识到本病非外风所致，这是中风病因学说发展过程中的一大转折，如刘河间《素问玄机原病式》中提到："中风瘫痪者，非谓肝木之风实甚而卒中之也，亦非外中于风尔。由乎将息失宜，而心火暴甚，肾水虚衰，不能制之，则阴虚阳实，而热气沸郁，心神昏冒，筋骨不用，而卒倒无所知也。多因喜怒思悲恐之五志有所过极而卒中者，由五志过极，皆为热甚故也。俗云风者，言末而忘其本也。"

李东垣说："中风者，非外来风邪，乃本气病也。凡人年逾四旬，气衰之际，或因忧喜忿怒伤其气者，多有此疾，壮岁之时无有也。若肥盛则间有之，亦是形盛气衰而如此。"

朱丹溪说："西北气寒，为风所中，诚有之矣，东南气温，而地多湿，有风病者，非风也，皆湿土生痰，痰生热，热生风也。"

张景岳说："凡病此者，多以素不能慎，或七情内伤，或酒色过度，先伤五脏之真阴，此致病之本也。再或内外劳伤，复有所触，以损一时之元气，或以年力衰迈，气血将离，则积损为颓，此发病之因也。盖其阴亏于前而阳损于后，阴陷于下而阳泛于上，以致阴阳相失，精气不交，所以忽而昏愦，卒然仆倒……"并在厥逆篇引《内经》大厥之说，指出："正时人所谓卒倒暴仆之中风，亦即痰火上壅之中风。"

王清任说："半身不遂非风邪所中，再者众人风火湿痰之论，立说更为含混。如果是风火湿痰，无论由外中，由内发，必归经络……气血若为风火湿痰阻滞，必有疼痛之症。有疼痛之症，乃是身痛之痹症，非是半身不遂。""元气一亏，经络自然空虚，有空虚之隙，难免其气向一边归并……行走时归并，半身无气，所以跌仆。"认为元气亏损所致，创补阳还五汤以治半身不遂，至今仍为临床所常用。

《医学纲目》根据《素问·通评虚实论》说："凡治消瘅、仆击、偏枯、痿厥、气满发逆，肥贵人则高粱之疾也。"以及《素问·阴阳别论》自"三阴三阳发病为偏枯痿易，四肢不举"的记载，认为《内经》对中风的发病是内因与外风所中，同时并重。《明医杂著》认为："古人论中风偏枯、麻木酸痛，不举诸证，以血虚、死血、痰饮为言，是论其致病之根源。至其得病，则必有所感触，或因风，或因寒，或因湿，或因酒，或因七情，或劳力劳心、房劳汗出，因感风寒湿气，遂成此病。此血病、痰病为本，而外邪为标。"亦主张中风既有内伤，又有外邪。

《医学正传》说："积年历试四方之病此者若干人，尽因风湿痰火夹虚而作，何尝见其有真中、类中二者之分哉！夫中风之证，盖因先伤于内，而后感于外之候也。"《医门法律》也说："中风一证，动关生死安危，病之大而且重，莫有过于此者……仲景以后，医脉斩马中断。后贤之特起者，如刘河间则主火为训。是火召风入，火为本，风为标矣。李东垣则主气为训，是气召风入，气为本，风为标矣。朱丹溪则上痰为训，是痰召风入，痰为本，风为标矣。然一人之身，每多兼三者而有之，曷不曰阳虚邪害空窍为本，而风从外入者，必夹身中素有之邪，或火、或气、或痰为标耶。"并制定律五条，就有"凡风初中经络，不行外散，反从内夺，引邪深入者，医之过也"，说明喻氏亦主张既有内伤，又有外邪。

《金匮翼》说："中风之病，昔人有真类之分，以愚观之，人之为病，外感之风，亦有内生之风，而天人之气，恒相感召，真邪之动。往往相因，故无论贼风邪气从外来者，必先有肝风为之内应，即痰火食气从内发者，亦必自肝风为之始基……又邪气所触者，风自外来，其气多实；邪病所发者，风从内出，其气多虚。病虚者气多脱，病实者气多闭。"尤在泾也认识到中风由外因或内因都可引起。

以上可以大致看出古人对中风的病因病机看法。总的来说，中风的发生，主要因素在于平素气血亏损，以及肝、肾、心、脾的阴阳失调，虚主要是指肝肾阴虚及脾胃气虚，由于郁怒伤肝、肾精亏耗、过食肥甘、嗜酒无度，以及老年体衰引起，亦可因气血亏损，络脉空虚，以致瘀血阻络。病理因素与风、痰、火、瘀有关，风是指肝风，由于肝肾阴虚，肝失濡养而肝风内动，肝阳暴亢；火是指心肝火旺，因将息失宜，五志过极化火，以及肝肾阴虚而起；痰指湿痰，因饮酒嗜肥、肝旺克脾，或脾失健运，生湿生痰；瘀指瘀血，因肝阳暴亢，血菀于上，血积于清阳之府而成瘀，或气虚导致血瘀，血瘀又能滞气，气滞又加重瘀血，再加之七情内伤、饮食失节、过度劳累、气节复变、感受外邪等诱因，因而形成中风。

兹将中风的病因病机表示如图9。

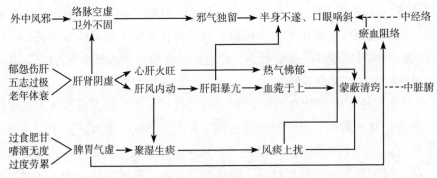

图9　中风的病因病机

四、中风的辨证

中风可分中经络与中脏腑，尤在泾《金匮翼》提到："口眼歪斜，络病也，其邪浅而易治；手足不遂，身体重痛，经病也，邪差深矣，故多从倒仆后见之；卒中昏厥，语言错乱，腑病也，其邪为尤深矣；大抵倒仆之候，经腑皆能有之，其倒后神清识人者在经，神昏不识人者在腑耳。至于唇缓失音，耳聋目瞀，遗尿声鼾等症，则为中脏，病之最深者也。然其间经病兼腑者有之，脏病连经者有之，腑脏经络齐病者有之。要在临病详察也。"

中脏腑要分辨闭脱，《医宗必读》说："凡中风昏倒，先须顺气，然后治风……最要分别闭与脱二证明白：以牙关紧闭，两手固握，即是闭证；若口开心绝，手撒脾绝，眼合肝绝，遗尿肾绝，声如鼾肺绝，即是脱证。更有吐沫、直视、肉脱、筋骨痛、发直、摇头、上窜、面赤如妆、汗出如珠，皆脱绝之证。"一般闭证是以邪实内闭为主，其证属实，主要表现为突然昏仆，牙关紧闭，两手固握，肢体强直，大小便闭，呼吸气粗，无汗痰多。闭证还要分阳闭与阴闭，阳闭具有热象，如面赤身热，躁扰不宁，口臭便秘，舌苔黄腻质红，脉象弦滑而数；阴闭湿象突出，如面白唇暗，静而不烦，痰涎壅盛，四肢不温，舌苔白腻质润，脉象沉滑或缓。脱证则突然昏仆，目合口开，鼻鼾息微，手撒肢冷，汗多不止，二便自遗，肢体软瘫，脉微欲绝。在临床上，闭证及时治疗可转神清，成为中经之证，如果神昏加重，频繁抽搐，手足厥逆，或有呕血，则病情恶化，可以转为脱证；脱证如果治疗及时，正气渐复，也能使脱证转为闭证，这是病情好转的表现。在转化过程中，常可看到闭脱互见的证候，如闭证出现汗出、遗尿、肢体变软等；或脱证出现肢体发紧，不再出汗等；前者为病情恶化，后者为病情好转，均应及时正邪兼顾，促使不再恶化或使进一步好转。

中经络要分辨是络脉空虚、风邪入中，或是肝肾阴虚、肝阳上扰，还是脾胃气虚、风痰上扰。一般络脉空虚、风邪入中者，突然口眼歪斜，甚则口角流涎、语言不利，肢体拘急由于气血痹阻，正气引邪以致。肝肾阴虚、肝阳上扰者，平素头晕头痛、耳鸣目眩，突然口眼歪斜、半身不遂、语言蹇涩，由于肝阳暴亢，气逆血菀所致。脾胃气虚、风痰上扰者，平素体肥气虚，突然半身不遂，偏身麻木，舌蹇痰多，由于痰湿化热，内风夹痰，窜扰经络所致。中经络一般治疗得当，很快恢复，如痰热内风较甚者，亦可意识朦胧。

中风常遗有半身不遂、语言不利。经久不愈，主要是因风痰流窜经络，气血痹阻不通，气不能行，血不能濡所致。一般来说，肢体强痉，屈伸不利者，多以风痰为主，软瘫无力、不能活动者，多以气虚为主，两者都可夹有瘀血阻络。至于语言不利，有因肾虚精气不能上承，有因风痰阻络引起，宜分辨之。

五、中风的治法

《金匮翼》有卒中八法。一曰开关：猝然口噤目张，两手握固，痰壅气塞，无门下药，此为闭证。闭则宜开，不开则死，搐鼻、揩齿、探吐，皆开药也。二曰固脱：卒中之候，但见目合口开、遗尿自汗者，无论有邪无邪，总属脱证。脱则宜固，急在元气也。元气固，然后可以图邪气。三曰泄大邪：有风邪邪气者，则宜泄之，俟大邪既泄，然后从而调之。四曰转大气：大气，不息之真气也，不转则息矣，经云：大气一转，其气乃散。五曰逐痰涎：或因风而动痰，或因痰而致风，或邪风多附顽痰，或痰病有如风病。是以掉摇眩晕，倒仆昏迷等证，风固有之，痰亦能然。六曰除热风：内风之气，多从热化，昔人所谓风从火出者是也，是证不可治风，惟宜治热。七曰通窍隧：风邪中人，与痰气相搏，闭其经隧，神暴昏，脉暴绝。八曰灸腧穴：中风卒倒者，邪气暴加，真气反陷，表里气不相通故也，灸之不特散邪，抑以通表里之气，又真气暴虚，阳绝于里，阴阳二气，不相维系，药石卒不能救者，亦唯灸法为能通引绝阳之气也。以上八法均属临床常用。

一般闭证宜开，脱证宜固，阳闭宜凉开，可用局方至宝丹或安宫牛黄丸，内服羚羊角汤加减以清肝息风；阴闭宜温开，可用苏合香丸或三生饮，内服涤痰汤以除痰息风，脱证宜固，可用参附汤、四逆汤。

如卒中开始有寒热者，即有六经形证者，可用小续命汤加减，如果阳闭大便秘结，可用三化汤以攻下，阴闭溲多，可用顺气散或匀气散以疏风痰、行滞气，如风从火化，神昏抽搐，可用竹沥汤以清热息风。

中经络者，络脉空虚，风邪入中，如口眼歪斜可用牵正散。肝肾阴虚、肝阳上扰者，可用镇肝息风汤加减，脾胃气虚、风痰上扰者，可用再造丸。

中风遗有半身不遂者，风痰内盛仍可用再造丸，气虚血瘀可用补阳还五汤。如言语不利属肾虚精气不能上承者，可用地黄饮子加减，如是风痰上阻，宜解语丹加减。

六、中风的预防

中风一证，病情较重，尤其中脏腑者，有时预后较差，后遗证候亦不易恢复，且有复中之可能，因此与其治疗于既中之后，不如预防于未中之先。古人在预防中风方面，特别注意先兆证候，值得注意。如朱丹溪指出"眩晕者，中风之渐也"，罗天益指出"凡大指次指麻木或不用者，三年中有中风之患"，张三锡《医学准绳六要》中也强调："中风证必有先兆，中年人但觉大拇指时作麻木或不仁，或手足少力，或肌肉微掣，三年内必有暴病。急屏除一切膏粱厚味、鹅肉面酒、肥甘生痰动火之物，所以搜风顺气丸，或滚痰丸、防风通圣散时服之，及审气血孰虚，因时培养。更远色戒性，清虚静摄，乃得有备无患之妙。肥人更宜加意慎口绝欲，人参汤加竹沥膏，日不辍口方是。"指出一些预防方法可资参考。《医贯》中引《乾坤生气》云："凡人有手足渐觉不遂，或臂膊及髀股指节麻痹不仁，或口眼㖞斜，语言蹇涩，或胸膈迷闷，吐痰相续，或六脉弦滑而虚软无力，虽未至于倒仆，其中风晕厥之候，可以指日而决矣，须预防之。"并认为预防之理，当节饮食，戒七情，远房事，此至要者也。王清任《医林改错》以记未病前之形状为题，记录了三十四种中风病前驱症状的表现，如有云："偶尔一阵头晕者，有头无故一阵发沉者，有耳内无故一阵风响者，有耳内无故一阵蝉鸣者，有下眼皮长跳动者，有一只眼渐渐小者，有无故一阵眼睛发直者，有眼前长见旋风者，有长向鼻中攒冷气者，有上嘴唇一阵跳动者，有上下嘴唇相凑发紧者，有睡卧口流涎沫者，有平素聪明忽然无记性者，有忽然说话少头无尾、语无伦次者，有无故一阵气喘者，有一手长战者，有两手长战者，有无故一阵气喘者，有一手长战者，有两手长战者，有手无名指每日有一时屈而不伸者，有手大指无故自动者，有胳膊无故发麻者，有腿无故发麻者，有肌肉无故跳动者，有手指甲缝一阵阵出冷气者，有脚指甲缝一阵阵出冷气者，有两腿膝缝出冷气者。有脚孤拐骨一阵发软向外棱倒者，有腿无故抽筋者，有脚指无故抽筋者，有行走两腿如拌蒜者，有心口一阵气堵者，有心口一阵发空气不接者，有心口一阵发忙者，有头项无故一阵发直者，有睡卧自觉身子沉者，皆是元气渐亏之症，因不痛不痒，无寒无热，无碍饮食起居，人最易于疏忽。"这些症状，有的不一定是中风前驱表现。也可能是其他疾病的一些前驱症状，但是王氏提出，及早重视，还是有很大的益处。

总的说来，预防中风，最重要者还是慎起居、节饮食、调情志，一旦出现先兆症状，则应尽早治疗。

《脉因证治》中还提到"中风之证……一年半载，又复举发，三四发作，其病渐重，"《沈氏尊生书》中也有："若风病即愈而根株未能悬拔，隔一二年或数年必再发，发则必加重，或至丧命，故平时宜预防之，第一防房劳，暴怒郁结，调气血，养精神，又常服药以维持之，庶平可安。"由此可见，即使中风恢复后，仍可复发，复发后病情必然加重，故仍应重视预防。

对《金匮要略》水气病篇有关水肿病机的看法

《金匮要略·水气病脉证并治》有关水肿的病机，是以脉证分析的形式表述的，历代医家多随文解释，似未能尽其意，今提出个人管见，以供参考。

一、水肿的病机与肺脾肾的关系

原文："寸口脉弦而紧，弦则卫气不行，即恶寒，水不沾流，走于肠间；少阴脉紧而沉，紧则为痛，沉则为水，小便即难。"

按：寸口肺脉，寒邪外束，可以脉见弦紧，以致卫气不行，不能温分肉、通腠理，故见恶寒；由于肺失宣畅，水液不能浸润流布，走于肠间，停蓄体内。少阴肾脉，紧脉主寒，沉脉主水，肾阳不足，阴寒内盛，不能温煦经脉而身痛，寒水不化而小便难，因而病水。

《素问·水热穴论》有："肾者，至阴也，至阴者，盛水也；肺者，太阴也，太阴者，冬脉也，故其本在肾，其末在肺，皆积水也。"指出风水之病，其本在肾，其末在肺，病本在肾，但因肺失宣畅，不能通调水道，又可影响及肾，以致小便减少，水肿形成。本条文说明风水的形成与肺肾两脏的关系。

原文："脉浮而洪，浮则为风，洪则为气，风气相搏，风强则瘾疹，身体为痒，痒为泄风，久为痂癞；气强则为水，难以俯仰，风气相击，身体洪肿，汗出乃愈。"

按： 本条是指风水的另一病机。脉浮为风邪外袭，洪为气实而有邪热，风气相搏指风热合邪，风强即风邪偏盛，可以皮肤出现瘾疹而搔痒，由于搔痒而化脓结痂，故久为痂癞，这是风气相搏的一个方面；气强即热盛而影响气化功能，导致水湿贮留，水肿严重则可俯仰不便，这是风气相搏的另一个方面，指出了风水的形成，可以同时合并疮疡痂癞。《医学入门》谓"阳水……或疮痍所致"，更进一步地证实了外疡与水肿关系。风气相搏，虽然身体洪肿，但也可汗出而愈。

《素问·评热病论》说："邪之所凑，其气必虚，阴虚者阳必凑之……"是说风水的形成，虽然外受风邪，但必有阴虚之因素，此亦含其本在肾，其末在肺之意。由此可见，风水的形成，可因风寒束肺，也可风热合邪引起。

原文："寸口脉沉滑者，中有水气，面目肿大，有热，名曰风水。"

按： 风水脉应浮，今不浮而沉滑，脉沉主水，脉滑主邪盛，以风水出现脉沉滑，说明病势在发展，水肿加重，已非风水初起之候。

原文："寸口脉浮而迟，浮脉则热，迟脉则潜，热潜相搏，名曰沉。趺阳脉浮而数，浮脉即热，数脉即止，热止相搏，名曰伏。沉伏相搏，名曰水，沉则络脉虚，伏则小便难，虚难相搏，水走皮肤，即为水矣。"

按： 本条文义艰涩，有的医家存疑不予解释。我认为本条是讲水肿与肺脾两脏的关系。寸口肺脉，浮脉说明有表热，迟脉说明有潜藏之势，热潜相搏指表热将有内伏，而无外发之机，故曰沉，此沉非脉象。趺阳胃脉，浮而数的脉见于趺阳是指热伏于脾胃，故曰浮脉即热，数脉即止；热止相搏为热邪留止而无运行之势，故曰伏，此伏也非脉象。沉伏相搏，指表热内伏于脾胃，脾胃不能运化水湿，气化不行，水液潴留，故曰水。由于热留于内，气不外行，络脉空虚，气滞于中，故小便不利；因络脉空虚，故使水走皮肤而为水病，为皮水的病机。皮水的临床特点是"其脉亦浮，外证胕肿，按之没指，不恶风，其腹如鼓，不渴"或"渴而不恶寒"，既有表证的脉浮，又有高度水肿，本条病机与之相合。或认为是原为风水，有表热，逐渐病情加重，表热内伏，由风水向皮水转化的一种表现。

原文："趺阳脉当伏，今反紧，本自有寒，疝瘕，腹中痛，医反下之，下之即胸满短气。"

"趺阳脉当伏，今反数，本自热，消谷，小便数，今反不利，此欲作水。"

按：水气病人趺阳脉当伏，今反不伏而紧，紧则属寒，故知其人本自有寒，还可见素有疝瘕、腹中痛等寒证。如果误下伤阳，脾胃之气受损，水气上逆，则出现胸满、短气；即使不是误下，水肿加剧而腹胀，亦必然出现短气、气喘。如趺阳脉不伏而数，数则为热，故知其人本自有热，热能消谷，小便当数，今反不利，则水湿留聚。《素问·至真要大论》说"诸湿肿满，皆属于脾"，今脾虚不运而病水，当属正水的病机。正水其脉沉迟，外证自喘，由于正水病人脾虚而水气内盛，水气上逆于肺，故有短气、气喘的表现。正水在临床上有寒湿与湿热之不同类型，故趺阳脉有紧与数之不同现象。《金匮要略》中有关石水的病机未见描述，根据《灵枢·邪气脏腑病形》"肾脉……微大为石水，起脐以下至小腹睡睡然，上至胃脘，死不治"，与《金匮要略》所述"石水其脉自沉，外证腹满不喘"是一致的，因此石水显然与肾虚有关。

二、水肿的病机与气血水的关系

原文："寸口脉沉而迟，沉则为水，迟则为寒，寒水相搏，趺阳脉伏，水谷不化，脾气衰则鹜溏，胃气衰则身肿。少阳脉卑，少阴脉细，男子则小便不利，妇人则经水不通，经为血，血不利则为水，名曰血分。"

按：寸口肺脉，脉见沉迟，沉脉主水，迟脉主寒，因肺失宣降，治节无权，以致寒水内停。趺阳胃脉，脉伏为脾胃虚衰，运化失职，故见大便水粪杂下、全身水肿等证。少阳为三焦之脉，脉卑则按之沉弱，为三焦决渎功能不足，水道不通；少阴肾脉，细为血少，肾虚而三焦水道又不通畅，故男子则小便不利，妇人可经水不通，皆可导致水肿。由于经水不通，血不利可变为水，故因经水不通而病水者，又名血分。《脉经》中"经水前断，后病水，名曰血分""先病水，后经水断，名曰水分"，说明了血与水的关系，血能病水，水能病血。本条指出肺、脾、肾、三焦均和水肿有关，并指出血与水为病可以互相转化。

原文："寸口脉迟而涩，迟则为寒，涩为血不足，趺阳脉微而迟，微则为气，迟则为寒，寒气不足，则手足逆冷；手足逆冷，则营卫不利，营卫不利，则腹满胁鸣相逐，气转膀胱；营卫俱劳，阳气不通即身冷，阴气不通即骨疼，阳前通则恶寒，阴前通则痹不仁；阴阳相得，其气乃行，大气一转，其气乃散；实则矢气，虚则遗溺，名曰气分。"

按：寸口肺脉，迟为卫气不行的恶寒，涩乃营血不利，指出了营卫不利的病机。趺阳为胃脉,微迟为气机阻滞,寒水滞留于内,加之营卫不利,故外则手足逆冷,内则腹满肠鸣而矢气,或气转膀胱而遗溺。在营卫不利的情况下,如卫气被阻遏不能卫外则身冷,营血不能濡养于内则骨疼。如卫气先通,营血未行,则阴气留滞亦恶寒身冷,营血先行,卫气不行,则阳气独滞而麻痹不仁。因此必须阴阳相得,营卫运行,气机通畅,寒水得行。故曰"阴阳相得,其气乃行,大气一转,其气乃散"。然营卫不行,阴阳相失,有虚有实,如何辨别?以矢气者属实,遗溺者属虚。实则以行气而利水,虚则宜补气而利水。所谓气分,即是指水寒之邪导致气机阻塞、营卫不利也。本条说明了气与水的关系,即后世所谓"气滞水停""气行水行"之理论基础。

附:对"也谈《金匮要略》水气病篇有关水肿的病机"的商榷

姚廷周同志针对拙著提出了不同看法,本着百家争鸣的精神,提出一些意见如下:

一、关于风水的病机

《素问·水热穴论》指出风水的病机与肺肾有关,并认为是其本在肾,其末在肺。《金匮要略》也是根据《内经》的精神加以阐发,因此我认为《金匮要略》中寸口脉与少阴脉并提者,讲的是肺与肾的关系,亦即是指风水的病机,"寸口脉弦而紧,弦则卫气不行,即恶寒,水不沾流,走于肠间;少阴脉紧而沉,紧则为痛,沉则为水,小便即难。"指出了风水恶寒、身痛、水肿的病机,与《金匮要略》所说"风水其脉自浮,外证骨节疼痛,恶风"的临床表现是一致的。至于水走于肠间,仅是水病的一个症状,它是根据《素问·气厥论》"肺移寒于肾,为涌水,涌水者,按腹不坚,水气客于大肠,疾行则鸣濯濯如囊裹浆,水之病也"而来,并不能因为有了水走肠间就否认不是风水,风水不仅有风热合邪的一面,也有风寒外束的一面;另外还要看到疾病的动态变化,有的风水初起可以恶寒身痛,但继则化热则宜越婢之类治之。姚文将此两段有内在联系的分割开来,遂得出前段为肠间有水气,后段是石水的病机。

关于"脉浮而洪，浮则为风，洪则为气，风气相搏，风强则瘾疹，身体为痒，痒为泄风，久为痂癞；气强则为水，难以俯仰，风气相击，身体洪肿，汗出乃愈"，姚文亦将本条分割开来看，要看到痂癞与风水形成的关系，这是符合临床实际的，由于历代医家都是分割开来看，所以我提出必须合看。姚文将气强解释为正气偏胜不妥，《素问·通评虚实论》提出："邪气盛则实，精气夺则虚。"说明了实是邪气有余，邪气旺盛，而不是正气的有余；虚是正气不足，精气被夺，而不是邪气的不足。再结合《素问·评热病论》中有关肾风（风水）的发病，提到"邪之所凑，其气必虚"，因此绝不可能正气偏胜而发病者，且正气偏胜，则气机流畅，亦不可能气壅邪阻，何来水液输化失常之理。根据"洪则为气"，洪脉指热盛，"风气相搏"则是指风热合邪，风热合邪可以出现痂癞，也可以出现身体洪肿，根据"汗出乃愈"，可以断定为风水。

二、关于正水的病机

风水、皮水、正水、石水是中医的病名，但是中医病名之间，往往有内在联系。根据《金匮要略》载："皮水其脉亦浮，外证胕肿，按之没指，不恶风，其腹如鼓，不渴，当发其汗。"可以看出皮水亦有表邪，但肿势较风水为重，两者本无严格界限。风水本身可以转化为皮水，这就是我在解释"寸口脉浮而迟，浮脉则热，迟脉则潜，热潜相搏，名曰沉。趺阳脉浮而数，浮脉即热，数脉即止，热止相搏，名曰伏。沉伏相搏，名曰水，沉则络脉虚，伏则小便难，虚难相搏，水走皮肤，即为水矣"的根据，皮水是讲肺与脾胃的关系。

关于正水，则是脾虚形成，临床上有寒湿及湿热的两个方面，所以我提出《金匮要略》"趺阳脉当伏，今反紧，本自有寒，疝瘕，腹中痛，医反下之，下之即胸满短气。趺阳脉当伏，今反数，本自有热，消谷，小便数，今反不利，此欲作水"一条，是正水的病机。紧与数，正是这两个方面的表现。这两条虽然未提到水肿，但是上下文都是讲的水肿，可以认为这两条也与水肿有关。前条讲的寒湿，疝瘕、腹中痛是寒湿的举例，医反下之，虚其里气，脾阳更伤，水气上逆，可以出现心下满微痛、小便不利；可以出现心下逆满，气上冲胸；此胸满短气与之相类。或谓胸满为心阳受损，观仲景心水、脾水中均有少气一症，更可证明胸满短气与水气上逆有关。后条讲的是湿热，消谷、小便数是湿热的举例，如果小便不利，则有发生湿热水肿的可能。《金匮要略》载正水为："其脉沉迟，外证自喘。"由于正水病人脾虚而水气内盛，水气上逆，故必然有短气、气喘的表现。正水之有寒湿与湿热的两个方面，就犹如风水初起之有风寒与风热的两个方面一样，示人以辨证准确，庶可无误。

三、关于石水的病机

石水的病机，《金匮要略》中未见描述，姚文提出三条，即"少阴脉紧而沉，紧则为痛，沉则为水，小便即难""脉得诸沉，当责有水，身体肿重""夫水病人，目下有卧蚕，面目鲜泽，脉伏。其人消渴，病水腹大，小便不利，其脉沉绝者，有水，可下之"。我认为此三条作为石水的病机根据不足，少阴脉紧而沉，与寸口脉弦而紧是不可分割的两段，讲的是风水恶寒、身痛的病机；脉得诸沉是水肿严重者的共同脉象，要看到疾病的动态变化，风水开始可以脉浮，或浮洪，或浮紧，或弦紧，以后病势发展、水肿加剧，脉可变为浮迟，变为沉滑，脉伏等，因此脉得诸沉是所有水肿严重者的共同脉象，并非专指石水，如果专指石水，为何又说脉得诸沉？"夫水病人，目下有卧蚕，面色鲜泽，脉伏……其脉沉绝者，有水，可下之"，更是说明一开始的风水，目下有卧蚕，以后逐渐演变而脉伏，最后腹大、脉沉绝，由风水转为皮水，再转为正水之证。

《金匮要略》有关石水的脉证是："其脉自沉，外证腹满不喘。"重点在不喘，因为水肿严重者，必然胸腹胀满、短气而喘，既然正水可以引起腹大、自喘，由脾虚进一步发展成脾肾阳虚所出现的石水，应当病情更为严重，水湿泛滥，胸水腹水显著，腹大胀满，呼吸困难，岂无胸满短气？岂有不喘之理（此所谓喘是指呼吸短促，气息不接而言）？因此我说石水的病机未见描述，指为何腹满不喘？《金匮要略》中未加说明。

《素问·阴阳别论》有"阴阳结斜，多阴少阳曰石水，少腹肿"，《素问·大奇论》有"肾肝并沉为石水"，《灵枢·邪气脏腑病形》有"肾脉……微大为石水，起脐以下至小腹睡睡然，上至胃脘，死不治"等记载，可以看出石水的特点是病在下焦，少腹肿而下坠，其质坚硬，多为阴证，发病与肾虚有关。《金匮要略》所载石水可能和《内经》是一致的，但仅有病名及简略的脉证，没有病机与治法。或许这类病人肿胀至胃脘，可能病人已死亡，故谓腹满不喘？或许这类病人发病与一般水肿不同，仅是少腹肿坠质硬如石，恐属癥积一类病证亦未可知，因癥积压迫而下肢水肿，故归入水气病篇。

温病治疗中清热与养阴的关系

温病乃多种急性热病之总称，它是在《伤寒论》的基础上发展起来的，但温病的名称在内难时代即已提出，如《素问·生气通天论》有："冬伤于寒，春必温病。"《金匮真言论》有："夫精者生之本也，故藏于精者春不病温。"指出温病的发生与感受外邪及体质因素有关。《热论篇》有："凡伤寒而成温者，先夏至日为病温，后夏至日为病暑。"指出温病为季节性或时令性疾病。及至《伤寒论》"太阳病发热而渴不恶寒者为温病"说明了温病症状与伤寒不同，柳宝诒云："伤寒初起决无里热见证，温病初起无不见里热之证，此伤寒温病分证用药之大关键。"说明症状病机不同，在治疗方法方面也各不相同。一般而言，温病在上焦有但热不寒、口渴自汗，逐渐面赤恶热、口渴引饮、脉洪舌黄等热盛伤津之表现产生；入中焦则壮热目赤，尿少便秘，舌苔老黄甚则色黑有芒刺，脉浮洪躁甚或沉数有力；入下焦则正衰阴绝，进一步发生神倦瘛疭、痉厥神昏、口燥咽干、舌干齿黑或舌赤苔老，脉沉细促数或有结代等现象，有阴阳离决之可能，属温病中之最危险阶段。由此可见温病的本质是阳证、热证，热伤津液渐至真阴欲绝，而产生种种变证，因而危及机体生命。

古代医家对人体的津液非常重视，所谓津液，广义的来看，凡属阴津、精血皆是，温病既是热病，而热又易伤津，故在治疗上既要注意清热，又要注意养阴，这样，则邪易去而正易复。

温病的治疗原则，《伤寒论》上虽无明文指出，但已指出一些禁忌的治法，如未传里时不可攻下，忌用火熏、灸治及其他温热方法，《伤寒论》中也有些辛凉、清热的治疗方法，如麻桂与石膏相配之大青龙法，即有辛凉解表之意，麻杏石甘汤、栀子豉汤、白虎汤、承气汤、猪苓汤、黄芩汤、黄连阿胶汤等，在今日治疗温病中仍占很重要的地位，足为后世所取法。

治疗温病用寒凉药物，最早之记载见于《史记》有仓公用火齐汤（即三黄汤）治热病，此后《千金方》中有葳蕤汤，金元时代刘河间始用辛凉解表合清里热的方法，对后世温病的治疗方法有一定启示作用，清代叶天士树立清热养阴之原则后，可以说是温病的治疗方法大致完善。

清热养阴仅是治疗温病的通则，犹如矛盾法则的共同性，对于各种温病具体情况不同时，治疗又各有差异，最显著者如湿温与温热即有所不同，湿温初起忌润、忌汗、忌下，只宜化浊去湿佐以清热，滋阴则不可用，否则增加湿邪，使湿邪留恋，病深难解，如湿未尽而阴已虚者，应祛湿而不伤阴、养液而不碍湿之方法，湿邪久羁化燥伤阴时，则滋阴方法又属可用。此又为矛盾法则的特殊性。

清热养阴的共同性正是由各种温病不同的特殊性中归纳而成立，有了共同的治疗原则再具体指导各种温病的治疗，更可细致地发现各种温病、各期温病的特殊性，这样便丰富、发展了温病的治疗方法，古代医家正是如此运用，以致今日在运用温病的治疗原则去治疗一些急性传染病能够获得较好的疗效。

清热养阴既是治疗温病的通则，兹就《温病条辨》中风温、温热等治疗方法举例而言，可以从清热、养阴及清热兼养阴三方面加以体会其治疗关系。

一、清热方面

辛凉清热：《温病条辨》中吴鞠通以桑菊饮、银翘散、白虎汤三方作为温邪逐步深入而设，订为辛凉清热之轻剂、平剂、重剂，并认为温病开始即可伤阴，辛凉之品即为预防伤阴而设。

清热凉血：用于热邪入于营分有舌绛、不渴时，如清营汤是，但清营汤中药味多滋腻，如尚有邪在气分则不可用。如热邪侵入血分，引起血从上溢或大便下血时，宜用犀角地黄之类；如热邪积于血分而现斑疹，宜用化斑汤之类；如气血两燔者，即既有发热汗出、面赤烦渴、气粗溺赤等气分之证，又有舌绛少苔、脉沉细数等血分之候，则应气血两清，如加减玉女煎之类。

清热解毒：温毒之邪引起面赤肿痛者，宜用普济消毒饮加减治之。

清热开窍：热邪逆传心包而神昏谵语者，可用清宫汤、安宫牛黄、紫雪丹、局方至宝丹之类。其中牛黄丸用于里热极重时，紫雪丹用于里热便秘者，至宝丹用于里热而有痰涎上涌者。

清热通下：温邪传至中焦，汗多伤津，热结在里而便结，可用承气汤之类下之，一方面清热、一方面存津。下法为八法之一，此处列于清热项内，因其目的是用以清里结之实热，以通下之法而获清热之效。一般温病中多以润下法，所谓增水行舟以免伤津，但当急下者仍急下之反有利于保阴，《温病条辨》中下法有三：热结液干之大实证用大承气汤，热结而液不干者用调胃承气汤，液干多而热结少者用增液汤。

清热透邪：热邪深伏阴分时，宜用青蒿鳖甲汤之类清透阴分伏热，使邪由阴分外达。

二、养阴方面

养阴生津：热病后期，邪去阴亏，一般如增液、益胃之类有养阴生津之功。但增液尚有润下作用，吴鞠通用于津液枯竭，水不足以行舟而结粪不下者，薛生白云："胃津劫夺，非润下以泄邪则不能。"亦指用于温病后期邪热已减，津亏液干不大便者。益胃汤用于温病下后，阴液受伤尚有小便不多、口微干渴、周身疲乏等症状，用以补充胃阴、生津液，作善后调理之用。温病后期津伤而有心中震震、舌强神昏、口燥咽干、脉躁盛或结代或脉两至者，舌赤苔老等症时，尚有用复脉汤以养阴生津者，复脉汤由仲景炙甘草汤去姜桂参枣，加白芍而来，用以恢复阴液，增强机体抗病能力。

养阴通下：系指以养阴为主佐以通下，如护胃承气汤用于热邪在里，正气尚旺而津液已损者，新加黄龙汤用于正虚较著、阴血津液大伤者，并有攻补兼施之作用。增液承气汤用于热邪伤津，肠中干枯结粪不下者。

养阴固涩：用于温病后期虽然伤津，但同时有便溏者，如一甲煎（牡蛎）既能存阴又能涩便，若阴伤便溏较轻者用一甲复脉汤，即加减复脉汤中去麻仁加牡蛎以固涩。

养阴益气：热邪入于血室，治疗后邪去大半，同时患者体质素虚，故需养阴兼以益气，如护阳和阴汤为邪去调理气血之方剂，甚者尚可用复脉汤加重人参用量，以帮助机体恢复。

养阴潜镇：潜镇即是用牡蛎、龙骨、鳖甲、龟板之类，具有潜降、收敛、镇静作用者。温病后期，津液损伤，心无所主而心中震震，舌强神昏，用复脉汤去麻仁加龙牡（救逆汤）以敛汗镇静之。如热极生风，手指蠕动，预防发生痉厥者，用二甲复脉汤，即复脉中加牡蛎、鳖甲之类。如热深厥深，心中大动，甚则心中痛者，属肾阴衰竭，水不济火所致，病势更急，故用三甲复脉汤，即二甲更加龟板，大剂补阴，以潜降虚火。

养阴息风：温病后期，邪热渐退，真阴大伤，肝风内动而厥者，如四肢蠕动、筋惕肉瞤甚则痉挛，角弓反张，脉细而动，舌赤而绛者，可用大小定风珠以养阴息风，大定风珠较小定风珠力量尤强，一面填阴，阴足则内风自息，一面潜阳镇定，另用鸡子黄可以上下交合，水火相济，俟真阴来复则虚脱无忧。赵晴初《存存斋医话》载有患肝风症者，经常面部肌肉蠕动，手足筋脉抽紧疼痛难伸，只用鸡子黄、阿胶二味治疗即能使疼痛缓解，筋脉宽大，不必再服他药，旋发旋轻，两月后竟不复发，忽然而愈。盖二味质重味厚，尤能育阴镇痉息风，增加津液，濡润经络，故效验如此。《温病条辨》用大小定风珠有鸡子黄与阿胶同用，恐亦系此意，非复脉法所能及。

三、清热养阴方面

清热生津：温病在上焦邪热盛炽、津液内损下，有阴绝阳脱之趋势时，用清热之白虎汤加人参以扶正生津。轻者伤津口渴，尚可用雪梨浆、五汁饮以清热生津。如温病下后邪未解，亦未还表，里热重而津液微伤者，可用清燥汤以清热生津。温热蕴结于胃，上熏于心，心主血脉而发生脉促，属心胃津液无形暗伤者可用减味竹叶石膏汤，可清热生津以保心液。

养阴清热：温病在中焦时，无汗小便不利，属内热炽盛灼伤津液之兆，阴液不生，热炽更甚，郁热不清，阴不得复，宜用冬地三黄汤养阴兼顾清热，重用滋阴之品以复其津，兼用三黄苦寒以清其热。如温病后期真阴欲绝，壮火复炽，心烦不眠者，宜用黄连阿胶汤救阴以泻火。如阴虚生热，咽痛虚烦者，用猪肤汤以养阴清虚热。

总之，温病发展后果为伤津劫液，因热性病自始至终均为热邪所缠，伤津灼液在所难免，津液愈伤热毒愈甚，病势益重，故在治疗温病过程中应时刻照顾其阴液，防止津液缺乏，以增强机体生活功能，增强机体抗病能力，吴鞠通谓："留得一分津液，便多一分生机。"王孟英云："精之未尽者，尚有一线之生机可望，若耗尽而阴竭，如旱苗之根已枯矣，沛然下雨，亦曷济耶？"在温病治疗中防伤阴于前，治伤阴于后，亦即吴鞠通所谓："在上焦以清邪为主，清邪之后继以存阴，在下焦以存阴为主，存阴之先若邪尚有余，必先以搜邪。"柳宝诒亦云："吴鞠通《温病条辨》专以养阴为主，阴气既亢，则在表者，液足自能致汗，在里者，增水乃可行舟，阴旺则热自解，养阴即以泄热也。"并认为阴虚体质者，吴氏之论为宜，若偏于邪重者，则应泄热以存阴。

根据以上所述，可以体会《温病条辨》中治疗温病总的原则为清热养阴，但治疗过程中还应注意以下几点：

一是初起邪在卫分，可以辛凉解表。

二是邪入气分，不可早用寒滞滋腻之品，只宜清气，否则邪不能外达。

三是邪在气分，不可过用苦寒，因苦寒下行，可引邪深入，且苦寒化燥亦易伤阴，吴鞠通谓："温病燥热，欲解燥者，先滋其汗，不可纯用苦寒也，服之反燥甚。"

四是热邪乍入营分，气分未尽者，仍当透营泄热，转出气分而解，不可早投滋阴，反致热邪深入。

五是邪入血分，则应清热凉血，滋阴潜镇。

六是小便不利者，忌用利尿，吴鞠通云："温病小便不利者，淡渗不可与也，忌五苓八正辈。"以预防伤津耗液。

七是清热养阴方法在湿邪未尽时不能用之，否则湿邪留恋，病邪难解。

八是养阴各法，阳虚患者忌用之。

《温病条辨》治痢法的探讨

《温病条辨》是清代温病学的代表性著作之一，是在继承叶天士温病学说的基础上，对多种急性热病进行辨证论治的专著。中医的"痢疾"虽然包括范围较广，即凡是大便次数增多、下脓血、里急后重，皆可称为痢，但是《温病条辨》中的痢疾，则属急性热病的范围，恐属于细菌性痢疾（包括急性与慢性）及其他肠道感染的疾病为多，当前由于耐药菌株的不断增加，对古人治痢方法的探讨实属必要。《温病条辨》中有关痢疾的条文在中、下焦二篇，共29条，绝大多数都是出自叶天士《临证指南医案》，因此学习《温病条辨》实则也是学习叶天士的治痢法，有关痢疾的辨证及治法，试作如下之分类：

一、初痢

1. 辛温解表法

辛温解表用于暑湿风寒杂感，寒热迭作，表证正盛，里证复急，滞下不爽者。因是暑湿夹有风寒，故初起憎寒壮热者可用之，若湿热甚而发热者，不宜用此方。吴鞠通谓"喻氏所谓逆流挽舟者此也"，此语不妥，喻嘉言治痢，谓夏秋外感暑湿热三气而成下痢，"其必从外而出之，以故下痢必从汗，先解其外，后调其里，首用辛凉以解表，次用苦寒以清里，一二剂愈矣。失于表者，外邪但从里出，不死不休，故百日之远，仍用逆流挽舟法，引其邪而出之外，则死证可活，危证可安"。并认为久痢用"逆流之势，逼其暂时燥热"使"邪从外出，热自无矣"。"久痢阳气下陷，皮肤干涩，断然无汗，今用逆流挽舟之法，卫外之阳，领邪同归于表，而有汗，是以腹中安静，而其病自愈矣"。由此可见，痢疾夹表，如果是暑湿夹热，只宜辛凉，不宜辛温；如果暑湿夹有风寒，憎寒为盛，可用辛温解表，但不称之为"逆流挽舟"，必须正名，以纠其误。

活人败毒散为扶正祛邪、辛温解表之剂，方以人参、茯苓、炙甘草健脾以扶正，二活、二胡、川芎辛散以祛邪，桔梗开肺与大肠之痹，枳壳宣中焦之气，祛邪而不伤正，补气而不滞邪，属临床常用之虚人外感方，如气虚不明显者，可以荆防代替人参，增强辛温解表之作用。

2. 清化湿热法

表证已去，滞下已成，湿热较盛，痢下赤白，里急后重，腹部疼痛，皆可用清化湿热法，方如加减芩芍汤，以芩连清化肠间湿热，木香、厚朴、陈皮以疏利肠间气滞，芍药以和营止痛所组成。湿热盛者，可用加味白头翁汤，以《伤寒论》的白头翁汤加黄芩之苦寒清热，白芍之酸苦调血所组成。加减芩芍汤及加味白头翁汤亦属酸苦泄热法。

3. 急开支河法

湿热下利初起，欲作滞下，小便短少，因湿注大肠，膀胱不渗湿也，故用四苓急开支河，使邪不直注大肠，合芩芍清热和血，木香、厚朴、陈皮疏利气滞，预夺其滞下之路，适用于湿热下利初起，久痢阴伤，不可分利，故方后云：久利不再用之。

暑湿内伏，三焦气机阻室，滞下红白，小溲不利，亦可辛淡渗湿，芳香利窍，用滑石藿香汤。方以滑石、猪苓、茯苓皮、通草之淡渗利湿，合厚朴、蔻仁、广皮之辛温宣气，再以藿香之芳香利窍，而使气机通畅，暑湿是以渗泄。

湿温下利，亦可急开支河，用五苓散加寒水石方，五苓散中以桂枝辛温通阳，茅术苦温燥湿，合猪苓、茯苓、泽泻之淡渗利湿，因属湿温下利，除以五苓散利湿外，再加寒水石甘寒清热，使湿温下利得止。

四苓合芩芍汤、滑石藿香汤、五苓散加寒水石方三者可用于湿热下利，阴液未伤，小溲不利，但四苓合芩芍汤用于初起，欲作滞下，热象偏重；滑石藿香汤用于已有下痢红白积滞，湿象偏重；五苓散加寒水石方用于下痢而有脱肛，亦属湿象偏重，但无气滞。

4. 辛通苦降法

滞下湿热内蕴，中焦痞结，神识昏蒙，宜用泻心汤以辛通苦降同用。湿之中人也，首如裹，目如蒙，热能令人昏，故神识如蒙，与热入心包之神昏谵妄有别。湿热因里虚而内陷，故用人参以护里阳，白芍以护真阴；湿邪于里，故用干姜、枳实之辛通；湿中兼热，故用黄芩、黄连之苦降；因邪已内陷，其势不能还表，法用通降，从里治也。苦辛以通泻痞结，湿热得去，神识自可恢复如常。

5. 清热护阴法

春温内陷下痢，热多湿少，热必伤阴，故必清热而兼护阴，可用加减黄连阿胶汤，为《伤寒论》黄连阿胶汤去鸡子黄，加生地、炙甘草。方以芩连清热坚阴，生地、白芍、阿胶内护其阴，炙甘草则统甘苦而和之，亦甘苦合化阴气之法。

二、久痢

1. 逆流挽舟法

疟邪热气，内陷变痢，久延时日，脾胃气衰，里急肛坠，可用加减小柴胡汤，盖陷而入者，仍提而使之出也。方以柴胡入深出浅，合黄芩两和阴阳之邪，以人参合谷芽宣补胃阳，丹皮、归芍内护三阴，谷芽推气分之滞，山楂推血分之滞，共为透邪消滞，助阳和阴之剂，对痢之久延时日者，亦可用之，使外疏通而内畅遂。故曰逆流挽舟，使邪主要从表而解。

2. 清化湿热法

酒客久痢，湿热未清，饮食如故，脾胃未伤，故可用茵陈白芷汤以清化湿热，因酒客湿滞肠中，非风药之辛佐苦味入肠，何以胜湿逐热？故以白芷之辛温，佐茵陈、秦皮、黄柏之苦寒，合藿香之芳化，苓皮之淡渗，构成清化湿热之剂。

3. 渗湿涩血法

久痢带瘀血，肛中气坠，腹中不痛，内无积滞，气分之湿热入于血分，故重用樗根皮之苦以燥湿，寒以胜热；因无积滞，故可涩以断下，樗根皮专入血分而涩血为君，地榆去瘀生新，茅术、黄柏、赤苓、猪苓开膀胱，使气分湿热得以渗利，不致遗留血分，楂肉化瘀，银花清热，故为清利渗湿，化瘀涩血之法。

4. 堵截阳明法

久痢胃虚,胃气下溜,或温病清热后,热撤里虚,下利稀水或便脓血,或下痢无度,脉微细,肢厥。因关闸不藏,故宜堵截阳明,方用桃花汤、人参石脂汤。

桃花汤中以粳米、石脂堵截阳明,干姜或炮姜温里,如再加人参扶助胃气,则名人参石脂汤,均属堵截阳明之法。

5. 温摄下焦法

久痢伤肾以致下焦不固,肠腻滑下,纳谷运迟,因脾肾阳虚,故宜三神丸温摄下焦,方中补骨脂以温肾阳,五味兼收其阴,肉果涩自滑之脱,故能奏效。

6. 养阴固涩法

久痢阴伤气陷,肛坠尻酸,肾虚而津液消亡,可用地黄余粮汤,方以熟地、五味补肾而酸甘化阴,余粮固涩下焦,故酸可除,坠可止,痢可愈也。

初痢不可固涩,久痢滑脱不禁,自当固涩,病如仍在脾胃,脾胃阳虚不固,则宜堵截阳明之法;如脾胃阳虚进而伤及于肾,以阳虚为主者,宜温摄下焦之法;以阴虚为主者,则又宜养阴固涩之法。

7. 升提气陷法

久痢气虚下陷,门户不藏,寒由内生,邪少虚多,偏于气分之证,故以升补为主,可用加减补中益气汤,方以参、芪、归之甘温,佐广皮、白芍之苦,防风、升麻之辛,构成甘温苦辛之剂,符合《内经》所谓"寒淫于内,治以甘温,佐以苦辛"之剂。加防风者,以风药能助升阳渗湿也,加白芍者以酸收和阴也。

8. 温补脾肾法

自利腹满,小便清长,甚则哕逆,或老年久痢,脾肾阳虚,食滑便溏,均宜温补脾肾,方如加减附子理中汤、附子粳米汤、双补汤。

加减附子理中汤者,去甘守之人参、甘草,加通运之茯苓、厚朴所组成,方以附、术、姜温补脾肾,湿困太阴故加厚朴之温通、茯苓之渗湿。为寒湿与脏阴相合,真阳未败,故用通补。

附子粳米汤则是急救土败,纯用守补,方以参、姜、粳米温补脾阳,附子温补肾阳所组成。因胃阳已败,不得用通。

双补汤用于湿热无多而脾肾阳虚,故以扶正为主,方以人参、山药、茯苓、莲子、芡实甘温而淡者，补脾渗湿；以补骨、苁蓉、巴戟、菟丝、覆盆、萸肉、五味酸甘微辛等，升补肾脏阴中之阳，而兼能益精气安五脏也。

9. 温补奇经法

痢久阴阳两伤，少腹肛坠，腰胯脊髀酸痛。盖少腹坠为冲脉虚也，腰为肾之府也，胯为太阳少阴之络所会，脊为太阳夹督脉之部也，髀为阳明部也，俱酸痛为由阴络而伤及奇经也。可用参茸汤，方以参补阳明，鹿补督脉，归茴补冲脉，菟丝、附子、杜仲以补少阴，俾八脉有权，肝肾有养，而痛可止，坠可升提也。为温补奇经之法。

10. 阴阳两补法

久痢由阳伤及于阴，厌食欲呕为脾胃阳败，小便不通为阴液耗伤，可用加减理阴煎，为理阴煎去甘草、当归，加白芍、五味、附子、茯苓所组成。原方通守兼施，刚柔互用，名理阴煎者，意在偏护阴也，加减理阴煎则以熟地、白芍、五味收三阴之阴，附子通肾阳、炮姜理脾阳、茯苓理胃阳，故为阴阳两补之剂。

11. 救阴护胃法

久痢伤阴，口渴舌干，微热微咳，宜救阴护胃，用人参乌梅汤。因口渴于久痢之后，无湿热客邪，故知其阴液大伤，方以乌梅、木瓜之酸，合人参、莲子、山药、甘草之甘，为酸甘化阴之法，于救阴之中，仍然兼护脾胃。

12. 酸甘辛苦法

久痢伤及厥阴，上犯阳明，气上撞心，饥不欲食，干呕腹痛，可用乌梅丸。方以乌梅之酸，人参、当归之甘，细辛、干姜、附子、椒桂之辛，黄连、黄柏之苦所构成，为酸甘化阴，辛苦通降之剂，或是辛甘为阳，酸苦为阴之剂，属寒热互用、刚柔并济之法。

三、休息痢

阴阳两补法

休息痢，或作或止，止而复作，古称难治，大抵是由正虚所致，如下焦阴阳皆虚，不能收涩，少腹气急，可用参芍汤双补阴阳。方以参芍、炙草守补中焦，参附又固下焦之阳，白芍、五味收三阴之阴，而以少阴为主。汤名参芍者，取阴阳兼顾之义。

四、噤口痢

1. 清化湿热法

痢之初起，热气上冲，肠中逆阻似闭，腹痛下坠，不能进食，食则呕吐，湿热之证偏于热重者，可以清化湿热，用白头翁汤煎取少量，频频服之。方以白头翁、秦皮、连柏等苦寒药味组成，共奏苦寒化燥、苦寒清热之效。

2. 辛通苦降法

噤口痢干呕腹痛，里急后重，积下不爽，左脉细数，右脉弦数，木入土中之象，可用加减泻心汤以辛通苦降，方以干姜辛以开通，芩连苦以降逆，加银花之败热毒，楂炭之克血积，木香之通气积，白芍以收阴气，更能于土中抑木也。亦宜少量频服，以免服药呕吐。

3. 通宣三焦法

噤口痢呕恶不饥，积少痛缓，形衰脉弦，舌白不渴，为邪少虚多之证，胃关欲闭，弦则为减，属阴精阳气不足也。叶氏治虚多脉弦之噤口痢，仿古之参苓白术散而加味，是诸虚不足调以甘药之义。加味参苓白术散可通宣三焦，提上焦，涩下焦，而以醒中焦为要也。人参、茯苓、白术、炙甘草为四君子汤以补脾胃，加扁豆、薏仁以补肺胃之体，炮姜以补脾肾之用，桔梗开上焦清气，砂仁、肉蔻通下焦郁滞。为末多次少服，取其留中也，引以香粳米，亦芳香悦土，上下斡旋，以冀胃气渐醒而转危为安。

4. 阴阳两补法

噤口痢由于胃关不开，而胃关不开者，邪少虚多，下焦阴阳俱虚，可用肉苁蓉汤，方以肉苁蓉补下焦阳中之阴，佐以附子补下焦阴中之阳，人参、干姜补土，当归、白芍补肝肾，芍用桂制是恐其呆滞，且使其入少阴血分也。故为阴阳两补之法，要亦少量频服，使胃关得开。

以上为《温病条辨》治痢十六法，按初痢、久痢、休息痢、噤口痢归类，借以探讨叶天士、吴鞠通治疗痢疾的方法，以备临床运用，一般初痢邪多忌涩，宜解表、宜清化、宜分利、宜辛苦、宜甘苦，可根据具体情况分别施用。久痢虚多邪少，祛邪有逆流挽舟、清化湿热、通涩并用（渗湿涩血）、寒热并用（酸甘辛苦）诸法；扶正有救阴护胃、升提气陷、温补脾肾、温补奇经、阴阳两补诸法；固涩有堵截阳明、温摄下焦、养阴固涩诸法。皆可在临床上分别运用。休息痢虽仅有阴阳两补一法，但急性发作时亦可参照初痢治法；如果休息痢日久迁延，正虚邪少，亦可按久痢各法治之。噤口痢多见于初痢，清化、辛苦之剂可用于初起之际；因呕恶频作，不饥不食，数日后即胃气大损，故通宣三焦之法，可以救急，重点在于扶胃醒脾；再久则阴阳俱虚，自可用阴阳两补之法。噤口痢证，总以少量频服，以避免呕吐，使胃气得降，胃关得开，病情即可缓解。

《温病条辨》中有关治疗湿热的几个代表性方剂的临床运用体会

《温病条辨》是在《伤寒论》的基础上发展起来的，它对急性热病的治疗，从另外一个侧面，补充了《伤寒论》的不足，特别是对湿热的治疗，《伤寒论》中仅有苦寒燥湿及苦辛通泄两个治法，前者如湿热阳黄之用茵陈蒿汤、栀子柏皮汤，湿热下利之用葛根芩连汤、黄芩汤、白头翁汤；后者如痰热互结的小陷胸汤，心下痞满的三泻心汤等。而《温病条辨》则进一步丰富了治疗湿热的方法，除了上面二法外，还有苦辛淡渗、苦温辛淡、辛凉淡渗等法，以供临床辨证治疗之用。

湿与热均是中医的病因之一，但在机体中所反映的湿热现象，一般认为是在正虚的情况下所产生的病理产物，中医认为脾虚可以生湿，湿郁可以化热；或者是气阴两虚下阴虚生内热，此内热与脾虚所生之湿结合，造成湿热现象。因此认为湿热是标，正虚为本，只要扶正治本，则湿热自消。但在临床上并不如此简单，湿为阴邪，其性氤氲黏腻，湿与热相合，则更胶结难解，湿热久羁，可影响中焦脾胃失其升降之常，呕恶、纳少，更导致脾胃虚损，形成恶性循环，成正虚邪实的局面，故难速已。怎样对待这个标与本的关系，一般说来本是主要矛盾，标是次要矛盾，是从属于主要矛盾的，但是矛盾的主要和非主要的方面可以互相转化，如上所述，如果湿热留恋影响脾胃功能，应当说湿热留恋是主要矛盾，这时应当以祛邪为主，祛邪即可扶正，如果这时扶正，不但不能祛邪，反而使湿热更不易去，因此这时应该说湿热是本，因为湿热已转变为主要矛盾。如果不清除湿热，则培本扶正是无法进行的，甚至还加重湿热，而使病情恶化。临床上这类情况不少，如慢性肝炎常有湿热留恋，如果湿热余邪未尽给予扶正，则能使病情恢复不顺利，甚至造成迁延不愈；慢性支气管炎常有痰热壅滞现象，如果痰热不清而扶正，可使病情经常反复；贵阳医学院也曾观察到急性肾炎恢复期主要是湿热未尽，如误用补气、补阳之剂，可以助长热邪，引起水肿、尿少、高血压、尿改变加重、非蛋白氮增高，不仅使病情迁延不愈，甚至可以造成严重肾功能损害以致死亡。因此对疾病过程中存在的湿热因素，不能不给予重视，当湿热因素在整个疾病过程中起主导作用时，应当认为湿热即是本，清除湿热即是治本，湿热除尽，正气始复，祛邪即是扶正，道理是很清楚的，但是人们往往容易接受扶正以祛邪，不容易接受祛邪而扶正，因此在探讨湿热的治疗中，个人认为有必要加以强调，重视清除湿热的问题。

兹就《温病条辨》中有关治疗湿热的方法，列举几个代表性方剂，结合个人经验体会与临床运用，分述如下。

一、苦寒清热

湿热之证，如果湿热俱盛或热重于湿者，可用苦寒清热为主治疗，且苦寒尚可化燥以祛湿。常见湿热下痢，腹痛后重，滞下不爽，《温病条辨》用加味白头翁汤；湿热发黄，黄色鲜明，小便不利，《温病条辨》也用茵陈蒿汤及栀子柏皮汤，均是以苦寒清热为主的方剂。我们曾观察过急性黄疸型肝炎用茵陈蒿汤治疗，直至黄疸完全消失的情况，结果平均退黄天数，总胆红素在4.0mg％以上者 11 例 14.5 天，在 4.1～8.0mg％者 17 例 27.7 天，在 8.1mg％以上者 5 例 49.9 天。这说明黄疸愈深，湿热胶结愈重，因此恢复时间也慢。

二、苦辛通泄

苦辛通泄法即辛温苦降法，是指辛温药与苦寒药配合使用，辛温能开能通，苦寒能泄能降，两者相合，泄中有开，降中有通。具疏畅气机、清化湿热的功效，对中焦痞满、结痛者，用以恢复脾胃升降功能，多有卓效。故凡中焦痞塞，恶心呕吐，饱满胀闷，纳食不香，吞酸嗳腐，腹中雷鸣或有下痢等（这些症状多见于急性胃肠炎、胃及十二指肠溃疡、肝炎、胆囊炎、痢疾等），皆可用之。但在辨证上必须有中焦湿热壅滞的表现，如舌苔黄腻，口黏不渴，大便黏滞不爽，小便黄赤，脉象滑数或濡数等，方可应用。至于某些急性传染病如有消化道症状，辨证属湿热蕴结中焦者，亦均可用本法治疗。《温病条辨》中苦辛通泄的代表方，有小陷胸加枳实汤、半夏泻心汤去干姜甘草加枳实杏仁方，前方用于阳明暑温，水结在胸，后方用于阳明暑温，心下痞满。

我们曾用小陷胸加枳实汤原方治疗急性黄疸型肝炎，一直至黄疸完全消失，观察其退黄情况，结果：平均退黄天数，总胆红素在 4.0mg% 以下者 9 例为 17 天，4.1 ～ 8.0mg% 者 9 例为 23.9 天，8.1mg% 以上者 11 例为 31.7 天。较同期用茵陈蒿汤治疗组对比，似可看出在总胆红素 4.1mg% 以上者，小陷胸加枳实汤退黄效果较茵陈蒿汤为快。

《温病条辨》尚有用于黄疸的杏仁石膏汤，用于湿热下痢的加减芩芍汤，亦是属于苦辛通泄之剂。

三、苦辛淡渗

湿热留恋，三焦气化失司，与湿热阻滞中焦之单纯用苦辛通泄不同，除苦寒药与辛温药同用外，仍需合用宣畅气机、淡渗利湿之品，故为苦辛淡渗之剂。《温病条辨》中治疗暑温、伏暑，三焦均受的杏仁滑石汤，治疗湿温，表里湿热两伤的黄芩滑石汤，都是以芩、连之苦寒，合朴、夏、杏、蔻之辛温，再以杏仁、郁金、陈皮、大腹皮宣畅气机，合茯苓、滑石、通草等淡渗之品组成，使三焦表里内外之湿热，各得分解。

四、苦温辛淡

湿热之证，湿重于热，湿郁三焦，气机不宣，小便不利，脘闷痞满，舌白不渴，宜苦温、辛温再合淡渗之剂，方如三仁汤、三加减正气散。个人常将此二方合用，以宣畅三焦，芳化湿郁，用于湿热之湿重于热者，可使湿化热清。《温病条辨》有五加减正气散，均是用于湿在气分，三焦升降失司，以中焦气机不畅为主，故用藿香梗、厚朴、陈皮、茯苓之苦辛温合淡渗之剂为主要组成部分，其中一、二、三加减方皆是用于湿热之湿重于热者，四、五加减方则是用于寒湿证。

五、辛凉淡渗

湿热留恋气分，郁蒸肌表，汗出而身热不退，胸腹白痦，状如水晶，是湿热病邪有向外透泄而未得宣畅之故，宜辛凉解肌表之热，辛淡渗在里之湿，使表邪从气化而散，里邪从小便而驱，表里双解，可用薏苡竹叶散，以竹叶、连翘辛凉散热，蔻仁宣畅气机，合苡仁、茯苓、滑石、通草以淡渗利湿。如暑湿蔓延三焦，邪在气分，舌滑微黄，宜急清三焦，《温病条辨》用辛凉合甘寒淡渗之三石汤，以银花、生石膏、寒水石之辛凉甘寒清热，杏仁之宣通气分，滑石、通草之淡渗利湿，使气分之暑热得辛凉而清解，湿邪得以气化而渗利。

以上仅就《温病条辨》中有关治疗湿热方面的几个代表性方剂，结合个人体会，试作如上的分析。在湿热存在下，祛邪即是扶正。不要认定湿热是标，非扶正治本不能去标，应根据标本缓急具体情况来定，免使临床上许多湿热之证长久不愈，延缓恢复。所论不一定正确，望批评指正。

外感热病用药体会

外感热病相当于现今的急性传染病和感染性疾病。中医对外感热病的治疗，有丰富的理论和实践，中医的伤寒与温病学说蕴藏着大量的、独特的治疗经验，有待我们继承与发掘，今就笔者临床实践，谈谈对辛温辛凉法、辛凉甘寒法、辛芳淡渗法的运用体会。

一、辛温辛凉法的运用

外感热病包括了中医的伤寒与温病，在初起阶段，伤寒宜用辛温解表，温病宜用辛凉解表，这是毫无疑问的，一般对外感初起的辨证，往往根据病人的主观感觉恶寒与发热的轻重，以及口渴与否来区别是伤寒？还是温病？如果恶寒重、发热轻、口不渴，则属伤寒，宜辛温解表；如果发热重、恶寒轻、口渴者，则属温病，宜辛凉解表，这样辨证不一定全面。我认为要结合舌诊，从舌质的变化结合临床症状，把客观体征和患者的主观感觉结合起来，才能比较全面地掌握病情，更准确地辨证论治。临床上的现象是复杂的，有的病人寒战明显，甚至盖被也觉怕冷，同时也有发热，如果从病人的主观感觉上来辨证，似乎是恶寒重、发热轻，但是病人舌质红，就不宜用辛温解表；又如有的病人恶寒发热，且口干能饮水，照理应当是寒轻热重，但病人舌质不红，或苔白而润，则仍当用辛温解表，如果用辛凉解表则可使病程延长。

有些外感病人初期，伤寒温病分辨不清，亦可辛温辛凉合方，自拟荆防银翘汤，药用荆芥穗 9g，防风 9g，苏叶 9g，银花 15g，连翘 9g，淡竹叶 9g，陈皮 6g，茯苓 12g，水煎服，服后全身漐漐汗出，体温得以顿挫。如曾治一例寒轻热重、但口不渴无汗、舌质红者，用本方一剂，体温由 39.6℃降至

36.4℃而治愈；曾治一例寒重热轻、口渴无汗、舌质淡润者，用本方也仅服一剂，体温由 39℃降至 36℃而愈。用本方要点在于无汗，或有汗不透而有热者，不论寒重寒轻，不论口渴与否，也不论舌红与否，均有卓效。本方荆芥、防风、苏叶为辛温宣散之品，银花、连翘、淡竹叶则属辛凉解表之药，再佐以陈皮理气和胃，茯苓淡渗利湿，使体温顿挫后病人即能恢复饮食，不至于病人发热虽退，但胃口迟迟不能恢复。

二、辛凉甘寒法的运用

辛凉甘寒法是在方剂中以辛凉之品合甘寒养阴构成，一般用于外感热病表证未解而又有伤阴者，我喜用《温病条辨》的银翘汤，药用银花 30g，连翘 9g，淡竹叶 9g，生甘草 3g，麦冬 12g，生地 12g，如有咽痛可加桔梗 6g，薄荷 6g。曾治疗一例化脓性扁桃腺炎，未用抗生素，病人高烧 39.2℃，咽干咽痛，口干喜饮，舌红苔薄黄，用本方三剂而热退，咽痛亦迅速好转。在辛凉甘寒法中加入咸寒之品，为辛凉咸甘法，可用于外感热病气营两燔证，以辛凉清气分之热，咸寒甘寒壮水制火、凉血清营，如《温病条辨》的玉女煎去牛膝熟地加细生地玄参方、化斑汤即是，或者于辛凉咸甘中再加入苦寒清热之品，以加强清热作用，如《疫疹一得》的清瘟败毒饮。

三、辛芳淡渗法的运用

辛芳淡渗法用于湿温、暑湿初起，因湿为阴邪，非温不去，故用辛温之品以宣透通阳合芳香化浊以祛湿，再加淡渗以清热利湿，可使热随湿去。常用方剂如三仁汤、二加减正气散、三加减正气散、杏仁滑石汤、菖蒲郁金汤等。三仁汤为临床常用方剂，不仅温病常用，在杂病中凡属中下二焦湿热者皆可用之，曾用以治疗急性肝炎、急性胃炎、胆道感染、尿路感染等，凡舌苔黄腻者，均有良效。二、三加减正气散及杏仁滑石汤方，《温病条辨》归入苦辛淡法或苦辛寒法，川藿香、厚朴、广皮、半夏等之辛温，合防己、杏仁、黄芩、黄连之苦，再加滑石、茯苓、苡仁、通草等淡渗所构成，由于二、三加减正气散中有芳香化湿的藿香，杏仁滑石汤中有芳香走窍的郁金，故均可作为辛芳淡渗来应用。菖蒲郁金汤原载于《中国时令病学》，后又转载于《温病全书》，为先父时逸人老中医所创立，临床应用较广，凡痰热蒙蔽心包者应用之多获良效。全方以菖蒲、郁金的辛芳开窍，滑石、灯草的淡渗利湿为主，合竹叶的辛凉，栀子、丹皮、连翘、菊花的苦寒以加强清热的效果，合玉枢丹的解毒辟秽以加强化痰开窍的作用，故能清热涤痰、醒脑开窍。

细菌性痢疾的中医治疗体会

中医学对细菌性痢疾的防治工作，自1953年起开始用某些单味药物如黄连、大蒜、茶叶、马齿苋、苦参、石榴果皮、白头翁等或单方如白头翁汤、葛根芩连汤、香连丸等，以后又逐渐用中医辨证论治方法系统地进行临床治疗观察，多年来已积累了不少治疗经验，目前中医治疗的效果，急性菌痢治愈率约87%～98%，慢性菌痢治愈率约60%～70%，中毒性菌痢在中西医结合治疗下，病死率大为降低。用中药预防及治疗带菌者方面也取得较好效果，对劳动力的保护起了重要作用。由于当前痢疾耐药菌株的不断增多，为了不断提高临床治疗效果，探讨中医对本病辨证论治的规律，实属必要。兹根据历代医家丰富的临床实践，结合个人的经验体会分述如下。

一、关于急性细菌性痢疾的治疗

中医学所称痢疾，指大便次数增多，下脓血，里急后重而言，其中包括细菌性痢疾在内，也包括阿米巴痢疾或其他疾病所引起的结肠炎症，因此我们在学习古代文献中要按具体情况加以分析。急性细菌性痢疾在中医的病名上，《内经》有"肠澼""注下赤白"，《伤寒论》有"热痢下重"等名。《千金方》有"热痢""冷痢"之分；古人也认识到发病与季节有关，以及急性痢疾的传染性，如《肘后方》有"天行诸痢"，《丹溪心法》有"时疫作痢"，《兰台轨范》有"暑毒痢"等名称。

在病因上中医认为与外感时邪及内伤饮食有关。如《外台秘要》："热毒伤于肠胃，故下脓血如鱼脑或烂肉汁，壮热而腹绞痛，此温毒热气所为也。"宋·杨士瀛《直指方》："痢出积滞，积物积也，滞气滞也，物积欲出，气滞而不与之出，故下坠里急，乍起乍出，夜凡百余度，不论色之赤白，脉之大小，皆通利之，以无积不成痢也。"张景岳："痢疾之病多在夏秋之交……过食生冷所以致痢。"实际上，两者相互影响，如《医贯》"痢疾多由暑热酷烈，过饮冰水，过食生冷"所致，因此，一般认为急性痢疾的病因与外伤湿热、饮食不节有关，内因则责之于脾胃虚弱。病机：有认为是湿热壅滞大肠，故有腹痛下痢脓血，邪盛正盛则有发热恶寒，热邪犯胃则食入即吐。亦有认为是湿、热、滞三者交阻于胃肠，由于有热，故便下窘迫而里急；由于湿及食积，故大便黏滞而腥臭；由于气滞，以致欲便不得而后重；大便赤多于白为热盛伤及血分，白多者乃湿盛伤及气分，总之其病机是暑湿或热毒侵于胃肠，或同时夹有食积，肠胃气血阻滞，气血与暑湿、热毒、积滞相搏结，腑气阻闭而滞下不爽，气血凝聚化为脓血而赤白相间，乃成痢疾。故我们认为急性菌痢属于中医的"湿热痢"。在病机上古人曾认为赤痢是热，白痢属寒，如巢氏《诸病源候论》："热乘于血，血渗肠内则赤也；冷气入肠，搏肠间，津液凝滞则白也。"至刘完素指出把白痢当成寒是错误的，认为一切痢证皆由湿热所致。朱丹溪也认为不论赤痢、白痢皆湿热为本。但张景岳认为"其病在寒邪，不在暑热"。因此主湿热者用寒凉攻下，主寒邪者则温补脾胃，清·孔毓礼著《痢疾论》，则纠正治痢专用苦寒或专用温补之偏见，同意李士材的说法即"痢起夏秋，湿蒸热郁，本乎人也，因热求凉过食生冷，由于人也，气壮而伤于天者，郁热居多，气弱而伤于人者，明寒为甚"。指出要因人、因时、因地，正确地掌握辨证论治的方法来加以治疗。

关于急性痢疾的治疗原则：倪涵初云："古今治痢，皆曰热则清之，寒则温之，初起盛热则下之，有表证则汗之，小便未涩则分利之，此五者举世信用，如规矩准绳不可易，予谓清热一法无忌，余则犯四大忌：一曰忌温补，痢之为病由于湿热蕴积胶滞于肠中而发，宜清邪热，导滞气，行瘀血，其病即去，若用参术等温补之药则热愈盛，气愈滞，而血亦凝……二曰忌大下，痢因邪热胶滞肠胃而成，治痢而大下，胶滞必不可去，徒伤胃气……三曰忌发汗，痢有头痛目眩身发寒热者，此非外感，乃内毒熏蒸，自内达外……实非表邪，若发汗则正气已耗，邪气益肆，且风剂燥热，愈助热邪……四曰忌分利，利小便者治水泻之良法也……痢因邪热胶滞、津液枯涩而成……分利其水，则津液愈枯而滞涩更甚……若清热导滞则痢自愈，而小便自清。"倪氏所言治疗原则，对急性菌痢的治疗有一定帮助，但如是湿热，热毒壅遏太甚，三焦不能宣通，饮食不能容纳，气闭不得升降，则非用大黄等推荡之品不易奏效。痢疾初起中毒症状之寒热，中医有认为是表证者，故喻嘉言谓夏秋外感暑湿热三气而成下痢，"其必从外而出之，故下利必从汗，先解其外，后调其内，首用辛凉以解表，次用苦寒以清里，一二剂愈矣"，并认为"久痢可用'逆流之势，逼其暂时燥热'使'邪从外出'，谓为逆流挽舟法"。这里喻氏指出急性菌痢可用汗法治疗，先用辛凉解表，以后再用苦寒清里。至于所创逆流挽舟法，是指用于久痢者，不要把急性用辛凉解表的治法，误认是逆流挽舟法。至于分利、温补则多于慢性菌痢的治疗过程，较常应用，急性则很少用及。兹将急性菌痢的治疗方法分述于下：

1. 解表

急性菌痢初起有恶寒发热，头痛身痛，脉象浮数者，皆可以解表为主，陈修园主张用仲景葛根汤、桂枝汤开拓解表以治痢，亦有主张用人参败毒散。葛根芩连汤为表里双解之剂，初起多用之。急性菌痢高烧为中毒症状，一般宜清热解毒为主，如误用辛散劫伤阴液则燥热越甚，可导致神昏抽搐之变。

2. 导滞

痢初多夹有饮食积滞，症见吞酸嗳腐，恶心呕吐，厌食腹胀，下痢恶臭，舌苔厚腻，宜消积导滞如枳实导滞汤、保和丸加减（保和丸去茯苓，以黄连易连翘，加槟榔、枳实以清热调气导滞）。

3. 攻下

痢之初起，积垢太甚，腹痛拒按，体强脉实，则导滞力弱不能荡涤肠中腐垢，宜攻泻之，故《证治要诀》谓"凡治痢，必先逐去积滞"，此即"通因通用"之法，方如木香槟榔丸、小承气汤、大承气汤，或于方剂中加入大黄以通下，一般中病即止，避免过量，以免增加肠道病变部位的出血。

4. 清热

湿热内蕴或热毒较盛，症见壮热及烦渴，小便短赤，腹痛后重，下痢赤白，脉浮滑数，可用仲景黄芩汤、白头翁汤。如高热神昏，谵妄烦躁，尚可合用紫雪丹、至宝丹、神犀丹等清营血而解热毒。

5. 调气

腹痛后重是气滞所致，刘完素主张调气和血以治痢，认为"调气则后重自除"，一般调气以木香槟榔为主，方剂可用导气汤。

6. 和血

"和血则脓血自愈"指痢之脓血是因湿热或热毒伤害肠胃气血，使之化为脓血所致，故和血则可使脓血便消失，一般调气和血多并用，方如芍药汤（河间方）。

以上各法在临床上往往不容易截然划分，因为积滞可引起湿热，湿热又可使积滞加重，气血失调，因此治疗上常合并应用。如湿热或热毒甚者，以清热为主佐以导滞去积，调气和血。急性菌痢绝大多数是湿热或热毒较甚，有认为在治疗上用苦寒药，有的可损伤脾胃而加重病情，可在芩连寒凉药中适当佐以姜类等温药，可以防止苦寒碍胃。

二、关于中毒性细菌性痢疾的治疗

关于中毒性菌痢，由于病情危重，发展迅速，1958 年以前病死率约在 20%～30%，经过广大医务人员的努力及中西医结合的治疗，病死率大大降低，近年来病死率大都在 1% 以下。中毒性菌痢相当于古代医书所称"疫痢""疫毒痢""毒痢"，如果恶心呕吐，不能进食，亦相当于"噤口痢"。古人关于毒痢之记载，认为痢之发生因于毒者，多因痧毒内陷，痢下脓血所致。根据《痧胀玉衡》曾有"痢似痧发，痧绿痢生"之说，后人又有"痧痢"之称。因此，有人认为中毒性菌痢类似黑痧及毒滞血凝之症。古人将某些发病急，变化快，病情危重而又有气滞血瘀的表现者，归于痧证，故本病亦可认为是属于痧证的范围。《伤寒论》厥阴病的热厥，有厥、热、利三症同时并见亦当属中毒性痢疾。由于热毒内闭，触秽暴厥，热盛动风，肠热夹滞而成；或是暑湿秽浊之邪中人，毒热深陷，内闭成患。总之，由于邪正交争，毒热剧烈，故壮热不解；毒热深陷，蒙蔽清窍，干犯神明，遂致昏迷；木火相煽，肝风内动，必致抽搐惊厥；热毒深伏，不能发越于外而四肢厥逆；热毒内陷，气机受阻，孔窍闭塞，以致脉道不利，或六脉伏匿不现；病情危者必致气滞血凝，气为热阻，故颜色灰暗，面色青惨，爪甲紫黑；初尚属热厥之证，以后逐渐阳气外脱，呼吸减弱，似断似续，则为寒厥而亡。

如何鉴别热厥和寒厥？古人有许多经验，罗天益谓：热厥手足虽冷，但手足心暖；俞东扶谓：四肢逆冷，上过于肘，下过于膝，即是寒厥；李士材谓：指甲红是热厥，指甲青是寒厥，等等。但是征之于临床，皆不精确。个人认为判断热厥、寒厥比较可靠的还是舌象，厥逆之证舌苔多黑，如舌干燥起芒刺，舌苔焦枯，多为热厥；如舌苔光滑润泽，必为寒厥。其他还可结合中毒性菌痢的特征来辨别，如病人虽未大便，但腹部灼热，腹部按之有痛苦表情，肠鸣音亢进，即是热厥；如果胸腹不温，肠鸣音减弱或消失，腹胀，甚至肠麻痹，血压下降，则为寒厥。热厥转化为寒厥的过程中可以寒热夹杂，必须审慎。

总之，中毒性菌痢可以认为是毒热深陷，热深厥深之证，因而高热神昏，四肢厥冷，烦躁抽搐，爪甲青紫，六脉伏匿，故在治疗上应抓住时机紧急救治，今将治疗原则分述如下：

1. 攻下导滞

关于热厥的治法，《伤寒论》谓热深厥深者，其厥应下之，故宜用承气汤类方急下之。古人关于痧证的治疗亦指出"苟遇脉伏而不极从宣通开泄之治，则脉伏亦渐绝矣"。"痧毒入于脏腑则应涤荡之"。"大黄阻痧毒，备急用，其功莫大，若痧胀之极，必须急服之以攻之"。因此在热厥阶段宜采用攻下之剂，往往可以热去厥回，如果错过时机，病人由热厥转为寒厥，则不可再用攻下之剂。

中毒性菌痢因阳热实证，急宜攻下导滞，使热毒从大便排出，如大、小承气汤，如伏邪热毒太甚，骤发即下纯红、纯紫恶血，或兼见舌燥、谵妄高热等症，黄连、大黄、犀角、鲜地又在所急。《广温热论》载十全苦寒救补汤（石膏、黄芩、黄连、大黄、黄柏、厚朴、枳实、芒硝、知母、犀角）云：船户数人，同染疾病，不省人事，口干吹气，舌则黑苔黑瓣底，用此方循环急灌，一昼夜连投多剂，病人陆续泻出极臭之红、黑粪甚多，次日即神识稍清，舌中黑瓣亦渐退，复速服数剂，三日皆痊愈，所载亦类似中毒性菌痢，可资参考。

2. 醒窍息风

因暑邪内陷，邪热内闭，而有壮热昏迷、惊厥抽风，故应立即芳香开窍、凉肝息风，一般用安宫牛黄丸、至宝丹、紫雪丹。成人每服 1 丸，每 3～4 小时一次，如用牛黄承气法效果更好。同时还可配合针刺放血，如人中、少商、中冲、尺泽、委中等，或刮痧。《痧胀玉衡》记载 1 例发热胀闷、沉重，放血后则见痢下紫血。

3. 芳化清热

病情稍有转机，亦可用芳香化浊、苦寒清肠治之，如白头翁汤加藿香、佩兰、菖蒲等，但临床上多与调气和血混合应用。

4. 调气和血

病情转机后症见腹痛泄泻、下痢脓血、里急后重等症，乃气血郁滞所致，宜用芍药汤去桂枝治之，方中白芍补脾阴、泻肝火，当归和血行血，芩连燥湿清热，木香、槟榔行气导滞，大黄涤荡则可迅速收效，或可与芳化清热法合用之。

5. 扶正益气

如额汗气微面色发青，脉搏似有似无，为热厥向寒厥过渡，急宜扶正益营，可用独参汤或生脉散。

6. 益气回阳

如周身大汗，脉不能及，四肢厥冷，呼吸微弱，此时已转变为寒厥，急宜益气回阳，可用参附龙牡救逆汤。由于中毒性菌痢病情极为危重，发展迅速，变化尤快，特别是高热抽风。循环衰竭、呼吸衰竭应配合针灸和采用中西医结合治疗，可望获效。

古人在治疗"噤口痢"方面，尚有扶胃开噤法，如仲景有干姜、黄芩、黄连、人参汤的应用，朱丹溪用黄连人参汤频频呷饮，喻嘉言用人参、石莲子等分煎服强呷，或以二者为末频频服之，现因采用中西医结合治疗，此种治法，应用较少，但古人之法可资参考。

三、关于慢性细菌性痢疾的治疗

慢性菌痢相当于中医所称"休息痢""久痢""虚寒痢"，一般由于急性菌痢期间治疗不及时或误治，使正虚邪恋，转为慢性。如果急性菌痢病在肠胃，症属湿热为患，慢性菌痢则病在脾肾，症属虚寒为主，慢性菌痢急性发作，亦可呈湿热表现。关于痢疾的病位，戴原礼谓"痢出于大肠传送之道，不干于肾"，秦景明云"痢起于夏秋，秋令燥，阳明司令，而归重于肠胃二经，不宜牵入脾肾"。此指急性菌痢而言。吴鞠通云"老年久痢，脾阳受伤，食消便溏，肾阳亦衰"，此是指慢性菌痢而言。慢性久痢伤及脾肾，但在脾与肾之中，尚有深浅不同。李士材云"在脾病浅，在肾病深"，说明了如果脾阳受损后，进一步可使肾阳亦虚，我们看到慢性菌痢的患者多面色萎黄，胃纳不佳，腹胀腹痛，下痢稀薄，脓血不多，四肢无力，舌质淡润有齿痕，甚则畏寒肢冷，腰膝酸软，滑脱不禁，皆是脾肾阳虚之见症。

痢久缠绵不愈或时愈时发，反复不已，一般着重于补虚和止痢。朱丹溪云："初得之时，元气未虚，必推荡之。此通因通用之法，稍久气虚则不可下。"慢性菌痢的治疗原则如下：

1. 健脾

凡慢性菌痢而有脾虚者，如神疲乏力、四肢无力、胃纳不佳、腹胀腹痛、面色萎黄、舌淡齿痕，均宜健脾补气，方用补中益气汤、香砂六君子汤、参苓白术散、平胃散等。

2. 温肾

《仁斋直指方》："凡泻痢无已，变作白脓，点滴而下，为之温脾不愈，法当温肾。"一般温肾用桂附理中汤、四神丸等。

3.固涩

痢久不停而有滑脱，则宜固涩，常用桃花汤、赤石脂禹余粮丸、真人养脏汤等。

4.分利

寒湿凝滞，气化失常而见下痢，宜利湿治疗，即"急开支河"法，方如胃苓汤、五苓散等，如有湿热见症，湿重于热，亦可用分利之品，如茯苓、薏苡仁、车前、泽泻，但湿症一减，即须中止。

其他如慢性菌痢急性发作时，亦是夹有湿热，当视其湿热及正虚之轻重，分别以清热利湿先治其标，或是标本同治，扶正驱邪。慢性菌痢每多虚实互见，寒热夹杂，因此治疗上亦多以芩连姜夏等寒热并用，连理汤、半夏泻心汤、乌梅丸等均是。如果久痢阳伤及阴而口渴舌干，小便减少，宜刚柔并用，方如参芍汤（人参、附子、茯苓、炙甘草、五味子、白芍）、理阴煎（附子、熟地、白芍、炮姜、黄芩、五味子）等。总之慢性菌痢应根据具体情况，邪正消长，分别应用上述各种治疗方法才能收效。

关于中医治疗急性菌痢的若干问题

中医对急性菌痢的防治工作，自1953年起，开始用某些单味药物如黄连、大蒜、茶叶、马齿苋、苦参、石榴皮、白头翁等，或单方如白头翁汤、葛根芩连汤、香连丸等，以后又逐渐用中医辨证论治方法系统地进行临床治疗观察，多年来已积累了不少经验，目前中医治疗的效果，急性菌痢的治愈率约为87%～96%，用中药预防菌痢及治疗带菌者方面也取得了较好的效果，对劳动力的保护起了重要的作用，为了进一步探讨中医对急性菌痢的治疗方法，缩短治疗时间，使观察疗效的方法更合理，兹将有关问题试作如下讨论。

一、急性菌痢与中医"湿热痢"

在仲景以前无"痢"字，"痢"与"利"同，如仲景有下利、热利下重等名称。至《巢氏病源》始有"痢"，根据临床表现不同，而有"赤白痢""血痢""冷痢""热痢""水谷痢""休息痢"等名称，不下二三十种，痢与利的含义也不同，痢是指滞下赤白之病，利为普通水泻，以后称为泄泻。随着时代的发展，人类对疾病认识也进一步深化，知道有一种疾病，且有传染性称为"时疫作痢"，如《丹溪心法》："时疫作痢，一方一家之内，上下传染相似。"清代痢疾专著也开始出现，如孔毓礼《痢疾论》、吴本立《痢证汇参》等，并根据病机提出"三阳自利""三阴自利""寒湿痢""湿火""燥火"等不同类型，便于辨证论治。

由于中医痢疾的病名包括范围较广，凡是有大便次数增多、下脓血、里急后重，皆称为痢。因此，它包括了细菌性痢疾，也包括了阿米巴痢、慢性结肠炎症，如过敏性结肠炎、溃疡性结肠炎等在内，特别是久痢，绝大部分是指慢性结肠炎而言。

在病因上，《内经》提到季节因素，如《灵枢·论疾诊尺》"春伤于风，夏生飧泄肠澼"，也和饮食因素有关，如《素问·太阴阳明论》"食欲不节，起居不时者……则膜满闭塞，下为飧泄，久为肠澼"。在病机上，《巢氏病源》认为"热乘于血，血渗肠内，则赤也；冷气入肠，搏肠间，津液凝滞则白也"。"冷热相交，故赤白相杂"，以白痢属寒，赤痢属热。《千金方》分冷、热、疳、蛊痢，所述冷热两种病机看法与巢元方相似，至后世刘完素，指出把白痢当成寒是错误的，认为一切痢证，皆由湿热所致。《三因极一病证方论》也认为"疳蚀疮脓，中蛊下血与痢脓血，证状大别"。指出疳、蛊所致之痢和痢疾要区别开。

宋·杨士瀛《仁斋直指方论》认为"痢出于积滞，积，物积也；滞，气滞也"。并指出"无积不成痢"，把注意力集中到饮食积滞上，这对于急性菌痢的治疗原则确实有很大帮助。以后刘完素、朱丹溪、王肯堂、戴原礼皆认为痢证是湿热为本。这些均类似现今急性菌痢的病机，因此个人认为急性菌痢是属于后世按病机区分的湿热痢的一种，朱丹溪所说的时疫作痢、徐灵胎所说的暑毒痢皆是这一类，都是暑湿或热毒侵于肠胃，或同时夹有食积，肠胃气血阻滞，气血与暑湿、热毒积滞相搏结，腑气阻闭，以致滞下不爽，气血凝聚化为脓血所形成。

但是，古人亦认为夏季形成的痢疾，由于湿热积滞引起者很少，而认为是阳虚，如张景岳："奈何近世医流止见夏时之天热，不见此人之脏寒，但见痢证开口言热毒，反以寒凉治生冷，是何异于雪上加霜，于俗见相同，死者不可胜言矣。或曰亦有用寒凉而愈者何也，胃强阳盛之人，而积滞成热者亦有之，以元气壮实邪不胜正者亦有之，此皆可以寒治而愈，亦有通利而愈者，但此辈极少，以胃弱阳虚而因寒伤脏者，此辈极多，若再用寒凉妄加推荡，则无有不死……观丹溪痢疾证之议论，热多寒少，戴原礼谓以酷暑之毒至秋阳始收，火气下降，因作滞下之证，此大谬之言也。"

《医学心悟》："古者用坠下之品以治痢，如槟榔、厚朴、大黄之属，所谓通因通用，法非不善矣，然而效者半，不效者半，不效每多缠绵难愈，或有呕逆不食而成败证者。"

以上二家说明，如果不是偏见，便是因历史的局限（如病种不同，或是相同病种而阶段性不同）所造成，古人对此也有看法，如李士材云"言热者遗寒，言寒者废热"，乃"立言之过"，故主张严格辨证，才不会拘泥于一己之偏见。

二、关于逆流挽舟法

近世有谓急性菌痢有表证者，可用逆流挽舟法，如人参败毒散使痢从表散而解，究竟什么是逆流挽舟法？喻嘉言治痢，创用逆流挽舟法，谓夏秋外感暑湿热三气而成下痢"其必从外而出之，故下利必从汗，先解其外，后调其里，首用辛凉以解表，次用苦寒以清其里，一二剂愈矣。失于表者，外邪但从里出，不死不休，故百日之远，仍用逆流挽舟法，引其邪而出之外，则死证可活，危证可安"，并认为久痢用"逆流之势，逼其暂时燥热"，使"邪从外出，热自无矣"。"久痢阳气下陷，皮肤干涩，断然无汗，今用逆流挽舟之法，卫外之阳，领邪同归于表，而有汗，是以腹中安静，而其病自愈矣"。喻氏用逆流挽舟法是使久痢造成自热、自汗，而使下痢停止，从而反证金匮"下痢脉反弦，身热自汗者可愈"之论断，而不是用于痢疾初起。其用逆流挽舟法极力推崇活人败毒散，认为本方所用皆辛平，以人参大力扶正祛邪，才能有逆挽之力。

至于不宜用逆流挽舟法者，喻氏云："有骤受暑热之毒，水谷倾囊而出，一昼夜七八十行，大渴引水自救，百杯不止，此则肠胃为热毒所致，顷刻腐烂，更用逆流挽舟法，迂矣！远矣！每从《内经》通因通用之法，大黄、黄连、甘草，一昼夜连进三五十杯，俟其下痢上渴之势稍缓，乃始平调于内，更不必挽之于外，盖其势如决水转石，乘势出尽，无可挽耳。更有急开支河一法，其邪热之在里者，奔迫于大肠，必郁结于膀胱，膀胱热结则气不化，而小溲短赤，不用顺导而用逆挽，仍非计也，清膀胱之热，令气化行而分消热势，则甚捷也。"

观喻氏所言，痢疾在表，必用辛凉从外而出之，并不叫逆流挽舟法，而是因势利导，所谓逆流，即并不在表而是在里。欲使引邪外出，借人参之扶正，而达驱邪于表，故逆流挽舟法并不是于痢疾初起有表证者用之，且喻氏明明指痢疾初起有表证者用辛凉，而逆流挽舟所用之人参败毒散偏于辛温，即喻氏所谓辛平亦非辛凉之剂，由此亦可知喻氏本意并非用于痢疾初起。至于痢疾邪已入里，时久不愈，用人参败毒散有无确切疗效，因个人无此经验，还有待于今后临床上进一步验证。古人亦有认为痢久不固而气陷者，升麻、柴胡不可轻用（王孟英），沈尧封甚至斥逆流挽舟法为伪法。虽然古人亦有于痢疾初起用人参败毒散者，如《痢疾论》有"凡痢初起，若见头痛身酸疼恶寒发热脉弦浮数者，宜先治其外，后治其痢疾，重者人参败毒散，邪轻者小柴胡如羌防之属"，是尊《伤寒论》葛根汤之法。不过人参败毒散总是偏于辛温，急性菌痢用之，恐辛温劫阴，燥热更甚，不一定合适。

三、关于通因通用法

张石顽云："凡见痢下五色，脓血黏稠，滑泄无度，发热烦渴，脐下急痛，夜则恶食或下鲜血者便属阴虚，急宜泻热存阴。"《痢疾论》亦有阴虚痢，其症夜热不寐，口渴下痢，其色鲜红，其形稠黏，宜用生地、阿胶、丹皮滋阴凉血等药，有火者济以黄连、知母，近世亦有人强调急性菌痢开始的中毒症状，如壮热、恶寒，应当苦寒清热合凉血活血之剂，用黄芩、黄连、红花、生地、赤芍、地榆、丹皮等，热邪所迫痢下鲜血，里急后重，亦宜苦寒清热、凉血止血，用黄连、黄柏、秦皮、银花炭、地榆炭、生地。但是我们最初观察急性菌痢，用协定处方葛根芩连汤加味（葛根、黄芩、黄柏、荆芥、杏仁、青蒿、栀子、地榆炭、当归、白芍、生地、槟榔、甘草）以清热解毒、理气宣透、凉血止血为主，以 7 天为一疗程，进行治疗观察。

按上述协定处方开始治疗 4 例，仅 1 例一个疗程治愈，其余 3 例均需 2 ～ 3 个疗程方治愈，通过实践，我们认识到痢疾初起用清热凉血止血法是不对的。以后我们考虑痢疾是湿热积滞，乃于葛根芩连汤合小承气汤或青宁丸以通壅滞，又治疗 16 例，结果仅 1 例需 2 个疗程，15 例均 1 个疗程治愈，说明通因通用之法可以提高疗效，与西药对照组相比，通因通用法治疗，单一疗程的治愈率为 93.7%，而对照组为 64.4%。古人亦强调通因通用法的临床应用，诸如《证治要诀》《冯氏锦囊》《张氏医通》等，凡属通下法，均以大黄为主药，实践证明通下法，既可提高疗效，又可使结肠病变早日恢复。但中病即止，3～4剂后即可去大黄，而用清热调气活血之剂。

四、关于临床疗效观察的问题

急性菌痢的中医治疗虽然取得一定效果，但急性期如何进一步提高近期疗效，并巩固远期疗效，预防复发，仍是值得研究的问题。三十多年来由于磺胺和抗生素的广泛应用，使痢疾杆菌迅速地变成耐药菌株，造成治疗上的困难，因此在当前痢疾杆菌对多种抗生素的耐药菌株不断增加的情况下，探讨中医治疗方法，尤有重要的意义。目前全国各地对急性菌痢的中医治疗虽然广泛开展应用，但由于诊断及治愈标准不一，医治疗程不一致，治疗过程中观察也不够细致，多数缺乏追踪材料，因此有时很难加以评定疗效，建议今后要按统一的诊断标准，急性菌痢的病例选择应不超过三天，以除外自愈因素，已进行用其他药物治疗者，也不宜用作观察对象，药物疗程急性以7天为一疗程为宜，病程已进行2～3天，症状未见好转，甚至转重的病例，或发生较重的药物反应，宜及时改用他法治疗，前者计算疗效时视为无效，后者不计疗效，治愈标准要严格，除症状完全消失外，要有大便镜检、大便培养及乙状镜检查完全复常，方能算作治愈。如治疗中症状减轻不显著，而一般情况较佳，病情不重者，不宜中途停药。治疗完毕，病情好转，似未举例，可继续第二个疗程。疗程的比较不仅要看疗程后的治愈率，还要看疗程中逐日症状消失及细菌转阴率，按药物本身的疗效来说，以三天内消失率与转阴率最有意义。出院后应每月随访一次，半年后每两个月随访一次，一年内无症状出现者，认为远期治愈，同时应做大便常规检查，有条件还应做培养。疑为复发病例要做调查分析，以除外再感染。是否有当，仅供参考。

痧病初探

中医学在长期的临床实践中，对各种急性病的治疗，积累了丰富的经验，对痧病的认识与治疗即是其中之一。尽管中医对痧病的认识是比较笼统的，治疗措施也不够完善，但是毕竟是从明清开始成为一门独立的学科，而现在中医教材对痧病多略而不提，究竟有没有痧病？痧病相当于现代医学的什么疾病？现就笔者的临床体会，谈谈个人看法。

一、病名含义

痧病是笔者所称的有关"痧"这一类疾病的总称，目的是在区别狭义的痧证，因此痧病是包括了痧证及其他各种"痧"的。《痧胀玉衡》中说："痧之为病，种种不一。"此痧之为病即笔者所命名之痧病。

"痧"的本来含义是指皮肤上出现的粟粒状红色皮疹，如邵新甫在《临证指南医案》按语中听说："痧者，疹之通称，有头粒如粟。"因此凡有皮疹的急性热病多有称痧者，如麻疹称为痧疹，猩红热称为喉痧或烂喉丹痧者即是。以后又有将急性腹痛一类疾病称为痧证，这类疾病皮肤上可能没有痧疹出现，而是用刮痧、放痧等外治法治疗后，很快在皮下出现红斑，或放出紫黑瘀血，可使临床症状减轻，甚至消失。如危亦林《世医得效方》痧证之记载说："原其证古方不载，所感如伤寒，头痛呕恶，浑身壮热，手足指末微厥，或腹痛闷乱，须臾能杀人。""心腹绞痛，冷汗出，胀闷欲绝，俗谓搅肠痧，今改之，此证名干霍乱。"《痧胀玉衡》以痧证之胀塞肠胃，壅阻经络，名曰痧胀，并谓："痧胀一症，时有悬命须臾，兆变顷刻者。"《张氏医通》称："尝考方书，从无痧证之名……世俗以磁器油刮其脊上，随发红斑者，谓之曰沙。"

《张氏医通》还有臭毒、番痧之记载，如："臭毒，俗名发沙……发则腹痛，不能饮食，或上连头额俱痛，或下连腿及委中俱痛，甚至有欲吐不吐，欲泻不泻，或四肢厥逆，面青脉伏，或遍体壮热，面紫脉坚，此平昔火衰火盛之别也。有痛死不知人，少间复苏者；有腹痛不时上攻，水浆不入，数日不已者。""甚则欲吐不吐，欲泻不泻，干呕绞痛者，曰绞肠痧。""近时有感毒异气而骤发黑痧，俗名番痧，卒然昏倒腹痛，面色黑胀，不呼不叫，如不急治，两三时即毙。"由上可见，所谓臭毒、番沙、绞肠痧都是急性腹痛伴有泻利，或有休克，或有皮下出血者，均属痧证的范围。

《古今医鉴》有所谓青筋的记载，如："夫青筋之证，原气逆而血不行，俾恶血上攻于心也……精神恍惚，心忡气喘，噎寒上壅，呕哕恶心，头目昏眩，胸脯痞满，心腹绞刺，胁肋腰背头脑疼痛，口苦舌干，面青唇黑，四肢沉困，百节酸疼，或憎寒壮热，遍身麻痹不仁，手足厥冷，颤掉，默默不已，不思饮食。"青筋即后世痧筋，所描述症状较多，恐与各种危重病症的晚期所出现的一些临终现象有关。

因此，笔者认为痧病至少包括了急性发疹性热病、急性腹痛或吐泻，以及某些危重症的晚期这三个方面。

二、病因病机

王孟英《霍乱论》引王晋三曰："四时寒湿凝滞于脉络，或夏月湿热郁遏于经隧，或鼻闻臭气而阻逆经气，或内因停积而壅塞腑气……"所述病因病机是指痧证而言，即急性腹痛一类的疾病。《痧胀玉衡》说："痧者，天地间之厉气也。""痧在肌肤者，利用刮，刮之见点于肌肤，有红有紫，红者为热，紫者为热盛，犹之痘疹红紫色，当断之为血热矣；痧在血肉者，利用放，放之紫黑恶血流出，即知毒瘀于血矣；且痧筋有现有微现，有乍隐乍现，有伏而不现，其现者放之而毒流，微现或伏者，必有瘀血恶毒，攻击于脏腑间矣。""入于气分则毒中于气而作肿胀，入于血分则毒中于血而蓄为瘀。凡遇食积、痰火，气血即因之阻滞，结聚而不散，此痧之所以可畏也。"总的说来，痧病的病机为痧毒阻塞气血，气机运行障碍，气郁血瘀，因而出现阻闭不通、气血逆乱之临床表现。

三、证候分类

由于痧病发病急骤，病情危重，变化甚速，有时与杂证往往相兼而发，故《痧胀玉衡》说："痧之变幻，更有隐伏于别病中者，伤人最多。"故认为怪病之谓痧，痧之为怪，更有甚于痰也。由于病证复杂，故证候分类亦较复杂，兹根据《痧胀玉衡》、陈修园医书中的《急救异痧奇方》《杂病源流犀烛》引王养吾《痧证全书》所载，将痧病的证候分类，归纳举例如下，以供参考。

1. **按时令季节区分**

暑痧：暑天感秽浊之邪所致，头眩恶心，自汗如雨，上吐下泻，腹痛或紧或松，脉洪。

瘟痧：由寒气郁伏至春而发，或暑热凝滞至秋而发，春瘟痧受病者少，不相传染，时或有之；秋瘟痧受病者多，老幼相传，甚至一家一方俱犯。春瘟痧可见恶寒发热、气急发喘、头面肿胀、胸膈饱闷；秋瘟痧可有寒热腹痛、下痢脓血，亦即《痧胀玉衡》的痧痢。

2. **按阴阳辨证区分**

阴痧：腹痛而手足冷，多因秽气所触而致。

阳痧：腹痛而手足暖，多因郁气不通引起。

3. **按痧的外证区分**

乌痧：满身胀痛，面目黧黑，身有黑斑，毒在脏腑，气滞血凝，以致疼痛难忍。

红痧：皮肤隐隐红点，如瘔疹相似。

斑痧：头晕眼花，恶心呕吐，身有紫斑。

4. 按经络循行区分

足太阳膀胱经痧：腰背颠顶连风府胀痛。

足阳明胃经痧：两目红赤如桃，唇干鼻燥，腹中绞痛。

足少阳胆经痧：胁肋满胀，痛连两耳。

足太阴脾经痧：腹胀板痛，不能屈伸，四肢无力，泄泻不已。

足厥阴肝经痧：心胸吊痛，身重难移，作肿作胀。

足少阴肾经痧：痛连腰肾，小腹胀硬。

手太阴肺经痧：咳嗽声哑，气逆发呛。

手太阳小肠经痧：半身疼痛，麻木不仁，左足不能屈伸。

手阳明大肠经痧：半身胀痛，俯仰俱废，右足不能屈伸。

手少阴心经痧：病重沉沉，昏迷不醒，或狂言乱语，不省人事。

手厥阴心包络痧：或醒或寐，或见独语。

手少阳三焦痧：胸腹热胀，揭去衣被，干燥无极。

5. 以拟似动物之形状区分

乌鸦痧：头痛头沉，头麻眼黑，恶心发搐，指甲青后遍身青，上吐下泻，不能言语，小腹疼痛，不急治则死。

蛇痧：形容腹胀痛而乱滚。

蚯蚓痧：形容上吐下泻时的摇头摆尾。

虾蟆痧：形容腹胀。

鹿痧：口吐血，浑身上下发斑似梅花形。

鹰痧：发作时噤口角，心痛昏迷。

蚂蚁痧：形容手足麻木，蚁走感。

羔羊痧：发作时发声如羊声，满口吐沫。

6. 按证候特点区分

霍乱痧：即干霍乱（痧证），指腹胀绞痛，烦躁闷乱，欲吐吐不出，想泻泻不下的一种胃肠挥霍缭乱的现象，又名搅肠痧、绞肠痧。

绞痛痧：心腹如绞大痛，或如板硬，或如绳缚，或如锥触，或如刀割，痛极难忍。

闷痧：痧毒冲心，头晕闷倒仆地，人不知觉，即时而毙。

晕痧：一时头晕眼花，昏迷跌倒。

血痧：胸中胀闷，饮食俱废，两胁痛甚，口中可涌出淡红色涎沫。

7. 以发病外形区分

落弓痧：倏忽昏迷不醒，或痰喘不已，眼目上吊，形如小儿落弓之症。

角弓痧：心胸胀极，痧毒内攻，故头颈向上，形如角弓反张。

噤口痧：不语，语亦无声，乃痧气郁盛，热痰上升，阻逆气道，咽喉闭塞所致。

抽筋痧：两足筋抽疼甚急，一身青筋胀起。

8. 按发病部位区分

头痛痧：脏腑之气闭塞不通，上攻三阳颠顶，故痛入脑髓，发晕沉重，不省人事，名真头痛，朝发夕死，夕发旦死。

心痛痧：痧毒冲心，属之于气则时痛时止，痰涎壅盛，昏迷烦闷；属之于血则大痛不已，昏沉不醒。痧亦有真心痛，朝发夕死，夕发旦死。

腰痛痧：痧毒肾，则腰痛不能俯仰，甚则烦躁昏迷，手足搐搦，舌短耳聋，垂毙而已。

小腹痛痧：痧毒入于大小肠，则小腹大痛不止，形如板锥，绞绞不已，左卧则左足不能屈伸，属小肠痧；右卧则右足不能屈伸，属大肠痧。

胁痛痧：痧毒裹食，结成痧块于胁而痛。

盘肠痧：痧毒盘转肠胃，苦楚万状，疼痛不安。

扑鹅痧：痰涎壅盛，气急发喘，喉声如锯，痛似喉鹅，但喉鹅不肿大。

烂喉痧：即烂喉丹痧。

9. 以兼夹杂病区分

惊风痰热痧：小儿痰嗽身热，手足抽搐，两目上视，兼有痧筋。

半身不遂痧：痧毒留滞经络，或在于右，或在于左。为半身疼痛或麻木不仁，半身不遂。

偏身肿胀痧：痧毒散于肌肤血肉之表，为肿为胀。

咳嗽呕哕痧：痧毒之气上凌肺金，气逆发呛而咳嗽，痰涎上涌，或呕哕恶心，或面目浮肿，或心胸烦闷。

痰喘气急痧：痰喘气急而兼见痧筋。

伤风咳嗽痧：微寒发热，伤风咳嗽，时气所感，即肺经之痧也。

10. 以痧后变证区分

痧变鼓胀：慢痧之毒，迁延时日，留滞肌肤肠胃成鼓，可见气急作胀，胸腹饱满，脐下青筋突起，心口变平。

痧变痨瘵：痧毒之始，入于气分，令人喘嗽吐痰，发热声哑，渐变为痨瘵，轻亦数年难愈，卒至危亡；入于血分，重者凶变在即，轻者岁月挨延。

痧变吐血衄血便红：痧毒冲心则昏迷，冲肺则气喘痰壅，其则鼻衄，入肝则胸胁疼痛，不能转侧，甚则血涌吐出，流于大肠则大便血，流于膀胱则小便血。

痧变发斑：痧粒不过红点而已，甚至有浑身成片斑状者。

痧变肿毒：痧毒不尽，留滞肌肉腠理间，即成肿毒。

痧变发黄：痧毒邪热攻于脾胃，湿热熏蒸而发黄，浑身上下，头面眼珠，尽如姜黄色，直视，四肢僵直，六脉似有似无，一时又如釜沸，大小便闭，奄奄欲死。

由以上可以看出有关痧病的证候分类很繁多，有些是属杂病范围的，如羔羊痧类似癫痫发作，鹰痧类似癔症发作；有些是指各种疼痛的部位，如十二经的痧；有些是痧病中表现的特殊症状，如角弓痧为急腹症时，由于腹部疼痛板硬，不敢俯屈而项强，如角弓反张状，以及小肠痧为急性左下腹部疼痛，左侧卧位时左腿不敢伸直，大肠痧为急性右下腹部疼痛，右侧卧位时，右腿不敢伸直；有些是与杂病同时出现，如惊风痰热痧等。以上分类过于繁杂，反而不利于突出痧病本质的东西。

笔者认为痧病的病机是痧毒阻碍气机，这是共性的东西。感受痧毒而发热，入气入血，出现斑疹，这是急性发疹性热病的病理基础；痧毒内入脏腑，气机逆乱，升降失调，这是急性腹痛或吐泻的病理基础；痧毒导致的气滞血瘀，可以有出血或休克发生，这是某些危重病症晚期所共有的病理基础。这与现今所谓"弥散性血管内凝血"（DIC）的综合征相类似。很多危重病可以有这种现象，这也可能是在许多危重病症中被认为与痧病有关。

急性弥散性血管内凝血的临床表现，主要有凝血功能的障碍，如出现衄血、吐血、便血、尿血、皮肤黏膜紫斑等各种出血，而痧病也有此出血现象，如斑痧之身有紫斑，乌痧之身有黑斑，痧变吐血衄血便红之各种出血。急性弥散性血管内凝血除了凝血障碍外，还有重要的一点是伴随有循环障碍，即各种原因引起的休克，这在痧病的临床表现中也是一致的。如痧病所见的昏愦如迷、面青唇黑、手足厥冷、脉象沉伏等，都是循环衰竭的表现，如肠道严重感染引起的感染性休克（如中毒性痢疾），真心痛引起的心源性休克（如急性心肌梗死），各种大量出血可引起出血性休克，皆可导致急性弥散性血管内凝血的发生。其他还可见到脑、肺、肾功能的改变，如神志恍惚、昏迷（脑），呼吸气急、喘而不休（肺），痧有犯小便不通之证（肾），以上所举可以看出痧病是类似各种危重病症晚期有急性弥散性血管内凝血的现象所表现的各种症状。

四、辨证方法

《痧胀玉衡》说："痧毒之气，阻抑于经络血肉之间，故其脉多沉伏，即有别病兼痧者亦然……余尝临证治伤寒，按之见有沉微或伏之脉，一似直中三阴经，而其外观症状稍有不合于三阴经症，便取痧筋而验之，有则为痧，无则为阴，施治之药，或凉或热，万不失一，且放痧服药之后，血肉经络之分，通而无阻，即按其脉便不复如前之沉微或伏矣。"由于痧毒壅阻经脉，故痧病之脉多沉微或沉伏，不可误认为阴证，但痧病之脉亦可洪数、沉紧，或大而无伦，若脉证不合，便当审其有无痧筋，有则放痧后再诊其脉以辨认之。

《痧胀玉衡》尚有察唇色以判预后，如说："痧者急症也，若昏迷不醒，口不能言，其心胸烦闷，一种难过之苦，将何以辨之？治宜先观其唇色，色黑者凶，色黄者重，色淡红者较之略轻。"色黑者说明郁血较重，因此病情亦重。

由于可以看出，诊断痧病的脉象多沉而伏，由于郁血而唇色、指甲可以发青、发黑，如乌鸦痧因剧烈吐泻，大量失水，导致循环衰竭，可见指甲青，甚至遍身青；由于瘀血，可以看到青筋胀起（痧筋）。这些都是诊断痧病的依据。

五、治疗原则

《杂病源流犀烛》有："治痧之药，大抵以克削为主，不可用补益。盖以痧者，天地间疠气也，入气分则毒中于气而作肿作胀，入血分则毒中于血而为蓄为瘀。凡遇食积痰火，气血因之阻滞，结聚不散，此所以可畏也……惟实者犯之，当以有余治，虚者犯之，亦即以有余治，盖其有余者，非有余于本原，乃有余于痧毒也。"《痧胀玉衡》说："治痧先当治气……凡下窍闭者多上吐……当导气于下；中窍闭则下泻……当行气于中，上窍闭而复升则作闷，或头疼，或上肿，俱当用清凉引下之。至如气为毒壅，必伤血分，若乃血为毒凝，活血为主；血为毒壅，破血为先，血为毒聚且结，败血为要，故治痧必兼治血，盖血活毒气行，血破毒气走，血败毒气散，如是毒气不留，治斯效也。"说明了痧病治疗不宜补，而宜清凉，宜行气，宜活血。

痧病的外治法，有刮痧及放痧两种比较常用，《痧胀玉衡》说："凡气分有痧宜用刮，血分有痧宜用攻，此不易之法。至脏腑经络亦有若昏迷不醒等症，非放刮所能治，兼用药疗之。""治痧之法，刮之放之宜愈，不愈即当用药……放痧数次不愈，则必日甚一日，内有伏毒，盘踞脏腑，虽不见有昏迷不醒之事，而痧毒之攻击于脏腑间者，甚可危也。"而说明了刮放虽为治痧之法，但重者仍需服药。一般刮痧法：用铜钱蘸香油刮脊背颈后上下、两背肩臂、胸前胁肋等处，见红紫血点方止，刮后可见症状减轻。放痧法即刺痧也。可在百会、太阳、印堂、舌下两旁、喉中两旁、两乳头垂下尽处、两臂弯、两腿弯、两手十指头、两足十趾头，以针刺之，以去毒血。或刺腿弯痧筋，即于腿弯处有筋深青色或紫红色者，刺之有紫黑毒血流出。通过放痧出血，反射地改善循环障碍，以减轻症状。

常用痧药：如芳香逐秽用行军散、红灵丹、玉枢丹；行气通闭用救苦丹、陈皮厚朴汤；解毒除秽用痧药蟾酥丸、牛黄八宝丹；清热攻下用十全苦寒救补汤、枳实大黄汤；活血化瘀用蒲黄饮、失笑散、桃仁红花汤等。这些药物在泻热、解毒、开窍、行气、活血等方面均有较高疗效，便于在急症抢救中的辨证应用。

重症肝炎的治疗体会

重症肝炎是病毒性肝炎中病情危重、预后较差的一种危急重症。一般属中医的"急黄"。如《诸病源候论》说："脾胃有热，谷气郁蒸，因为热毒所加，故卒然发黄，心满气喘，命在顷刻，故云急黄也。有得病即身体面目发黄者，有初不知是黄，死后乃身面黄者。"此急黄即类似暴发性肝炎（急性肝坏死），病人可以很快出现昏迷，如果属亚急性者，易发展为坏死后性肝硬化。今谈谈本人以前参与治疗的体会。

一、病因病机及临床特点

重症肝炎的病因病机与病毒性肝炎黄疸型是一致的，由于后者绝大部分是属于湿热阳黄，因此重症肝炎的中医辨证一般是阳黄湿热炽盛化火所致，脏腑辨证的定位是先在脾胃，而后波及他脏。出现昏迷的病机是：在气分则为阳明胃腑热结；入血分则是扰营败血，上扰心包。初则神志不清，狂乱号叫，打骂啮人，或有喜忘幻觉，渐则由狂躁转入平静，意识模糊，乃至昏睡不醒。热毒扰及肝木，或同时耗伤津液，以致肝风内动，风火相煽，可见抽搐摇头、震颤身动，热毒内蕴，三焦气化失常，可有少尿或无尿；热毒迫血妄行，则吐衄便血或身现紫斑，终因气随血脱而亡。我们观察6例昏迷患者死亡前的脉舌改变，舌质红绛者6例，舌苔黄燥1例，焦黑2例，舌卷3例；脉数者5例，脉舌改变，基本上符合热毒炽盛的表现。

如出现腹水，可有两种情况：一为热重者，系湿热互结脾胃，阻塞气机，津液不能运化而停聚成水，发为胀满。临床表现腹胀以气为主，口黏、苦、口气秽臭，喜进凉物，或有恶心呕吐，小便短赤而少，大便次数增多，但黏滞不爽，其气秽臭，全身黄疸日益加深，舌苔黄腻，舌质红绛，脉象弦大或数；一为湿重者，为湿困脾土，以致水湿积聚，发为肿满。临床表现腹胀以水为主。小便黄少，大便软薄或稀，次数增多，口黏不渴，或喜热饮，全身黄疸亦见逐渐加重，舌苔白腻，质淡红津润；脉象弦细或沉细。

重症肝炎亦有属于阴黄者，因为黄疸加深后，单从黄色是鲜明还是晦暗上并不容易区分。阴黄的临床特点主要是畏寒喜热，头痛呕逆，大便溏泄，脉弱无力。

二、治疗方法及体会

我们对重症肝炎的治疗：一般热毒化火，阳明腑结，用栀子金花汤合五味消毒饮加茵陈，重用大黄以通腑泻火；热毒入血，则宜清营解毒，用清营汤；热陷心包而昏迷，宜清心开窍，如安宫牛黄丸、紫雪丹、至宝丹；气营两燔而神昏者，用安宫牛黄丸鼻饲，再辅以大黄灌肠；热毒扰营败血，血结瘀阻，则宜活血化瘀，如血府逐瘀汤、桃仁承气汤、抵当汤加减；肝风内动，则宜清热息风，用犀羚镇痉汤（犀角、羚羊角、生地、元参、银花、连翘、菊花、莲子心、甘草）；热毒内壅，气化失常，以致少尿无尿，宜佐滋肾通关丸清利通关；血热妄行而吐衄便血者，则宜直泻心火，用大黄黄连泻心汤，或清热凉血，用犀角地黄汤；出血过多，阳气失附而露气脱之象，可在清热解毒之中加入参附，或先用参附汤、独参汤以固脱，出现腹水如属热重，可清热渗利，用二金汤（鸡内金、海金沙、厚朴、大腹皮、猪苓、通草）加茵陈，腹水属湿重者，宜温化渗利，用胃苓汤。重症肝炎当黄疸继续加深，患者出现精神萎靡，极度无力，蜷卧不语，但脉象弦大有力，舌苔黄腻，舌质较红，为阳极似阴之证，而非阴黄，我们以大剂清热解毒之剂（如栀子金花汤合五味消毒饮加茵陈、蚤休等），再加入附子，有时对扭转病情有一定帮助。重症肝炎属于阴黄者，当温化寒湿为治，可用茵陈理中汤、茵陈四逆汤。

在实践中曾观察了重症肝炎的临床经过，并分析了 25 例的治疗情况，结果临床治愈 13 例，显著好转 3 例，无变化 1 例，死亡 8 例。其中昏迷者 13 例，存活 5 例，死亡 8 例；有腹水 17 例中，死亡 7 例，存活 10 例。我们在治疗重症肝炎合并昏迷者，发现通腑泻火有一定疗效，3 例昏迷先兆和 3 例昏迷者，均在用泻下药后神志恢复。是否通腑泻火能减少肠内毒素的吸收，有助于肝脏功能的恢复，有待于进一步观察。腹水湿较热重者消水疗效为佳，8 例腹水消退的病人，7 例是属于湿重，这和湿重者病情发展较慢，热重者病情发展较快有关。在临床观察中，舌象有助于预后的判断，凡舌质红绛者预后较差，舌淡红者预后较好；舌苔由黄或黄腻变为黄燥、焦黑者，预后较差，反之舌苔由黄变浅，由厚变薄者，预后较好。

慢性肝炎中医治疗的临床体会

慢性肝炎具有病程缠绵、肝功能反复波动、不易治愈的特点，在临床上是一种常见病、多发病，它严重地危害青壮年的健康，因此必须给以应有的重视。现代医学将慢性肝炎分为慢性迁延性肝炎及慢性活动性肝炎两类，一般认为慢性迁延性肝炎预后良好，病程虽长，但大多数可以痊愈；慢性活动性肝炎预后甚差。前者大多表现为单项谷丙转氨酶（以下简称"谷丙转氨酶"）持续或反复增高，不出现黄疸，即使病程迁延数年之久，其预后仍好，很少演变为慢性活动性肝炎或肝硬化。后者可有黄疸及肝外系统症状，如关节痛、肾炎、内分泌失调，并可有蜘蛛痣、肝掌、面色灰暗、白细胞及血小板减少、γ球蛋白增高、血沉快、肝功能损害显著、血清胆红素及谷丙转氨酶增高、浊度试验阳性等，预后较差，如不积极治疗，可发展为肝硬化及肝功能衰竭，少数病例可演变为肝癌。但是在中医辨证上则两者无法分开。为了探讨中医对慢性肝炎的治疗规律，进一步提高疗效，缩短治疗时间并巩固治疗效果，兹就中医治疗慢性肝炎的临床工作中的若干问题，试作如下讨论。

一、关于发病诱因

慢性肝炎多由急性肝炎发展而来，亦有部分病人急性期症状不明显，发现时已是迁延性或慢性者。中医认为急性肝炎迁延不愈的因素，可能与湿热之邪未能彻底清除有关，而导致湿热之邪留恋，与病人机体本身因素或治疗上的不恰当有关。现代医学认为临床上前驱症状轻微，无黄疸或黄疸不明显，持续不适或反复发作的急性肝炎易转为慢性，而机体的免疫功能有缺陷者，或急性肝炎时接受免疫抑制剂及激素治疗的病人，也认为较易转为慢性。如果从中医角度来分析，病人机体方面的因素，如过度劳累、忧思悲怒、饮酒、合并症等皆能导致病人在急性阶段恢复之不顺利，以及容易反复波动。如曾见1例患者患急性无黄疸型肝炎，经治疗半年后，肝功能恢复正常，4个月后因出差20余天，旅途劳累，复查谷丙转氨酶又增至500单位以上，直至现在3年余，仍未痊愈，并反复出现黄疸。又如1例患者为急性黄疸型肝炎，住院治疗后症状消失，肝功能恢复正常，通知出院，因患者有思想问题，忧虑重重，情绪不好而不思饮食，接着恶心呕吐亦随之出现，复查肝功能，谷丙转氨酶又见上升，并再度出现黄疸，如此连续数次，以致病情无法顺利好转，长久迁延不愈，说明精神情绪对本病的影响是很显著的。在合并症方面也能影响病情的好转，如有1例合并肝原性糖尿病者，虽然在急性期肝功能恢复正常后出院，但出院后不久，肝功能反复波动，消化道症状长期持续存在，出院后10年，病人仍未痊愈，且有恶化趋势。其他如合并脂肪肝、溃疡病、阿米巴痢疾、中华分枝睾吸虫、胆道感染等，均能影响急性期的顺利恢复，不再一一举例。至于治疗上的不恰当，如用药过多，中西药物杂投，病人是想速愈，但结果适得其反，延长了恢复过程，这是屡见不鲜的。因为许多药物都要经过肝脏代谢，用药过杂过多，不仅不能达到治疗作用，反而增加肝脏负担，造成恢复缓慢。即使单用中药治疗，用药剂量也不宜过大，以免增加肝脏负担，不利于肝功能的恢复。

二、关于辨证治疗

中医认为急性肝炎阶段的病机多与肝胆、脾胃的湿热有关，而慢性肝炎又多为急性肝炎恢复不顺利，以致肝功能反复波动所形成。由于肝藏血、主疏泄，喜润恶燥，胆则内寄相火，胃也喜润恶燥，因此肝、胆、胃最忌热邪燔灼，脾则喜燥恶湿，最忌湿邪困阻，故在急性期多是湿热互结。慢性期则湿热因素仍可继续存在，但因肝郁气滞，气滞而血瘀，故瘀血亦较为突出，这是在慢性肝炎表现为实证的两个方面；由于病程较久，精气内夺，如热盛煎熬精血，或治疗中过用苦寒乃致化燥，皆可导致肝阴内耗，甚则肝肾阴虚；肝郁而脾虚不运，精血来源不足，亦可导致肝脾两虚；如是湿困脾阳亦可引起脾阳不足，甚至脾肾阳虚。这是在慢性肝炎表现为虚证的三个方面。因此我们不要认为慢性肝炎一定就是虚证，而忽略其实证的一面。由于慢性肝炎的病程较长，某些诱因又可造成病人机体内在因素"虚"的状态，从而形成湿热之邪未尽，正气内损的局面，使本病呈慢性化的过程进展着，故虚中夹实，正虚邪恋往往是比较多见的。

今以肝血瘀阻、湿热俱盛、肝阴内耗、肝脾两虚、脾阳不足等五种作为慢性肝炎的代表类型，予以辨证治疗，并举例如下：

1. 肝血瘀阻

多为病程较久，瘀血征象比较突出者，如面色黧黑，肝脾肿大，痛如针刺，唇暗舌紫，或舌有瘀点，脉象弦细，治宜活血化瘀，方如血府逐瘀汤。要注意病人是以肝血瘀阻为主，还是在正虚的基础上合并瘀血，因为两者治法不同，即使是以瘀血为主，但临床上也并不是单纯就表现瘀血，因此辨证时还要注意兼夹其他因素的存在。

2. 湿热俱盛

肝郁日久可以化热，肝郁胃热及肝热脾湿也可进一步转化为湿热俱盛，临床上往往可以出现黄疸，上腹痞满，肝脾胀痛，纳差腹胀，恶心呕吐，口苦口黏，大便干结或黏滞不爽，舌苔黄厚而腻，舌质红，脉象弦滑，治宜清利湿热，可用苦辛开泄法，如小陷胸汤加味，或用苦寒清热，如栀子金花汤加茵陈。如湿热化火，还可再加五味消毒饮。

3. 肝阴内耗

热甚则伤阴，如治疗过程中过用香燥之剂或苦寒药应用较久，也可化燥伤阴，而使肝阴内耗，症见头晕心烦，口干唇燥，口渴喜饮，大便干结，两眼干涩，睡眠不安，两胁隐痛，腹胀食少，小便黄赤，脉象弦细，舌红少津或中有裂纹，甚则腰膝酸软，足跟疼痛，手足心热而为肝肾阴虚，方用一贯煎。虽为虚证，但多虚中夹实。

4. 肝脾两虚

有脾虚表现，脾虚则运化吸收障碍，精血来源不足，而致肝血亦虚，且在热证阶段，肝阴内耗，亦使肝血不足，故为肝脾两虚，症见面黄无华，腹胀纳差，倦怠无力，大便偏溏，脉象沉细，舌质淡或紫红，有齿痕，舌苔薄腻，治宜健脾养肝，用归芍六君汤。亦属虚证，但要注意虚中夹实。

5. 脾阳不足

湿困脾土而脾阳不足，症见疲乏无力，食欲不振，腹胀便溏，口黏口淡，不欲饮水，两腿发沉，脉濡或沉弱，舌苔白腻质淡，有齿痕。宜健脾化湿，用六君子汤、平胃散、胃苓汤等。亦可芳香化湿，用藿香正气散、不换金正气散。如脾阳不足进一步导致脾肾阳虚，则宜温补脾肾，如附子理中汤。应用温燥药物要注意到肝阴内耗的问题，故脾阳不足常可转化为肝脾两虚。

以上可见无论是实证或虚证，都有兼夹因素在内。因此治疗上要分辨主次，如是以湿热为主者，清利湿热才有利于病人恢复，不要认定慢性肝炎是虚证，强调湿热是在虚证的基础上发生的，只要扶正治"本"，则湿热是"标"自消。其实如湿热为主者，应属实证范围，即使是因湿热阻滞中焦，脾胃失其升降之常，呕恶纳少，也是湿热为主者所造成，既属实证，切不可从虚证来治；反之，如果是正虚为主，在正虚的基础上夹有湿热、瘀血等，则扶正之中兼以祛邪，可有助于迅速恢复。单纯扶正不兼祛邪，不注意兼夹因素，则效果亦不满意。

三、关于脂肪肝

慢性肝炎合并脂肪肝并不少见，多种病机表现中都可同时合并脂肪肝，更使病程延长。对于脂肪肝的治疗，个人认为仍按上述病机辨证治疗为主，可适当在方剂中加入去脂药物，如山楂、泽泻、瓜蒌、荷叶、草决明等。临床观察有一定疗效。另外在治疗慢性肝炎合并脂肪肝时，还要注意令病人注意饮食中热量的控制，加强活动及适当锻炼，亦有助于脂肪肝的好转。

四、关于慢性乙型肝炎表面抗原转阴

目前全国各地都在研究用中草药使乙型肝炎表面抗原转阴，在实验研究方面，大多是做体外抑制试验，据报道认为有明显抑制作用的中草药有大黄、黄柏、虎杖、黄连、胡黄连、石榴皮、贯众、紫参、地榆、穿心莲等。也有认为有明显抑制作用的中草药多属苦寒清热之品，但常用清热解毒方剂，如大剂五味消毒饮、茵陈蒿汤、三黄解毒汤、黄连解毒汤、白头翁汤、清肝汤、龙胆泻肝汤等，对乙型肝炎表面抗原并无抑制作用，如果研究仅限于体外试验，不结合临床，不和人体脏腑功能状态相结合，可能收效不一定很大。

我们开始认为乙型肝炎表面抗原阳性代表体内有病毒存在，用大量清热解毒药治疗较多，在急性期效果尚好，但由于乙型肝炎急性期治愈后，乙型肝炎表面抗原可以自行转阴，不好评定效果；在慢性阶段用清热解毒药并无明显效果，最近从中医辨证，以扶正入手，调整机体的脏腑功能，亦有使乙型肝炎表面抗原转阴者。

总之，在整个肝炎的治疗过程中，急性期要注意避免发生延缓恢复，消除一切诱发机体造成"虚"的状态的原因，或有助于减少发生慢性肝炎的可能；如已发生慢性肝炎，则应根据主次，积极治疗，调整脏腑功能，绝大多数的患者还是可以治愈的。

黄疸证治

黄疸是一个症状，凡是有目黄、身黄、尿黄的临床表现者，即属黄疸。它包括现代医学的各种肝胆系统疾病，如病毒性肝炎（黄疸型）、胆管炎、胆囊炎、胆石症，以及各种原因引起的全身急性感染、溶血、胆管阻塞、中毒性肝损伤、肝瘀血等多种疾病。

黄疸在《素问》《灵枢》中均有记载，如《素问·平人气象论》有"溺黄赤，安卧者，黄疸""目黄者曰黄疸"，《灵枢·论疾诊尺》说："寒热身痛而色微黄，齿垢黄，爪甲上黄，黄疸也。"《金匮要略》又有黄疸、酒疸、谷疸、女劳疸、黑疸之分，《诸病源候论》将黄疸发病情况或出现的不同症状，区分为二十八候，《圣济总录》又分为九疸、三十六黄，分类繁多，反使辨证困难，元·罗天益分阳黄与阴黄两类，由博返约，给临床辨证与治疗带来很大的方便。

一、病因病机

黄疸的病因，《素问·玉机真脏论》："风寒客于人，使人毫毛笔直，皮肤闭而为热……弗治，病入舍于肺，名曰肺痹，发咳上气；弗治肺，即传而行之肝，病名曰肝痹，一名曰厥，胁痛出食……弗治，肝传之脾，病名曰脾风发瘅，腹中热，烦心出黄……"《素问·六元正纪大论》提到少阴司天、厥阴司天的年份，溽暑湿热相搏，民病黄瘅，这是指伤于六淫而发病者，《伤寒论》则将外感而致黄疸者称为发黄，并指出其病因主要与风、寒、湿、热有关。《诸病源候论》有伤寒变成黄候、时气变成黄候、温病变成黄候等，说明了某些黄疸与外感有关。特别提出急黄候："脾胃有热，谷气郁蒸，因为热毒所加，故卒然发黄。"《沈氏尊生书》对急黄也提到"又有天行疫疠，以致发黄者，瘟黄，杀人最急"，更认识到与传染有关。其他如《三因极一病证方论》有"五疸以外，有时行、瘴疟、风寒、暑湿等疸不同"，《伤寒明理论》中指出"伤寒发黄，何以名之，经曰：湿热相交，民当病瘅，瘅行黄也"。《医学入门》也指出有湿热郁而发黄、中湿发黄、伤风发黄等，都说明这些黄疸与外感的关系。

关于内因，一般均认为与饮食、酒色、七情有关，故《金匮要略》有谷疸、酒疸、女劳疸之分。《诸病源候论》有九疸候称"凡诸疸病，皆由饮食过度"。酒疸候说"夫虚劳之人，若饮酒多，进谷少者，则胃内生热……身目发黄"。"女劳疸之状，身目皆黄，发热恶寒，小腹满急，大便难，大热交接，交接竟入水所致也"。《医门法律》也说"女劳疸……以女劳无度而后成之，其由来非一日"。说明了暴饮暴食，饮酒多进谷少，房劳过度日久体衰，均可诱发黄疸发生。关于饮食误入鼠粪亦可致黄，如《肘后备急方》提到"凡黄有数种……误食鼠粪亦作黄"。明·缪存济《识病捷法》也有"鼠盗饮食五谷，遗粪在内……误食则生黄疸"。在七情方面，《景岳全书》提到胆黄证，认为"凡大惊大恐及斗殴伤者皆有之。尝见有虎狼之惊，突然丧胆而病黄者，其病则骤。有酷吏之遭或祸害之虑，恐怖不已而病黄者，其病则徐"。

在病机的定位上，《内经》认为黄疸与脾、肾有关，如《灵枢·经脉》说"脾足太阴之脉，是主脾所生病者……烦心，心下急痛，溏瘕泄，水闭黄疸"。"肾足少阴之脉，是主肾所生病者，口热舌干、咽肿上气、嗌干及痛、烦心心痛，黄疸"。说明黄疸的形成，与脾肾两经有密切关系。《金匮要略》也有，趺阳脉紧而数，数则为热，热则消谷，紧则为寒，食即为满。尺脉浮为伤肾，趺阳脉紧为伤脾，风寒相搏，食谷即眩，谷气不消，胃中苦浊，浊气下流，小便不通，阴被其寒，热流膀胱，身体尽黄，名曰谷疸。趺阳脉数是胃有热，趺阳脉紧是脾有寒，脾有寒则失去健运功能而生湿，说明脾胃有湿热郁结；尺脉以候肾，脉当沉，今反浮为风伤肾，热流膀胱，故小便不通；趺阳脉紧为寒伤脾，阴被其寒，湿从内生，湿与热合，加之小便不通，湿无去路，故身体尽黄，如果小便利，湿有去路，则不能发黄，至于女劳疸则更有房劳伤肾之因素，故黄疸与脾、肾有关。

古人认为黄者，中央戊己之色，脾经为湿热蒸之，故色见于外而发身黄，张景岳胆黄虽然提到胆液泄，但是指胆伤而胆气败所致，如果胆不伤则不会胆液泄，至清代认识到黄疸是胆液外泄所致，如喻嘉言《寓意草》提到"热淫内炽……故胆之热汁满而溢出于外，以渐渗于经络，则身目俱黄，为酒疸之病"。《临证指南医案》则更为明确，如说"阳黄之作，湿从火化，瘀热在里，胆热液泄，与胃之浊气并存，上不得越，下不得泄，熏蒸遏郁，身目俱黄，热流膀胱，溺色为之变，黄如橘子色，阳主明，治在胃"。"阴黄之作，湿从寒化，脾阳不能化湿，胆液为湿所阻，渍于脾，浸淫肌肉，溢于皮肤，色如熏黄，阴主晦，治在脾"。随着认识的深化，逐渐认识到黄疸与脾胃及肝胆有关。

在病机的定性上，一般与湿热、寒湿、瘀血有关，湿热者必有汗少或小便不利，如《伤寒论》阳明篇发黄各条中，多次指出无汗，不得汗或额上微汗，但头汗出，剂颈而还，以及有小便不利、小便难，则湿热不能外泄或下泄，以致郁蒸发黄。《金匮要略》中的谷疸、酒疸皆属湿热发黄，《伤寒论》与《金匮要略》中有"阳明病，脉迟者，食难用饱，饱则发烦，头眩，小便必难，此欲作谷疸，虽下之，腹满如故，所以然者，脉迟故也"。注家均认为本条属寒湿发黄，我认为本条仍是湿热发黄，因为湿热阻滞中焦，可以不欲食或虽饥欲食，不敢饱食，饱则上腹痞满不适，甚至烦躁、头眩，此其一；《伤寒论》208条有"阳明病，脉迟，虽汗出不恶寒者，其身必重，短气，腹满而喘……手足濈然汗出者，此大便已硬也，大承气汤主之"。此脉迟为燥屎内结，气血郁滞不利所致，阳明发黄，湿热内阻，也可阻滞气血，故亦可出现脉迟，验之现代医学，由于胆酸刺激迷走神经，可引起心动迟缓，所以脉迟不一定属寒象，此其二；《伤寒论》255条有"腹满不减，减不足言，当下之，宜大承气汤"。用攻下剂后，腹满可以不减，或减不足言，仍可继续应用攻下之剂，腹满如故，不能说明一定就是寒湿，此其三；《金匮要略》有"谷疸之为病，寒热不食，食即头眩，心胸不安，久久发黄为谷疸，茵陈蒿汤主之"。说明了谷疸是湿热发黄，此虽指出是欲作谷疸，但是也有饱则头眩，心烦不安，症状与之相同，故亦可用茵陈蒿汤治之，亦必然属湿热发黄，此其四。由以上四点来看，本条不应列入寒湿发黄中。

寒湿者，《伤寒论》259条有"伤寒发汗已，身目为黄，所以然者，以寒湿在里不解故也。以为不可下也，于寒湿中求之"。指出了身目为黄是寒湿引起，未提出具体治疗方药。《金匮要略》有："黄疸病，小便色不变，欲自利，腹满而喘，不可除热，热除必哕，哕者，小半夏汤主之"。小便不黄，由于脾胃虚寒有下利趋势，并见喘而腹满，如果误认实热而用苦寒除热，则可损伤胃气而哕，故宜温胃降逆，用小半夏汤治之。

瘀血者，《伤寒论》125条有"太阳病，身黄，脉沉结，小腹鞕，小便不利者，为无血也；小便自利，其人如狂者，血证谛也，抵当汤主之"。太阳表热循经深入下焦，邪热与血相结，血蓄下焦，少腹硬满，气血凝滞，故脉现沉结，小便自利则内无湿邪，瘀血内阻，心神被扰，其人如狂，身黄则为瘀血发黄所致，故用抵当汤治疗，因瘀血与邪热相结称瘀热在里。如《伤寒论》124条"太阳病六七日……其人发狂者，以热在下焦，少腹当硬满，小便自利者，下血乃愈，所以然者，以太阳随经，瘀热在里故也，抵当汤主之"。此瘀热在里，即是指邪热与瘀血互结而言。《伤寒论》236条也有"阳明病，发热汗出者，此为热越，不能发黄也，但头汗出，身无汗，剂颈而还，小便不利，渴引水浆者，此为瘀热在里，身必发黄。茵陈蒿汤主之"。指出湿热发黄亦有瘀热在里，说明也有瘀滞。《金匮要略》有"寸口脉浮而缓，浮则为风，缓则为痹，痹非中风，四肢苦烦，脾色必黄，瘀热以行"。也指出湿热与瘀血互结而发黄，故叶天士说"湿热以留之，反壅滞经络而不解，由是湿停阳瘀而烦渴有加，其发黄也必矣"。《张氏医通》也说"以诸黄虽多湿热，然经脉久病，不无瘀血阻滞也"。唐容川《金匮要略浅注补正》也提到"一瘀字，便见黄皆发于血分，凡气分之热，不得称瘀……故必血分湿热乃发黄也"。这些都说明即使湿热发黄，同样也和瘀血有关。至于寒湿发黄，由于寒主凝泣，可能也有瘀滞，《灵枢·论疾诊尺》中记载的黄疸，其脉小而涩，恐为寒湿阴黄之表现，脉小而涩也反映了寒湿发黄影响到血脉运行不畅而瘀滞。又《金匮要略》中的女劳疸、黑疸亦和瘀血有关，如提到"黄家，日晡所发热，而反恶寒，此为女劳得之。膀胱急，少腹满，身尽黄，额上黑，足下热，因作黑疸，其腹胀如水状，大便必黑，时溏，此女劳之病，非水也。腹满者难治。硝石矾石散主之"。日晡所发热不恶寒者，属阳明，此则反恶寒，故非阳明病。额上黑属肾虚，膀胱急，故少腹满，结合"……额上黑，微汗出，手足中热，薄暮即发，膀胱急，小便自利，名曰女劳疸"必有小便自利，为血蓄下焦，故大便必黑，时溏。手足中热或足下热，为肾虚有热，说明女劳疸是肾虚并夹有瘀血，如果女劳疸经久不愈，则瘀滞更甚，可变为黑疸。

二、临床表现

《内经》对黄疸的描述比较简略，以身黄、目黄、齿垢黄、爪甲上黄为特点，《伤寒论》发黄中所描写症状较为细致，《金匮要略》又有五疸之分，今根据病机分类，其临床表现如下：

1. 湿热发黄

《伤寒论》太阳篇98、111、134条及阳明篇187、195、199、200、206、231、236、260、261、262各条，太阴篇278条，都属于湿热发黄，其临床表现除发黄外，可有发热（261条）、口渴（98、236条）、鼻干口干咽烂（111、231条）、心中懊恼（134、199条）、胁下及心痛（98、231条）、欲衄（111条）、腹满（111、195、231、260条）、短气或微喘（111、134、231条）、不能食（98条）、烦躁（134）、嗜卧（231条）、大便硬或不大便或大便下重（98、111、187条）、呕哕（98、111、231条），甚则谵语、手足躁扰、捻衣摸床（111条）。

《伤寒论》98条"得病六七日，脉迟浮弱，恶风寒，手足温，医二三下之，不能食，而胁下满痛，面目及身黄，颈项强，小便难者，与柴胡汤，后必下重，本渴饮水而呕者，柴胡不中与也，食谷者哕"。注家认为脉迟为寒，柯韵伯认为本条是太阳坏病，笔者认为脉迟未必是寒，浮弱为表虚，与97条的血弱气尽，腠理开之意相同，恶风寒，颈项强，胁下满痛，手足温，本渴饮水而呕与99条的"伤寒四五日，身热恶风，颈项强，胁下满，手足温而渴者，小柴胡汤主之"相同，是少阳柴胡汤证，但经误下虚其胃气，故不能食，加之小便难，又有水湿停留之因素，与热相合，湿热郁蒸而发黄，与阳明发黄不同者，此为正虚邪实而已。因为湿热，非小柴胡汤的证，故曰柴胡不中与也。与柴胡汤后必下重，并非服小柴胡汤后病情加重，而是病情本身发展的结果，因湿热壅滞，大便黏滞不爽，故见下重，湿热阻滞中焦，饮食不化，胃气上逆，故见食谷则哕。

《伤寒论》111条"太阳病中风，以火劫发汗，邪风被火热，血气流溢，失其常度，两阳相熏灼，其身发黄，阳盛则欲衄，阴虚则小便难，阴阳俱虚竭，身体则枯燥，但头汗出，剂颈而还，腹满微喘，口干咽烂，或不大便，久则谵语；甚者至哕，手足躁扰，捻衣摸床，小便利者，其人可治"。本条为误用火劫发汗后，引起发黄，实际上可能是病情本身发展的结果，小便难固为阴虚，但小便难则必然湿留，加之仅头汗出，说明有湿的因素存在，太阳中风是有外感表证，表热入里，与湿相合，湿热熏蒸，以致身黄，只不过是热偏盛，故见口干咽烂，鼻衄血（有出血倾向），尿少便秘，因不大便而腹满微喘（或有腹水），因身热无汗而且热盛故身枯燥。病情进一步发展，邪热扰心可见谵妄、躁扰（肝昏迷），甚者至哕，亦是危重情况下胃气上逆的表现。如小便利者，湿热下泄，黄疸可退，即使有腹水者，亦可逐渐腹水消而诸症悉减。

《伤寒论》278 条："伤寒脉浮而缓，手足自温者，系在太阴，太阴当发身黄，若小便自利者，不能发黄。"结合 187 条来看，"至七八日，大便硬者，为阳明病也"，可以看出湿热在阳明为热偏重，在太阴为湿偏重，而寒湿发黄多有畏寒肢凉，如果湿偏重进一步寒化，即可转化为阴黄。

《伤寒论》231 条"阳明中风，脉弦浮大而短气，腹都满，胁下及心痛，久按之气不通，鼻干，不得汗，嗜卧，一身及目悉黄，小便难，有潮热，时时哕，耳前后肿，刺之小瘥，外不解，病过十日，脉续浮者，与小柴胡汤"。《医宗金鉴》云："续浮之浮字，当是弦字，始与之义相属，则可以与小柴胡汤。若俱是浮字，则上之浮，既宜用小柴胡汤，下之浮，又如何用麻黄汤？"因 232 条即云："脉但浮，无余证者，与麻黄汤；若不尿，腹满加哕者，不治"。本条一身及目悉黄，可知黄疸较深，黄疸深者，精神萎靡故嗜卧，胁下及心痛指肝区部位疼痛，腹满短气为腹胀或有腹水而气短，若不尿腹满加哕，则可能腹水多而无尿，最后关格则哕，故云不治，或者一发病即耳前后肿，张志聪云"耳前后肿，即伤寒中风之发颐证，但发颐之证，有死有生，阴阳并逆者死，气机旋转者生"。说明当时发颐之证是很严重的，发颐亦可合并黄疸、腹满等证。

《伤寒论》湿热发黄的其他条文均比较容易理解。有的从太阳而来，有的发病于阳明。

《金匮要略》黄疸中属湿热者，如谷疸、酒疸，可见寒热不食，心胸不安，心中懊侬而热或热痛、时欲吐、腹满等症。其症状与《伤寒论》湿热发黄的条文相似，实际上《伤寒论》发黄与《金匮要略》黄疸并无本质上的区别，《伤寒》发黄着重于外感后引起各种发黄，《金匮要略》黄疸偏重于内伤所致各种黄疸，而引起黄疸的病机相同，故叶天士说"《伤寒论》发黄，《金匮要略》黄疸，立名虽异，治法多同"。

后世对湿热发黄称阳黄，《卫生宝鉴》指出黄疸阳证有身热、发黄、不大便或小便不利等症状称为阳黄，《景岳全书》指出："阳黄证，因湿多成热，热则生黄，此即所谓湿热证也。然其证必有身热，有烦渴，或躁扰不宁，或消谷善饥，或小水热痛赤涩，或大便秘结，其脉必洪滑有力。此证不拘表单，或风湿外感，或酒食内伤，皆能致之。"大致指出了湿热发黄的特点。刘河间还提出结胸发黄一证，根据所用茵陈同陷胸各半服下之，亦当属于阳黄。

急黄一证，《诸病源候论》指出其临床表现为"卒然发黄，心满气喘，命在顷刻，故云急黄也。有得病即身体面目发黄，有初不知是黄，死后乃身面黄者"。说明了病情的危重，预后不好，其发病是脾胃湿热，又为热毒所加，故亦属湿热发黄。

2. 寒湿发黄

《伤寒论》中仅提出伤寒发汗后，身目为黄，因寒湿在里，故不可下，未提出临床特点及具体治法。《金匮要略》中提到："黄疸病，小便色不变，欲自利，腹满而喘……"实际上小便不变说明黄疸极轻，如果黄疸明显，小便必然如浓茶状。罗天益《卫生宝鉴》指出黄疸阴证为"皮肤凉又烦热，欲卧水中，喘呕，脉沉细迟无力而发黄者，治用茵陈四逆汤"。"皮肤冷，心下硬，按之痛，身体重，背恶寒，目不欲开，懒于言语，自汗，小便利，大便了而不了，脉紧细而发黄者，治用茵陈四逆汤"。"遍身冷，面如桃李色，腹满，小便涩，关尺脉沉细迟而发黄者，治法先用茵陈茯苓汤，以利其小便，次用茵陈四逆汤加当归、木通"。《医学入门》也提到"有阴症发黄者，四肢逆冷，脉沉或阴盛发躁，四逆汤加茵陈"。《医宗必读》中也有"脾肾虚寒，脉沉而细，身冷自汗，泻利溺白，此名阴黄，茵陈姜附汤、理中汤、八味丸……"的记载。《景岳全书》有"阴黄证，则全非湿热，而总由血气之败。盖气不生血，所以血败，血不华色，所以色败。凡病黄疸而绝无阳证阳脉者，便是阴黄……其为病也，必喜静而恶动，喜暗而畏明，凡神思困倦，言语轻微，或怔忡眩运，畏寒少食，四肢无力，或大便不实，小水如膏及脉息无力等证，悉皆阳虚之候，此与湿热发黄者，反如冰炭，使非速救元气，大补脾肾，则终无复元之理"。以上历代医家所描述有关寒湿发黄的临床特点，主要者为畏寒肢凉，大便溏泻，黄色晦暗，脉息无力。

《金匮要略》将萎黄，即身黄而色不润泽，但两目不黄者，亦列入黄疸篇，统称为黄家，如："男子黄，小便自利，当与虚劳小建中汤。""腹满，舌萎黄，躁不得睡，属黄家。"以致后世将这一类疾病亦列入阴黄范围，如《金匮要略方论集注》引《阴证略例》说"内感伤寒，劳役形体，饮食失节，中州变寒之病生黄，非伤寒坏之而得，只用建中、理中、大建中足矣，不必用茵陈也"。何氏《医碥》云"阴黄小便清白，大便不实，喜静能卧，脉迟弱无力，身冷自汗，当以虚寒治之。仲景所谓男子黄，小便自利，与小建中汤"。王海义谓："中州寒生黄，用大小建中，不必茵陈，皆气虚之阴黄也。气虚则脾不运，久瘀于里则脾败而色外见，故黄，其黄色必淡。"戴复庵谓："失血后多令面黄，或遍身黄，血不荣也，如竹木春夏叶润则绿，至秋则干黄，宜养营汤、十全大补汤，此血虚之阴黄也，此为干黄，小便利，四肢不沉重也。《医宗金鉴》也说"妇人产后经崩发黄也，乃脱血之黄色，非黄疸也。今男子劳而小便自利，则知非湿热发黄也，询知其人必有失血亡血之类，以致虚黄之色外现，斯时汗、下、渗、利之法俱不可施，惟当与虚劳失血同治，故以小建中汤调养荣卫，黄自愈矣"。由此可见，张景岳所论述的阴黄，虽然有寒湿发黄的各种临床表现，但是把属于萎黄一类者也包括进去了。

3. 瘀血发黄

《伤寒论》125条指出瘀血发黄的症状有身黄、如狂、少腹硬、小便自利、脉沉结。《沈氏尊生书》中也提到"瘀血发黄，身热，小便自利，大便反黑，脉芤而涩，当用药下尽黑物为度"。由此可见瘀血发黄的特点有如狂，小便自利，大便反黑等症状。

《金匮要略》女劳疸与瘀血有关，其临床表现除身黄外，还有午后潮热，或有恶寒，手足心热，微有汗出，小腹胀满，小便自利，大便必黑，时溏，因肾虚并有瘀血故额上黑。女劳疸可转变为黑疸，湿热阳黄的酒疸也可转变为黑疸，如《金匮要略》说："酒疸下之，久久为黑疸，目青面黑，心中如啖蒜齑状，大便正黑，皮肤爪之不仁，其脉浮弱，虽黑微黄，故知之。"说明误下以后，湿热瘀滞血分，久则成为黑疸，其目青面黑、皮肤爪之不仁、大便正黑，皆为瘀血征象。《诸病源候论》说"黑疸之状，苦心腹满，身体尽黄，额上反黑，足下热，大便黑是也。夫黄疸、酒疸、女劳疸，久久多变为黑疸"。说明了黑疸是慢性经过，由其他各种黄疸转变而来。

三、治疗方法

黄疸的治疗，在《伤寒论》及《金匮要略》中已形成了比较完整的理法方药的证治体系，具有很高的实用价值，今根据笔者经验，将黄疸的治疗归纳为以下八法，以供临床参考。

1. 芳化利湿法

湿热发黄，身热胸闷，肢体倦怠，疲乏无力，纳食不香。如属热重者，可见口苦口黏，口干喜饮，舌苔黄腻，宜用甘露消毒丹（茵陈、滑石、黄芩、石菖蒲、川贝、木通、藿香、射干、连翘、薄荷、白豆蔻），如属湿重者，可见口淡不渴，大便稀溏，舌苔白腻，宜用藿朴夏苓汤（藿香、厚朴、半夏、茯苓、杏仁、蔻仁、苡仁、猪苓、豆豉、泽泻）。

2. 苦辛开泄法

苦寒药与辛温药同用，苦寒以清热，辛温以祛湿，用于湿热发黄而有心下痞满者，有辛开苦降的作用，不仅能使心下痞满消失，而且可以迅速退黄，常用方剂如小陷胸加枳实汤。

3. 苦寒清热法

用于湿热发黄，热象偏重，或有湿热化火，症见身目悉黄，口苦口黏，口干喜饮，心烦不安，不欲饮食，恶心厌油，尿色黄赤，大便秘结，脉象弦而有力，舌苔黄厚或黄腻，均宜苦寒清热，方如茵陈蒿汤、栀子大黄汤（偏于大便秘结者可用）、栀子柏皮汤等。

4. 清营解毒法

湿热化火，热毒内扰营血，神志不清，或有喜忘及幻觉，躁扰不安，甚则狂乱号叫，渐则由狂躁转为平静，昏睡不醒，热毒扰及肝木，可以肝风内动，热毒迫血妄行，可以吐衄便血，舌质红绛，脉象弦数，治宜清营解毒镇肝息风，方如犀羚镇痉汤、犀角地黄汤、安宫牛黄丸、牛黄承气汤等配合应用。

5. 清热渗利法

湿热发黄，湿象偏重，身目俱黄，纳差呕恶，腹胀尿少，舌苔黄腻或薄腻，脉象濡缓，可用茵陈五苓散、茵陈胃苓汤、二金汤等治之，以清热渗利，宣通气分，使湿能下泄，热随湿去。

6. 温化寒湿法

寒湿阴黄，畏寒肢冷，精神萎靡，口黏不渴，或渴喜热饮，不思饮食，恶心呕吐，大便溏泄，舌淡质润，或苔色白腻，脉象沉弱，治以温化寒湿，方如茵陈理中汤、茵陈术附汤、茵陈四逆汤等。

7. 活血化瘀法

瘀血发黄，病人可见如狂喜忘，或有出血，或病久面色晦暗，或瘀血乘心而昏迷，大便下瘀血后神志转清，均宜活血化瘀为治，可用抵当汤、桃仁承气汤、血府逐瘀汤等。

8. 和解疏泄法

阳明湿热内蕴，少阳肝胆失于疏泄，症见往来寒热，眼目发黄，右肋及心下疼痛。恶心呕吐，口苦口干，口黏不欲饮水，大便干结，舌苔黄腻，脉象弦数，可用四逆散合小陷胸汤治之，甚则可用大柴胡汤，以和解少阳，疏肝理气，清热利湿。

痿证证治

一、概说

痿证是指肢体的筋脉弛缓，手足痿软无力，渐则肌肉萎缩的一种病症。凡属随意运动的功能减弱或丧失者，如各种原因所导致的瘫痪（包括中枢性、周围性、肌病性、癔病性等），皆属中医痿证的范围。

有关痿证的记载，首见于《内经》，《素问·痿论》论述了痿证的病因病机、证候分类及治疗原则，提出了痿躄、脉痿、筋痿、肉痿、骨痿的病名，总因五脏之热，尤其肺热津亏是主要原因，说明了痿证的主要病因之一可由感染引起。又提出治痿大法应以独取阳明为主，以阳明为五脏六腑之海，主润宗筋，宗筋为诸筋之会，宗筋主束骨而利机关也。《伤寒论》160条有"伤寒，吐下后，发汗，虚烦，脉甚微，八九日，心下痞硬，胁下痛，气上冲咽喉，眩冒，经脉动惕者，久而成痿"。也是指的外感热病不愈成痿。

金元以后，对痿证的病因病机有了进一步的认识，如《儒门事亲》提到"痿之为病，皆因客热而成，奸淫贪色，强力过极，渐成痿疾。故痿躄属肺，脉痿属心，筋痿属肝，肉痿属脾，骨痿属肾。总因肺受火热叶焦之故，相传于四脏，痿病成矣"。说明痿证主要病因是客热，是肺受火热所致，亦即因外感引起。并将风、痹、痿、厥四证加以鉴别。如说"夫四末之疾，动而或劲者，为风；不仁或痛者，为痹；弱而不用者，为痿；逆而寒热者，为厥。此其状未尝同也，故其本源，又复大异。"李东垣强调湿热在痿证发病中的重要作用，在《脾胃论》中"湿热成痿肺金受邪论"提到："燥金受湿热之邪，绝寒水生化之源，源绝则肾亏，痿厥之病大作，腰已下痿软瘫痪，不能动，行走不正，两足欹侧，以清燥汤救之。"说明湿热壅肺，清肃不能下行，母病及子，肾水不能资生，肾主骨，骨不坚则痿软瘫痪，不能活动，行走则两足倾侧不正。在《内外伤辨》中"暑伤胃气论"提到："痿论云：有所远行劳倦，逢大热而渴，渴则阳气内伐，内伐则热舍于肾；肾者，水脏也，今水不能胜火，则骨枯而髓虚，故足不能任身，发为骨痿。故《下经》曰：骨痿者，生于大热也。此湿热成痿，令人骨乏无力……"也指出湿热成为痿的病因之一。《丹溪心法》有痿躄证治，分湿热、湿痰、气虚、血虚、瘀血五个证型，并按不同证型提出有关治法及方药，对痿证的认识较前更为深入。

明·楼英《医学纲目》认为"火性炎上，若嗜欲无节，则水失所养，火寡于畏而侮所胜，肺得火邪则热矣，木性刚急，肺受热则失所养，木寡于畏而侮所胜，脾得木邪而伤矣。肺热则不能管摄一身，脾伤则四肢不能为用，而诸痿之病作。泻南方则肺金清而东方不实，何脾伤之有？补北方则心火降而西方不虚，何肺热之有？故阳明实则宗筋润，能束骨而利机关矣，治痿之法，无出于此"。以五行生克学说阐发痿证发生之机理，并提出"泻南补北"的治疗大法。王纶《明医杂著》更进一步提出痿证不可作风治，认为："瘫痪痿软之病，此是无血及兼火湿热……若误用（风药）之，阴血愈燥也。"《医宗必读》对五脏热引起痿证及湿热、湿痰、血虚、气虚、气血俱虚、食积、死血、实而有积、肾肝下虚等分别提出方药，使痿证的治疗更为充实。《证治准绳》指出五劳、五志、六淫各伤其脏，乃为皮、肉、脉、筋、骨五痿。特别重视情志因素的发病。《景岳全书》认为痿证："因此而生火者有之，因此而败伤元气者亦有之。元气败伤，则精虚不能灌溉，血虚不能营养者，亦不少矣。若概从火论，则恐真阳亏败，及土衰水涸者，有不能堪，故当酌寒热之浅深，审虚实之缓急，以施治疗，庶得治痿之全矣。"在治法中除湿热、阴虚外，提出"若绝无火证，而只因水亏于肾，血亏于肝者，则不宜兼用凉药，以伐生气"。对后世治疗痿证有一定影响。

清代《石室秘录》提出痿证之因，除胃火炽盛外，还有气虚、肾水不足者，特别是胃火烧尽肾水，可以从补肾水、大滋肺肾、滋肾水降胃火等法加以治疗。《医学心悟》则指出治痿取阳明者，所以祛其湿；泻南补北者，所以清其热。治痿之法，不外补中祛湿，养阴清热。这些在治疗中均有一定意义。

由以上可以看出，痿证的认识是在不断地加深，从外感肺热到情志失调的病因；从肺热津亏引起发病，到以后分湿热、湿痰、气虚、血虚、瘀血，以及肝肾阴亏、气血不足等病机的提出，并随之而来的治疗方法不断充实，从而使痿证的辨证论治更加完善。

二、病因病机

根据历代医家有关论述，以及临床实践，痿证的病因病机有以下几种情况：

1. 肺热熏灼

肺热熏灼，亦即《素问·痿论》所说"肺热叶焦，发为痿躄"之谓。是由于感受外邪所致，亦即张子和所说"大抵痿之为病。皆因客热而成"。《症因脉治》说："燥热痿软之因，或赫羲之年，燥火行令，或秋燥之时，燥气烁人，阴血不能荣养宗筋，则痿软之症作矣。"一般认为外感湿热或燥热之邪，均可首先犯肺，以致肺热熏灼，但亦必伤及阳明，以致胃津耗损，《医宗金鉴》说："五痿皆因肺热生，阳明无病不能成。"说明了痿证开始可因感受外邪，高热持续不退，肺受热灼，肺胃津伤，肺之津气来自后天水谷之精微，经脾气散精，上归于肺，复经肺之输送，转注于全身筋骨经脉，得此濡养，方能维持正常的运动功能，肺热伤津，高源津气生化无源，水亏火旺，筋脉失润，故手足痿弱不用，痿证乃成。

2. 湿热浸淫

湿热浸淫而发痿证，其病因病机可有下述两个方面：

（1）久处湿地，或涉水淋雨，感受外来湿邪，积渐不去，郁而生热，浸淫筋脉，以致筋脉弛缓不用，成为痿证，亦即《素问·痿论》所说"有渐于湿，以水用事，若有所留，居处相湿，肌肉濡渍，痹而不仁，发为肉痿"之意。《素问·生气通天论》也说："因于湿，首如裹，湿热不攘，大筋软短，小筋弛长，软短为拘，弛长为痿。"说明了外感湿邪，郁而化热，湿热伤筋，可以形成痿证。

（2）饮食内伤，过食膏粱厚味，湿热内蕴，壅滞络脉，影响气血运行，亦可渐至成痿。如《症因脉治》说："脾热痿软之因，或因水饮不谨，水粱积热生，或因膏粱积热，湿热伤脾，脾主肌肉，故常不仁，脾主四肢，故常痿软。"《证治汇补》也说："湿痰痿者，肥盛之人，血气不能运动其痰，致湿痰内停，客于经脉，使腰膝麻痹，脉来沉滑，膏粱酒湿之故，所谓土太过，令人四肢不举是也。"说明饮食内伤，痰湿素盛者，亦可致痿。

3. 肝肾阴亏

体虚病久，阴血亏损，或房劳过度，伤及肝肾，亦为构成此类痿证的主要原因。《素问·痿论》指出："思想无穷，所愿不得，意淫于外，入房太甚，宗筋弛纵，发为筋痿。"即属此类。肝藏血，主筋，为罢极之本；肾藏精，主骨，为作强之官，精血充盛则筋骨坚强，活动正常。如因各种原因，精血亏损，精虚则不能灌溉，血虚则不能营养，复因阴虚内热，灼液伤津，筋骨经脉失去濡养，致成本病。故张景岳说："痿证之义……元气败伤则精虚不能灌溉，血虚不能营养者亦不少矣。"

4. 肺脾气虚

素本脾弱或病后气虚，脾胃受纳运化受损，气血生化之源不足。如《素问·太阴阳明论》说："脾病而四肢不用，何也？岐伯曰：四肢皆禀气于胃，而不得至经，必因于脾，乃得禀也。今脾病不能为胃行其津液，四肢不得禀水谷气，气日以衰，脉道不利，筋骨肌肉皆无以生，故不用焉。"《证治汇补》也说："气虚痿者，因饥饿劳倦，胃气一虚，肺气先绝，百骸溪谷，皆失所养，故宗筋弛缓，骨节空虚。"说明肺脾气虚亦可致痿。

5. 瘀血阻络

跌仆损伤，血瘀不畅，四肢失养；或久病体虚，正气不足，气血运行不畅，以致瘀血内停，皆可致痿。《丹溪心法》说："痿证有湿热、湿痰、气虚、血虚、瘀血。"《医宗必读》也有痿证属死血之分。《医林改错》论痿为用黄芪五物汤，以气虚瘀血论治，可见瘀血作为病因之一在临床实践中是存在的。

三、辨证论治

1. 辨证

（1）辨证要点

①明虚实：一般初起有外感症状，发病急，病情发展快者，多属实证；无明显外感症状，发病缓慢，经久不愈者，多属虚证。

②辨病位：开始有表证者，或见皮毛枯萎，或有呛咳气急，则定位在肺；有内伤饮食，或四肢不举，肌肉麻痹不仁，则定位在脾；有筋急拘挛渐至痿弱不能活动，或因情志不遂，以及暴怒发病，则定位在肝；有房室不节、强力过甚以致腰脊酸软，下肢痿弱，不能活动，则定位在肾；有神志昏迷或悲哀太甚而发病者，则可定位在心。

③辨病性：有因外感温热之邪或风寒化热者，属热；有因居住湿处、冒雨涉水发病者，属湿；有因产后或跌仆所致者，属瘀；有高热、口燥、便结者，为津伤；有口干喜饮、五心烦热者，属阴虚；有乏力、气短、便溏者，属气虚。

（2）类证鉴别

①与痹证鉴别：痹证因关节活动障碍，亦可肌肉萎缩，应与痿证鉴别。《儒门事亲》说："不仁或痛者，为痹；弱而不用者，为痿……痹者，必风湿寒相合，痿者，必火乘金。"《证治百问》说："痿本虚证……有软弱无力，起居日废，步行艰难，并未有痛楚者也；若痹证为不足中之有余……必为麻木疼痛，行动艰难者也。故痹证在表，本风寒湿之外感……痿证在里，属精神气血不足。"说明两者有别，主要为痹证有明显疼痛，痿证则肢体软弱无力。

②与偏枯鉴别：偏枯为半身不遂，中医认为荣卫俱虚，真气不能充于全身所致，为一侧上下肢偏废不用，久则肌肉萎缩。《灵枢·热病》说："偏枯，身偏不用不痛，言不变，志不乱，病在分腠之间。"痿证则有肌肉麻木，痿软不用，不一定是一侧偏废。

（3）证型

①按五脏分：肺痿（皮痿）：因外感而肺热叶焦，可见皮毛枯萎，或见呛咳，气急，疲乏不行，若邪留不去，可使筋、脉、骨、络、肉失其濡润，发生痿躄。

脾痿（肉痿）：因脾热而肌肉失养，或湿邪伤及肌肉，可见肌肉麻痹不仁，四肢不举。

肝痿（筋痿）：因肝热而阴血不足，筋膜干枯，或情志郁结，大怒发病，筋急拘挛，渐至痿软不能运动。

肾痿（骨痿）：房室不节，肾热伤阴，骨枯髓虚，精气不足，以致面色暗黑，腰脊酸软，下肢萎弱，不能行动，足不任身。

心痿（脉痿）：心热则火炎于上，心下崩而数溲血，筋纵而不任地。

②按病机分：肺热熏灼：始则病在太阳，恶寒发热，咽喉不利，呛咳无痰，唇口干燥，继则波及阳明，但热不寒，心烦口渴，肺胃津伤，皮肤干燥，两足痿软不用，舌红苔黄，脉象细数。

湿热浸淫：由外湿引起者，始则头痛恶寒，身重疼痛，继则午后身热，胸闷不饥，渐则下肢痿软无力。由内湿所致者，逐渐发病，两足痿软或微肿，身重面黄，胸痞脘闷，舌苔黄腻，脉濡数。

肝肾阴亏：腰脊酸软，头晕耳鸣，遗精早泄，渐则膝胫痿弱，不能久立，甚至步履全废，舌红无苔，脉象细数。

肺脾气虚：全身乏力，纳少便溏，腹胀气短，渐见下肢痿软无力，四肢不举，肌肉萎缩，舌苔薄白质淡，脉象沉弱。

瘀血阻络：四肢痿软，或有抽掣作痛，唇痿舌青，脉象沉涩。

2. 治疗

（1）治疗原则：痿证的治疗原则，《素问·痿论》提出了"治痿独取阳明"的理论，认为："阳明者，五脏六腑之海，主润宗筋，宗筋主束骨而利机关也。冲脉者，经脉之海也，主渗灌溪谷，与阳明合于宗筋，阴阳揔宗筋之会，会于气街，而阳明为之长，皆属于带脉，而络于督脉。故阳明虚则宗筋纵，带脉不引，故足痿不用也。"指出阳明能滋润宗筋，冲脉能渗透灌溉肌腠分肉，与阳明会合于宗筋，凡阴经阳经皆总会于宗筋，再复合于气街，而阳明则是它们的统领，都连属于带脉，而系络于督脉，故阳明不足则宗筋弛纵，带脉不能收引，以致两足痿软不用，故治疗要取阳明。后世医家对这一治疗原则很为重视，主要是因为胃为五脏六腑营养之源，胃司纳谷而化生精微，五脏六腑均禀气于胃，胃的功能健运则肺津充足，脏腑气血功能旺盛，肌肉筋膜骨髓皆得以濡养，有利于痿证的恢复。

一般治疗痿证的原则是：有肺热伤津者，宜清肺润燥；由湿热浸淫者，宜清利湿热；由肝肾阴亏者，宜滋养肝肾；有肺脾气虚者，宜健脾益气；有瘀血阻络者，宜活血化瘀。但是由于临床上病情变化多端，各种病机可以先后出现，如始为肺热熏灼，渐则肝肾阴亏或肺脾气虚等，亦可各种病机同时并见，如肝肾阴虚夹有湿热内蕴，或肺脾气虚夹有湿热内蕴等。痿证日久，可导致气血不行，因此临床上又多夹有瘀血阻络，故在治疗上要辨证准确，方可不致有误。又风药、表药对痿证宜慎用，如《丹溪心法》说："痿证断不可作风治而用风药。"《景岳全书》也说："痿证最忌发表，亦恐伤阴。"说明了风药、表药辛散，有劫阴伤津之虞，临床上不可不慎。

（2）治疗方法：清肺润燥法：用于痿证初起肺热熏灼阶段，可用清燥救肺汤（《医门法律》方：桑叶、生石膏、杏仁、甘草、麦冬、人参、阿胶、黑芝麻、枇杷叶），如发热未平，夜热早凉，舌红无苔，为余热未尽，热伏血分，可加生地、丹皮、白芍、茅根以清热滋阴；如舌上津少、口燥咽干，为肺胃津伤，虚热上炎，可加沙参、石斛、玉竹、生地以养胃阴而滋肺。如日久而神怯气短，为津伤气亏，可去桑叶、生石膏、杏仁，加入生黄芪、当归、陈皮。

清热化湿法：用于湿热浸淫致痿，可用加味二妙散（《丹溪心法》方：苍术、黄柏、当归、牛膝、防己、萆薢、龟板），如热甚而口燥舌干，小便赤涩，为湿热伤阴，可加知母、麦冬、银花以清热养阴；如痿软久久不愈，足胫冷而浮肿，为湿胜困阳，可加桂枝、茯苓、泽泻、苡仁以通阳利湿；但因痿证原由宗筋失养，非湿胜困阳，辛燥之药自当慎用。如肌肉顽麻不仁，有瘀血见证者，可加桃仁、红花以活血通络。

滋养肝肾法：用于肝肾阴亏，可用虎潜丸（《丹溪心法》方：龟板、黄柏、知母、熟地、当归、白芍、锁阳、陈皮、虎骨、牛膝），如两足极热，上冲腿膝，为肝肾阴虚，火热上冲，可去干姜、陈皮，加玄参、地骨皮以养阴清热；腰脊痿软不能直立，脉虚无力，为精血亏损，可加入猪脊髓、鹿角胶、阿胶等以填精益髓；若神倦气短、舌质淡红，为阴损及阳，宜加入人参、黄芪、肉桂以滋养阳气。或用地黄饮子（《伤寒三书》方：熟地、山萸肉、石斛、麦冬、五味子、石菖蒲、远志、茯苓、肉桂、附片、肉苁蓉、巴戟天、生姜、大枣、薄荷）。

补益肺脾法：用于肺脾气虚，可用补中益气汤（《脾胃论》方：人参、黄芪、白术、当归、炙甘草、陈皮、升麻、柴胡），如腰膝痿软麻木浮肿，为湿痰流注，可加入半夏、茯苓、苍术、防己以祛湿痰；如膝胫逆冷、脉象沉迟，为肾阳不足，可加入仙灵脾、仙茅、附子、肉桂以温肾阳；如心悸气短，亦有心血不足，可加入麦冬、五味子、酸枣仁、龙眼肉以养心血。

活血化瘀法：用于瘀血阻络，方如圣愈汤（《东垣十书》方：熟地、当归、白芍、川芎、人参、黄芪），可加入桃仁、红花、牛膝，使气血健旺，瘀去新生，筋骨得养，痿弱渐愈。如手足麻木、舌萎不能伸缩，可将白芍改为赤芍，再加入三七、山甲以通络行瘀；如肌肤甲错、瘀血久留，可配合大黄䗪虫丸（《金匮要略》方：大黄、生地、桃仁、芍药、杏仁、甘草、黄芩、虻虫、水蛭、蛴螬、䗪虫、干漆）以缓中补虚而祛瘀。

（3）治痿验方（部分方药为古方剂量，仅供参考）

①振颓汤（《衷中参西录》方，治痿废）

生黑芪六钱，知母四钱，野台参三钱，于术三钱，当归三钱，生明乳香三钱，生明没药三钱，威灵仙钱半，干姜二钱，牛膝四钱。

加减法：热者加生石膏数钱至两许，寒者去知母加乌附子数钱，筋骨受风者加明天麻数钱，脉弦硬而大者加龙骨、牡蛎各数钱，或更加山萸肉亦佳。骨痿废者加鹿角胶、虎骨胶各二钱，手足痿者加桂枝尖二钱。如剧者可并服振颓丸（人参二两，于术二两，当归一两，马钱子酒制一两，乳香一两，没药一两，全蜈蚣大者五条，不用炙，穿山甲蛤粉炒一两，并轧细过箩，练蜜为丸，如梧桐子，每服二钱，无灰酒送下，日再服）。

②五痿汤（《医学心悟》方，治五脏痿）

人参、白术、茯苓各一钱，炙甘草四分，当归一钱五分，苡仁三钱，麦冬二钱，黄柏、知母各五分。

加减法：心气热加黄连三分，丹参、生地各一钱；肝气热加黄芩、丹皮、牛膝各一钱；脾气热加连翘一钱，生地一钱五分；肾气热加生地、牛膝、石斛各一钱五分；肺气热加天麦冬、百合各二钱；夹痰加川贝、竹沥；湿痰加半夏曲；瘀血加桃仁、红花；如气血两虚另加十全大补汤；肝肾虚热、体减骨枯，兼用虎潜丸主之。

③补阳还五汤（《医林改错》方）

生黄芪四两，归尾二钱，赤芍一钱半，地龙一钱，川芎一钱，桃仁一钱，红花一钱。

④加味金刚丸（《赵锡武医疗经验》方）

萆薢30g，杜仲30g，肉苁蓉30g，菟丝子15g，巴戟天30g，天麻30g，僵蚕30g，蜈蚣50条，全蝎30g，木瓜30g，牛膝30g，乌贼骨30g，精制马前子60粒（严格炮制，以解其毒），蜜丸3g重，每服一至二粒，日服一次至二次，白开水化服。若见早期马前子中毒症状，如牙关紧闭即当停药，并服凉水。

按金刚丸（《素问·病机气宜保命集》方）为萆薢、杜仲、肉苁蓉、菟丝子各等分，为细末，酒煮猪腰子，同捣为丸，如梧桐子大，每服五十至七十丸，空腹酒送下，用于肾虚骨痿。

⑤外伤截瘫丸（北京市中医医院方）

熟地120g，白芥子60g，生麻黄45g，炮姜30g，白芍45g，鹿角胶30g，川牛膝30g，蜈蚣30g，海马60g，川牛膝60g，菟丝子120g，虎骨30g，土鳖虫30g，焦三仙各60g，独活60g，肉桂60g，淫羊藿120g，龟板60g，当归60g，全蝎30g，马前子120g，黄芪120g，蜂蜜适量为丸，每丸6g，日服二次，每次1～2丸。开始半丸，递增。另配合针刺治疗。

⑥四斤丸（《局方》）又名虎骨四斤丸

木瓜、牛膝、天麻、苁蓉各一斤，制附子、炙虎骨各二两。前四味以无灰酒五升浸，取出焙干，再入附子、虎骨，共为细末，打糊为丸，梧桐子大，每服三十至五十丸，空腹煎木瓜酒或淡盐汤送下，功能补虚除湿，强壮筋骨。

温法运用体会

温法是临床上用于治疗寒证的方法，《内经》有"寒者热之"，即是用温热药来治疗寒证，因此温法是指以辛温、辛热性味为主要组成方剂的治法。温法按其作用可分温阳祛寒及回阳救逆两类，前者又可分散在表之寒及祛在里之寒，如桂枝汤、当归四逆汤为散在表之寒，桂枝甘草汤温心、理中汤温脾、甘草干姜汤温肺、附子汤温肾、暖肝煎温肝等为祛在里之寒；后者用于阳气欲绝的寒厥，有回阳救逆之功，如四逆汤类。温法又常与他法合用，因此临床应用比较广泛。兹举肾病中的运用如下：

水肿：水肿虽然与肺脾肾有关，但阴水的病机，多责之为脾肾阳虚、水湿泛滥，曾治肾病综合征属阳虚水泛者，每以真武汤合五皮饮或用济生肾气汤加味获效，且随着附子用量的加大而尿量猛增，但应注意温阳要与利水同时使用，如温阳与补气同用不加利水之品，则不仅尿量不能增加，反而尿量日趋减少，徒增病人痛苦，在这方面我们是有经验教训的，20世纪60年代我们囿于景岳之说，单纯温补脾肾，以右归加参芪，以致病人腹胀加重，尿量减少，腹水胸水相继产生而且日益增多。以后我们对阳虚水泛者，以温阳合利水之剂治之，服药一般一周后可见尿量增多，全身水肿及腹水、胸水均逐渐消退，不用加西药利尿药也能取得明显效果。

癃闭：老年前列腺肥大引起排尿困难，甚则点滴难出，属肾阳虚衰者并不少见，由于阳虚而开阖失常，膀胱不利为癃，治当温阳化气。但由于阳虚不化，可聚湿而生痰，阳虚气弱，血行不畅而瘀滞，痰瘀水互结又阻碍气机流畅，更使癃闭症状加重，因此治疗上除温阳外还要利水化痰消瘀，常用方剂为济生肾气汤、桂枝茯苓丸等加减，如丹参、山甲、三棱、莪术、皂角刺、海藻、昆布、川牛膝、王不留行等均可选择应用加入温阳化气方剂之中，除内服汤剂外，还可用此法煎取坐浴，内外合治，收效明显。

关格：部分尿毒症有吐逆而小便很少，中医称之为关格者，属脾肾两虚，脾虚失运，湿浊内生，肾虚阳损，气不化水，阳不化浊，以致湿浊内留，壅塞三焦，气机失畅，故《沈氏尊生书》谓："关格，即《内经》三焦约病也。"约者，不行之谓，指三焦之气不得通行，故上而吐逆为格，下而不得小便为关，临床上多湿浊化热，寒热夹杂，但不论湿浊化热与否，皆可温阳泄浊，方如温脾汤，以参附姜温脾肾之阳，合大黄通腑泄浊，可使血中氮质下降，呕恶减少，病情好转。

以上几例可以看出温法常与消法（利水、化痰、消瘀）同用，温法可与下法同用，当然温法还可与补法同用，有时甚至很难分开，如温补脾肾，既有温脾阳、温肾阳作用，又有补脾气、补肾气的作用；其他温法还可与汗法、清法、涩法等并用，则又说明温法在临床上的应用是多方面的。

至于回阳救逆，是用于危重症的抢救，关格危症合并感染后，有时在临终时可有冷汗不止、气息微弱、肢厥脉伏等表现，虽可回阳救逆，用四逆汤或参附龙牡汤抢救，但因病情危及于此，虽中西医结合抢救，有时也难以挽救。如属脱水性休克而肢厥者，则治疗比较容易，一例因外感服药出汗过多，大汗亡阳，血压下降，四肢厥逆，服四逆汤加人参，即见阳回肢暖，出汗自止，血压回升，未曾输液，亦可使脱水性休克很快纠正。同此亦更加体会《伤寒论》中少阴篇的寒厥（脱水性休克）与厥阴篇的寒厥（感染性休克）有本质的不同。

临证探脾阴

脾阴之说，始于明代，之后虽有述及，但皆论之不详。近来，人们从多方面对脾阴进行了探讨，但认识并不一致。本人认为，探讨脾阴应与临床实际密切结合，因此，我想结合临床谈如下一些看法。

一、脾分阴阳　辨治深化

中医学的藏象理论，在其早期阶段，虽对五脏生理功能及病理变化有较为详细的描述，但基本上是综合该脏的整体功能而言。随着实践认识的丰富，脏分阴阳的问题相继提出。如《内经》及仲景仅言肾气，后世则提出肾分水火，内寓真阴真阳，这就丰富和发展了肾脏理论。对脾的认识，金元以前，多论述其阳气的作用，没有提及脾阴。其实，脾之有阴，古文献中已有隐蕴。《素问·生气通天论》就有"脾气不濡"的提法，《难经》曰"血主濡之"，濡有滋养、润泽之意，泛指阴血之用。既言脾濡，当含脾阴之用。仲景《伤寒论》提到脾约症，指出胃热不仅伤胃肠之津，还可约制于脾，使脾不能正常为胃行其津液，水谷精微既被热邪耗伤，又被热逼外渗，不能经脾转输他脏，以致脾本身也不得其养。程郊倩曰："脾约者，脾阴外渗，无液以滋，脾家先自干槁。"周岩也认为"胃阳亢……还迫于脾脏之阴以伤血"，麻子仁丸"起脾阴化燥气为主"，说明胃热阴伤可导致脾阴受损。吴鞠通在论述湿传中焦时指出"有伤脾阳，有伤脾阴，有伤胃阳，有伤胃阴……彼此混淆，治不中窍，遗患无穷"，外邪入侵，可伤脾阴，内伤虚损，亦可亏及脾阴，马培之治虚损案就有"脾阴脾阳俱虚"之辨。后世医家正是在前人对脾脏生理、病理认识的基础上，通过长期的医疗实践，提出了脾阴的概念，这是脾胃学说的发展。

二、气阴互化　虚易同病

脾主运化的功能，是由脾阳与脾阴共同完成的。脾阴是脾气功能活动的物质基础；脾气可化生阴血，也可摄血固阴。脾阴又可以化生脾气，脾阴虚无以生养则脾气虚。临床上单纯脾阴虚少见，多是合并出现。脾阴之虚，常为渐损所致，又非骤然可复，虚之日久，阴伤及气而气虚，故脾阴虚常与脾气虚并存。脾气虚则运化无力，阴血生化不足而虚亏；或脾虚运化失常，吐泻亡液而阴亏，气虚及阴，而呈现气阴两虚之症；或脾不摄血，长期慢性失血，阴血相滋，血亏阴必损。因此，脾阴虚又常常是继发于脾气虚损之后，临床上常见脾气之虚未复，脾气之损兼见。脾阴虚与脾气虚并现，是脾阴虚临床表现特点的一个方面。

或问：脾喜燥而恶湿，若言脾阴虚则当滋润之，而滋润之药又滞腻恋湿，碍脾之运，岂不正是顺之所恶，而逆其所喜吗？我认为，脾喜燥是针对恶湿而言，临床上确实多见脾失健运而水湿泛滥，水湿又反困脾土，使脾阳日衰。正因为水湿太盛易困脾阳，所以讲脾恶湿，这里所说的湿，非水谷之正，乃致病之因；非能为人体所利用之精华，乃滞留于人体之水邪，当利之、渗之、燥之、化之以除其害。燥和湿是相对而言，脾喜燥，意指脾不应为湿所困，而应时常保持其健运燥化湿邪之能力，以发挥其正常的生理功能。恶湿乃脾之病理变化，喜燥是指其生理作用，但绝非是说脾本身应燥而无津，并不是说脾本身无阴可言，脾之阴，乃水谷精微所化生，为脾脏营养自身、丰润肌体、维持其功能活动不可缺少的物质。相反，若过用温燥、渗利太甚，则可致其阴伤而生病患。

三、脾阴胃阴　相互滋渗

胃属腑，主受纳、腐熟水谷。饮食入胃，赖阳之动以消，赖阴之濡以化，阴阳协同，精微得生，糟粕下行。或问，六腑余皆未言有阴，为何胃腑独言有阴呢？胃之有阴，也是临床实践的总结。胃为水谷之海，阳明胃经多气多血。胃要消化足以供应全身之水谷，不仅需要大量的津液以濡化，本身也需要比他腑更多的营养供应，因此，对津液、营血的需求较之他腑更为迫切，若供不应求，或消之太过，最容易出现本体阴亏的病症，继之，可出现全身性阴亏的表现，故胃阴虚为临床所常见。

应该说明，古人言胃阴，常常包括脾阴胃阴在内，正如古人言"胃气"是综合了脾胃功能一样，胃阴，有时也是脾胃之阴的综合概念。脾胃同居中州，一升一降，默契配合，完成对饮食物的消化和吸收，其中，脾阴与胃阴的相互协同，是其重要一环。严格说来，脾阴与胃阴的作用是有区别的。胃阴主要是濡润食物，腐熟水谷。胃阴虚，以胃之纳化功能失常为主，即李用粹所说"不能食者病在胃"，临床可见：饥不欲食、食不知味、口渴欲冷饮、干呕呃逆、大便秘结、胃中灼热、舌红少津、无苔或少苔、脉象细数等症。脾阴虚则以运化失常为主，王九峰曰"脾阴不足，不能运食"，临床可见：纳食不化、皮肤干燥、肌肉消瘦、萎弱无力、手足烦热、涎少便秘、焦虑失眠、各种出血、唇红燥裂、口干口渴、舌红少苔、脉细数或涩等症。

脾阴和胃阴又是不可分割的，二者相互滋渗、相互灌润。胃阴不足，水谷不化，则脾阴乏源；脾阴不足，则不能为胃行其津液，又致胃液枯槁。邪热入传中焦，既伤胃阴，亦伤脾阴。内伤之病，如吐泻过度，失血过多，或他脏阴虚相涉，皆可两伤脾胃之阴。所以，我们在临床上常常看到脾阴虚和胃阴虚合并出现，这又是脾阴虚临床表现特点的另一个方面。

四、宜寒宜淡　随症斟酌

对脾阴虚证的治疗，有主张宜甘寒者，有主张宜甘淡者。我认为甘润养阴是其基本的治疗方法。常用的药物有山药、扁豆、苡仁、莲子肉、黄精、玉竹、天花粉、白芍、沙参、麦冬、大枣、粳米、葛根等味。《素问·五脏生成》指出"脾欲甘"，甘为补脾之正味，滋阴益气皆然。上述药物虽各有特性，有偏温、偏凉、偏淡之不同，但温而不燥、凉而不寒、淡而不利，适当配伍，是颇为适宜的。如脾之气阴两虚者，应配以益气之品，其中山药、扁豆、大枣等味本身即具益气滋脾双重作用，临床上常用的方剂如参苓白术散、资生丸、六神散（四君子汤加山药、扁豆）皆可选用。要注意甘温益气药的选择，如党参可改用太子参，还须注意酌加甘凉，以制其温，防止久用化燥。脾气虚易夹湿，要注意化湿不伤阴，养阴不恋湿，酌用甘淡，如扁豆、薏米可用。又如脾胃阴虚者，宜用甘凉，可选用沙参麦冬汤、益胃汤等方。还应注意有无兼热，若属热盛阴伤而邪热未解，则应清热以保阴。王旭高曰"补脏阴为治本之缓图，清郁热乃救阴之先着"，则硝黄可以酌用；属阴虚生热者，当滋阴清热，皆以寒凉为宜；若湿热内蕴、热化伤阴者，亦应酌加甘淡以治。总之，宜寒宜淡，应注意辨证，酌情选用。

病例一

杨某，女，21岁，初诊日期：1978年4月12日。患者经常出现口唇肿胀，每遇劳累后发作，有时出现口腔溃疡，大便偏干，口苦咽干，口渴喜饮，唇红干裂，舌质红，少苔，脉弦细数。

中医辨证为脾胃阴虚、虚热内蕴、上炎脾窍，拟滋阴清热之法，方用益胃汤加减治之：北沙参12g，麦冬12g，生地24g，玉竹12g，淡竹叶10g，马尾连18g，知母10g，川牛膝12g。

上方服七剂，口唇肿胀消失，溃疡渐愈，但每遇劳累后仍出现唇肿胀，有时感到头晕，食纳较差，继以上方加焦楂曲继服，肿胀未发。

病案二

胡某，女，7岁，初诊日期：1978年3月4日。患者于1976年5月，曾因扁桃体化脓发烧，之后，常出现低热，查OT试验（－），血沉60mm/h，后行扁桃体摘除，术后仍有低热，并发现尿检不正常。来诊时，体温37.8℃，自感乏力，纳差，舌质红，苔薄白，脉沉细弱，尿检蛋白痕迹，白细胞0～1个，红细胞0～1个。

中医辨证为脾之气阴两虚，拟益气滋养之法，方用四君子汤加山药：党参12g，白术10g，云苓12g，炙甘草6g，怀山药12g。

上方服七剂后，未发低热，体温维持在36.8℃～37℃，尿检蛋白痕迹，白细胞0～1个，红细胞消失，继以上方调治，体温恢复正常。

慢性腹泻治疗体会

慢性腹泻由于病程较长，可以阳损及阴，也可兼夹邪热，故常虚实夹杂，寒热并见，造成辨证上的复杂情况，或虚多邪少，或邪多虚少，或寒多于热，或热多于寒等，增加治疗上的困难，使病程迁延。我治疗时常由以下途径入手：①消补同用：久泻脾虚，运化失常，多同时兼夹食滞，常用方如资生丸、香砂六君子汤送服保和丸。先父时逸人老中医对久泻不愈、或兼呕吐者，常用建莲子、山药、苡米、陈仓米、山楂、谷芽等，炒焦研末，每用少许，打糊如膏状，煮熟食之，有良效。②温涩合用：脾肾阳虚而泻下清稀，日久不愈，常可导致滑脱不固，常用方如真人养脏汤、附子理中汤合赤石脂禹余粮丸；如属五更泄泻，可用四神丸；如属气虚下降，门户不藏，则可用补中益气汤合桃花汤之类治之。在久泻治疗中，如果夹有食滞，则固涩法宜慎用。③寒热并用：大便泻下杂有黏液，每多正虚邪实。正虚者，或为脾虚气弱，或为脾肾阳虚；邪实者，多为湿热逗留。故治疗上宜寒热并用，以苦寒燥湿清热，辛热温补脾肾，使寒热升降调和，久泻得止。常用方如连理汤、生姜泻心汤、黄连汤、乌梅丸等。曾治一例慢性溃疡性结肠炎，每日下利 9～10 次，已 8 年未愈，辨证即属脾胃虚寒，兼夹湿热之邪未尽，又有下焦固涩无权，予连理汤合补中益气汤，加赤石脂、诃子、肉豆蔻等，调理 2 月余，大便减为每日 2 次，黏液脓血均消失。以上三个途径可以根据病人具体情况，或阶段性地分用，或合用。如病人腹痛甚者，可合用芍药甘草汤，芍药量必重用；如肛门下坠，里急后重者，可少佐木香、槟榔之属；手足不温者，可加附子、桂枝；泻多伤阴者，可加当归、阿胶，湿热甚者，还可加入白头翁、秦皮。总之，久泻虚中夹实，不宜分利，不宜纯补，以免伤阴恋邪，要注意邪正关系，调虚实，调寒热，以恢复脾胃升降功能。另外还要注意饮食宜忌，宜清淡、软食、易消化者，忌厚味、煎炸、滋腻之物，使脾胃功能恢复。

中医辨证中的标与本

中医在治疗上的特点就是辨证论治。辨证是否正确，关系到论治能不能取得比较好的治疗效果。现仅就辨证过程中分辨标与本的问题，谈谈个人的粗浅体会和看法。

标与本是一对相对的概念，它是随着疾病的具体情况而定的。如从正邪关系来说，正气是本，邪气是标；如从疾病的病因来说，病因是本，症状是标；如从病变的部位来说，内脏是本，体表是标；如从发病的先后来说，原发是本，续发是标；如从症状的新旧来说，旧病是本，新病是标；如按六经与六气来说，六气是本，六经是标。说明了标与本的关系是多种多样的，有因果关系，有主次关系，也有本质与现象的关系；说明了疾病的标与本，并非固定不变的。如外感风寒引起的咳嗽，则外感风寒是本，咳嗽是标；如果咳嗽以后又续发胁痛，则咳嗽是本，胁痛是标；原发在肺，续发在肝，则肺病是本，肝病是标等，说明标本是相对的，是可以变化的。

我们曾经治疗一例肺心病合并感染的患者。原系脾肾气阴两虚，此次又因外感风热出现咳嗽痰多，痰色白黏长丝不断，满口发黏，咯痰不尽，口苦口干，不欲饮水，胸闷痞满，腹胀下坠，大便黏滞不爽，汗出溺短，脉象细数，舌苔黄褐黏腻。原有气阴两虚，气虚可以生痰生湿，痰湿又与风热相合，以致湿热充斥三焦，故予以苦辛淡渗、清利湿热之剂，黏痰减少，舌苔见退，共服八剂，黄褐黏腻之苔消失，腹胀下坠及胸闷痞满也见好转，大便较畅，汗出减轻，小便增加，病热稍见稳定，但仍口黏，自觉咽部仍有黏痰，因考虑原有气阴两虚，恐徒清利湿热治标，不去培本，痰湿仍能继续产生，乃予益气固表、养阴清热之剂，不料二剂后舌苔又见黄腻，上述症状再度出现，扶正反而恋邪不解，故仍以清利湿热治疗，药后病情又趋稳定而出院。从这个病例中，可以得出两点体会：一是从正虚邪实的角度来看，虽然患者原来本是气阴两虚，但标的症状突出，上升为主要矛盾，标急治标，就应当抓主要矛盾，通过治标，使病情稳定，即治标而达到治本，邪去而正安，但是在正虚邪实的情况下，若一意扶正则易恋邪，必致病情加重。主要矛盾一般来说是代表着本，但是在标急的情况下则是代表着标。主要矛盾和次要矛盾随时在互相转化着。这是唯物辩证法的特点；中医的标本虽也可以互相转化，但是由于中医的标本有了限定的内容，在正虚的基础上产生的致病因素，所导致的症状只能是正虚为本，邪实为标。因而次要矛盾的邪实虽然上升为主要矛盾，但是标仍是标，本仍是本，抓主要矛盾只能是标急治标，而不能称标急是本，正虚是标。这和唯物辩证法的主要与次要矛盾可以互相转化，既有相同的地方，又有不相同的地方，这恐怕可能是朴素辩证法的局限所造成的吧。

再从另一个角度来看，病因是本，症状是标，根据中医审证求因的观点，这个患者所表现的一系列症状，是由湿热引起，因此症状为标，湿热为本，所以清利湿热即为治本，就是捉住了主要矛盾。在患者稳定期并无上述症状出现，而仅仅表现为全身乏力，动则气短，口干喜饮，手足心热，大便干结等症状，是由于气阴两虚所致，因而稳定期气阴两虚为本，是这个患者的主要矛盾，在遭受外感出现另外的一系列症状后，则气阴两虚下降为次要矛盾，湿热上升为主要矛盾了。但是不能认为气阴两虚就不是本了，只不过旧的本，让位于新的本而已。这样来体会中医的标本学说，可能更符合于唯物辩证法的观点。

为此，个人认为在当前整理中医学理论的过程中，中医界应当摆脱朴素辩证法的束缚，用唯物辩证法的观点来指导思想，可能有助于中医理论研究的突破。

谈辛开苦降

以中药的性味为理论的组成方剂用于临床，我曾归纳为辛凉、辛温、辛寒、甘温、苦寒、苦温、苦辛、酸苦、酸甘、咸寒十法。所谓辛开苦降是属于苦辛法的一种，以苦寒药配辛温药所构成，具有清化温热的作用。盖湿为阴邪非温不化，热为阳邪非寒不清，故辛温与苦寒药合用，特别对中焦湿热阻滞所引起的痞塞不通，辛温能开，苦寒能降，痞满自消，温热得清，邪去正复，使病情好转，今将常用的辛开苦降法述之于后。

一、黄连配半夏

黄连苦寒清热，半夏辛温燥湿，互相配合以清化湿热。代表性方剂如黄连温胆汤、小陷胸汤。曾治一内耳眩晕症患者，头晕目眩，时时欲呕，脉见弦滑，舌苔黄腻，因痰湿内阻化热所致，予黄连温胆汤加天麻，一剂则晕减呕止，二剂诸症全消而愈。我喜用黄连温胆汤治疗慢性肾衰竭伴有湿浊化热，轻度呕恶，不思饮食，舌苔黄腻者。用后确能改善症状，能进饮食，呕恶消失，黄腻舌苔也逐渐消退。《圣济总录》云："要当安其胃气为本，使阴阳升降平衡，呕逆之病顺愈矣。"黄连温胆汤则能清热化浊、和胃降逆，使阴阳升降平衡失调者恢复，故使症状缓解。小陷胸汤是《伤寒论》治疗小结胸病的方子，原文为"小结胸病，正在心下，按之则痛，脉浮滑者，小陷胸汤主之"。小结胸是与大结胸相对而言，部位仅在心下，而不是从心下至少腹硬满痛不可近的大结胸，脉浮为在上，滑则主痰，浮滑又主热盛，故为痰热互结于心下所致，按之则痛，以黄连配半夏清化痰热，再佐瓜蒌既助黄连泄热，又助半夏开结，药虽三味，寒热并用，阴阳并调，寓意深刻，我常用小陷胸汤治疗急性黄疸型肝炎、慢性胆囊炎等，又配麻杏甘石汤治疗大叶性肺炎，配四逆散治疗冠状动脉硬化性心脏病，凡是由湿热内蕴而致病者，均获良效。

病例

急性黄疸型肝炎

李某，男，28岁，1964年3月因全身及巩膜黄染5天住解放军某医院，当时笔者在该院协助诊治。见患者全身乏力，心下痞硬，恶心厌油，口苦口黏，渴不思饮，大便秘结，小便赤涩。查体皮肤黄染，巩膜黄染略带绿色，肝浊音界起自右侧第六肋间，肝大右肋下约2.0cm，剑突下约4.0cm，中等硬度，有压痛，肝区有叩击痛，脾不大，腹水呈阴性。肝功能化验：总胆红素12.75mg%，麝浊7单位，麝絮（+），谷丙转氨酶5000单位以上，诊为急性黄疸型肝炎。

中医辨证：脉弦滑，舌苔黄腻，结胸发黄，湿热内蕴。拟苦辛开泄、清化湿热，予小陷胸汤加枳实，水煎服，每日一剂。服药2天后恶心消失，能进饮食，大便通畅，精神转佳，一周后身目发黄大减，复查总胆红素迅速降至1.8mg%，谷丙转氨酶降至1500单位，自觉无明显不适，继续服用上方一周，身目黄疸全消，总胆红素降至1.1mg%，谷丙转氨酶降至200单位，仍按原方再服一周，复查肝功能全部正常而出院。

按：本例心下按之则痛，乃属肝左叶肿大所致，脉证符合小陷胸汤证，故用之效果显著。一般湿热阳黄用茵陈蒿汤者多，但笔者经验茵陈蒿汤退黄作用还不如小陷胸汤快，由于小陷胸汤治疗黄疸，古今医家很少应用，故缘之。

二、黄连配苏叶

黄连配苏叶，原载薛生白《湿热病篇》，该篇说："湿热证，呕恶不止，昼夜不差，欲死者，肺胃不和，胃热移肺，肺不受邪也，宜用川连三四分，苏叶二三分，两味煎汤，呷下即止。"王孟英评说："此方药止二味，分不及钱，不但治上焦宜小剂，而轻药竟可以愈重病者，所以轻可去实也……盖气贵流通，而邪气挠之，则周行窒滞，失其清虚灵动之机，反觉实矣。惟剂以轻清，则正气宣布，邪气潜消，而窒滞者自通。设投重药，不但已过病所，病不能去，而无病之地，反先遭其克伐！"黄连苦寒清热，且苦寒化燥也可去湿，苏叶辛温祛湿，且具芳香又能化湿，二味组方虽小，而去湿热之功全备，通过宣开上焦，恢复肺的肃降治节，加强黄连的苦降，以达到消除中焦痞满，恢复脾胃的升降功能，而使严重的恶心呕吐停止。本方临床应用疗效卓著，我曾用以治疗重症肝炎黄疸急剧上升，恶心呕吐频作，以及重症尿毒症病人，频繁呕吐不能进食者，用黄连、苏叶各三钱，浓煎，频频呷服（注意不要一次或二次饮下，而是分十几次或几十次，微量呷服），可以在一天之内控制呕吐，次日则能进食、进药。凡属舌苔黄腻，因湿热所致的呕吐，屡试屡验。

三、黄连配厚朴

黄连配厚朴，代表性的方剂是王孟英《霍乱论》的连朴饮，原方组成为黄连、川厚朴、香豉、栀子、石菖蒲、半夏、芦根，治湿热蕴伏而成霍乱，兼能行食涤痰。本方主要是黄连、厚朴辛开苦降，以去中焦湿热；香豉、栀子酸苦泄热，以清上焦膈中烦热；再加菖蒲芳香化浊，半夏化湿和中，芦根清热生津，合而为清热燥湿、理气化浊之剂。霍乱吐泻，类似现今之急性胃肠炎上吐下泻，挥霍撩乱，因湿热内蕴，清浊相混，脾胃升降之机失常，于是胃不降浊，上逆为吐，脾失升清，下降为泄，甚或停食生痰。用本方湿热一清，脾胃得和，则诸症自愈。我用本方去芦根，加白芍、广陈皮、木香，治疗噤口痢（痢下赤白、腹痛呕恶、不能进食者），或肠道感染有身热吐泻、腹胀腹痛者，均有明显效果。

四、黄连配吴茱萸

黄连配吴茱萸，即左金丸，一般对左金丸的解释是：黄连泻心火，火为木之子，母能令子实，故实则泻其子，泻心火则心火得降，不能刑金，金旺则可制木，行使肃降之权于左而平肝，故曰左金。平肝则肝火得清，自不横逆犯胃，胃火得降；少佐吴茱萸为反佐，辛能制酸，热可制寒，反佐使肝气条达，郁结得开，故为辛开苦降，泄肝和胃之剂。本方的适应证主要是中焦痞满，吞酸嘈杂，由于酸是肝味，故认为是肝火犯胃所致。我认为黄连苦寒，既可清泄肝火，使肝火不致横逆犯胃；又可清降胃火，胃火得降其气自降；吴茱萸辛温，既可暖胃，又可散结，合而为辛开苦降之剂，用于寒热夹杂的胃脘胀满不适，吞酸嘈杂、嗳气等症，有较好的效果。治疗溃疡病，凡属寒热不清或寒热夹杂者，我常用芍药甘草汤、良附丸、金铃子散、左金丸合方，对疼痛、逆酸、痞满、嗳气等症状的消失，以及溃疡的愈合都有良好的作用。如病久胃脘刺痛，还可再合用丹参饮。

五、芩连配姜夏

芩连配姜夏，即泻心汤法。实际上和黄连配半夏的意义相同。只不过小结胸证是痰热互结成实，故心下痞硬按之则痛，诸泻心汤证是未与有形之物相结成实，故心下痞满按之不痛。此痞之由来，《伤寒论》记载："伤寒五六日，呕而复热者，柴胡汤证具，而以他药下之，柴胡证仍在者，复与柴胡汤，此虽已下之，不为逆，必蒸蒸而振，却发热汗出而解。若心下满而硬痛者，此为结胸，大陷胸汤主之。但满而不痛者，此为痞，柴胡不中与之，宜半夏泻心汤。"指出痞是因误下而来，由于表证误下伤及胃气，因而客气内陷结于心下成痞。此项经过，临床上还确有其事，我曾遇一慢性溃疡性结肠炎病人，平常即脾胃气虚，每日腹泻3～5次，因感染而发热，表现为往来寒热、心烦喜呕、不思饮食，用小柴胡汤一剂而热平，但变为心下痞满，仍不思饮食，改用半夏泻心汤治之，心下痞满消先，食欲大开，同时腹泻亦明显好转，大便每日一次，软便。本例虽未误下，但因平素即有下利，故亦可视为客气内陷而心下痞满。由此也可说明《伤寒论》的条文还是有临床根据的。

饮食营养与养老

饮食营养对于维持人的生命至关重要，中医最早的古典医籍《内经》中说"人以水谷为奉"，《千金要方》说："安生之本，必资于食……不知食宜者，不足以生存也。"《遵生八笺》也说："饮食，活人之本也。是以一身之中，阴阳运用，五行相生，莫不由于饮食。故饮食进则谷气充，谷气充则血气盛，血气盛则筋力强。"都说明了饮食营养的重要性。对于老年人来说，由于气血虚衰、阴阳不足，更需要重视饮食营养，饮食营养得当，是老年人健康长寿的保证。《食治秘方》说："五谷得五行之正气，以五谷为养，五果为助，血气调和，长有天命。今人但知药可治疗，不知饮食起居之间，能自省察，得以却疾延年也。"也是说明要重视饮食营养，可以长有天命。饮食营养既然与养老关系密切，那么应该如何注意饮食营养呢？一般说来，应当从以下几个方面来重视。

一、饮食有节

饮食有节是指饮食要有节制，不可过量，《内经》说："食饮有节，起居有常，不妄作劳，故能形与神俱，而尽终其天年，度百岁乃去。"可见饮食有节制，对健康长寿有重要意义。如果饮食不予节制，暴饮暴食，则肠胃负担过重，必然损害肠胃，不利于健康，故《内经》又说："饮食自倍，肠胃乃伤。"《千金要方》也说："饮食当会节俭，若贪味过多，老人肠胃皮薄，多则不消，膨腹短气。"朱丹溪说："五味之过，疾病蜂起。"龚廷贤说："……恣口腹之欲，极滋味之美，穷饮食之乐，虽肌肤充腴，容色悦泽，而酷烈之气，内蚀脏腑，精神虚矣，安能保令太和以臻遐龄……人之可畏者，衽席饮食之间，而不知为戒，过也。"都说明饮食如不加节制，是老年健康之大敌。

《老老恒言》说："勿极乱而食，食不过饱；勿极渴而饮，饮不过多。但使腹不空虚，则冲和之气，沦浃肌髓。《抱朴子》曰：食欲数而少，不欲顿而多，得此意也，凡食总以少为有益，脾易磨运，乃化精液，否则极补之物，多食及至受伤，故曰少食以安脾也。"并强调要"量腹节所受"，量腹为"自己审量，非他人所知，节者今日如此，明日亦如此，宁少毋多"。指出饮食要节制的重要性。即使大饥宜不应大食，大渴亦不宜大饮，恐气血失常，导致疾病发生。进食宁可次数多，但每次要量少，不要一次进食过量，以免伤及肠胃，不能运化，疾病丛生。

二、饮食宜淡

老年病如动脉硬化、冠心病的发病率与饮食有一定关系，一般膳食中脂肪成分较高者，血中胆固醇与脂蛋白也会偏高，动脉硬化、冠心病的发病率也较高，中医认为过食肥甘厚味，易助湿生痰，甚至化热为毒。如《内经》中指出："高粱之变，足生大丁。"膏粱就是肥甘厚味之品，多食则助湿化热，可以酿成疮疡疔毒之病变。《千金要方》指出："食不欲杂，杂则或有所犯，或有所伤，或当时虽无灾苦，积久为人所患……必须慎肥腻，饼酥油之属。"又说："关中土地，俗好俭啬，厨膳肴馐，不过菹酱而已，其人少病而寿；江南岭表，其处饶足，海陆鲑肴，无所不备，士俗多疾，而人早夭。"说明了肥甘厚味过量对健康不利。晋·葛洪说"若要衍生，肠胃要清"。也是这个意思。《内经》提出"五谷为养，五果为助，五畜为益，五菜为充"，虽有五畜为益，但不是主要的，饮食较为清淡，食物全面，不偏嗜，对健康有利。《老老恒言》说："每日空腹食淡粥一瓯，能推陈致新，生津快胃，所益非细，如杂以甘咸之物，即等寻常饮食……陆放翁诗云：世人个个学长年，不语长年在目前，我得宛邱平易法，只将食粥致神仙。"以食粥作为长寿之基础，也是指饮食清淡、易于消化，为老年调养之佳品。

饮食宜淡的另一含义，即是不能过食咸味，《老老恒言》说："凡食物不能废咸，但少加使淡，淡则物之真味真性俱得。"中医认为咸味入肾，过咸则能泻肾水，损真阴，故不宜多食盐，根据统计食盐多者，高血压发病率也高，因此日常膳食中控制用盐量，不仅对高血压患者十分必要，也是对正常人保持健康的基本原则之一。

三、饮食宜忌

饮食宜忌是指老年人的饮食要注意哪些是适宜的，哪些是禁忌的。适宜的对健康有帮助，或者在老年人患病时对疾病的治疗有益，与药性不悖；禁忌的是不利于健康，或者对疾病治疗不利，也就是忌口问题。忌口的目的，是减少不利因素，促使疾病的康复。

一般老年人饮食宜软、宜烂，即《老老恒言》中所说"匙抄烂饭稳送之，合口软嚼如牛咽"也。《华佗食论》说："食物有三化,一火化,烂煮也;二口化,细嚼也;三腹化,入胃自化也。老年惟藉火化,磨运易,即输精多。"指出饮食要注意软、烂,易于消化吸收。老人牙齿松动或脱落,咀嚼能力降低,因此饭菜宜软而细碎,少食煎炸硬脆之食品,以及刺激性太强的调味品。老年人饮食温度要适宜,过冷过热都能损伤胃气。葛洪说:"热食伤骨,冷食伤肺,热毋灼唇,冷毋冰齿。"饮食温度适中较为有利。《老老恒言》指出:"夏至以后,秋分以前,外则暑阳渐炽,内则微阴初生,最当调停脾胃,勿进肥浓。《内经》曰:味厚为阴,薄为阳,厚则泄,薄则通。再瓜果生冷诸物亦当慎,胃喜暖,暖则散,冷则凝,凝则胃先受伤,脾即不适。"此即因时制宜,暑热之际,勿进肥甘厚味,即瓜果生冷亦当谨慎用之。

一般老年人适宜的食品如下:

一是乳类:人乳为补血宝物,牛乳性甘微寒,羊乳性甘偏温。

二是豆类:如黄豆、黑豆、赤豆、绿豆等,一般黄豆健脾,黑豆补肾,赤豆利水,绿豆解毒。

三是肉类:猪肉性平,多食动痰;羊肉、牛肉、犬肉、鸡肉性温,兔肉、鸭肉性寒。

四是谷类:大米性平,糯米性温,面性偏温。

五是菜类:苋菜、芹菜、白菜、油菜、茄子、西红柿、苦瓜、丝瓜、黄瓜、冬瓜偏寒,生姜、大葱、大蒜、韭菜、胡荽、胡萝卜、辣椒偏温。

六是果类:梨、藕、柿、茭、西瓜、甘蔗偏寒,荔枝、龙眼、大枣、胡桃、莲子、木瓜偏温。

七是鳞介类:鲫鱼、鲥鱼、鲢鱼、鳝鱼、海虾性偏温,鳗鱼、蛤子、田鸡、螃蟹、龟、鳖性偏寒。

八是发物类:一般中医认为发物能动风、生痰、助火,如公鸡、鲤鱼、带鱼、虾、蟹、猪头肉、牛肉、羊肉、蘑菇、香椿、胡荽等。

以上可以看出,即使是食品,亦有寒热温凉之偏胜。因此脾胃虚弱、体质虚寒者,偏寒的食品宜少用或慎用;阴虚内热、肝火旺盛者,偏温的食品宜少用或慎用,以免产生不良作用。凡属疮疡痈疽、风疹块、哮喘等过敏性疾病,发物类食品忌用。

老年人患病后,饮食的宜忌,是随着疾病不同而有所区别的。如外感初期,不论是否有热,均忌生冷,以防留邪。已发展为里热证,高热不退,口渴多汗,则宜食生冷,禁食辛热、香燥、油炸等,以免助邪。恢复期,如果阴虚，可以用些偏寒的食品，阳虚可用些偏温的食品调补之。

四、烟酒茶问题

烟草最早产于南美，明万历三年由菲律宾传入，《滇南本草》谓"辛热，有大毒"，《本草从新》说"令人患喉风咽痛，嗽血、失音之症甚多，未必不由嗜烟所致，耗血损年，卫生者宜远之"。《老老恒言》中也说："烟草味辛性燥……笃食者，甚至舌苔黄黑，饮食少味。"说明吸烟有一定危害性，特别是有严重气管和肺的慢性病时，应当戒绝为好，有心血管病者也应戒绝。其他不能戒绝者也宜少吸为好。

酒性温，《饮膳正要》中说："通血脉，消忧愁，少饮为佳，多饮伤神损寿……醉饮过度，丧生之源。"《本草纲目》中说："少饮则和血行气，壮神御寒，消愁遣兴；痛饮则伤神耗血，损胃亡精，生痰动火……若夫沉湎无度，醉以为常者，轻则致疾败行，甚则丧邦亡家而殒躯命，其害可胜言哉！"说明少饮有益、多饮则对健康不利，长期饮用对心血管病不利，加速动脉硬化，亦可使肝脏慢性中毒，胃肠出血，减少寿命。

茶可以清心、醒脑、解渴、利尿、消食，故为人们所喜爱，《神农本草经》曾指出"久服安心益气……轻身耐老。"唐代顾况《茶赋》说："滋饭蔬之精素，攻肉食之膻腻，发当暑之清吟，涤通宵之昏寐。"《本草纲目》也说茶："最能降火，火降则上清。"由此可以看出饮茶对老年人是有益的。茶有红茶、绿茶两种，红茶性偏温，提神解倦较强；绿茶偏凉，清火生津较强。泡茶的水温，宜在 70℃～90℃之间，因为超过此温度，茶叶中的维生素 C 就要受到破坏，不要把茶叶放在罐内，再置炉火中煎熬，这样茶味过于苦涩，难于入口，某些成分受到破坏，亦无裨益。老年人饮茶，最好早晨泡好饮用，以后陆续添水，至临睡前已很淡，不至于影响睡眠，符合于饮茶卫生。

古代对营养的认识

一、概说

中医学在医疗、预防上累积了丰富的经验，已为我们所熟知，而在营养学方面，亦同样具有伟大的贡献，早在数千年以前，我们的祖先在与自然界长期作斗争的情况下，以辛勤的劳动，培植五谷，饲养家畜，并以高度的智慧，研究食物的营养价值及烹调技术，使营养在实践活动中，逐渐发展成为一门科学，几千年来在对人民健康的维持上，起着重要的作用。因此，对古代医家有关营养之认识及其发展，确有加以回顾之必要。

二、饮食之起源

人类在原始社会时，过着渔猎、畜牧的生活，因生吃各种禽兽鱼肉，常导致疾病发生，于是创立了熟食方法。如《韩非子》五蠹篇："民食果蓏蚌蛤，腥臊恶臭，而伤害肠胃，民多疾病，有圣人作钻燧取火，以化腥臊，而民悦之。"不仅减少了许多疾病，且为以后烹调技术的发展打下了基础，为营养学史上的重大发明。

由于生产力的继续发展，创制了许多新的生产工具，使渔猎、畜牧生活逐渐走向垦殖生活。如班固《白虎通义》记载："古之民皆食禽兽肉，至于神农，人民众多，禽兽不足，于是神农因天之时，分地之利，制耒耜，教民农作……"更丰富了食品的来源，当时种植之物，据记载有粟、麦、稻三类。

在原始时代，由于陶器的发明，对当时食品之烹饪（如用鼎鬲之类）、贮藏（如用坛罐之类）方面，亦有重大作用。

从原始社会进入到奴隶社会时，生产力较前更为发展，并有了剩余粮食，于是便制造了如酒、酱、糖、醋等调味品。当时《周礼》（约公元前4世纪至3世纪）记载"五味"即指醯（醋）、酒、饴（糖）、姜、盐等调味品而言。至《内经》时（约公元前4世纪至2世纪），关于食物的记载，则有五谷（米、麻、豆、麦、黍）、五畜（牛、犬、猪、羊、鸡）、五果（枣、李、栗、杏、桃）、五菜（葵、韭、藿、薤、葱）等，较以前更为详细。相传在公元前2世纪时，刘安（淮南子）已能制作豆腐，而欧美人则至近代方学会制作豆腐，更可说明我们祖先之智慧。

由上可知，祖先在公元前两千多年，已经知道如何来利用各种食品，并加以烹调，制作出各种美味的混合食物，以增进人民健康，真是值得敬仰。

三、饮食之作用

《素问·六节藏象论》谓："天食人以五气，地食人以五味，五气入鼻，存于心肺，上使五色修明，音声能彰；五味入口，存于肠胃，味有所存，以养五气，气和而生，津液相成，神乃自生。"《内经》中所述"五味"与《周礼》中不同，为甘、酸、咸、苦、辛五味，即指饮食而言。谓饮食入胃，营养身体，便可生津液，而后"神"可自生。

《素问·阴阳应象大论》："味为形，形归气，气归精，精归化……"亦谓饮食营养形体，从而充实真气，再化为精华，以养元神。指出人体最重要之精、气、神三项，皆由营养来维持。

《素问·经脉别论》："食气入胃，散精于肝，淫气于筋；食气入胃，浊气归心，淫精于脉。"指饮食入胃后，散布精华于肝，而后浸淫滋养于肌肉。故在营养不良时，则可明显看出肌肉之消瘦，所谓"脾主肌肉"亦是此意。饮食入胃后，由于心主血脉，故食气归心，精气浸淫于脉，更说明血液来源由营养而得。

《黄帝内经太素·调食》："胃者，五脏六腑之海也，水谷皆入于胃，五脏六腑皆禀于胃；五味各走其所喜，谷味酸先走肝，谷味苦先走心，谷味甘先走脾，谷味辛先走肺，谷味咸先走肾，谷气津液已行，营卫大通，乃化糟粕，以次传下。"说明了饮食经胃肠吸收后，营养五脏，运行全身（与血循环有关），吸收后之糟粕，则由下而排出。

《内经》将各种食品，皆以五味、五色合之，并以五脏形体相配，如表30所示：

表30　五脏形体相配

谷	畜	果	菜	味	色	内脏	形体	作用	五行
米	牛	枣	葵	甘	黄	脾	肉	缓	土
麻	犬	李	韭	酸	青	肝	筋	收	木
豆	猪	栗	藿	咸	黑	肾	骨	濡	水
麦	羊	杏	薤	苦	赤	心	血	坚	火
黍	鸡	桃	葱	辛	白	肺	毛	散	金

所述作用，皆配以五行生克学说，故在饮食上有五宜、五禁之理论。如《黄帝内经太素·调食》："五宜者：脾病者，宜食粳米饮、牛肉、枣、葵；心病者，宜食麦、羊肉、杏、薤；肾病者，宜食大豆黄卷、猪肉、栗、藿；肝病者，宜食麻、犬肉、李、韭；肺病者，宜食黄黍、鸡肉、桃、葱。""五禁者：肝病禁辛，心病禁咸，脾病禁酸，肾病禁甘，肺病禁苦。""肝色青，宜

食甘；心色赤，宜食酸；脾色黄，宜食咸；肺色白，宜食苦；肾色黑，宜食辛。"

食物尚有以配四时者，如元·忽思慧撰《饮膳正要》记载："春气温，宜食麦以凉之；夏气热，宜食菽（绿豆）以寒之；秋气燥，宜食麻以润其燥；冬气寒，宜食黍以热性治其寒。"

《素问·五常政大论》："谷肉、果菜，食尽养之，无使过之，伤其正也。"言饮食虽有营养作用，但勿食之太过，以免对于机体有妨害。

《素问·脏气法时论》记载："毒气攻邪，五谷为养，五果为助，五畜为益，五菜为充，气味合而服之，以补精气。"则又说明混合食物之营养作用。

四、食疗医学

远在公元前4世纪，《周礼》即行"食医"之记载，除作为专门管理营养外，并与用饮食治疗疾病有关。如《周礼天官》即以"五味、五谷、五药以养其病"。（《周礼》所有五味为醯（醋）、酒、饴、姜、盐；五谷为麻、黍、稷、麦、豆；五药为草、木、虫、石、谷）说明疾病之治疗，不仅限于药物，饮食亦可养其病。《山海经》更记载六七十种食物，食之可预防或治疗疾病。《黄帝内经太素》有"五谷、五畜、五菜用之充饥，则谓之食；以其疗病，则谓之药。"亦记述了古代有用食物以治疗疾病，亦为后世"医食同源"说之根据。

中国第一部本草《神农本草经》记载有谷、果、菜等作为治疗疾病之用，以后各家本草皆有此项记载。唐·孟诜有《食疗本草》（原为补养方，经张鼎重订，改题此名）、昝殷有《食医心鉴》等专门以饮食作为治疗疾病之本草出现，于是形成了后世的《食疗医学》。

此后南唐有陈士良《食性本草》将关于饮食者，分门别类，并附以食医诸方及四时调养之法。南宋·陈直有《奉亲养老亲书》中关于饮食营养方面，提倡饮用牛乳、羊肝羹等食品，更据各种食疗书籍另立食治一门，主张以饮食治疗疾病。如"凡老人之患，先以食治，令治未愈，然后命药，此养老人之大法也"。因此，本书又记载了关于老人所需之营养食品，如肝、鸡、鱼、羊肉、鸡卵等。北宋·《太平圣惠方》记载二十八种病，皆有食治方法，主张将各种营养物制成粥，颇合于近世病人所用流质、半流质饮食。如《太平圣惠方》主张糖尿病病人饮牛乳，水肿病人食鲤鱼粥或黑豆粥，咳嗽用杏仁粥，痢疾服鱼粥等。

金元时代，李杲主张人以胃气为本，胃虚则病，著有《脾胃论》，创补脾土之法。朱震亨提倡节饮食以去病，可见此时甚为注重饮食。元代《饮膳正要》可谓营养专书中较为完善者，将各种食品分为米谷类（包括豆类）、菜类（包括瓜类）、食兽鱼肉类、果品类、料物类（即调味品类）等，并列举各种富于营养之食物及各种点心，菜肴之成分与烹调方法，如聚珍异馔篇内即有芙蓉鸡、姜黄鱼、攒牛蹄、烧鸭等各种菜肴；尚有各种粉、羹、粥、汤、面、包子、馒头、馄饨、烧饼等点心。本书中还有饮食卫生、食物中毒、妊妇食忌、乳母食忌、饮食治疗等。

明代吴瑞编《日用本草》，由日常食品中求防治疾病之法。此时卢和有《食物本草》亦将食品分门别类，并于每类后有按语。如于谷类后主张多种植有营养之黄谷，在菜类后主张蔬菜可以疏通肠胃，各种观点皆极为正确。此后尚有汪颖《食物本草》、署名李东垣之《食物本草》、薛己《食物本草约言》等，据考证皆出自卢和《食物本草》（见李涛，明代本草的成就，《中华医史杂志》1955 年第 1 号）。

当时与《食物本草》相类者，尚有宁原《食鉴本草》，亦记载各种动植物食品。周宪王朱橚之《救荒本草》又将野生植物记载其产地、名称、性质、烹调方法，作为荒年的食品，对于营养来源上，更提出了新的来源，且据近世分析各种野菜，确有营养价值者尚不在少数，可见古代即曾注意于此。

李时珍《本草纲目》在营养上亦提供了不少材料，如谷、菜、果有三百余种，禽兽、鳞介等四百余种。其他尚有穆世锡《食物辑要》及题名李时珍的《食物本草》。后者乃选录《本草纲目》中之食品辑录而成。另有《野菜博录》记载野生植物 435 种，并绘图说明，与《救荒本草》相媲美。

清代有尤乘《食鉴本草》、沈季龙《食物本草》，皆在食疗医学上有所发展。

五、营养缺乏病

公元 4 世纪时，晋代葛洪《肘后备急方》中记载瘿病（甲状腺肿），即以海藻酒治疗。海藻中含碘，用以治甲状腺肿，与近代科学理论完全相合。此后我国医书皆以含碘之食品治疗之。唐代《千金翼方》中除用昆布、海藻等含碘之植物性食品治疗外，更用羊靥，以脏器疗法来治疗甲状腺肿。

公元 4 世纪时，隋代巢元方《诸病源候论》中记述了雀目（夜盲），《千金要方》中首用猪肝以治眼暮无所见者，眼科专书《龙木论》治疗雀目除猪肝外，更用苍术、地肤子、细辛、决明子等药治疗，该药经近世分析认为均含有大量维生素 A 或胡萝卜素，由此可认识古代用药之精确。

《千金要方》并记载了脚气病，谓"自永嘉南渡，衣缨人士多有遭者"。说明当时士大夫逃亡江南而患，仅述其历史、症状、治法、预防等，均极完善，分肿、不肿与脚气入心三种症状；明·李梴《医学入门》分为干性与湿性二种。对于本病之治疗，则用防风、车前子、杏仁、大豆、苏子、蜀椒、吴茱萸等含有多量维生素 B 之食品或药品；预防则用楮树皮煮米粥常服之（《千金要方》），皆符合于科学道理，更可证明古代对营养缺乏病的认识正确。

六、饮食卫生

我国自古即重视饮食卫生，《周礼》有食医之说，以管理营养。熟食与饮茶之风，自古即有，对消化道疾病之减少及人民健康之维护，皆有一定作用。

南宋医方中曾记载了"揩牙粉""用牙刷"等，以保护牙齿，对饮食卫生上亦有其意义。《金匮要略》又有"梅多食，坏人齿"、"食冷物，冰人齿"言过酸、过冷皆有损牙齿之珐琅质，宜避免之。《千金要方》中又有："一切肉须煮熟停冷食之，食毕当漱口数过，令人牙齿不败口香。"记述了食皆漱口，以防龋齿及口臭。《饮膳正要》更详细列举了若干饮食卫生规则，如"凡食旋温水漱口，令人无齿疾口臭"，"凡清旦刷牙，不如夜刷牙，齿疾不生"，皆符合现代观点。

对于饮食消化方面：《金匮要略》有"食肥肉及热羹，不得饮冷水""食热物勿饮冷水"，皆说明冷热食物相混，不易消化，特别是脂肪遇冷则凝结，易致消化不良，胃肠炎症。《千金要方》记载："人之当食，须去烦恼。""善养性者，先饥而食，先渴而饮，食欲数而少，不欲顿而多，则难消也。"《千金翼方》有："平旦点心饭讫，即自以热手摩腹，出门庭五六十步，消息之；中食后，还以热手摩腹，行一二百步，缓缓行，勿令气急，行讫还床偃卧。""食饱不宜急行。""觉肚空即需索食，不得忍饥。"皆说明在进食时，精神要愉快，不可烦恼；且在进食时要有规律，不可暴饮暴食，食只可散步，不宜急行，以帮助消化等，颇符合现代观点。

对于饮食卫生方面：《金匮要略》记载："秽饭、馁肉、臭鱼，食之皆伤人。"言食物已腐败则不应食。"猪肉落水浮者，不可食。"言肉类腐败发酵后，常产生气体，致浮于水面，借以鉴别肉类之好坏。"诸肉及鱼，若狗不食，鸟不啄者，不可食。"言鸟兽之嗅觉、味觉常较人为敏锐，亦可借此辨别食物。"六畜自死，皆疫死，则有毒不可食之。""疫死牛肉，食之食病洞下，亦致坚积，宜利药下之。"皆言病死之畜，宜不食为妥。"蜘蛛落食中，有毒，勿食之。""果子落地经宿，虫蚁食之者，人大忌食之。"皆言昆虫毒素对人体有妨害。"木耳赤色及仰生者，勿食。""菌仰卷及赤色者，不可食。""肉中有朱点者，不可食。"皆言食品之异于常者，不宜食之。

《千金翼方》有："若得肉，必需新鲜，似有气息，则不宜食。"《饮膳正要》中亦有记载："面有气不可食，生料色臭不可用，浆老而饭馊不可食，煮肉不变色不可食，诸肉非宰杀者勿食，猪肉臭败者不可食，猪羊疫死不可食，曝肉不干者不可食，鱼馁者不可食，羊肝有孔者不可食，诸果核未成熟者不可食，诸果落地者不可食，诸果虫伤者不可食。"又有："腊月脯肺之属，或经雨漏所渍、虫鼠啮残者，勿食；海味精藏之属，或经湿热变损，日月过久者，勿食。"在预防中毒上，皆有其一定意义。《饮膳正要》为预防慢性酒精中毒，并劝告谓"酒不可久饮，恐腐烂肠胃渍髓蒸筋。"使世人有所警惕。

巢元方《诸病源候论》有饮食中毒候："凡人往往因饮食，忽然困闷，少时致甚，乃至死者，名为饮食中毒。"历代文献亦皆有各种食物中毒解救方法之记载。《本草纲目》亦记载有各种中毒症状，如杜蕈中毒则"令人昏昏多睡，背膊四肢无力"，白果多食则"令人气壅、胪胀、昏顿"。又对河豚之记载谓"肝及子有大毒"，皆符合现代理论。

由此可知，古代对于饮食卫生亦相当重视，尤对食物中毒，列举若干食物不能同时并食；已发生中毒者，如《饮膳正要》谓："饮食后不知何物毒，心烦满闷者，急煎苦参汁食吐出。"故知，古代营养学上对于饮食卫生，确有精确的认识。

培养中医临床研究生的体会

我自 1984 年起开始招收中医内科肾病专业临床研究生以来，先后培养了十一名临床硕士研究生，三名临床博士研究生。根据几年来的实践，谈谈如何培养中医临床研究生的体会。

一、临床研究生培养以临床实践为主

根据卫生部、教育部文件精神，临床医学硕士和博士学位研究生，以临床实践为主，以培养临床医学家为目标。在业务上具体要求：临床医学硕士研究生要"能独立承担本学科临床医疗工作，并具有从事临床教学和临床医学科研工作的能力，在临床医疗技术上达到高年住院医师的水平"。临床医学博士研究生要"有娴熟的专科技能。能独立处理一般疑难病症，具有独立从事专科科学研究和教学工作的能力，在医学科学和专门技术上有创造性成果，在临床医疗技术上达到主治医师水平"。为此，我们要求临床研究生必须全天在病房具体管理病人，参与会诊讨论疑难病人的诊断与治疗，参与抢救危重病人，参加导师的专科门诊，书写门诊病历及住院病历，以提高临床研究生的临床诊治技能。部分临床研究生原来未曾搞过专科，适当地进行专科进修也有利于工作。1989 年后由于研究生部病房撤销，虽然借了西苑医院部分病床，但由于病床数大为减少，便采取院外协作方式，以解决临床基地的不足。

由于我们要求临床研究生担任住院医师工作，原研究生部病房又有完整的三级医师负责制，因此在临床研究生的指导方式上，由病房副主任、主治医师参加组成导师组的方式以协助培养。院外协作单位则采取聘请客座教授以协助指导，这样即使导师外出、开会，也不至于影响临床研究生的培养工作。

二、临床研究生的培养应结合科研工作

临床研究生的培养以临床实践为主，但必须向专科发展才有深度，因此可以结合导师的科研课题进行培养，如我们承担了国家重点"七五"攻关课题"慢性肾炎肾虚证的临床及实验研究"，硕士研究生及博士研究生均可围绕这个总课题去做一些分题，在临床科研中培养他们对某一问题的深入研究，同时在科研工作中学会文献综述的能力、学会临床科研设计、学会动物实验方法等，结合课题研究还可提高临床研究生本人的临床水平，吸取成功的经验，避免失败的教训。

根据卫生部、教育部文件的要求，我们对硕士研究生要求以总结辨证论治的规律为主，不要求做动物实验，总结临床实践经验，以促进提高临床疗效。对博士研究生则不仅要完成临床研究，还要开展实验研究，同时临床研究要深入探讨，提出新的观点，使论文具有创见性、先进性、实践性和科学

性。由于我们研究生部没有实验室，因而采取协作方式，由博士研究生赴院外有关单位，直接参加动物实验，以培养他们的实验研究技能。

三、临床研究生的学习要强化中医意识

我们培养的临床研究生是中医临床研究生，因此必须强化中医意识，要使硕士研究生及博士研究生都明确我们的身份，使他们在临床实践中（包括医疗及科研），突出中医特色，并以此作为考核成绩之一。要强化中医意识，必须使临床研究生对中医产生浓厚兴趣，要使临床研究生自觉地钻研中医理论，自觉地在临床上应用中医药，这就要求导师在临床上遇到难题时，首先考虑使用中医药来处理；在讨论病例中要用中医理论指导临床实践；使临床研究生在临床实践中真正看到中医药的优越性和卓越的疗效，以增强对中医药治疗的信心，从而强化研究生的中医意识。

临床硕士研究生第一年在研究生部学习《内经》《伤寒论》《金匮要略》《神农本草经》《温病条辨》等古典医著，也是强化中医意识的方式，这样可使临床硕士研究生们从中医理论与实践中不断地获得新的认识、新的经验，便于今后进一步指导临床实践，这与在大学中学习过的教材内容，是不可同日而语的。临床博士研究生由于是从临床硕士研究生考来，可以不再学习中医古典医著，但必须应用中医的各种方法来处理问题，以强化中医意识；在科研设计中，也检查是否用中医思路来考虑问题以突出中医特色。这样，才能达到培养中医临床研究生的目的。

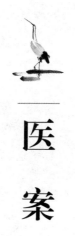

医案

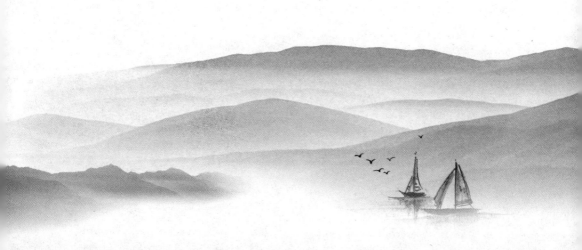

伤寒（太阳病）病例讨论

一、病例介绍及治疗经过

患者宋某，男，52 岁，干部，病历号 13399。患者四天前因心情抑郁不快，当天半夜烦乱不寐，觉身热而打开窗户，吹风受凉。次日中午突然恶风怕冷，继则发热无汗，头身疼痛，稍有咳嗽，恶心欲呕，胸脘胀闷不舒，时时太息，曾自服银翘解毒丸未效，发热至 40℃，急诊住院。

体检：精神萎靡，不愿说活，肥胖体型，颈脖粗短，甲状腺呈弥漫肿大。入院后体温 39.4℃，脉搏 108 次 / 分，舌质淡而胖嫩，苔白，脉浮而紧，心电图及胸透无异常，白细胞为：6950/mm³，中性 82%，淋巴 18%，西医诊断：①上感；②单纯性甲状腺肿大。中医诊断：①伤寒太阳病（外感风寒兼气郁）；②气瘿。

入院后单纯中医治疗，因属外感伤寒太阳病，即外感风寒兼有气郁，乃予辛温解表、理气解郁之剂，方用香苏饮合枳实薤白桂枝汤加味，药用：香附 9g，苏叶 9g，陈皮 9g，甘草 6g，枳实 9g，厚朴 9g，薤白 9g，桂枝 9g，瓜蒌 24g，生姜 6g，大枣 9g。服药一剂后，全身漐然汗出，恶寒发热、头身疼痛等症消失，恶心也减，胸脘胀闷大减，夜半体温降为 36℃，脉率 70 次 / 分。

次日二诊，胸微闷，头左侧沉重感，四肢乏力，喜叹气，多痰唾，仍纳食不香，脉已不浮，舌体胖嫩而淡，边缘有齿痕，舌苔薄白。此汗出表解，脾虚征象显露，但尚兼有气滞痰阻，拟益气健脾，佐以疏风解郁之剂，方用五味异功散加味：党参 15g，白术 12g，茯苓 15g，甘草 6g，陈皮 9g，香附 12g，防风 9g。

三诊：因下雨天气转冷，再次吹风受凉，中午又食牛肉包子两个，食后即觉胸闷痞满，因畏寒饮热水四杯，仍觉恶寒不解，加被盖后入睡，遂又高热，体温 39℃，白细胞 5700/mm³，中性 76%，淋巴 24%，未查到疟原虫。患者除左侧头部沉重感外又兼疼痛。口干能饮水，但舌质淡润而胖嫩，舌苔薄白，脉象又浮而略数，乃属复感风寒而夹食滞，当辛温解表兼理气疏滞，拟荆防楂曲汤加味，药用：荆芥穗 9g，防风 9g，苏叶、梗各 9g，桔梗 9g，焦山楂 9g，焦六曲 9g，焦麦芽 9g，枳壳 9g，陈皮 9g，生姜 6g，大枣 9g。下午 4 时服药一剂，晚 8 时体温降到 38℃，即无畏寒感，虽汗出未透，但已觉全身轻松，仍服上方一剂之 1/3 量，至夜 12 点，体温降至 36.7℃，脉率 84 次 / 分。

四诊：胸闷基本消失，偶有叹气，头沉痛亦去，纳食较差，二便如常，早晨稍有鼻衄，舌淡有齿痕，舌苔薄白，脉沉细，乃气虚而兼肝郁，拟疏肝健脾，柴芍六君子汤加味治之。药用：柴胡 9g，白芍 9g，党参 12g，白术 9g，茯苓 12g，陈皮 9g，法夏 9g，甘草 6g，香附 9g。服药三剂后，食欲增加，精神好转，病愈出院，嘱其继服疏肝理气、消瘿散结之剂，以调治气瘿之疾。

二、讨论分析

关于外感发热的疾病，运用中医学有关伤寒或温病学说的治疗方法，往往可以获得良好效果。目前中医对于外感发热的辨证，有的分急性期发热阶段为邪气实，到后期属正气虚；邪气实时要辨别其是外感风寒还是外感风热，正气虚时则辨别其属阳虚或是阴虚。有的按表证、里证来辨证，表证中分表寒证、表热证等，里证中分邪气盛及邪气衰两个阶段。这样的辨证方法，将中医的伤寒与温病学说的辨证方法统一起来，是可取的。因为伤寒与温病本来就应当统一，只不过是在辨证上伤寒与温病各自从一个侧面上反映了急性热病的某一阶段而已，将伤寒与温病学说融会贯通，灵活运用，可使临床疗效提高。

在外感热病的辨证过程中，我认为舌诊的变化有重要意义。从舌质的变化结合临床症状，把客观体征和患者的主观感觉结合起来，就能更全面地掌握病情，更准确地辨证论治。因为一般对于外感风寒或外感风热的辨证，往往是以病人的主观感觉恶寒及发热的轻重及口渴与否来进行鉴别的：如果恶寒重发热轻、口不渴，用辛温解表；发热重恶寒轻，口渴者，用辛凉解表。这样辨证不一定全面，我认为一定要结合舌诊。我们常常看到有些病，寒战甚至盖被亦觉怕冷，同时也有发热，如从病人的主观感觉上来辨证，似乎是恶寒重发热轻，但如果舌质是红的话，就不宜用辛温解表法；又如有些病人也有畏寒发热，并且口干能饮水，照理这应当是寒轻热重，但病人的舌质不红，或苔白而润，则应当用辛温解表法，如果用辛凉解表则可使病程延长。

本例患者病初曾用三天银翘解毒丸，每天四次，每次 2 丸，疗效不著，而在服辛温解表药一剂后，即溅然汗出而解。急性热病容易伤津耗气，应尽量缩短病程，使病人早日恢复健康。本例第二次发热时，开始亦有畏寒发热，但在高热时已不恶寒，并能饮水，如果根据"发热而渴，不恶寒者，为温病"的说法，可用辛凉解表法，由于患者舌淡苔薄润嫩，根据个人体会，仍当用辛温解表为宜。

患者年过五旬，正气渐衰，体型肥胖，气虚而多痰湿，又因不快之事而精神抑郁，郁闷伤肝，肝气横逆，痰浊阻塞胸中，以致胸阳不伸，胸脘痞闷，时时太息，恶心欲呕，诸症丛生，加之半夜冒风受寒，表寒外束，玄府闭塞，故恶寒发热、头身疼痛而无汗。按六经辨证法，此属太阳表实证；按卫气营血辨证法，则是风寒袭肺，卫分表寒证，治疗宜用辛温解表。但患者夹有气郁，乃以局方香苏散为主方，取其理气解郁、辛温发散，又因寒搏于表，肺气失宣，清阳不升，痰浊阻塞，而胸中痞结，《金匮要略》有"胸痹，心中痞气，气结在胸，胸满，胁下逆抢心，枳实薤白桂枝汤主之"，故以枳实薤白桂枝汤与香苏散合方，以桂枝、苏叶辛温散寒，香附、陈皮理气解郁，枳实、厚朴行气破结，薤白通胸阳，瓜蒌宽胸涤痰，再加姜枣以调和营卫。方中亦有桂枝去芍药汤方意。《伤寒论》有："太阳病，下之后，脉促，胸满者，桂枝去芍药汤主之。"本例虽未用过下法，但有阳虚气虚、痰浊阻塞胸中的胸满脘闷，与桂枝去芍药汤证之胸满情况相似，故宜去敛阴的芍药。患者仅服本方一剂，即得汗而解，肝气调畅，肺气宣通，外感之高热亦退。

热病瘥后，胃气尚虚，余邪未尽，如纳谷太骤，则运化不及，余邪因食滞而复作，宜清热疏导之。本例患者不是食复，但有饮食不慎，复感外寒，再次发热，乃外感夹食滞，治宜外散风寒，内疏食滞。何廉臣对外感夹气郁、夹食滞的辨证曾说："夹气郁与夹食滞，初起时症多相同……若呕逆胸满，颇类夹食，但夹食为有物，为实邪，舌苔厚白而微黄，胸膈满痛不可按，按之不移；夹气为无物，为虚邪，舌苔薄白，胸膈满闷，半软而可按，宜先通其郁，然后解表清里，自无不效。"可作为辨证治疗的参考。本例则是宣散解郁合方，治疗获得良好效果。

再次发热时，用陆九芝的荆防楂曲汤加陈皮、枳壳、生姜、大枣治之，既能外散在表之风寒，又能内消停滞之积食，兼能理气解郁，一方而具三用，其中荆防、苏叶辛温解表，楂曲、麦芽消食以疏滞，苏梗、枳壳、陈皮理气宽中，再佐以姜枣调和营卫，故获良好效果。

伤寒（太少并病）病例讨论

一、病例介绍及治疗经过

刘某，女，27岁，工人。1982年9月3日转入我病区。该患者于1981年6月剖宫产后，因伤口感染而致高烧，体温在39℃以上，持续数日，经治疗，高热已退，此后时有低热起伏。同年10月发现无脉，11月经某医院确诊为"双锁骨下大动脉炎"，经中西医多方治疗均罔效。于1982年8月29日因胸痛、憋气、全身关节疼痛，高烧数日，由门诊收入我院中西医结合病区，经用抗生素及中药治疗五日，体温仍在38.2℃左右，诸症未减。患者要求转入我病区单纯中医治疗。检查：双上肢无力，寒热往来，口苦咽干，头身及上肢疼痛，尤以左胸及肩背为甚。大便正常，小溲稍黄，胃纳欠佳，夜寐多梦，舌质偏红，苔薄白。

病虽已过一旬，然全身疼痛未已，可知太阳表邪未罢；寒热往来、口苦咽干、胸痛憋气等症，乃邪传少阳之征，故此证当属太少并病，取柴胡桂枝汤以和解少阳，兼疏表邪。

柴胡15g，桂枝10g，白芍10g，党参10g，黄芩12g，半夏10g，炙甘草6g，生姜6g，大枣10枚。

二诊：上药连进四剂，寒热已微，体温降至37.5℃左右，周身疼痛大减，睡眠可，纳仍差，左胸部仍作痛，大便偏溏。舌质淡红，苔稍黄腻。经治医师辨证为湿热蕴阻三焦，遂更方为三仁汤加板蓝根。

三诊：上药连进三剂，病情无明显改善，体温仍波动在37.5℃左右，左胸仍痛，口渴喜热饮，小便不利，大便偏溏。舌质淡红，苔薄腻。笔者查房，辨证为属邪入少阳，兼水饮内停之证，拟用柴胡桂枝干姜汤。

柴胡15g，黄芩15g，桂枝10g，干姜6g，牡蛎30g，天花粉15g，甘草6g。上药进五剂，体温渐趋正常，寒热已除，纳、眠、便均调，惟左胸仍稍痛，手足发凉，双寸口无脉。改用四逆散合桂枝茯苓丸及当归四逆汤等调治之。

二、讨论分析

柴胡桂枝汤载于《伤寒论》151条："伤寒六七日，发热微恶寒，支节烦疼，微呕，心下支结，外证未去者，柴胡桂枝汤主之。"柴胡桂枝干姜汤载于《伤寒论》152条："伤寒五六日，已发汗而复下之，胸胁满微结，小便不利，渴而不呕，但头汗出，往来寒热，心烦者，此为未解也，柴胡桂枝干姜汤主之。"前条为太阳未罢转属少阳，为太少并病，后条为邪入少阳兼有水饮内蓄。本例初则由太阳转属少阳，渐则太阳证罢，寒水内停，而邪已入少阳，故见寒热不解，水湿下趋，而见大便稀溏，饮结于胸则胸胁满闷作痛，三焦湿热虽亦属于少阳，但总是湿热为患，与本例之属于寒湿者不同，故用之症状不减。柴胡桂枝干姜汤，除以柴芩和解少阳之寒热外，更以干姜、桂枝散寒而温化水饮，瓜蒌、牡蛎逐饮开结，故能收效，使往来寒热得除，胸胁满闷作痛得减，小便利而大便实。最后仍有无脉证，结合患者体质以温通调治之。

伤寒（三阳合病）病例讨论

一、病例介绍及治疗经过

李某，男，34岁，郊区农民，住院号16068。因不规则发烧8个月住院，最初因感冒后，有恶寒发热、全身疼痛、咳嗽胸闷，以后体温逐渐变为往来寒热，每日下午先恶寒后发热，服退烧药后出汗热退，次日又如此往复，曾有关节疼痛肿胀，四肢躯干有散在性红色小丘疹，外院诊为败血症，但血培养（－），曾拍胸片示：肺纹理增厚、增粗、模糊，血沉70mm/h。入院时仍往来寒热，体温可达39.8℃，全身乏力，两膝关节疼痛，胸闷胁满，不思饮食，口渴引饮，大便尚调，小便黄少，舌红苔薄白，脉弦而数。入院后胸片示：右肺浸润病变，"OT"为1：1000强阳性，初步诊断：考虑肺结核，中医辨证为病在少阳，拟和解少阳为主，兼顾太阳、阳明。

柴胡30g，黄芩15g，生石膏30g，桂枝10g，葛根15g，天花粉30g，青蒿10g，甘草6g，赤芍10g，生姜6g，大枣6枚，法半夏10g。

上方服四剂后，体温逐渐正常，乃以竹叶石膏汤善后，嘱出院赴结核病防治所继续治疗。

二、讨论分析

《伤寒论》是有关急性热病的中医经典著作，急性热病包括了现在的急性传染病和感染性疾病，结核病的急性期有发热者，无疑地也应当包含在内，如本例往来寒热，经确诊为肺结核（浸润性），用和解少阳而体温正常，《伤寒论》152条："太阳中风，下利呕逆，表解者，乃可攻之。其人漐漐汗出，发作有时，头痛，心下痞硬满，引胁下痛，干呕短气，汗出不恶寒者，此表解里未和也，十枣汤主之。"类似结核性胸膜炎，212条："伤寒若吐若下后不解，不大便五六日，上至十余日，日晡所发潮热，不恶寒，独语如见鬼状，若剧者，发则不识人，循衣摸床，惕而不安，微喘直视。脉弦者生，涩者死，微者，但发热谵语者，大承气汤主之，若一服利，则止后服。"却又类似结核性脑膜炎。242条："病人小便不利，大便乍难乍易，时有微热，喘冒不能卧者，有燥屎也，宜大承气汤。"又类似结核性腹膜炎。如此等等，均可说明结核病的急性期发热者，皆可在《伤寒论》中找到一些记载。

本例以往来寒热为主，因关节疼痛尚有一些太阳症状，口干喜饮尚有一些阳明表现，故以和解少阳，兼顾太阳、阳明，以小柴胡汤合桂枝汤原方，再加葛根、生石膏、天花粉以清热生津，加青蒿以透半表半里之热，故药后体温迅速恢复正常。本方也是《伤寒六书》柴葛解肌汤加减，即柴葛解肌汤去桔梗、羌活、白芷，加青蒿、桂枝、天花粉、法半夏，柴葛解肌汤用于外感风寒，寒邪化热，而见恶寒渐轻，身热增盛，头痛肢楚，目痛鼻干，心烦不眠，眼眶痛，舌苔薄黄，脉浮微洪者，实际上也是三阳合病的表现，而以太阳、阳明为主。本例也是三阳合病，而以少阳为主，故用是方有效。

伤寒（热入血室）病例讨论

一、病例介绍及治疗经过

荣某，女，36岁。因发热、四肢关节肿痛反复发作10月余住院。发病之初因受凉而关节疼痛，半月后开始发热，最高体温达 41℃。此后高热及关节肿痛反复发作，经用阿司匹林、激素等治疗，效果不显。自诉发热前有轻度畏寒，发热后大汗出而体温正常，每日出现一次或两次高峰，热型呈弛张热，口干渴喜凉饮，大便稍干，小便微黄。入院后因体温不能控制，激素加大剂量应用后，体温正常，关节肿痛消失，西医诊断为变应性亚败血症。但在强的松减量至每日 10mg 时又出现寒战高热，体温又上升至 41℃，服清热解毒合苦辛通降之剂，未见明显效果，胸前及腹部出现皮疹。改予清热凉血之剂，体温仍未下降，高热六天未退，邀笔者会诊：病人往来寒热发作，口干喜饮，舌质红而苔薄，非热入营分，此发热正值经期，加之有典型的往来寒热，乃热入血室之证。予小柴胡汤原方，一日服药 2 剂。服药半剂，体温降至37.2℃，一剂服完，体温为 35.6℃，次日体温正常。连服小柴胡汤 6 剂，体温一直未再升高，皮疹稍退，激素继续减量，又经一月余，病情稳定而出院。

二、讨论分析

"热入血室"一语，始见于《伤寒论》。该书的第 143、144、145、216 四条经文，分别对此做了记载。然而历代医家对于"热入血室"的解释众说纷纭，莫衷一是。为了准确理解"热入血室"的含义，现将有关医家们的主要见解归纳如下，并谈谈个人的一些看法。

1. 关于血室的部位

关于"血室"的部位，历代医家大致有以下四种看法：

一是认为血室即冲脉：如成无己《伤寒明理论》说："人身之血室者，荣血停止之所，经脉留会之处，即冲脉是也。冲脉者，奇经八脉之一脉也，起于肾下，出于气冲，并足阳明经，夹脐上行至胸中而散，为十二经脉之海。"持相同看法者，尚有方有执、喻昌等。

二是认为血室即肝：如柯韵伯《伤寒来苏集》说："血室者，肝也，肝为藏血之藏，故称血室。"唐容川也主此说。

三是认为血室为肝及冲脉：沈金鳌《伤寒论纲目》说："肝藏血，肾生血，心主血，脾统血，而其源则汇于冲……然则血室之说，成氏主冲，柯氏主肝，二说虽异，其实则同。主冲者就其源头而言，主肝者就其藏聚处而言，血必由源而出，不有源则无根，血必聚处而藏，不有聚则散漫无所收，于此二处而为血之室，其旨同也。假如脾而曰统，统者属也，不过为其所属，非根源处，非藏聚处，均不得曰室。即心为营血之主，亦非根源处，非藏聚处，故亦不得曰室也。"

四是认为血室就是子宫：张景岳《类经附翼》说："子户者，即子宫也，俗名小肠，医家以冲任之脉盛于此，则月事以时下，故名之曰血室。"罗天益《卫生宝鉴》说："血室者《素问》所谓女子胞，即产肠也。"

到底血室的部位在哪里？我同意第四种观点，即血室就是子宫。理由是《伤寒论》中提到热入血室的143、144、145、216条均见于《金匮要略·妇人杂病》，故知"热入血室"属妇女专有之病，此其一。上述四条中有三条均提到妇人，并与月经有关，或为适来，或为适断。成无己说："阳明病下血谵语，此为热入血室，斯盖言男子，不上谓妇人而言也。"殊不知此是仲景省文，已明言"热入血室"，就不一定再加妇人二字，如果不是妇人，为何此条亦列入妇人杂病篇，此其二。历代医家有指下血为大便下血，故男女均有，如张志聪《伤寒论集注》说："此言阳明下血谵语，无分男妇而为热入血室也。"舒驰远《伤寒集注》说："按下血者，乃大肠之血，于血室无干。何为热入血室但头汗出者，又与热入血室无干？其太阳蓄血者，其人如狂，即谵语之类也，然血自下，下者愈，不当刺期门，且下血谵语二证不得相兼。若胃实谵语者，大便秘结，不得下血。蓄血谵语者，血自下，下者愈，谵语必自止。若为脾胃气虚，不能传布之血下趋大便，兼之魄汗出而下利，气虚阳脱，细语呢喃者，法当温经止血以固其脱，亦不得妄刺期门，于法总不合也，吾不能曲为之解也。"实际上"热入血室"前三条已经指出下血与月经的关系，本条下血明指经水，已是不言而喻了，此其三。历代医家案中尚未见有男子"热入血室"之证，故知"热入血室"为妇人专有之病，此其四。

既然"热入血室"为妇女疾病，血室指子宫而言，因此"热入血室"与经期感染或产后感染实是同义语。

2. 经水适来适断与病情虚实的关系

在"热入血室"疾患当中，关于经水适来适断与病情虚实的关系，古人也有不同意见。

一是认为适来属虚，适断属实：方有执《伤寒论条辨》说："适来者，因热入室，迫使血来，血出而热遂遗也。适断者，热乘血来，而遂入之与后血相搏，俱留而不出，故曰其血必结也。"指出本非经来之时，因热而来，血出为虚而热留；本非经断之时，因热与血结，血瘀胞宫而为实。

二是认为适来为实，适断为虚：吴又可《温疫论》说："经水适来，疫邪不入于胃，乘势入于血室，故夜发谵语……但热随血下，故自愈；若有如结胸状者，血因邪结也，当刺期门，以通其结，以柴胡汤治之，不若刺者功捷。经水适断，血室空虚，其邪乘热传入，邪胜正亏，经气不振，不能鼓散其邪，为难治，且不从血泄，邪气何由即解？与适来者，有血虚血实之分。"认为适来可以血因邪结，适断则属邪胜正亏，适来为血实，适断为血虚。

笔者认为，不论经水适来适断，"热入血室"皆是热邪内传少阳为患，邪入少阳，正气未有不亏损者，故为正虚邪实之候。至于有无血瘀，仍当根据临床表现而决定，不能以适来或适断作为判别标准。

三是"热入血室"是邪热内传少阳的表现。

按照《伤寒论》之六经辨证，太阳病未愈可以传入阳明，亦可传入少阳；在阳明病阶段，邪热也可传入少阳，或是亦有从太阳表解之例。笔者认为"热入血室"即是邪热内传少阳的表现。《伤寒论》143、144、145 三条，妇人中风或伤寒，得之七八日，而出现"热入血室"的临床表现，是太阳传入少阳；216 条阳明病下血谵语者，此为热入血室，则是阳明传少阳。关于"热入血室"属于少阳的理由如下：①热型为寒热发作有时，有如疟状，实际上就是往来寒热。②胸胁下满，如结胸状，如结胸并非真正结胸，而形容胸胁苦满的表现，胸胁在脏腑辨证上与肝胆有关，在六经辨证上与少阳有关。③因有正虚邪实，轻者宜小柴胡汤扶正以祛邪，重者（邪实甚者）亦可先从标治，刺期门以泻其实。④阳明腑实谵语，必胃家实，大便燥结，不得下血，此下血而谵语，故邪不在阳明；太阳蓄血有如狂、发狂，下血乃愈，今下血而仍谵语，说明邪也不在太阳。⑤无犯胃气及上二焦：无犯胃气即不妄用攻下，无犯上二焦说法不一，如成无己认为小柴胡汤发汗犯上焦，因发汗动卫气，卫气出于上焦也，刺期门是犯中焦，因营气出于中焦也。山田正珍《伤寒论集成》（皇汉医学丛书）认为期门上焦穴，柴胡上焦方，无犯上二焦则不用小柴胡及刺期门法。陆渊雷认为无犯上二焦当缺疑。笔者认为无犯上二焦是指汗法与吐法而言，汗法宣肺与上焦有关，吐法是因其高而越之，亦与上焦有关，无犯胃气及上二焦，说明治疗原则不宜用汗、吐、下三法，因此也间接说明邪已传入少阳，少阳不可发汗，不可吐下。

本例西医诊为应变性亚败血症，邀余会诊时适逢经期，且具往来寒热之小柴胡证，"有是证，用是药"，按《伤寒论》"热入血室"辨证治疗，是故得以退热。

温毒病例讨论

一、病例介绍及治疗经过

患者李某，男，54岁，病历号13437，因发热三天住院。患者于三天前开始畏寒发热，伴右侧前额部疼痛，无鼻塞流涕及咽痛，经附近门诊部诊断为"感冒"，注射复方氨基比林后退热，但次日体温又复升高，三天来均于下午发热，发热前微恶寒，体温在38℃～39℃之间，头痛由右侧渐及左侧前额、左耳前，并连及左颌下，口不苦但口渴喜饮水，纳差，尿黄而少，大便秘结。前额部有红色皮疹。

体格检查：体温38.4℃，脉搏120次/分，血压170/100mmHg，前额部有少许片状红色丘疹，有压痛，副鼻窦无压痛，左乳突部亦无压痛，咽不充血，扁桃体不大，左颌下淋巴结轻度压痛。胸部：心肺未见异常。腹部平坦柔软，肝大在剑突下2cm，质软，无压痛。脾未触及。

化验室检查：白细胞13800/mm³，中性77%，淋巴22%，嗜酸1%。

中医辨证：脉浮数，舌质红、苔薄黄中有裂纹，发热重，恶寒轻，口渴喜饮水，尿黄而少，大便秘结。证属外感温热，温邪有渐入里之势，前额红色皮疹，乃温邪郁于肌表，故遵《温病条辨》"太阴温病……发疹者，银翘散去豆豉，加细生地、丹皮、大青叶，倍玄参主之"，以疏风透邪、清解温热，药用：银花12g，连翘10g，薄荷（后下）10g，竹叶10g，生甘草6g，荆芥穗10g，牛蒡子10g，生地12g，丹皮10g，玄参15g，大青叶10g，桔梗10g，芦根30g。服上方二剂，未汗出，但热已退，前额红色皮疹蔓延至左侧头面，左耳前及左颊均呈红肿状，并有压痛，咽喉不痛，大便干结，小溲黄，右脉浮大，舌质红苔薄。西医诊断为颜面丹毒，中医辨证属温毒。按《温病条辨》："温毒，咽痛喉肿，耳前耳后肿，颊肿，面正赤或喉不痛，但外肿，甚则耳聋，俗名大头瘟、虾蟆瘟者，普济消毒饮去柴胡升麻主之，初起一二日再去芩连，二三四日加之佳。"乃改用普济消毒饮加减：连翘30g，薄荷6g，荆芥穗10g，玄参30g，银花30g，板蓝根30g，桔梗10g，甘草10g，升麻10g，柴胡12g，黄芩10g，黄连嫩末（冲）3g。

上方服一剂，病人又受凉而恶寒发热，体温39℃，左侧颜面红肿未消，右侧颜面亦相继红肿，双眼睑水肿明亮，不能睁眼，整个颜面部灼热烫手，右耳前耳后及右颌下亦肿胀压痛，并有头痛，口干喜饮水，大便二日未行，小溲色黄，不思饮食，舌红苔薄黄，脉弦数有力，仍属温毒热甚，改用清瘟败毒饮加减：银花30g，连翘15g，赤芍12g，生石膏30g，大黄10g，玄参20g，丹皮12g，板蓝根30g，黄芩10g，生甘草10g，蝉蜕15g，生栀子10g。外贴玉露膏（玉露膏：秋芙蓉叶嫩末200g，液状石蜡适量，凡士林加至1000g即成）。

上方服一剂，体温正常，面部虽仍肿胀，但眼睑水肿消退，能够睁眼，大便一次，能进饮食，仍口干喜欢，小溲色黄，继服上方二剂，其颜面红肿灼痛基本消退，大便为稀便二次，舌红苔薄白，脉细滑稍数，温毒已去大半，余热未清，气液已耗，宜益气生津、清热解毒为治，方用竹叶石膏汤加味：淡竹叶10g，生石膏24g，太子参30g，半夏10g，板蓝根30g，细生地24g，麦门冬12g，生甘草10g，连翘10g，黄芩10g，玄参12g，芦根30g。上方扶正驱邪，又服三剂，终于痊愈。

二、讨论分析

温毒是温热时毒的总称。俞根初称之为风温时毒或风毒，吴鞠通称为温毒，一般温毒所包括的疾病较多，如大头瘟、发颐、痄腮、烂喉丹痧、温毒发斑等，皆属于它的范围。《温病条辨》的温毒是指大头瘟、虾蟆瘟而言。亦有称大头天行者，言其具有传染性。其临床特点除具有一般外感温热的表现外，以头面红肿为主。由于风毒侵入，肺胃受邪，郁于肌表则见憎寒发热，毒火上攻则头面焮肿，如毒火太盛，亦可出现耳聋、神昏、谵妄等危候。既是风毒为患，初起当疏风透邪，清热解毒为治。本例初起之时，仅前额红色皮疹，曾按《温病条辨》外感温热之发疹，以银翘散加减治之，药后体温下降至正常，但头面红疹仍有蔓延之势，融合成片，占据左半面部，温毒之证已成立，乃按温毒治疗。普济消毒饮是治疗温毒的代表方剂，服药仅一剂，因病人又外感受凉而恶寒高热，头面红肿继续扩散，由左侧连及右侧，头面全部红肿，眼睑水肿明亮，目不能开，大便秘结，毒热充斥表里内外。余师愚谓"头为诸阳之首，其大异常，此毒火寻阳上攻，故大头"，乃改用其清瘟败毒饮。原方加减法有"大头天行，本方加石膏、归尾、板蓝根、马勃、紫花地丁、银花、玄参、僵蚕、生大黄"。本例未用其全方，而是选择加减应用以清热解毒、表里双解。方以生石膏、黄芩清肺胃之毒火，栀子、板蓝根以泄肝火，银翘、蝉蜕以宣散在表之风热；大黄以泻在里之实火，再加玄参解毒，丹皮凉血，抑阳扶阴；泄其亢甚之火，而救欲绝之水；佐赤芍之活血疏畅，恐清凉之剂凝滞气血。药后大便便稀二次，毒火得下，体温正常，在表之温毒得解，故颜面红肿能迅速消退，最后温毒已去大半，余热未清，气液耗损，故以竹叶石膏汤加味益气生津，兼以清热解毒，扶正驱邪，余热得清，终于痊愈。

暑温病例讨论

一、病例介绍及治疗经过

患者张某，女，56 岁，住院号 19538。1980 年 7 月 15 日诊。因持续高热 5 天，意识障碍伴头痛呕吐 3 天住院。开始有畏寒发热，体温在 38℃～39℃ 之间，以后不寒但热，头痛呕吐，烦躁谵妄，神志恍惚，循衣摸床。体温 38.7℃，脉搏 100 次／分，呼吸 24 次／分，血压 140/90mmHg。呈急性病容，神志不清。周身皮肤未见出血点。巩膜无黄染，瞳孔等大，对光反射存在。牙关紧闭，颈部有抵抗，心肺（－），肝脾（－），四肢肌张力较强。入院后腰椎穿刺：脑脊液透明清晰，蛋白（＋），糖 78mg%，氯化物 90mEg/L，白细胞 126/mm³，分类：单核细胞 100%。周围血象：白细胞总数 3700/mm³，分类：嗜中性 81%，淋巴 19%。血培养（－），血沉 18mm/h。尿常规：蛋白痕迹，红细胞 2～4 个。临床诊断：病毒性脑炎。中医诊断；暑温。

中医辨证：患者年过七七，阴气不足，外感暑邪，骤然起病，邪热迅即内传，由卫气而至营分，故见高热无汗，神昏躁动，语无伦次，舌质红绛而干；热甚动风，以及热甚伤阴，筋失所养，亦使肝风内动，故见两上肢不时拘挛抽搐，颈部强硬；暑必夹湿，湿热相合，故尿少黄赤，舌苔黄腻，脉象滑数。诊为暑温夹湿之证。

治疗经过：以清热燥湿合清营开窍，气营同治，用苍术白虎汤鼻饲，清开灵（安宫牛黄丸注射液）静脉滴注。药后症无改善，当晚体温 39.6℃，不时抽搐，谵妄躁动，为改善毒血症状，予氢化可的松 200mg 加入静脉滴注液中，次晨体温降至37℃，但意识仍不清，颈部强硬加重。自7月17日～7月20日的四天中，体温在35.6℃～35.2℃之间，四肢厥冷，仍神昏，又上肢拘急紧张，克匿征（+），舌苔腻而不黄，脉变濡小。并出现腹胀，呕吐呈喷射状，呕出咖啡样胃液约400mL，呕吐后头部出冷汗不止。予生脉散静脉滴注以益气固脱。7月21日呼吸开始出现断续现象，四肢厥逆加重，口唇及指甲发青，并出现血尿。眼底有视神经乳头水肿，边界不清，静脉增粗，无出血及渗出。经会诊考虑有脑水肿、弥散性血管内凝血、微循环障碍，予生脉散、川芎嗪静脉滴注，配合使用脱水剂及654-2注射液，以减轻脑水肿，改善微循环。鼻饲牛黄散以芳香开窍促使昏迷清醒。

经上述措施后，7月22日晨，甲皱转红，尿色变浅，但仍神昏痰鸣。中午突然抽搐而呼吸停止，经抢救后呼吸恢复。下午2点50分又出现呼吸停止，旋即心跳亦停止。经抢救并作气管切开接人工呼吸器，心跳先恢复，病人仍昏迷，四肢厥逆。

7月23日～7月25日，神志逐渐清醒，仍肢凉，指甲青紫。继续使用生脉散、川芎嗪及654-2注射液，逐渐四肢变温，手足指甲由青紫转红，出现自主呼吸，乃停用人工呼吸器，体温逐渐上升至37.5℃～38.2℃之间。因有肺内感染及尿路感染，故用清肺注射液静脉点滴，又继续用生脉散、川芎嗪2天。

7月26日，神志完全清醒，鼻饲管拔除，能自行进流质，体温仍在38℃左右，咳嗽时由气管切开插管中溢出黄黏痰，加用抗生素，中药改用口服清肺化痰之剂。至8月3日体温正常。肺内感染消失后，乃于8月7日将气管插管拔除，保留导尿管也拔除，出现尿潴留。经针刺五里、中极、关元、三阴交后，能自行排尿，但有尿频、尿痛、尿热感。中药改用清利下焦湿热之剂后，尿路刺激症状消失，尿检正常。于8月29日治愈出院，无后遗症。至今五年，健康如常人。

二、讨论分析

1. 关于暑温的问题

暑温发于夏季，是一种急性热病。古无暑温之名，概称暑病。如《素问·热论》有："凡病伤寒而成温者，先夏至日为病温，后夏至日为病暑。"后世温病学派所称之暑温，属于新感；如果夏月受暑，迨至秋冬复受新凉，引动发病者，则称伏暑。

夏令暑气当令，气候炎热，人如元气有亏，暑邪即乘虚袭入而发病。由于暑热之邪，伤人最速，发病初起多径入阳明胃经，故叶天士谓"夏暑发自阳明"。因暑热之邪易伤元气，尤多耗伤津液，故本病极易出现气伤、津耗的征象。又由于暑令雨湿较多，或因天暑下逼，地湿上乘，湿热之邪易于相合，因此暑温又可夹湿为患。

本例暑温，发病急，传变快，因初起有畏寒发热，仍属卫分受邪，但很快即呈气营两燔之证，因无汗及尿少，湿无去路，湿与暑热相合，而为暑温夹湿之证，故入院后用苍术白虎汤合清开灵注射液治疗。但用氢化可的松静滴后，病势急转恶化，体温骤降，以致肢厥神昏并见，痰多苔腻。由于邪盛正衰，病势继续恶化，渐至腹胀吐血、尿血不断、痰涎壅盛、呼吸断续、拘挛抽搐。加之神昏肢厥，五脏俱败之象出现，最后呼吸心脏停止。激素用后，体温被抑制，病势仍在发展，给中医辨证带来一定影响。体温下降是假象，而暑热之邪继续深入血分，终至呕血、尿血递见，头部冷汗不止，气液交脱。虽用生脉以冀益气固脱，但亦不能阻止病势，终于五脏衰败，阴阳离决。最后中西医结合抢救，方使病人阳回气返复生。

2. 关于厥阴病的问题

《伤寒论》的六经辨证是对急性热病的辨证方法之一，当然并不局限于狭义的伤寒，《伤寒论》第6条"发热而渴，不恶寒者，为温病"即可明证。由于《伤寒论》所研究的对象与温病一致，因此宜合而不宜分。

本例患者开始有畏寒发热、头项强痛，显然为太阳病。以后但热不寒，神昏谵妄，项强，此乃属太阳病向阳明病转化，以阳明热盛为主并夹湿邪。如不用激素，则病情继续恶化，在高热的基础上可出现肢厥、抽搐、神昏，此当属阳明转属厥阴热厥之证。本例应用激素后，体温抑制，混淆了辨证，仅见肢厥神昏，貌似寒厥，实为热厥。再从本病的全过程看，热五日，厥八日，又热十日，似亦可认为属于厥阴病。

对于热厥的临床表现，《伤寒论》记载简略，可结合后世温病热厥，以了解其全貌。《温病条辨》上焦篇17条有曰："邪入心包，舌蹇肢厥，牛黄丸主之，紫雪丹亦主之。"中焦篇6条有曰："阳明温病，面目俱赤，肢厥，甚则通体皆厥，不瘛疭，但神昏，不大便，七八日以外，小便赤，脉沉伏，或并脉亦厥，胸腹满坚，甚则拒按，喜凉饮者，大承气汤主之。"下焦篇14条有曰："下焦温病，热深厥甚，脉细促，心中憺憺大动，甚则心中痛者，三甲复脉汤主之。"下焦篇18条也有曰："痉厥神昏，舌短烦躁，手少阴证未罢者，先与牛黄、紫雪辈，开窍搜邪，再与复脉存阴，三甲潜阳。"由以上四条可以看出，温病的热厥，可以有舌蹇、神昏、高热、肢厥、发痉等特点。吴鞠通认为上焦逆传心包，中焦上冲心包，下焦阴亏风动，均关乎厥阴（心包和肝）。故吴氏说："痉厥神昏，舌蹇烦躁，统而言之，曰厥阴证。"

关于暑温是否也能发生热厥，《温病条辨》上焦篇33条有曰："小儿暑温，身热，卒然痉厥，名曰暑痫，清营汤主之，亦可少与紫雪丹。大人暑痫，亦同上法，热初入营，肝风内动，手足瘈疭，可于清营汤中加钩藤、丹皮、羚羊角。"虽然暑痫以痉厥为主，但邪入心包也可以肢厥。

由此可以认为：凡是热厥，除了高热肢厥以外，必有神昏舌短，有的还可抽搐。《伤寒论》中的热厥亦不例外，只不过当时文词简略，未曾标明而已。观"厥应下之"一语，即可概括神昏谵语及痉厥的症状。《伤寒论》独语如见鬼状，发则不识人、发热谵语之用大承气汤，和《金匮要略》"痉为病，胸满口噤，卧不着席，脚挛急，必龂齿，可与大承气汤"即是。

因此，我认为本例暑温既属热病的范围，当然也可用六经辨证，最后转属厥阴热厥。从温病的卫气营血辨证来看，由卫及气，气营两燔，邪入心包，肝风内动，亦属厥阴。虽然吴鞠通认为伤寒之厥与温热之厥不能相混，但所指是寒厥与热厥而言，伤寒热厥与温热之厥实无差别。

本例患者自用激素后，临床表现是恶化，体温不升，四肢厥逆，经至阴阳离决，呼吸心跳停止。经抢救后，心跳复苏，呼吸仍未恢复，一直用人工呼吸器代替自主呼吸，直至三天后方出现自主呼吸。前一阶段是厥而阴阳离决，后一阶段是阳回则生。那么阳回则生以后又有发热十天是不是阳复过度呢？我认为不是，厥阴寒厥不存在阳复过度的问题，阳回则生可愈，绝不可能有阳复过度从厥阴寒厥转变为厥阴热厥。不能混淆概念，把正气的恢复与邪热的影响混为一谈。至于厥阴热厥则是邪热炽盛所致。厥阴热厥在病情发展过程中可向寒厥转化，相当于现代医学感染性休克中暖休克和冷休克的关系，两种不同情况的形成与感染性休克的发展阶段有关。早期属暖休克，在此阶段通过泻热的方法治疗，预后较好，晚期则逐渐发展为冷休克，预后不好。厥阴热厥在转变为寒厥过程中，由原来的真热假寒，变为真热真寒，寒热夹杂。这也可能是《伤寒论》厥阴病寒热夹杂症的形成原因。真寒需要用回阳救逆，阳回则生。若阳回后其出现喉痹、便脓血、发痈脓，此乃真热未撤，邪热的影响，而非阳复过度。按现代医学，感染性休克可能是脓毒血症、败血症、中毒性肺炎、中毒性肠道感染等所引起，各种疾病均有其自身发展的规律，因此继发各种不同的变证不足为怪。论治寒厥应注意的是，不能把由热厥转变的寒厥与汗吐下后亡阳的寒厥相混。前者是感染性休克所致，预后不良；后者是低血容量性休克所致，预后较好。

湿温病例讨论

一、病例介绍及治疗经过

病例一

付某，女，15岁，病历号14242。因发热两周于1976年9月9日住院。患者两周前因割草时被雨淋后便觉发热，不恶寒。体温在37.3℃～39℃之间。开始是下午体温增高，服退热片则体温下降，不吃退热片体温又上升，微有头痛，不咳嗽，亦无咽痛，但口干、渴能饮水，近三日来仍有口干但不欲饮水，有时无汗或有时有汗。逐渐精神萎靡，周身乏力，少言嗜卧，胸闷纳少，腹部胀满，欲排气而不能。大便初硬后稀，病后仅排便二次，小便黄少而热。病后服四环素及中药解表清热、养阴清热等方药11剂，未效，收住院治疗。

体格检查：体温38℃，脉搏90次/分，血压106/70mmHg，脉细而数。舌苔厚腻而黄，舌边尖红。精神不振，面色无华，口唇干燥，咽赤但扁桃体不大，颈无抵抗，心肺未见异常。腹部平坦柔软，无压痛，肝脾未触及，神经系统检查无阳性所见。

化验室检查：血、尿常规、肝功能、抗"O"、血培养均为阴性。胸部透视未见异常。中医辨证：时值长夏，湿土用事，又经雨淋，湿邪袭表，以致发热缠绵不退，乃湿温初起之证，亦称冒湿表证。病在肺胃，湿郁化热，表里同病。治当辛芳宣透，清热利湿。方用藿朴夏苓汤合六一散加减：藿香10g，厚朴10g，半夏10g，茯苓10g，陈皮10g，杏仁10g，蔻仁6g，苡仁12g，竹叶12g，滑石24g，甘草3g。

上方服一剂后，体温即降至正常，诸症好转，精神转佳，小便变清，大便通调，食欲增进。入院后第三天舌苔黄腻完全消退，变为薄白苔，舌质边尖发红亦退，脉象和缓。又观察两天无任何不适，于9月13日痊愈出院。

病例二

徐某，女，33 岁。1982 年 8 月 23 日住院。患者既往有慢性结肠炎，经常腹泻。1982 年 6 月突然呕血三次，遂来京治疗。入院后，经胃镜、结肠镜检查诊为"浅表性胃炎""胃黏膜脱垂症""轻度乙状结肠、直肠炎"。经中西药物治疗，未见明显效果，并自 9 月中旬起出现低热，逐渐升高。至 9 月 30 日发热 38.6℃，伴恶寒，全身酸痛不适，恶心，不欲食，腹胀，脐下压痛，大便稀溏，日行三四次，舌苔薄黄，脉小滑数。查：白细胞 9600/mm³，中性 80%，淋巴 20%。给予输液，静滴青霉素、红霉素、庆大霉素，肌注柴胡注射液，口服清开灵及中药小柴胡汤加生石膏、莱菔子，发热不退，体温升至 39.2℃，于 10 月 6 日邀余会诊。

根据患者寒热往来两周，起病缓慢，初为低热，渐为高烧，有汗不解，口苦咽干，口黏不爽，不欲饮水，胸闷不饥，大便溏泻，小便不利，舌淡苔腻，脉沉而弱的特点，诊为湿温。为湿热内蕴，遏困脾胃，兼有少阳见症。拟宣化湿热，兼以和解少阳之法，方以三仁汤加柴芩等味治之。处方：杏仁 10g，蔻仁 6g，生苡仁 12g，云苓 15g，法半夏 10g，厚朴 10g，淡竹叶 10g，碧玉散 15g，柴胡 15g，枳壳 10g，淡子芩 15g。2 剂。

10 月 9 日二诊：体温降至 38℃，仍感恶寒，发热汗出，口苦咽干，不欲饮水，水入即呕，大便溏泻，小便少，舌淡有齿痕，腻苔已退，脉象沉弦。辨其热型仍属寒热往来，胸闷虽减，但水湿下趋，腹泻未减，湿热尚未全去，拟和解少阳兼化湿利水，改用柴胡桂枝干姜汤合五苓散加减。处方：柴胡 15g，桂枝 10g，干姜 6g，白术 10g，猪茯苓各 12g，黄芩 15g，天花粉 30g，煅牡蛎 30g，泽泻 10g，炙甘草 6g，马尾连 12g，吴茱萸 3g。2 剂。

10 月 11 日三诊：已无寒热往来，测体温 37.8℃～38℃，腹泻未减，出现心下痞满，恶心呕吐，食欲不振，口黏口苦，不欲饮水，舌淡有齿痕，苔微黄稍腻，脉濡稍弦。少阳因泻转痞，可用辛开苦降之法，因有久利，故以半夏泻心汤合赤石脂禹余粮汤加味治之。处方：半夏 15g，党参 10g，干姜 6g，黄芩 12g，马尾连 12g，炙甘草 6g，大枣 10g，陈皮 10g，竹茹 10g，赤石脂 30g，禹余粮 30g。4 剂。

10 月 15 日四诊：体温降至 37℃以下，腹泻次数减少，日三行，仍有稀便，乃加用张锡纯薯蓣苓菖汤，即上方加山药 10g，车前子 30g（包煎），继服 3 剂，腹泻基本控制，于 10 月 18 日出院。

病例三

冯某，男，70岁。1982年9月15日住院。患者因高血压、冠心病十二年而入院，经治心绞痛未有发作，但自10月22日开始发烧，呈稽留热，体温波动在38℃～39℃左右，肢体酸痛。查：白细胞5200/mm³，中性74%，淋巴21%，单核5%，血红蛋白15.3g%，胸透（－），血培养（－），肥达氏反应（－）。经肌注庆大霉素，口服复方新诺明等，体温不降，一度升到40.1℃，于10月25日邀余会诊。

患者面色红赤，发热汗出，不恶寒，口黏口苦，口干喜饮，大便干结，心下痞满、按之痛，舌苔中心黄腻，前半部黄而燥，舌质红，脉弦滑数。中医诊断为湿温，拟清胃泻热合苦辛之法，方用苍术白虎汤合小陷胸汤加减。处方：苍术10g，知母10g，生石膏30g，马尾连12g，半夏10g，全瓜蒌30g，枳实10g，酒军6g。1剂。

10月26日二诊：服上方后，大便日二行，呈稀便，胸以上有汗出，心下痞满有所减轻，纳食稍增，但晨起有寒战高热，继之汗出，体温略降至39.6℃，口黏减，仍口苦，口干喜饮，较昨日为甚，舌苔根部腻，色微褐，前半部黄褐而燥，舌质红，脉弦数。有阳明转属少阳之势，拟柴胡白虎汤。处方：柴胡15g，知母10g，生石膏30g，生甘草6g，太子参15g，半夏10g，生姜6g，大枣10g。1剂。

10月27日三诊：体温39℃，但热不寒，微有汗出，口苦口干喜饮水，大便偏稀，日一行，舌苔黄褐而干，舌质红，脉弦细而数。目前湿去热留，拟甘寒清胃法。处方：知母10g，生石膏30g，银花30g，生地12g，麦冬12g，淡竹叶10g，天花粉30g，南北沙参各15g，滑石15g，生甘草6g。2剂。

10月29日四诊：体温降至38℃，口已不苦，略有口黏，口干喜饮，全身有微汗出，精神较佳，大便调，舌略有津，脉弦细稍数，拟甘苦合化阴气之法。处方：知母10g，生石膏30g，银花30g，生地12g，麦冬12g，马尾连10g，黄芩10g，玄参12g，丹皮10g。2剂。

10月31日五诊：体温降至37.7℃，仍口干喜饮，有汗不多，虚羸少气，纳可，大便调，舌苔仍黄褐，舌质红有津，脉弦细稍数。拟竹叶石膏汤加减，甘寒清热，养阴益气。处方：淡竹叶10g，生石膏30g，太子参30g，半夏10g，麦冬12g，生甘草6g，银花30g，生地12g，马尾连10g，生姜6g，大枣10g。2剂。

11月1日，体温降至正常，于11月15日出院。

二、讨论分析

湿温一病，发于夏至之后，以长夏季节为多见。这一时期，由于天暑下迫，地湿上蒸，人处气交之中，常易感受暑湿之邪而发病。王孟英指出："既受湿又感暑也，即是湿温。"吴鞠通云："长夏初秋，湿中生热，即暑病之偏于湿者，多曰湿温。"由于湿为重浊阴邪，病发徐缓，其来由渐，其性氤氲黏腻。今湿与热相合，更难速解，故湿温证病程较长，证候变化亦甚复杂。湿温为病，上焦为少，中焦病变最多，主要涉及脾胃。薛生白曰："湿热病属阳明太阴者居多，中气实则在阳明，中气虚则在太阴。病在二经之表者，多兼少阳三焦，病在二经之里者，每兼厥阴风木。"章虚谷云："湿土之气，同类相召，故湿热之邪，始虽外受，终归脾胃。"说明湿热之证必然伴有脾胃症状。吴鞠通亦谓："湿之人中焦，有寒湿，有湿热，有自表传来，有水谷内蕴，有内外相合。"并指出："自表传来，一由经络而脏腑，一由肺而脾胃。水谷内蕴，肺虚不化气，脾虚不能散津，或形寒饮冷，或酒客中虚，内外相合，客邪既从表入，而伏邪又从内发也。"吴氏指出外感湿邪，由表入里，是属新感；而平素脾虚生湿，是有伏邪在内；内外相合，即是新感引起伏邪。以此来解释湿虽属外受，但必同时伴有脾胃症状。薛生白亦说："太阴内伤，湿饮停聚，客邪再至，内外相引，故病湿热。此皆先有内伤，再感客邪，非由腑及脏之谓。若湿热之证，不夹内伤，中气实者，其病必微。或有先因于湿，再因饥劳而病者，亦属内伤夹湿，标本同病。然劳倦伤脾为不足，湿饮停聚为有余，所以内伤外感孰多孰少，孰实孰虚，又在临证时权衡矣！"薛氏指出湿热不夹内伤，即中气实者，病情必轻，当属新感；如果内伤夹湿，虚实夹杂，病情复杂，当属新感引起伏邪，亦即内外相引，标本同病。薛生白还提出湿热证的提纲是："湿热证，始恶寒，后但热不寒，汗出胸痞，舌白，口渴不引饮。"吴鞠通亦说："头痛恶寒，身重疼痛，舌白不渴，脉弦细而濡，面色淡黄，胸闷不饥，午后身热，状若阴虚，痛难速已，名曰湿温。"均指出湿温初起的典型见证。由于初起湿邪在表，阳气为湿所遏，故感恶寒，同时常伴有身热不扬、头痛身困等湿郁之象，与寒邪在表之证显然不同。因湿热之证多属新感引起伏邪，故同时多见脾胃症状，初起即使邪尚在表，亦每多兼有胸脘痞闷、舌苔白、口渴不欲饮水及大便稀溏等里湿表现。湿温之证初起热虽不甚，但必然逐渐化热，热处湿中而留恋气分，故由恶寒转为但热不寒，有汗不解，舌苔亦可由白而转为黄腻。根据临床症状，还可辨其湿重于热或热重于湿。但无论湿热孰轻孰重，蕴蒸日久，终归化热化燥，可变为热盛伤津的腑实证。如传营入血则证治与湿温大致相同；但邪入营血易损伤血络而致大便下血，如治不及时，每因出血过多而导致气虚欲脱。湿为阴邪，如留恋过久，亦能伤人阳气，这点是与其他温病不同之处。

吴鞠通在上焦湿温提出治禁有三，即："汗之则神昏耳聋，甚则目瞑不欲言；下之则洞泄；润之则病深不解。"冒湿之证为外感湿邪，湿在肌表，仍宜辛芳宣透为佳。《感证辑要》的藿朴夏苓汤临床运用于外感湿邪，效果较《温病条辨》的三仁汤要好，即是加强了芳香宣透的作用，使肌表之湿邪得以汗解。当然，湿病之汗解，应遵仲景"若治风湿者，发其汗，但微微似欲汗出者，风湿俱去也"，不可大发汗，以免形成坏病。至于湿温证之用下法，当用于化热化燥成腑实证之际；润法亦只是用于湿从热化伤阴之时，不可不知。

湿温病有时以发热为主症，热度可达39℃～40℃以上，若见其高热而不加细辨，往往误用寒凉，直折其热。但湿热交互，如油入面，热寓湿中，郁而不宣，缠绵难愈，冒进寒凉，更致湿遏热伏，禁锢难出，非但热势不减，且拖延病程，变生他患。亦有误以辛温发之，或误以阴虚滋之，非助其热，即恋其湿。湿温病的临床表现错综复杂，因人而异，并随人体正气的盛衰而转化，阳气旺者易趋燥化而伤阴血，阳气虚则易趋寒化而伤气分。因此，必须详察脉症，观其转化，不可胶柱鼓瑟。

例一为湿温初起，冒湿以后，湿遏卫气，如湿邪伤表，尚未化热，可用芳香辛散之品以透邪外出；如湿邪内郁化热，湿热相合，则宜芳香渗利之剂，以祛湿泄热。本例是湿郁肺卫，逐渐化热入里，表里同病，故宜芳香渗利之剂，使表里湿热俱解。本例发热两周，开始是下午发热，颇似"午后身热，状若阴虚"，故曾在院外被误认为阴虚发热，投养阴清热之剂治疗未效。因服退热片出汗而热退，不出汗则体温又见上升，体温变化已不规则，故时有汗而时无汗。湿郁于肺胃，清阳被阻，故症见头痛。湿性重着，客于肌表，故周身乏力，身重嗜卧。湿阻于胃，气机不畅，乃至脘腹胀闷，不思饮食，口渴而不欲饮水，舌苔厚腻。湿郁化热，故有口唇干燥，大便呈初头硬之状，厚腻之苔亦带黄色。因尚有未至腑实之燥结，故大便初头硬，后必溏稀。因湿热充斥表里，故宜芳香合淡渗法，清解表里之湿热，以藿朴夏苓汤合六一散加减，使表里内外湿热俱解。方以藿香芳香、竹叶辛凉以祛在表之湿热，杏仁宣利肺气以化湿，蔻仁、厚朴、陈皮、半夏温胃理气以燥湿，苡仁、茯苓、六一散以清热而渗湿于下，共为芳淡宣化、清热渗利之剂，使表里之湿内外分解，湿去则热无所据，热去则湿无所附，而使病程中断，不使湿热胶结，传营入血，再生其他变证，故易向愈。

例二与例三均属湿温，但前者湿重，后者热重。湿重者，多兼少阳三焦之证，故有寒热往来，初以宣化三焦兼以和解少阳为治。二诊寒热往来见减，苔腻胸闷亦好转，但水湿下趋，腹泻加重，故采用柴桂干姜合五苓散加减以和解少阳，兼化湿利水。三诊寒热往来已除，少阳因泻转痞，故以半夏泻心汤加味治之。柯韵伯曰："伤寒五六日，误下后，心下满而胸胁不满者，则去柴胡生姜，加黄连干姜以和之，此又治少阳半表半里之一法也。"本例虽未误下，但原即有下利不解，故可见痞，亦符合《伤寒论》所描述的临床过程。热重者则可化燥，故开始以清胃泻热合苦辛之法以祛湿，药后心下痞满减轻，但突有寒战高热，似有转属少阳之热，乃以柴胡白虎汤治之，则又呈但热不寒，为湿热化燥，故取甘寒清胃法，体温逐渐下降，燥象亦减，进甘寒后，又微有湿象显露，继进甘苦合化阴气之法，湿象渐除，口黏消失，最后以甘寒清热、养阴益气收功。

伏暑病例讨论

一、病例介绍及治疗经过

患者鄂某，女，19 岁，工人，病历号 14359。患者 7 天前曾微有畏寒发烧，疲乏无力。3 天前去游行回来，觉口干苦，饮冷水后，当晚有寒战高烧，体温 39.6℃ 不降，1976 年 10 月 23 日以高烧待查收入住院。查体温 39.8℃，神清，皮肤及巩膜无黄染，全身皮肤未见皮疹及出血点，颈软，心界不大，心率 120 次 / 分，律齐，未闻及病理性杂音，两肺呼吸音正常，腹部平软，右上腹有压痛，肝在右肋下可及，墨菲征可疑，脾在左胁下可及，神经反射正常，舌苔白厚腻，脉象弦数。化验：血白细胞 7600/mm³，中性 68%，淋巴 32%。

住院一周内，体温呈弛张型，最高为 39℃～40.4℃，服退烧药后，体温降至正常，但 2～3 小时后又上升至 39℃ 以上。查疟原虫（－）；肝功能：谷丙转氨酶 165～284 单位；肥达试验：入院后第 5 天查"H"1：80，"O"、

"甲""乙"阴性；再隔4天查"H"1：320，"O"1：80，"甲"1：80，"乙"阴性；再隔4天又复查，未见继续增高；血嗜伊红细胞直接计数2次均为220/mm³；胸片（－）；心电图示窦性心动过速；血培养：有金黄色葡萄球菌。尿及大便培养3次均为（－）。

在治疗上，1周内曾用过青霉素、四环素、链霉素，症状未见减轻，体温仍在39.5℃而转我病区，乃停用抗生素，亦未输液，单纯中医中药治疗。

中医辨证：初起有寒热，舌苔白腻，脉象弦数，有湿热见证。继则寒战高热汗出，形如疟状，目前但热不寒，口干唇燥，大渴喜凉饮，面赤，口苦黏腻，胸腹扪之灼手，大便日行一次，黏滞不爽，溲黄而热，脉象滑数有力，苔褐根部黄腻、舌质红绛，证属伏暑，系夏令感暑湿之气，至秋复加新凉而发。观其病程变化，苔由白腻转为黄褐，乃暑湿化燥之象。身热面赤，口干唇燥，渴喜冷饮，乃暑热在气分之证。舌质红绛则又为暑热伏于营分之征，乃是气营两燔，治当气营两清，方从《温病条辨》玉女煎去熟地牛膝加细生地玄参方加味治之，少佐苦寒以燥湿，药用：

生石膏60g，知母12g，玄参12g，细生地24g，麦冬18g，淡竹叶9g，银花30g，连翘12g，黄芩12g，黄连末（冲）3g。

服药：药后体温退至38℃，汗出、口苦、饮冷等症好转。小溲转清，大便通畅，精神转佳，苔由黄褐转为薄黄，舌质由红绛变为淡红，脉来细数，此属营热转气，病有缓解之势，乃投白虎汤加减，增入解肌之柴葛及辛凉之品，以图清泄气分之邪热，药用：

生石膏60g，知母12g，葛根12g，柴胡9g，薄荷（后下）6g，淡竹叶12g，银花30g，连翘30g。

上方服三剂后，体温降至37℃。又投三剂，体温为36℃，病向告愈，惟伏暑之邪伤及胃阴，治当益胃养阴，虑及余邪未尽，尚有复发之变，辛凉之品仍当酌情增入，药用：

银花15g，连翘15g，淡竹叶9g，麦冬9g，沙参9g，细生地24g，苡仁30g，山药15g，扁豆12g。

服上方五剂后，热未再发，纳谷大增，二便畅通，夜寐亦酣，精神舒畅。血培养（－），住院共19天，痊愈出院。门诊复查肝功能正常。

二、讨论分析

关于本病的西医诊断，入院时曾做血培养，1周内培养出金黄色葡萄球菌，加之体温呈弛张热型，肝脾大，肝功能不正常，金黄色葡萄球菌败血症的诊断似可成立。但未问出发病前的外伤史，查体亦未发现皮肤破损及感染病灶，皮肤亦无出血点，血白细胞未见增高，是否与应用抗生素有关，但体温在应用抗生素期间并未下降，似难用金黄色葡萄球菌败血症解释。入院后曾做肥达试验，最初"H"1：80，"O""甲""乙"阴性，4天后复查"H"1：320，"O"1：80，以后又复查"O"抗体凝集效价未见继续增高，白细胞一直不高，可考虑诊断为"伤寒"，但患者无表情淡漠，皮肤亦未见玫瑰疹，血嗜伊红细胞直接计数在正常范围内，无相对缓脉，多次大便培养及尿培养均为（-），"伤寒"的临床表现殊不典型，可能与注射过疫苗有关。至于谷丙转氨酶增高，也可以伤寒性肝炎解释，一般伤寒性肝炎可伴有肝大及肝功能损害。

中医诊断，根据临床表现及季节，当属伏暑。中医以暑温发于夏至以后，湿温发于夏秋之交，伏暑则发于处暑以后。何廉臣云："病发于处暑以后者，名曰伏暑，症尚浅而易治。发于霜降后冬至前者，名曰伏暑晚发，病最深而难治。其伏邪往往因新感引发，如叶香岩先生曰：伏暑内发，新凉外束，秋冬之交，确多是症，或因秋燥，或因冬温，触引而发者，数见不鲜。"本例发于霜降前7天，与伏暑晚发相近。由于暑必夹湿，暑温、湿温、伏暑，均呈湿热见症，故《温病条辨》云："伏暑、暑温、湿温，证本一源，前后互参，不可偏执。"既然都有湿热见证，为何病名不同，可能古人是受时令季节的影响而定名的缘故，如春病风温，夏季则病暑，长夏病湿温，秋季病秋燥，冬则为冬温，但秋冬发病如见湿热之证，则无以名之，认为是夏伤于暑，暑被湿遏而蕴伏，乃至秋冬发病，故名伏暑。暑邪蕴伏之原因，中医认为和内因有关，《温病条辨》指出伏暑的原因是"气虚不能传送暑邪外出"，说明了正气虚损是伏暑的病因。

关于伏暑的辨证，何廉臣云："春夏间伏气温热，秋冬间伏暑晚发，其因虽有伤寒伤暑之不同，而其蒸变为伏火则一，故其证候疗法大致相同，要诀在先辨湿燥，次明虚实，辨得真方可下手。"俞根初认为，伏暑邪气伏藏有在气在营之别。在气与在营，与病人的体质有关，如邵新甫说："凡六气伤人，因人而化，阴虚者火旺，邪归营分为多；阳虚者湿胜，邪伤气分为多。一则耐清，一则耐温，脏性之阴阳，从此可知也。"《温病条辨》对伏暑的辨证是以有汗、无汗辨虚实，舌白、舌赤辨邪在气分或营血。一般伏暑由于新感诱发，故发病初起有卫分表证，但里有湿热见证，有邪在气分及邪在营血之别。

邪在气分为伏暑夹湿，邪在营血为伏暑化燥。在卫分表证解除后，邪在气分每多出现暑湿郁蒸少阳胆经的见症，寒热如疟，脘痞苔腻，午后身热，暮夜尤剧；暑热欲蒸迫外泄，又为湿邪所阻，故天明得汗，诸症稍见减轻，但胸腹灼热不除；暑湿积滞阻于肠道，则大便黏滞不爽，或腹满痛拒按。在舌诊上初起舌苔白腻而厚或满布如积粉，继则由白转黄，甚或转灰转黑，暑湿化燥则舌苔干燥。邪在营血则一开始即见营分症状，寒少热多，日轻夜重，目赤唇红，面垢齿燥，心烦恶热，躁扰不宁，口干不喜饮，胸腹亦是灼热如焚，剧则谵妄瘛疭，舌色鲜红起刺，甚则红绛起裂。邪由营分转出气分，苔始渐布薄黄或上罩薄腻苔，如红中夹黑苔或红中夹黄黑起刺，则病情较重。

伏暑的治疗，邵新甫说："夫暑与湿为熏蒸黏腻之邪也，最难骤愈……叶氏宗刘河间三焦论立法，认明暑湿二气，何者为重，再究其病，实在营气何分……在上者以辛凉微苦，如竹叶、连翘、杏仁、薄荷之类；在中者以苦辛宣通，如半夏泻心之类；在下者以温行寒性，质重开下，如桂苓甘露饮之类；此皆治三焦之大意也。或有所夹，又须通变。至于治气分有寒湿之别，寒者宗诸白虎法及天水散意，温者从乎二陈汤及正气散法。理营分知清补之宜：清者如犀角地黄加清心之品；补者有三才复脉等方。又如湿热沉混之苍术石膏汤，气血两燔之玉女法，开闭逐秽与牛黄及至宝、紫雪等剂，扶虚进姜附及两仪诸法，随其变幻，审其阴阳，运用之妙，存乎心也。"

本例在病程中，舌苔由白腻转为黄褐，并有口干唇燥，大渴喜凉饮，为伏暑化燥之象，但口苦黏腻，大便黏而不爽，舌苔根部黄腻，又属夹有湿象，舌质红绛则邪在营血，因此临床上有气营两燔表现，自可按温热气营两清之法治之。《温病条辨》有"太阴温病，气血两燔者，玉女煎去牛膝加玄参主之"，方以知母、生石膏清气分之壮热，生地、麦冬、玄参以清营分之伏热，再加银翘、竹叶之辛凉，使在营血之暑热得以外泄，少佐芩连苦寒之品以燥其湿，服药二剂后，最后体温由39.5℃降至38℃，苔由黄褐转为薄黄，舌质红绛转为淡红，均示营血之邪已转气分，病势缓解，乃去清营凉血之品，增入柴葛之解肌。六剂后，病已告愈，但因伏暑之邪伤及胃阴，病人由实转虚，又虑其余邪未尽，乃以益胃养阴，佐以辛凉之剂而收功。

秋燥病例讨论

一、病例介绍及治疗经过

病例一

常某，女，64岁，病历号11694，因发热两天于1976年9月7日住院。患者昨日上午开始恶寒战栗，全身不适，头痛，服去痛片后畏寒减，但仍有发热无汗，干咳气短，口干渴喜饮，胃脘胀满，不思饮食，尿黄量少，大便每日一次，因今日体温至39.8℃，乃急诊住院。

体格检查：精神差，沉默嗜睡，不时呻吟。面色无华，口唇干燥，咽稍发赤。心肺未见异常，腹部平坦柔软，无压痛，肝脾未触及。

化验室检查：白细胞10200/mm³，中性81%，淋巴18%，单核1%，胸部透视：未见异常。

中医辨证：时值秋令，近日秋阳似曝，感之则病温燥，故病见发热无汗之燥热在表，干咳无痰之燥热伤肺，唇口干燥、口渴喜饮之燥热伤津，脉象浮数，舌苔薄黄而干，舌质红，治以辛凉甘寒之剂，以银翘汤加味：

银花藤30g，连翘10g，淡竹叶10g，生甘草10g，细生地12g，芥穗10g，云茯苓12g，麦冬12g，板蓝根12g，玄参12g，苏叶10g，薄荷6g。

一剂药后汗出，次晨体温下降至37.2℃，但大便次数增多，昨夜四次，稀水便，无脓血，无腹部下坠及肛门灼热感。患者仍闭目嗜卧，少气懒言，已无咳嗽，但仍口唇干燥，舌质红而少津，舌苔厚微黄，脉象浮滑而数。因出汗较多，轻度脱水，予静脉补液，用5%葡萄糖盐水500mL静脉滴注一次。中医辨证属燥热下移大肠，即肺燥肠热之证，改用葛根芩连汤加味：

葛根15g，黄芩12g，马尾连18g，生甘草6g，银花藤30g，广木香2g。

上方服一剂后，体温正常，大便减少，精神好转，表情愉快，饮食增加，又服一剂后，大便减为日一次，软便，舌苔消退，脉象和缓，痊愈出院。

病例二

孟某，女，40岁，病历号200613，患者素体阴虚，1977年深秋天凉，感冒后咳嗽来院门诊治疗，自觉畏寒肢凉，体温不高，鼻鸣而塞，干咳痰少，不易咯出，咽喉干燥，唇干口渴，喜饮热水，脉象沉细，舌红少津，舌苔薄白。症属凉燥伤肺，以苦温甘辛之剂治之，方用杏苏散加减：

杏仁 10g，苏叶 10g，橘红 10g，清半夏 10g，茯苓 10g，炙甘草 6g，桔梗 10g，枇杷叶 12g，枳壳 10g，前胡 10g，海浮石 12g，海蛤壳 12g。

上方连服十二剂，咯痰较爽，咳嗽亦减，鼻塞已除，咽干唇干均减，脉仍沉细，舌红苔薄，再以上方增入贝母 10g、天花粉 20g，又服六剂，咳嗽基本消失。

二、讨论分析

秋燥是感于秋令的急性热病，秋季多晴无雨，气候干燥，肺为燥金之脏，感而成病则属新感，可分温燥及凉燥类，温燥属热，凉燥属寒。俞根初云："秋深初凉，西风肃杀，感之者多病风燥，此属燥凉，较严冬风寒为轻；若久晴无雨，秋阳似曝，感之者多病温燥，此属燥热，较暮春风温为重。"俞氏指出燥凉、燥热之不同，不仅有助于辨证，而且也能作为选方用药的根据。

温燥者，燥袭肺卫，症见发热、微恶风寒、头痛少汗等燥热在表之象，燥邪伤肺则有干咳少痰、咽干鼻干唇干等燥伤肺津之象，甚则燥伤血络而有咯血。凉燥者，其症偏寒，因兼见寒凉之气，故初起恶寒较重，但凉燥易于化热，化热以后则与温燥并无区别。

温燥的治疗：喻嘉言制订清燥救肺汤为辛凉甘润之法，辛凉以宣透在表之燥热，兼甘润生津而复肺阴，俾津复以透邪外达。吴鞠通用桑杏汤，亦辛凉甘润之剂，正如吴鞠通所谓："乃《素问》所谓燥化于天，热反胜之，治以辛凉，佐以苦甘法也。"如果燥热较甚，则可用辛凉甘寒之剂，如《温病条辨》中的银翘汤、减味竹叶石膏汤、竹叶玉女煎，各方皆以银翘、竹叶、生石膏之辛凉，合冬地、知母的甘寒构成，随症加减，用于温燥或燥热化火之证。

凉燥的治疗，伤于燥凉之咳，治以苦温，佐以甘辛，正为合拍，杏苏散即苦温甘辛之法，因外感燥凉，故以苏叶、前胡之辛温达表，甘、桔从上而开，枳、杏、前、苓从下而降，则鼻塞可通，其咳可止。如燥凉化热，则桑杏汤、清燥救肺汤等，又皆可用之。

秋燥间有夹暑湿内伏而发者，一般可分夹湿、化火两类。夹湿者为肺燥脾湿，症见初起恶寒，寒已发热，鼻唇先干，咽喉干痛，气逆干咳，肢懈身痛，渴不思饮，饮水即吐，烦闷不宁，胸胁胀痛，大腹满痛，便泄不爽，溺短赤热，舌苔白滑。化火者为肺燥伤热，症见喉痒干咳，口唇干燥，咳甚咯血，腹部发热，大便水泄，或有下坠，或有肛门热痛，舌红少津，苔黄干燥。肺燥脾湿者，先宜辛凉解表，轻清化气，气化而湿开，湿去则暑无所依，其热自退；肺燥肠热者，则宜甘凉合酸苦寒之剂，清润肺燥并坚肠，可使肺燥得润，肠热得去。

例一，初按温燥治疗，因燥邪伤及肺气，气为邪阻，不能布津，外通毛窍，故身热无汗；又不能布津上濡清窍，故口干喜饮，唇口干燥，舌红而干，治疗如纯用辛凉尚感不够，温者宜凉，燥者宜润。故以辛凉合甘寒之剂，一剂而汗出，体温下降。表热虽除，但在内之燥热尚重，下移大肠，以致大便稀水四次，虽无肛门灼热，但仍有唇燥舌红，舌苔厚而微黄，脉象浮滑而数，则属温燥夹暑湿化火之证，亦即肺燥肠热。喻嘉言用阿胶黄芩汤甘凉复酸甘寒之剂，清润肺燥，甘以坚肠，本例之所以单纯用葛根芩连汤苦寒坚肠者，因同时辅以输液，纠正了患者之脱水少津，燥得以润，故可无须再用甘润，以免有利肠之弊，中西医结合治疗，而使病程缩短，故能迅速治愈。

例二为凉燥，其症鼻鸣而塞，干咳痰少，咽喉干燥，唇干口渴，但喜饮热水，且畏寒肢冷，恶寒较重。舌苔薄白，虽有化热之趋势，但其证尚属偏寒，故以苦温甘辛之剂，从阳化而胜阴，用杏苏饮加减治之，症状减轻而消失。

冬温病例讨论

一、病例介绍及治疗经过

患者韩某，女，34岁，病历号14437。因咳嗽伴胸痛七天于1976年11月30日住院。患者七天前开始畏寒发热，伴咳嗽胸痛，曾在某医院检查诊断为大叶性肺炎，因对青霉素过敏，用卡那霉素肌注两天后，体温略减，由39℃以上降至38℃左右，但咳嗽胸痛不减，并咯痰带血，乃停用卡那霉素来我院门诊服中药治疗，因当时尚有发热，予辛凉解表、清肺化痰之剂，方用麻杏石甘汤加味后，汗出热退。但痰仍带血，咳嗽胸痛，头晕气短，口干欲饮，纳食欠佳，二便尚调。

体格检查：体温 36.9℃，脉搏 92 次 / 分，呼吸 24 次 / 分，咽无充血，唇无发绀。两肺呼吸音清晰，未闻及明显啰音。心界不大，心音规律无杂音，腹部平坦软，肝大剑突下 4.0cm，软，稍有压痛，右肋下未及，脾未触及，神经反射正常。胸部透视：右肺中野可见大片状淡薄阴影，斜位可见斜行三角形阴影，意见为右中叶大叶性肺炎。化验室检查：白细胞 7300/mm^3，中性 60%，淋巴 32%，嗜酸 8%，肝功能检查正常。

中医辨证：脉沉细，舌质红，苔薄黄，原系冬温，服辛凉之剂，汗出表解，但温邪袭肺，热灼肺络而咯痰带血，表热虽除，咳嗽未已，口干喜饮，气短胸痛，乃气阴已虚，肺热未清，又夹痰湿。拟养阴益气、清肺化痰之剂，方宗竹叶石膏汤合二陈汤加味，药用：

党参 15g，麦冬 12g，清半夏 10g，橘红 10g，茯苓 12g，炙甘草 6g，淡竹叶 10g，前胡 10g，桔梗 10g，枳壳 10g，生石膏 24g，杏仁 10g。

上方服一周后，咳痰带血消失，但痰呈白色黏痰，有时痰色稍黄，胸痛减轻。仍宗前旨，按原方加白前 10g，郁金 10g，以后又加海浮石、海蛤壳各 24g，以加重宽胸理气、止咳化痰之作用。又服一周后，咳嗽大减，咯痰减少，已无胸痛，脉仍沉细，舌质红而苔薄腻，仍属气阴两虚夹有痰湿，改用生脉散加味，药用：党参 18g，麦冬 12g，五味子 10g，杏仁 10g，橘红 10g，瓜蒌 18g，大贝母 10g，郁金 10g，枳壳 10g，海浮石 24g，海蛤壳 10g。

上方服五剂后，胸部透视：右中叶肺炎已全部吸收，出院。

二、讨论分析

冬温、风温、春温是一类疾病，冬温是冬季的急性热病，而风温及春温则是春季的急性热病。古人以季节来区分并命名各种急性热病，在立冬以后、立春之前发病者称为冬温，而在立春以后、夏至以前发病者则属风温、春温。至于本病的病因，古人认为是感受温邪所致，如叶天士云"冬令应寒，气候反温，应藏反泄，即能致病，名曰冬温"、"风温者，春月受风，其气已温"，虽然有冬温与风温之不同，但实际上是一种病，故王孟英说"冬月天暖，所感亦是风温"，吴坤安说："凡天时晴暖，温风过暖，感其气者，即是风温之邪"。说明了本病的病因是在温暖的条件下，感受温邪而引起。一般认为冬温、风温均属新感，至于春温则是伏气温病，主要根据《内经》"冬伤于寒，春必病温"而来。故雷少逸云："春温之病，因于冬受微寒，伏于肌肤而不即发病……加感外寒，触动伏气乃发焉。"俞根初说；"伏温内发，新感外来，有实有虚，实邪多发于少阳募原，虚邪多发于少阴血分、阴分。"章虚谷云："冬感伏于少阴，郁而化热，乘春阳上升，而外发者……"我们不必追究其邪伏于何处，从临床角度来说，主要辨别春季的急性热病，何者是风温，何者属春温，亦即区别何者为新感，何者属伏邪。一般在急性热病初起阶段都出现表证，用解表剂治疗后，汗出热退，症状消失，多认为属于新感；如果一发病即显露内热甚重，很快化燥伤阴，病程较长，症状较重者，则认为属于伏邪。但大部分伏邪，往往在新感症状出现以后，变化迭出，病程延长，故称为新感引动伏邪，古人有"新感无伏邪不张，伏邪无新感不动"之说，即指此而言。由于冬温病程经过与风温相同，又都认为是属于新感，而春温病程虽与之亦相似，但认为是伏邪，故于此稍加讨论之。

因为新感与伏邪在临床上是有区别的，由此可以认为古人的伏邪学说还是有一定意义的，古人看到了在同一季节的急性热病，病情有轻重，病程有长短，乃创立伏邪学说，不仅对辨证治疗上产生了积极的作用，对预防养生学方面也有重要影响，并强调了内因在发病学上的重要位置。既然如此，四季的各种急性热病都有新感、伏邪之分，而不必仅是春季急性热病有风温、春温之分了。即使是冬温也应有新感与伏邪之分，故俞根初将冬温分为冬温兼寒（新感）与冬温伏暑（伏邪），以冬温复感冷风而发者，病浅而轻；冬温引动伏暑内发者，病深而重。此说可资参考。

冬温的辨证：叶天士有"温邪上受，首先犯肺，逆传心包"之说，首先犯肺是指新感温病，逆传心包则含有伏气温病之意，因为病轻者不会逆传心包，心包为代心用事，邪犯少阴邪伏之地，说明开始首先犯肺为新感，而新感引动伏邪，故见逆传心包，病情严重，不是按正常的卫气营血传变。而是绕过气分，由卫分直入营血，逆传则可以认为是有伏邪的因素了。王孟英云："邪从气分下行为顺，邪入营分内陷为逆也。"为什么有的病人没有逆传，有的病人却发生逆传？这可以用中医伏邪学说来解释，所谓伏邪在内，郁久化热，新感引动则伏邪外发。实际上伏邪学说是从临床表现推断而来，恐怕是以体质上内有伏热以致出现新感引动伏邪外发的情况。故出现内热燔灼、神昏谵语等症状。现代医学中的大叶性肺炎合并中毒性休克、慢性气管炎感染严重时出现的肺性脑病，皆可以认为是逆传心包，亦皆可认为是有伏邪的因素在内而引起的。因此中医的伏邪学说还是有一定的意义的。

本例初起的临床表现在肺，肺合皮毛，主人身之表，故开始畏寒发热；肺主气，温邪犯肺而肺气不宣，则可见咳嗽气短等症。邪在肺卫，病势尚轻，如治疗及时，即可使邪从外解，而汗出热退；如邪不外解，进一步可以顺传入中焦气分，逆传则邪入心包。本例开始用麻杏石甘汤辛凉之剂，病势得挫，体温得降，能顺利恢复，不至因邪热炽盛而传中焦，当然更不会发生逆传心包，因此可以认为中医在急性热病的初起治疗，即采用宣达解表一类的方剂，可能对某些急性热病有中止病程的作用，或者有缩短病程经过、减轻临床症状的作用，这一经验不容忽视。

叶天士对冬温、风温的治疗，认为："初因发热喘嗽，首用辛凉清肃上焦，如薄荷、连翘、牛蒡、象贝、桑叶、沙参、栀皮、姜皮、花粉；若色苍，热甚烦渴，用石膏、竹叶辛寒清散……若日数渐多，邪不得解，芩连、凉膈亦可用……病减后余热，只甘寒清养胃阴足矣。"本例首用辛凉得效，故病程甚短，如果治疗不及时，邪热传至中焦则可能出现高热汗出、口渴脉洪之白虎汤证，或身热不已、胸膈灼热、口渴便秘、唇焦舌燥的凉膈散证等，这样必然使病程延长。本例患者在表解以后，显露气阴两伤。余热留肺，乃改用益气养阴、清肺化痰之剂，以竹叶石膏汤加味，最后以生脉散加味，终于使右叶肺炎全部吸收，痊愈出院。

湿热下利病例讨论

一、病例介绍及治疗经过

温某，女，83岁，病历号8379。因发烧一天并脓血便三次入院。患者发病前一天曾吃桃子2个，次日下午即发冷发热，体温达39℃，今晨开始腹痛、里急后重伴脓血便三次。体检：轻度脱水状，体温38.4℃，血压100/70mmHg，心律不齐，偶有期前收缩，两肺呼吸音未见异常，腹部稍有凹陷、柔软，左下腹部有压痛，肠鸣音亢进。大便镜检为黄色黏液便，白细胞满布，红细胞6～10个，舌苔腻，根较黄，脉象滑数、偶见促象。证属湿热下痢，治以苦寒清热：白头翁、马齿苋各30g，黄连、葛根各15g，黄芩、黄柏、秦皮各9g，白芍12g，广木香6g，甘草6g，水煎服；并同时输入5%葡萄糖盐水1000mL，以纠正其轻度脱水，次日大便一次，腹痛减轻，体温正常，第三天未解大便，第四天大便无脓血，无腹痛及腹部压痛，大便培养入院时为宋氏痢疾杆菌，一周后大便培养（－），出院。

二、讨论分析

痢疾是以腹痛、下利赤白脓血、里急后重为主症的疾病，多发于夏秋季节。按病机分则有湿热痢、寒湿痢之不同，湿热痢多呈急性发病，湿热痢迁延日久可以转变为寒湿痢。湿热痢在《内经》谓之"肠澼"，《难经》称之为"大瘕泄"，《伤寒论》有热利下重与下利便脓血亦是本病；至晋唐方称痢疾，《诸病源候论》有"赤白痢、血痢、脓血痢、热痢"等名称，《千金要方》指出"大凡痢有四种，冷、热、疳、蛊，冷则白，热则赤，疳则赤白相杂……蛊则纯痢瘀血"，《外台秘要》对痢之分类更多，并提出滞下、重下等症状。金元时代则对本病了解更多，由于能互相传染，故又称"时疫痢"，如《丹溪心法》指出："时疫作痢，一方一家，上下传染相似。"《肘后方》还有"天行诸痢"之称，《兰台轨范》又有"暑毒痢"之名，皆说明本病有明显的季节性与传染性。

痢疾的发病，与外伤湿热、饮食不节有关，内因则责之于脾胃虚弱，如《证治汇补》指出："饮食不节，起居不时……闭塞滞下，为飧泄肠澼，滞下者，谓气食滞于下焦；肠澼者，谓湿热积于肠中，即今之痢疾也。故曰无积不成痢，痢乃湿热食积所致。"又说："生冷油腻，留滞于内，湿蒸热瘀，伏而不作，偶为调摄失宜，风寒暑湿，干触移浊，故为此疾。其病多发于夏秋者，因脾主长夏，脾感酷暑，肺金亦病，至秋阳气收敛，火气下降，肺传大肠，并迫而为病也。"其病机一般认为是暑湿或热毒侵于胃肠，或夹有食积，肠胃气血阻滞，气血与暑湿、热毒、积滞相搏结，脏腑气闭而滞下不爽，气血凝聚化为脓血而赤白相兼，乃成痢疾。

关于湿热下痢的治疗原则，倪涵初提出四忌，即一忌温补，二忌大下，三忌发汗，四忌分利。对本病的恢复有一定帮助，但湿热、热毒壅遏太甚，三焦不能宣通，饮食不能容纳，气闭不得升降，则非用大黄推荡之品不易奏效。一般以苦寒清热、调气和血、通腑导滞等法治之。

本例急性细菌性痢疾，中医辨证属湿热下痢，故宜苦寒清热，方用白头翁汤合葛根芩连汤加减，加马齿苋以加强清热作用，表里双解，故体温得以迅速下降；加木香以治后重，即所谓调气则后重自除；加白芍合甘草为芍药甘草汤，以缓急止痛。诸药合而为苦寒清热、调气燥湿之剂，由于患者为83岁高龄，未用通腑导滞之剂，亦获较好效果。

急性肾炎案

病例一

刘某，男，6岁，门诊病例，因上呼吸道感染后一周，出现眼睑浮肿，查尿蛋白（++），红细胞2～6个，白细胞0～1个，颗粒管型0～1个，目前仍有咽痛，稍有咳嗽，脉细数，舌红苔薄黄，拟疏风散热佐以渗利，用越婢五皮饮加减：方以麻黄3g，生石膏15g，杏仁3g，生甘草3g，桔梗3g，桑白皮10g，陈皮6g，茯苓皮15g，大腹皮6g，冬瓜皮15g，服药三剂，眼睑浮肿消炎，咽痛、咳嗽减轻，尿蛋白（+），镜检（-），又继服一周，尿检（-），以养阴清热善后，银花10g，麦冬10g，生地6g，女贞子6g，旱莲草6g，益母草15g，白茅根15g。继服二周，复查尿常规（-）。

病例二

薛某，男，32岁。病历号8568，因面部水肿5天住院，血压140/100mmHg，尿检查：蛋白（++），白细胞0～2个，红细胞0～1个，脉弦滑，苔黄稍腻，单纯以五皮饮加减治疗37天，痊愈出院，出院时查尿蛋白（-），白细胞0～1个，血压为120/80mmHg。

病例三

唐某，男，9岁，病历号42821。因血尿2天来院，诊断为急性肾炎，当时可见肉眼血尿，排尿时有灼热感，但无尿痛，脉弦、舌苔黄腻，单纯以小蓟饮子加减治疗三剂后，尿色渐淡，尿常规：蛋白（+）或极少，红细胞由满视野减至8～10个，但血沉为39mm/h，仍以小蓟饮子加减，以后稍有水肿改用大橘皮汤加减，肿消后以六味地黄调补而愈。

按：急性肾炎面部或眼睑浮肿，多归入风水范畴，治当疏风利水，病例一仍有风热犯肺之征，结合眼睑浮肿，故以越婢五皮饮加减治之，病例二单纯面部浮肿，亦属风水，但未予疏风宣散，而予渗利水湿，亦获良效。急性肾炎恢复期的治疗可根据病情，如舌红脉细者，可养阴兼清余热；如舌淡脉弱者，可益气健脾；如苔腻舌红者，可清热利湿或芳香化湿。一般急性肾炎恢复期不宜用温肾治疗，金匮肾气丸之类最好不用，以免发生副作用，或影响病情恢复。急性肾炎如果是以血尿为主者，一般无明显浮肿，多属风热犯肺，或阴虚内热导致血热妄行所致，如仍有风热犯肺症状者，可用银蒲玄麦甘桔加丹皮、大小蓟、益母草、白茅根治之；如无风热犯肺症状，宜清热凉血，可用小蓟饮子治之，病例三即以小蓟饮子加减而使血尿消失。

慢性肾炎案

病例一　慢性肾炎脾肾气虚案

郭某，男，32 岁，门诊病历号 211206。2 年前曾因急性肾炎住院 62 天。出院时尿蛋白痕迹：红细胞 0 ～ 2 个，白细胞 1 ～ 2 个。以后尿检查一直不正常，尿蛋白（＋）～（＋＋），红细胞 40 ～ 60 个，颗粒管型 0 ～ 1 个，自觉腰困背酸，腿膝软怯，频频遗精，精神萎靡，舌淡红润，脉象虚软，予芡实合剂 42 剂，尿检查蛋白微量，红细胞 1 ～ 3 个，白细胞：0 ～ 1 个，腰困背酸及腿膝软怯消失，遗精也消失，精神旺盛，继以健脾固肾治之，方用黑大豆 30g，黄芪 15g，党参 9g，山药 9g，白术 9g，芡实 15g，金樱子 30g，茯苓 9g，服 20 剂后，尿检查蛋白（－），红细胞（－），白细胞 0 ～ 1 个，再服 20 剂，以巩固疗效。

按：本例属脾肾气虚，故以芡实合剂治疗，药后症状消失，蛋白亦转阴。脾肾气虚用健脾固肾之剂治疗，要注意病人一般无明显水肿者较为适宜，如有水肿则固肾之品可使尿量减少，水肿加重，如果病人无明显症状者，由于蛋白尿的中医病机考虑是脾肾气虚所致，也可用健脾固肾之剂治疗，如参苓白术散加金樱子、补骨脂，或五子衍宗丸加参、芪等，根据以脾虚为主或肾虚为主分别选用之。

病例二　慢性肾炎脾肾阳虚类

王某，男，26 岁，病历号 35027。因浮肿腰痛 2 年余而住院。血压 110/80mmHg，下肢浮肿不明显。化验：尿蛋白（＋＋＋＋），红细胞 0 ～ 1 个，白细胞 0 ～ 1 个，透明管型 0 ～ 1 个，颗粒管型 1 ～ 2 个，酚磺酞排泄试验 9%（2 小时），白蛋白为 2.1g%，球蛋白为 1.5g%，胆固醇 320mg%，诊断为慢性肾炎。入院后因面色㿠白，口淡不渴，畏寒肢凉，腰痛脉虚，舌淡而润，以金匮肾气丸、济生肾气汤加黄芪调理 4 个月，尿蛋白减至（＋＋），停用黄芪，单纯以补肾为主，尿蛋白又增至（＋＋＋），乃再度用黄芪合桂附八味，后改为附子汤合黄芪，一月余，尿蛋白微量，白细胞 0～2 个。酚磺酞排泄试验 33%（2 小时），血浆白蛋白增至 4.5g%，球蛋白 1.8g% 出院。

按： 本例属脾肾阳虚，故以桂附八味加黄芪，或附子汤加黄芪治疗后，尿蛋白减至微量，白蛋白上升，酚磺酞排泄试验亦明显好转。脾肾阳虚多半原即属脾肾阳虚水肿，水肿消退后而脾肾阳虚仍未恢复，故继续温补脾肾可以获效。由于现在激素的大量滥用，目前脾肾阳虚病例已比较少见。

病例三 慢性肾炎肾阴不足案

苗某，男，23 岁，住院号 30816。因面部及下肢浮肿 8 月余，诊断为慢性肾炎肾病型。在外院经中医治疗后，浮肿完全消失而住院。检查：血压 120/80mmHg，尿蛋白（+++），白细胞 0～1 个，透明管型 0～1 个，红细胞 0～3 个，白蛋白 1.8g%，球蛋白 2.1g%，胆固醇定量为 304mg%，酚磺酞排泄试验 28%（2 小时）。入院时因头痛腰酸，脉弦细数，苔薄质稍红，认为属水肿消后有肾阴不足现象，乃用六味地黄加麦冬、知母、桑寄生治疗十天后，因面部疖肿改用清热解毒、凉血消肿之剂，治疗一月疖肿反复，仍以六味地黄汤、杞菊地黄汤、知柏地黄汤加减，治疗 4 月余尿蛋白减为（+），后因睡眠不好，以六味地黄丸合天王补心丹内服 3 个月，结果：尿蛋白微量，镜检仅白细胞 0～1 个，酚磺酞排泄试验为 64%（2 小时），白蛋白为 4.2g%，球蛋白为 1.8g% 而出院。

按： 本例水肿消退后出现肾阴不足，故以养阴清热治疗，曾有面部疖肿改用清热凉血之剂，疖肿平复后仍以养阴清热治疗，终于尿蛋白减至微量而出院。肾阴不足病人目前比较常见，临床上有肺肾阴虚、心肾阴虚、肝肾阴虚等不同，同时也可见肝阳上亢、下焦湿热等兼夹症，故辨证对应详加辨认，有助于提高疗效。

病例四 慢性肾炎气阴两虚案

郝某，男，24 岁，住院号 14234，因慢性肾炎急性发作住院，全身浮肿，并有胸水。化验检查：白蛋白 0.8g%，球蛋白 2.4g%，总胆固醇 744mg%，水肿消退后经过一年尿蛋白始终在（+++）～（++++），红细胞 3～4 个，白细胞 0～1 个，颗粒管型 0～1 个，根据病人临床表现为全身乏力、腰酸而痛，手足心热，口干而不欲饮，脉弦细，舌体稍胖大而质较红，认为属脾肾气阴两虚，予参芪滋肾汤加减，服药 3 个月，症状消失，尿蛋白痕迹，镜检（-），复查白蛋白 4.2g%，球蛋白 2.6g%，总胆固醇 232mg%。

按： 气阴两虚是临床上比较多见的证型，其中尤以脾肾气阴两虚（即脾气虚肾阴虚）更为多见，其他尚可有心肾气阴两虚、肺肾气阴两虚等。脾肾气阴两虚有偏脾气虚或偏肾阴虚之不同，因此在治疗上也略有侧重。另外气阴两虚还可有肝阳上亢、中焦湿热、下焦湿热等兼夹症，在治疗上也应注意。滋肾汤是我院协定处方，其组成为四物汤、二至丸、三妙散合方加益母草、白茅根，具有滋养肝肾、活血化瘀、清化湿热的作用，再加参芪，则全方以益气养阴为主，兼清化、活血，三法合用，符合本例病机，故治疗后症状消失，尿蛋白痕迹。

病例五　慢性肾炎气血两虚案

张某，女，38岁，住院号25894，因反复眼睑及下肢浮肿3年而住院，并有腹胀尿少，胸闷气短，恶心呕吐。查体呈慢性病容，心肺无异常，腹水征明显，腹围94cm，化验：尿蛋白（++），红细胞0～2个，白细胞0～3个，白蛋白为1.8g%，球蛋白为1.4g%，胆固醇定量7.4mg%，诊断为慢性肾炎肾病型，入院后用健脾行气利水法，以大橘皮汤加车前子治疗12天后，水肿腹水完全消失，腹围减至68cm，自水肿完全消失后，初以金匮肾气丸调补半月，尿蛋白增至（+++），以后用参芪合五苓散治疗半月，尿蛋白一度下降至（+）后，又增至（+++），由于患者月经量多，一般相隔半月即月经来潮，同时面色无华，有气血不足之象，乃改用气血双补法，用香砂六君子加当归、八珍汤、四君合当归补血汤等治疗20天后，尿蛋白减为（++），又以六君子汤调补10天，尿蛋白减至微量，但因腰酸齿痛，曾予改用归脾汤合金匮肾气丸治疗10天，尿蛋白又增至（+++），经过会诊又改用气血两补法，用保元合当归补血汤加减，服药一周，尿蛋白无明显变化，因腹泻又用实脾饮加减半月，腹泻消失后仍改用香砂六君子汤加首乌、丹参、四物汤及归芍六君子汤加减治疗40余天，最后尿蛋白稳定在（+）出院。白蛋白为3.0g%，球蛋白为1.8g%，酚磺酞排泄试验为21%（2小时）。出院后半年复查，尿蛋白少量，镜检查白细胞0～1个外，余均（-）。

按：本例水肿消退后，因月经量多，临床表现为气血两亏，用温补脾肾则尿蛋白增加，用气血双补则尿蛋白减少，因此最后仍以气血双补收功。

病例六　慢性肾炎阴阳两虚案

张某，女，45岁，因腰痛、晨起面部浮肿，查尿不正常已2年来诊。一般尿蛋白（++）～（+++），红细胞0～2个，白细胞0～3个，颗粒管型0～1个，诊断为慢性肾炎普通型，肾图：双肾功能正常，惟自觉畏寒肢冷，但手足心热，口干喜热饮，大便干结，夜尿多色清，舌体胖大，舌质略红，脉象沉细，予地黄饮子去石菖蒲、远志、生姜、大枣、薄荷，加丹参。治疗三月余，尿蛋白微量，镜检（－），上述症状消失，乃予金匮肾气丸与六味地黄丸交替服，以巩固疗效。

按：本例属阴阳两虚，故治疗用阴阳两补而收效。阴阳两虚多为气阴两虚进一步发展而来，一般气阴两虚亦可见畏寒而手足心热，但气阴两虚不能耐受热药，如用桂附后则"上火"，而阴阳两虚则能耐受热药。地黄饮子为刘河间方，用于瘖痱，因阴阳两虚而有顽痰阻络者，本例用此方加减，使阴阳两虚得以纠正，而使尿蛋白也减至微量。

病例七　慢性肾炎脾虚夹瘀案

梁某，女，36岁，反复面部及下肢浮肿及尿检不正常已5年。每因感冒、咽痛，尿蛋白则增加至（++++），一般在（++）～（+++）左右，月经期间有腹痛，全身不适反应，经服当归芍药散加味三个月，尿蛋白微量，维持三个月左右，又因扁桃腺经常化脓，尿蛋白增至（++）～（+++），于当归芍药散加忍冬藤、金莲花、生地、玄参治疗，未用抗生素，2个月后尿蛋白又减至微量。以后虽有感冒，而尿蛋白增至（+），数天即恢复，效果比较巩固。

按：本例因月经期间腹痛，故用当归芍药散治疗。当归芍药散为调肝脾、理气血、利水湿之方，本例反复浮肿，脾虚而水湿贮留，加之经期腹痛，又有肝郁气滞，瘀血内阻，故用是方可以获效，因常有咽痛、扁桃腺化脓，故增入清热凉血之品，而使尿蛋白减至微量。

病例八　慢性肾炎合并荨麻疹案

王某，男，48岁，门诊病历。患者患荨麻疹13年，并曾一度出现血尿，经治疗后血尿止。6年前发现尿中有蛋白及红细胞，且随荨麻疹之休作而波动，近来荨麻疹复发，周身瘙痒，有突起之风团，皮肤划痕症阳性。全身乏力，口干喜饮，手足心热，纳食尚可，尿黄，大便调，腰部作胀，右侧为甚，舌红有裂纹，唇暗，尿常规：蛋白（++），红细胞8～9个，证属血燥生风，治以活血祛风，用当归饮子加减（当归、川芎、赤芍、生地、桃仁、红花、生首乌、生黄芪、牛蒡子、蝉衣、丹皮、浮萍、白蒺藜、白鲜皮、防风），服药一个月后症状消失，两个月后尿蛋白降至微量，继以本方加减以巩固疗效。

按：慢性肾炎合并荨麻疹者，每因荨麻疹之休作，尿检改变明显。本例即是如此，从活血祛风论治，不但能使皮疹消失，而且对尿检也有改善作用。

病例九　慢性肾炎合并丹毒案

李某，男，18岁，住院号17139，因浮肿、蛋白尿一年余住院，诊断为慢性肾炎肾病型，因水肿较著，有胸水、腹水，在院外用激素治疗未效，乃转我院，查尿蛋白（++++），白细胞 0～1 个，红细胞 2～4 个，颗粒管型 0～1，白蛋白／球蛋白 =1.8/3.4，总胆固醇 654mg％，入院后辨证初为脾肾阳虚，乃以实脾饮、济生肾气汤加减治疗，浮肿减轻。3 个月后出现寒战高热，体温 39.5℃，右下腹疼痛，右腹股沟连及右大腿内侧红肿热痛呈片状，诊断为合并丹毒，予大剂五味消毒饮加玄参、丹皮、生地等内服，外敷如意金黄膏，治疗七天，丹毒痊愈。以后用清热养阴之剂，以六味地黄汤加忍冬藤、野菊花、益母草、白茅根等，病情好转，出院时尿蛋白（++），继续门诊调治一年余，以益气养阴、活血清利之剂治疗，尿蛋白减至微量，白蛋白／球蛋白亦恢复至 3.0/2.4，总胆固醇 254mg％。

按： 本例由阳虚转变为热毒壅盛，与院外用大量激素有关，亦与入院后用温阳利水药治疗有关，促使病情化热，合并丹毒，经大剂清热解毒凉血之剂治疗后，丹毒痊愈。热毒伤阴，病情由原来阳虚转变为阴虚，乃以六味地黄汤加清热凉血之品，病情好转，尿蛋白减至微量。

病例十 慢性肾炎合并支气管扩张案

翟某，男，54 岁，工人。因下肢浮肿，尿检不正常 17 个月，于 1981 年 7 月 7 日以慢性肾炎肾病型入院。入院时见下肢浮肿，按之凹陷，腰酸胀痛，神疲无力，溲黄而少，大便溏薄。纳食尚可，口渴而不欲饮，睡眠不好。入院后经用健脾益肾之剂治疗四个多月，浮肿明显消退，腰酸亦减，大便成形，睡眠转佳。然于 11 月中旬和翌年元月下旬，两度外感发烧，致病情反复。烧退后仍咳嗽气喘，尤以晨起为甚，咯痰量多，色黄而黏，且浮肿加重。查舌质偏红，脉弦略滑，遂以清解肺热、健脾利水之剂，调理两月余，然症状未见明显改善。

4 月 22 门诊：胸闷气喘，咳嗽痰多，色黄而黏，偶夹血丝，大便溏稀，手足欠温，下肢微肿，舌淡苔白腻，脉沉弦。脉症合参，证属上热下寒，当以清上温下为治。麻黄升麻汤主之。

麻黄 6g，升麻 10g，当归 6g，知母 6g，黄芩 10g，玉竹 10g，炒白术 10g，干姜 6g，白芍 10g，天冬 6g，桂枝 10g，茯苓 15g，生石膏 10g，甘草 6g。

4 月 30 门诊：上方连进 8 剂，咳喘明显减轻，痰中已无血丝，大便转软，手足渐温，但下肢仍有轻度浮肿。原方加桑白皮 10g，冬瓜皮 15g，再进 5 剂，于 5 月 5 日病情好转出院。

按： 麻黄升麻汤载于《伤寒论》356条，"伤寒六七日，大下后，寸脉沉而迟，手足厥逆，下部脉不至，喉咽不利，唾脓血，泄利不止者，为难治，麻黄升麻汤主之"。笔者认为，本汤证是指"肺痈"一类疾患。肺胃热盛，因误施下法，病由太阳阳明合病转入厥阴，以致出现上热下寒之证。本例既往有支气管扩张宿疾，因感受外邪（合并感染），而反复高热，并有咳喘，痰多色黄，夹有血丝，其证属肺热咳喘无疑，然素本脾肾阳虚，故大便稀溏，手足欠温。分析其病机恰与麻黄升麻汤证相符，故用麻黄升麻汤清上温下使病情好转。

慢性肾炎水肿案

病例一　慢性肾炎脾虚水肿案

陈某，男，53岁，住院号8859，因全身水肿反复发作4年，此次浮肿10天住院。入院时，腹水征明显，腹围86cm，下肢水肿较著，化验室检查白蛋白1.0g%，球蛋白1.8g%，总胆固醇定量394mg%，血沉113mm/h，非蛋白氮64.5mg%，二氧化碳结合力53.76容积%，诊断为慢性肾炎肾病型，入院后中医辨证属脾虚水肿，予五苓散加黄芪、车前子、陈皮后，尿量增至每日1500mL左右，10天后腹水消失，以后方中加入党参、阿胶，尿量在1000mL以上，终于下肢水肿消失，出院时尿蛋白仍为（++）。非蛋白氮正常。白蛋白/球蛋白=2.0/1.8。

按： 脾虚水肿治宜健脾利水，本例以五苓散加味，尿量增多，水肿逐渐消退。慢性肾炎肾病型由于高度水肿，可以有一过性的氮质贮留，随着水肿消退，则氮质贮留现象自然恢复，不可误认为慢性肾功能不全。

病例二　慢性肾炎脾虚水肿转为阴虚水肿案

谢某，男，47岁，住院号18961，因水肿9个月住院。入院后两下肢凹陷性水肿，腰背部也有凹陷性水肿。化验室检查：白蛋白1.6g%，球蛋白2.0g%，总胆固醇320mg%，尿素氮17.3mg%，酚红排泄试验73%（2小时），尿常规：蛋白（++++），红细胞1～3个，白细胞0～2个，24小时尿蛋白定量7.15g。诊断为慢性肾炎肾病型。入院后中医辨证为脾虚水肿。以防己黄芪汤合五苓散加减治疗，水肿逐渐消失。因用药偏燥，治疗过程中舌质由淡转红，由润转干，脉象变为沉细有阴伤现象，此时尿量反而减至每日 600mL 左右，尿黄有热感，水肿反复，两下肢及腰背水肿又较明显，方改用知柏地黄汤加车前子、牛膝治疗。2 天后尿量又增至 1300～1600mL，一周后水肿又基本消失。尿蛋白仍为（++++），镜检（-），24 小时尿蛋白定量 4.8g。

按：慢性肾炎虽然病程缠绵，但中医证型并非固定不变，常可因用药、感染等因素，使证型转变。本例原为脾虚水肿，以健脾利水治疗，水肿逐渐消退，但因健脾药多温燥，利水药又可伤阴，以致证型由脾虚转变为阴虚，此时如仍用健脾利水，尿量不但不能增加，反而减少，改用养阴利水之剂后，尿量又见增多，水肿逐渐消退。

病例三　慢性肾炎脾肾阳虚水肿案

王某，女，26 岁，住院号 18988，因浮肿反复发作一年余而住院。入院时尚有畏寒肢冷，腰酸腰痛，腹胀尿少，倦怠无力，食欲不振，恶心欲呕等症状，查体：血压 110/70mmHg，面色㿠白，心肺无明显异常，腹部膨隆，腹水征明显，腹围 85cm，肝脾未触及，下肢亦有水肿。化验：尿蛋白（++），白细胞 0～4 个，颗粒管型 0～1，酚磺酞排泄试验 26%（2 小时），胆固醇定量 560mg%，白蛋白 1.2g%，球蛋白 1.8g%，诊断为慢性肾炎肾病型。入院后中医辨证属脾肾阳虚，最初以五苓散加减，尿量略增，以后又入金匮肾气丸包煎，尿量增至 1000mL 左右，以后方中加入附片，尿量保持在 1400mL 左右，终于腹水及水肿完全消失。出院时尿蛋白未见改善。

按：阳虚水肿治当温阳利水，最初以五苓散治疗，温阳之力不足，加入金匮肾气丸包煎，则尿量增多，以后又加入附片则尿量继续增多，可见温阳药结合渗利之剂，可使尿量增加，水肿逐渐消退。本例水肿消退即出院，尿蛋白尚未见改善，一般水肿消退后，根据辨证继续治疗，可使尿蛋白逐渐减轻。

病例四　慢性肾炎肾阳虚损水肿案

张某，女，28 岁，住院号 26294，患慢性肾炎十余年，经常腰痛，尿蛋白时多时少，多则 24 小时定量达 12g，少则也有 3～4g，反复出现浮肿，每因感冒、劳累则加重，近日因搬家劳累又见加重。入院时查尿蛋白（++++），24 小时尿蛋白定量 5.7g，白蛋白/球蛋白为 2.4/2.8，肾功能正常，舌淡胖，苔白润，脉沉细，眼睑及下肢浮肿，腰酸冷痛，乏力，畏寒肢冷，小便量少，每日约 600mL，大便偏稀，每日 2～3 次，中医辨证属肾阳虚损兼有水湿，治以温肾利尿，用济生肾气汤加大腹皮，五剂后尿量增至每日 1000mL，又服十剂，眼睑及下肢浮肿基本消失，守方一月，浮肿全消，畏寒肢冷消失，脉沉弱，舌稍胖，苔薄白，尿蛋白（++），24 小时尿蛋白定量 3.1g，又以温肾健脾之剂治疗近二月，尿蛋白转阴，白蛋白 / 球蛋白为 3.7/2.3。

按： 本例为肾阳不足兼有水湿，治以温肾利水，水肿逐渐消退，最后以温肾健脾收功。用济生肾气汤是取其阴中求阳之意，张景岳说："善补阳者，必于阴中求阳，阳得阴助，则生化无穷。"

病例五 慢性肾炎气阴两虚水肿案

刘某，男，19 岁，住院号 27009，患慢性肾炎一年余，近半月因感冒后症状加重，下肢水肿，腰酸腰痛，乏力胫软，纳差腹胀，手足心热，大便偏稀日一次，小便少而黄，舌质暗红少苔，脉沉细，化验检查尿蛋白（++++），颗粒管型 0～1，24 小时尿蛋白定量 6.4g，白蛋白 / 球蛋白为 3.05/2.85，肾功能正常，中医辨证属气阴两虚，予参芪地黄汤加桑寄生、牛膝、车前子等，服药五剂后，尿量增加，下肢浮肿逐渐消退，纳食增加，腹胀好转，服药 1 个月后腰酸胫软明显减轻，体力增加，手足心热消失，大便正常，尿蛋白（++），24 小时尿蛋白定量降至 2.1g；继续以参芪地黄汤加减治疗三月余，症状全部消失，尿蛋白转阴。

按： 本例轻度水肿，中医辨证为气阴两虚，以益气滋肾之参芪地黄汤加牛膝、车前子等治疗，小便增多，使下肢浮肿逐渐消失，守方四月余，尿蛋白转阴。

病例六 慢性肾炎气滞水肿案

冯某，女，33 岁，病例号 26435，诊断为慢性肾炎肾病型，入院时水肿明显。化验检查：白蛋白 1.9g%，球蛋白 2.8g%，总胆固醇 7.4mg%，尿检查蛋白（+++），酚磺酞排泄试验 14%（2 小时）。入院后因有气滞腹胀用大橘皮汤治疗，使水肿逐渐消失，但仍纳差、腹胀，尿蛋白未减，改用香砂六君子汤调补近 2 个月，终于尿蛋白微量。酚磺酞排泄试验增至 57%（2 小时）而出院。

按： 气滞水停，治当行气利水，本例用大橘皮汤疏利气机，气行则水行，使尿量增多，水肿逐渐消退，水肿消退后仍有脾虚症状，故用香砂六君子汤调补，终于使尿蛋白减至微量而出院。

病例七 慢性肾炎湿热水肿案

蔡某，男，住院号 17633，因慢性肾炎 6 年住院。入院后检查：白蛋白 1.6g%，球蛋白 1.8g%，总胆固醇 476mg%，尿素氮 22.2mg%，酚红排泄试验：60%（2 小时），尿蛋白（++++），白细胞，0～1 个，红细胞 0～1 个，颗粒管型 0～1，24 小时尿蛋白定量 4.5g，诊断为慢性肾炎肾病型。住院期间曾用健脾利湿之剂，尿量不多，下肢呈可凹性浮肿，因面部痤疮较多，改用清热利湿之剂，用萆薢分清饮（《医学心悟》方）萆薢、丹参、车前子、茯苓、白术、黄柏、菖蒲、莲子心等治疗，尿量增多，下肢浮肿基本消失而出院，出院时尿蛋白（++），红细胞 0～2 个。

按： 本例最初属脾虚水肿，因湿郁化热，使病情转变为湿热水肿，用程氏萆薢分清饮清热利湿，则尿量增多，水肿消失，尿蛋白亦见减轻。

病例八　慢性肾炎脾虚及气滞水肿案

钟某，男 23 岁。住院号 17337，因眼睑及下肢浮肿一月余而住院。同时尚有腹胀尿少，查体：血压 130/100mmHg，眼睑浮肿，心肺无异常，两胸下部叩浊，腹部腹隆，腹水征明显，腹围 76cm，下肢亦有明显水肿。化验：尿蛋白（++++），红细胞 0～2 个，白细胞 0～1 个，颗粒管型 0～1，透明管型 0～1，胆固醇定量为 748mg%，白蛋白 1.2g%，球蛋白 2.0g%，胸透示两侧胸腔积液，诊断为慢性肾炎肾病型。入院后初以健脾行气利尿为治。尿量由 400mL 增至 1000mL 以上，以后合并用禹功散攻水，每日一次，每次 10g，共三次，20 天后腹胀减轻，因泻水后小便减少每日仅 350～500mL，以后单纯以行气利水为治，用五皮饮加木香、槟榔、厚朴、茯苓、泽泻、滑石等缓图。结果尿量又增至 1000～1500mL，浮肿逐渐消退，20 天后腹水征（-），腹围 66cm，惟尿蛋白仍为（+++），红细胞及白细胞各 0～2 个。

按： 本例脾虚及气滞水肿，经健脾行气利水后，尿量增加，其间配合小量攻泻逐水法，以禹功散（黑白丑、小茴香、木香）泻水三次，攻补兼施，以后又以行气利水为治，终于使水肿消退。攻泻逐水法现在不作为常法应用，因为攻泻可以伤正，大剂量攻泻逐水，可使正气更虚，反而不利病情，小剂量虽然可用，但必攻补兼施，且应间断应用，庶可不至伤正，有利于病情的恢复。

隐匿性肾小球疾病案

病例一　脾气虚损蛋白尿案

熊某，女，11 岁，门诊病例，于 1982 年 7 月 16 日体检时发现尿蛋白（++），无浮肿，活动及感冒后尿蛋白可增至（+++），曾在外院诊断为

"隐匿性肾炎"，治病年余未效，于1983年10月18日来诊。一般尿蛋白（＋）～（＋＋）左右，已除外直立性蛋白尿，平时易疲乏，常感冒，咽痛，纳差，大便偏稀，日1～2次，小便调，舌胖大质稍红，苔薄白，中医辨证为脾气虚损，拟益气健脾，方用加减参苓白术散，又加金樱子10g，芡实15g，服药12剂，查尿蛋白痕迹，以后仍以该方继续服用4个月左右，尿蛋白多次检查均为（－），后因感冒或换方尿蛋白出现（＋），续予加减参苓白术散后，尿蛋白即转阴，至1985年5月复诊时，尿蛋白仍为（－）。

按： 本例因脾气虚损，故治以加减参苓白术散健脾益气，使脾气摄精，则尿蛋白消失，虽然治疗效果较佳，但仍需巩固疗效，以免反复。本例尿蛋白转阴后又继续治疗一年余。

病例二　脾肾气虚蛋白尿案

李某，男，32岁，1989年3月3日初诊，门诊病例。因体检发现尿蛋白（＋＋）已2年，服肾炎四味片治疗未效来诊。自觉除偶有腰酸外，无明显不适感，查尿蛋白（＋＋），镜检（－），血压130/70mmHg，脉沉缓，舌淡胖大苔薄，因无症状，按脾肾气虚论治，用芡实合剂加桑寄生15g，服药1个月，尿蛋白（＋），镜检（－），仍按原方继服3个月，尿蛋白在转阴～（＋），其间感冒一次，尿蛋白增至（＋＋），一周后又降为（＋），因仍无症状，照常工作，又予芡实合剂加味治疗3个月，尿蛋白痕迹或微量，至1990年6月复诊，尿蛋白仍为微量，镜检（－）。

按： 本例因无症状，按蛋白尿的中医病机分析，当属脾不摄精，肾不封藏所致，故以健脾固肾治之，用芡实合剂后，尿蛋白逐渐下降，曾有感冒一次，虽然对恢复有些影响，尿蛋白又见上升，但迅速又恢复至原来水平，总共治疗七个多月，尿蛋白减至痕迹或微量，而且效果比较巩固。

病例三　肾阴不足蛋白尿案

吴某，女，16岁，体检时发现尿蛋白已1年余，曾服黄芪、玉米须达半年之久未效，现服肾炎四味片已半年亦未效。查尿蛋白（＋），镜检（－），于1988年11月25日来诊，患者为高中学生，平素无不适感，参加体育活动后，尿蛋白可增至（＋＋），休息后次日查尿仍为（＋），手足心较热，口干喜凉饮，大便干燥，2天一次，小便黄，舌红无苔，脉弦而细，诊为肾阴亏损，予六味地黄汤治疗，服药2个月，尿检无变化，尿蛋白仍为（＋），镜检（－），因有阴虚内热表现，故继续服用六味地黄汤，并加白花蛇舌草30g，石韦30g，益母草30g，白茅根30g，焦山楂15g，1个月后尿蛋白微量～（＋），仍按上方再服 3 个月，尿蛋白维持在微量，嘱间断服药，至 1990 年 9 月已高中毕业，尿蛋白（−）或微量。

按：本例属肾阴不足，因有内热，故单纯以六味地黄汤治疗效果欠佳，加入白花蛇舌草、石韦、焦山楂后，尿蛋白减少。以后我因出国 3 个多月，嘱患者仍按原方继服。效果亦较巩固。阴虚内热者，因肾为水脏，阴虚内热常与水湿相合成湿热，故宜用白花蛇舌草、石韦，以清热利湿，可能有较好疗效。

病例四　气阴两虚蛋白尿案

周某，男，33 岁，1985 年 11 月 5 日就诊。去年患者发现尿检不正常，无明显不适感，在外院做肾穿活检诊为"轻度系膜增殖性肾炎"，临床诊断为"隐匿性肾炎"。目前略有腰酸乏力，纳食正常，口干饮水不多，大便调，尿黄少，舌苔微有黄腻质红，脉弦细。化验检查：内生肌酐清除率 77mL/m，血压 140/90mmHg，尿蛋白（＋＋），红细胞 0～1 个，白细胞 0～1 个。中医辨证属气阴两虚，因小便短黄、舌苔微腻白黄，为兼夹湿热，用参芪地黄汤加味，处方：党参 15g，生黄芪 15g，生地 15g，山萸肉 10g，山药 10g，丹皮 10g，茯苓 15g，泽泻 15g，知母 10g，黄柏 10g，砂仁 6g，服药一个多月，尿蛋白痕迹，继服该方加减，舌苔黄腻消退，去知柏，腰酸明显加桑寄生，睡眠不好加炒枣仁、五味子，乏力减轻去黄芪，党参改为太子参，或加入益母草、白茅根等，调治半年，除偶见一次尿蛋白（＋）外，余均微量或（−），又调治半年巩固疗效，血压正常，肌酐清除率 106mL/m，尿蛋白（−）。

按：本例临床诊断为隐匿性肾炎，因尿蛋白量不多，肾功能正常，中医辨证为气阴两虚，故用参芪地黄汤获效。气阴两虚有偏气虚、偏阴虚的不同，前者我喜用参芪地黄汤，后者多用大补元煎。

病例五　外感风热血尿案

孙某，女，17 岁，1988 年 4 月 22 日就诊，因急性扁桃腺炎而发热咽痛，次日出现肉眼血尿，如洗肉水样红色，无尿频、尿痛，经注射青霉素后，肉眼血尿消失，已一周，仍有镜下血尿，尿常规蛋白微量，镜检红细胞满视野，白细胞 2～3 个，自觉除仍有咽痛外，无腰痛，但口干喜凉饮，大便偏干，2 天一次，小便黄赤，脉象细数，舌红苔薄黄，风热之邪尚未全解，仍以疏风散热，佐以养阴凉血治之，予加味银翘汤加大小蓟各 15g，一周后咽痛消失，尿检蛋白（−），红细胞减为 3～5 个，白细胞（−），仍按原方继服 2 周，尿蛋白（−），红细胞（−）。为巩固疗效，又按原方再服 2 周，尿检蛋白（−），红细胞（－）。

按：本例因外感风热后出现血尿，治之疏风散热，养阴凉血，清上而治下，使镜下血尿消失，盖亦"伏其所主，先其所因"也。

病例六　肾阴不足血尿案

杨某，女，28岁，门诊病例，患者于感冒发热后出现肉眼血尿，经某医院肾穿活检诊为"IgA肾病"，曾用激素、雷公藤治疗无效，平素尿检镜下血尿一直存在，红细胞10～30个左右，尿蛋白（±）或（－），每因劳累或感冒后即出现肉眼血尿，病程已有一年余，近日又因感冒出现肉眼血尿，症见腰酸腰痛、咽干咽痛、口干喜饮、纳食尚可、大便偏干、小便如洗肉水样红色，舌质暗红，舌苔薄黄微腻，脉象弦细，证属肾阴不足，阴虚内热，血热妄行，近因外感风热，两热相合，症情加重，拟滋肾化瘀合疏散风热，予滋肾化瘀清利汤合银蒲玄麦甘桔汤四剂，肉眼血尿消失，咽干咽痛减轻，尿检蛋白（±），红细胞5～8个，继用滋肾化瘀清利汤调治两月余，尿检蛋白（－），红细胞（－），为巩固疗效，以本方加减又调治两月，尿检仍正常。

按：本例初诊因同时兼夹外感风热，故滋肾清利合疏风散热治之，风热外邪已去，则单纯滋肾清利合活血凉血之剂治疗，故效果明显。凡血尿患者不宜见血止血，用大量炭类固涩，即使用之亦无效，反而留瘀为患，导致病程迁延，凡出血则必有瘀滞，故于滋肾中佐以凉血活血，其效必著。

慢性肾衰案

病例一　慢性肾衰脾虚肝郁案

王某，女，42岁，住院号18052，因头晕八个月住院，入院前查血色素5.6g%，尿素氮42mg%，二氧化碳结合力44.8体积%，酚红排泄试验0%（2小时），尿常规：蛋白（＋），白细胞0～2个，颗粒管型0～1，肾图示双肾功能重度受损。既往有慢性肾盂肾炎十余年，诊断为慢性肾盂肾炎，肾功能不全，继发性贫血。入院后主要表现为头晕恶心，时有呕吐，胸闷胁痛，全身乏力，纳食不香，尿量少，大便时干时稀，下肢轻度浮肿，面色苍白无华，舌质淡嫩体胖，边有齿痕，舌苔薄腻，脉象沉细稍弦，中医辨证为脾虚肝郁，以疏肝健脾治之，方用香砂六君子汤合逍遥散加味，以东北人参10g另煎兑入，每日一剂。治疗后头晕消失，纳食增加，未再恶心呕吐，尿量由原来450mL增至1500～2000mL，下肢浮肿全消，胸闷胁痛亦除，继守原方治疗，共服药55剂，尿素降为28mg％，血色素上升为7.9g％，住院2个月，好转出院。继续门诊随诊，迄今已五年，病情稳定，面色红润，尿素氮22mg％，血色素上升为12.8g％，酚红排泄试验增至25％（2小时）。

按：慢性肾衰以正虚为主者应扶正为主，本例脾虚肝郁，以香砂六君子汤合逍遥散治之，症状减轻，尿量增加，尿素氮下降，血色素上升，病情稳定。

病例二　慢性肾衰阴虚阳亢案

程某，女，41岁，住院号16009，因发现高血压及尿检查不正常八年，最近腰痛，面部及下肢水肿一年住院，入院后检查：血压168/106mmHg，尿素氮81.6mg％，二氧化碳结合力44.8体积％，酚红排泄试验4％（2小时），诊断为慢性肾炎高血压型，慢性肾功能不全。自觉头痛头晕，口干口苦，胸中有热，喜冷饮，有时鼻衄，脉象沉稍弦，舌质红有瘀点，中医辨证为肝肾阴虚，肝阳上亢，夹有瘀血，以养阴平肝之建瓴汤加味治疗半月，尿素氮降为54mg％，血压为160/90mmHg，因见舌有瘀点，改用血府逐瘀汤加味，尿素氮反上升至80mg％，于是又改用建瓴汤加味，服药26剂后，复查尿素氮39mg％，二氧化碳结合力58.24体积％。

按：本例肝肾阴虚，肝阳上亢，故以建瓴汤养阴平肝，扶正为主，亦可使尿素氮下降，病情稳定。慢性肾衰病人如果血压偏高者，应很好控制血压，能否控制血压对病情稳定有很大关系，如果血压不能控制，则病情将加速恶化。舌有瘀点，虽有瘀血但不重，故仍以扶正治疗为妥。

病例三　慢性肾衰气阴两虚案

程某，女，51岁，住院号16171，经常反复尿频、尿热、尿痛，病已十余年，因恶心呕吐、头晕乏力三天住院。入院后检查：尿素氮91.2mg％，二氧化碳结合力44.8体积％，血色素7.5g％，酚红排泄试验0％（2小时），肾图提示双肾功能严重受损，诊断为慢性肾盂肾炎，慢性肾衰竭，继发性贫血。症见面色萎黄无华，面部及下肢轻度水肿，恶心呕吐频作，口中有尿味，口干苦欲饮水，腰酸腰痛，全身乏力，少气懒言，脉弦而细，舌淡胖润有瘀斑，属脾肾气阴两虚夹有瘀血，予参芪地黄汤加味，服药8剂后，恶心呕吐渐止，能进饮食，复查尿素氮29.2mg％，二氧化碳结合力51.5体积％，继续服用上方加减，有时以益气养阴少佐活血之品为治，病情稳定出院。

按： 慢性肾衰气阴两虚较为常见，以扶正益气滋肾法治疗，用参芪地黄汤确可改善气阴两虚的临床表现，亦可使尿素氮下降，有助于病情稳定。

病例四　慢性肾衰脾虚胃弱案

程某，女，58岁，住院号16171。因"慢性肾衰竭，继发性贫血"第二次住院。入院时血色素4.9g％，尿素氮74mg％，肾图提示双肾功能严重受损，其面色萎黄，神疲乏力，纳呆略恶心，舌淡胖润，苔薄白，脉沉弱。予益气健脾醒胃为法，用香砂六君子汤，守方十余剂，患者精神转振，纳食增进，血色素升至6.2g％，尿素氮降为58mg％，病情明显好转。

按： 本例患者第一次住院时，中医辨证为脾肾气阴两虚，经用参芪地黄汤加味后，症状消失，尿素氮下降，病情稳定出院。第二次住院中医辨证则属脾虚胃弱，证型有所转变，故以益气健脾之香砂六君子汤治疗，扶正为主，亦使症状消失，血色素上升，尿素氮下降，病情再次稳定。

病例五　慢性肾衰阴阳两虚案

王某，女，41岁，病历号16367。既往有慢性肾盂肾炎史，最近4个月腰痛乏力，恶心呕吐，化验检查：血尿素氮89mg％，二氧化碳结合力22体积％，诊断为慢性肾盂肾炎合并慢性肾衰竭。入院后有腰痛腰酸，气短乏力，纳差恶心，口苦咽干，渴喜饮水，但身有畏寒，小便清长，大便尚可，脉象沉细，舌质略暗，中医辨证为阴阳两虚，予桂附参芪地黄汤加味治疗。治疗32天，尿素氮由62mg％降为35mg％。

按： 慢性肾衰阴阳两虚，多由气阴两虚进一步发展而来，故治疗可在益气滋肾的参芪地黄汤中，再加温阳的桂附，仍以扶正为主，也可使尿素氮下降，病情稳定。

病例六　慢性肾衰脾肾阳虚夹有水湿案

孔某，男，56岁，住院号18571，患者30多年前因居处潮湿，出现两膝关节疼痛及下肢轻度水肿，遇冷和劳累加重，二十多年前赴西藏高原，发现有高血压，十多年前因洗冷水浴后，关节肿痛复发，逐渐手指关节变形，2年前因外感出现气急心悸，呼吸困难，下肢踝关节浮肿，尿蛋白（+++），红细胞0～1个，白细胞0～1个，在北医三院诊断为：类风湿性关节炎、类风湿性心脏病（二尖瓣狭窄闭锁不全、主动脉瓣狭窄）、类风湿性肾病、继发氮质血症、继发性贫血。治疗后症状缓解，一年前又因外感复发，经治疗未见缓解，转来我院。

入院前检查尿素氮80mg％，血色素5g％，白蛋白/球蛋白＝2.4/3.0，总胆固醇定量295mg%，尿蛋白（++），红细胞0～2个，白细胞0～2个，偶见颗粒管型，肾图示双肾功能严重受损。主要症状为面部及全身水肿，按之凹陷，腹大如鼓，畏寒肢冷，身软乏力，心慌气短，阵发性呼吸困难，时有恶心呕吐，头晕耳鸣，纳食不香，尿黄而少，舌淡胖润，脉弦缓，时见涩象，中医辨证为心肾阳衰，水气泛滥，脾阳不足，气血俱损，水为阴邪，非温不化，拟补命门、温脾阳、壮君火以消阴霾，用真武汤、五苓散、五皮饮加减，服药后尿量逐渐增多，一月后每日尿量达1500～1700mL，腹围由住院时92cm减至80cm，体重由78kg减为60kg，在治疗过程中又加大附子量，每日45g，尿量继续增多，直至腹围减至78cm，体重减为58kg，水肿完全消失，尿素氮由入院后最高114.6mg%降为43.5mg%，患者感神疲乏力，腰酸腿软，脉变细软无力，苔薄白润，乃水邪虽去，元气未复，于真武汤减附子量，加入党参、生芪，以温补脾肾继续调理，病情缓解。尿素氮稳定在40～50mg%之间，血色素6.2g%。

按： 本例入院时脾肾阳虚明显，并有高度水肿，正虚邪实，故宜扶正祛邪，温阳利水，用真武汤、五苓散、五皮饮加减，水肿消退，尿素氮亦见下降，本例因肾功能受损，尿素氮下降至一定程度便不再下降，病情稳定。

病例七　慢性肾衰脾虚气弱夹瘀案

刘某，女，56岁，退休工人，病历号14576。眼睑、四肢浮肿反复发作3年余住院，入院后实验室检查：尿素氮78mg%，二氧化碳结合力42.56体积%，尿常规：蛋白（+），白细胞1～3个，红细胞0～2个，颗粒管型0～1，酚红排泄试验：15分钟1%，30分钟1%，60分钟3%，120分钟5%，诊断为慢性肾炎慢性肾衰竭。目前乏力少气，纳差腹胀，大便偏稀，舌体胖大有齿痕，舌有瘀斑，脉象沉缓，证属脾虚气弱夹有瘀血，拟健脾益气合活血化瘀之剂，以补中益气汤合桂枝茯苓丸加味：

党参15g，黄芪15g，白术10g，当归10g，陈皮10g，升麻10g，柴胡10g，炙甘草6g，桂枝10g，茯苓15g，丹皮10g，赤芍12g，桃仁10g，砂仁6g。

按上方加减服后疲乏少气、纳差腹胀消失，又稍有腰酸腰痛，病情稳定，尿素氮降至20mg%，二氧化碳结合力56.0体积%而出院，共住院一年零两个多月。

按： 本例为脾虚气弱夹有瘀血，正虚邪实，故以健脾益气之补中益气汤合活血化瘀的桂枝茯苓丸加味治之，疲乏少气等脾虚症状消失，尿素氮亦见下降，而使病情稳定。

病例八　慢性肾衰脾肾阳虚夹瘀案

周某，男，61岁，住院号15079，因腰痛尿痛八个月住院，入院前因慢性前列腺炎在外院用庆大霉素治疗后，出现尿少，恶心呕吐，检查：非蛋白氮130mg％，酚红排泄试验0％，血色素5.1g％，虽经治疗效果并不明显，转来我院。入院时查尿素氮117mg％，诊断为慢性肾衰竭，继发性贫血。自觉腰酸胀痛，恶心腹胀，不思饮食，畏寒肢凉，神疲乏力，小便清长，夜尿较多，舌淡而润，脉象沉细，属脾肾阳虚，予参芪济生肾气汤治之，尿素氮下降为59～71mg％，达三个多月之久，未再继续下降，因病久入络，唇色发暗，乃改用温阳益气、活血化瘀之剂，方用补中益气汤合桂枝茯苓丸加菟丝子、覆盆子等，治疗22天，尿素氮由71mg％下降至32mg％，症状亦见好转。

按：本例正虚邪实，故治疗应扶正祛邪，单纯扶正则效果较差，用参芪济生肾气汤治疗三个月，尿素氮虽略下降，但稳定在一定水平上不再下降，改用扶正祛邪后，则尿素氮又见下降，且症状亦见好转。

病例九　慢性肾衰气阴两虚夹瘀案

李某，女，17岁，住院号18184，因紫癜性肾炎、肾性高血压、慢性肾功能不全、继发性贫血住院，入院后查尿素氮62mg％，血色素8.7g％，自觉疲乏无力，腰酸头晕，纳食不香，舌质淡红，脉象弦细，予益气健脾、滋肾养肝之剂，治疗月余，效果不显，尿素氮上升至99.8mg％，月经量多，每次月经后血色素下降至6～7g％，后改用凉血止血方，以犀角地黄汤加味，经量未见减少，尿素氮反上升至120mg％，以后分析病情，患者气阴两虚无误，但月经量多夹有血块，口虽干渴而不欲饮，经来则腰痛腹痛减轻，属有瘀血征象，乃予益气养阴兼活血化瘀，用血府逐瘀汤合生脉散治之，服药一个月，月经量明显减少，尿素氮亦有所下降，为83.8mg％。

按：本例亦属正虚邪实，瘀血突出，正虚为气阴两虚，邪实为夹有瘀血，单纯益气养阴效果不明显，以益气养阴兼活血化瘀后，症状减轻，尿素氮亦有下降。

病例十　慢性肾衰阴虚热结案

邢某，男，30岁，住院号22169。因"慢性肾炎高血压型，合并慢性肾衰竭"住院。入院时尿素氮75.5mg％；酚红排泄试验15分钟7％；双侧肾图示功能重度受损，血压160/120mmHg。患者形体消瘦，腰酸乏力，头晕耳鸣，屡发咽疼及口舌生疮，大便干结，三日一行，呕恶纳呆，皮肤瘙痒，舌红苔黄腻，脉细数而弦。

中医辨证属肝肾阴虚，浊热内结。拟滋阴泄浊为法，选方归芍麦味地黄汤、二至丸加减，并且口服大黄粉每日3g。药后便通苔退，诸症减轻，尿素氮降至52mg%。以后一直服用左归饮加味，培补肾阴，以顾其本，患者神振纳香，二便调，头不晕，咽疼及口舌生疮少发，尿素氮降为19mg%，血压正常，血色素稳定在10g%左右，好转出院。

按： 本例慢性肾衰属肝肾阴虚，浊热内结，治以扶正祛邪，用归芍麦味地黄汤、二至丸，并口服大黄粉，药后便通，尿素氮下降，病情稳定出院。慢性肾衰用大黄治疗有一定效果，但宜在扶正的基础上应用较好，单纯用大黄通腑泻浊，或大黄灌肠，有时尿素氮虽然下降，但正气更虚，反而对病情不利。另外尿毒症晚期亦不宜用大黄治疗，否则亦使病情加重。

病例十一　慢性肾衰用大黄后虚体难支案

李某，女，48岁，门诊病例号221878，因慢性肾炎普通型，慢性肾衰竭，继发性贫血，由某医院转来，当时查尿素氮72mg%，二氧化碳结合力30.7体积%，血色素6.7g%，辨证属气阴两虚，予参芪地黄汤加味治疗，效果尚属稳定，一年后查尿素氮55mg%，二氧化碳结合力35.8体积%，血色素8.6g%，血肌酐7.25mg%，肌酐清除率7mL/min，中医辨证仍属气阴两虚，继续以参芪地黄汤加味调治，遇有外感发热，以小柴胡汤加减一二剂，体温即降，又经过一年病情平稳，尿素氮56mg%，血色素8g%。患者欲求尿素氮进一步下降，于是在某医院内服麦淀粉并加服大黄粉胶囊，每日3g，1个月后复查，尿素氮由56mg%下降为27mg%，血色素由8g%下降至6.2g%，自觉头晕心慌，气短无力，胸闷憋气，并发生一次抽搐，乃又来我院治疗，仍以参芪地黄汤加味治之，2个月后尿素氮有所回升，为58mg%，血色素上升至9g%，乃于该方酌加大黄，病情稳定，近日查尿素氮59mg%，血色素8.2g%，一年后病情仍稳定。

按： 本例为气阴两虚，用参芪地黄汤加味调治，病情稳定，尿素氮维持在50～60mg%之间，患者要求尿素氮进一步下降，用大黄治疗后，尿素氮由56mg%下降至27mg%，但体虚难支，血色素也下降至6.2g%，重新以扶正治疗，虽然尿素氮有所上升，但血色素也上升，尿素氮维持在一定范围内，症状减轻，有助于病情稳定，带病延年。

病例十二　慢性肾衰合并心包炎案

孙某，女，35岁，1982年5月10日入院。发现慢性肾衰已1年。入院前4天因外感发热，导致尿量减少（每日300mL），大便干结（3～4日一行），伴胸闷憋气，难以平卧，心慌气短，呕恶频频，纳食不香。入院时查：患者精神萎靡，面色萎黄，语音低微，口中溺臭，舌淡润、边有齿痕、苔薄白，右脉弦细，左脉细弱。体温正常，尿素氮144mg%，二氮化碳结合力38.1体积%，血红蛋白3.8g%，肾图报告双肾无功能，胸片提示尿毒症性心包炎，心脏各部位均可听到广泛、明显、粗糙的心包摩擦音。诊为慢性肾炎合并尿毒症、尿毒症性心包炎、继发性贫血。中医辨证：肾气衰败，气化无权，湿浊上泛导致关格重症。住院期间，仅予中药，未曾配合血液透析。初予气血注射液（生黄芪、当归）和生脉散注射液静点以益气养阴，仅心慌略减，尔后又投用和胃通腑之剂，便虽暂通，但整个病情仍无起色，患者危在旦夕。经深入剖析病机，我们认为水凌心肺是本病的重点，当务之急宜温阳蠲饮行水，遂改拟苓桂术甘汤合葶苈大枣泻肺汤加味治之。处方：茯苓15g，桂枝15g，白术15g，甘草6g，东北人参10g（另煎兑入），葶苈子12g，大枣5枚，泽泻20g，苏梗10g。

药进六剂，尿量渐增至每日1000mL以上，随之心悸气憋、呕恶诸症亦顿然见轻，患者能够平卧。复查胸片，心影较前明显较小，同时心包摩擦音也消失，尿素氮降至65mg%，血红蛋白升至5.9g%，二氧化碳结合力升至56体积%。又予生脉散合苓桂术甘汤，以益气养阴与化饮兼顾，诸症续有好转，患者神振，纳佳、眠安、便调，尿量在每日1500mL左右，调治三月余，病情明显好转，于1982年8月20日出院。

按：水凌心肺是关格病晚期一个突出的症状，由于湿浊上泛，阴邪搏阳而致。本案经服温阳化饮降浊之剂后，饮邪得蠲，心阳重振，患者得以转危为安。苓桂术甘汤作为"病痰饮者，当以温药和之"，以及治疗水气上冲证的代表方剂，药仅四味，力专功宏。方中桂枝、茯苓为主药。桂枝温通心阳，降逆平冲，化气利水，茯苓健脾渗湿，白术、甘草共为辅药，培土以制水。我们在临床应用时常酌加车前子、泽泻等，以增利水之力。葶苈大枣泻肺汤具开泄肺气之功，一般认为葶苈力猛伤正，故主张宜用于肺气壅塞实证。我们通过临床实践，认为不能囿于此说，对于虚中夹实之肺气逆满，我们曾多次中等剂量地投用本品，收效颇佳，并未发现不良反应。

病例十三 慢性肾衰合并心包积液案

刘某，女，43岁，住院号17098，因经常反复出现水肿8年，近一周来面部及下肢水肿伴恶心呕吐住院，检查血中尿素氮148.7mg%，二氧化碳结合力38.1体积%，酚红排泄试验5%（2小时），血色素3.5g%，尿常规：蛋白（++），红细胞0～2个，胸片示：心包积液，右侧胸腔积液，诊断为慢性肾炎普通型合并慢性肾功衰竭，继发性贫血。

入院后病情仍继续加重，一个月后血中尿素氮增至250mg%，呕吐不止，不能进食，中药亦不能进，做血液透析后，呕吐停止，病情稍见缓解，乃用中药结合透析治疗。

中医辨证：神衰力乏，面色苍白，胸背俯曲，呼吸微急，两手欠温，呕吐已止，稍能进食，咳嗽痰黏，口黏不渴，大便偏稀，每日2次，尿量不多，自觉身热，舌体胖大，舌苔黏腻，脉象沉细，证属脾肾阳虚，自觉身热，乃格阳于外，故宜温补脾肾，但近日复感风寒，咳嗽有痰，乃以理阴煎合金水六君煎治之：

全当归15g，生地15g，茯苓30g，陈皮10g，法半夏10g，炙甘草10g，干姜3g，肉桂3g。水煎服，每日一剂。

上方服四剂后，因仍有胸满息促，故加入葶苈子10g，大枣10g，杏仁10g。

服后，病情好转，咳嗽胸满消失，痰量减少，一月后胸片示：胸腔积液基本吸收，心影仍见增大，仍以中药结合透析治疗。

按： 本例病程已达8年，入院时脾肾已将衰败，脾肾阳虚，格阳于外，故急宜温补脾肾，仍是补阳必于阴中求阳，故用理阴煎加肉桂治之，因兼外感风寒而咳嗽，故合入金水六君煎，因胸满息促，故合入葶苈大枣泻肺汤，结合透析，而使病情缓解。此亦是阴中求阳，从阳引阴之治。

病例十四 慢性肾衰合并肺部感染

石某，男，46岁，干部。住院号24191。患者因腰痛13年，头晕头痛2年，恶心呕吐3天，拟诊为：慢性肾炎高血压型，慢性肾衰竭（尿毒症）合并心力衰竭，肺部感染，继发性贫血。于1983年2月28日住院。

查：血压230/130mmHg，面色萎黄，疲乏无力，心率90次/分，节律整，心音低钝，心尖部可闻及Ⅲ级吹风样收缩期杂音，心界扩大，A2>P2，两肺可闻中等量湿性啰音，肝下界于右肋缘下2.5cm处触及，边钝、质中等、压痛，肝颈倒流征阳性，双下肢凹陷性水肿。实验室检查结果：尿素氮

132mg%，肌酐 11.6mg%，二氧化碳结合力 40 体积%，血红蛋白 3.5g%，白细胞总数 14700/mm³，中性 80%，淋巴细胞 20%，X 线摄胸片示：两肺野透亮度减低，两肺门影增大，且模糊，两上肺可见不典型"蝴蝶"状片阴影，其密度均匀，边界模糊不清，心影较大，以左心为主。

症见头晕头痛，腰酸腿软，气短乏力，胸闷憋气，不能平卧，恶心呕吐，口甜而干，鼻衄，下肢浮肿，小便短少，大便溏烂，日解 2～3 次，纳差，夜不能寐，舌质淡胖稍暗、苔腻，中有裂纹，口气秽臭，可闻尿味，脉弦滑略数。证属关格，中医辨证为脾肾气阴两虚，夹有湿热。曾投益气养阴，清热利湿之参芪麦味地黄汤、春泽汤等方加减，并配合血液透析，少量多次输血，大量抗生素抗感染，以及强心、利尿、降压、消肿等对症治疗，病情无明显改善，胸闷憋气，喘咳逐渐加重，咳痰黄稠，左胸疼痛，恶心呕吐，小便短少，大便溏烂，舌苔厚腻，脉弦滑，考虑为痰热壅肺所致，投清热利湿、化痰止咳之千金苇茎汤合三仁汤加减。服药三剂，咳嗽减轻，胃纳稍增，腻苔渐化，原方加人参 10g，以求增强补益元气之力，药后反见病情加重，神志恍惚，呼吸气粗，喉中痰鸣，躁扰不安，打人谵妄，喘不能卧，浮肿甚，尿量仅 50mL/d，已告病危。急请余会诊，诊见患者表情淡漠，焦虑不安，面色惨白，喘咳痰鸣，张口呼吸，舌质黯红、苔黄腻稍黑，脉弦滑数。认为神志改变，为痰热扰心所致，急服化痰开窍、清热利湿之菖蒲郁金汤加减。处方：石菖蒲、山栀子、鲜竹叶、牡丹皮、广郁金、连翘、灯心草、杭菊花、牛蒡子、滑石各 10g，通草 3g，生姜 3 片，玉枢丹 3 支分三次冲服。服药两剂，烦躁减轻，但仍胸闷憋气，心悸咳喘，痰黄稠难咯，便溺不畅，呕逆。痰热壅肺扰心虽减，但湿热仍弥漫三焦，以清化三焦湿热，兼宣肺化痰为治，予杏仁滑石汤加减调治。处方：杏仁、黄芩、川厚朴、法半夏各 10g，象贝母、全瓜蒌各 15g，茯苓、车前子、滑石各 30g。水煎 400mL，日服三次。服药 4 剂，胸闷憋气、咳喘、心烦均减轻，尿量增加，夜能平卧，精神好转，胃纳增进，黄腻黑苔渐轻，仍有恶心喘憋，在原方基础上加苏叶 10g，以增加辛开苦降之力，服药 8 剂，病情进一步好转。复查：血压 160/90mmHg，中性 6%，淋巴细胞 40%，尿素氮 56mg%，肌酐 7.8mg%，二氧化碳结合力已正常，X 线胸片复查肺部阴影已消失，病情基本稳定，继以养阴益气、清利湿热，佐以活血化瘀之法调治，并继续配合血液透析，使病情逐渐好转。

按：菖蒲郁金汤为先父时逸人创制方，原载《中国时令病学》，以后《温病全书》转载，治疗湿温病痰热蒙蔽心包，适用于乙型脑炎、伤寒、重症肝炎、肺心病、严重肺部感染，有身热不退，神识昏蒙，舌苔黄腻，脉象滑数等症。以山栀、连翘、竹叶清泄湿中之蕴热，菖蒲、郁金化湿豁痰、开窍醒神，丹皮凉血护阴，玉枢丹辟秽化浊开窍，木通（或用通草）、灯心草导湿热下行，凡痰热蒙蔽清窍，用后均可见神清症减。本例神志恍惚，呼吸气粗，喉中痰鸣，躁扰不安，显属痰热扰心，故用之神志转清，烦躁减轻。惟仍有湿热弥漫三焦，故改用杏仁滑石汤治之。杏仁滑石汤虽然出自《温病条辨》，但原本于《临证指南医案》张案，伏暑内发、三焦均受，清理上中为要。该方有清热利湿，化痰理气之功，主要用于治疗暑温伏暑，症见胸部痞满，潮热呕恶，烦渴自利，汗出尿少，舌苔灰白等症。余在临证中灵活加减运用本方治疗肺心病合并肺部感染，因湿热之邪壅阻上焦，以致咳逆倚息不得卧，口中发黏，咳痰黄稠难咯，咳而不爽，并胸闷胀痛者，或因其他疾病，日久失治，出现痰热壅肺扰心，而致胸憋、喘息、咳逆、痰黄稠难咯，小便不利者，均收到较好的效果。本案患者，症情复杂，五脏俱损，病情危重，根据《内经》"急则治其标，缓则治其本"的治疗原则，掌握辨证要领，急以清化三焦湿热，宣肺化痰开窍之法，恰中病机，使邪有出路，邪去而正安，再以益气养阴，清热利湿，佐以活血化瘀之法调治，使危重之病者得以缓解。

急性肾盂肾炎案

病例

黄某，女，38岁，门诊病例。低烧伴尿频、尿痛1个月来诊。患者于1个月前突然寒战发烧，体温至39.4℃，腰痛并有肉眼血尿，排尿痛涩，尿频尿急，诊为急性肾盂肾炎，服西药治疗后肉眼血尿消失，体温降为37.3℃～37.4℃，尿频、尿急、尿痛、尿热症状不减，已有1个月。目前全身乏力，口苦口黏，口干喜饮，脉沉取弦滑，舌红唇红、苔黄稍腻有裂纹。实验室检查：尿常规蛋白（+），白细胞大量，红细胞30～50个，中段尿培养（−），中医辨证属肾阴不足，湿热余邪未尽，故治宜滋肾凉血，佐以清热利湿，方以导赤散加味：生地12g，竹叶10g，滑石15g，生甘草梢6g，瞿麦30g，萹蓄30g，银花30g，蒲公英15g，牛膝12g，王不留行15g，桑寄生15g，通草3g。

服药四剂，仍有低烧，但尿频、尿急、尿痛、尿热症状大减。仍舌红苔薄黄，原方加知母 10g，黄柏 10g，地骨皮 30g。

服药七剂，体温正常，除稍有尿热外，余症均消失，查尿蛋白（－），镜检（－）。仍按原方去瞿麦、萹蓄、银花、蒲公英，加丹皮 10g，茯苓 15g，泽泻 15g，以巩固疗效。

按： 本例急性肾盂肾炎因在院外已用西药，以致尿培养（－），虽然高烧控制，但低烧及尿路刺激症状不减，中医辨证属肾阴不足兼湿热余邪未尽，但湿热之中热象偏著，故滋肾凉血、清热利湿治疗后症状大减，惟仍有低烧，故加滋阴退热之地骨皮后，体温正常，最后以知柏地黄汤收功。

慢性肾盂肾炎案

病例

吴某，女，43 岁，门诊病例，因尿频尿痛反复发作 8 年余，曾做肾盂造影，诊断为慢性肾盂肾炎，多次尿细菌培养菌落数 $\geq 10^5$/mL 而就诊。目前腰酸腰痛，畏寒而手足心热，气短乏力，口干饮水不多，大便偏稀日一次，尿频尿热尿急，已不疼痛，脉象沉细，舌质暗红，舌体胖大有齿痕，中医诊为劳淋。辨证属脾肾气阴两虚兼夹湿热、瘀血，处方：

党参 15g，生黄芪 15g，知母 10g，黄柏 10g，生地 10g，山萸肉 10g，山药 10g，茯苓 15g，泽泻 15g，桑寄生 15g，牛膝 10g，车前子（包煎）30g，滑石 15g，通草 3g，丹参 30g。

服药七剂后，已无尿频、尿热、尿急，腰酸腰痛减轻，气短也减，大便转为正常。仍按上方去知柏、滑石、通草，继服两周后又来诊，自觉一般情况甚好，仍以参芪地黄汤加减巩固疗效，复查尿培养两次均为（－）。

按： 本例慢性肾盂肾炎已有 8 年之久，目前虽有尿路刺激症状发作，但气阴两虚症状明显，故以参芪知柏地黄汤加味，以益气滋肾佐以清利为主，药后尿路刺激症状消失，故仍以益气滋肾的参芪地黄汤收功，尿培养也转阴。慢性肾盂肾炎大部分病例虚实夹杂，故宜在扶正的基础上佐以祛邪，邪去正复，再以扶正固本，自可逐渐恢复，不至于反复发作。

紫癜性肾炎案

病例一

李某，男，24岁，未婚。患者于1986年11月份突然发现双下肢有斑点状出血性皮疹，踝关节肿痛，但无腹痛，被北京某医院诊为"紫癜性肾炎"而住院，经治疗，皮肤紫癜消退，踝关节肿痛消失，惟尿蛋白始终波动在（+++～++++）。出院后经常感冒、咽痛，尿蛋白不消，因中西医治疗一年效果不显，遂来我院门诊。

初诊（1987年11月10日）：患者主诉腰酸，咽喉干痛，喜饮凉水，尿黄，大便干结。察其舌质暗红，苔薄黄，切其肌肤无水肿，亦无紫癜，脉象弦细。辨证为肺肾阴虚夹有瘀热，拟方养肺滋肾，兼以凉血化瘀，以麦味地黄汤加减。处方：麦冬15g，五味子10g，生地15g，茯苓15g，泽泻15g，丹皮10g，山药10g，益母草15g，白茅根30g，桑寄生15g，金樱子30g，沙苑子10g，枸杞10g。30剂。

二诊（1987年12月4日）：腰酸有减，但感倦怠乏力，纳少，且咽喉干痛，口干喜凉饮，尿黄，大便干依然，舌质转红，苔薄白，脉弦细。复查尿常规：蛋白（+）。瘀热虽有退机，但病久肺肾波及脾土，主证转为脾肾气阴两虚，故改用参芪地黄汤加减以益气滋肾为治：党参15g，生黄芪15g，生地15g，山萸肉10g，丹皮10g，云苓15g，益母草15g，泽泻5g，砂仁6g（后下），白茅根30g，桑寄生15g。25剂。

三诊（1987年12月29日）：乏力、纳差等脾气虚之症已失，腰亦不痛，惟咽痛、口干、大便干结，舌红苔薄依然如故，脉细数。查尿蛋白（++）。此乃肺肾余热未清使然，拟方清肺滋肾兼以益气养阴：淡竹叶10g，生石膏30g（先煎），太子参30g，麦冬15g，生地15g，女贞子10g，旱莲草10g，桑寄生15g，益母草15g，白茅根30g。

半月后，口干咽痛等症明显减轻，后加石斛10g，天花粉15g以养胃生津，如此治疗3个月，连续五次化验尿常规均为阴性。

按：肾炎的病机很复杂，尤其病程较长者，常呈正虚邪实的局面。本例的正虚为肺肾阴虚，及脾肾气阴两虚，标实主要是血瘀和热（毒）。纵览整个病程，肾阴虚与血瘀、热（毒）是本病的基本病理变化，前二诊以正虚为主，故以六味地黄丸滋补肾阴，由于初诊前患者经常咽痛、感冒，累及肺脏，肺阴一亏，必加重咽痛，故加麦冬、五味子以敛肺养阴；病久肺肾及脾，且滋阴之剂有碍脾气运化，出现纳少、乏力，而原来阴虚仍未纠正，便出现脾肾气阴两虚，因而在继续补肾阴的同时，加党参、黄芪补益中气，考虑到炙黄芪有壅中之嫌，所以常用生黄芪。若气虚明显，可与生芪加大量至30g。随着脾气虚证的改善，尿蛋白仍未消失，诚与咽痛之宿羔攸关，三诊时主要从清解肺肾余热入手，但毕竟气阴已虚，故不用苦寒之品，而用甘寒之淡竹叶、生石膏，并辅以太子参、麦冬、生地益气养阴，更合以二至丸，俾有增养肾阴之功，却无碍胃之弊。原发病紫癜为离经之血，属于瘀血的范畴，且病人有舌质暗红等血瘀证的表现，而况病程较长者，每有"久病入络"的病理改变，故三次处方时均用益母草、白茅根以活血凉血。

病例二

石某，女，51岁，教师。患者于1981年初，发现双下肢出现紫癜，一个月后，尿检发现蛋白、红细胞。经某医院诊为紫癜肾，用消炎痛等药物治疗，无明显效果。1981年10月19日来诊时，自感腰痛、乏力，咽稍痛，有时心慌、急躁，睡眠欠佳，常有头痛，以两颞部为甚，下午头晕、腹胀，有时下肢稍肿，夜间口干、口苦，饮水不多，小便稍黄，无尿痛，舌质紫暗、有瘀斑，脉弦细涩。化验室检查：尿蛋白（++），红细胞满视野，白细胞0～2个，颗粒管型0～1。

中医辨证为血瘀内阻，血不循经，瘀兼气滞，久而化热，拟活血化瘀、理气清热之法，方用血府逐瘀汤加味：柴胡10g，枳壳10g，赤芍15g，生甘草6g，桔梗10g，桃仁10g，红花10g，当归10g，川芎10g，生地12g，忍冬藤30g，金莲花30g，牛膝12g。

服上方，随症加减，如头痛重加蔓荆子、菊花、僵蚕末，失眠加夜交藤，腰痛重加桑寄生、杜仲，下肢肿加车前子、茯苓。间断服用共百余剂，诸症消失，偶有头晕，尿检查蛋白微量，红细胞消失，有时白细胞0～1个。舌质紫暗亦见减轻。到1982年6月下旬，尿检查蛋白痕迹，镜检（－），至1982年10月复查尿蛋白（－），红细胞（－），白细胞0～1个。自觉仅睡眠不好，时稍感头痛，舌质仍稍暗红。

按：血府逐瘀汤方由四逆散枳实易枳壳，合桃红四物汤加桔梗、牛膝组成。四逆散有调气解郁之功，桃红四物有养血活血之用，桔梗开提肺气，牛膝引血下行而活血，乃调气活血并用之方。气为血帅，气行则血行，气滞则血瘀，化瘀当行理气，气行则瘀血易化。气滞血瘀，久而阳气闭郁而化热，故于活血化瘀的同时，酌加清热之品。本方不仅可治疗胸中瘀血，且有牛膝引药下行，故亦可用于去下部之瘀血。通方未用止血之味，却收止血之功。通消其瘀，血行其道，自无旁溢之害，不止血而血自止。所以，不可见血即强行固涩，而应详辨其证，必伏其所主，而先其所因，方为善矣。

糖尿病肾病案

病例

肖某，女，58岁，门诊病例，因发现糖尿病20多年，近日查尿有蛋白来诊，目前多饮、多食、多尿症状不明显，但有疲乏感，腰痛，下肢微有水肿，畏寒而手足心热，口干饮水不多，大便尚调。尿黄有泡沫，脉象弦细，舌质暗红，有齿痕，化验室检查：血糖138mg%，肌酐1.0mg%，尿素氮18mg%，尿检：蛋白（++），尿糖（++），白细胞3～5个，红细胞0～1个，颗粒管型0～1。证属气阴两虚兼夹瘀血、水湿，拟益气滋肾佐以活血利水。处方：

党参15g，生黄芪15g，生地15g，山萸肉10g，山药10g，云茯苓15g，丹皮10g，建泽泻15g，杜仲10g，桑寄生15g，牛膝10g，车前子15g（包），防己15g，益母草30g，白茅根30g，石韦30g。

上方服两周后，腰痛及下肢水肿均消失，全身乏力感大减，唯尿检蛋白仍为（++），尿糖（+）。仍有气阴两虚表现，原方加减。去防己、杜仲，加萆薢30g。

上方又服两周，无明显症状，腰不痛，下肢亦无水肿，查24小时尿蛋白定量1.8g，尿常规蛋白（+），尿糖（+），镜检（-），仍按原方继服一个月。

服药二十余天，突然感冒，恶寒发热，体温38.6℃，口苦口干，咽稍痛，无咳嗽，脉浮细数，舌质暗红苔薄腻，本属气阴两虚，今外感风寒，拟扶正祛邪，小柴胡汤加减：

柴胡30g，黄芩15g，太子参30g，生甘草6g，桔梗6g，法夏6g，薄荷

6g（后下），麦冬 15g，苏叶 10g。

上方日服二剂，次日体温正常，感冒平复，为巩固疗效，此方又服四剂，日一剂。尿检蛋白（＋），尿糖（－），镜检（－）。

经感冒后尿蛋白又略增，自觉疲乏无力，腰痛腰酸，口干喜饮，大便偏干，尿黄而少，脉象弦细，舌质暗红，仍属气阴两虚，继服益气滋肾之剂。处方：

党参 15g，生黄芪 15g，生地 15g，山药 10g，丹皮 10g，山萸肉 10g，茯苓 15g，泽泻 15g，石韦 30g，桑寄生 15g，丹参 30g，麦冬 15g，草薢 30g，五味子 10g，金樱子 15g，芡实 10g。

上方连服 2 个月，症状基本消失，尿蛋白（±）。仍以此方加减调治，尿蛋白转阴。

按： 糖尿病肾病是糖尿病的严重并发症，主要是糖尿病性肾小球硬化，开始可以是间歇性蛋白尿，以后逐渐加重变为持续性蛋白尿，由于长期的蛋白丢失，以及糖尿病本身的蛋白质代谢失调，可以出现低蛋白血症，以致产生肾病综合征，逐渐肾功能受损，可以向慢性肾衰竭转化。本例发现较早，仅出现蛋白尿，肾功能尚正常，通过益气滋肾，尿蛋白有所减轻，由于病程中感冒发热，尿蛋白又较增多，感冒平复后，仍以益气滋肾治疗使尿蛋白转阴，病情有向好的方向演变，下一步应继续益气滋肾治本，避免病情反复，以巩固疗效。本例在最后治疗中除用参芪地黄汤益气滋肾外，加丹参活血，麦味养阴，石韦、草薢清利，金樱、芡实固肾，均有助于蛋白尿的消失或减轻。

慢性前列腺炎案

病例一

王某，男，71 岁，工人。1982 年 5 月 13 日初诊。自诉当年 2 月开始，时觉腰胯间冒凉气，少腹发凉，小便淋漓不尽，尿后常有白色黏液流出。某医院诊为"慢性前列腺炎"，经治疗无效，遂来就诊。初诊见其舌质偏红，苔黄而腻，脉象弦滑。辨证属肾阳不振，湿郁化热。先后以三仁汤加减，配合金匮肾气丸治疗，病情未见明显起色。细询患者吸烟成瘾，黄苔乃由吸烟过多所致。病本肾阳虚衰，命火不足，不能化气以利水湿，以致小便淋漓不尽；肾精不固，故尿后白浊；于是改用真武汤温阳化气，以利水湿，加乌药、鹿角霜以助阳化气，合补骨脂以固肾涩精。

制附子15g，茯苓15g，白术10g，白芍15g，生姜6g，乌药10g，鹿角霜10g，补骨脂10g。4剂。

药已，腰胯间凉气若失，腰酸亦减，惟觉少腹仍发凉，小便淋漓。舌偏红，腻苔渐退，脉弦滑。上方加小茴10g，肉桂10g，沉香6g，怀牛膝12g，车前子（包）15g，以加强温化水湿作用。4剂。

药后病情明显好转，腰胯间冒凉气、少腹发凉均除，小便淋漓不净亦大有减轻。苔脉同前。上方去怀牛膝、车前子。继服八剂，以资巩固。

按： 真武汤载于《伤寒论》316条："少阴病，二三日不已，至四五日，腹痛，小便不利，四肢沉重疼痛，自下利者，此为有水气……真武汤主之。"本方多用于肾阳虚衰，水邪内停，泛滥为患的证候，临床应用范围甚广。本例肾阳不足，虽未至水邪泛滥，但气化不利，必有水湿内停，以致小便淋漓不尽，腰胯间发凉；因水湿内停而见苔腻，加之吸烟成癖，故苔腻见黄。黄为烟熏所染，非热也，故温化水湿而能获效。

病例二

曹某，男，74岁，病历号18865，因尿流不畅逐渐排尿不出两周住院。患者三年来尿流不畅，变细，排尿无力，淋沥不尽，劳累时加重，西医诊断为"慢性前列腺炎"，中医诊断为劳淋。近两周来，又因劳累致症状加重，逐渐排尿不出，尿道胀痛灼热，并有尿急，口苦口黏，口干饮水不多，舌苔黄腻，舌质红，脉象沉细。中医辨证为心火内盛，热移小肠，加之肾气不足，湿热痹阻，以致水道不通，心火内盛，湿热内蕴，以致口苦口黏，尿道灼热，舌苔黄腻。拟先清利湿热，活血通淋，以治其标，方用导赤散加减。用药：细生地12g，淡竹叶10g，滑石30g，生甘草6g，王不留行12g，泽兰12g，怀牛膝12g，益母草12g，知母12g，黄柏10g，炮甲珠10g。

服药3剂后，白天排尿通畅，夜间尚感费力，但已能排出，下肢浮肿略减，守原方加通草3g，香附10g，川楝子10g，继服4剂，排尿较前通畅，尿痛悉除。但因舌苔黄腻尚未消尽，残留湿热未清，加之肾气不足，夜间有时仍出现排尿费力，故改用益气滋肾，活血清利之剂。用药：党参15g，黄芪30g，生地30g，知母10g，黄柏10g，黄芩10g，马尾连12g，生蒲黄12g，牛膝12g，王不留行12g，滑石30g，茯苓30g。服12剂后，病情好转，但有尿急感，憋不住，乃于上方加入升麻 10g，柴胡 10g，党参改为 30g，服药 4 剂，诸症悉除而出院。

按： 本例由淋证（劳淋）转变为癃闭，排尿不出，尿道胀痛灼热，加之舌红苔黄而腻，显然属湿热内阻所致。病由工作劳累引起，心火内盛，移热小肠，故治以导赤散加减，症状得以减轻。但因病人为 74 岁高龄，肾气不足，症状虽减，但排尿费力，故改用益气滋肾、活血清利之剂，终于症状悉除，完全缓解。癃闭一证属中医危急重症，张景岳说："小水不通，是为癃闭，此最危最急症也。水道不通则上侵脾胃而为胀，外侵肌肉而为肿，泛及中焦则为呕，再及上焦则为喘，数日不通，则奔迫难堪，必致危殆。"指出了癃闭的预后恶劣。本例及早治疗，避免了病势恶化，并逐渐趋向好转，解除了病人痛苦。

病例三

唐某，男，70 岁，干部。1990 年 8 月 5 日，某院会诊病例。素有前列腺肥大，近日因劳累后排尿困难，少腹憋胀 1 天住院，入院后保留导尿管，该院拟手术治疗，患者不愿手术而请会诊服中药治疗。会诊时仍插导尿管，脉象沉细，舌体胖大，舌质暗红，有齿痕，除不能自行排尿外无明显不适感，证属肾气不足，瘀血内阻，拟益气滋肾，佐以活血通利，方用参芪地黄汤加减：党参 15g，生黄芪 15g，生地 10g，山萸肉 10g，山药 10g，丹皮 10g，茯苓 15g，泽泻 5g，川牛膝 10g，王不留行 30g，炮山甲 15g，皂角刺 6g，三棱 10g，莪术 10g。服药三剂后拔除导尿管，已能自行排尿，但尚感费力，排尿尚欠通畅，继服上方，并加用温肾活血坐浴方，用制附子 30g，丹参 30g，桂枝 15g，水煎后，日二次坐浴，三剂后排尿通畅，仍服原方结合坐浴又治疗一周乃出院。出院前查前列腺较入院时有所减小。出院后继服益气滋肾、活血通利之剂以巩固疗效。

按： 本例因前列腺肥大而排尿困难，发病前有过度劳累之病史，可能诱发慢性炎症，因而出现排尿困难，不得不用保留导尿管以排尿，由于患者脉舌呈现气阴两虚且兼夹瘀血，故以益气滋肾佐以活血通利治疗，药后能自行排尿但尚感费力，加用温肾活血坐浴后，症状迅速减轻，说明坐浴可加强局部循环，促进炎症吸收，再结合益气滋肾、活血通利，终于使排尿通畅。

以上三案，一案以温阳利水取效；一案先以清热利湿，后以益气滋肾、活血清利收功；一案则以益气滋肾、活血通利获效。临床表现虽然都是排尿不畅或困难，但证型不同，故治疗亦有所不同也。

乳糜尿案

病例

麻某，男，41 岁，门诊病例。乳糜尿 2 年。曾患丝虫病，近 2 年出现乳糜尿，腰痛，排尿时痛，但无尿热、尿急症状，曾多方治疗无效，进食油腻食物则乳糜尿加重，平时尿即呈现乳白色。脉沉细，舌质暗红，苔根部厚腻，证属脾虚夹瘀，兼有下焦湿热，拟健脾活血、清利湿热，用当归芍药散加味，处方：

当归 10g，赤芍 15g，川芎 10g，白术 10g，茯苓 15g，泽泻 15g，萆薢 30g，滑石 15g，生甘草 6g，桑寄生 15g。

服药七剂后，乳糜尿减轻，仍按原方再服七剂，乳糜尿试验转阴。但服油腻食物后小便仍较混浊，继服原方十四剂以巩固疗效，服油腻食物后，乳糜尿试验（－）。

按：丝虫病日久，患者多有脾虚表现，病久入络，可同时兼夹瘀血，脾虚湿郁往往化热，故亦见下焦湿热。本方健脾活血、清利湿热，药证吻合，故能奏效。慢性肾盂肾炎，正虚邪实，又兼下焦湿热、瘀血者，用本方亦可使症状减轻或消失。

乳糜尿在临床上一般多从清热利湿治疗，如程氏萆薢分清饮、白茯苓汤（白茯苓 30g，菟丝子 15g，党参 30g，生黄芪 30g，陈皮 10g，芡实 30g，萆薢 30g，萹蓄 30g）等，笔者又曾治肖某，患丝虫病乳糜尿达 16 年，多次反复发作，开始用清热利湿之剂有效，以后则效果不明显，后于白茯苓汤内加红花 15g，四剂后尿色变清，又进七剂后，虽服油腻食物尿色仍清，乳糜尿试验（－），又巩固两周，三次化验乳糜尿均为（－），可见乳糜尿日久者必有瘀滞，必加用活血药方能获效。

二便失禁案

病例

郭某，女，72岁，门诊病例，因二便失禁两天来诊。患者日前因乳腺囊肿术后，全身乏力、气短懒言、纳少便溏，渐则二便失禁，控制不住，畏寒肢冷，舌体胖大质淡而嫩润，脉象沉小而弱，证属脾肾阳虚、中气下陷，拟温补脾肾，佐以益气升提，以附子汤合补中益气汤加味。

制附片15g，菟丝子15g，党参30g，茯苓15g，生黄芪30g，肉豆蔻15g，白术10g，全当归10g，补骨脂15g，覆盆子15g，陈皮10g，柴胡10g，桑螵蛸10g，炙甘草6g，升麻10g，白芍30g。

二诊：上方服三剂后，即能控制大小便，畏寒肢冷减轻，仍气短纳少，原方另加红参10g煎后兑入，再加砂蔻仁各10g，继服一周。

三诊：服药后畏寒肢冷消失，纳食增加，气短乏力大减，二便能够控制，上方去附片，再服一周以巩固疗效。

按：本例高龄术后，气血大亏，阳气不足，以致不能固涩而二便失禁。方以温煦脾肾阳气，兼以升提固涩，以附子汤合补中益气汤为基本方，加肉豆蔻、补骨脂、覆盆子、桑螵蛸等固涩之品，使脾肾阳气恢复，固涩有力，自能恢复。

急性肝炎案

病例一　芳化清利法治疗急性黄疸型肝炎案

张某，女，20岁，身热、尿黄两天住院。发病开始即觉低热，测体温38℃，无畏寒，全身疲乏无力，恶心厌油，不思饮食，小便黄赤，大便干结。查体：巩膜微有黄染，肝大右肋下1.5cm，剑突下约3.0cm，中等硬度，有叩触痛，脾不大。化验检查：总胆红素4.5mg%，麝浊6单位，麝絮（＋），谷丙转氨酶1250单位。诊断为病毒性肝炎，急性黄疸型。中医辨证：身热目黄，有汗不解，口苦口黏，恶心纳呆，渴喜饮水，脉象弦滑，舌苔黄腻，证属湿热阳黄，湿热熏蒸而身热不退、眼目发黄，拟芳化清利，以甘露消毒丹去射干、木通、川贝，加茯苓、通草治之。两天后体温正常，唯目黄不退，尿色黄赤，湿热仍重，继服甘露消毒丹加减，共 11 剂，眼目黄疸已消，尿色变清，复查总胆红素仍在 2.0mg％，谷丙转氨酶 320 单位，已无明显不适，纳食增加，肝区不痛，脉仍弦滑，舌苔净，仍服甘露消毒丹加减，两周后，总胆红素降至 1.0mg％以下，谷丙转氨酶正常而出院，共服甘露消毒丹 28 剂。

按：黄疸初起发热，《内经》认为是有表证，由外感风寒引起，以后由肺传于肝，再由肝传于脾而发黄。《伤寒论》有麻黄连翘赤小豆汤为太阳传入阳明发黄之设，《金匮要略》也有："诸病黄家，但利其小便，假令脉浮，当以汗解之，宜桂枝加黄芪汤主之"。一般以无汗表实、湿热内郁，用麻黄连翘赤小豆汤，有汗表虚、湿热不重，用桂枝加黄芪汤，均有解表祛湿之含义。既汗又利对加速湿热外泄，对病情恢复有一定帮助。

我们曾观察病毒性肝炎急性黄疸型的病人，起病一开始发热者大约仅占三分之一，均毫无例外地同时伴有消化道症状，因此可以认为急性黄疸型肝炎是经消化道传染的疾病，不是经呼吸道传染的疾病，发热是湿热熏蒸的结果，而不是邪在皮毛，因此即使热退，黄疸并不能消失，单纯解表并不能退黄，所以我们采用芳香化湿与淡渗利湿合用之法，如果热重加入苦寒清热之剂，成芳化清利法，如果湿重加入苦温燥湿之剂，成芳苦温利法，既能退热，又助黄疸消退。

病例二　苦辛开泄法治疗急性黄疸型肝炎案

黄某，男，20 岁，因全身及巩膜黄染 4 天住院。恶心厌油，全身乏力，心下痞满，不思饮食，口苦口黏，渴不思饮，大便黏滞，小便赤涩。查体：巩膜及皮肤黄染，肝浊音界起自右侧第六肋间，右肋下约 2.0cm，剑突下约 3.5cm。中等硬度，有压痛，肝区叩击痛明显，脾不大，无腹水。化验：总胆红素 10.25mg％，麝浊 7 单位，麝絮（＋），谷丙转氨酶 5000 单位以上。诊断为病毒性肝炎，急性黄疸型。中医辨证，脉弦滑数，舌苔黄腻，身目悉黄，正在心下，按之疼痛，乃结胸发黄之证，予小陷胸加枳实汤，第三天恶心消失，能进饮食，大便通畅，精神转佳，一周后身目发黄大减，抽血复查肝功能，总胆红素降至 2.2mg％，谷丙转氨酶减至 1800 单位。上方继服一周，身目发黄全消，复查总胆红素 1.0mg％，谷丙转氨酶减至 150 单位，仍按原方再服一周，总胆红素降至 1.0mg 以下，谷丙转氨酶正常而出院。

按：《伤寒论》138条："小结胸病，正在心下，按之则痛，脉浮滑者，小陷胸汤主之。"我们观察到急性肝炎，无论是黄疸型或无黄疸型，由于肝大，很多病人剑突下均有压痛，符合小结胸证。因此用小陷胸加枳实汤治疗，果然症状迅速消失，黄疸亦迅速消退。说明只要中医辨证正确，病机吻合，均可取得明显效果。

病例三　苦寒清热法治疗急性黄疸型肝炎案

韩某，男，32岁，发病三天入院。身目悉黄，恶心呕吐，口干喜凉饮，上腹闷胀疼痛，不思饮食，尿色深黄如浓茶，大便秘结。查体：巩膜及皮肤明显黄染，肝上界起自右侧第六肋间，下界为右肋下1.0cm，剑突下3.0cm，中等硬度，明显叩触痛，脾未触及。化验检查：总胆红素10.5mg%，麝浊4单位，麝絮（−），谷丙转氨酶5000单位以上。诊断为病毒性肝炎，急性黄疸型。中医辨证，脉弦缓，舌苔黄燥质红，湿热阳黄热重之证，予茵陈蒿汤原方治之，服后大便通畅，每日二次，苔黄减退。一周后复查，总胆红素降为6.25mg%，谷丙转氨酶降至2500单位，改用茵陈蒿汤合栀子柏皮汤去大黄，又服一周查总胆红素降为3.0mg%，谷丙转氨酶降至859单位，又服二周总胆红素降为2mg%左右，谷丙转氨酶为200单位，以后加服黛矾散（青黛：明矾＝1：2），每次1.5g，日三次，连服7天，总胆红素1.0mg%以下，谷丙转氨酶正常而出院。

按：本例湿热阳黄用茵陈蒿汤治疗，黄疸下降，以后用茵陈蒿汤合栀子柏皮汤治疗，黄疸降至一定程度后不再下降，残留黄疸影响了病程。尽管宏观辨证黄疸已消失，但血中总胆红素尚未恢复正常，尚不能认为治愈。

一般总胆红素超过8.0mg%者，在退黄过程中经常会出现黄疸残留期较长的现象，总胆红素在1.1～2.0mg%之间波动，有的甚至迁延达数月之久，一般临床上患者均无明显症状，其余各项肝功能均正常，黄疸残留期的延长，影响了整个病程的退黄天数，延缓了治愈时间。最初我们用黛矾散治疗了13例黄疸残留期延长的病人，用药前黄疸残留期最短23天，最长103天，平均47.8天，服药后10例患者的总胆红素在4～19天（平均7.3天）内恢复正常，其中残留期已持续50天以上的4例，平均74.5天，服药后在5～11天（平均7.8天）内降至正常，疗效十分显著，以后我们又观察了60例用黛矾散的患者，除4例发生恶心呕吐反应停药外，余56例用黛矾散后，总胆红素迅速恢复正常者50例（89.2%），下降者4例（7.1%），无变化者2例（3.6%），青黛苦寒，明矾酸寒，两药合用具有清热燥湿作用，有报道单独用明矾治疗黄疸型肝炎者，认为可以使黄疸消退迅速，我们以青黛、明矾合用，证明对残留黄疸的消退确有一定疗效。药物反应，仅少数患者有腹部不适，食欲减退，恶心呕吐现象，绝大部分患者均无反应。

病例四　温化寒湿法治疗急性黄疸型肝炎案

孙某，男，50岁，某医院会诊病例，因食欲不振，恶心呕吐，眼目及身黄10天住院。入院时检查，巩膜黄染，肝在右肋下1.0cm，有压痛，脾未触及。化验检查：总胆红素为4.25mg%，谷丙转氨酶800单位，前医曾用茵陈蒿汤治疗未见明显效果，总胆红素反上升至6.5mg%，自觉畏寒肢凉，口不渴，大便溏泻日2～3次，乃请会诊，见患者舌体胖大质淡。舌苔白腻，脉沉小，乃寒湿发黄，改用茵陈附子理中汤合平胃散治疗，服药一周后畏寒肢凉消失，大便转软日一次，黄疸减轻，总胆红素为5.25mg%，谷丙转氨酶降至450单位，脉仍沉小，舌苔薄质淡，改用茵陈胃苓汤治疗共两个月，黄疸全消，肝功能恢复正常而出院。

按：《伤寒论》中有关发黄类似急性黄疸型肝炎之条16例，其中湿热发黄占14条，寒湿发黄1条，瘀血发黄1条，可见湿热者占绝大多数，这与我们临床观察是一致的，我们观察了128例，其中仅1例阴黄，余均为阳黄。古人很多将湿热阳黄中湿偏重者，列入阴黄范畴，实际上湿偏重者，是介于阳黄与阴黄之间的一个过渡证型，湿偏重本身可以逐渐发展为阴黄，但是如果治疗失当（如湿偏重过用苦寒），也可以加快向阴黄转化。本例可能开始为湿偏重，病情逐渐发展，转为阴黄，故按阴黄治疗得以取得良好效果。笔者认为阴黄的定位在脾肾，病机属性是脾肾阳虚，故吴坤安说："发黄、汗出、身冷、脉沉迟、小便不利、口不渴者，阴黄也。"宜用茵陈四逆汤、茵陈附子理中汤、茵陈术附姜汤等治之，如果病在太阴，则手足自温，吴坤安说："太阴病，小便不利，湿土为热所蒸而发黄者，茵陈五苓散主之。"即是湿偏重者，两者似宜区分。

病例五　辛凉淡渗法治疗急性无黄疸型肝炎

孙某，男，45岁，干部，患急性无黄疸型肝炎已4个月，经用苦寒渗湿剂治疗，谷丙转氨酶由原来500单位下降为260单位，麝浊由20单位下降至12单位，麝絮由（++++）转（++），乙型肝炎表面抗原阳性，因听说养血药对麝浊不正常有效，乃自服乌鸡白凤丸、当归丸，1个月后麝浊降为10单位，麝絮（+），但谷丙转氨酶反上升至500单位以上，同时自觉乏力，肝区胀痛，腹胀脘闷，口苦口干喜饮，舌质稍红，有瘀斑及齿痕，苔薄黄而腻，脉象弦细。此湿热未尽，服补养药后，病邪留恋不解，现舌质稍红，口干口苦，喜饮，为略有阴虚之象，如果滋养肝阴则恋邪，若用苦寒清热又恐化燥伤阴，故予辛凉甘淡之剂，既可避免损耗肝阴，又能使湿热余邪得以消除；因有夹瘀，略佐活血通络。方用：寒水石、生石膏、滑石各30g，杏仁、金银花、香附、焦楂肉、焦六曲各9g，淡竹茹6g，通草3g，茜草、茯苓、旋覆花各12g。服药半月，谷丙转氨酶降至210单位，麝浊8单位，诸症均减，继服1个月，肝功能全部正常，乙型肝炎表面抗原亦转为阴性。

按：本例以《温病条辨》的三石汤加减，治疗急性无黄疸型肝炎，以银花、生石膏、寒水石之辛凉甘寒清热，杏仁宣通气分，滑石、茯苓、通草淡渗利湿，佐茜草、香附、旋覆花活血通络以疏通瘀滞，而使湿热去，正气复。肝功能亦恢复正常，乙型肝炎表面抗原也得以转阴。

重症肝炎案

病例一 急性肝坏死

张某，男，31岁。起病9天，病初有发热纳差、恶心呕吐，继则身目发黄，逐渐加深，今日上午突然神志不清，烦躁不安住院。查体：神志恍惚，答非所问，拒绝检查，皮肤黄染，右背皮肤有密集出血点，巩膜黄染明显，瞳孔对光反射存在，心肺无异常发现。肝浊音界缩小，右肋下肝不能触及，脾未触及，腹部无移动性浊音，膝腱反射亢进。化验检查：总胆红素12.8mg%，凝血酶原时间44.5秒，活动度15%，血氨110μg%，麝浊7单位，麝絮（++++），谷丙转氨酶2500单位。诊断为重症肝炎，急性肝坏死。中医辨证属急黄。因湿热内蕴，湿从火化，热毒攻心，脉弦而数，舌苔黄褐质绛。拟清营解毒，初用清宫汤合安宫牛黄丸一剂，仍烦躁不安，叫闹打人，改用犀羚镇痉汤加全蝎、地龙、僵蚕，重用大黄，另服安宫牛黄丸，药后神识稍清，较为安静，但反应迟钝，继服原方三剂，病人完全清醒，身目仍黄，脉弦不数，舌苔仍黄微腻，改用茵陈、栀子、银花、连翘、黄芩、黄柏、茯苓、苡仁、泽泻、滑石等加减，两周后病势已衰，正气显虚，黄疸减轻，脉缓舌白，改用扶脾化湿之剂，最后黄疸完全消失，谷丙转氨酶正常而出院。

按：重症肝炎是指：①总胆红素定量超过15mg%或不到15mg%，但伴有严重的消化道与周身中毒症状者；②肝浊音界明显缩小者；③出现腹水者；④出现肝昏迷或昏迷先兆者。重症肝炎较急性黄疸型肝炎发病急，进展快，死亡率高，一般为 50% ～ 80%，我们曾观察治疗 25 例重症肝炎的情况，治疗结果：治愈 13 例，显效 3 例，无变化 1 例，死亡 8 例。其中有腹水的 17 例，死亡 7 例，存活 10 例。有昏迷的 13 例，死亡 8 例，存活 5 例。25 例重症肝炎相当于一般恶性型肝炎者 22 例，死亡 8 例，病死率 36.3%，优于单纯西医治疗的效果。

重症肝炎的中医辨证，一般是认为湿热炽盛化火所致，脏腑辨证的定位上除肝胆、脾胃外，还和心肾有关。出现昏迷的病机是，在气分是阳明胃热腑结或热毒炽盛内陷，在血分则是血结瘀阻，瘀热互结，上扰心包。初则神志不清，狂乱号叫，打人骂人或有喜忘及幻觉。渐则由狂躁转为平静，神识模糊，乃至昏睡不醒。热毒扰及肝木，或同时又耗伤津液，可以肝风内动；热毒内壅，三焦气化失常，可少尿、无尿；热毒迫血妄行，则可吐衄便血或身现紫斑，终因气随血脱而死亡。

重症肝炎的治疗，首先要控制黄疸的继续加深，我们曾以茵陈蒿汤合栀子柏皮汤，再加黄芩、黄连，重用大黄以通腑泻火，甚则再加五味消毒饮，对顿挫黄疸有一定作用，茵栀黄注射液即是在此基础上发展起来的，对深度黄疸的下降及降低病死率，均有很好作用。302 医院曾系统地观察了茵栀黄注射液治疗总胆红素 15mg% 以上的病例共 33 例，在病例选择上凡治疗后十天加用激素者剔除，治疗十天以上黄疸仍未控制而加用激素者，列入无效病例，其治疗结果为，治疗组 33 例，显效 23 例（69.7%），有效 2 例，无效 8 例；对照组 30 例，显效 14 例（46.67%），有效 1 例，无效 15 例。一般用茵栀黄注射液后，病情稳定，总胆红素降至 5mg% 左右即停用，两组存活病例的总胆红素从高峰降到 5mg% 以下的平均天数对比，治疗组 22.3 天，对照组 29.15 天，病死率治疗组死亡 3 例（9.09%），对照组死亡 4 例（13.33%），认为茵栀黄注射液用于临床后，激素使用率大大减少。

在治疗昏迷方面，牛黄承气法，即重用大黄，再加安宫牛黄丸，有促使昏迷清醒的作用，我们观察 25 例重症肝炎中，有三例昏迷先兆和 3 例昏迷的病人，均在用泻下药后神志恢复，笔者曾在某医院会诊一例重症肝炎有肝昏迷者，用大黄加食醋灌肠，并服安宫牛黄丸，使肠内 pH 降低，减少 NH_3 的吸收，促使有毒物质的排出，也使病人获得苏醒。最近也有用活血化瘀治疗肝昏迷者，用抵当汤治疗，可能有助于提高疗效。

病例二　亚急性肝坏死

蔡某，女，48岁，某医院会诊病例。发病一个月，纳差呕恶，最近两天开始嗜睡，黄疸逐渐上升。查体：肝浊音界未见缩小，肝在右肋下可及，脾未触及，腹水征阳性。化验检查：总胆红素17.5mg%，血氨130μg%，谷丙转氨酶720单位，麝浊21单位，麝絮（+++），诊断为重症肝炎，亚急性肝坏死，肝昏迷前期。中医辨证，脉弦滑，舌苔黄质红，口苦口干，大便秘结，尿少黄赤，因黄疸有继续上升趋势，属湿热内蕴，湿从火化，热毒较甚，用茵陈栀子金花汤合五味消毒饮加减，并加用大黄灌肠，用后神志转清，不再嗜睡，黄疸未继续上升，总胆红素停留在16～17mg%，腹水未减，仍感腹胀，如此约一个月，从病史中得知病人此次发病前已停经四个月，但患者无瘀血脉证，可能热毒较甚，邪热与瘀血互结，以致气滞水停，乃改用血府逐瘀汤加大腹皮、茵陈、车前草、茯苓等，黄疸逐渐下降，腹水亦消，共治疗三个多月，肝功能正常出院。

按： 重症肝炎出现腹水，为亚急性肝坏死，一般病机可以有两种情况，一属热重，系湿热互结脾胃，阻塞气机，津液不能运化而停聚成水，发为胀满，临床表现以腹部胀气为主，腹水量不多，大便次数增多，黏滞不爽，其气秽臭，其色紫酱，舌苔黄腻，舌质紫绛，脉象弦大或数；一属湿重，湿困脾土，以致水湿积聚，发为肿满，临床表现以腹水为主，大便次数亦多，为软薄稀便，舌苔白腻，质淡津润，脉象弦细或沉细。出现腹水如属热重者，往往病程进展迅速，可以黄疸继续加深，很快出现昏迷，或发生严重出血而死亡。在治疗上，热重用二金汤，湿重用茵陈五苓散、胃苓汤。一般湿重者较热重的预后要好，消水疗效亦佳，25例重症肝炎中8例腹水消退的病人，7例是属于湿重的，这和湿重病人病情发展较慢，热重病人病情发展较快有关。

本例重症肝炎以活血化瘀治疗效果较好，黄疸逐渐消退，腹水消失。病人发病前已停经四个月，根据《金匮要略》有"经水不通，经为血，血不利则为水，名曰血分"，此次发病与瘀血有关，瘀血阻滞影响肝胆疏泄，脾胃湿郁化热，瘀热在里，胆热液泄以致发黄；瘀血内阻影响肾的气化，以致小便不利；湿热不得下泄，湿聚而水停，故有腹水。《金匮要略》指出血分是少阳脉卑，少阴脉细，说明了肝胆及肾在发病上有重要作用，本例用血府逐瘀汤加味疏利肝胆，活血化瘀，行气利水。肝胆能泄，黄疸得消，水停得去，则肾的气化功能自能恢复。

慢性肝炎案

病例一 肝血瘀阻夹有湿热案

李某，男，50岁，某医院会诊病例。患者5年来肝脾肿大，肝功能反复不正常，此次因腹胀一月余住院，腹水征阳性，肝功能检查：谷丙转氨酶500单位以上，总胆红素3.0mg%，白蛋白/球蛋白为2.4/4.2。会诊之时见病人面色黧黑，目黄唇暗，舌质暗红并有瘀斑，舌苔薄黄而腻，口苦口黏，口干不欲饮水，腹胀不思饮食，下肢肌肤甲错如鱼鳞状，辨证为肝血瘀阻夹有湿热，予血府逐瘀汤加茵陈、夏枯草、车前草等，1个月后复诊，黄疸已退，腹水仍有少量，精神转佳，谷丙转氨酶降至230单位，仍继续服原方3个多月，终于腹水全消，肝功能完全正常而出院。尤其值得注意的是，病人面色、唇色均变浅，下肢肌肤甲错的鱼鳞状竟然完全消失。

按： 慢性肝炎病程缠绵，肝功能反复波动，由于肝郁气滞而肝血瘀阻，故见肝脾肿大，残留湿热未清，故见舌苔薄黄而腻、口苦口黏，但本例瘀血征象突出，以致病人面色黧黑、唇暗舌瘀、肌肤甲错，用血府逐瘀汤加清化湿热之茵陈、夏枯草、车前草等，黄疸逐渐消退，腹水消失，肝功能恢复正常，瘀血征象亦明显减轻，肌肤甲错如鱼鳞状亦完全消失，说明活血化瘀方剂确有改善瘀血之作用，而使慢性肝炎之肝血瘀阻得以消退。

病例二 湿热俱盛夹有瘀血案

梁某，男，52岁，病历号186840。患肝炎3年多，肝功能反复不正常，开始谷丙转氨酶波动在200～500单位，经治疗1年半方恢复正常，但3个月后谷丙转氨酶又上升至500单位以上，并出现轻度黄疸，总胆红素1.9mg%，麝浊13.5单位，麝絮（++），此后肝功能一直未能正常又达1年，谷丙转氨酶波动在300～500单位之间，1976年6月18日来诊，谷丙转氨酶500单位以上，总胆红素2.2mg%，上腹痞满，口苦口黏，不欲饮水，肝区疼痛，舌质红有瘀斑，但苔黄腻，脉弦而滑。病程虽长，但湿热仍然较著，且又夹有瘀血，乃以苦辛开泄之小陷胸汤加茵陈、夏枯草以清肝利胆，再加茜草、桃仁、旋覆花以活血通络。同年7月15日谷丙转氨酶降至158单位，总胆红素减为1.4mg%，但麝浊由原来10单位增至14单位，仍按原方治疗。

同年8月25日查总胆红素正常，谷丙转氨酶仍为158单位，麝浊17.5单位，此时患者上腹痞满消失，口苦口黏亦不明显，苔腻已退，湿热已除，因瘀血仍在，改用活血化瘀为主，兼清湿热余邪。方用当归、赤芍、川芎、桃仁、茜草、旋覆花、郁金、夏枯草、车前草治疗，2个月后复查，麝浊降至7.5单位，谷丙转氨酶正常，因又有上腹痞满，舌苔薄腻，乃于上方合用小陷胸汤治疗，至1977年1月6日复查，肝功能全部正常。

按： 慢性肝炎病情反复波动，如因湿热稽留，或湿热瘀血互结所致者，必在临床上可见湿热、瘀血之征象。本例上腹痞满、口苦口黏、舌苔黄腻、脉象弦滑，显然均属湿热俱盛的表现；舌有瘀斑则属瘀血征象，且病已三年有余，久病入络，亦多有瘀血。故治以清化湿热，佐以活血化瘀，用小陷胸汤苦辛开降以消上腹痞满，加茵陈、夏枯草以清化湿热，加茜草、桃仁、旋覆花以活血通络，治疗后湿热渐除，诸证均减，乃以活血化瘀为主，兼清湿热余邪，终于肝功能全部正常。

病例三　肝阴不足夹有湿热案

张某，女，39岁，病历号161669。患肝炎已3年余，谷丙转氨酶一直波动在195～380单位之间。经用清热利湿药后，谷丙转氨酶逐渐正常，但肝区仍痛，腹胀纳差，恶心厌油等症状不减。8个多月后谷丙转氨酶又上升为284单位。先按肝脾两虚治疗1个月，谷丙转氨酶略降为238单位，但病人口干喜饮，两眼干涩，大便干结，肝区隐痛，脉象弦细，舌质红，舌苔薄黄腻，乃肝阴内耗夹有湿热，用一贯煎合金铃子散加夏枯草、晚蚕砂。服药1个月后，症状减轻，谷丙转氨酶也降至正常，继服原方予以巩固3个月，随访1年，肝功能一直正常。

按： 慢性肝炎日久，病情反复波动，可因湿热未清所致，亦可因湿热煎熬精血，或过用苦寒药物化燥伤阴，皆可导致肝阴不足，临床上可表现虚实夹杂的征象，既有肝阴不足，又有湿热未尽，故治疗宜扶正祛邪，养肝清化同时并举。本例即属肝阴内耗，又兼湿热，故以滋养肝阴的一贯煎，加夏枯草、晚蚕砂的清化湿热，再合金铃子散的疏肝理气，使临床消失，肝功能恢复正常。

病例四　肝肾阴虚夹有瘀血案

裴某，女，43岁，病历号184123。病程3年，谷丙转氨酶波动在200～300单位之间，来诊时谷丙转氨酶500单位以上，麝浊13单位，麝絮（++），血清蛋白电泳分析：白蛋白51.5%，球蛋白 α_1 4.5%，α_2 6.3%， β 6.2％，γ 31.0％；血沉 40mm/h；狼疮细胞：11 次均未找到。临床表现为疲乏无力，手足心热，眼目干涩，口干喜饮，足跟疼痛，面色晦暗，唇暗舌红紫并有瘀斑，脉象弦细。辨证为肝肾阴虚夹有瘀血，用一贯煎合二至丸，加茜草、红花、牛膝、王不留行、路路通，服药 3 个多月，临床症状基本消失。检查肝功能结果：谷丙转氨酶 250 单位，麝浊正常，仍服原方又 1 个月，谷丙转氨酶正常。9 个月复查肝功能仍正常，白蛋白 / 球蛋白为 5.0/2.6，血沉 22 毫米 / 小时。

按：慢性肝炎肝阴内耗，进一步则肾阴亦损，出现肝肾阴虚的表现。本例手足心热、眼目干涩、口干喜饮、足跟疼痛，显然为肝肾阴亏之象；面色晦暗、唇暗、舌红紫有瘀斑，乃兼夹瘀血之征，故宜滋养肝肾佐以活血，药后症状消失，肝功能逐渐恢复正常。亦为正虚邪实兼见，扶正祛邪兼顾之例。

病例五　肝郁脾虚夹有湿热案

边某，男，15 岁，学生。患急性无黄疸型肝炎，恢复不顺利，迁延 20 月余，肝功能仍不正常，谷丙转氨酶波动在 200 ～ 300 单位之间，肝区胀痛，腹胀脘闷，纳减乏力，口黏略苦，不渴，脉象弦缓，舌质略红、苔黏腻。证属肝郁脾湿，湿郁化热，但湿重于热。拟苦辛以宣畅三焦，芳化湿郁为主，兼以淡渗利湿，并略佐苦寒以清热。方用：杏仁、藿香、厚朴、淡竹叶、半夏各 9g，蔻仁、陈皮各 6g，薏苡仁、茯苓、夏枯草各 12g，滑石 24g，通草 3g，败酱草 15g。连服 1 个月，谷丙转氨酶降至 130 单位，肝区不痛，纳食增加；又服 1 个月，肝功能正常，但有口渴喜饮，舌苔虽仍薄腻，但质较红，恐为苦辛温药耗伤肝阴，乃改用一贯煎治疗，服十天后，饮食又见减少，口黏不渴，肝区疼痛，谷丙转氨酶又增至 256 单位，是湿热未尽，服滋阴药，邪恋不解之征，于是又用原法治疗，仍予三仁汤合三加减正气散加味治之，又经一个月，症状完全消失，复查谷丙转氨酶降至正常。

按：肝郁脾虚为肝郁气滞兼有脾虚失运，以致水湿内生，湿郁化热，即为肝郁脾虚夹有湿热。本例所用方药为三仁汤合三加减正气散加味，以杏、蔻、朴、夏苦温辛温之品，合苡、苓、滑、通淡渗利湿，佐藿香、竹叶辛芳化湿，二草苦寒燥湿，使湿热除而正气复。从本例治疗过程中亦可看到湿热未尽之时，不能应用滋养之剂，以免恋邪不解，而使病程延长。

病例六　肝脾两虚夹有湿热案

葛某，男，42 岁，本院职工家属。6 年来肝功能一直不正常。谷丙转氨酶一般在 300 单位左右波动，麝浊 14 单位，有时出现轻度黄疸，总胆红素为 1.8mg%。就诊时表现：全身乏力，面白无华，肝区疼痛，胸闷腹胀，纳食尚可，口微苦而黏，口干能饮，大便日二次不成形，小便黄，脉弦细，舌苔净、质淡紫、有齿痕。既有肝血不足表现，又有脾虚现象，同时还夹有湿热，于归芍六君汤加夏枯草、晚蚕砂、荷叶、砂仁，治疗 2 个多月后，谷丙转氨酶由 500 单位以上降至 145 单位，麝浊由 14 单位降至 8 单位，症状亦见好转，仍继服上方 1 个月，肝功能全部正常，仍继续间断服上方以巩固疗效，随访 2 年零 2 个月，肝功能仍正常。

按：慢性肝炎由于肝郁气滞，影响脾虚失运，以致精血来源不足，而见肝脾两虚，即既有肝血不足，又有脾虚不运，临床上亦不少见。本例病程 6 年，肝脾两虚，但又兼夹湿热，故以归芍六君子汤养肝健脾，加夏枯草、晚蚕砂、荷叶、砂仁，以清化湿热，芳香醒脾，使症状好转，肝功能逐渐恢复正常。

病例七　脾阳不足夹有水湿案

吴某，男，41 岁，某医院会诊病例。病史一年余，最近 2 个多月来乏力纳差，恶心呕吐，黄疸较深，并有腹胀及腹水，肝功能不正常，谷丙转氨酶 414 单位，麝浊 11 单位，麝絮（++），总胆红素 16mg%，白蛋白/球蛋白为 2.7/3.7，初诊时患者精神萎靡不振，身目均黄，黄色不鲜明，口黏口苦，不欲饮水，腹胀尿少，舌质淡红，苔腻微黄，乃湿热阳黄，因湿偏重而水湿停留。乃以苦辛淡渗的二金汤加茵陈、夏枯草、车前草等治疗，一个月后热象消失，病情稳定，腹水未见增加，黄疸亦未再加深，舌苔变为白腻，脉象濡软，乃改用胃苓汤合二陈汤加茵陈、车前草等，治疗 4 个多月，黄疸及腹水逐渐消退，肝功能亦逐渐恢复正常。

按：慢性肝炎如果湿困脾土亦可导致脾阳不足，多因病情反复湿重于热引起，因实致虚，但又可由虚致实，以致虚实夹杂，病情缠绵。本例病程 1 年余，因湿热而致黄疸、腹胀；并出现腹水，又属湿重于热，故开始用《温病条辨》二金汤加味治疗。二金汤为鸡内金、海金沙、厚朴、大腹皮、猪苓、通草，原出自《临证指南医案·疸》蒋案，由黄疸变肿胀者，以苦辛淡渗法治之。本例旧湿偏重，故用此方，用后热象消失，腹水未见继续增加，因舌苔变为白腻，脉象濡软，脾阳不足显露，故以胃苓汤合二陈汤加味，黄疸及腹水逐渐消退，肝功能亦恢复正常。

病例八　慢性肝炎合并脂肪肝案

张某，男，28岁，干部。患肝炎已3年，肝功能谷丙转氨酶反复波动在200单位左右，乙肝表面抗原为弱阳性已一年，来诊时谷丙转氨酶184单位，血脂：三酸甘油酯306mg%，β脂蛋白比浊504mg%，超声波：肝上下界11.5cm，肋下（－），肝波呈平段，出波衰减，诊断：慢性肝炎合并脂肪肝。近两年来体重增加10余斤，症状为五心烦热，口干口臭，渴喜饮水，原谷丙转氨酶不正常时服苦寒药过久，以致肝胃阴虚。今以滋养肝胃为主，初用一贯煎，以后又用玉女煎，均再加荷叶、焦山楂、泽泻等去脂药物，约3月余，复查三酸甘油酯为57.2mg%，β脂蛋白比浊310mg%，谷丙转氨酶正常，乙肝表面抗原（－），症状亦明显减轻，超声波检查亦正常。

按： 慢性肝炎合并脂肪肝在临床上并不少见。多因患肝炎后过分注重营养，热量摄入过高，加之卧床休息，活动量减少所致。临床上有属脾阳不足、痰湿内生者，也有肝阴亏损、湿热留恋者。本例为肝胃阴虚兼夹湿热留恋，故治宜滋养肝胃，用一贯煎、玉女煎等以扶正，佐以荷叶、山楂、泽泻，芳化淡渗以祛湿热，终于使血脂下降，肝功能恢复正常，超声波检查脂肪肝征象亦消失。

病例九　慢性乙型肝炎表面抗原转阴案

秦某，男，40岁，病历号164494。患肝炎5年，谷丙转氨酶经常波动在150～250单位，1975年12月15日查谷丙转氨酶190单位，乙型肝炎表面抗原阳性，根据当时临床表现有肝区隐痛，口干喜饮，口苦口黏，纳差腹胀，体胖，超声波检查呈微小波，前半集中，出波衰减，诊断为慢性肝炎合并脂肪肝，脉象弦细，舌质红无苔。中医辨证为肝阴内耗夹有湿热，以一贯煎加郁金、神曲、晚蚕砂、荷叶等治疗，1976年1月18日查谷丙转氨酶正常，1976年2月24日查乙型肝炎表面抗原（－），1976年4月26日查乙型肝炎表面抗原仍为（－）。地震期间因劳累于1976年8月28日复查肝功能，谷丙转氨酶上升为207单位，乙型肝炎表面抗原又为阳性，临床表现有肝区痛，腹胀纳差，脉象仍为弦细，但舌苔白腻，中医辨证属脾阳不足、痰湿内阻，用藿朴夏苓汤加减治疗。其间因患者赴他处治疗两月余不见效，又来就诊，查谷丙转氨酶296单位，乙型肝炎表面抗原仍为阳性，辨证同前，仍服藿朴夏苓汤加淡竹叶、滑石、荷叶、郁金等治疗，腹胀消失，肝区不痛，体力增加。1977年1月4日查谷丙转氨酶为170单位，乙型肝炎表面抗原（－），又服上方1个月，谷丙转氨酶正常，直至1977年12月，乙型肝炎表面抗原仍为（-）。

按： 慢性乙型肝炎表面抗原转阴在治疗上比较困难，目前慢性乙型肝炎的治疗并不以表面抗原是否转阴为准，而是要看其核心抗体、e 抗原及 e 抗体的检查情况，一般认为核心抗体阳性为乙型肝炎活动期，e 抗原阳性为乙型肝炎有传染性的指标，e 抗体阳性则为乙型肝炎传染性减弱的指标。但表面抗原阳性者，往往给病人的思想压力较大，故亦可予以治疗。

由上例可以看出患者原为肝阴内耗的病机，以后转变为脾阳不足的病机，各按其病机辨证治疗，同样均能使乙型肝炎表面抗原转阴，因此中药的调整机体的脏腑功能，可能对机体免疫功能有一定影响。

肝炎后综合征案

病例

王某，男，26 岁，门诊病例。曾患病毒性黄疸型肝炎，治愈后，腹胀 1 年余不已，稍一进食，即感腹胀，并有嗳气痞满，持续三四小时后，腹胀自减，但又至吃饭时刻，进食又胀，甚为苦恼。口黏而苦，不欲饮水，大便稀散，每日一次，曾服疏肝理气、健脾利湿、养肝健脾、理气活血等多种方剂治疗未效求治，脉沉缓，舌苔薄腻质淡，乃予芳香化湿之剂治之，用自拟藿朴陈苓汤，处方：

藿香 10g，厚朴 10g，法夏 10g，陈皮 10g，茯苓 15g，威灵仙 15g，黄连 6g，香附 10g，旋覆花（包煎）15g。

上方服三剂，腹胀大减，痞满、嗳气消失，食后已不感苦恼，再服三剂以巩固疗效。

按： 肝炎后综合征指肝炎痊愈后，肝功能完全正常，但肝区痛、腹胀等症状不减。本例因属脾虚湿阻，气机不畅，故用本方芳香化湿、调理气机，因有痞满，加黄连合法夏苦辛开泄，以除痞满；因有嗳气不舒，加香附、旋覆花以调理气机；如有恶心，可加竹茹 6g，自拟藿朴陈苓汤（藿香、厚朴、陈皮、法夏、茯苓、威灵仙），偏于香燥，对肝肾阴虚之证忌用。

慢性胆囊炎急性发作案

病例一

黄某,女,48岁,因畏寒发热,右上腹疼痛1天半急诊,既往有慢性胆囊炎、胆石症,此次因吃喜酒后,当晚疼痛发作,并伴有寒战,旋即高热达40℃,恶心呕吐,吐出黄水,口苦口黏,大便未解,尿黄赤,脉弦数,舌苔黄腻,查体:巩膜轻度黄染,右上腹部肌肉紧张,有压痛,胸胁苦满,墨菲征阳性,查总胆红素2.6mg%,谷丙转氨酶185单位。中医辨证属少阳、阳明合病,少阳肝胆郁热,阳明湿热发黄,拟和解少阳,内泻热结,方用大柴胡汤加减,用柴胡30g,黄芩15g,白芍30g,枳实10g,法半夏10g,全瓜蒌30g,陈皮10g,竹茹6g,酒军(后下)6g。三剂后复诊诉:服药次日仍稍有往来寒热,但体温最高仅38℃,大便已解,疼痛缓解,三剂服完已无发热,未再疼痛,大便日二三次,为稀便。乃改用四逆散合小陷胸汤治之,用柴胡15g,枳实10g,白芍30g,黄连6g,法夏10g,全瓜蒌30g。七剂后复查总胆红素在1.0mg%以下,谷丙转氨酶正常。嘱注意饮食,避免反复发作。

按: 本例即《金匮要略》中的谷疸、酒疸之类,每因饮食不慎,过食油腻及饮酒而诱发,在病机上虽属阳明湿热阳黄,但因少阳肝胆失于疏泄,而有往来寒热,故宜和解少阳,疏利肝胆,内清热结,服药后则迅速控制发作,绞痛缓解,黄疸亦消退。

病例二

王某,女,40岁,教师。因上腹部阵发性疼痛一月余来诊,曾在某医院胆囊造影示胆囊收缩功能不佳,诊断为慢性胆囊炎。来诊时上腹部疼痛、痞满,恶心呕吐,纳差厌油,疼痛剧烈时出汗,但身无寒热,口苦口黏,口干而不欲饮水,舌有瘀点,苔黄腻,脉象弦细,证属脾胃湿热,肝郁血阻,拟辛开苦降合疏肝活血,并佐清肝。方用:全瓜蒌、金钱草各30g,半夏、黄连、枳实、川楝子、生蒲黄、五灵脂、制香附、焦楂肉、六曲各10g,夏枯草、蒲公英15g,延胡索3g(研冲)。六剂后,上腹部仅略感隐痛,痞满大减,精神好转,食量增加,舌苔黄腻消退,亦无恶心呕吐,仍予上方继续加减调理,病情稳定,未再急性发作。

按:《伤寒论》以小陷胸汤治疗小结胸证，温病学派于方中加枳实，名小陷胸加枳实汤，治疗暑温结胸，其苦辛通降之力更强。本例患者除有湿热壅结中焦外，尚见肝郁气滞，气滞而血瘀，故用小陷胸加枳实汤，配合金铃子散、失笑散加香附，以疏肝活血。肝喜润恶燥，胆则内寄相火，最忌热邪燔灼，故佐以清肝利胆之夏枯草、金钱草、蒲公英。

胆道感染案

病例

吴某，女，40岁，科研人员，病历号198435。低烧半年，右上腹不适隐痛2个月住院。半年来体温一直在37.2℃～37.6℃之间，自发现低烧后，即觉全身乏力，两下肢酸软，低烧以上午为甚，口不渴，亦不欲饮水，轻度腹胀，经常嗳气并矢气，食欲尚佳，大便3～4天一次，不干，最近2个月右上腹部不适，隐痛，并连及右肩背也痛。查体无明显阳性体征，肝脾不大，唯十二指肠引流，B管有白细胞20～40个，C管有白细胞满视野，诊为胆道感染。中医辨证：脉沉细，舌苔净，乏力肢软，腹胀嗳气。显属脾肺气虚，土虚木侮。拟补益脾肺，兼疏肝理气，甘温除热法治之，方取补中益气汤加味。

党参12g，白术10g，当归10g，黄芪30g，炙甘草10g，陈皮10g，升麻10g，柴胡10g，郁金10g，香附10g，木香5g。

服药二十剂，体温下降至36.6℃～37℃，精神好转，体重增加，右上腹疼痛亦减轻，大便每日一次，仍守方服30剂，体温一直正常，在36.6℃～36.7℃之间，十二指肠引流（－）出院。

按: 补中益气汤是李东垣的著名方剂，认为饮食劳倦所伤，始为热中，又谓"温能除大热"，大忌苦寒之药损其脾胃，故立补中益气汤，以符合"劳者温之、损者温之"之旨。李氏还认为："内伤脾胃，乃伤其气，外感风寒，乃伤其形。伤其外为有余，有余者泻之；伤其内为不足，不足者补之。"以脾胃所伤发热与外感风寒发热不同，治疗亦当各异，所创"温能除大热"之法是针对脾胃所伤发热者，本例胆道感染低烧，发热以上午为甚，并伴有乏力肢软、腹胀嗳气，口不渴，显属气虚发热，故以补中益气汤酌加疏肝理气之品，半年低烧而获痊愈，十二脂肠引流亦恢复正常。

原发性高血压病案

病例一

袁某，女，44岁，干部，门诊病例。患者素有高血压病，一般血压维持在180～190/100～110mmHg。近因工作劳累，血压上升到220/120mmHg，自觉头晕纳差，腹胀便稀，脉象弦而小滑，舌质稍红，因久服滋腻药物，以致脾气不运，胃纳呆滞，上腹痞满，痰湿内停，虚风内作，拟方健脾燥湿，化痰祛风，半夏白术天麻汤加减。

半夏10g，苍、白术各10g，天麻10g，生芪15g，陈皮10g，太子参15g，泽泻30g，茯苓30g，干姜3g，黄柏6g，枳实10g。

上方服用四剂后，头晕已止，痰量减少，纳食增加，便稀已止，腹胀减轻，原方又服四剂，饮食如常，腹胀消失，血压降为160/90mmHg。

按：半夏白术天麻汤为李东垣方，用于痰厥头痛，凡脾虚不运，痰湿上逆，头晕头痛等症，用之均有卓效。本例原系肾阴亏损，肝阳上亢，过服滋养肝肾之剂，以致脾气不运，胃纳呆滞，脾失运化则痰湿内停，蒙蔽清阳而致头晕，脾不能运则腹胀便稀。本例以半夏白术天麻汤合枳术丸治疗，参芪、二术以健脾，陈皮、半夏以化痰，茯苓、泽泻以利湿，天麻以祛风，枳实以降气，干姜与黄柏则一热一寒、辛开苦降，以消胃纳呆滞及上腹痞满，故服药后使脾气健运，痰湿得去，痞胀得消，虚风得息，诸症消失。

病例二

白某，男，56岁，郊区供销社职工，病历号20873。发现高血压3年，胸闷1个月住院。三年前因头晕发现血压180/130mmHg，经常头晕胀痛不适，屡经中西医治疗不效，1个月前出现胸闷胸痛，气短乏力，头晕胀痛，常自汗出，手足清冷，纳差眠可，二便正常。查体：形体消瘦，颜面苍白，舌体胖大，舌淡边有齿痕，苔腻而润，脉弦滑有力，血压仍为180/130mmHg，心界略向左扩大，心音规律，无明显杂音，心率90次/分，$A_2 > P_2$，心电图示：心电轴左偏，左室肥厚劳损。中医辨证属脾肺气虚、痰浊中阻，清阳不升而见头晕胀痛，浊阴不降而胸闷胸痛，拟补气化痰、宽胸宣痹为法，方用补中益气合导痰汤、栝蒌薤白半夏汤加味：

党参 15g，黄芪 30g，炒白术 10g，陈皮 10g，升麻 10g，柴胡 10g，全当归 10g，炙甘草 6g，泽泻 30g，枳实 10g，全瓜蒌 15g，半夏 10g，薤白 10g，茯苓 12g，制南星 10g。

上方连服 10 剂，血压降至 140/100mmHg（未用西药），诸症均明显减轻。再服 20 剂，血压稳定在 130～140/90～100mmHg，头晕胀痛及胸闷肢冷均消失而出院。

按： 高血压病虽然以肝肾阴虚、肝阳上亢为多见，但脾虚不运、痰湿上扰者（例一）及肺脾气虚、痰浊中阻者（例二）亦不乏见。本例肺脾气虚，故见气短自汗、手足清冷；脾虚不运，则纳食减退、颜面无华；胸阳不振，则胸闷胸痛。故治宜补益肺脾、宣痹通阳，药后血压下降，症状减轻。全方以补中益气汤补益肺脾，泽泻汤健脾祛湿，导痰汤祛痰化湿，栝蒌薤白半夏汤宣痹通阳，继续服用，则气虚复，痰浊去，阳气升，清阳升，诸症消失。

心律不齐案

病例

陈某，男，40 岁，教师，门诊病例。患者因劳累后出现心慌心跳、胸闷气短已 2 周，休息后仍未缓解。心电图示：室性早搏。查体：心界不大，无杂音，心律不齐，期前收缩 4～5 次/分，有时形成二联律，余无特殊。曾服炙甘草汤一周、补心丹加味一周，效不明显，因病由劳累所致，劳倦伤脾，由脾及心，心气不足，以致心悸怔忡，拟补益心脾，方用补中益气合生脉散加味：

党参 30g，黄芪 30g，白术 10g，当归 10g，陈皮 10g，升麻 10g，柴胡 10g，炙甘草 6g，麦冬 12g，五味子 10g，茯神 15g，炒枣仁 12g，龙眼肉 12g，瓜蒌皮 15g。

上方服三剂后，期前收缩消失，心慌心跳、胸闷气短也消失，继服上方十二剂以巩固疗效，药后仍正常，期前收缩未见再出现。

按： 炙甘草汤治疗脉结代、心动悸，证属阴阳两虚，有通阳益气、养阴复脉的作用，补心丹治疗心悸怔忡，证属阴亏血少，有养心滋肾、清热安神的作用。本例因劳累所致，劳倦伤脾，心气亦虚，故宜补益心脾，用补中益气汤合生脉散加茯神、龙眼、枣仁，亦补益心脾之归脾法，药证相符，故能取效。

冠心病案

病例

林某，男，49岁，病历号21873。因阵发性胸闷、胸痛6年，加重3个月住院，患者3个月前因胸闷气憋、心前区疼痛持续不解，汗出并短暂意识丧失，曾以急性心内膜下心肌梗死住某医院1个月，好转出院。但仍经常胸闷、胸痛，心前区压迫感，放射至左肩，头晕腿软，口干渴但不敢多饮，纳可但胃脘饱胀，大便偏干，尿黄，脉沉弦稍数，舌质暗红，心电图示：T波Ⅱ、Ⅲ导低平，aVF低平，可疑陈旧性下壁心肌梗死。中医辨证属肝胃阴虚，肝郁气滞兼有瘀血，拟一贯煎加味，处方：

北沙参15g，麦冬15g，枸杞10g，当归10g，生地10g，川楝子10g，延胡索10g，丹参30g，川芎10g，降香6g，桃仁10g，红花10g。

上方服半月后，症状减轻，但情绪易激动，舌暗红而干。原方加白芍30g，甘草6g，酸甘化阴，柔肝滋液。

上方再服一周，胸闷、胸痛基本消失，头晕腰酸腿软仍有，脉弦细，舌质暗红，改用滋养肝肾佐以平肝活血。

枸杞10g，甘菊花15g，当归10g，赤芍15g，生地10g，山萸肉10g，山药10g，丹皮10g，茯苓15g，泽泻15g，生龙牡各30g，珍珠母30g，砂仁6g。

上方加减又服1个月，症状消失出院。出院前心电图示T波Ⅱ、Ⅲ导、aVF低平变直立，$V_2 \sim V_6$直立，振幅增高。

按：本例冠心病诊断明确，心电图异常，因有肝胃阴虚及气滞血瘀，故在滋养肝胃的基础上理气活血，使胸闷、胸痛、心前区压迫感等症状逐渐消失。以后有阴虚阳亢症状，改用滋养肝肾、平肝活血之剂，终于症状全消，心电图也好转出院。

病毒性心肌炎案

病例

尹某，男，24岁，门诊病例。感冒后出现心慌心跳已半月，每日不定时发作，发作时心率可达120次/分，甚则出现心房纤颤（心电图证实）。不发作时心率约100次/分，抗"O"为1：400，血沉20mm/h，T_3:110μg%（正常值130～224μg%），心慌心跳时有胸闷憋气感，气短肢凉，脉细数，舌尖边红苔薄白，证属心气不足，心阴内耗，拟炙甘草汤加减：

炙甘草10g，党参15g，肉桂10g，麦冬15g，五味子10g，生地15g，麻仁10g，生姜6g，阿胶珠10g，生龙牡各30g。

上药服用一周后，心率减为80次/分，但仍有发作时心率达120次/分，发作时胸闷憋气，脉仍沉细，舌红苔薄。继服原方加减：上方加瓜蒌皮15g，丹参30g，桔梗6g，枳壳10g。

上方又服一周，仍有发作性心率加快，未再出现房颤，睡眠不好，改用补心丹加减。

柏子仁15g，炒枣仁30g，天麦冬各10g，全当归10g，细生地10g，北沙参15g，桔梗6g，朱茯神15g，远志6g，枳壳6g，五味子10g，丹参30g。

上方服2周，病情继续好转，发作性心率加快次数减少，心电图正常。继服上方以巩固疗效。

按：本例在病毒性感冒后，出现发作性心动过速，甚则有心房纤颤，排除风湿性，故考虑病毒性心肌炎的可能性较大，中医辨证属心气阴两虚，用炙甘草汤加减，使症状减轻。以后病情转化，舌红苔薄，心阴亏损为主，故改用补心丹加减，使症状继续减轻。可见任何疾病都是在动态地变化着，病情转变，病机不同，故治疗亦当不同。

游走性静脉炎案

病例

张某，男，24岁，1980年8月，患多发性游走性静脉炎，一年后，又因持续高烧、恶寒、剧烈头痛、呕吐十天，于1981年9月23日收住某医院。入院时，体温39.4℃，脉搏100次/分，呼吸26次/分，血压130/90mmHg，双肺有散在湿啰音，肝肋下1cm，无叩痛，脾肋下1.5cm，中度杵状指，双侧腱反射弱，双侧克氏症（＋），查血象：白细胞6500/mm³，中性84%，淋巴16%，凝血酶原时间22秒，活动度33%。脑脊液检查：压力30mmHg，细胞数160个，白细胞20个，蛋白140mg%，双眼底乳头模糊。诊为多发性静脉炎，肾静脉栓塞，结核性脑膜炎，肺栓塞，肺部感染，高血凝状态。经联合抗痨和抗凝治疗，病情稳定。但患者自1982年5月17日起，出现连续性镜下大量血尿，双下肢轻度浮肿，经肾超声、肾扫描、肾图、静脉肾盂造影检查，均无异常发现。经治2个半月，血尿未改变，尿检白细胞1～5个，红细胞满视野。于1982年7月1日邀余会诊。

主症：疲乏无力，自觉身热，尿色红，无尿痛、尿频，下肢微浮肿，口干，喜凉饮，大便干结，纳食尚可，舌红苔薄白，脉沉弦。

中医辨证为气阴两虚，阴虚为本，阴虚不能化气而致气虚，阴虚生内热，热郁伤络，以致血热妄行，拟养阴益气以治本，兼清内热，佐以化瘀之法治之。处方：太子参15g，生黄芪10g，麦冬12g，五味子10g，生地20g，丹皮10g，赤芍15g，女贞子12g，旱莲草12g，马鞭草30g，生地榆30g，大枣10g，水煎服。另以生大黄末装入胶囊内，每次3g，一日一次，随汤药服之。

上方服半月后，尿检白细胞1～3个，红细胞10～25个，尿血渐有好转，继服上方至7月22日，尿检已无红细胞，先后服上方25剂，体力好转，连续多次尿检，未见红白细胞。继以滋肾清热活血之法治疗他症。

按：本例尿血，出现于游走性静脉炎、结核性脑膜炎、高血凝状态等病的治疗过程中，临床较为少见。本患者入院时查凝血酶原时间为22秒，活动度为33%，服用新抗凝片治疗，未见改善，7月20日查凝血酶原时间34秒4，活动度为11.8%，经用清热滋阴、凉血化瘀之中药治疗后，高血凝状态渐有好转，9月28日复查凝血酶原时间为14秒，活动度为53％，有明显改善，可见中医辨证治疗，对本病有较好的疗效。

上方以滋阴为主、益气为辅，气阴同治以培本，配以清热凉血、行血祛瘀之品。其中重用生地滋阴凉血，生地榆凉血止血，以丹皮、赤芍、马鞭草、大黄清热凉血、活血行瘀，止中有行，使血止而不留瘀，实为治尿血之良法。更妙在以生大黄研末装胶囊冲服。大黄善于祛瘀生新，《金匮要略》泻心汤用之。陈修园指出该方"尤妙在大黄之通止其血，而不使稍停余瘀"。本例以之生用研末之服法，可见于《千金要方》治吐血百治不瘥、疗＋＋瘥神验不传方，即以生地汁半斤，生大黄一方寸匕（古代量取药末的器具），煎地黄汁三沸，内大黄末调和，空腹服之。徐灵胎《兰台轨范》选辑该方时指出：用大黄极少，同生地配用，能"引生地下达"。本例以阴虚为主，治当以滋阴为主，正如周慎斋所说："然其原在肾气衰而火旺，治当清肾。"

支气管哮喘案

病例

李某，男，37岁，哮喘发作2天来诊。患者素有哮喘，每因受凉后发作，此次发作因淋雨所致，轻度咳嗽无痰，喘憋气，不能平卧，两肺满布干性啰音，脉弦数，舌苔薄黄质红，证属外寒内热，气逆不降，拟定喘汤加减：

麻黄10g，白果10g，苏子10g，杏仁10g，黄芩10g，桑白皮15g，法夏10g，厚朴10g，瓜蒌皮15g，香附10g，旋覆花（包）15g，葶苈子15g。

上方服五剂后，哮喘减轻，能够平卧，但仍胸闷咳嗽，开始能咯出黏痰，脉仍弦数，舌苔薄黄质红，外寒已去，改用清肺化痰、降气平喘。

贝母10g，瓜蒌皮15g，桑白皮15g，杏仁10g，川厚朴10g，黛蛤散6g（冲），香附10g，旋覆花（包）15g，葶苈子15g，黄芩10g。

上方又服五剂，仍咳嗽，痰易咯出，基本上已不喘，仍以清肺化痰为治。原方加桔梗6g，枳壳10g，鱼腥草30g。

按：本例支气管哮喘因淋雨而诱发，但同时又有上呼吸道感染，用定喘汤治疗后哮喘虽干，咳嗽未减，最后以清肺化痰而使咳嗽平复。

支气管扩张合并咯血案

病例

曾某，男，46岁，住院号19596。因咯血反复发作20年，此次发作5天住院。患者素有支气管扩张症，因出差旅途劳累而发作，咯血量每日约100mL左右，自觉头晕无力、面色萎黄，咯鲜血块，口渴但不欲饮，大便偏干，睡眠不好，纳食尚可，舌红而干、无苔，脉象沉细，证属肾阴不足，阴虚肺燥，火盛气逆，治宜养阴清热、凉血止血，处方：

生地15g，女贞子10g，旱莲草10g，麦冬15g，丹皮10g，大小蓟各15g，荷叶10g，侧柏叶15g，生栀子10g，白茅根30g，藕节10g，制大黄6g。

上方服三剂后，咯血已止，但有时牙龈仍出血，继服上方，另加云南白药每次3g，日三次。

又服一周，未再咯血，牙龈也不出血，共住院半月出院。

按： 本例支气管扩张合并咯血，因阴虚肺燥，火盛气逆所致，故治宜养阴清热、凉血止血，取十灰散加减，用其方意，不用烧灰服用，能获良效，盖因出血后必有瘀滞，如用炭类固涩，反致经久不愈，凉血散瘀治其本，则血可自止。

肺心病合并感染案

病例

杜某，女，58岁，干部，病历号15169。肺源性心脏病病程中，因感冒而出现咳嗽痰多，痰色白黏，长丝不断，满口发黏，咯痰不尽，口苦口干，不欲饮水，胸闷痞满，腹胀下坠，大便黏滞不爽，汗出，溺短，脉象弦数，舌苔黄褐黏腻，虽有气阴两虚，但目前痰湿壅滞化热，充斥三焦，故予苦辛淡渗以清利湿热：滑石15g，杏仁、黄芩、橘红、郁金、厚朴、半夏、大腹皮各9g，黄连6g。服四剂，黏痰减少，舌苔见退；又服四剂，黄褐黏腻之苔消失，腹胀下坠及胸闷痞满也见好转，大便较畅，汗出减轻，小便增加，病情稍见稳定，但仍口黏，自觉咽部黏痰仍有，因考虑原有气阴两虚，恐徒清利湿热治标，不去培本，痰湿仍能继续产生，乃予玉屏风散、生脉散加味。不料二剂后，舌苔又现黄腻，上述症状又再度出现，扶正反而恋邪不解，故仍以清利湿热治疗，药后病情又趋稳定，以后因故出院。

按：本例以苦辛通泄合宣畅气机、淡渗利湿之杏仁滑石汤加减治疗，使之三焦湿热得去，祛邪则其正自复。由本例可看出，湿热未清，不可早用扶正之剂，否则反致恋邪。标本缓急应根据具体情况而定，湿热未清之时，应以治湿热为主，只要湿热得清，则其正自复。因湿热在当时已变为主要矛盾。

急性胃炎案

病例

胡某，男，32岁，门诊病例。因胃脘胀痛一天来诊。患者因饮食不当，突然胃脘胀痛，上腹按之痛甚，不思饮食，大便黏滞不爽，有恶臭味，脉象弦滑，舌苔黄腻质红，证属湿热壅滞，为小结胸证。拟小陷胸汤加味：

黄连10g，法半夏10g，全瓜蒌30g，枳实10g，砂仁6g，陈皮10g。

上方服一剂后，胃脘胀痛消失，按之不痛，大便畅通，服二剂后，已思饮食，舌苔黄腻消退，大便已转正常，无恶臭味。共服二剂，病已痊愈。

按：本例因饮食不当，以致湿热内壅，形成小结胸证，故用小陷胸汤治之，辛开苦降，胃脘胀痛得消，大便通畅，湿热得除，病情恢复。

慢性萎缩性胃炎案

病例

刘某，男，58岁，干部，病历号20354。因上腹部隐痛14年，心慌3年，加重半月住院。缘于1966年春觉胃脘胀痛有压迫感，后时愈时发，1974年愈发愈频，伴呕逆，出现柏油便，查大便潜血（+++），1978年开始觉心慌，心率 40 次 / 分，诊为"病窦综合征"，又在某院三次胃镜检查有"萎缩性胃炎"，多方治疗无效，乃来我院治疗。邀余会诊时见：胃脘隐痛，痞塞满闷，有烧心感，近来增胸痛胸闷，气逆欲呕，四肢乏力，口干口苦，不欲饮水，饮食一日三两，睡眠一夜仅 2～3 小时，二便尚可，4 个月来体重减轻 20 余斤，时欲叹息为快。查体：心率 50 次 / 分，血压 125/80mmHg，形体消瘦，头发稀疏，面色萎黄，肢凉，口唇偏暗，舌质红赤，舌苔黄腻，脉弦缓无力，病情常因劳倦和精神刺激而加剧，中医辨证属脾胃气虚，湿滞中阻，阴火上乘，以李杲补脾胃泻阴火升阳汤加减：

党参 15g，黄芪 30g，炒白术 10g，升麻 6g，陈皮 10g，半夏 10g，马尾莲 10g，黄柏 10g，黄芩 10g，甘草 6g，羌活 10g，柴胡 10g。

上药服四剂，心下痞满、心慌头晕均好转，睡眠增至每日 4～5 小时，脉搏 62 次 / 分，缓而无力，他如前述。守方加苍术 10g。三诊时，诸症继续减轻，日食 6～7 两，唯仍心慌脉缓，继续守方服月余，诸症均调理而安。

按：李东垣认为对脾胃气衰，元气不足，阴火上乘，当以辛甘温之剂，补其中而升其阳，甘寒以泻其火则愈矣。所谓甘寒泻火，是指借用大寒之气于甘味中而言，亦即在大剂甘温的基础上，加入少量苦寒、甘寒药之意。李东垣的补脾胃泻阴火升阳汤即是有参、芪、术、草的补脾益气，又有羌、升、柴的升发阳气，还有芩、连、石膏的燥湿泻火，可能李氏是遵仲景半夏泻心汤例衍化而来，盖脾喜燥恶湿，胃喜润恶燥，脾土升运，胃土纳降，中焦脾胃的功能失调，多寒热夹杂之症，有湿有燥，有寒有热，有虚有实，故仲景以辛开苦降、扶正祛邪的半夏、生姜、甘草泻心汤治之，李氏的补脾胃泻阴火升阳汤亦是扶正祛邪、寒热平调、苦辛合用之剂，由此也可进一步体会阴火的实质。

本例有明显的劳倦和精神刺激等诱因而发病，劳倦则伤脾，气郁则伤肝，脾伤则中气下陷，肝郁则易于化火，故可形成虚中夹实，既有脾虚生湿，又见胃燥有热，既见纳差脉迟、胀满疼痛等症，又有心下痞满，口苦口干不欲饮，舌红苔腻等湿热之症，从而在补中益气的基础上，佐以寒热平调之法，既注意到中气下陷的一面，又注意到寒热错杂的一面，故投药即效。本例加入陈皮、半夏以助辛甘温而燥湿，以黄柏易石膏以助苦寒而泻热，虽有苦辛合用之意，但因大剂辛甘温中加入少量苦寒之剂，亦不失李氏原方组成之法。

溃疡病案

病例

马某，女，55 岁。右上腹规律性疼痛七月余，每于饥饿和夜间发作，进食后缓解。钡餐造影示：十二指肠球部黏膜粗乱，球中央见一黄豆大龛影。诊断为十二指肠球部溃疡。服解痉制酸西药罔效，要求中药治疗。胃脘痛，喜得温按，吞酸，腹胀，食眠尚可，牙龈肿痛，左侧尤甚，舌淡苔薄黄，脉沉细无力，证属中焦寒热夹杂，投甘草泻心汤加味：炙甘草、蒲公英各 15g，法半夏、黄连各 10g，黄芩、党参各 12g，干姜 6g，白芍 18g。上方出入共进 24 剂，诸症消失；钡餐造影：十二指肠球部充盈良好，黏膜规则，未见龛影，溃疡面已愈合。

按：临床上胃脘痛之属于寒热夹杂者并不少见。此例脉舌及胃脘痛喜温喜按之症属寒，而苔黄、牙龈肿痛属热，也为寒中夹热证。余治此证，不泥于"通则不痛"之说，常用仲景之甘草泻心汤。此方黄连、黄芩苦降泄热以和阳，干姜、半夏辛开温中以和阴，参、草益气和中，甘草量大，取其缓急以止痛。为增强疗效，加蒲公英以清胃解毒，白芍以泻肝柔肝。寒热升降调和，疼痛缓解，诸症自愈。

慢性溃疡性结肠炎案

病例

魏某，男，51 岁，住院号 10088。因大便次数增多 8 年住院。患者 8 年前曾患急性细菌性痢疾，治愈后一直大便次数增多，久治未效，近 1 年来大便每日 9～10 次，为糊样便，带黏液脓血，腹胀痛，肛门有下坠感，曾做乙状镜检查，诊为慢性溃疡性结肠炎，在院外用锡类散灌肠未效，目前全身乏力，纳差口黏，脉沉迟，舌苔黄腻，中医辨证为脾胃虚寒，运化无权，兼湿热之邪未尽。予连理汤加味：黄连、白术、炙甘草、广木香、升麻、柴胡各

10g，党参 15g，干姜 6g，诃子、肉豆蔻、白头翁 12g。服 20 余剂后，大便次数减为每日 5 次，脓血消除。因久病下焦固涩无权，改用健脾升阳固涩法，服 2 个月后，大便减为日 2 次，偶有 4 次，因舌苔黄腻不退，又改用连理汤加味，服 20 天，大便恢复正常。

按： 前人有"初痢忌涩，久痢忌攻"之说，本例属久痢，温涩下元为当务之急，然腹胀痛，肛门有下坠感，口黏，苔黄腻，又系湿热留恋之象。故温涩之中寓清热燥湿、调畅气机方为两全之策，拟连理汤加益气升阳之品。方中以理中汤扶助阳气，佐苦寒之黄连，清心胃之热，兼以燥湿。湿热去，痢自止矣。所谓黄连坚阴，理在于是。

习惯性便秘案

病例

沈某，女，60 岁，退休干部，门诊病例。大便秘结 3 个月，每周排便一次，每日饮用蜂蜜亦不能通便，既往有冠心病，心电图示 ST-T 改变，心绞痛不经常发作，但胸闷气短，疲乏少力，纳食无味，大便无力，舌质暗有齿痕，脉象沉细，因老人气弱所致，拟补益肺脾佐以活血润肠之剂。

党参 30g，黄芪 30g，白术 10g，当归 10g，炙甘草 6g，陈皮 10g，升麻 10g，柴胡 10g，瓜蒌 30g，丹参 30g，桃仁 10g。

上方服七剂，大便较前有力，但仍 3 天一次，仍较干结，乃于上方再加入增液汤以增水行舟，加入生地 30g，麦冬 15g，玄参 15g，继续服用。

又服七剂，大便通畅，每日一次，不甚干，有时呈软便，胃纳亦增，心绞痛一直未曾发作，病情稳定。

按： 本例素有冠心病，又因老人气弱，肺脾气虚，以致排便无力，用补中益气汤合活血润肠之剂，以后又加入增液汤，大便通畅，每日一次，因加入活血之品，也有利于冠心病的治疗，心绞痛一直未曾发作。

痔疮下血案

病例

余某，男，60岁，门诊病例。因大便带鲜血一周来诊。患者素有内痔，因吃辣椒后，大便后带鲜血，无疼痛，大便较干燥，每日1～2次，曾服槐角地榆丸无效，脉弦细，舌质暗红苔薄，证属阴虚内燥，热伤血络所致，拟滋阴凉血，润燥清热。

生地15g，生地榆10g，槐花10g，当归10g，升麻10g。

服药一剂后，大便变软不再出血，继服原方三剂以巩固之。

按：本例痔疮下血因吃辣椒后引起，患者原属阴虚，加之辣椒助热，燥热较甚，伤及血络引起，故以养阴润燥、凉血清热为治，归地凉血润燥，槐花、地榆清热凉血，升麻升提解毒以助凉血止血而获效。

一氧化碳中毒性脑病案

病例

王某，男，41岁，干部，病历号96131。因煤气中毒14小时，于1974年1月25日住入某医院。患者因感冒在家卧床休息，室内有煤炉取暖，4小时后家中人回来时，发现患者在床沿斜卧，不省人事，口吐白沫，呻吟不止，呼之不应，当时炉火已灭，立即送附近医院抢救，10小时后病情好转，遂转入某医院住院治疗。入院时检查：体温36.6℃，脉搏96次/分，血压120/88mmHg，面色红润，能睁眼，反应迟钝，颈软，无抵抗，心肺未见异常，腹部肝脾不大。入院后经西药对症治疗，一度好转，但35天后发现患者说话语无伦次，表情发呆，动作迟缓，有时又情绪高涨，有虚构幻觉，否认煤气中毒，近事记忆丧失，远事回忆尚好，定向力差，对时间、地点概念不清楚，分析能力差，简单数字不能计算。

神经科检查：右侧下肢股四头肌萎缩，右膝腱反射消失，右下肢伸侧及外侧痛觉、温度觉迟钝，局部有热水袋烫伤而不知痛，两下肢踝阵挛阳性，两上肢静止时有震颤，屈肌张力强，略有齿轮样感觉，霍夫曼征阳性，掌颌反射阳性。神经科意见：精神症状提示脑内有弥散性损害，神经检查有锥体束及锥体外束损害。

入院后 45 天邀余会诊，当时见患者语言迟钝，喂则知食，不喂不食，吃稀饭时自左口角流涎水，口苦口干喜饮水，大便干结，小便失禁，两手颤动，下肢痿软，不能起立，不能自行翻身，睡眠不安，脉象虚大，舌质红而干，苔色黄褐。证属痿证，肾阴内夺，肝风自动，以滋补肝肾佐以平肝之剂治疗，方用河间地黄饮子加减：大熟地 30g，麦冬 30g，山萸肉 9g，石斛 30g，五味子 9g，远志 9g，石菖蒲 12g，茯神 12g，肉苁蓉 30g，珍珠母 30g，补骨脂 9g，红花 9g，黄芩 12g。

上方服半月后复诊，两手颤动减轻，可以扶着坐起，但气弱声微，口干喜饮，大便干结，食纳稍增，胃脘略胀，小便较前能控制，脉象仍然虚大，舌质红略干，苔色黄褐，仍以滋肾平肝为治：生熟地各 30g，天麦冬各 12g，元参 12g，石斛 30g，枸杞子 12g，五味子 9g，远志 9g，太子参 30g，石菖蒲 9g，桃仁泥 12g，红花 9g，川芎 9g，制香附 9g，生龟板 15g，生鳖甲 15g。

上方又服半月，余去诊视，病情好转，说话声大，近往事均记忆清楚，分析问题、计算能力均比以前有明显进步，时间概念也有恢复，能半坐位，自动翻身，能自己吃饭，食欲增加，但下肢仍感痿软，大便 2 天一次、不干，小便前下腹部有憋胀及尿热感，脉象仍然虚大，舌质红略干，苔黄，仍从原法出入：原方去川芎、香附，加牛膝 30g，木瓜 15g，萆薢 30g，桑枝 24g。

上方又服 20 天，记忆力好，大小便能自理，能下床活动，自己行走，根据病历记载："在平时谈话中，尤其谈起往事，使人觉察不到他是一个思维障碍的人。"乃继续上方调治，并鼓励患者活动，以增强肌力，经中西两法治疗后，于 1974 年 8 月 7 日痊愈出院。

住院过程中，曾用西药如维生素 B_1、B_2、C，静脉点滴三磷酸腺苷、辅酶 A、细胞色素 C、谷氨酸钠、精氨酸，口服复方磷酸酯酶及血管扩张药如菸酸等，因有震颤麻痹综合征曾服用安坦，并曾短期用过地塞米松，以后因无脑水肿而是神经变性，乃停用激素。所有上述西药，对本病的恢复，亦起到一定的作用。

按：一氧化碳严重中毒昏迷清醒后，经过一段时间，约 1～3 个月，可以出现精神神经症状，主要是由于脑组织的缺氧，使细小动脉的管壁内皮细胞变性及血栓形成，或有出血，引起脑细胞脱鞘和坏死所造成，临床表现是以意识障碍和智力下降为特征的，如本例在住院35天突然发生的一系列临床表现，神经系统检查又有锥体束和锥体外束损害，因此西医诊断一氧化碳中毒性脑病是成立的。

从中医辨证来看，会诊时患者下肢痿软，不能起立，不能自行翻身，当属中医"痿证"范畴。《素问》有五痿的名称，其病因是五脏有热引起，但最主要的是肺热叶焦，由于肺燥不能输精于五脏，遂出现痿躄。有认为古人所指痿证的主要病因病机为肺热叶焦，与现代医学所谓急性感染后发生瘫痪后遗症的病机是一致的，而古人治痿独取阳明之说，主要是因为胃是五脏六腑营养之源，胃司纳谷而化生精微，五脏六腑均禀气于胃，胃的功能健运则肺津充足，脏腑气血功能旺盛，肌肉筋脉骨髓皆得以濡养，有利于痿证的恢复。

本例虽属痿证，但病因不同，可以认为是秽浊恶气中人而暴厥，如恶气蒙蔽清窍则阻遏神明而暴厥；如恶气损人，元气败伤则可致痿。《景岳全书》云："痿证之义，《内经》言之详矣，观所列五脏之证，皆言为热，而五脏之证，又总由肺热叶焦，以致金燥水亏乃成痿证……然细察经文，又曰悲哀太甚则胞络绝，传为脉痿；思想无穷，所愿不得，发为筋痿；有渐于湿，以水为事，发为肉痿之类；则又非尽为火证，此其有余不尽之意，犹有可知。故因此而生火者有之，因此而败伤元气者亦有之，元气败伤则精虚不能灌溉，血虚不能营养者，亦不少矣。若概从火论，则恐真阳亏败及土衰水涸者，有不能堪，故当酌寒热之浅深，审虚实之缓急，以施治疗，庶得治痿之全矣。"本例以恶气损人，致元气败伤而精虚不能灌溉，血虚不能营养，乃肝肾阴虚致痿，较为符合实际，如病人表现舌红而干、口干喜饮、大便干结、下肢痿软、两手颤动，则是肝肾阴虚、肝风内动之征，因此用滋阴平肝之法，得以获效。

河间地黄饮子的适应证是用于："内夺而厥，舌瘖不能言，二足废不为用，肾脉虚弱，其气厥不至，舌不仁，经云瘖痱足不履用，音声不出者。"（刘河间《伤寒三书·宣明论方》）所谓瘖指失音，"痱之为病也，身无痛者，四肢不收，智乱不甚，其言微知，可治；甚则不能言，不可治也。"瘖痱之证为肾虚所致，古人认为属中风范围，汪切庵引刘河间言："中风非外中之风，良由将息失宜，心火暴甚，肾水虚衰，不能制之，故卒倒无知也，治宜和脏腑、通经络，便是治风。"

本例卒中恶气而卒倒无知，因卒中恶气而使元气败伤，肝主血主筋，肾主精主骨，肝肾精血亏损，筋骨失其濡养，下肢痿软由此而生，故本例中医病名可考虑为：中恶－痿证，采取联合命名较妥。肝肾阴虚则虚风内动而震颤，肾气不固则小便失禁，故本例治疗以滋养肝肾、平息肝风为主，乃以地黄饮子加减治疗。生熟地、天麦冬、玄参、枸杞子、五味子、石斛以滋养肝肾并兼顾肺胃，由于会诊时患者无身冷肢厥及虚阳上越之表现，故去桂、附等辛热之品，以苁蓉温润及补骨脂固肾治其二便，以远志、菖蒲化痰浊而开心窍，并酌加珍珠母平肝而宁心，另加红花以活血通络，黄芩以清肺，俾肝肾阴足，精血得生，肺津得布。复诊时两手仍有颤动，乃去珍珠母，加二甲入肝肾之阴，搜邪息风，再增桃仁、川芎以加重活血通络之效，加香附为血中之气药，俾气顺血亦随之和畅之意。三诊时症状更显好转，继续增加木瓜、牛膝、桑枝以通经活络，再加萆薢清利膀胱湿热，以去排尿前憋胀及尿热感，药后恢复比较满意。

秦伯未氏曾用河间地黄饮子治疗脊髓痨获得良好效果，笔者亦曾用地黄饮子治疗一例运动神经元疾病，服药四剂后即见患者手指、鱼际肌颤动消失，继续服用则全身阳虚症状亦见好转，且病情稳定，未见继续发展。结合本例的治疗情况，是否地黄饮子对神经系统变性疾患有良好效果，值得今后进一步观察。

面神经炎案

病例

张某，男，53岁，干部，病历号14974。因两眼下垂伴右侧眼睑至右口角发紧三年余，经常发作性心前区疼痛二年住院。经检查排除眼科疾患及重症肌无力，心电图正常。曾诊断为面神经炎。就诊时两眼下垂，每因紧张劳累则更为明显，右眼外角至右口角的颊部向颈后有抽搐紧张感，右眼上下复视，左眼左右复视，心前区疼痛伴胸闷憋气，心率变慢，活动后则心跳加快，睡眠欠佳，每日下午烦躁，口苦口黏，口干不欲饮水，食欲尚可，大便偏稀，舌苔中心白腻，舌有齿痕，脉象弦滑。中医辨证分析为：脾阳不升，胃有实热，左侧络脉气血阻滞，右侧反见紧张急缩，治以李杲清阳汤去桂枝之辛温过燥，加白芍酸寒之柔肝缓急，以升脾阳、散胃中湿热，兼以活血通络。

升麻 10g，葛根 2g，黄芪 30g，当归 10g，白芍 30g，甘草 10g，红花 10g，苏木 10g，黄柏 10g。

服药 6 剂，面部觉轻松，眼能睁开，复视好转，大便仍溏日三次，脉缓，守上方续服 20 剂，病情进一步好转，复视偶有出现，眼睑下垂下午时有出现，心前区疼痛未发作，睡眠亦好转，纳食增加，二便调，舌苔薄白根稍白腻，脉弦细小数，乃复增入桂枝 10g，守服近月余，症情乎稳出院。

按：清阳汤为李东垣方，用治"口喎颊腮紧急，胃中火盛，必汗不出而小便数"之症，本症右眼外角及颊腮紧急，乃络脉空虚，贼邪外犯，气血阻塞所致，正如《金匮要略》所云"邪气反缓，正气即急"，系正邪相引而形成。脾虚气陷则可见眼睑下垂，胃中火盛与脾湿相合，湿热阻滞，故有口苦口黏，口干又不欲饮。方中以黄芪、升麻、葛根健脾益气升阳，黄柏、甘草以泻胃中湿热，当归、红花、苏木温通经络以养血，再配白芍、甘草柔肝以缓急，从而升脾中清阳，泻胃中湿热，故能收效。值得注意的是，在使用该方以后，心前区疼痛亦获好转，未再疼痛发作，说明该方的应用，只要符合病机，不论何证，皆可用之，其着眼点还在于通过调理脾胃，以调整全身功能，达到改善局部病变的目的。

神经血管性头痛案

病例

李某，女，26 岁，翻译人员，门诊病例。头痛半年，为左侧偏头痛，每当劳累后发作，痛时服止痛片方能缓解，疼痛剧烈时并有呕吐及排便感，每月发作 4～5 次，诊断为神经血管性头痛。脉象弦细，舌质红，中医辨证：青年女性患者，从体质上考虑阴虚者为多，脉象弦细亦以阴虚肝旺为常见，舌质红亦属阴虚，拟从养血清肝为治，方用四物汤加味。

桑叶 10g，赤白芍各 10g，川芎 10g，香白芷 10g，薄荷 3g（后下），甘菊花 12g，僵蚕 10g，苦丁茶 10g，当归 10g。

服药一月，仍头痛发作 4 次，但疼痛较轻，未见恶心，虽然疼痛稍轻，次数未减，自述每当笔译外文资料加班过劳则发作，《内经》有"伏其所主，先其所因"之说，过劳则伤脾，加之发作时恶心、呕吐，亦属脾胃不健，乃改用益气健脾之剂，方以补中益气汤加味：

党参 15g，白术 10g，黄芪 30g，当归 10g，炙甘草 10g，陈皮 10g，升麻 10g，柴胡 10g，川芎 10g，蔓荆子 12g。

服药一月，未见头痛发作，乃以上方为丸常服，以巩固疗效，共服丸方二料，药半年，其间头痛一直未发，随访至今已 6 年，头痛亦未发作。

按：本例头痛，先按阴虚辨证，以养血清肝为治，头痛虽减，但仍每月发作，次数未减，由于每次发作因过劳所致，过劳则伤脾，乃改用健脾益气法治之，《脾胃论》补中益气汤加减法中有头痛加蔓荆子，痛甚加川芎，故用补中益气汤加川芎、蔓荆子，药后果然头痛未再发作。

椎－基底动脉供血不足案

病例

王某，男，64 岁，因经常眩晕发作，伴呕吐腹泻半年余来诊。目前眩晕刚发作，上午呕吐三次，腹泻二次，全身倦怠无力，口黏口干，不思饮食，测血压 136/84mmHg，脉象沉细，舌苔白腻质红，证属气阴两虚，痰湿上扰，拟益气养阴，燥湿化痰。

党参 15g，生地 10g，石菖蒲 10g，远志 6g，陈皮 10g，法夏 10g，茯苓 15g，甘草 6g，枳实 10g，竹茹 6g，苍白术各 10g，泽泻 30g。

上方服一周后，眩晕消失，纳食增加，体力恢复，口黏消失，脉仍沉细，舌红苔薄腻，仍以原方加减治之。上方去苍白术、泽泻，加生黄芪 15g。

又治疗两周，眩晕一直未曾发作，病情稳定，继服原方以巩固疗效。

按：本例半年来，经常有发作性眩晕，并伴有呕吐、腹泻，曾用养阴平肝、益气养阴平肝、补中益气等法治疗未效，严重时每隔 5～7 天即发作一次，此次发作因舌苔白腻、口黏口干，用十味温胆汤及泽泻汤治疗后，效果明显，服药三周均未再发作，故仍以益气养阴、清化痰热治之，以巩固疗效。

运动神经元疾病案

病例

余某，男，48岁，门诊病例。因右手鱼际肌颤动月余来诊。患者于6年前曾因右手鱼际肌颤动半年，经辨证属阴阳两虚，服地黄饮子原方或加参芪治疗后，鱼际肌颤动消失，近1月余又出现鱼际肌颤动，服地黄饮子治疗未效。自感易疲乏，右手无力，肌电图表示运动神经元疾病。脉象沉细，舌质略暗红、苔薄腻，拟益气养血佐以祛风通络。

党参30g，生黄芪30g，当归10g，白芍60g，炙甘草10g，姜黄10g，桑枝30g，羌活10g，钩藤15g，鸡血藤30g，威灵仙30g，木瓜12g，苍术12g，生龙牡各30g。

上药服四剂后，右手鱼际肌颤动消失，继服上方二周以巩固之，以后随访六年鱼际肌未再颤动。

按：运动神经元疾病是指选择性损害脊髓前角、脑干运动神经元和锥体束的慢性变性疾病，病因尚不清楚，中医治疗有一定效果。本例第一次发病有阴阳两虚表现，故治疗阴阳两补之地黄饮子获得明显效果，第二次发病明显为气血两虚，血虚风动，而无阴阳两虚之见证，故益气养血，祛风通络亦获明显效果。故中医治疗为有是证，用是方，辨证论治是提高各种疑难病的有效手段。

糖尿病案

病例

陈某，男，51岁，住院号27550。1985年2月7日以糖尿病收住入院。患者半年前因出差劳累，又因天热感受暑热之邪，口渴引饮，日食西瓜5kg余仍不解渴，多尿，乏力，咽微红肿，纳差，随后烦渴益甚，日饮水达7.5kg以上，体重锐减5kg。空腹血糖306mg%，尿糖（＋＋＋＋），尿酮体（＋）。予胰岛素及口服降糖灵、消渴丸治疗，疗效不满意。入院时，患者口渴多饮，日饮水 2500～3000mL 而渴仍不解，主食限量在每日 5 两，日尿量达 1800mL，有泡沫，视物模糊，大便干燥，寐差多梦，神疲乏力，消瘦。舌质淡、苔白微腻，脉洪数、沉取无力。检查：空腹血糖 163.8mg%，总胆固醇 225mg%，尿糖（－），酮体（－）。前医以养阴清热、健脾益气、滋阴固肾等立法，白虎加人参汤合益胃汤加味，停用一切西药，服 7 剂，症情改善不显，遂邀余会诊。主症是烦渴多饮，而口苦口黏属中焦湿热，前投方药之所以不效者，只缺苦寒清肃而已。处方：黄连、黄芩、苍术各 10g，生石膏、生地、玄参、沙参、花粉、山药、黄芪各 30g，玉竹 15g，知母、天冬、麦冬各 12g，甘草 6g。进药 5 剂，多饮锐减，日饮水量降至 1000～1500mL，口苦口黏减轻，大便已正常。续进 7 剂，烦渴多饮多尿已基本控制，日饮水量 500mL 左右，尿量 1300～1500mL，夜寐尚可。再进 12 剂，乏力明显减轻，夜得安眠，饮水正常，唯血糖 186mg%，总胆固醇 337mg%。前方以治肺胃为主，药中病机，故症状明显改善，今脉象偏虚兼弦，舌体稍大而有齿痕、舌质暗红、苔微白腻有裂纹，气阴两虚毕露，应从肾治，拟滋养肾阴为主，佐以益气固涩，予参芪地黄汤加减。处方：太子参、生黄芪、生地、玄参、金樱子各 30g，山药、山萸肉、芡实、泽泻、茯苓各 15g，苍术 10g，黄连 6g。以上方为基础，随症加减，腰痛加菟丝子、沙苑子、鹿角胶；饥饿感加生石膏、知母、天花粉；并佐生龙牡与五倍子，服 40 余剂，血糖稳定在 100mg% 左右，总胆固醇 153mg%，尿糖（－），诸恙悉平，遂于 4 月 20 日出院。

按：糖尿病属于中医学的消渴病范畴，古人以多饮为上消，多食为中消，多尿为下消，因而又有"三消"之称。《素问·奇病论》曰："此人必数食甘美而多肥也。肥者令人内热，甘者令人中满，故其气上溢，转为消渴。"《千金要方》云："凡积久饮酒，未有不成消渴者。"《诸病源候论》指出："房室过度，致令肾气虚耗，下焦生热，热则肾燥，燥则渴，肾虚又不得传制水液，故随饮小便。"《三消论》谓："消渴者……耗乱精神，过违其度……之所成也。"概言之，本病病因除体质因素外，与上述因素有关。其基本病机为阴亏阳亢，津涸热淫，病位主要在肺脾（胃）肾三脏，而其病之本则在于肾。前人已经注意到肾在本病证治中的地位和作用。张仲景最早从治肾立论，《金匮要略》云："男子消渴，小便反多，以饮一斗，小便一斗，肾气丸主之。"后世医家则论述更多，如明代李梴的《医学入门》云"治渴初宜养肺降心，久则滋肾养脾。盖本在肾，标在肺……故肾气丸为消渴良方也"；赵献可《医贯》说"故治消之法，无分上中下，先治肾为急"；《景岳全书》亦云"三消证……三焦之火，多有病本在肾，而无不由乎命门者。盖命门为水火之腑，凡水亏证，固能为消为渴；而火亏证，亦能为消为渴者"。

余在治疗糖尿病时，强调辨证论治。用动态、变化、发展的观点去指导治疗。认为三消证在病位、治疗上各有侧重是符合临床实际的，但肾主水，为封藏之本，五脏之源，命门水火乃全身阴液元阳之根基，故脏腑阴液匮乏，必汲肾水而伤肾脏，所谓"五脏之伤，穷必及肾"。肺、胃、肾三脏由于生理上的密切联系，因而在病理上也是相互影响，不可分割的。在糖尿病的病变过程中，三消的症状往往同时并存。因此，主张三消同治，以肾为本。所谓三消同治，即在以某一脏用药为主的基础上，同时兼顾上中下三焦。以肾为本，包括肾阴不足、阴虚火旺和肾阳虚衰、火不归原两个方面。临床上多用滋肾润燥、壮水以制阳光，此固为消渴治肾的常法大法；然而阴阳互根，阴病及阳，温补肾命，阴中求阳，尤当予以重视。

本例以典型的多饮多尿为特点，且已用过胰岛素、降糖药治疗，针对病情，急则治标，清肃肺胃，自是正确，然而病无进退，关键在于热中还夹有湿，所以于前医处方仅增黄连去党参，苦寒燥湿，拨动机窍，病势顿挫，效如桴鼓。此后症状明显改善，尿量一如常人，唯血糖与胆固醇偏高，遂转从本治，补肾而辅以益气固涩，肾水足则上润肺胃，其火自干；脾肾之气旺则三焦、膀胱之气化畅达，开阖正常，因而血糖与胆固醇降至正常。

糖尿病合并多发性神经炎案

病例

陆某，男，52岁，山东烟台人，住院号27044。患者4年前曾有多食易饥、口渴欲饮一月余，未曾治疗，以后症状消失，未引起注意。1年半前因工作劳累，曾有少腹针刺样疼痛及两下肢闪电样疼痛，放射至足蹈趾内侧，夜间疼痛较剧，查血糖368mg%，尿糖（++++），诊断为糖尿病，服玉泉丸及西药降糖类药物后，症状逐渐消失。8个月前又因工作劳累，再度出现少腹针刺样疼痛并伴有腰背、胸胁、大腿内侧麻木及疼痛，时有胸胁紧束感，仍按以前治疗方法，症状不减，遂开始加服中药，以补肾、活血诸法治疗，症状时轻时重，一个月前又伴有眼底出血，乃赴北京求治。于 1984 年 10 月 24 日入院治疗。

目前情况：全身乏力，畏寒肢冷，腰背、胸胁、少腹针刺样疼痛，大腿前侧及内侧疼痛并放射至两足拇趾内侧，夜间乃有闪电样剧痛，饮食已控制每日 300g，口干喜饮水，小便无特殊，但尿后余沥不尽，大便偏干，睡眠欠安。舌质红稍胖有齿痕，脉弦细。

中医辨证分析：患者年已近老，阳气渐衰，加之工作烦劳，暗耗气阴，肾气失固，肾阴亦亏。平素性情急躁，五志化火，又嗜酒肉，中焦蕴湿化热。胃中有热，故消谷善饥；热烁胃阴，故渴欲饮水、大便反干；肾气失固，故小便反多；气生于精，阴虚则气亦亏。故本病原发于肾，证属气阴两虚。此次发病因过度劳累引起，劳则气耗，气虚则血行涩滞，痹于肌肤，故麻木、疼痛因之而生。疼痛在腰背、胸胁、少腹、大腿前侧与内侧，属足太阳膀胱经、足厥阴肝经、足太阴脾经、足少阴肾经、足阳明胃经的经络循行部位，因此本病辨证是：原发在肾，波及肝脾（胃），气阴两虚，夹有瘀血。

第一阶段（10 月 24 日～11 月 20 日）治疗以益气健脾、滋养肝肾、活血通络为主。方用参芪地黄汤加减：党参、黄芪、天花粉、白芍、桑枝、鸡血藤各 30g，生地、熟地各 15g，山萸肉、怀山药、木瓜、川芎、五味子各 10g，麦冬 12g，炙甘草 6g。见畏寒肢冷则加制附子、仙灵脾各 15g，桂枝 10g。

治疗结果：畏寒肢冷消失，腰脊、少腹、大腿疼痛减轻，全身乏力明显好转。仍时见胸胁紧束感，大便仍干。

第二阶段（11 月 21～11 月 25 日）治疗以疏肝活血、健脾益气、滋肾养阴为治。处方：柴胡、陈皮、木瓜、苍术、怀山药各 10g，赤芍、白芍、茯苓、玄参各 15g，党参、黄芪、天花粉、丹参、肉苁蓉各 30g，炙甘草 6g。

治疗结果：胸胁紧束感消失，背部正中线至会阴部疼痛，拇趾内侧仍痛，口干饮水较前略多，大便已调。

第三阶段（11 月 21～11 月 25 日）治疗以滋养肝肾、益气温督、疏肝活血为治。处方：党参、黄芪、丹参、天花粉各 30g，全当归、苍术、白术、鹿角胶（烊化）、狗脊、木瓜、柴胡各 10g，赤芍、白芍、生地、茯苓、泽泻各 15g，砂仁、蔻仁各 6g。

治疗结果：腰背、胸胁、少腹及两下肢疼痛消失，行较大活动量亦不感疲乏，查血糖 105mg%，尿糖阴性，临床治愈，于 1984 年 12 月 14 日出院。

按：糖尿病大致相当于中医的"消渴"，但糖尿病合并多发性神经炎，则古代文献中并无记载。根据多发性神经炎有肌肤麻木及疼痛的表现，似可从中医"血痹"中求治。《金匮要略》有："血痹病从何得之？师曰：夫尊荣人，骨弱肌肤盛，重因疲劳，汗出，卧不时动摇，加被微风，遂得之。"指出了尊荣人易患，多因疲劳汗出受风所致，本例患者的发病经过与之相类似。血痹的病机是阴阳俱微，肌肤营卫不足。卫气出下焦，肾气不足则卫气亦虚，气虚而血滞，血滞则营虚，与本例病机亦相一致。血痹的症状是"身体不仁如风痹状"，《诸病源候论》指出风痹的临床表现是肌肉顽厚或疼痛，可知血痹之如风痹状，亦必有疼痛。因此本例的中医病名是消渴及血痹。

中医的脏腑辨证是以内在的脏腑与肌表的经络互相联属成为一个整体来进行辨治的，本例患者的腰背、胸胁、少腹及大腿前、内侧疼痛，并连及踇趾内侧，有明显的按经络循行部位疼痛的表现，因此在治疗上除按原发在肾，气阴两虚治其本病外，还要治疗继发的肝、脾、胃、膀胱、督脉诸经的症状，继发的麻木、疼痛虽然都是肌表营卫失和所引起，但各经循行部位不同，而药性又有归经的属性不同，故各经用药均不一致。根据本例的治疗体会，各经用药有以下的选择：足厥阴肝经用药：柴胡、赤芍、白芍、木瓜、山萸肉、丹参、鸡血藤、川芎、桑枝、当归。足太阴脾经及足阳明胃经用药：党参、黄芪、苍术、怀山药、天花粉、麦冬、甘草。足少阴肾经及足太阳膀胱经用药：生地、熟地、五味子、玄参、肉苁蓉、仙灵脾、制附片、桂枝、茯苓、泽泻。督脉用药：金毛狗脊、鹿角胶。

根据以上经络循行部位用药，不仅对多发性神经炎有一定疗效，对于糖尿病本身，亦有很好效果，其作用机理，值得进一步探讨。

甲状腺功能亢进案

病例

徐某，女，27岁，门诊病例，因消瘦、多汗半年来诊。近半年来患者感全身乏力，容易激动，怕热多汗，心跳气短，易饥手颤，日渐消瘦，手足心热，大便干结，两眼略突，化验检查：$T_3$230μg/dL，$T_4$18μg/dL，诊为甲状腺功能亢进。中医辨证：脉弦细而数，舌暗红，为肝郁气滞，化火伤阴，阴虚内热，拟疏肝益气，养阴清热。

当归 10g，生黄芪 15g，生熟地各 15g，黄芩 10g，黄连 10g，黄柏 10g，天麦冬各 15g，五味子 10g，生龙牡各 30g，僵蚕 15g，太子参 30g，柴胡 10g，赤芍 15g，夏枯草 15g，地骨皮 15g。

上方服二周后来诊，多汗明显减少，心跳气短也减，怕热好转，手颤减轻，原方有效，继服原方，另配以化痰散结丸药常服，方如下：

胆星 50g，贝母 50g，生苡仁 50g，生牡蛎 100g，僵蚕 50g，法夏 50g，天竺黄 50g，夏枯草 100g，厚朴 50g，黛蛤散 50g，云茯苓 50g，陈皮 50g。

3 个月后复诊，上述症状基本消失，T_3、T_4 在正常范围内，体重增加，情绪稳定。

按： 本例患者为气阴两虚，兼有肝郁气滞，气郁化火，更伤阴液，阴虚内热较甚，故怕热多汗，容易激动，方以当归六黄汤合生脉散加味，益气养阴清热，佐以疏肝软坚，药后症状明显好转，为缓解甲亢症状，更配以化痰散结之丸药内服，故突眼、手颤等症状消失较快，且可使 T_3、T_4 恢复正常。

余治甲亢不用海藻、昆布等含碘药物，从现代医学观点来看，碘是合成甲状腺素的重要元素，甲状腺素的合成随碘的剂量增加而增加，如果超过了一定的限度，则暂时性抑制甲状腺素的合成与释放，这也是甲亢病人在服用海藻、昆布开始时有效的原因，但是继续服用下去，则甲状腺可对碘的抑制作用产生"逸脱"，使甲状腺素合成加速，从而引起甲亢症状复发、反跳，T_3、T_4 更为增高，明显延长疗程，使缓解率反而降低，所以长期使用海藻、昆布为主的中药治疗甲亢是欠妥的，另外黄药子也含有碘，同时还可引起中毒性肝炎，长期服用不仅对甲亢无益，反而加重肝脏损害，不可不知。

慢性肾上腺皮质功能低下案

病例

高某，女，50 岁，住院号 22210。因反复发作性头晕伴有恶心、呕吐 3 年住院。3 年前曾因垂体前叶功能减低在某医院住院，经用可的松和甲状腺素片等治疗，症状好转出院，出院后一直服用强的松 7.5mg/d 替代，效果尚好。唯近 3 年来反复发作性头晕，伴恶心、呕吐住院。曾做促肾上腺皮质激素试验，稍有反应，但贮备功能差。尿游离皮质醇 17.0μg/24h，最后确诊为慢性肾上腺皮质功能低下。

入院时有畏寒、五心烦热、头晕头痛、全身乏力、骨节疼痛、口干喜饮、心慌心跳、纳食尚可、大便干结、舌红苔薄、脉象沉细，辨证为心肾阴阳两虚，予生脉散合桂附地黄汤治疗后，畏寒消失，心慌心跳略减，但余症同前，仍常发作恶心呕吐，大约隔7～10天即发作一次，胃脘疼痛，发作时尚同时有腹泻，住院过程中又因感冒而有发烧，咳嗽痰多，发热时又伴有恶心呕吐，腹痛腹泻，血压下降，经抢救后危象缓解。

中医辨证：精神疲惫，纳食稍增，口干欲饮，饮水不多，咳嗽有痰，心慌心跳，大便偏干，舌红苔薄腻，脉象沉细，虚损之证，拖延日久，阴阳俱虚，气阴两伤，但以阴虚为主，又夹外感而咳嗽痰多，故以生脉散合金水六君煎治之。

太子参15g，麦冬12g，五味子10g，当归12g，大熟地15g，陈皮10g，清半夏10g，茯苓20g，炙甘草6g。水煎服，每日一剂。

上方服用20剂，咳嗽痰多已消失，偶有心慌，唯面部潮红，手足心热，口干喜饮，大便干结，数日一次，舌红无苔，脉象沉细，目前阴虚内热突出，拟生脉散合左归饮治之。

太子参15g，麦冬12g，五味子10g，熟地12g，枸杞子10g，山药10g，山萸肉10g，茯苓15g，炙甘草6g。水煎服每日一剂。

上方又服30剂，病情稳定，一直未见有头晕、恶心、呕吐发作。

按：本例病已三年有余，肾命阴阳两损，但入院时以阳虚为主，外感发热以后，因热灼阴伤，转变为阴虚为主，故治疗亦应相应转变，因外感咳嗽，故可合用金水六君煎，肺肾同治，咳嗽治愈后则以益阴壮水为主，以左归饮合生脉散，从阴引阳，以达到阳中求阴之治。

风湿性关节炎案

病例

卢某，女，17岁，因发烧6天来诊，患者开始因感冒而恶寒发热、头痛身痛、鼻塞流涕，以后出现关节疼痛，手指关节及膝关节疼痛尤为明显，目前已无畏寒，体温38.6℃，无汗，口干喜饮，手背红肿，大便偏干，尿黄而少，舌红无苔，脉象浮数，证属热痹，拟清热祛湿、透表散风，方用：

麻黄 6g，杏仁 10g，苡仁 30g，甘草 6g，防己 10g，滑石 15g，蚕砂 18g，海桐皮 12g，片姜黄 12g，知母 10g，地龙 12g，秦艽 12g，牛膝 10g，忍冬藤 30g，连翘 10g，山栀 10g。

药后三剂，体温即降至正常，关节疼痛减轻，继服本方七剂。

三诊：手背红肿也消失，手指关节已不痛，但左膝关节仍痛。上方再加丹参 30g，鸡血藤 30g，再服七剂。

四诊：膝关节痛大减，血沉由 56mm/h 降至 16mm/h，继服原方 2 周以巩固疗效。

按：本例急性风湿性关节炎，开始因感冒诱发，以后出现但热不寒、关节疼痛红肿，血沉快，因舌红脉浮而数，故属热痹，病在肌表，以麻杏苡甘汤合宣痹汤方加减，体温迅速降至正常，关节痛及红肿逐渐消失，血沉亦恢复正常，终于使病情较快恢复。

麻杏苡甘汤是《金匮要略》治风湿一身尽痛，发热，日晡所剧者；宣痹汤是《温病条辨》方，用于湿聚热蒸，蕴于经络，寒战热炽，骨骱烦疼者。两方合用，于急性风湿性关节是属热痹者，效果卓著。

进行性系统性硬化症案

病例

杜某，女，53 岁，门诊病例。发现皮肤发硬 4 年余，腰痛血尿 4 个月来诊，发病开始手足发凉、发青，继而皮肤发硬、作胀，目前面部、前胸、颈部、上肢等处皮肤均发硬、发木，测血压 190/130mmHg，尿蛋白（++++），红细胞为 10～15 个，白细胞 0～1 个，类风湿因子试验（+），曾以益气滋肾、活血通络之剂治疗，半年后尿蛋白（+）～（++），镜检（-），但皮肤发硬同前，畏寒肢冷，四个手指尖出现溃疡久不愈合，眼睑及下肢水肿，有时心慌胸闷，心电图示 ST-T 改变，出现多系统损害，治疗当缓图之。当前手指尖溃疡疼痛较著，影响日常生活及情志，故以调和营卫为主，佐以健脾利水、活血化瘀，方用麻杏苡甘、防己黄芪汤加味：

麻黄 10g，杏仁 10g，苡米 15g，甘草 6g，生芪 15g，白术 10g，防己

15g，桂枝 10g，茯苓 15g，泽泻 15g，丹参 30g，当归 10g，赤白芍各 15g，砂蔻仁各 6g。

上方服后，手指发凉明显好转，服至六剂可见指尖溃疡有愈合趋势，服至十二剂溃疡完全愈合，至此长达半年之久的指尖溃疡疼痛消失，仍继服原方半月，可见皮肤颜色变浅，皮肤发硬亦减，原面色紫褐也变浅，皮肤已开始有出汗现象，仍按原方继服调治，又服一月，症状继续好转，面色紫褐基本正常，血压降为 160/90mmHg，尿蛋白（+），镜检（-），皮肤发硬也明显减轻。现仍在调治中。

按：本例进行性系统性硬化症，不仅皮肤受累，内脏也有多系统、多器官损害，一般预后较差。本例中医辨证是邪痹于营卫，营卫之气流传异常，以致续发五脏病损，故治以通调营卫为主。脾主四肢，犯脾则可见纳差腹胀，肢凉水肿；犯肾则可有腰痛胫软，尿检异常；犯心则心悸怔忡、胸闷憋气；犯肺则咳嗽气短、呼吸困难；犯肝则头目眩晕、气滞血瘀。本例已同时伴见脾虚水停、瘀血内阻，故以麻杏苡甘汤通调营卫，佐防己黄芪合防己茯苓汤以健脾利水，再加丹参、归芍活血化瘀，故能取效。麻杏苡甘汤取麻黄入肺，杏仁入心，使血行旺盛，营卫调和，配苡仁以疏通停滞，甘草以缓解疼痛；合桂枝又为麻黄汤，宣肺走表，驱除肌表之邪滞；再合健脾利水、活血化瘀之剂，全方以通调营卫为主，兼顾水湿、瘀血，扶正驱邪并顾获效。

时逸人学术思想及临床经验研究

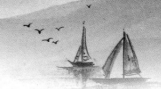

生平简介及学术思想

著名老中医时逸人先生（1896—1966），原籍江苏无锡，太平天国时祖迁仪征，居住六十余年，民国初迁居镇江。

先父年幼颖悟，读书过目能诵，年甫十一，毕读五经四子书。先祖父宝鼐字调梅，乃前清秀才，喜阅医书，亦知医理，好用成方。先父受家庭熏陶，亦喜医学，十六岁时又得当地名医汪允恭前辈传授，悉得其术。二十岁时见乡里疫疬流行，为解除群众疾苦，乃开始业医，自悬壶以来，尤精于温病疫症，故求治者踵趾相接，医名渐噪。以后应聘赴上海中医专门学校、中国医学院任教，专授古今疫症及温病，并在上海自创江左国医讲习所，以发皇古义、融贯新知为宗旨，培养并造就新的中医人才。

1929 年秋受聘于山西中医改进研究会，任该会常务理事，兼任山西川至医学专科学校教授，主编《山西医学杂志》垂十载，抗日战争爆发后，曾辗转武汉、重庆、昆明后，返回上海，在中国医学院、新中国医学院、上海中医专科学校等校，担任教授、教务长，以后又创办复兴中医专科学校，在这一阶段中以从事中医教育为主，兼理诊务。嗣后上海租界沦陷，医校停办，乃在南京、太原等地开业行医，直至新中国成立前夕，在南京任前中央国医馆主任秘书，后为代理馆长，创办"首都中医院"。注重临床实践经验的积累。1949 年秋又在前中央国医馆内创设中国医学专修科，培养学生理论密切联系临床实践之作风，以后该机构由南京市卫生局接管，先父遂转入南京中医进修学校（后该校又并入江苏省中医学校即南京中医学院前身）任教，主持数期中医高级师资班，所培养学员现均为国内著名中医学家。

1954 年先父与诸同道联名向中央卫生部提出"为迎接祖国社会主义文化建设，必须加强中医工作"的建议。中央卫生部于 1954 年 10 月 18 日复文（54）卫字第 284 号给予肯定和采纳，1955 年在北京成立了中医研究院，先父被调至北京，任中医研究院附属医院内科主任，后又调至中医研究院学术秘书处工作。1961 年 5 月支边，赴宁夏银川，任宁夏回族自治区医药卫生学会副理事长，兼自治区医院中医科主任。1965 年因病回南京休养，1966 年 6 月在南京病故，终年 70 岁。先父从事中医工作五十余年，将毕生精力献给中医学术的研究，热心中医教育事业，注重临床疗效的提高，其学术思想有以下几点：

一、尊重科学　反对保守思想

先父尊重科学，反对中医界中一些因循守旧、竞相守秘的思想，认为这是妨碍中医发展的原因之一。在山西中医改进研究会工作期间，大量收集民间各种验方，组织专门机构，审查并剔除一些荒诞不经或不科学的治疗方法，并出版审查验方多集，广为推行，以求中医理论与实践得到进一步发扬。先父曾担任当时中央国医馆学术整理委员会及编审委员会专任委员，大声疾呼整理中医学术，以期挽救中医于万一，认为"当时摧残中医者，动辄以不合科学之口吻，妄加毁诋中医，废止中医；而中医秘守者，不以医术为济民之事，反将医术据为私有，为传家之秘宝，以致中医学术日就式微，似此因循坐误，与复兴中医之途径相去远矣"。并提出："中医是中国人之中医，凡吾国人于国医精华，应努力研究，国产药物亟努力阐发，此则关于国计民生，诚非浅显，应改良国药，抵制外货，公开秘术，阐扬国光，尤须通力合作，共保复兴中医之途径，则前程之希望远大，不独民众受益，亦吾医界之光也。"

在如何整理中医学术的方法上，先父一向"以汇通中西为职志，以融贯古方今方俾切合实用为唯一目的"。并有"融冶中西之学说，化中化西，而成为第三者之医学，始可言融会"之说。认为"学术非一成不变之物，要随时代而推进，逐渐改良，此中外古今之通例也。中医学说以医为主，上古以卦文支配一切，故医药理论每多引用易象；中古取谈哲学，故医药理论富含哲学意味；近古文字崇向典丽，于是医药竞以文字相标榜，故中医理论实有整理之必要……欲挽回其弊者，唯有截补中西医药之学术，而另造第三者之特殊医学，方足以应付时势之需要"。并呼吁同道："唯兹事体重大，学派纷纭，非少数人之才力所能胜任，望吾全体同志，通力合作，以完成之。"说明了先父具有中西医结合的萌芽思想。

融会中西，走创新道路，是在旧中国摧残中医情况下的必然趋势，由于中医被西医所歧视，时欲取缔消灭中医而后快，中医为求得生存，除了提高治病效果，取得群众的信仰，为人民所需要外，在理论上乃有"中医科学化"的提出。先父主张"病名以西医所载为主，庶可得正确的病型，其原因、病理、诊断、治法等项则以中为主，如是汇通研究，不但读书与临证之界限铲除，即中西医之门户亦可不必拘执矣。"

所撰述的临床医著，均是采用此种体例，使初学者能够在西医病名诊断下，采用中医的辨证论治方法，分辨其病因病机及诊治方法，在目前看来仍有其一定实用价值。

二、重视实践　提高中医临床疗效

先父在整理中医学术过程中，强调着重于临床实践，如曾与何廉臣氏商讨编订中医讲义中提到："使学习者得正轨之遵循，业医者得充分之援助……侧重证治之经验。"以后也曾反复提到"整理中医学术，应当从实用之处着手"，"中医要求得生存，必须提高治病效果"等。目前看来，也有一定现实意义。

重视实践经验，要使之集中化、实验化。认为"中医实践经验，埋藏民间，年湮代远，失传很多……我国医生众多，非祖传即师授，对于临床各科，均有实地经验，如对某一病或某一证，有特别家传秘法，虽诸医束手者，亦能药到病除，历验不爽……苟能集中一处实地试验，特效者褒奖之，无用者废弃之，必有惊人之收获"。将个人经验，通过验证，有临床疗效者，加以肯定，实事求是地研究中医临床经验，必将有助于中医学术的发展。

先父在总结个人经验时，在著作中亦体现出以临床实用为目的，如在《中国药物学》中，强调药物的配伍应用。晚年根据自己的临床实践，写出了《实用中医内科诊治手册》，对内科各种常见疾病的证治，分本证与兼证，便于临床辨证论治，有较高的实用价值。

三、博采众说　汇集诸长而发扬

先父学术深湛，平时诊余之暇，手不释卷，其学识不拘一家一派，博采众说，择其善者，发扬光大，并予创新。如汇集温病诸家之长，结合伤寒学说，创"时令病学"，以熔伤寒温病于一炉，消除伤寒与温病门户之见，进而也消除经方派与时方派之分，只要在临床上确切有效的方剂，皆可为我所用。此项主张，目前已被愈来愈多的学者所接受。先父根据临床实践的需要，将先贤成方予以加减灵活运用，如根据先贤方所创立的菖蒲郁金汤，原载《中国时令病学》，以后《中国传染病学》《温病全书》亦均载有，成为近世广泛流行使用而确切有效的方剂。

先父认为对古人医案，必须实事求是，认真分析，要"同中求异，异中求同，务使后之鉴者，无刻舟求剑之弊，而有随机应变之妙，庶获此一篇，不啻常年之顾问，而使该病之死亡率亦可借此减少矣"。说明要重视古人的经验，从医案中吸取辨证论治的精华，以提高临床疗效。但是还应当分析比较，才能做到勤求古训，博采众方，以汇集诸家之长。

四、救死扶伤　要具备崇高医德

先父常说为医者要有"仁术"之心，所谓仁是指对待病人的态度，术是指用以治病的方法，要求对待病人要有同情心，但单纯有同情心是不够的，如果没有高超的技术是不能解除病人痛苦的，因此还要有一定的技能，才能救死扶伤。据山西医学院附属一院中医科老中医姬乾园回忆说："余与时老相识于 1944 年，缔交往来甚密，有疑难问题，多请益于时老，谈论医学渊博，临证处方严慎，经常告诫后辈临证要专心，认证要细心，治疗要精心，勿孟浪从事，莫遗留祸患，增加病人痛苦。时老待人正直、端方、平易、善良，对贫苦病人往往不收诊金，济世救人，具备高尚医德。诊余之暇，每多向我谈论经典奥理，深入浅出，使人容易了解。"由此也可看出先父之为人处世，以身作则，以"仁术"之心，对待同志，对待病人。先父强调在辨证上必审问其所始病，反对只凭切脉便夸夸其谈，自认医理深奥，草草诊过，便书处方。认为"病人自觉症状，非他人所能知，必据患者之所陈述，如患者之爱恶苦乐，即病情虚实寒热之征也；所爱所乐，必其所不足，所苦所恶，必其所有余……在望闻探求所得之外，必须参加病人所言，较为真切，若谓切脉一端，可包括一切，不但事实之所必无，抑理之所未有也"。只有认真探求，方能辨证准确，施治无误。

从以上几点，大致可以看出先父的学术思想和治学态度，热心中医教育事业，尊重科学，重视实践，要求读书与临证打成一片，具有一定的改革与创新精神。先父虽然力图实现自己的学术主张，发皇古义，融贯新知，但是由于历史条件及个人的学识所限，是非常困难的。只有在今日中西医团结合作的情况下，才能逐步实现中西医结合，并提高中医学本身的学术水平及临床治疗效果，才能更好地为人民服务。

附录：先父所撰写的医著如下：

《中国时令病学》1930 年出版

《中国急性传染病学》1931 年出版

《中国妇科病学》1931 年出版

《温病全书》1933 年出版

《时氏内经学》1941 年出版

《时氏麻痘病学》1941 年出版

《中国内科病学》1951 年出版

《中国儿科病学》1951 年出版

《时氏处方学》1952 年出版

《时氏诊断学》1952 年出版

《中国传染病学》1952 年出版

《中国药物学》1953 年出版

《时氏生理学》1953 年出版

《时氏病理学》1953 年出版

《中医伤寒与温病》1956 年出版

《实用中医内科诊治手册》1963 年出版

急性热病的治疗经验

急性热病是指发病急而伴有发热的疾病，属中医伤寒与温病的范畴，先父对治疗急性热病有丰富的临床经验，今结合生前所遗留的急性热病医案，探讨其学术思想如下。

一、熔伤寒温病于一炉

伤寒及温病学说，是中医对急性热病的经验总结，从临床实践中上升到理论，是认识过程的一大飞跃，尤其可贵的是这种理论回过来又指导了临床实践，提高了临床的治疗效果。但是从前研究伤寒温病的，常常将伤寒与温病对立，造成了经方与时方之争，这样反而妨碍了临床实践的提高。先父主张伤寒与温病应当统一起来研究，因为受病来源、发病过程，大抵均属相同，但不同意"伤寒就是温病，温病就是伤寒之说"，认为其中几微之间，仍有详细辨别之必要。1928 年在上海任教时，专授古今疫症，结合临床实践，于1930 年出版了《中国时令病学》，创立了时令病的病名，以熔伤寒温病于一炉，当时海内名家刘蔚楚、周小农等为之作序，均认为本书"发前人之从来所未发"，"独具慧眼，卓尔不群"，"纠正古人之错误，指导后学之迷津，是诚医林之南针也"。

时令病，乃感受四时六气之异常而为病之证，亦即四时外感病证之总称，包括春温、风温、暑温、伏暑、湿温、秋燥、冬温、伤寒等病在内。昔日医家对伤寒、温病的争论焦点在于：伤寒学派承认有温病，但是完全可以包括在伤寒的范围，完全可以用六经辨证来概括温病；温病学派则认为温病与伤寒在病因、传入途径、辨证、治法上完全不同，绝对不能混称。前者根据《内经》的"热病皆伤寒之类"，以及《难经》的"伤寒有五"，而陆九芝更直称："在太阳为伤寒，在阳明为温热。"认为阳明病就是温病，对后世温病学说的发展是采取否定态度的。后者则由于历史的发展，逐渐形成了比较系统的温病学说，至叶天士乃蔚为大观，内容也比较充实了。先父则认为伤寒与温病要统一起来看，于矛盾中求统一；再则将伤寒与温病的症状、治法不同之点分别说明，于统一中求矛盾。这样可以息伤寒、温病之争，亦可化古方、今方门户之见。

《中国时令病学》在1956年改编为《中医伤寒与温病》，以六经辨证为纲，将伤寒与温病融合讨论，开创融合伤寒与温病为热病学的先例。先父主张伤寒与温病系属同一性质之病证，唯有单属外感风寒及兼有伏热之不同，无门户之争执，此其一；初、中期之病情传变，不出三阳经范围，末期间有三阴经之症状，伤寒、温病莫不如是，此其二；温病系外感病症兼有伏热者，如发现肺系病状，则为肺系温病，发现胃系病状，则为胃系温病。在经过上言之，初期多发现肺系病状，失治或误治，方始发现胃系病状，是肺、胃之争，在病机上仅属先后之分，此其三；古人皆认为伤寒为新感，温病多伏邪，或疑温病有伏邪，又有新感，实际上新感、伏邪两项，为四时六气所同具，正不必以伤寒、温病限之，此其四。以上几点，在探讨急性热病的发病与临证上有一定的意义。

为了弥补时令病学之不足，先父于1933年又撰写了《中国急性传染病学》，汇集整理了各种古代已经从伤寒、温病中独立出现的一些急性热病，采取中西医结合的研究方法，主张"每一种疾病以西医所载为主，其病因、病理、诊断、治法等项以中医为主，如是汇通研究，不但读书与临证之界限铲除，即中西医之门户亦可不必拘执矣"。将时令病与急性传染病合观，开创了中医热病学的先河。先父以前曾主张伤寒、温病与传染病须分别施治，是受吴又可的影响，吴氏对伤寒与温疫的分别，认为是"伤寒不传染，温疫能传染；伤寒自毛窍而入，温疫自口鼻而入；伤寒感而即发，温疫感久而后发；

伤寒汗解在先，温疫汗解在后；伤寒初起，以发表为主，温疫初起，以疏利为主等种种不同。其所同者，为伤寒温疫皆传于胃，故用承气汤导邪而出。要知伤寒温疫，始异而终同也。"以后认识到时令病与传染病同属急性热病，认为吴氏所说的伤寒与温疫的种种不同点，只在受病轻重、体质强弱、流行或散发等，有所区分而已。认为温病学说是在伤寒的基础上发展起来的，说明了对急性热病的共性规律有了更广泛的了解，瘟疫学说又是在温病的基础上发展起来的，提示了对急性热病中的某些个性规律有了更深入的认识，不能认为有了共性就不需要个性，也不能认为只要个性就可以不再要共性了，两者是相辅相成的；不能认为有了温病及瘟疫学说，就可以取消伤寒的宝贵经验；同样地只奉行伤寒学说，否定后世温病及瘟疫学说的成就也是不对的。这样就取消了门户之见，取长补短，进而也消除了经方派与时方派之分，只要是在临床上确切有效的各种方剂，都可以为我所用，以提高中医在急性热病方面的治疗效果。

伤寒与温病属同一性质之疾病，仲景有："太阳病，发热而渴，不恶寒者为温病。"但初起恶寒与发热常相互并见，必须经过一定时间以后，方有不恶寒，但发热之现象，故先父主张以恶寒轻而发热重、口渴者为温病；反之，恶寒重而发热轻、口不渴者为伤寒。凡内热重之素因，如受外感，必患温病；内热轻之素因，如受外感，必患伤寒。温热病与伤寒病仅初起时可分，以后无甚差别，两者受病来源及发病经过亦属相同，所不同者，唯在伏热之有无，故温热病的治疗需针对伏热才能结合病情，因此治法上有消透、清开、清泄的特点，与治疗伤寒病者有异。

古代医家多以感而即病为伤寒，感而不即病，伏而后发者为温病，先父认为新感与伏邪，为四时六气所同具，不必以伤寒、温病限之。即四时外感皆可分新感与伏邪两项，且伏邪亦可因复感而起，风寒、温热、暑湿诸项，皆可能有伏邪，不必限定于伏温、伏暑二项，亦不必限定于"冬伤于寒，春必病温"之古说。只不过新感者，其人正气足而邪浅，其病轻，治之易愈；伏邪者，其人正气弱而邪深，其病重而传变莫测，即治之合法，亦如剥蕉抽茧，层出不穷。

由清以来，言温热之病机者，多以伤寒自外而入，故汗不嫌早；温热自内而出，故下不嫌早。认为宜汗、宜下之证，必以病症之发现为准，苟不于病症上作精密之考察，唯以伤寒、温热的病名，先存成见，贻误必多。

关于伤寒与温病的辨证，认为伤寒与温热同为外感症，其发病之症状，亦大略相同，六经辨证中的三阳经病症，属卫外功能之变化，三阴经病症属脏腑功能之变化。凡新感病症，不出三阳经范围，是温病亦可用六经辨证。营卫运行自然之常态，即为太阳之实际，故太阳即统辖营卫之运行。卫气营血辨证作为深浅界限之分别，伤寒、温病、新感、伏邪各症，均可适用为诊断之标准，而非伤寒需用六经辨证，温热需用卫气营血辨证也。

二、急性热病证治

1. 伤寒温病类

先父遗留医案中，将急性热病的证治分为伤寒温病及传染病两类，今选录数案，以资了解治疗急性热病的经验。

病例一　伤寒

张某，男，37岁，昨晚开始头痛畏寒，以后发热无汗，全身疼痛，伴有鼻塞，今日仍有畏寒，胃脘亦痛，不思饮食，舌苔白厚，脉浮数，拟方宣达，佐以和中。

荆芥 6g，防风 9g，白芷 3g，苏叶 6g，良姜 1.5g，陈皮 6g，赤苓 9g，建曲 9g，葱白 6g，生姜 2 片。服一剂。

二诊：已得汗，头痛身痛消失，无畏寒，唯胃脘仍痛，不思食，舌苔仍白，脉浮见减。上方去荆芥、防风、苏叶、白芷，良姜增至 3g，加香附 3g，蔻仁 3g。再服二剂而愈。

按： 本例属感冒轻证，伤于风寒，故名伤寒，因畏寒无汗，头痛身痛，属麻黄汤证，先父以新订"荆防解表汤"去杏仁加良姜治之，得汗而诸症若失，二诊唯仍胃脘疼痛，故去荆防苏芷的辛散，合入良附丸意，再加入开胃之蔻仁，故能迅速恢复。

先父认为：凡脉紧身痛，恶寒重，发热无汗者，即属伤寒；如脉数心烦，口渴咽痛，舌尖红赤，发热重，恶寒轻者，则属温病。温病有伏邪，伤寒也可有伏邪。凡未发病前三五日，有全身倦怠，肢酸胸闷，纳食减少，大便不畅者，即属有伏邪的表现。伏邪多因复受感冒所致，其人正气多虚，易于变证迭起，故治疗可扶正驱邪。伤寒有水逆之证，如汗出未透，小便不利，发热脉浮，渴欲饮水，水入即吐，可用五苓散加陈皮、半夏治之，以舌苔白腻，仍有恶寒，有汗不多为据，如果舌尖红赤，不寒但热，汗出不解，则属温热伤津，宜用清热生津之剂，五苓散不可妄用。伤寒初起，误用辛凉，每有留邪之害；温病初起，误用辛温，每有衄血斑疹之变，故治疗时不可不慎。

病例二　风温

郭某，女，39岁，今日上午发热，微恶风寒，有汗不解，咽干微咳，口渴喜饮，脉象浮数，舌红苔薄，症属风温，拟方宣散。

防风6g，银花9g，酒芩4.5g，连翘9g，山栀4.5g，竹叶9g，花粉12g，茯苓9g，葱白9g。服一剂。

二诊：已得汗，但仍身热，余症同前。

前方去防风、葱白，加知母9g，生石膏15g，薄荷3g（后下）。再服一剂。

三诊：发热已减，唯咽喉作痛，微有咳嗽，脉仍浮数，舌红苔薄黄。

银花9g，生石膏15g，酒芩4.5g，竹叶9g，连翘9g，生甘草4.5g，射干9g，滑石9g，牛蒡子6g，白茅根15g，神犀丹3g（分冲），桔梗4.5g。服二剂。

四诊：发热已退，咽痛大减，舌红无苔。前方去酒芩、石膏，加生地12g，再服二剂而愈。

按： 风温为发于春季的新感温病，初起邪在肺卫，故宜宣散，唯有微恶风寒，乃于辛凉之银翘、竹叶中，加入辛温之防风、葱白，以增强宣散作用，一剂得汗后则去之。方中虽然辛凉辛温合用，但因同时尚有酒芩、山栀之寒凉，故全方仍属辛凉之剂。二诊加强辛凉之作用，故合入白虎汤之方意，另加薄荷轻清以散风祛热。三诊咽喉疼痛较著，乃以河间桔梗汤加减，方用竹叶、连翘、薄荷之辛凉，合栀、芩之苦寒。甘草、桔梗之利咽，再加银花、石膏之辛凉，射干、牛蒡子之消肿，滑石、茅根之利湿，共成清热利咽之剂，又配合清热解毒之神犀丹，故能迅速热退而咽痛大减，最后加入甘寒之生地以养阴，而使风温痊愈。神犀丹为先父治疗热病所常用，不仅可用于发热咽痛，有清热消肿之效，还可用于邪入营血，热深毒重，而见神昏谵语、斑疹出血、口舌糜烂等症。

病例三　春温

田某，男，40岁，春温之病，因感寒触发，身热无汗，烦躁手扰，眼目上视，神昏谵语，大便秘结，舌赤苔黄，脉象滑数，气营两燔，拟方清热透邪。

银花9g，青蒿9g，黄芩4.5g，山栀6g，丹皮4.5g，竹叶9g，钩藤12g，僵蚕9g，白茅根9g，生地12g，生石膏15g，神犀丹3g（包煎），紫雪丹3g分冲。服二剂。

二诊：服上方后汗出，大便亦通，身热见退，神清倦怠，口干喜饮，舌赤苔薄黄。前方去青蒿、竹叶、钩藤、僵蚕、紫雪，加麦冬12g，鲜石斛30g。服三剂。

三诊：身热已平，精神清爽，纳食不馨，仍有口干喜饮，大便较干，舌红苔净。

条沙参12g，玉竹9g，生地12g，麦冬12g，炒建曲9g，陈皮4.5g，枳壳3g。服二剂。

按：春温一般指伏温内发而言，新感与伏邪之别，一般认为，以病势由渐而加者属新感，一病则变证迭出；津液即伤者为伏邪。但先父认为四时外感均有新感与伏邪，因此风温与春温之区别，不在于风温属新感，春温属伏邪，而是在有汗与无汗之异，即有汗者为风温，无汗者为春温。其于仲春之际，感而即发者，属新感之症，如伏温内发，新寒外受，则属伏邪。针对伏温内发，治疗上有清透、清开、清泄的特点。

如何理解清透、清开、清泄的治法运用，必须先了解伏温的临床表现，伏温内发可以有气分伏温与血分伏温的不同。气分伏温：初起头身俱痛，恶寒无汗，继则寒热似疟，口苦口黏，渴不欲饮或饮水不多，胸闷欲呕，胁肋满痛，舌苔黄而微腻，亦可伏温传肌表而外达，见灼热心烦，大渴引饮，不恶寒但发热，大便秘结，神昏谵妄，舌苔黄而干，舌质鲜红。血分伏温：初起微恶风寒，身热无汗，面赤唇焦，继则亢热灼手，无汗或有汗不多，或有失血心烦，或血瘀如狂，手足躁扰，或神识昏蒙，静则不语，躁则谵妄，或状若惊痫，时时瘛疭，舌苔初则底红浮白，继则舌色鲜红或紫绛。

清透法可用于气分及血分伏温，如寒热似疟，宜蒿芩清胆汤清透气分伏热，从少阳胆经而出；如亢热失血，或血瘀如狂，宜犀角清络饮清透血分伏热，以清热透络、通瘀泄热。

清开法主要用于血分伏热，而有神昏谵妄，状如惊痫，时时瘛疭者，有芳香化浊、清热开窍之效，方如安宫牛黄丸、至宝丹、紫雪丹。

清泄法用于气分伏热，大热大渴，神昏便秘，宜白虎承气汤以清泄胃腑结热。

本例伏温内发，新感外受而发病，初起即有气营两燔见症，神识不清，烦躁手扰，苔黄便秘，舌色红赤，病情危重，又因身热无汗，故需气营两清，兼透伏温。青蒿能清气分及血分伏温，故配银花、竹叶以辛凉透邪；内热已盛，故以栀、芩、石膏以清气分之热；神犀、紫雪以清营血之热；丹、地、茅根以凉血热；钩藤、僵蚕以息肝风。各药相配，深有法度，共奏清透、清开、清泄之效。药后汗出，大便亦通，身热见减，神志转清，故二诊减青蒿、竹叶之清透，去紫雪之清开及钩藤、僵蚕之息风，复加甘寒之斛、冬，以滋阴生津，全方转为养阴清热之剂，以适应阴津耗伤及余热留恋，亦为甘苦合化之法。三诊身热已平，纳食欠香，但阴津仍未恢复，故以益胃开胃之剂调理之，而使春温内伏之热得清。

病例四 春温

董某，女，43岁。春温伏邪证，往来寒热，无汗耳聋，胸闷胁痛，口干作苦，不思饮食，舌苔黄腻，予蒿芩清胆汤加减，以清透气分伏热。

青蒿9g，枳壳3g，陈皮6g，炒建曲9g，防风6g，郁金6g，法夏6g，茯苓9g，黄芩6g，竹茹6g，葱白6g。二剂。

二诊：服上方得汗，寒热已止，唯仍有胸闷不舒，舌苔黄腻已退大半。原方去青蒿、防风、葱白，加全瓜蒌12g，薤白9g，桔梗4.5g，以宽胸化痰。再服二剂。

药后胸闷消失，饮食增加而愈。

按： 蒿芩清胆汤之用于气分伏热，以青蒿清芬透达，以领邪外出；黄芩苦寒，以清气分热结；枳壳、竹茹、陈皮、法夏降胃逆、化痰浊；碧玉、茯苓利湿以清热，使内蕴之伏热清，则心烦发热口渴之症自愈，气机通畅，自无胸痞脘闷作呕之症，为和解化痰利湿之剂。如其人热甚者，可加入银花、山栀、竹叶、连翘等以清郁热。本例用蒿芩清胆汤加减，因无汗而佐用辛散之防风、葱白，因胸闷胁痛而加入疏肝理气之郁金，再加桔梗与枳壳，一升一降，以除胸中气结，瓜蒌、薤白宽胸化痰，建曲以助消化，故能使春温伏邪之蕴热清透，气机调达，痰浊得化，湿热得利，而获痊愈。

病例五 暑温

王某，男，42岁，暑温已十余日未解，身热抽搐，神疲肢困，有汗热不退，不思饮食，胸闷脘痞，舌苔黄腻，脉象滑数，拟方清热利湿。

银花9g，黄芩6g，竹叶9g，山栀6g，钩藤12g，僵蚕12g，川连3g，茯苓9g，建曲9g，蔻仁3g。服三剂。

二诊：身热略退，抽搐已止，胸闷脘痞亦减，但仍身困，胸见白痦。前方去钩藤、僵蚕，加薏苡仁9g，滑石12g，通草3g。服三剂。

三诊：身热已平，白痦基本消失，纳食增加，唯仍口黏而苦，舌苔薄腻，湿热余邪未尽，仍按前方加减。去银花、山栀、竹叶，加陈皮6g，法半夏6g。服二剂。

按：暑温为夏令感受暑热之邪而发病，起病急骤，初起即现壮热烦渴等气分症状，由于暑热伤气耗阴，故可见津气耗伤症状；又因暑多夹湿，故暑温夹湿亦经常可见。本例即是暑温兼湿。由于未能及时清利湿热，以致拖延下十日不解而来就诊。热甚动风，故亦见抽搐；湿热内阻，故见胸闷脘痞，舌苔黄腻。以苦寒辛淡，佐以平肝息风之剂治之。银花、竹叶辛凉合芩连之苦寒，既能清透暑热之邪，又能苦寒化燥而兼祛其湿，复佐蔻仁、茯苓之辛温淡渗而利湿，故可使湿热减轻；钩藤、僵蚕合银花、山栀、芩连以清热息风，故能使抽搐停而内风息。二诊则见身热减、抽搐停，但胸见白痦，为湿滞于肌表，故去钩藤、僵蚕之平肝息风，加利湿作用之薏苡仁、滑石、通草，合竹叶、蔻仁、茯苓，有薏苡竹叶散之方意，以辛凉解肌表之热，辛淡渗在里之湿，使表邪从气化而散，里邪从小便而去。药后果然身热消除，白痦减轻。仍有口黏口苦，湿热余邪未尽，乃去银花、竹叶、山栀之辛凉清透，加陈皮、法夏以祛痰湿，且芩连合夏蔻，苦辛合用，辛开苦泄，既能去心下之痞满，亦能开胃而增进食欲，芩连以祛热，夏蔻以燥湿，湿热得去，口苦口黏自可消失而愈。

病例六　伏暑

张某，男，27岁。伏暑之症，寒热似疟，口干作苦，心腹内热，脘痞腹胀，大便溏稀，舌苔黄腻，脉象弦数，治当清化。

青蒿9g，酒芩9g，银花9g，藿香6g，厚朴6g，法夏6g，陈皮6g，茯苓12g，枳壳4.5g，竹茹4.5g，佩兰梗4.5g，碧玉散9g。服三剂。

二诊：无寒热如疟状，但午后身有微热，有汗，腹内仍觉发热，大便不成形，舌苔薄黄而腻。前方去青蒿，加蔻仁3g，炒薏苡9g。服三剂。

三诊：午后身热已退，大便成形，纳食增加，唯舌苔仍薄黄而腻，暑湿未尽，仍按前方加减。去藿香、佩兰梗，加川连3g。服二剂。

按：伏暑乃感受暑湿之邪发于秋冬者，何廉臣说："病发于处暑以后者，名曰伏暑，症浅而易治，发于霜降后冬至前者，名曰伏暑晚发，病最深而难治，其伏邪往往因新邪引发。"一般伏暑由新感诱发，发病之初有卫分表证，但里有暑湿见证，邪在气分多是伏暑夹湿，邪在营分多为伏暑化燥。当卫分表证解除以后，邪在气分者多出现暑湿郁蒸少阳的见证，病情较轻；邪在营分者则一开始即现营分症状，甚则谵语瘛疭，病情危重。

本例伏暑，邪在气分，暑湿郁蒸少阳，故见寒热似疟；热盛于内，故口干作苦、心腹内热；湿阻中焦，故脘痞腹胀、大便溏稀。用蒿芩清胆汤加味治之以清泄少阳，因暑湿较甚，加银花以佐青蒿、黄芩而清透暑热，加藿香、佩兰梗以佐二陈、碧玉芳化利湿，加厚朴佐枳壳以行气消胀，故药后寒热如疟得平，大便溏稀能够好转，脘痞腹胀亦能消除。唯暑湿较盛，仍有余邪未尽，故见午后微热，有汗不解，腹内仍觉发热，故二诊去青蒿之透达，加入薏蔻之祛湿，加强化气利湿的作用，使湿热熏蒸的午后微热症状得以消失。湿为阴邪，其性黏腻，与热相合，不易迅速消失，故最后亦以苦辛合用，芩连合蔻夏辛开苦降而收功。先父喜用蒿芩清胆汤，尝谓该方之作用介于《伤寒论》大小柴胡汤之间，为和解少阳之良方。

病例七 伏暑

王某，男，38岁，发热已七八日，目赤唇红，心烦恶热，胸腹亢热灼手，无汗，有时谵妄，手足躁扰，口虽干但不欲咽，以含漱为快，舌质红绛，为夏伤于暑至秋感发，营分伏暑之证，病已缠绵，急以凉血清营、透邪外出。

犀角2.4g，生地9g，丹皮4.5g，赤芍9g，黄芩4.5g，银花9g，青蒿9g，山栀4.5g，连翘9g，茅根12g，菖蒲6g，另紫雪丹1.5g冲服。二剂。

二诊：已得汗，身热减，神识较清，口干，大便未解，原方加酒军6g。再服二剂。

三诊：精神清爽，身热已退，大便亦通，舌由红绛变为淡红，唯气短乏力，口中无味，乃以和中健胃调治。

条沙参12g，天麦冬各4.5g，鸡内金6g，花粉9g，谷麦芽各9g，小生地9g，陈皮6g，建曲9g，茯苓9g。再服二剂。服后痊愈。

按：营分伏暑之证与血分伏热类似，多因暑湿之邪化燥，伏于营分所致，故口虽干但不欲饮，以含漱为快，营分热盛而见舌质绛红无苔，伏热扰及心神，故见有时谵妄，手足躁扰为欲发痉厥之证，以犀角清络饮加减清营凉血，并透营血伏热，使邪外出而解，因神识稍有不清，故配以清热开窍之紫雪丹内服，而使证候转危为安。犀角清络饮尚有桃仁之化瘀，姜汁、竹沥之涤痰，灯心草之利水，本例因痰瘀之症状不明显，故去之，因肌肤胸腹亢热灼手，故加重清热之剂协助犀角地黄汤之清营凉血，亦犀角清络饮之义也。

病例八 湿温

黄某，男，37岁，发冷发热，寒重热轻，胸闷恶心，饮水有汗，四肢发沉，不思饮食，舌苔纯白而厚，证属湿温，湿重于热，拟方疏滞。

草果仁3g，桂枝3g，厚朴4.5g，大腹皮6g，白蔻仁3g，藿香9g，黄芩6g，赤茯苓9g，佩兰梗6g，陈皮4.5g。服三剂。

二诊：发热口渴，不欲饮水，口黏，脘闷恶心，不思饮食，腹胀腹鸣，大便黏滞不爽，一日三四次，舌苔黄腻质红，有化热之势，拟方清利。

银花12g，黄芩6g，川连3g，赤茯苓9g，藿香9g，厚朴4.5g，半夏6g，六一散9g，陈皮4.5g。服三剂。

二诊：发热减轻，脘闷腹胀亦减，大便一日二次，已无黏滞不爽感，纳食不香，苔腻见退，前方加焦建曲9g，炒谷麦芽各9g，再服二剂。

按： 湿温发病于夏秋之际，一般因饮食不节，脾胃受损，湿邪内生，加之外感湿热，内外合邪为病，故薛生白说："太阴内伤，湿饮停聚，客邪再至，内外相引，故病湿热。"由于湿性腻滞，缠绵不解，故湿温多发病缓慢，病程较长，辨证时要分辨是湿重于热还是热重于湿。本例开始湿重于热，寒重热轻，四肢发沉，脘闷恶心，不思饮食，尤以舌苔纯白而厚，类似吴又可《温疫论》中所描述之邪伏募原，舌上白苔如积粉，满布无隙，为湿邪阻遏阳气，气机失调所致，故以疏滞为治，是方有加减达原饮之意，去知母、芍药、甘草，恐其阴柔助湿，加藿香、佩兰梗以芳香化湿，加桂枝、茯苓通阳利湿，再加蔻仁、陈皮辛温燥湿，使湿邪得化，热邪易除。二诊病情有热化之势，恶寒去而身热，口虽觉渴但不欲饮水，是湿热内阻，气不化津所致；大便黏滞不爽是湿热下趋大肠所致，故用加减泻心汤以清肠胃湿热，方以银花配芩连清表里之热，藿香芳香化湿，陈皮、厚朴疏理气机，茯苓、滑石淡渗利湿，芩连合半夏辛开苦降，故能使化热之湿亦能随热而去，最后再加入开胃之品而收功。此湿温轻症之治也。重症者，化热化燥可有蒙蔽心包、大便下血、阳虚气脱等变证出现，故治疗宜谨守病机，不得有误，一般湿温初起应忌汗、忌下、忌润，如误用发汗可致湿热上蒙清窍而神昏、耳聋；妄投攻下损伤脾胃阳气而洞泄寒中；误用滋阴可使湿邪腻滞不解而病情加重，不可不知。

病例九　秋燥

孙某，女，40岁。身热咳嗽，咽干鼻燥，痰黏而少，口渴喜饮，口唇干燥，苔薄舌红，证属温燥，治宜辛凉解表，润肺化痰。

银花12g，连翘9g，竹叶9g，桔梗3g，前胡4.5g，牛蒡子6g，浙贝6g，杏仁6g，花粉15g，麦冬9g，薄荷3g（后下）。服三剂。

二诊：身热已除，仍有咳嗽，痰较易咯出，色白而黏，咽干咽痛，拟方养阴润燥，清肺利咽。

生地12g，麦冬9g，生甘草6g，桔梗3g，前胡4.5g，牛蒡子6g，枇杷叶9g，杏仁6g，花粉15g，浙贝6g，桑白皮6g，薄荷3g（后下）。服三剂。

按： 秋燥发于秋分以后，天气干燥之时，外感燥邪而身热咳嗽，口干舌燥，可分凉燥及温燥。凉燥寒重热轻，状类风寒，温燥寒轻热重，近似风温，但不论凉燥温燥，都必须兼有津液干燥见症。由于津伤肺燥，故多干咳无痰，或痰少不易咯出，甚或燥伤血络而见咳痰带血，燥邪入腑则见肠燥便秘。本例温燥初起，身热咳嗽，苔薄舌红，宜辛凉解表为治，又因燥伤肺津，故佐润肺化痰。方以银翘、竹叶、薄荷辛凉宣散，贝母、麦冬、花粉润肺化痰，再合杏仁、桔梗、前胡、牛蒡子宣肺止咳化痰，故使表证得解。二诊已无身热，痰亦较易咯出，但有咽痛，故改用养阴润燥、清肺利咽之剂，以冬地、花粉养阴润燥，桑皮、前胡清肺，生甘草、桔梗利咽，再合杏仁、牛蒡子、杷叶、浙贝之宣肺止咳化痰，定能使咳嗽减轻，咽痛消失，津回燥除而愈。

病例十　冬温

王某，女，24岁，昨日恶寒发热，头痛鼻塞，今日已无畏寒，但身热无汗，咽喉肿痛，咳嗽胸闷，心烦口渴，溺赤便结，舌红苔薄黄，脉象浮数，症属冬温，拟方辛凉宣散。

银花9g，连翘9g，竹叶9g，山栀6g，生甘草4.5g，桔梗4.5g，射干6g，郁金6g，枳壳4.5g，前胡6g，牛蒡子6g，薄荷3g（后下）。服二剂。

二诊：服上方后得汗，但仍身热，咽痛口渴，咳嗽黄痰，溺赤便结，内热较盛，前方加黄芩9g，生石膏15g。服二剂。

三诊：仍有身热咽痛，大便仍未通，咳嗽黄痰仍同前，肺胃热盛，拟两清肺胃。

竹叶9g，生石膏30g，黄芩9g，山栀6g，连翘9g，银花9g，酒军6g，玄明粉3g（冲），生甘草6g，桔梗4.5g，瓜蒌皮9g，桑白皮9g，薄荷3g（后下）。服二剂。

四诊：大便已通，身热已平，咽痛大减，咳嗽黄痰亦轻，口渴舌红。前方去硝黄，加麦冬12g。服二剂。

五诊：痰不黄，咳嗽亦轻，口干喜饮，舌红苔净。

杏仁6g，桔梗4.5g，前胡6g，生甘草6g，生地9g，麦冬12g，花粉12g，条沙参12g，石斛9g。服二剂。

按： 冬温发于冬令晴暖干燥之时，其病情经过类似风温。本例初起病在肺卫，故有恶寒发热，头痛鼻塞，以后无寒但热，咽肿咳嗽，但无汗出，仍宜辛凉解表，方用银翘、竹叶、薄荷宣散风热，山栀、射干、生甘草、桔梗以清热利咽，前胡、牛蒡子止咳化痰，郁金、枳壳宽胸理气，疏畅气机。药后得汗，但仍身热、咳嗽黄痰，故加黄芩、石膏以清肺热，药后变化不大，大便仍闭结不通，故用凉膈散加味两清肺胃，泻热通腑，凉膈散中以山栀、黄芩、竹叶、连翘清肺，再配合银花、石膏、桑皮、蒌皮，其效益彰，以大黄、芒硝通腑，药后大便得通，咽痛咳嗽均减。因热甚伤津耗液，故最后以甘寒养阴合止咳化痰之剂收功。

2. 传染病类

传染病是某些从伤寒温病范畴内独立出来的一些急性热病，由于其有独特的临床经过，已逐渐被认为是属于温毒（如流行性腮腺炎、丹毒等）、疫疹（如猩红热、斑疹伤寒等）、温疫（如肠伤寒、回归热、中毒性痢疾等）的范围了。今举先父治疗医案数则，以了解传染病治疗的一斑。

病例一　流行性脑脊髓膜炎

吕某，女，23岁，发热一天，神昏嗜睡，不时强直反张，两目上视，痉挛抽搐，身热鼻干，脉象弦数，拟清热息风。

银花9g，山栀4.5g，连翘9g，黄芩4.5g，菊花9g，双钩12g，僵蚕9g，白芍12g，羚羊角1.5g，菖蒲6g，葛根9g，石膏15g。另用紫雪丹1.5g，日二次冲服。服一剂。

二诊：昨日服药后，神志略清，痉挛发作见减，仍有身热并头痛，原方羚羊角加至3g，再加犀角3g。服一剂。另服玉枢丹3g，日三次。

三诊：神志较清，身热头痛均减，痉挛发作已止，继服原方一剂。

四诊：神志全清，体尚微热，口舌干燥，热甚伤阴，以甘寒养阴善后，兼清余热。

银花9g，淡竹叶4.5g，生地9g，天麦冬各4.5g，石膏9g，天花粉6g，建曲9g，条沙参9g，白芍9g，炙甘草4.5g。

按：《金匮要略》痉湿暍篇中有痉证，是外感后，邪阻经络而强急不和所致，以发热无汗，反恶寒者，名曰刚痉，发热汗出，而不恶寒者，名曰柔痉。根据恶寒之有无，大致亦可将外感分为风寒与风温两类。温病发痉则认为是热极生风，一般多见于风温、春温，由于痉挛抽搐的同时，尚有神昏谵语，往往归入"逆传心包"的范围。实际上痉证以强直反张、痉挛抽搐为主，似应从逆传心包中单独分出为妥。在儿科则属急惊风。本例外感后不时强直反张，身热鼻干，应属温病发痉，经用清热息风及清营开窍之剂，神志及痉挛均见减轻，二诊加强清热息风，并服玉枢丹解毒避秽，使症状迅速控制，最后以甘寒养阴善后而愈。先父曾谓玉枢丹在流脑早期用之有效，机理不明，尤其配合犀羚,往往功力倍增,值得临床注意。本例乃 1942～1944 年间记录,当时尚无磺胺及抗生素的应用,治疗方药可资参考。

病例二　流行性腮腺炎

李某,男,6 岁,发冷发热,鼻流涕,咳嗽,腮腺肿,纹滞,拟方清凉疏解。

银花 9g,桔梗 4.5g,连翘 6g,黄芩 1.5g,防风 4.5g,前胡 4.5g,牛蒡子 4.5g,赤苓 6g,没药 2.1g,夏枯草 6g,炮甲珠 1.5g。二剂。

外用玉枢丹 9g,梅花点舌丹 0.3g,共研细末,香油调敷。

二诊:已无恶寒,发热减,汗出,腮腺仍肿,仍有咳嗽,前方去防风,加山栀 4.5g,生甘草 3g,郁金 1.5g,枳壳 1.5g,黄芩增至 2.4g,炮甲珠增至 2.4g。二剂。

外用玉枢丹 9g,梅花点舌丹 0.3g,同前。

三诊:已无发热,腮腺肿大减。微有咳嗽,继服前方二剂而愈。

按:流行性腮腺炎在古代称为发颐、颐毒、痄腮,与温毒有关,故宜清凉疏解之剂治之,本例以银翘、山栀、黄芩清凉解毒,防风、桔梗、前胡宣肺散风,夏枯草、牛蒡子散结消肿,没药、甲珠活血消肿,合而为清凉疏解之剂,使热退肿消,故能迅速痊愈。先父认为流行性腮腺炎如合并睾丸炎者,宜用仙方活命饮,可使睾丸炎迅速恢复。

病例三　猩红热

陈某,男,5 岁,发热咳嗽,胸闷烦躁,咽喉肿痛,胸背颈部出现痧点,尿赤脉数,拟方清透。

银花 9g,桑叶 4.5g,山栀 4.5g,丹皮 4.5g,大青叶 4.5g,桔梗 4.5g,牛蒡子 6g,前胡 4.5g,连翘 9g,射干 4.5g,生甘草 4.5g,薄荷 4.5g。服二剂。

二诊:上药服后,痧点透发鲜红,胸闷咳嗽减轻,但仍有咽喉肿痛,身热烦躁,面红而唇口发白,口干喜饮,尿赤脉数,乃疫火毒甚,前方去桑叶、薄荷之宣透,加蒲公英 9g,黄芩 4.5g,紫草 3g,赤芍 4.5g,另加神犀丹 3g 包煎,以加强清热凉血解毒。再服二剂。

三诊:胸闷咳嗽继续减轻,痧点出净,已见减少,唯仍咽喉疼痛。原方再加板蓝根 9g,紫花地丁 9g,再服二剂。

四诊:热退神安,咽喉肿痛消散,痧点已无,皮肤落屑,唯仍微咳,食欲不振,大便偏干,改用清肺润肠,和胃健脾之剂。

瓜蒌皮 6g,桔梗 4.5g,杷叶 6g,前胡 4.5g,郁李仁 4.5g,白芍 6g,鸡内金 3g，天麦冬各 9g，炒谷麦芽各 9g，神曲 6g，陈皮 4.5g，再服二剂。服后咳嗽亦平，二便通调，饮食知味而愈。

按： 猩红热，中医认为属疫痧范畴，亦称喉痧、烂喉丹痧。对于本病的辨证，先父强调既要重视局部咽喉，又要重视全身痧点，如对咽喉视其烂与不烂，及烂处之轻重浅深，轻症其烂零星，其色鲜润，疏达之则痧透肿消，不延及喉底小舌，并无秽气；重则腐烂满布，其色灰黄，或延及喉底小舌，口喷秽气。或痧已透达而喉烂更甚，是毒火蔓延，神虽清亦险。若神昏、气喘、鼻扇、直视，势难挽救。在辨痧点方面：要注意透与不透、早没与正没、痧点形色及发痧部位。总以透表为顺，隐约为不顺，痧透表解，喉烂减，神气清者，部位虽不顺，犹顺也；痧隐缩，喉烂甚，神气呆者，部位虽顺，犹不顺也。在辨脉象方面：认为初按之沉躁，为伏邪在内，弦紧者，外有表邪；沉而郁滞者，邪遏气道；弦数者，疫火盛之征；右寸伏者，误进寒凉，喉已腐而肺气不宣，或因表邪束缚之故；左寸亦伏者，邪陷已深，上焦气道欲闭；左关独弦者，阴气已伤；两尺微细无力者，虚火上炎；若微甚而伏者死，正气无力，不能抵抗外邪也；浮大而涩者难治，真气外脱也；沉细无力者难治，因血虚心阳不振之故；沉数或沉弦，或右寸关弦滑，此痰热内壅也；洪大有力者易治，弦数有力者易治，因体质充实，能任攻下之故；若夫似浮非浮，似洪非洪，似数非数，脉即模糊不清，症亦杂乱不一，皆为逆候。在辨舌方面：初起苔色白滑，表邪未解之象；白而厚腻，为湿浊、痰涎阻滞；舌赤、苔白润而又口渴，为邪火束于表分；黄腻苔，为胃热痰滞之象；若舌质鲜红，苔色燥，则为血热津伤。在治疗方面：初起宜宣透，痰壅气滞宜清开，结邪内壅宜夺下，血热内壅宜凉血，虽有宣透、清开、夺下、凉血诸法，然均需配以解毒，以冀热毒能消，丹痧得透，喉腐得出。本例病情不重，故以清凉宣透而使痧点透发，咽肿消退。

病例四　斑疹伤寒

杨某，男，39 岁，身热有汗不退已 4 天，胸部隐隐有斑疹未透，口干不思食，舌赤苔黄厚，脉数无力。瘟邪内蕴有外出之机，正气鼓动无力，拟透斑解毒汤加减：

银花 9g，黄芩 4.5g，桑叶 9g，大青叶 6g，牛蒡子 4.5g，僵蚕 6g，西河柳 1.5g，丹皮 4.5g，连翘 9g，条沙参 9g，建曲 9g，陈皮 4.5g。服二剂。

二诊：仍有发汗口干，斑疹未透，神烦脉数，大便 2 天未解。原方加入神犀丹 6g（包煎）。再服二剂。

三诊：斑疹已透，但仍有身热烦躁，大便秘结，改用河间双解散加减：

银花9g，连翘9g，黄芩4.5g，竹叶6g，山栀9g，丹皮4.5g，花粉12g，酒军6g，芒硝4.5g（冲），茅芦根各9g。另服神犀丹6g开水送下。再服二剂。

四诊：药后得大便，体温正常，斑疹已回，口干，改用养阴生津和胃之剂。

条沙参15g，生地9g，花粉12g，麦冬9g，陈皮4.5g，建曲9g，茯苓9g。再服二剂。服药后口干消失，纳食增加，大便通畅而愈。

按：急性热病合并斑疹，要注意出疹之顺序、疹之颜色，并结合脉象舌象来辨别其顺逆。如急性热病初起恶寒后，即但热不寒，皮肤肌肉有紧迫之感，因邪热壅滞于皮肤之下血络之中，必然发疹，三五日后察看胸腹背部，有圆形之赤色小点，隐于皮下，即是出诊之据，以胸闷解，手足心见齐，为已经透达之铁证。疹色：古人以红色为顺，紫险，黑逆。其红色而活，荣而润，或淡而润，皆疹色之佳象；若淡而不荣，或娇而艳，或干而滞，其血最热；若色深红，较淡红稍重；色紫艳，较深红更恶；色紫赤，较艳红者毒火更甚；色青紫如浮萍之背，多见于胸背，乃内热极重之候。在疹未出之前，脉多沉数而躁，或沉而滞涩，此气血郁遏，未能透达之象；疹既发现，脉多洪数；疹透达后，脉即平和。疹在将出之际，多有神昏、谵妄等现象；疹出透后，则神识转清；如果疹透而神识仍未清爽者，则为逆候。发斑则属热毒入血、热迫血溢肌肤所致。

先父认为凡胸腹、四肢斑疹，续发于时令病诸温证之经过中，多因热毒不解之故。当汗不汗，则邪热壅滞于皮下，宜透斑解毒汤（连翘、薄荷、牛蒡子、蝉衣、淡豆豉、葱白、大青叶、桑叶，以野菰根、鲜西河柳煎汤代水煎药）；当下不下，里滞停积，宜加减双解散（黄芩、枳壳、芒硝、连翘、酒军、山栀、薄荷、牛蒡子、桔梗、竹叶、人中黄）；如瘟疫侵袭、毒凝气滞，发为内斑，其证似躁非躁，耳热面赤，目赤口干，手足指冷，或作寒噤，心烦气急，不欲见火，恶闻人声，甚则不知人，其脉短滑，舌苔黄浊，中见黑点，舌心苔黑，尖边俱红，治宜清热解毒，用解毒化斑汤（银花、连翘、僵蚕、酒芩、紫花地丁、赤芍、丹皮、紫草、山楂、人中黄，另送服解毒万病丹）。得脉和神清，方为毒化斑解。

本例身热舌赤，于透斑解毒汤中加入银花、黄芩、僵蚕、丹皮以凉血清解，因有汗故去葱白、豆豉、薄荷、蝉蜕等辛散之品，加条沙参、建曲、陈皮以扶正和胃；仍为辛凉清热、解毒透斑之剂，药后斑疹尚未透达，可见热毒较甚，故加入神犀丹以清热解毒凉血后，斑疹见透。斑疹虽透，身热未减，大便秘结，仍有里滞停积，故改用河间双解散加减，因斑疹已透，故去原方荆芥、蝉蜕、牛蒡、薄荷等辛散之品；因无胸闷，故去枳壳、桔梗之一升一降；因仍有身热烦躁，故加黄芩、山栀、丹皮、茅根、银花的清热凉血；因无人中黄故去之。仍为清热通里之剂，不失原来双解散之意，故用后得双解而热退。又西河柳对于透发斑疹有良效，尤其配入清凉药中，有循经速达透发之功效，《温病条辨》谓其性大辛大温，温热病发疹者忌用，非也。

病例五　肺炎

祝某，女，28岁，身热面红，间或有汗，胸痛脘闷，咳嗽气促，咯痰不利，痰色如锈，口干喜饮，不思饮食，舌红脉数，拟方清肺化痰。

银花12g，连翘9g，竹叶9g，生石膏15g，黄芩6g，前胡6g，桔梗4.5g，牛蒡子6g，花粉9g，枳壳3g，郁金4.5g，白芥子1.5g，蒌仁9g。服二剂。

二诊：身热有汗，咳嗽气短，胸闷口干，偶有鼻衄，痰色如锈减轻，前方加山栀炭6g。再服二剂。

三诊：身热已退，未再鼻衄，唯仍咳嗽气短，痰无锈色，胸闷不思食，舌红脉细。拟方：杏仁9g，桔梗4.5g，前胡6g，白前9g，牛蒡子6g，芥子1.5g，郁金4.5g，枳壳3g，沙参15g，麦冬12g，五味子1.5g。服二剂。

四诊：咳嗽甚轻，胸闷亦减，纳食仍不馨，仍按前方去牛蒡子、芥子、郁金，加鸡内金3g，建曲9g。再服二剂。

按：肺炎一症属中医风温范畴，温邪上受，首先犯肺，本例身热咳嗽，间或有汗，显然邪在肺卫，因舌红脉数，口渴喜饮，故宜辛凉清肺，本方以银翘、竹叶、石膏辛凉宣散，合黄芩、前胡以清肺热，桔梗、牛蒡以散风热，蒌仁、花粉以化痰热，枳壳、郁金以宽胸膈，再加芥子化痰散结，故能药后得汗，症状减轻。二诊偶有鼻衄，故加山栀炭以清热止血。三诊身热已退，但仍咳嗽气短，舌红脉细，热病之后，气阴两亏，故用生脉散以补益气阴，再加杏仁、桔梗止咳化痰，前胡、白前降气化痰，牛蒡子、芥子散结化痰，郁金、枳壳宽胸理气，扶正祛邪而告痊愈。

病例六　丹毒

韩某，男，47岁，身热心烦，面额红肿作痛，头晕恶心，尿赤便秘，证属丹毒，拟清热解毒，活血消肿。

银花12g，蒲公英15g，紫花地丁9g，黄芩9g，僵蚕9g，当归尾9g，炒山栀6g，丹皮6g，赤芍6g，生大黄9g，连翘壳9g，红花4.5g。神犀丹6g，分二次吞服。服二剂。

二诊：发热及额面部红肿疼痛均减轻，但仍尿赤便秘，前方加芒硝4.5g（分冲），黄连4.5g，板蓝根15g。再服二剂。

三诊：发热已退，额面部红肿消退，大便已解，口干喜饮，纳食尚差，热毒伤阴，拟清热解毒，养阴活血。

银花9g，蒲公英15g，紫花地丁9g，连翘9g，川连3g，板蓝根15g，生白芍9g，归尾9g，红花4.5g，赤茯苓9g，小生地9g，建曲9g。服三剂。

按：丹毒属于温病的温毒范畴，一般温毒包括的疾病较多，大头瘟、发颐、痄腮、温毒发斑等皆是温毒。丹毒则恐属于大头瘟，其临床特点除具有一般外感温热的表现外，以头面红肿为主。由于风毒侵入，肺胃受邪，郁于肌表则见憎寒发热；毒火上攻则头面焮肿；如毒火太盛，亦可出现耳聋、神昏、谵妄等危候。既是风毒为患，初起当疏风透邪，清热解毒为治，本例初起以银翘宣散风热，公英、地丁清热消肿，山栀、丹皮清热凉血，黄芩、大黄清肺胃之毒火，归尾、赤芍、红花活血消肿，僵蚕祛风消肿，再加神犀丹之清热解毒，故能迅速见效，而使红肿不再加大，控制病情发展。二诊仍有便秘，可见毒火内盛，故加黄连、板蓝根以泄毒火，再加芒硝通腑泄热，故可使热退肿消。三诊因热毒伤阴，且恐余毒未清，故除清热解毒、活血消肿外，加入生地以养阴凉血而收功。

病例七　疟疾

刘某，女，37岁，间日疟，已发四次，热重寒轻，头痛口渴，左胁下有痞作闷，不思食，小便不利，脉弦数，拟方：

柴胡6g，黄芩6g，知母6g，生石膏15g，青蒿6g，常山6g，法夏6g，穿山甲4.5g，蔻仁3g，丹皮4.5g，草果4.5g，赤茯苓9g，枳壳3g，泽泻6g。服二剂。

二诊：寒热止，仍不思食，前方去知母、石膏，加陈皮4.5g，竹茹6g。服二剂。

三诊：寒热未作，左胁下微闷，神疲体倦，纳食欠馨。拟方：

条沙参9g，炒白芍9g，当归须9g，蔻仁2.4g，谷麦芽各9g，赤茯苓9g，炮甲珠3g，陈皮4.5g，青竹茹6g，鸡内金3g，炒建曲9g，枳壳3g。服三剂。另服鳖甲煎丸9g，一日分两次服。

按：疟疾寒热发作，类似少阳病的往来寒热，故有"疟不离少阳"之说，指疟邪伏于半表半里，出入于营卫之间，与营卫相搏，邪正相争，入于阴则寒，出于阳则热，热蒸肌表，随汗出而退，营卫复和，邪气潜藏而发作停止。疟邪久延不愈，耗伤气血，痰湿凝聚，气滞血瘀，结于胁下成痞，亦即疟母。本例即是久疟有痞，而目前又正寒热发作，由于热重寒轻，故以柴胡白虎汤加减，以和解截疟、化痰消痞。柴胡、黄芩、半夏以和解少阳寒热，知母、石膏以清气分之热，青蒿、丹皮以清血分伏热，夏蔻、草果以祛痰，茯苓、泽泻以去湿，再合常山截疟，山甲消痞，而使寒热发作截止。二诊因寒热已止，但不思食，故去知母、石膏，加入陈皮、竹茹和胃化痰，加强健运脾胃之功。三诊因寒热未再发作，气血两亏又夹痰夹瘀，故以健脾化痰、养血活血之剂，并配合软坚消痞之鳖甲煎丸以善其后，以冀杜绝疟邪之复发。

病例八　细菌性痢疾

张某，男，35 岁，身热不寒，大便脓血，日十数行，里急后重，腹胀不思食，脉弦滑，舌红苔黄，拟方清热导滞。

银花 12g，川连 3g，当归 9g，川朴 4.5g，酒芩 4.5g，酒军 6g，木香 4.5g，赤白芍各 6g，地榆炭 9g，益元散 9g，炙甘草 3g。服一剂。

二诊：热止，痢仍带血，后重。拟方：

银花炭 9g，酒芩炭 4.5g，地榆炭 9g，炙甘草 6g，炒白芍 12g，益元散 9g，川厚朴 4.5g，酒军 6g，当归 12g，丹皮 4.5g。服二剂。另服香连丸 3g，日四次。

三诊：大便日三次，便中稍带黏液血丝，后重大减，不思食，腹胀满。拟方：

川连 3g，木香 3g，酒芩 4.5g，生熟山楂各 6g，当归 9g，白芍 9g，谷麦芽各 9g，地榆 9g，赤苓 9g，炙甘草 4.5g。服二剂。

四诊：痢止，口干，疲乏。拟方：

条沙参 15g，天花粉 15g，白芍 9g，赤苓 12g，生熟山楂各 6g，炒建曲 9g，谷麦芽各 9g，炙甘草 4.5g。服二剂。

按：痢疾为暑湿或热毒侵于胃肠，或同时夹有食积，肠胃气血阻滞，气血与暑湿、热毒、积滞相搏结，腑气阻闭而滞下不爽，气血凝聚化为脓血而赤白相兼。本例初起身热，为湿热内蕴所致，故以银花、芩连、益元散清利湿热，且银花解毒，用于热毒血痢亦有较好疗效，故药后次日身热即止。全方以黄芩芍药汤加减治疗，芩连苦寒燥湿，川朴、木香理气导滞，当归、地榆活血止血，芍药、甘草缓急止痛，再加酒军以清热通下，亦通因通用之法，故能迅速取效。二诊因仍带血，故银花、黄芩用炭，另加丹皮以凉血止血。三诊则症状大减，用川连、黄芩以清余热，当归、木香调其气血，白芍、炙甘草酸甘化阴，山楂、谷麦芽助其消化。四诊则痢止，仅疲乏口干，气阴两虚，故用沙参、花粉、白芍以养胃和肝，俾阴生阳长，再佐山楂、建曲、谷麦芽健脾开胃以善其后，而使脾胃功能恢复。

病例九　中毒性痢疾

李张氏，女，77岁，病历号1202。因腹泻伴意识不清4小时住院。体温40.5℃，腹泻一次为黏液及脓性便，腹痛拒按，高热神昏而出冷汗，脉象弦滑而数，舌苔黄腻质红，中医辨证为毒痢，热毒内闭有逐渐转趋脱证之势，亟投清热通腑、解毒开窍、芳香辟秽之剂。

忍冬藤15g，黄芩4.5g，黄连3g，酒军9g，苏叶9g，藿香9g，厚朴6g，木香4.5g，陈皮9g，生姜3片。一剂。另服玉枢丹1.5g。

二诊：神志转清，体温也降至正常，继用此方去藿香、苏叶、黄芩、酒军、玉枢丹，加藿梗9g，木香槟榔丸4.5g，茯苓18g。二剂。

三诊：大便日二次，稀便，纳食稍差，并感乏力，以补气健脾利湿善后。五苓散12g，日三次。六君子丸9g，日二次。

按：危重病人往往变化于顷刻，故审病辨证，宜深入细致分析，如对中毒性痢疾的病人的辨证，先父曾谓："本病病初大便微泻，或亦有不泻者，易为人所忽视。初起病时，多数有微咳，呼吸微觉短促，因此容易发生误诊，耽误治疗，很易造成病人死亡，不可不慎。""凡见身热烦渴、气粗喘闷、烦躁谵语、腹痛拒按，脉象弦数有力，舌质红赤，舌苔黄腻，则属暑热实证；如果冷汗自出，肢体变厥，唇面爪甲皆白，脉象沉伏如无，则变为虚寒脱证。一宜清下，一宜温运，不可误用。""证型类似虚寒，但腹痛拒按，心烦口渴，泻出如火，肛门热痛，即不可误认而用温热；证型类似热证，唯脉象无力，舌质不红，口虽渴而不欲饮，厥逆加重，唇色变白，即不可再用寒凉。"在具体治疗上，如果发病即昏迷者，可用安宫牛黄丸、至宝丹、玉枢丹之类，以清热解毒、化浊开窍，另配合汤药芳化清热、行气通腑之剂。热甚宜加用犀角、银花、芩连之类；呕吐可加入苏叶、生姜；滞下不爽可加入木香、厚朴；如抽风可加入钩藤、僵蚕、羚羊角粉。

本例病情危重，入院时已神识不清，故亟用清热通腑、芳化开窍之剂，以忍冬、芩连、大黄清热通腑，藿苏、玉枢芳化开窍，再佐以木香、厚朴、陈皮、生姜行气和胃，一剂而使体温下降，神识转清，防止了热毒内闭转化为脱证，以清热通腑之治亦属热厥治疗原则的重要体现。

内科杂病的治疗经验

一、内科杂病的辨证与治疗

先父时逸人先生，精研热病，对内科杂病亦有丰富经验，今介绍有关辨证与治疗方面的见解如下。

1. 四诊合参，尤重察舌辨脉

先父云："药物处方为临证应用之凭借，必赖诊断学以连系之，否则虽有良方秘法，无明确之诊断，不能显其用；虽知病之外表，无明确之诊断，不能得其精。故墨子云：必知疾之所自起焉，方能攻之，不知疾之所自起，则弗能攻。研究诊断学术，即辨别疾病之所因，病位之所在，病情之所属，病体之所异，而后方可判断病证，施以有效的治疗。"因此在诊断中，一贯强调四诊合参，认为问诊在于得其病情，别其寒温，审其虚实，反对"医者不屑问，病者不肯言"的态度。闻诊强调听声，语言、呼吸、咳嗽、嗳气、呕吐、呃逆等，皆有声出，据此可辨体之虚实，可审邪之浅深。情志之表现，发为五声，为内有所感而发于外，五声五音应五脏之变，声音相应为无病，反则乱而为病。闻诊中还包括嗅味，亦应重视。

先父以为，望诊要观神，察色，审体质，别形态，尤以舌诊更为重要，如对湿温证的舌象，指出："舌苔白如粉而滑者（所谓邪入募原），为湿热痰浊之内壅；舌焦起刺，为热盛津枯；舌生白点白珠，为内蕴水湿；舌根黄苔，四边鲜红或紫绛者，热邪转入营分；灰腻或紫黑苔出现，皆病情极重之象。"对于病情的发展，结合临床实际观察之所见，做了深入细致的描述。

切诊中注重脉象的辨识，如辨脉之同异、辨脉之真假、辨脉之顺逆等皆有专论，对脉神、脉力的区分，认为滑伯仁氏以有力为有神尚觉不够，脉贵有神包含了：形体柔和、来去从容、来去如一、应指有力四个方面。形体柔和，《内经》称为有胃气，指不大不小，不硬不软，维持自然之状态；来去从容，指不快不慢，不疾不迟，无太过与不及之谓；来去如一，《伤寒论》名为阴阳俱停，亦即阴阳停匀，即无来盛去衰，来不盛去反盛之弊；应指有力，须与前三项同时并见，方得谓之中和，反之若与前三项脱离，单独发现有力，则为病态，甚则为真脏脉，则为败症不治。察神之法，在其方动之初，与将去之候，其中和自然之状态，方得谓之脉神。脉力则为脉神中正常的脉力，脉神可以包括脉力，而脉力不能代替脉神，在辨脉时应详加辨识。

2. 处方有法，师古而不泥古

徐洄溪云："方之与药，组织必须严密，分视之药必合于病情，合观之方必本于古法。"说明了处方必有法度。先父主张方之所贵，不在古方与今方之分，惟在适合病情，治疗上确有效能而已。在所著《时氏处方学》中，着重分析方与方之比较，以类而分，再辅以药物之研究，以其方之用与药之能，互相勘考察，以求实效。如分析祛痰之剂，可有清热、安神、泻肺、清肺、宣肺、补气、养血、宽胸、镇惊、镇痉、滋阴、顺气、通便、涌吐、解毒、泻水、和解诸化痰法，各选适当方剂，以备临床灵活选用。方剂有本于原文者，亦有加减应用者，师于古方而不泥古，如对藿香正气丸之加减，赵意空评之曰："藿香正气丸无人不知，无处不有，但原方用之，中焦必增中满，甘草与蜜必增呕吐，改良尽善，寓于无形。"改丸为汤，用于湿浊困遏而致恶寒发热，胸闷呕吐加味，方以白头翁苦寒清热，兼擅疏达为君；芩连柏与秦皮之苦寒清热，兼厚肠胃为臣；佐以芍药酸苦泄肝，焦楂炭以疏通肠中垢腻，使从大便而泄，茯苓利湿浊从小便而解，故为清热固肠止痢之剂，较原方效果更著。又如先父所制订的菖蒲郁金汤，为加减俞根初方所制，原方最初载于《中国时令病学》，以后《中国传染病学》及《温病全书》皆用此方，适用于痰热蒙蔽清窍而神昏、妄言、妄见、心烦、躁扰者，临床有较好疗效，《时氏处方学》列为清开痰热之剂。全国高等中医院校教材《温病学》亦引用之，足见其应用之广泛而效卓。又如新订方荆防解表汤，被江苏中医学校所编写的《温病学新编》所采用，适宜于春温之表寒重者，其辛温解表之作用虽逊于麻桂，但为江南医家所习用。又如先父制订的增减旋覆代赭石汤，为清凉降逆之剂，湖南怀化地区第二人民医院彭述宪将其应用于肝火夹湿上壅清窍、暴怒伤肝风火上扰、肝火偏盛上扰心神、肝火犯胃气逆作呕、肝旺湿阻气窒膨胀、肝火横逆湿热内蕴诸证，并附病例八则，均获较好疗效，可见先父对杂病治疗的选方精当。

3. 久病多虚，燮理阴阳气血

内科杂病多属慢性疾患，但亦可虚中夹实，其表现为脏腑阴阳偏胜，或见气血失调。补虚与祛邪不同，补虚本无近功，服后虚能受补，病情不增，即属有效。因此，调理脏腑阴阳的偏胜，或气血失调的治疗，不能急于求功。先父曾治再生障碍性贫血，历时六月余，获得比较满意疗效。

病例

夏某，男，17岁。因头晕眼花、心慌气短一年余住院。入院时面色无华，神倦力乏，全身恶热，口干思饮，常有鼻衄不止，大便干燥，小便黄少。查体：血压110/70mmHg，脉搏120次/分，呈慢性病容，面苍白蜡黄，全身皮肤亦现苍白，指甲无华，鼻腔覆盖血痂。心脏不大。血色素2.3g/dL，红细胞93万/mm³，血小板1.5万/mm³。骨髓穿刺证实为再生障碍性贫血。初以清肃肺热、养血止血为治，药用桑白皮、黄芩炭、山栀炭、白茅根、白及、北沙参、当归身、生杭芍、肥玉竹、阿胶、藕节、川牛膝。此方加减，服药月余，鼻衄停止，身不恶热，但仍为阴虚内热，治以养阴清热，佐以止血和胃，药用生熟地、生龟板、知母、黄柏、阿胶、党参、陈皮、建曲、丹参、白芍、地榆炭、藕节、侧柏叶。此方又服月余，面色转红，唯仍头晕疲乏，心慌气短，内热症状基本消除，改以补益气血、佐以和中健胃，药用党参、白术、茯苓、炙甘草、当归身、白芍、生熟地、鸡血藤、丹参、柏子仁、龙眼肉、生龟板、阿胶、枸杞子、麦门冬、陈皮、建曲。又服月余，头晕气短明显减轻，轻微活动已不感疲乏，但脉搏无力，面色带青，苔变白滑。在前一阶段治疗中偏于补阴，以致阳气式微，乃于上方酌加温肾补阳之品，药用淡附片、党参、白术、茯苓、炙甘草、生熟地、白芍、鸡血藤、龙眼肉、丹参、生龟板、枸杞子、木香、青皮。继服数剂后，虚寒征象消失，阳气鼓动，继用八珍汤、归脾汤、人参养营汤加减，血色素增至9.8g/dL，骨髓穿刺复查红细胞系统增生，骨髓象好转出院。本例最初本虚标热，不用人参者恐其助热，不用生地者恐其碍胃。肺热已清，出血已止，则以养阴为主，用丹溪大补阴丸法，壮水之主以制阳光；内热基本消除后，乃培补气血，以八珍汤为主加减；以后又出现阳微现象，而致阴阳偏胜，乃加扶阳之品，俾阴阳协调；最后以气血双补收功。本例在治疗过程中，曾二度合并感染发热，经用银花、连翘、山栀、丹皮等清热解毒之品获效，曾合并眼底出血，经用活血止血之品，如侧柏、山栀炭、阿胶、地榆、茜草、桃仁、红花、藕节等，出血逐渐吸收。

4. 危急重症，分辨标本为要

危急重症，往往变化于顷刻，因此审病辨证，宜深入细致分析，分辨标本，应祛邪者急宜祛邪为先，宜扶正者救逆回阳为要，如对中毒性痢疾的辨证，先父曾说："凡见身热烦渴，气粗喘闷，烦躁谵语，腹痛拒按，脉象弦数有力，舌质红赤，舌苔黄腻，则属热证实证；如果冷汗自出，肢体变厥，唇面爪甲皆白，脉象沉伏如无，则变为寒证虚证；一宜清下，一宜温补，不可误用。""证型类似虚寒，但腹痛拒按，心烦口渴，泻出如火，肛门热痛，即不可误认而用温热；证型类似热证，唯脉象无力，舌质不红，口虽渴而不欲饮，厥逆加重，唇色变白，即不可再用寒凉。"具体治疗，可参阅急性热病治疗经验中验案。

中医霍乱为上吐下泻，反复不宁，胃肠挥霍撩乱，亦属中医急症范畴，今举验案两则如下。

病例一

张某，男，43岁，吐泻突然发作，半日内已达十余次，腹痛肠鸣，烦渴尿少，冷汗自出，四肢逆冷，腿肚转筋作痛，脉弱无力。证属寒霍乱，治以回阳救逆、温中止泻。药用野党参、制附片、干姜、白术、白芍、姜半夏、桂枝、焦建曲、炙甘草、赤茯苓、泽泻。一剂后，吐泻减少，四肢转温，脉较有力，守原方去姜半夏，加薏苡仁、陈皮、车前子。再服一剂，吐泻止，时有腹胀肠鸣，纳食欠佳，脉缓，以健脾和胃为治。药用野党参、白术、茯苓、陈皮、炙甘草、木香、蔻仁、炒建曲。二剂后病愈。

病例二

李某，女，24岁。今日中午突然昏闷躁扰，腹内绞痛，欲吐而吐不出，未见泻下，舌苔黄腻，脉伏，此属干霍乱，治宜开窍，令其吐泻。以飞马金丹10粒，食盐炒黄溶于水中调服；外以卧龙丹取嚏，并于肘膝弯处青筋针刺，令出黑血少许。次日来诊，已得吐泻，腹痛大减，脉搏已起，今日未再吐泻，唯腹胀脘闷，不思饮食，舌苔仍腻，湿浊仍盛。治以芳化和胃，药用：藿香、川朴、赤茯苓、陈皮、大腹皮、蔻仁、枳壳、川连、广木香、吴茱萸。二剂后病愈。

按：霍乱二例，例一为寒霍乱，吐泻突然发作后，脾阳受遏，阳气不能达于四末，进一步阴津耗竭，阳气欲脱，故急用四逆合桂附理中加味回阳救逆，温中止泻，药后果然阳气得回，四肢转温，再酌加利湿之品，吐泻得止，后以香砂六君加减健脾和胃而愈；例二为干霍乱，乃邪浊壅闭，热盛于内，故见脉伏，故急宜宣通开窍、取嚏放血、盐汤探吐，并以飞马金丹通腑化浊，使病势大减，二诊仍有湿浊，故以芳香化浊、苦辛开泄之剂收功。例一为已发生寒厥之证，例二为将发生热厥之证，寒热不同，治法各异。

中风证，亦有闭、脱之分，今介绍一例中风闭证的验案如下。

病例

马某，男，54岁，因与人发生口角而致猝倒，口眼歪斜，痰涎壅盛，神昏口噤，呼吸气短，脉象沉弦而缓，证属中风（脏腑经络同病），肝风夹痰上扰，治宜开关宣窍、平肝化痰，先以卧龙丹少许搐鼻内取嚏，服苏合香丸一粒，分两次送服；另以生石决明、浙贝、菖蒲、郁金、白芍、牛膝、远志、胆星、竹沥水（冲），水煎内服一剂。次日神志开始转清，但有时尚呈朦胧状态，舌强语謇，口眼歪斜，流涎痰多，右侧偏瘫，大便未解，脉较前有力，仍以平肝化痰为治，前方加生龟板、当归须、瓜蒌皮、礞石滚痰丸同煎，另以牛黄0.9g，分两次送服。服药二剂后，神志全清，流涎减少，痰亦减少，已得大便一次，口眼歪斜，言语仍不利，右半身不遂，前方去礞石滚痰丸、牛黄，加鸡血藤、没药、桑枝。服药四剂后神清，说话稍清，右上肢稍能活动，右下肢能抬腿，病情在恢复中，仍以平肝化痰活血通络为治，药用生石决明、天麻、浙贝、菖蒲、生白芍、郁金、胆南星、远志、鸡血藤、当归须、丝瓜络、牛膝、嫩桑枝、地龙，另配合针灸及右侧肢体加强活动，以利半身不遂的恢复。

按：本例中风闭证属于阴闭者，故先开关取嚏，用温开通窍之法，再则息风化痰，神志转清后一直仍从息风化痰为治，痰涎减少，言语謇涩减轻，右侧肢体稍能恢复，病情逐渐恢复，再予息风化痰、活血通络以加速病情恢复。《医学心悟》有解语丹（天麻、全蝎、白附子、石菖蒲、南星、羌活、木香），用于风痰迷心，时昏时清，语言謇涩，唇缓流涎，本例以息风化痰为主，用方亦与之相似。

《金匮要略》痉湿暍篇有痉证，是外感后邪阻经络而强急不和所致，以发热无汗、反恶寒者，名曰刚痉；发热汗出，而不恶寒者，名曰柔痉，当属后世温病发痉范畴。温病发痉认为是热极生风引起，由于痉挛抽搐的同时，尚伴有神昏谵语，往往归入"逆传心包"的范围，实际上痉证以强直反张、痉挛抽搐为主，似应从逆传心包中单独分出为妥。在儿科则属急惊风。

病例

吕某，女，23岁。发热一天，神昏嗜睡，不时强直反张，两目上视，痉挛抽搐，身热鼻干，脉弦数，辨为痉证，治宜清热息风，药用：银花、栀子、连翘、黄芩、菊花、钩藤、僵蚕、白芍、羚羊角、石菖蒲、葛根、生石膏，另以紫雪丹1.5g，分两次冲服。一剂后神志略清，痉挛发作减少，仍身热头痛，守方加减，前方增羚羊角量，由1.5g增至3g，加犀角3g，另服玉枢丹

3g。一剂后神志较清，身热头痛均减，痉挛已止，继服原方一剂，神志全清，体尚微热。口舌干燥，为热甚伤阴，以甘寒养阴清热善后调治。药用：银花、淡竹叶、生地、天麦冬、生石膏、天花粉、建曲、条沙参、白芍、炙甘草。

按： 本案在加用玉枢丹解毒辟秽后使症状迅速控制，玉枢丹在流行性脑脊髓膜炎早期用之有卓效，配合犀、羚，其效更佳，值得临床注意，本例西医诊断，因在流行季节，高度怀疑流脑。

惊、厥、闭、脱，为内科急症的四大证，以上可见惊、厥、闭证的治疗一斑，今举喘证，可见脱证的治疗。

病例

韩某，男，63岁，久病喘咳，胸中烦闷，近日风寒引动，胸高气促，冷汗自出，四肢冷过肘膝，脉沉细无力，诊为喘证，阳气欲脱，危在顷刻，治宜益气生脉、温阳纳气、回阳救逆。药用：高丽参、麦冬、五味子、附片、沉香、黑锡丹（打碎包煎），一剂后汗止厥回，喘促大减，脉象较前有力，唯仍有痰，以降气平喘化痰为治，药用苏子、陈皮、半夏、浙贝、厚朴、前胡、杏仁、茯苓、条沙参。服用三剂后病情缓解。

按： 本例素有喘咳，正气已虚，此次外感风寒引发宿疾，本虚标实，但阴寒之邪上逆心肺，故冷汗外出，气喘不续，阳气欲脱，致四肢逆冷，脉微欲绝，急当回阳救逆、温肾纳气以扶正；正气恢复，厥回汗止，再以苏子降气汤加减，以降气平喘，温化痰湿，调理善后而缓解。先父治疗久病咳喘，肾阳不足，不能纳气者，喜用黑锡丹，认为上气喘急，直视失神，肢冷自汗，脉弱无力，脐腹冷痛等，用之确有特效，该药以打碎包煎较服丸药为优，认为黑锡丹在制法上，一定要先将锡熔化，投入硫黄末，急炒成砂，再投再炒，以完全成砂为度，倾地上去火气，研成细末，再与各药末和匀为丸，若不按上法炮制，锡与硫黄末不能充分拌匀和合，服之不但无效，反而有害。

5.调理脾胃，人以谷气为本

慢性病要时刻照顾脾胃，如前再障例，开始治疗时滋润碍胃之品宜忌用，以免壅滞而影响脾胃，脾胃生气受碍，则虚损难以恢复。久病及肾，肾阴不足如服滋腻过久碍及脾胃，此时务必先调理脾胃，以后再图补肾。尝治肺结核时，对阴虚内热者，喜用拯阴理痨汤加女贞子、百合、龟板，以及自拟滋阴清化汤（银柴胡、地骨皮、白薇、北沙参、百合、百部、桔梗、前胡、牛蒡子、紫菀、玉竹、牡蛎、茯苓、建曲），前方健脾益气，滋养肾阴，后方养阴清热、止咳化痰，避免过于滋腻，以免伤脾碍胃，此两方在目前应用中仍有较好的临床疗效，对曾用滋腻而纳呆胀满来诊者，则先以香砂六君、香砂平胃调理之，一俟脾胃功能恢复，则改用以上两方加减治疗，往往可以避免脾胃受损。呕吐不止，如属胃虚者，宜养胃和胃，李东垣说："胃中虚热，谷气久虚而为呕吐者，但得五谷之阴以和之，则呕吐自止，不必用药。"先父曾治一例噤口痢虚证，呕吐不止，所用方药，类似李东垣法，如："1938 年夏旅居重庆时，有汪浩然医师之戚，患痢已经数月，转荐余治。患者男性，年已六十余，痢经三月余，饮食不下，呕吐不止，痢仍赤白相兼，里急后重，脉沉细如丝，似有苔无，病势已至最危之候，余用和中健胃止痢之法，如北沙参、白芍、陈仓米、灶心土、砂仁壳、木香、乌梅、粟壳、半夏、陈皮等，随服随吐。不得已，筹得一法：用建莲子、山药、苡米、陈仓米、山楂、谷芽等，炒焦研末，每用少许，打糊如膏状，食之，调养一二月后，方能稍进稀粥，再用治痢之法，痢亦渐止。过一二月后，焦易堂氏患下不止，张简斋问治于余，乃将本方告之，经用此法，泻下旋止。"（复兴中医，1942，2：46）

　　以上简述先父的治学精神、学术思想及治疗杂病的临床经验，强调辨证宜四诊合参，强调临床实践，无门户之见，对各种疾病的治疗灵活加减运用古方，师古而不泥古，故能取得较好疗效。

6. 亲身实践，不断总结经验

　　先父体弱多病，尝在自身患病后，通过亲身的实践体会，不断地积累经验。如对虚人外感、外感夹食、外感夹湿等，通过自身或家人患病，更有深刻体会，兹录原载于《复兴中医》中的感冒病赘言与感冒病说补赘两篇如下，以窥见一斑。

　　（1）感冒病赘言：庚辰之秋，农历九月廿二日，余病寒热无汗，头痛胸闷，苔色白腻，大便不畅，饮食减少，用防风、荆芥、桂枝、陈皮、半夏、赤苓、建曲等辛温法，服后微得汗，表邪仍未宣畅，唯大便已三四日未解，矢气甚多，胁痛腹胀，不思饮食，舌苔仍腻，乃用藿香、佩兰、陈皮、半夏、赤苓、建曲、浙贝、延胡、枳实、厚朴等芳化疏滞之剂，服后大便未解，病况如昔，更添腰痛鼓肠、怔忡不寐。廿五日张赞臣兄来访，并代处方："风邪夹湿积互阻，恶寒发热不畅，胸闷气滞，苔腻而厚，大便秘，拟疏邪宣化，用豆豉、藿梗、苏梗、防风、枳实、郁金、陈皮、砂壳、茯苓、茯神、采芸曲、莱菔子、蒌皮、蒌仁等"，方药配合甚佳，病情亦合，其方未服者，余因此病起源尚未明了，姑待一二日后，再拟治法。因失眠之故，发现卧时靠近门窗，虽用汗剂，但汗出不透，恐是夜间又受其寒所致，乃易卧处，厚其被盖，另用防风、银花、青蒿等煎服，夜得汗甚多，衣被尽湿，并外用甘油栓以润肠通便，大便通畅，病乃霍然。

是种小病，本无记载之必要，余因有数种意见，附述于此病之后，故记之以备参考：

①表里两解之方，前人方剂如桂枝加大黄汤、厚朴七物汤、大柴胡汤、河间防风通圣散等，余自服每不见效，反症状加重，因体虚不任表里两解之故。肠中有积滞，宜以下解，唯外有表邪未解者，必须表邪解后，即恶寒已罢，方可通其大便，表里两解之法，体气强健者，尚堪一试。表邪未解，疏滞通下之剂可致鼓肠，余之主张急以停用疏泄，不但硝黄不宜，即槟榔枳实等亦不可妄用，外用蜜煎导或猪胆汁灌肠均佳。

感冒夹食滞者，在有表证下，仍以宣散表邪为主，己卯之秋，小儿振声病身热无汗，微咳脉躁，苔白而厚，因多食又复感冒所致，用防风、桂枝、陈皮、法夏、桔梗、银花、前胡、赤苓、建曲、葱白，服后热退，但出汗不多，脉搏尚躁，次日午后又发热胃痛，用原方去桂枝加酒芩、良姜，未出汗，热亦未退，夜间热甚，脉数鼻衄，口渴舌光赤，苔白厚，胃痛，用防风、荆芥、青蒿、银花、豆豉、葱白、丹皮、酒芩、陈皮、半夏、良姜、赤苓、建曲、芦根等，服后得汗甚多，次日热已退净，唯胃部仍痛，又过一日胃痛方愈。由此可知，感冒病先须以汗解，汗出不多，汗出不透，汗后仍然无汗，皆须发汗，必俟饮汤饮水后皆津津微汗，方为表气疏泄。丙寅秋，因避乱居晋省太谷之北洸村，小儿振声曾患同样之病，经过五十余日，方能热退身安，即初起发汗不够，杂用消导通便之剂，以致肌表闭塞，故对感冒夹食滞者，表邪未尽者，仍以解表为主较妥。表证解除，则胃肠功能可以自复。

②感冒后苔色白滑，继则白腻或白厚，服药后，苔色可变为黄腻或黄厚，黄乃中药之染色所致，一般多认为是内有停滞，因停滞而兼感冒，余则认为是因感冒而影响消化，故苔色厚腻。

③外感宜以汗解，但虚人感冒及疲倦后感冒，宜加参并用，否则酿成重病，元戎方有参苏饮，正为此病设也。忆余于乙卯之春，疲倦感冒，服发汗药数剂，始无汗，继则大汗而筋惕肉瞤，用黄芪建中汤加党参两许，方觉见功。甲子之秋，又因疲倦过度感冒，已经数日之休养，尚未复原，遇同事某兄毛遂自荐，谓一药可愈，无须休养，多误时日，处方用葛根、柴胡、升麻、槟榔、枳实、建曲、陈皮等，头煎只服三分之一，自觉头晕心悸，腹痛下坠，

俄而上吐下泻，经过五十余日方克小愈。以上二病，皆是感冒小恙，唯未认清虚人感冒，未曾加参，故致有误。

④病后食饵问题，余意在感冒初起之候，荤腥油腻，诚不可多食，如在旬日以上，病人思食时，即胃肠功用有恢复之机转，凡牛乳、鸡蛋、鸡肉汁、牛肉汁、猪肝汤、腰子汤、稀米粥，皆可频频服之。

（2）感冒病说补赘：虚人感冒，用发汗剂必须加参，方能合拍，然发汗未曾透彻，用参过度，亦觉有害。

辛巳四月，小女沪珍患麻疹，隐约不透，乃用西河柳、牛蒡子、山栀、丹皮、银花、连翘、桔梗等辛凉宣透之剂，服后疹已透达，唯身热较甚，烦躁不安并有身痛，热与躁，非用生石膏不能解除，身痛非用桃仁、红花不可。十余年前，小儿振声麻疹后亦发现如此症状，用此获效故也。兹因初透，拟稍缓一日后，再用此法。病中最严重有三四日之谱，因小孩啼哭，夜寐不佳，精神疲惫，晚间又来多年未晤之亲戚数人，不得不勉力周旋，夜中又遇邻居争吵，精神上不能宁静，次日乃畏寒头痛，胸闷恶心，自己认定病属虚弱疲倦，并非感冒，乃专用补药，如参须、龙眼肉、银耳等，连服数日，精神转佳，唯发热不退，间或有汗不多，午后仍有恶寒一阵，大便闭，小便黄赤，据此症型系属少阳阳明合病，将太阳病宜以汗解时期错过，必须清热和解，双方并顾，且不易旦夕奏效，真是小题大做，乃用青蒿、佩兰、银花、酒芩、山栀、木通、滑石、陈皮、建曲等，连服二三剂，无甚进退，友人来访，主用攻法，余素有肠胃虚弱，不愿用下法，用导法后大便下，但热仍不退。次日张汝伟兄来诊，并代处方："春温伏邪内蕴，肺胃伏热不宣，足胫寒，头痛胸痞，口渴唇焦，骨节疼痛，小溲短少，苔腻，清阳不升，伏热恋痰，气滞鸠结不解，拟温胆加味合五苓导赤意，制半夏、新会皮、姜汁、川连、山栀仁、酒炒淡芩、茯苓神、广郁金、车前子、益元散、带心翘、川贝母、姜竹茹、细生地、盐水炒木通。"此方配合，甚有法度，因见舌苔厚腻，用化痰顺气为主治疗，余因心烦、咽燥、口渴，当宜清热为上，与余之意见微有不同。同日张方舆兄来访，并代处方："脉数而濡，身热，定时恶寒，头痛咽干口渴，舌苔甚薄，骨节酸，春温伏邪，因外感而发，内外两解为得，鲜茅根、天花粉、甘草、生石膏、连翘、菊花、滑石、蝉蜕、薄荷、生赭石。"余之病状，身热不恶寒，心烦口渴，白虎汤似乎可用，不汗出，用石膏恐属非宜，蝉蜕、薄荷虽有发汗之力，只可发太阳之汗，故亦未服。乃自用青蒿、酒芩、银花、陈皮、益元散、炒建曲、代赭石、炒谷芽、姜竹茹、丹皮、炒川连、炒山栀、犀角等，注重清热发汗健胃，此方连服二剂，得微汗，身热略退，逐渐恢复。或疑身热无汗，属太阳之麻黄汤证，不知麻黄证注重在恶寒，以初起恶寒之故，不恶寒但发热无汗，麻黄绝不可用，即荆芥、防风、薄荷之属亦不宜用。

余常患感冒，对感冒病有相当之认识，在家乡患感冒病时，每用荆芥、防风、陈皮、葱白、建曲、生姜、苏叶等，即可见效。在晋省时，因气候干燥，如服前方，即有热不退、烦躁、口渴、失眠等症。丙寅冬际，在汉口时，该处地方较为潮湿，因患感冒，服上方后上吐下泻、胸闷脘满不舒，乃用桂枝、防风、陈皮、半夏、蔻仁、苏叶、苡米、茯苓、建曲等方效，同属感冒，一宜清热生津，一宜温中燥湿，气候风土不同，用药之分别如此。

川省气候特别潮湿，感冒药中且有需用生附子，以温中燥湿，亦用药方法之足异者。又关于感冒病初起之时，有谓发汗药中，须加陈皮、半夏以和胃者，有谓此药性燥，与汗解之法不宜者，但以余之所验，如口黏苔腻，用之恰宜，倘津液不足之人，口干舌燥，则不必用之矣。

二、内科杂病医案选录

病例一　怔忡

罗某，女，43岁，心跳气短，睡眠易惊，口渴喜饮，有时便秘，舌赤脉细而数，拟养心安神。

条沙参24g，龙眼肉24g，柏子仁9g，生地6g，当归身9g，生杭芍9g，熟枣仁12g，莲心6g，川黄连2g，天花粉15g，远志3g，朱茯神9g。四剂。

二诊：心跳气短均见减轻，唯饮食略减，上方加鸡内金4.5g，焦建曲9g。再服四剂。

三诊：已无心悸，眠食俱佳，拟丸药方。

条沙参60g，龙眼肉60g，柏子仁15g，生地15g，当归身15g，生杭芍15g，熟枣仁30g，琥珀6g，川黄连9g，朱茯神15g，莲子心12g，谷麦芽各12g，鸡内金9g，陈皮9g。

共研细末，蜜丸，每服9g，早晚各一次，开水送下。

按：心悸怔忡指心跳不安貌，《素问·至真要大论》谓"心澹澹大动"，《灵枢·本神》谓"心怵惕"，皆是心悸怔忡的表现，《金匮要略》则称为惊悸，并指出"动则为惊，弱则为悸"，后世医家对此又作了详细说明，认为："惊自外至者也，惊则气乱，故脉动而不宁；悸自内惕者也，悸因中虚，故脉弱而无力。"《济生方》提出了怔忡病名，指出："夫怔忡者，此心血不足也……真血虚耗，心帝失辅渐成怔忡……又有冒风寒暑湿，闭塞诸经，令人怔忡，五饮停蓄，埋塞中脘，亦令人怔忡，当随其证，施以治法。"本案怔忡则属心血不足，故治以养心安神，方以朱砂安神丸（朱砂、黄连、生地、当归、甘草）加减，以黄连、莲心清心泻热，朱茯神镇心安神，当归、生地、白芍、龙眼肉补养心血，柏子仁、熟枣仁、远志养心安神，药后心跳气短减轻，饮食略减可能由养血滋腻碍胃所致，加入焦曲、内金则纳食好转，改服丸方，仍以朱砂安神丸加减治之，以巩固疗效。

病例二　不寐

尹某，男，43岁，劳心过度，神疲乏力，胸闷气短，不思饮食，不能入睡，舌淡脉弱，拟补益心脾。

野党参12g，白术6g，当归9g，茯神9g，龙眼肉15g，熟枣仁12g，远志3g，炙甘草4.5g，焦建曲9g，石菖蒲6g，陈皮6g，枳壳4.5g。三剂。

二诊：精神好转，胸闷减轻，纳食增加，唯仍不能入睡。上方加琥珀末1.5g，冲服，夜交藤15g。三剂。

三诊：较能入睡，拟丸方常服。

野党参30g，龙眼肉30g，熟枣仁15g，夜交藤15g，琥珀末6g，石菖蒲9g，鸡内金9g，茯神15g，炒谷麦芽各15g，焦建曲15g，远志9g，陈皮9g。共研细末，蜜丸，每丸重9g，每晚服一丸，开水送下。

按：不寐即失眠，一般不外因情志不舒、心脾两虚、阴虚火旺、心肾不交、痰热内扰、胃气不和等引起。本例心脾两虚因劳心过度、思虑过多，脾失健运，气血化源不足，不能养心安神，以致不寐难眠，故在治疗上应补益心脾，宗归脾汤加减，因胸闷而加枳壳、陈皮以宽胸理气，去黄芪者免其胸满也，加菖蒲佐远志以化痰开胃、安神定志。故药后胸闷减轻，精神好转，纳食增加，唯仍不能入睡，故只加入琥珀、夜交藤以加强养心安神作用，乃能入睡，最后以丸药收功。

病例三　胸痹

张某，男，45岁，胸闷作痛，气短心慌，手足发凉，不思饮食，舌淡脉弱，拟宣痹通阳。

瓜蒌9g，薤白9g，桂枝6g，半夏6g，焦建曲9g，党参9g，龙眼肉9g，枳壳4.5g，郁金6g，陈皮6g，茯神9g，炙甘草4.5g。

二诊：服药后症状悉减，唯饮食欠佳。上方加炒谷麦芽各9g。三剂。

三诊：胸闷消失，唯左胸有时刺痛，仍有痰，纳食正常，大便稍干。仍按上方加赤芍12g，桃仁9g，玄胡4.5g。三剂。

按：《金匮要略》载胸痹心痛，其证可见胸中气塞、胸满短气、胸背痛、胁下逆抢心，甚则心痛彻背、背痛彻心，同时指出胸痹的病机是阳微阴弦，即胸中阳气不足，阴寒上乘，本案即是胸中心阳不足，以致寒凝心脉，阴寒盛于心胸而胸闷作痛，阳气失展而心慌气短、手足发凉，故应用栝蒌薤白半夏汤加减以宣痹通阳，逐饮降逆，加桂枝、甘草以温心阳，加党参、龙眼肉以养气血，加枳壳、郁金以宽胸理气。药后症状悉减，但左胸时有刺痛，故三诊加入活血之品，可使症状消失。先父治疗胸痹认为可根据《金匮要略》所列各方予以选择应用，唯在临证时，依照患者病况，有属口干唇焦、心烦舌赤者，宜加山栀、茅根、知母、竹叶等，桂枝、生姜即不适用；有属气弱肢冷、自汗心悸者，宜加党参、龙眼等，厚朴、枳实皆须慎用；有属便秘、腹胀、不欲食者，宜加大黄、芒硝等；有胸胁刺痛、便黑且坚、食后胸脘不舒，口干漱水不欲咽者，宜加桃仁、红花、归尾、玄胡等，临证可资参考。

病例四 癫狂

李某，女，25岁，因精神受刺激而狂躁曾住院治疗，出院后仍未痊愈，表情淡漠，忧郁不乐，食少痰多，有时不动不语，舌淡苔腻，脉象沉弱，拟化痰宣窍。

茯苓12g，半夏6g，枳壳4.5g，南星6g，菖蒲9g，郁金6g，焦建曲9g，党参9g，远志4.5g，鸡内金9g。七剂。

二诊：精神似有好转，有时能与家人交谈，但仍不乐，有时甚至欲哭。上方加小麦30g，炙甘草4.5g，大枣6枚。七剂。

三诊：近日未再欲哭，精神尚好，食量稍增，仍觉痰多。仍按第一次方加川贝6g，全瓜蒌12g，苏梗6g。七剂。

四诊：症状继续减轻，食饮尚可，痰量减少，拟丸方巩固。

茯苓30g，半夏15g，枳壳9g，陈皮15g，胆星12g，菖蒲12g，郁金12g，远志9g，琥珀末9g，川贝15g，瓜蒌30g，苏梗9g，鸡内金12g，野党参30g，麦冬12g，焦建曲9g，香附9g。

共研细末，蜜丸，每丸重9g，日二次，早晚开水送服。

按：中医文献皆以癫为阴证，称为文痴；狂为阳证，称为武痴。癫证精神痴呆，语无伦次，多卧少起，忧郁不乐；狂证发言壮厉，骂人打人，甚则弃衣登高，越垣上屋。狂证经久，中气渐衰，可以转化为癫证；癫证痰火内闭，亦可以转化为狂证，故癫狂二证有其内在联系。本案初起似为狂证，以后转为癫证。因气虚以致痰结，故治宜化痰宣窍，用导痰汤加味，加党参以补气弱，加菖蒲以化痰开窍，加郁金、远志理气化痰，加焦曲、内金以健脾开胃。药后病情尚属平稳，但有时悲伤欲哭，乃合用甘麦大枣汤以宁心安神，最后仍以益气健脾、化痰开窍之剂为丸常服，以求缓图收效。

病例五　癫痫

许某，男，49岁，素患癫痫，近一年来病情加重，每月发作一次，今日头痛发沉，神志恍惚，精神易躁，不思食有痰，发作期将至，脉弦细滑，拟息风化痰，预防发作。

生石决明15g，生牡蛎12g，钩藤12g，僵蚕9g，制胆星4.5g，石菖蒲6g，朱茯神9g，远志4.5g，枳壳3g，郁金4.5g，鸡内金6g。三剂。

二诊：服药后未见发作，头痛减轻，纳食增加，仍有痰，大便干。上方加灵磁石15g，桃仁9g，琥珀1.5g（冲服）。三剂。

三诊：未见发作，大便通利，头痛消失，精神转佳，神志清晰，痫证幸未发作。上方继续服用三剂。

按：癫痫是以突然倒仆，昏不知人，口吐涎沫，两目上视，肢体抽搐为主要临床表现。一般因发作时口吐涎沫，故对本病的病机认为与痰有关，如《丹溪心法》说："痫证有五……无非痰涎壅塞，迷闷孔窍。"《医学心悟》说："虽有五脏之殊，而为痰涎则一。"本案病人每月发作一次，此次于将发作之际，先予息风化痰之剂，以平其风痰，免其上扰，得以阻止此次发作，方用石决明、牡蛎、磁石、钩藤、僵蚕之平肝息风，胆星、菖蒲、远志之化痰开窍，枳壳、郁金之理气开郁，琥珀、朱茯神之镇心安神以定惊，桃仁之活血润肠，内金之健脾开胃，共奏息风化痰、理气定惊之效。

病例六　昏迷

金某，男，29岁，时疫发热两天，神糊不语，咳嗽有痰，口干喜饮，大便未解，尿少色赤，脉数舌红，乃温疫之邪内陷，拟开窍宣肺。

银花12g，花粉12g，淡竹叶9g，山栀9g，茅根12g，菖蒲9g，赤苓9g，陈皮4.5g，牛蒡子9g，杏仁6g，紫雪丹1.5g（分冲）。二剂。

二诊：神志略清，身热略减，口干喜饮，手指蠕动，微咳，大便未解。

银花12g，酒芩4.5g，山栀9g，丹皮6g，淡竹叶9g，菊花9g，生地9g，钩藤12g，僵蚕9g，酒军6g，紫雪丹3g（分冲）。二剂。

三诊：大便得通，已无身热，溅然汗出，仍口干喜饮，神志清楚，手指也无蠕动，改用益气滋液善后。

条沙参 12g，天麦冬各 9g，五味子 6g，焦建曲 9g，小生地 9g，杭白芍 9g，天花粉 15g，云茯苓 9g，陈皮 4.5g。四剂。

按： 时疫发热两天，身热不退，出现神识不清，邪热已有内陷，但肺的气分症状仍在，故为气营两燔的证候，以银花、竹叶、山栀清气分之热，杏仁、牛蒡子、陈皮、菖蒲化痰以开窍，紫雪丹以清营分之热。药后身热略减，但手指蠕动，却有肝风内动之征兆，且大便一直未解，气营两燔之热仍盛，故二诊除以银花、菊花、酒芩、山栀、竹叶清气分之热外，加酒军以通腑泄热，再入生地、丹皮以凉血分之热，加钩藤、僵蚕以平息欲动之肝风，合紫雪丹，量加大以清营开窍，药后大便得通，身热得除，肝风平息，仍有邪热伤阴之表现，故以益气养阴以善后。

病例七　鼻渊

杨某，男，34 岁，鼻中常有脓涕经年，前额作痛，近日又有鼻流涕，脉滑而数，宜宣散风热、祛湿通窍。

苍耳子 9g，辛夷 6g，银花 9g，山栀 6g，桔梗 4.5g，菊花 9g，白芷 4.5g，细辛 1g，僵蚕 9g。二剂。

二诊：服药后头痛减轻，鼻流脓涕也减。上方加生蔓荆子 9g，薄荷 3g（后下）。三剂。

三剂：症状消失，拟外治法搐鼻，以免复发。黄连 3g，细辛 3g，冰片 1g。共研细末，每用少许，吸入鼻内。

按：《证治准绳》的苍耳散（苍耳子、辛夷、白芷、薄荷）用于鼻渊，有宣风除热之效。本案之治，乃以苍耳散加银花、山栀、菊花、僵蚕、蔓荆以加强宣散风热的作用，又加细辛通窍，桔梗载药上浮，故能迅速取效。症状消失后，以清热燥湿通窍的散剂经常搐鼻，预防复发，可使慢性鼻渊得以根除。

病例八　鼻衄

王某，男，31 岁，鼻衄口臭，口干喜饮，胸闷脉数，拟清肺胃，凉血止血。

生石膏 15g，知母 6g，小生地 12g，生白芍 12g，酒芩 4.5g，山栀炭 6g，棕皮炭 9g，阿胶珠 9g，芦根、茅根各 15g，川牛膝 4.5g，麦冬 9g。一剂。

二诊：鼻衄稍减，脉象稍弱。上方去芦根、茅根、酒芩，加条沙参 30g，元肉 12g。二剂。

三诊: 鼻衄已止, 心内热, 胸闷腹胀, 脉仍稍弱。按上方去芦根、茅根、酒芩、山栀炭、棕皮炭、阿胶珠, 加归尾 9g, 枳壳 4.5g, 郁金 4.5g, 条沙参 30g, 元肉 12g, 焦建曲 9g。二剂。

按: 鼻衄虽为肺窍之病证, 但引起鼻衄的原因不同, 治法亦殊, 有因外感风热、肺有蕴热、迫血妄行者, 宜清泄肺热为治; 有因胃火上炎、迫血妄行者, 宜清胃泻火为治; 有因气郁化火、肝火上扰所致, 宜清肝泻火为治; 有因气虚不能摄血引起, 宜补气摄血为治。本例乃肺胃热甚, 故以玉女煎加味治之。玉女煎以清胃热, 加酒芩、芦根以清肺热, 茅根、生地凉血, 山栀炭、棕皮炭及阿胶以止血, 牛膝引火下行, 故可使本例肺胃热清, 鼻衄得减, 二诊因脉象稍弱, 故加沙参、元肉以扶气血, 三诊因鼻衄虽止, 尚有瘀滞, 因瘀而闷胀, 故入活血理气之剂, 则瘀滞可去, 闷胀得消而愈。

病例九 咳嗽

蔡某, 男, 45 岁, 发冷发热, 无汗喉痒, 咳嗽有痰, 不易咯出, 口干喜饮, 胸闷不思饮食, 大便干, 脉浮数, 外感风热所致, 拟宣散风热。

淡豆豉 9g, 葱白 9g, 桔梗 4.5g, 黄芩 4.5g, 银花 9g, 牛蒡子 9g, 防风 6g, 前胡 9g, 赤苓 9g, 枳壳 2g, 淡竹叶 9g, 杏仁 6g, 生甘草 4.5g。二剂。

二诊: 发冷发热已愈, 唯仍咳嗽痰多, 喉痒则咳, 口干喜饮, 胸闷右胁痛, 脉数苔黄。

杏仁 9g, 前胡 9g, 牛蒡子 9g, 桔梗 4.5g, 黄芩 4.5g, 枳壳 4.5g, 山栀 4.5g, 海浮石 9g, 浙贝 9g, 花粉 15g, 全瓜蒌 9g, 竹沥水 15g（冲）。四剂。

三诊: 咳痰减轻, 痰色仍黄而黏稠, 仍口干喜饮。上方加麦冬 12g, 花粉加至 30g。四剂。

按: 本例为风热外感咳嗽, 故于恶寒发热时, 宜先外散风热, 方以《通俗伤寒论》辛凉解表之葱豉桔梗汤（鲜葱白、淡豆豉、桔梗、山栀、连翘、淡竹叶、生甘草、薄荷）加减治之。因无汗故加银花、防风, 以黄芩清肺易山栀、连翘; 因喉痒咳嗽加杏仁、牛蒡子、前胡; 因胸闷, 故加枳壳, 与桔梗相伍, 一升一降, 以调畅气机。二诊: 因表证已除, 故不再应用葱豉桔梗汤加减, 乃改用贝母栝蒌散（贝母、瓜蒌、天花粉、茯苓、橘红、桔梗）加减, 以清肺化痰, 加杏仁、前胡、牛蒡子、海浮石、竹沥者, 使痰易出而咳嗽得减; 加山栀、黄芩者, 以清肺热也; 加枳壳并与瓜蒌、桔梗相伍以宽胸理气; 加麦冬者, 以润肺生津, 诸药配伍得当, 故能取效。

病例十　哮喘（哮证）

仇某，女，32岁。素有哮喘，此次发作有日，神志昏沉，气喘痰鸣，不能平卧，身疲气弱，四肢逆冷，脉沉细无力，乃阳气欲脱的危证，急宜回阳纳气。

高丽参15g，沉香1.5g，黑锡丹9g（打碎布包同煎）。二剂。

二诊：服前药后，气喘大减，神志转清，脉象较为有力，予补气化痰调理。

条沙参30g，杏仁9g，浙贝4.5g，全瓜蒌9g，白前9g，桔梗4.5g，牛蒡子6g，前胡9g，陈皮4.5g，法夏6g，赤苓6g。四剂。

按：此案由曾雨田先生介绍，当时多数医者认为不治，经治疗后第一剂症状已显著好转，以后用第二方调治数日，症状全消而获缓解。

病例十一　哮喘（喘证）

潘某，男，52岁，气喘胸闷，痰多不利，脘部作胀，食少，脉弦滑，舌苔白厚而腻，症乃痰阻胸膈，呼吸不利而喘，拟宽胸化痰法。

全瓜蒌9g，薤白9g，郁金6g，莱菔子9g，苏子6g，牛蒡子4.5g，葶苈子4.5g，芥子1.5g，麻黄1.5g，陈皮4.5g，前胡6g，杏仁6g，枳壳3g。三剂。

二诊：药后胸闷气喘、痰多食少均减，脘部仍胀。上方去莱菔子、芥子、葶苈子，加厚朴2g，广木香2g，赭石6g，赤苓9g。三剂。

三诊：气喘已平，饮食增加，胸闷痰多，脘胀皆减，拟健脾化痰法。

焦建曲9g，鸡内金6g，杏仁6g，桔梗4.5g，全瓜蒌9g，前胡6g，厚朴4.5g，生白芍9g，陈皮4.5g，赤苓9g。

按：古代医家以喘促气急，甚则张口抬肩谓之喘，呼吸急促，喉间有声谓之哮，二者往往有联系，但又有区别。案十患者素有哮喘史，此次发作并有痰鸣，类似哮。案十一呼吸不利，气喘胸闷，乃为喘证。哮多有兼喘，而喘可不兼哮。本病的治疗，可分虚实二项，张景岳说："实喘有邪，邪气实也；虚喘无邪，元气虚也。实喘者，气长而有余；虚喘者，气短而不续。"指出了虚实的辨证。如以喘来分辨，案十有身疲气弱、四肢逆冷、脉沉细无力，显属虚证范围。案十一有胸闷痰多脘胀，脉弦滑，舌苔白厚而腻，是属实证。如以哮分析，案十则属阳气暴脱的哮病危候，故治疗上急宜回阳纳气，用高丽参、沉香、黑锡丹（黑锡、硫黄、肉果、附片、沉香、破故纸、肉桂、胡芦巴、木香、川楝子、小茴香、阳起石）同煎，以温肾阳、祛阴寒，则阳回气纳，而哮喘自平。《问斋医案》云："肺为气之主，肾乃气之根，肾虚气不归原，肺损气无依附，孤阳浮泛作喘……"说明病机为孤阳浮泛，而黑锡丹沉降气机，收敛浮阳，故用之有效。先父于肾阳不足不能纳气者，喜用黑锡丹，认为上气喘急，直视失神，肢冷自汗，脉弱无力，脐腹冷痛等，用之确有特效，该药打碎包煎较服丸剂为优。认为黑锡丹在制法上一定要先将锡熔化，投入硫黄末，急炒成砂，再投再炒，以完全成砂为度，倾地上去火气，研成细末，再与各药末和匀为丸，若不按上法炮制，锡与硫黄末不能充分拌匀和合，服之不但无效，反而有害。案十哮喘平复，阳气已回，续以补气化痰，用《外台》杏仁煎加减调理，则气弱痰多自可痊愈。案十一以痰阻胸膈、呼吸不利而发气喘，属实证之痰涎壅滞，气机不畅，故治疗上用《金匮要略》栝蒌薤白半夏汤合五子导痰汤（苏子、莱菔子、葶苈子、白芥子、牛蒡子、陈皮、法夏、茯苓、南星、枳壳）加减，俾胸膈宽畅，痰浊有排泄之路，则痰喘自平。续以健脾胃、化痰浊之法调理，则脾胃健，运化正常，痰浊不生，故能逐渐恢复。

病例十二　肺痈

田某，男，50岁，外感后身热已退，唯咳嗽未减，咳吐脓痰腥臭量多，或痰中带血，胸痛口渴，脉象滑数，拟清肺化痰，化瘀排脓。

银花15g，黄芩6g，杏仁6g，桔梗6g，前胡6g，牛蒡子9g，归尾9g，丹皮4.5g，没药4.5g，郁金6g，藕节9g，芦根15g，生甘草4.5g。四剂。

二诊：服前药咳嗽胸痛均减，痰中带血消失，唯仍痰多腥臭。上方去没药、郁金、藕节，加桑白皮12g，冬瓜仁15g，全瓜蒌9g，葶苈子9g，以泻肺热、排脓痰。

三诊：痰量仍多，腥臭。上方加苍耳子9g，天麦冬各15g。继续服药十余剂，痰浊渐稀，腥臭渐无。

按：《金匮要略》载："咳而胸满，振寒，脉数，咽干不渴，时出浊唾腥臭，久久吐脓如米粥者，为肺痈。"并以祛邪排脓为主要治法，用桔梗汤、千金苇茎汤等治之，后世均以此为遵循。本案之治疗，师仲景治法而灵活化裁，初诊时病人脓已成，故应清肺化痰，化瘀排脓，以桔梗汤为主，配银花、黄芩、芦根之清宣肺热，杏仁、前胡、牛蒡之降气化痰，归尾、没药、郁金之化瘀活血；丹皮、藕节之凉血止血。药后咳嗽胸痛之症状减轻，痰中带血消失，唯仍痰多腥臭，故加桑皮、冬瓜仁之清肺排脓，瓜蒌、葶苈的泄肺逐痰，苍耳子之排脓除臭，天麦冬之润肺生津。终于使脓痰排尽，逐渐向愈。

病例十三 肺痿

尤某，女，37岁，夜间潮热盗汗，久嗽未愈，咳唾黄白痰，痰中带血丝，咽干而燥，渴喜凉饮，胸闷气短，舌红，脉细而数，拟养阴清热、化痰止嗽。

沙参12g，生地9g，百合9g，川贝母9g，麦冬12g，桔梗4.5g，白芍12g，花粉12g，地骨皮12g，酒芩4.5g，前胡6g，枳壳6g，焦建曲9g。四剂。

二诊：潮热盗汗减轻，仍咳嗽咯黄白相间黏痰，痰中仍带血丝，口渴已减。上方去白芍、花粉，加阿胶珠9g，丹皮4.5g，茅根15g。四剂。

三诊：仍有微热盗汗，痰中未带血丝。仍按第一次方去花粉、生地，加浮小麦12g，丹皮4.5g，茅根15g。六剂。

另以钟乳石30g，川贝母15g，广三七3g，白及15g，共研细末，每服1.5g，开水送下，日二次。

四诊：咳嗽痰均减，潮热盗汗基本消失，改用丸方。

钟乳石30g，莲子粉30g，百部15g，条沙参30g，川贝母12g，阿胶12g，獭肝15g，天麦冬各12g，生熟地各9g，云茯苓15g，山药9g，百合30g，五味子6g，鸡内金12g，白芍12g，桔梗9g，前胡12g，白前12g，蔻仁9g，枳壳9g。

共为细面，另以鸡血藤膏30g，肥玉竹60g，煎汤泛丸，如小豆大，每服9g，食前开水下，日二次。

按：《金匮要略》云"热在上焦者，因咳为肺痿"，"寸口脉数，其人咳，口中反有浊唾涎沫者何？师曰：为肺痿之病"，另有"肺痿吐涎沫而不咳者，其人不渴，必遗尿，小便数，所以然者，以上虚不制下故也。此为肺中冷，必眩，多涎唾……"指出肺痿的特点是咳嗽经久不愈，气短，咳吐浊唾涎沫，临床上则有虚热及虚寒的两种类型。本例病人经西医诊断为肺结核，长期咳嗽未愈，并有潮热盗汗，属肺肾阴虚，虚火上炎之肺痿。故治疗宜滋养肺肾，开始以百合固金汤加减，加酒芩、地骨皮以清肺、退虚热；加前胡、枳壳以宽胸、化痰浊，加阿胶、丹皮、茅根以凉血止血，加钟乳石、浮小麦以敛肺止汗，终于使症状减轻，潮热盗汗消失，最后以月华丸合百合固金汤加味为丸，滋养肺肾、止咳化痰缓图之，促使病情恢复。

病例十四 肺胀

张某，男，54岁，长期咳喘，反复发作，痰多而黏色黄，胸中胀满，面浮唇暗，脉沉而弱，拟宽胸化痰。

苏子 6g，莱菔子 9g，葶苈子 4.5g，白芥子 3g，牛蒡子 9g，陈皮 6g，茯苓 9g，胆星 6g，枳壳 4.5g，全瓜蒌 12g，黄芩 6g，杏仁 6g，桔梗 4.5g。四剂。

二诊：咳喘略减，胸中胀满也减，痰多而黏但易咯出，唯觉气短。上方去莱菔子加条沙参 15g，竹沥水 15g 兑入，四剂。

三诊：痰已减少色白，胸中胀满大减，仍有气短食少。

桔梗 4.5g，全瓜蒌 12g，杏仁 6g，枳壳 4.5g，陈皮 6g，牛蒡子 9g，苏子 6g，条沙参 15g，前胡 9g，白前 9g，郁金 4.5g，焦建曲 9g，茯苓 9g。四剂。

按：《金匮要略》云："上气喘而躁者，属肺胀，欲作风水""咳而上气，此为肺胀，其人喘，目如脱状……"指出肺胀的特点有咳喘及浮肿。《圣济总录》说："其证气满胀，膨胀而咳喘。"《丹溪心法》指出："肺胀而嗽，或左或右，不得眠，此痰夹瘀血碍气而病，宜养血以流动乎气，降火疏肝以清痰。"说明肺胀有痰瘀互结之病机。由此可得出凡咳喘而胸中胀满、并有浮肿的临床表现者，可名之为肺胀，本案病人长期咳喘，因痰热壅肺而致胸中胀满，夹有瘀血故见唇暗，夹有水湿上溢肌肤故见面浮，符合诊断肺胀的条件。因病机主要为痰热壅肺，故治宜宽胸理气，清肺化痰，方用五子导痰汤加味，药后痰量逐渐减少，痰色由黄转白，咳喘及胸中胀满均见减轻，唯觉气短，乃改用《外台》杏仁煎加减，仍以祛痰为主，宣畅肺气，佐以益气和胃，而使病情缓解。

病例十五　胁痛（痰饮）

石某，男，8 岁，身热有汗，胁部作痛，微咳气喘，咽喉疼痛，脉弦数，舌赤苔白厚，西医检查为渗出性胸膜炎，证属痰饮胁痛，拟方清热宣肺佐以祛痰利湿。

银花 9g，连翘 9g，蒲公英 9g，酒芩 4.5g，射干 9g，生白芍 6g，桔梗 4.5g，前胡 6g，牛蒡子 6g，全瓜蒌 9g，苦葶苈 9g，赤苓 9g，生甘草 4.5g。

二诊：发热口干，咳嗽气喘均见减轻，咽喉已不疼痛，唯仍有胁痛，前方去连翘、生甘草，加郁金 4.5g，枳壳 2.4g，薤白 9g，没药 6g。

三诊：胁痛已减，仍稍发热，前方加山栀 6g。服前方十余剂后，发热、胁痛、咳嗽、气喘诸症均已消失。

病例十六　胁痛（气滞血瘀）

马某，男，70 岁。脘胀胁痛，左侧较甚，微觉发热，吸气时及饱食后胁痛更甚，脉沉涩，证乃气滞血瘀作痛，拟活血理气。

归须 15g，红花 3g，赤白芍各 9g，没药 6g，丹皮 6g，炮甲珠 4.5g，玄胡 4.5g，郁金 3g，枳壳 3g，黄芩 4.5g，云苓 9g，天麦冬各 15g，朴花 2.4g。

二诊：已不发热，胁痛腹胀均减轻，仍觉口干，前方去炮甲珠、黄芩，加天花粉 15g。

三诊：诸症均减，前方去丹皮，赤白芍改用白芍 12g。

按：两胁在中医认为属肝胆部位，《内经》谓"邪在肝，则两胁下痛"，因此胁痛与肝经病变有密切关系，但其他各经病变亦可引起胁痛，如景岳云："……邪在诸经，气逆不解，必以次相传，延及少阳厥阴，乃致胁肋疼痛。"一般胁痛可因痰饮流注或肝气郁结、瘀血停着而引起。案十五胁部作痛，微咳气喘，为痰饮胁痛，亦即《金匮要略》之悬饮，治疗方法在《金匮要略》以十枣汤峻剂逐水，本案则以清热宣肺，佐以祛痰利湿法，治疗后发热咳喘等症均见减轻，唯仍胁痛，因水邪结于胸胁之故，乃加用枳壳合瓜蒌、薤白开结宣气，再佐葶苈、牛蒡子祛痰，赤苓利湿，方药较为平和，亦可收效。案十六则脘胀胁痛，左侧为甚，乃肝气郁结，血行不畅，瘀阻经络，着而不行，以致疼痛。中医以右侧胁痛气郁为主，左侧胁痛以瘀血为主，故案中活血理气，经治疗后症状减轻，复诊口干加花粉佐二冬以生津润燥，得收全功。

三、先贤名老中医时逸人的学术思想小记

1986 年 6 月，时老仙逝已二十年矣，不禁忆起往昔与时老谈医者多年，深得教益。时老为中医学术努力一生，遍历国内各省，各方风土气候及用药之差异，无不考察，古今中外之医书，无不详加研究，所谓读万卷书，行万里路，时老当之，允无愧色，整理中医经验而发挥其特长，化古今门户争执之焦点，为研究医学者指示一正确之途径，遂有变突中医之举。时老在晋，主编《山西医学杂志》垂十载，言论正确，内容丰富，治疗精当。时老论著，无论是长篇万言，或短篇评论，皆为有关医学历史之著作，主张古为今用，洋为中用，汇通中西医学理论，融会古方今方，切合实用于临床。时老精于医理，博览群书，融贯古今，汇通中西，实开新医学派之先河。时老治学严谨，不尚空谈，探讨经典奥秘，以求治病速愈之法，多年来从未间断。时氏对伤寒、温病，主张融于一炉，认为温病是在《伤寒论》的基础上进一步发展，不应割裂开来，而其发病经过基本一致，创立"时令病学"。

时老治温热重视清透，分辨气分及血分伏温。如寒热类疟，宜蒿芩清胆汤以清透气分伏热，使从少阳领邪而出；如亢热失血或血瘀如狂，宜犀角清

络饮，清透血分伏热，清宣透络、通瘀泄热。对血分伏温而神昏谵妄者，尝以清开取效，用安宫牛黄丸、局方至宝丹、紫雪丹、神犀丹等，以芳香化浊、清热开窍。对气分伏温、大热大渴、神昏便秘者，则用清泄取效，如白虎承气汤以清泄胃腑结热。治温疫必先疏利，常先以八宝玉枢丹与服，解毒辟秽。尝论白痦为湿热伤肺，邪虽出而气液枯，必以甘药调之，若气液未伤，乃湿郁卫分，当为汗出不彻，宜理气分之邪；若白痦液枯白灰而干硬，摸之不去，是气液已竭，多凶。论暑热夹湿，清热不解，每加用神犀丹而收立竿见影之效。凡此等等，对温热、温疫性疾病的贡献很大。

余与时老相识于1944年，缔交往来甚密，有疑难问题，多请益于时老，深受教益。时老谈论医学渊博，临证处方严谨，经常告诫后辈勿孟浪从事，莫遗留祸患。时老待人正直、端方、平易、善良。对贫苦病人往往不收诊金。诊余之暇，每多约我谈论经典奥理，深入浅出，使人容易了解。对临证治疗，多在古方、时方基础上加减，另立新方，用于温热、时疫，见效尤捷。余子年十二三岁时，因游泳中暑热夹湿，高热神昏，余初以清热利湿药，高热不退，疹点隐隐，连服数剂，病情不解。遂延时老诊断，认为暑热夹湿，用甘露消毒丹加减，并合神犀丹，药后汗出神清、脉静身凉而愈，回春妙术，以逾常人。

时老且喜约友短途旅游晋祠古迹，1948年春二月，时老与余同机飞往北京，后时老南返上海、南京，新中国成立后又北返燕都，1959年我在北京学习，曾看望时老于万寿山下之西苑医院，时老任内科主任，当时精力充沛，神采奕奕，并邀我游昆明湖，玩赏一天，合影留念，没想到这竟是最后一面，不禁令人惆怅。

时老在并开业，原有高足何定生，山西祁县人，曾于1946年参加旧中央考试院特种高考中医师，名列前茅，不幸壮年辞世，甚为可惜！兹节录何定生所写《时氏医案拾零》（未出版）数则，以作垂念。

"名医时逸人先生自沪返并，各方抱痾人士，就诊日众，以先生回春妙术，离晋已数年矣。适定生学医北平，闻先生此返，何其快慰，从此学用之调整，有日可待。寒假返并，乃执弟子礼，拜谒先生，恳乞教诲，幸蒙不弃，允列门下，每日临证见习，抄录方案，日久细检，治愈甚多，益羡师座治病之有验握也。而师座常云：'学术当公有，不当私有，学术愈研而愈精。'定生不敢忘渝，谨将师座平日治病验案，敬录数则，以供医林参考。然师座之治愈沉痾者，岂此数案而已哉！1946年侍从弟子何定生谨识。

病例一　结核性腹膜炎

高某，男，23 岁，住太原鼓楼街 8 号。腹痛作硬，食后脘胀下坠，已经半年，身体瘦弱，盗汗，喉干不利。

花粉 15g，条沙参 30g，炒牛蒡子 6g，生白芍 15g，归尾 15g，台乌药 4.5g，延胡索 2g，云茯苓 9g，泽泻 6g，桃仁泥 6g，川红花 3g，白蔻仁 3g（后下），良姜 2g，大腹皮 9g，制香附 4.5g，浮小麦 9g，焦三仙各 12g。

外治法：川朴 30g，茅术 30g，香附 15g，大黄 15g，蒲公英 15g，虻虫 12g，水蛭 15g，芒硝 9g，三棱 15g，莪术 15g，归尾 15g，赤芍 9g，滑石 15g，陈皮 15g，红花 15g，良姜 9g，上药研极细末，加醋炒热布包熨腹痛处。

高君初来曲背弯腰，容颜憔悴，痛苦万状，自云已经在各医院确诊为结核性腹膜炎，诊治多次，服药毫无寸效。后又就诊数中医处，以温燥行气治之，究无结果。师座为处和营活血、祛瘀止痛之剂，前后加减服药七八剂，则行动方便，痛苦顿减，患者笑容满面矣。尤妙外用药协治，其功甚大，嘱伊继续熨之，伊肯首而口称谢之。

病例二　阑尾炎

李某，男，40 余岁，住仓门西街 17 号。身热有汗，少腹右侧作痛拒按，口干舌赤，舌苔白厚，大便二三日未解，拟清热活血通利。

酒大黄 9g，酒芩 6 兑，银花 15g，蒲公英 15g，归尾 15g，桃仁 9g，红花 6g，赤白芍各 6g，没药 4.5g，丹皮 6g，木通 6g，芦根 30g，炮甲珠 6g，焦三仙各 9g。

此方连服二剂，即行痊愈。尝考西医治疗，禁用下剂，而师座处方清热活血，攻下逐瘀，二剂而愈，绝无留邪为患。可见中医处方配之巧妙，药物之灵验，何待施行手术而自寻苦恼也。

病例三　胆囊炎

周某，男，60 岁，住湖广路 5 号。右胁硬痛，痛甚则昏厥，舌干不思食，大便秘，脉弦数，拟和中健胃，止痛润肠。

条沙参 24g，焦三仙各 9g，黄郁金 3g，制香附 4.5g，天麦冬各 30g，炒枳壳 1.5g，良姜 2.4g，香橼皮 4.5g，生白芍 12g，生地 12g，竹茹 12g，归须 12g，云茯苓 9g，丹皮 6g。

周君服药一剂即痛止便畅，二剂后可下床行动，病情大减。

病例四　子宫内膜炎

冯氏，女，34 岁，住仓门西街 17 号。少腹热痛，赤白带下，身热纳差，舌干。大寸冬 15g, 蒲公英 9g, 木通 6g, 莲须 12g, 焦三仙各 9g, 生龟板 9g, 生白芍 9g, 生地 9g, 银花 9g, 川黄柏 3g, 陈皮 6g, 白蔻仁 2g（后下）。

此方加减服三剂，诸症悉减，唯食欲仍差，腹胀，遂加台乌药、木香、砂仁等品，减轻寒药分量，服后腹痛又作，因依原方加减，继续二三剂而愈。此案始终以清热养阴取效。

病例五 胃弛缓症

宋某，男，50 余岁，住大南门街 18 号。食后胃脘发胀，出虚汗，舌苔白腻。

广木香 2.4g, 陈皮 6g, 归尾 9g, 浮小麦 15g, 白蔻仁 2.4g（后下），焦三仙各 9g, 佛手片 3g, 鸡内金 4.5g, 花粉 24g, 生白芍 12g, 云茯苓 9g, 条沙参 24g。

服药三剂，其效未见，遂加于术、紫油朴、吴茱萸等品，始膨闷减而效乃著，后以此等药品作丸接服，闻此君现下痊愈，并介绍其友人至师处就诊者伙矣。

病例六 热病

祝某，男，30 余岁，人力车夫公会职员，住三圣庵 38 号。病已过六七天，身热有汗不解，神志昏沉，有谵语，精神疲倦，四肢抽掣蠕动，两目上视，口渴口干，大便秘结，耳聋目赤，身发红斑，苔黄稍腻舌赤，脉沉细数，拟气血两清。

银花 12g, 青蒿 6g, 连翘 12g, 黄芩 6g, 犀角 1.5g, 羚羊角 1g, 丹皮 6g, 僵蚕 9g, 钩藤 12g, 木通 6g, 竹叶 9g, 芦根 24g, 滑石 9g, 另用沙参 30g 煎汤兑服。

翌日脉象弦数有力，上视抽掣均已停止，身热略退，唯关节酸困，舌赤口渴，依原方去钩藤、僵蚕、滑石、木通等品，加白芍 12g, 防己 3g, 另用神犀丹 3g（包煎），连服三四剂，热退而愈。"

山西医学院一附院　姬乾园

四、增减旋覆代赭汤治验举隅

时氏增减旋覆代赭汤，见于时逸人先生所著之《时氏处方学》。由旋覆花 6g（布包），代赭石、赤茯苓各 9g, 吴茱萸、沉香各 1.5g, 小川连 3g, 制香附、制半夏、陈皮、炒枳壳各 4.5g, 竹茹 10g, 鲜枇杷叶 15g（去毛包），共十二味药所组成。"白芍、牡蛎、郁金，亦可酌量加入"。主治肝气横逆，乘克脾胃，胃脘胀痛，牵引胁肋，呃逆吐酸，心烦易怒，或痰涎壅甚，心下痞满，呕吐不止，口苦，舌红苔黄，脉弦有力。方中以旋覆花下气降逆，涤痰散结；代赭石质重降逆，平肝止呕；香附理气解郁；沉香、陈皮、枳壳行气畅中；左金丸（吴茱萸、黄连）泄肝制酸；半夏降逆化痰；赤茯苓渗湿利浊；竹茹、枇杷叶清降胃气。共奏平肝降逆，涤痰和胃，理气止痛之功。加白芍取其平肝安脾，牡蛎平肝制酸，郁金疏肝开郁。本方即《通俗伤寒论》之增减旋覆代赭汤加枳壳理气宽中、赤茯苓导浊下行，比原方疗效为优，由此可以看出时氏善于化裁古方，而适合于今病。

笔者常以此方增损，治疗肝火上扰之头痛、眩晕，肝气横逆之胃脘痛、呃逆、呕吐等症，每获良效，兹举医案八则如下。

病例一

贺某，女，44岁，农民，1978年9月3日就诊。头痛间作10载，近2年发作较频，屡经中西医治疗，痛仍时作，5天前因情绪波动，头部胀痛，以左侧为甚，脘胁胀闷，呕吐酸水，心烦多怒，纳差，口苦，小便黄，舌质红、苔黄腻，脉弦数而滑。证属肝火夹湿，上壅清窍。治宜平肝降逆，清热祛湿。用增减旋覆代赭汤增损之：旋覆花6g，代赭石15g，吴茱萸1g，黄连5g，法夏6g，陈皮6g，枳壳9g，茯苓9g，钩藤12g，香附6g，白菊花9g，鲜竹茹9g。服8剂，头痛已止，因离城百里，1个月未来复诊，前天中午两侧头部又有胀痛，眩晕，心悸，脘满呃气，口苦，舌淡红，苔黄，脉虚弦稍数。为肝火夹湿，脾虚血少。治宜平肝清火，和中养血，佐以安神。以原方去香附，加麦芽、当归、合欢花各9g，续进7剂，诸症俱平。

病例二

陈某，女，34岁，农民，1977年5月10日就诊。眩晕时发已历二年，三天前因暴怒后，头晕发胀，视物发花，甚时如坐舟车之上，房屋旋转，恶心呕吐，脘闷胁满，心烦不寐，口苦咽干，小便黄，舌红苔黄，脉弦数。证属素有肝风，大怒伤肝，激动风火，上扰清窍。治宜镇肝解郁，清火息风。用增减旋覆代赭汤化裁：旋覆花9g，代赭石15g，生珍珠母20g，香附6g，郁金9g，吴茱萸1g，黄连3g，茯苓9g，沉香3g（后下），钩藤12g，天麻9g，竹茹12g，服6剂，眩晕日减，日发3～4次，每次5～10分钟，夜寐不宁，脘满纳少，面色欠华，口微苦，舌淡红，苔薄黄，脉弦略数。为风火势减，脾胃不健，心神不宁。治宜平肝息风，健脾宁心。处方：代赭石12g，钩藤12g，白菊花9g，白蒺藜9g，黄芩6g，青葙子9g，扁豆 9g，朱茯神 12g，天麻 6g，麦芽 9g，佩兰 6g，甘草 3g，服 8 剂，病趋痊愈。

病例三

陈某，男，38 岁，干部，1978 年 7 月 23 日就诊。失眠已越 6 载，屡治无效，逐年加重，近月来每晚只能睡 1～2 小时，眩晕耳鸣，脘满纳差，大便稀，日 2～3 次，口苦，舌红，苔黄滑，脉弦滑数，证属肝经火旺，扰及心神。治宜平肝折火，和中安神。用增减旋覆代赭汤增损：旋覆花 6g，代赭石 12g，吴茱萸 1g，黄连 5g，法夏 6g，沉香 3g（后下），茯苓 9g，枳壳 9g，生珍珠母 15g，合欢皮 10g，麦芽 10g，甘草 3g，竹茹 12g，服 10 剂，夜能入寐，但易醒，食后脘满，大便稀，日 1～2 次，口苦，舌淡红，苔黄，脉细弦滑。肝火虽减，脾虚胃弱。治宜清肝火，健脾胃，宁心神。处方：代赭石 12g，生珍珠母 20g，夏枯草 12g，合欢皮 9g，朱茯神 12g，钩藤 12g，麦芽 9g，佩兰 6g，甘草 2g，服 10 剂，寐安体健。

病例四

李某，女，41 岁，干部，1978 年 5 月 11 日就诊。自觉咽喉中如物梗塞，吐之不出，吞之不下，历时一载，服半夏厚朴则咽干，越鞠丸则心烦，逍遥散则眩晕，近 3 个月加重，胸闷脘满，有时呃逆，心烦易怒，吐痰稠黏，口苦，舌红边暗，苔黄滑，脉弦滑数。证属肝火夹痰，阻塞咽嗌，日久血瘀。治宜清降肝火，涤痰行瘀。用增减旋覆代赭汤增损：旋覆花 6g，代赭石 12g，吴茱萸 1g，黄连 3g，法夏 6g，香附 9g，沉香 3g（后下），枳壳 10g，郁金 10g，红花 4.5g，丹参 12g，竹茹 9g，枇杷叶 6g。服 10 剂，咽喉偶有梗塞感，胸脘痞闷，吐少量稠痰，舌红苔黄，脉弦滑。乃肝火未息，痰浊未尽。治宜平肝开郁，清热化痰。处方：代赭石 12g，郁金 9g，香附 6g，茯苓 12g，浙贝 9g，山栀 6g，法夏 6g，全瓜蒌 12g，苏子 9g，甘草 2g，服 8 剂，诸症消失。

病例五

张某，男，46 岁，工人，1978 年元月 18 日就诊。患胃脘痛三年，屡止屡发，近 2 个月来痛未间断，投温中祛寒，补脾和胃，消积化滞之剂未效。胃脘胀痛，牵引两胁，气窜作响，呃逆吐酸，纳差（日食 5 两米饭），口苦，舌质红，苔黄滑，脉弦数。证属肝火横逆，乘克脾胃。治宜平肝降逆，清热和胃。用增减旋覆代赭汤加减：旋覆花 9g，代赭石 12g，香附 6g，吴茱萸 1g，黄连 4.5g，法夏 6g，枳壳 9g，金铃子 9g，沉香 3g（后下），麦芽 9g，鲜竹茹 12g，服 8 剂，胃脘偶有微痛，间有呃逆，食后脘满，体倦乏力，舌淡红，苔薄黄，脉虚弦略数。乃肝旺脾虚之证，以原方去半夏，加党参 9g，佩兰 6g，以补脾健胃，续进 6 剂而愈。

病例六

陈某，女，35 岁，农民，1976 年 3 月 5 日就诊。呕吐逾月，时减时增，投温胃降逆、健脾益胃、苦寒清热之剂，呕吐增剧，脘胁胀闷，食后更甚，须吐出食物与酸水，渐感舒适，心烦易怒，口苦咽干，舌红苔黄，脉弦数。证属肝火犯胃，和降失常。治宜平肝降逆，清热止呕。用增减旋覆代赭汤化裁：旋覆花 9g，代赭石 15g，香附 6g，郁金 9g，法夏 6g，枳壳 9g，茯苓 9g，吴茱萸 1g，黄连 4.5g，沉香 3g，麦芽 9g，鲜竹茹 12g，枇杷叶 9g，服 6 剂，呕吐渐平。

病例七

王某，男，41 岁，干部，1974 年 4 月 19 日就诊。脘腹胀满 2 个月，服温中祛湿、行气消胀、培脾和胃、清热祛湿之品，病渐加重，腹部膨隆，皮肤绷急，嗳气吞酸，纳少，口苦，小便短黄，舌质红，苔黄滑厚，脉弦滑。证属肝气横逆，犯及脾胃，湿热内聚，窒塞气机。用增减旋覆代赭汤加减：旋覆花 9g，代赭石 12g，香附 9g，法夏 6g，青皮 9g，郁金 12g，吴茱萸 1g，黄连 4.5g，赤茯苓 12g，沉香 3g，麦芽 12g，碧玉散 9g，佩兰 6g，服 15 剂，腹部膨隆消失，食后脘满，间有嗳气，头晕体倦，口稍苦，舌淡红，苔黄滑，脉弦滑重按乏力。乃肝旺脾虚，湿热留滞。治宜平肝降气，祛湿健脾。处方：代赭石、郁金、金铃子、白蒺藜、佩兰、党参、麦芽、茯苓各 9g，黄连 3g，吴茱萸 3g，鸡内金 6g，服 15 剂，病愈体健。

病例八

朱某，女，36 岁，干部，1972 年 11 月 9 日就诊。于今年 8 月 10 日发现身目俱黄，在某医院诊断为急性黄疸型肝炎，服中药 2 个月，黄疸虽消失，但右胁下疼痛，脘腹胀满，兀兀欲吐，呃逆时作，头晕胀痛，纳少（日食 200 ～ 250g），口苦，咽干，小便黄少，舌质红边略暗，苔黄腻，脉弦滑数。肝在肋下 1.5cm，有轻微压痛。肝功能及转氨酶检查：黄疸指数 5 个单位，谷丙转氨酶 160 单位，卢戈试验（+++）。证属肝郁化火，横逆犯胃，湿热内蕴，气血不畅。治宜平肝降逆，清热利湿，疏气活血。用增减旋覆代赭汤增损：旋覆花 9g，代赭石 12g，香附 9g，郁金 10g，吴茱萸 1g，黄连 4.5g，生石决 15g，钩藤 15g，沉香 3g（后下），茯苓 12g，枳壳 9g，法夏 6g，丹参

15g，碧玉散 12g，鲜竹茹 9g，服 10 剂，病日减轻，饮食增加（餐食 150g 米饭），间有呃逆，头晕神疲，口微苦，苔黄滑，脉弦滑稍数。以原方去沉香，加太子参 12g，当归 9g 补脾养血。续进 8 剂，右胁痛止，食后脘满，有时头晕，口微苦，舌淡红，苔黄，脉弦滑而虚。为余邪未尽，脾虚血亏。治宜清降肝火，健脾养血。处方：生石决 15g，佛手、桑叶、白菊花各 6g，太子参、当归、茯苓、麦芽，白芍各 12g，黄芩、佩兰各 9g，甘草 3g，进 15 剂，症状消失，肝火已消，肝功能及转氨酶正常。

湖南怀化地区第二人民医院　彭述宪

妇科病证的治疗经验

先父对妇科病证有较丰富的临床经验，1931 年曾撰述《中国妇科病学》，1955 年又曾修订再版，颇受欢迎。1956 年曾注释《金匮要略》妇科篇（载于《福建中医药》），对妇科病证研究颇有心得。今根据先父生前遗留的治疗妇科疾病的医案，试作如下探讨。

一、妇科病证辨证特点

古代医家有云："宁医十男子，莫医一妇人。"盖指妇女有经、带、胎、产等特殊情况，病证多端而复杂，其调理施治亦与男子有别，故如是云云。另外，妇科病证在辨证上亦有其特殊性，不可不知，如四诊中的问诊，由于妇女有经带胎产之病，隐曲七情之患，常常不肯直言，故必须耐心细致地询问而求因。在望诊中，又须重视经带，如经来之色红者为正；鲜红血热，紫者血瘀，淡红血虚；如米泔水，如屋漏水，如豆汁之黄浊黏液者，为湿热使然。带下色白清稀，多为虚寒，色黄黏稠，多属湿热。闻诊亦着重注意经带气味，臭秽者属热，气腥属寒。切诊则注意辨孕脉，身有病而无邪脉，身无病而有病脉，最为切当。如经停之后，病吐逆而寸脉不浮，关脉不弦者，为有孕；病恶寒而人迎不盛，病恶食而气口不盛，亦为有孕，此为身有病而无邪脉也。经停之后，脉虽动摇而心不悸，脉虽滑数而身不发热，亦为有孕，此为身无病而有病脉也。以上特点在辨证中不可不予以重视。

二、月经病

1. 痛经

痛经为妇科的常见病，临床以经行前后或经期少腹及腰部疼痛为主症，其发病机理，主要为气血运行不畅所致，如血气充沛，气顺血和，则经行无阻，自无疼痛为患，如气血凝滞则必然作痛。其致病之由，又可因忧思郁结、胞中积寒或下焦湿热引起，多见于经前腹痛；其因气血虚弱者则多见经后腹痛。经前腹痛者治疗以理气活血为主，根据病因佐以疏肝解郁，如逍遥散、血府逐瘀汤等加减；或佐温经散寒，如加减乌药散；或佐清热利湿，如清热活血汤。经后腹痛者，则以补益气血为主，方如八珍汤加香附，还可用加味补肾膏培补之。今列举先父治疗验案各一则如下。

病例一

董某，女，19岁，平素多抑郁生气，性情不开朗，每次经前及经期均有少腹疼痛，月经量少色淡，脉弦细，苔薄白。证属肝郁气滞，治以疏肝解郁，行气活血。

全当归9g，赤芍9g，柴胡3g，赤苓9g，炒枳壳4.5g，陈皮4.5g，郁金2.1g，没药4.5g，制香附4.5g，益母草3g，灵脂6g。

上方连服二周，此次经来通畅，经前及经后均未疼痛。

病例二

周某，女，21岁，平素胃脘疼痛，喜热畏寒，最近两次经来腹痛，得热痛减，脉象沉细，舌苔薄白而润。证属寒凝气滞，治以温经散寒，调气活血。

台乌药4.5g，制香附6g，川红花2.4g，陈皮4.5g，淡吴萸1.2g，全当归9g，炒白芍9g，沉香0.9g，高良姜2.1g，云茯苓9g，制玄胡4.5g，炙甘草6g。

二诊：服上方八剂，月经五天净，腹痛大减，胃脘疼痛基本消失，仍按原方加减。上方去沉香、玄胡，仍以温经散寒调治。

病例三

高某，女，37岁，左侧少腹作痛，白带色黄而臭，此次月经来潮，腹痛加剧，经行不畅，脉象弦滑，舌苔黄腻质红，证属湿热蕴结胞宫，气机失畅，瘀血内阻，拟清热利湿，活血化瘀。

黄芩4.5g，归尾12g，丹皮6g，红花4.5g，银花12g，赤苓9g，没药6g，灵脂6g，川楝子4.5g，玄胡3g，薏苡仁12g，四剂。

二诊：上方服四剂，月经已去，少腹疼痛减轻，但口干，不思饮水，苔黄腻略减。上方去银花，加入苍术3g，黄柏6g。

三诊：又服七剂，黄腻苔消退，白带减少，少腹疼痛甚轻，舌质仍红。仍按第一次方去银花，加入天麦冬各6g，生地6g，继续调治。

病例四

李某，女，24岁，每次经将尽时腹痛，经期不准，量少色淡，脉象沉细，舌质淡红齿痕，证属气血不足，拟补益气血，行滞调经。

全当归9g，赤芍9g，川芎3g，白术6g，条沙参15g，茯苓12g，泽泻9g，香附6g，益母草6g，麦冬6g，经来时始服。

二诊：上方于此次月经来潮后开始内服，已服五剂，此次月经较为通畅，昨日经净，未见腹痛，改用培补肝肾之剂常服。

真阿胶30g，生熟地各60g，当归身60g，茯苓60g，怀山药30g，条沙参60g，赤白芍各30g，炙甘草30g，白术30g，益母草30g。

制法：上药共煎浓汁，阿胶烊化收膏，每服9g，空心开水送下。

按：以上痛经各例，例一乃肝郁气滞而致痛经，故治以逍遥散加减，疏肝解郁并佐以行气活血而收效。例二为寒凝胞宫所致痛经，由素有脾胃虚寒引起，故温经散寒得效，方用加减乌药散。例三属带下病兼有痛经，由下焦湿热兼有瘀血，故以清热散瘀，方用清热活血汤加减取效。例四经后疼痛乃气血两虚，在经期可用当归芍药散加味养血活血，健脾益气，行滞调经，经期已过则可用加味补肾膏以培补肝肾、益气养血。先父曾谓经后腹痛属虚，但虚证之中尚有虚寒、虚热之不同，应当于症状上详细辨别，如属虚寒可加巴戟、仙茅、台乌、附片、肉桂等；如属虚热，可加玄参、女贞子、知母、麦冬、黄柏等治之。

2. 闭经

闭经一证，常见者如癥瘕之积聚、湿痰之阻滞，以及阴虚血枯者为多。《灵枢·水胀》有："石瘕生于胞中，寒气客于子门，子门闭塞，气不得通，恶血当泻，衃以留止，日以益大，状如怀子，月事不以时下。"此言寒凝胞宫，气滞血瘀，而为石瘕，或由于七情劳倦之伤，或由于生冷瓜果之积，寒湿痰浊，气滞血凝，互结而生，其来也渐，及至发生癥瘕积聚而经闭，其证可见脐下或少腹硬块，疼痛拒按，胸胁胀满，脉象弦涩，舌有瘀点瘀斑，或舌色青紫，宜化癥结、破瘀血，可用新订通经汤。肥盛之妇，喜啖油腻生冷，脾阳不足，湿痰壅积，闭塞胞宫，经水断绝，脉象弦滑，舌苔薄腻，宜先攻痰、后健脾，攻痰可用下痰汤，健脾宜香砂二陈汤加减。阴虚血枯见于肝肾阴虚，肝藏血不足，疏泄失常，肾阴亏损，无以濡养肝血，以致血虚气滞，冲任不足而月经不至，可有潮热盗汗、食纳减少、口干咽燥、五心烦热、腰酸膝软、脉象沉细、舌红少苔，宜滋补肝肾、养血调经，可用两地汤加减。今举验案二则以供参考。

病例一

杨某，女性，27岁，少腹右侧有硬块年余，经停三月，腹胀腹痛，硬块拒按，舌有瘀斑，脉象弦细，拟方化癥破积。

归尾9g，青皮6g，玄胡6g，红花4.5g，赤芍9g，香附6g，牛膝6g，桃仁6g，乌药9g，沉香1.5g，郁金6g。四剂。

二诊：前方服四剂，腹胀腹痛均减，少腹右侧硬块同前，仍拟原方加减，改用丸方。

原方加没药9g，三棱6g，莪术6g。研末蜜丸，每丸9g，日二次，每次一丸，开水送下。

三诊：服丸药1个月后，月经已现，少腹右侧硬块似有缩小趋势，仍按原方加炮甲珠6g，为丸，继续调治。

病例二

钱某，女，19岁，经闭一年余，消瘦潮热，两颧发红，夜间盗汗，心烦咽干，口渴喜饮，腰膝酸软，大便干结，小溲黄少，舌红无苔，脉象沉细而数，证属阴虚血枯，经闭不行。拟滋肾养血，两地汤加减。

大生地12g，玄参9g，生白芍12g，麦冬12g，地骨皮9g，丹皮4.5g，益母草12g，红花4.5g，炒建曲6g，牛膝4.5g。

二诊：上方服二周后，潮热盗汗大减，口渴便干亦减轻，唯月经仍未见。上方加归尾12g，路路通9g。

三诊：又服药二周，症状基本消失，月经仍未见，仍以滋养肝肾，佐以活血行气。

大生地12g，玄参9g，麦冬9g，赤芍12g，广郁金9g，桃仁9g，红花6g，川芎6g，制香附6g，归尾12g，牛膝9g，路路通9g，益母草9g。

研末蜜丸，每丸9g，日二次，每服一丸，开水送下。此丸药又服二月，月经来潮。

按：闭经二例，一例属实，一例属虚。属实者为气滞血凝形成癥积，故治以化癥破积、理气活血，所用方剂即先父新订通经汤；属虚者乃阴虚血枯，严重者当属于血瘀之类，以傅青主两地汤加减，滋肾养血，阴虚潮热之症大减，唯月经仍未见，再佐以活血行气，丸药缓调，终于月经来潮。

3. 经期异常

（1）超前：月经提前三五日，或七八日皆属超前，亦有一月发生两次月经者，称月经再见，一般多由于血热或气虚所致。血热者应分辨其属实热、或是虚热，前者量多而色紫红，后者量少而色鲜红，但虚与实之辨，仍应参合脉证是。先父治疗月经超前属实热者，选用傅氏清经散加减，虚热者选用傅氏两地汤加减。气虚者则是心脾气虚，统摄无权，冲任不固，而致月经先期，量多而色淡红，当以加减归脾汤为治。附病例二则如下：

病例一

吴某，女，27岁，经期超前七八日，量多色紫暗，面赤腹胀，渴喜冷饮，心中烦热，尿黄而少，舌红苔黄，脉象弦数，拟清血热兼行气滞。

黄柏6g，条黄芩4.5g，丹皮6g，地骨皮9g，赤白芍各6g，制香附4.5g，益母草6g，归尾6g，炒山栀4.5g，红花3g。四剂。

二诊：上方服四剂，月经已净，仍舌红苔黄，渴喜冷饮，脉弦略数，现在经后，治以调肝清热。

炒山栀4.5g，条黄芩4.5g，丹皮6g，当归6g，赤白芍各6g，青柴胡1.5g，茯苓9g，佛手1.5g，大生地9g，肥知母3g，四至八剂。

三诊：如按原来超前七八日，恐月经将至，舌红苔薄黄，脉仍弦略数，仍按第一次处方加减。去归尾、红花，加黄连3g，四剂。

四诊：月经已来，超前仅二三天，无面赤渴饮，亦无腹胀，月经色红不暗。仍按此方再服三剂。

病例二

胡某，女，42岁，月经一月再见，量多色淡，神疲力乏，心慌气短，面色萎黄，脉虚舌淡，拟方补气摄血。

党参9g，当归身9g，阿胶珠12g，木香3g，白芍9g，大生地12g，龙眼肉12g，生艾叶6g，生龙牡各15g，炒枣仁12g，五味子6g。四剂。

二诊：上方服后，经量减少，三天即净，精神较佳，睡眠亦安。仍按原方继服以补益心脾，使能统血而冲任自固，月经自调。

按：以上超前两案，前案血热属实，可能由肝郁化火而来，故于经期以清经散加减，经后以丹栀逍遥散加减而获效。后案属虚，由心脾两虚而冲任不固，故从归脾汤加减，补益心脾，则冲任自固。

（2）落后：月经错后三五日，或七八日，甚至时间更长者，皆属落后。一般有虚有实，虚者为气血不足，冲任失养，不能按期而至，古人多以人参养荣汤为治；甚者血室虚寒，经色淡而量少，可用加减温经汤主之；亦有因脾虚而痰浊阻滞所致者，宜加减香砂二陈汤治之。实证见于气郁为多，情志抑郁，气不调达，气滞而血滞，以致月经后期，治以逍遥散加减，甚则可用活血化瘀，如血府逐瘀汤；亦有因血热内炽，津液干枯，络血燥结，发为经行后期者，其特点为经色紫黑，其味腥秽，治以清热活血汤。

病例

章某，女，22岁，月经落后已三个月，每次落后六七日，由经期游泳，感受寒邪，月经终止，以后自觉少腹冷痛，月经错后，量少色淡，脉象沉细，舌质淡苔薄，拟温经散寒。

全当归6g，乌药4.5g，桂枝3g，红花3g，巴戟肉6g，白芍9g，炙甘草3g，炮姜1.5g，淡吴萸1.5g，艾叶6g，川芎3g，益母草9g。四剂。

二诊：服上方后少腹冷痛消失，月经已净，仍拟前方加减。去红花、川芎、益母草，加党参12g。

三诊：此次月经按期而至，少腹亦未冷痛，经色亦较深，仍按前方加减：

全当归6g，乌药4.5g，红花3g，艾叶6g，巴戟肉6g，川芎3g，白芍9g，炙甘草3g，淡吴萸1.5g，党参9g，益母草9g。

按：本例月经落后为血室虚寒，采用《金匮要略》温经汤加减，少腹冷痛消失，经后则减少活血药，加入党参，益气养血并温经散寒，可使血室虚寒得以恢复，以致月经按期而至。

4. 经量异常

（1）量多：月经量过多，一般见于血热妄行及气血虚弱，前者多因饮食之辛热、忿怒之刺激、相火之妄动、劳力之过度等引起，热迫血行，因而月经量多；后者多因体质素弱，或久病伤脾，化源不及，或劳伤心脾等引起，气虚不能摄血，冲任不固，以致出血过多。血热者量多色红，质稠有块；气血虚弱者量多色淡，质清稀薄，血热者用新订凉血固经汤，气血虚弱者则用加减归脾汤。

病例

张某，女，41岁，经来将近一月未止，量多色深，腰困疲乏，口干便秘，脉数舌红，病程较长，虚实夹杂，拟清血热为主，佐以扶正。

大生地15g，阿胶珠9g，生白芍12g，知母4.5g，地榆炭9g，条沙参

15g，山栀炭 4.5g，杜仲 9g，黑艾炭 6g，条黄芩 4.5g，天麦冬各 9g，归身 12g，煅龙骨 12g，煅牡蛎 12g。四剂。

二诊：下血减少，但仍未止，仍有腰困。原方条沙参增至 30g，加山萸肉 12g。二剂。

三诊：上午仍微见血，余症均已消失。党参 12g，条沙参 15g，天麦冬各 9g，归身 12g，白芍 12g，大生地 12g，阿胶珠 9g，藕节 9g。

四诊：下血已止，仍依前方服之。

按：本例为血热妄行所致月经过多，因时近一月，有正虚现象，但因口干便秘，先以新订凉血固经汤加养阴摄血之剂，出血减少，症状亦减，由于阴伤及气，故气虚亦出现，加入党参则上午出血亦止，最后以益气养血收功。

（2）量少：月经量过少，一般有虚有实，虚证多为阴虚血虚或血室虚寒，阴虚血虚则月经量少色淡，或点滴即净，由于营阴不足，冲任失调，以致经血量少。如果阴虚或血虚生热，还可同时并见月经超前；如果阴虚血枯，还可进一步造成闭经。血室虚寒者，因寒主凝泣，阳气不足，以致经来色淡而量渐减，亦可合并月经落后，甚则发生闭经者。实证则为气滞血瘀，冲任受阻，以致血行不畅，经来量少有块，亦可同时并见痛经，甚则发生闭经。一般阴虚血虚者，可用两地汤加减；兼有气虚，可用归脾汤加减；血室虚寒者，可用温经汤加减或加减乌药散；气滞血瘀者，可用加味桃红四物汤，甚则可用新订通经汤；如因血热内炽，阴虚血枯而致量少者，也可用清热活血汤。

病例

胡某，女，36 岁，经来色淡量少，少腹胀，口干心慌，腰困疲乏，脉数苔薄，拟益气养血兼活血行气。

条沙参 12g，全当归 9g，龙眼肉 9g，白术 6g，川牛膝 6g，炒白芍 9g，炒枣仁 9g，远志 6g，天麦冬各 6g，五味子 6g，川红花 4.5g，香附 3g，杜仲 9g，益母草 9g。四剂。

二诊：此次经量略多，色仍淡，少腹不胀，仍按原方再加桃仁 6g。

三诊：月经已过，仍时有心慌气短。原方去杜仲、牛膝、益母草，以补益气血佐以活血行气之剂调治。

按：本例因血虚而冲任失滋，经血量少而色淡，血虚及气，故见疲乏气短，心血不足而心慌心跳，兼有气滞故少腹胀，以归脾汤加减，益气养血佐以活血行气，故见经量增多，经期已过，仍以补益气血为主调治。

5. 崩漏

崩漏是指血崩和漏下。崩者，忽然下血如冲；漏者，淋漓不断，忽轻或重，无休止时。崩与漏可以互相转化，崩势稍缓可以转为漏；久漏不止亦可转为崩。崩与漏虽有缓急之殊，却无轻重之别，故均应予以重视。

崩证血液注下，势如涌泉，口唇淡白，面无华色，精神困倦，昏沉若睡。或汗多气弱，形脱肢冷；或气粗喘促，胸腹胀闷。先父认为均以大补气血佐以止血为治。可用加味圣愈合胶艾汤合方加减［野台参30g，炙黄芪15g，炮姜炭6g，山萸肉9g，当归身30g，炒白芍15g，真阿胶（烊化）9g，蕲艾叶6g，炒川芎4.5g，煅龙牡各15g，炙甘草4.5g］，加减法：如脉弦滞，为内有停瘀，多见腹痛作胀拒按，可兼服十灰散，或加生蒲黄、川红花、桃仁；气粗喘促者，加苏子、瓜蒌皮、沉香；胸脘满闷者，加枳壳、川郁金、砂仁、陈皮；气虚下陷者，加升麻、柴胡；汗多肢冷者，加肉桂、炮姜炭、鹿角胶。然妇女体质多有血热、肝热之倾向，故临床上虚热常见，症见头晕耳鸣、心烦潮热、咽干口燥、精神委顿，如下血过多，亦可致厥脱，宜凉血固经，以清其热迫妄行之血，方用新订凉血固经汤［大生地15g，真阿胶（烊化）9g，生白芍15g，地榆炭9g，条黄芩4.5g，山栀炭4.5g，肥知母4.5g，棕皮炭15g］，加减法：气虚者，加北沙参30g；下血过多，加煅龙牡各30g；口渴甚，加玄参、天花粉；内热甚，加地骨皮、丹皮、黄柏、龟板胶。

崩证来势太骤，先父认为宜用党参、生黄芪、生熟地、龙眼肉、杭白芍、山萸肉、当归身、棕皮炭、地榆炭、阿胶、龟板胶之类，尤必重用党参、龙眼肉，甚则加用人参，效果较好。如夹内热，佐以知柏、芩连；夹内寒，桂附、姜炭、鹿角胶亦须应用；虚脱甚者，人参、黄芪、龙牡、五味等在所必用。

先父云：一般血崩阴虚阳搏，用知柏四物；劳伤冲任，用大剂芎归；痰郁凝滞，用一味香附；风热乘肝，用荆芥四物；思虑伤脾，用归脾汤；暴怒伤阴，用一贯煎；元气下脱，用当归补血。《金鉴》治疗本证，以胶艾四物为主，热多用四物加知柏，血滞用四物加桃红，日久气血虚损用十全大补、人参养荣等方，思虑伤脾用归脾，忿怒伤肝用逍遥加香附、青皮，气虚下陷用补中益气，胸腹作痛则用失笑，服补血药仍不止者，用地榆苦酒煎。傅青主治血崩昏晕者，用固本止崩汤；郁结血崩，用开郁止血汤；闪跌血崩，用四物汤加桃仁、大黄、丹皮、枳壳、龟板，以此分别投之，虽不中不远矣。《大全良方》载产后误服攻破之剂，其血如涌，恶寒肢冷，上吐下泻，用六君子加炮姜，四剂而愈。又因怒而崩，牙关紧闭，投以和肝养阴之品，厥疾乃瘳。

戴复庵云：产后崩证，或清血，或秽浊，或纯下瘀血，或腐臭不堪，甚则头目昏晕，四肢厥冷，急宜童便调理中汤，加入百草霜饮之；又有崩甚而腹痛，人多疑为恶血未尽，又见血色瘀黑，愈信瘀停之说，不敢止涩，殊不知瘀停腹痛，血通则痛止，崩行腹痛，血住则痛止，若必拘泥待痛止而后补之，则误矣。此宜芎归汤加炮姜、附片，止其血而痛自止。戴氏之言，颇有见地。余于己未（1919 年）诊友人妇，产后未周时，患血崩证。因境遇不佳，未产前劳动太过，产后又不克静养，稍闻人声，便觉眼目发黑，心慌目眩，血液大下，余诊其脉，沉细软弱，似有似无，四肢及面部皆冷，上身冷汗自出，神识昏沉，有欲脱之状，处方以炮姜、甘草为主药，加当归身、棕皮炭、阿胶、地榆炭、白芍、党参、艾叶炭、黄芪、桂圆肉等，投剂获效，数服而安。又有里戚某氏妇，产后数日，忽患崩证，处方以黄芪、党参、阿胶、山萸、龙骨、牡蛎、棕皮炭等大剂投之，数服乃安。于此可见产后血崩之治法，不宜拘于一格也。

漏证下血淋漓不断，其色或深紫，或浅淡，或腥臭，或秽浊，亦有血色如常者，其全身症状有头晕心悸、腰酸腹胀，或潮热烦闷，少眠少食，精神萎困，形体瘦削，宜养血止血，方用加减止漏汤（全当归 15g，炒白芍 15g，地榆炭 9g，阿胶珠 12g，煅牡蛎 12g，大生地 9g，白茯苓 9g，益母草 9g，血余炭 9g，陈皮 4.5g，水煎，加童便少许冲服），加减法：内有瘀结，加桃仁、川红花；内热加炒山栀、酒条芩、生龟板、生鳖甲；内寒加炮姜炭、蕲艾叶、鹿角胶；腹满加川朴、砂仁；腹痛加台乌、川楝子；漏下不止加棕皮炭、黄芪、党参、煅龙骨。

先父云：漏下之证应重视兼夹症，如夹发热恶寒之表证，则治宜宣达；夹胸满气逆之郁怒，则治宜舒郁。有时兼夹症清，本证亦可自止。《大全良方》载陈氏云：平素虚损不足，产后伤于经血，或临产之际，出血过多，伤及冲任，致令气血不调，故恶露淋漓不绝。沈尧封云：产后恶露过多不止，用伏龙肝二两煎汤澄清，烊入阿胶一两服，如不应加人参。张寿颐云：新产恶露过多，鲜红无瘀者，是肝之疏泄无度，肾之闭藏无权，冲任不能约束，关闸尽废，暴脱大是可虞，伏龙肝温而兼涩，阿胶激浊扬清，本是崩漏上剂，重用独用，其力最专，其功最捷，在一味独参汤之上，必无不应之理，如果不应，则更可危，龙牡救逆，亦所必需。盐山张氏云：妇女行经，多而且久，过期不止，或不时漏下，以及产生恶露不止者，宜安冲汤，方用白术、生芪、龙骨、牡蛎各 18g，生地、白芍、乌贼骨、续断各 12g，茜草 9g，治之多效。余意阳虚不能摄血者，甘草干姜汤为正治，配入生化、归脾，酌其虚实而用之可也。虚弱之症，有阴虚及气虚之不同，则补中益气、人参固本，斟酌加减，用之为妥。沈尧封氏用伏龙肝烊入阿胶一方，尚有深意，实可备用；重症参以龙骨、牡蛎、续断等品，自能奏效；虚之极、瘀之甚者，黄芪、茜草等药，亦可用之。

病例

肖某，女，40 岁，神疲气短，心中烦热，头晕心悸，月经淋漓不断已近一月，脉象弦细。舌质红，拟益气养阴，清热固经。

北沙参 12g，生地 9g，阿胶珠 9g，生白芍 12g，地榆炭 9g，棕皮炭 9g，山栀炭 4.5g，黄芩炭 4.5g，山萸肉 9g。四剂。

二诊：服上方后，仍有漏下，但量大为减少，心跳气短同前。原方加党参 9g，龙眼肉 9g。四剂。

三诊：服上方后，漏下已止，心跳气短亦减轻。拟益气养血、滋养肝肾为治。

党参 9g，龙眼肉 9g，北沙参 9g，当归身 6g，白芍 9g，山萸肉 6g，大生地 9g，天麦冬各 6g，阿胶珠 6g，五味子 4.5g。

按：本例漏下不止，因气阴两虚，内有虚热所致，用新订凉血固经汤加减，益气养阴并清热固经，亦澄源、塞流同用之法，故见漏下减轻，因仍心跳气短，故再加入益气养血之品，俾心血充，而心气足，心跳气短自减，最后以益气养血、滋养肝肾收功，以达复旧之目的。

三、带下病

白带有生理、病理之分，女子在青春发育期、妊娠初期，阴道流出少量白色分泌液，为生理现象。如果白带量多，或为黄带，或为赤白带下，或有臭秽，即为带下病。妇科带证，金元以前多以风冷立说，明清以降多从湿热立说。昔时医家所用方法，关于风冷者，以官桂、干姜、细辛、白芷为主药，外用蛇床子、吴萸、木香、丁香、川椒、白矾等，煎汤温洗；关于湿热者，以滑石、黄柏、车前草、知母、山栀、丹皮、赤苓、猪苓、生地、玄参为主药，外用菊花、银花、滑石、石膏、山栀、黄芩、黄柏、蛇床子等，煎汤温洗；关于虚寒者，以附子、桂心、党参、黄芪、鹿茸、巴戟为主药；关于虚热者，以二地、二冬、女贞子、地骨皮、北沙参、阿胶等为主药；关于湿痰者，以苍术、白术、茯苓、猪苓、陈皮、半夏、滑石、白芥子为主药；关于脾肾气虚下陷者，以归脾汤、补中益气等方为主药。

一般白带属脾虚者为多，带下绵绵，色白黏稠，如唾如涕，面色微浮，神疲力乏，大便偏稀，舌苔薄腻，舌体稍大齿痕，脉象沉缓，宜健脾化湿，方如参苓白术散、异功散、完带汤加减、胃苓汤等，皆可应用。亦有肾气亏损者，白带量多清冷，状如鸡子清，少腹有冷感，大便溏泄，腰酸腰痛，舌体胖大有齿痕，脉象沉细尺弱。宜温肾固涩，如右归丸、加味既济煎等。黄带则属湿热下注，带黄黏稠，兼有秽臭，小便黄赤，大便不爽，舌苔黄腻，脉象滑数，宜清热利湿，可用清胞饮、加味萆薢分清饮。赤白带下，亦属湿热所致，治疗同黄带。今举二例，以供参考。

病例一

边某，女，28岁，白带黏稠，神疲气短，大便稀溏，少腹冷感，舌体肥大齿痕，脉象沉缓，拟方健脾固肾。

炒白术 6g，党参 9g，茯苓 9g，山药 12g，炒白芍 12g，陈皮 9g，莲须 9g，煅龙牡各 9g，生龟板 12g，当归 9g。四剂。

二诊：带下如故，神疲气短减轻，大便正常。原方加沙苑蒺藜 9g，生熟地各 6g。四剂。

三诊：带下略减。原方加薏苡米 12g。四剂。

外用艾炭 3g，蛇床子 1g，吴萸 0.6g，研末和匀，用纱布袋装，纳入阴道中。

四诊：白带减少，少腹仍时有冷感。原方加制附子 2.4g。四剂。

外用枯矾 2.4g，艾炭 2.4g，吴萸 0.6g，蛇床子 1g，共研细末和匀，用纱布袋装，纳入阴道中。

五诊：白带甚少，少腹冷感也消失，拟丸方常服。

野于术 60g，党参 60g，茯苓 60g，山药 60g，生白芍 60g，陈皮 10g，莲须 60g，煅龙牡各 30g，山萸肉 45g，莲肉 120g，丹皮 30g，炒山药 60g，条沙参 90g，枸杞子 30g，沙苑蒺藜 30g，砂蔻壳各 10g，全当归 60g，薏米 30g，制附片 10g，生熟地各 15g。

共为细末，和匀，水丸如梧桐子大，每服 10g，开水送下，日服二次。

病例二

王某，女，30岁，带下量多，色黄黏稠而臭秽，腰痛腰酸，小溲黄赤，大便黏滞不爽，舌苔黄腻，脉象弦滑，拟清热利湿。

苍术6g，川黄柏3g，炒山栀4.5g，地骨皮6g，茯苓9g，炒白芍9g，全当归9g，椿根皮9g，知母4.5g，桑寄生9g，川萆薢9g，广木香3g，黄连3g。四剂。

二诊：带下减少，臭秽亦减，但仍腰痛腰酸。原方去知母、地骨皮，加杜仲4g。四剂。

三诊：带下不黄，色变白而黏稠，量亦不多，无臭秽，腰痛减轻。原方加莲须9g，薏苡米9g。

按： 带下二例，前案白带乃脾肾两虚，肾气不固，故宜健脾固肾，方用加味既济煎，因少腹冷感，加入制附子温肾；并外用温涩之剂，故能获效，最后改用丸剂收功。后案黄带乃阴虚兼湿热下注，以清热育阴合清化燥湿之剂，用二妙合清胞饮加减，而使黄带减少，转为白带，再以清化健脾之剂收功。

四、妊娠病

1. 妊娠恶阻

妊娠恶阻是指妊娠初期发生呕吐现象，得饮食则恶心、呕吐尤甚。主要原因是妇女妊娠后，血聚胞宫，以养胎元，遂致血不养肝，肝气易逆而犯胃，胃失和降所致。即使平素脾胃虚弱，受孕以后，脾胃运化不足，痰浊饮食停滞而呕吐者，亦多呈脾虚肝乘，故妊娠恶阻与肝有关。调肝可以从疏肝、泻肝、养肝、镇肝入手，如疏肝和胃用于肝胃不和，方如加减顺肝汤；泻肝用于肝胃热盛，方如加减三黄石膏汤；潜阳用于阴虚肝旺，方如滋阴降逆汤；养肝用于脾虚肝乘，方如归芍六君子汤。

病例

陈某，女，29岁，妊娠二月，恶心呕吐，不思饮食，胸满胁胀，口苦口干，脉象弦滑，舌苔薄腻，证属肝胃不和，拟疏肝和胃。

全当归9g，炒白术4.5g，炒白芍9g，陈皮3g，大麦冬9g，炒枳壳1.5g，生赭石9g，竹茹3g，川黄连3g。四剂。

二诊：前方服后，恶心呕吐已止，但仍口干，不思食。前方加建曲9g，蔻壳2.4g，条沙参15g。

按： 本例妊娠恶阻因肝胃不和所致，以加减顺肝汤疏肝和胃、清热降逆、养血健脾，使肝胃得和，逆气得降，则呕自平。因呕甚伤津，故佐用沙参、麦冬以养胃阴。

2. 胎漏下血

胎漏下血是指孕妇阴道不时少量下血，或时下时止，或淋漓不断，但无腰痛、腹痛、少腹胀坠等现象，或亦有轻度腰酸、腹痛者。由于阴道经常出血，胎元已伤，极易引起流产。一般胎漏下血可分气血虚弱及血热妄行两类，前者中气不足，不能化水谷为精微而生血，气虚不足以载胎，血虚不足以养胎所致，症见阴道少量流血，色淡红，质稀薄，神疲力乏，心悸气短，舌质淡红苔薄，脉象细滑，宜补气摄血，用加减归脾汤、补中益气汤加味等；后者阳气偏盛，胎中伏火，伤及营分，迫血下行所致，症见漏下血色鲜红，五心烦热，口干咽燥，便秘溲少，舌质红苔黄，脉象滑数，宜清热凉血，可用新订凉血固经汤。

病例

王某，女，24岁，妊娠二月，漏下时有时止，少腹下坠，无腰痛腹痛，心慌气短，脉象细滑。拟补益气血。

当归身15g，党参9g，生芪9g，条沙参30g，生熟地各9g，杭芍12g，阿胶珠12g，陈皮4.5g，桑寄生12g，杜仲9g，白术9g，炙甘草3g，升麻1.5g，柴胡1.5g。四剂。

二诊：上方服后，未再见有漏下，亦少腹下坠感，心慌气短亦明显好转。前方再服四剂。

按：本例胎漏下血属气血虚弱，故以补中益气汤补气摄血，加入芍、地、阿胶之养血，杜仲、寄生之固肾安胎，故能收效。

五、产后病

1. 恶露不下

妇女分娩后，恶露停留于胞宫之内，不能畅通排出，称为恶露不下，总因气滞血瘀所致，究其原因，或因受寒而血凝，或因受热而血枯，或因情绪怫郁而气血瘀滞。故治疗以调气化瘀为主，因寒者则散寒行瘀，如生化汤；因热者则清热活血，如清热活血汤；因气滞者则疏肝解郁而行瘀滞，如血府逐瘀汤、加味失笑散。

兹节录先父医话一则，以窥测恶露不下之治。产后恶露不下合并发热者，"发热之际，喜着衣被，便可得其寒证、热证之大概，仲景所谓身大热，反欲得近衣者，此热在皮肤，寒在骨髓也；身大寒，反不欲近衣者，此寒在皮肤，热在骨髓也；为寒为热，于此证明，1918年之冬，岁在戊午，有乡妇某氏，产后十余日，恶露不下，心烦口渴，夜不成寐，目红面赤，唇焦舌燥，壮热灼手，不欲着衣，脉在六至以上，弦而细数，热势如此甚急，前医尚以保元、八珍、当归补血、生化等汤，以为和阳摄阴之具，或以六味、八味，沾沾于壮水之主、益火之源，滋腻杂投，余深知前方之误，力主青蒿、鳖甲、知母、丹皮、生地、花粉、玄参、赤芍、滑石、木通、益母草、川红花等，投剂获效，数服而安，此以热而不欲着衣，故知其为热也。

壬戌之春，荆人初产后，因身体太弱，服补剂而恶露不行，骨蒸身热，白带甚多，医者以育阴退热为事，余以其身大热而不喜去衣，引被蒙首，断为虚阳外浮之象，乃以生化汤加减治之，用当归、川芎、桃仁、红花、桂枝、炙甘草、炮姜炭、赤白芍、蕲艾、益母草等，一剂则热退，再剂则瘀行带止。此以热而反欲近衣，故知其为寒也。

又有张氏妇，产后十余日，恶露不行，少腹作胀，小便通利，寒热时作，头眩昏晕，延医用四物汤加发散之剂，遂显热势昏狂，谵语烦乱，舌赤口渴等症，更医以为热入血室，用小柴胡汤，服后病势转甚。余见其热势甚壮，时或如狂，少腹拒按，小便自利，因思此乃下焦蓄血证，处方以桃仁承气汤，一剂而安。设用失笑、虎杖等方，和缓处之，必致旷日持久，非治产后病之良法也。

石芾南氏有新生化汤，用益母草、丹参、童便、当归、益元散、桃仁、藕汁等，于活血行血药中加益元散、童便之清热利湿，藕节之清热生津，不可谓非石氏之巧思神悟。唯皆用于产后瘀血停滞之病，如无故而服之，绝不适宜。以余之所验，产后病证，阳虚不运者实为多数，如脘闷呕恶、肢凉自汗、身热恶寒、瘀行不畅等症，旧方生化汤加化痰顺气之品，大有殊功，非石氏新订方之所能及，但《达生篇》之生化汤，注重辛温回阳之温运法，若阴虚火旺之体质，不非所宜，故王孟英、吴鞠通辈竭力攻之。总之，仍需因证施治，不宜一概产后通用生化汤也"。

2. 产后血晕

妇女分娩后，突然头晕目花，胸闷呕吐，甚至不省人事者，称为产后血晕。一般有血虚、血瘀之分，血虚因产时血去伤阴，阴不潜阳，虚阳上越所致，血瘀则是瘀血不下，反致上逆为患引起。血虚则可见面色苍白，气息微弱，唇色淡白，脉软无力；血瘀则面色灰暗，胸闷泛恶，腹痛拒按，唇舌青紫，脉弦有力。血虚则以益气潜降，血瘀则应活血攻瘀。但产后血晕大多均是血虚，可用独参汤或生脉散加龙骨、牡蛎以潜降之。血瘀则可用芎归、失笑之类，攻瘀则宜慎用之。

兹亦节录先父医话一则，以知古人治疗产后血晕之经验。"沈尧封氏治产后发晕，三日不醒，产后恶露甚少，晕时恶露已断，用没药、血竭等药，服下即醒。又于庚辰春，吕姓妇分娩，次日患血晕，略醒一刻，又目闪头倾，一日数十发，其恶露甚多，无少间断，用阿胶一两，冲童便服，是夜晕虽少减，而头汗出，少腹痛，寒战如疟，寒已，发热更甚，投没药、血竭等，酒服二钱，寒战发热腹痛皆除，后遂渐愈。

"王孟英治周鹤庭室人，新产后血晕，自汗懒言，脉虚弦而大，乃投牡蛎、石英、龟板、鳖甲、琥珀、丹参、甘草、小麦等，覆杯即减，数日霍然。此因血虚有素，既产则阴血下夺，阳越不潜，设泥新产瘀冲之常例，而不细参脉证，必致误事。张山雷氏亦以眩晕昏冒，无非阴虚于下，阳越于上，况在新产，下元陡虚，孤阳上越，尤其浅而易见。

"审病之机，以血虚、血瘀为两大法门，一虚一实、一脱一闭，不容混乱。沈尧封重用阿胶、童便，增益阴液，以抑浮阳，更以童便之直捷下行者为之向导，故立功甚捷，没药、血竭，虽似为破瘀而设，然亦只泄降下行，以疏通其瘀血，非攻逐峻剂可比。其吕妇产后发晕一证，虚象显然，阿胶童便本极相宜，然效不显，而头汗出则是酒之误事，腹痛者气必滞，阿胶腻补，则非所宜，再投夺命散（即没药、血竭等分，研末，每服3g，糖水调下），效即大著。但产后之血晕，虚证最多，不可一概认为瘀血上冲，浪投攻剂，夺命散亦能散瘀，亦非可大破之比。王孟英氏以新产血晕为阴血下夺而阳不潜，选用镇摄潜降之法，最至理明言，可供参考"。

附方：

加减乌药散（乌药、香附、陈皮、茯苓、吴萸、白芍、当归、红花、延胡、川楝子、生山楂、生姜）

清热活血汤（生地、赤芍、归尾、丹皮、桃仁、红花、黄芩、川楝子、泽兰、赤苓、香附、川朴）

加味补肾膏（阿胶、生熟地、归身、茯苓、西洋参、紫河车，山药、白芍、炙甘草）

新订通经汤（归尾、赤芍、三棱、莪术、川牛膝、乌药、肉桂、香附、生芪皮、条沙参、鸡内金、桃仁）

下痰汤（紫大戟、煨甘遂、炒黑丑、广木香、制牙皂，研末，枣肉为丸）

两地汤（生地、地骨皮、阿胶、玄参、麦冬、生白芍）

加减清经散（地骨皮、益母草、白芍、生地、香附、茯苓、黄柏、黄芩）

加减温经汤（生鹿角、乌药、桂枝、红花、杜仲、巴戟天、当归，吴萸、白芍、蕲艾）

新订凉血固经汤（生地、阿胶、生白芍、地榆炭、黄芩、山栀炭、知母、棕皮炭）

加减归脾汤（阿胶珠、炒白术、炒白芍、五味子、党参、茯苓、炙甘草、熟地、当归身、广木香、蕲艾炭、龙眼肉）

加味圣愈胶艾汤（炮姜炭、山萸肉、煅龙牡、炒川芎、炙甘草、当归身、炒白芍、炙黄芪、党参、阿胶、蕲艾叶）

完带汤（白术、山药、党参、白芍、苍术、甘草、陈皮、黑芥穗、柴胡、车前子）

加味既济煎（茯苓、煅龙牡、炒白芍、生龟板、山药、当归、生熟地、炒白术、吉林参、蕲艾叶、阿胶珠）

清胞饮（黄柏、车前子、炒山栀、地骨皮、茯苓、知母、当归，炒白芍、陈皮、生地）

加味萆薢分清饮（川萆薢、石菖蒲、生草梢、乌药、益智仁、茯苓、车前子、当归、炒白芍、银杏）

加减顺肝汤（当归、炒建曲、炒白术、炒白芍、苏子、茯苓、陈皮、麦冬、炒枳壳、枇杷叶）

加减三黄石膏汤（黄连、酒芩、酒军、当归、竹茹、生石膏、炒白芍、木通、知母、吴萸、竹叶、大生地）

滋阴降逆汤（生牡蛎、生赭石、生龟板、生白芍、大熟地、淡附片、党参、当归、沉香、山萸肉）

加味失笑散（生蒲黄、五灵脂、山甲片、乳香、没药、炮姜炭）

小儿疾病的治疗经验

先父对小儿疾病的治疗有较丰富的临床经验，1941年曾撰写《时氏麻痘病学》，1951年又撰写《中国儿科病学》。今根据先父生前所遗留治疗小儿疾病的医案，结合先父对小儿疾病辨证的学术思想，试作如下之探讨。

一、辨证四诊合参 尤重指纹

小儿疾病，古称哑科，由于小儿气血未充，脉搏难凭，言语不能，问诊又无法实施，故多重望诊。舌体胖大属虚，肿胀属实；舌色尖边红或绛紫者，内有伏热，舌淡则多为虚寒；舌苔呈现白厚、白腻，或黄厚、黄腻，皆有停滞之象，但小儿哺乳期每有乳汁附于舌上，多见白滑而薄，不能误认为病态。

小儿五岁以下，切脉难凭，必须采用验指纹法：自虎口起直至食指，第一节名风关，中节名气关，指端名命关。用大指侧面推小儿食指三关，宜从命关推上风关，切不可从风关推出命关，否则纹愈推愈出，其纹原未透关，反因推而出，失却诊察意义。

纹色见于风关者轻，见于气关者较重，见于命关者更重，古人虽有直透三关为危候之说，究其实际，仍须参以小儿体质、临床经过、全身病情等，综合判定之。

纹色不露其病轻，露者较重，暴露者尤重。纹色灵活者（推之纹色较已显露，推后渐转淡），其病轻浅；不灵活者，其病较重。

纹色较为明显，病在表，纹色沉滞（推之不动，愈推愈露），病在里。纹淡、纹细皆属虚证，纹粗、纹滞皆属实证。纹淡红属寒，深红属热，紫色更热，黑者属瘀，若三关纯黑，推按之而不动者，不治。

指纹之辨认，对表里、寒热、虚实之辨证有一定帮助，若以指纹来判定病因，古人亦有非议者，如张景岳说："三岁以上，当察虎口寅卯辰、风气命三关之说，其中之可取者，惟曰脉从寅关起，不至卯关者易治，若连卯关者难治，若寅侵卯，卯侵辰者，十不救一，只此数语，乃于危急之际，亦可用辨吉凶。至若紫为风，红为伤寒，赤为惊，白为疳，及青是四足惊，赤是水惊，黑是人惊，黄是雷惊之类，岂此一线之色，果能辨如此，最属无稽，乌足凭也。"先父亦不主张从指纹来定病因。

今举二例，以观察指纹临床应用之一斑。

病例一

徐童，男1岁，大便泻，有时不畅，纹粗，色紫红。拟泄热消滞。

广木香1.5g，川根朴2.5g，酒军1.5g，炒建曲3g，鸡内金3g，陈皮2.5g。水煎服。

病例二

谢童，男，13个月，大便泻，纹淡，苔白。拟健脾渗利。

焦白术 6g，苡米 6g，炒建曲 3g，车前子 4.5g，赤苓 6g，建泽泻 3g，猪苓 6g，山药 6g，陈皮 2.5g。水煎服。

以上两例，徐案便泻纹粗色紫红，乃实热之证，故泄热消滞；谢案便泻纹淡，乃属脾虚，故健脾渗利。纹色不同，故能指导辨证。

二、惊风窜视反掣　治分急慢

惊疳麻痘为小儿四大要证，先父于《中国儿科病学》中叙述甚详，今结合先父验案分别探讨中医治疗规律。

惊风有急惊、慢惊之分，《医宗金鉴》有惊风八候，即搐、掣、搦、颤、反、张、窜、视。搐者，肘臂伸缩；搦者，十指开阖；掣者，肩头相扑；颤者，手足动摇；反者，身仰向后；张者，手若开弓；窜者，目直似怒；视者，睛露不合。凡急慢惊风皆有此象。一般急惊多因内有宿乳停滞，外则感受风热，风阳夹痰上扰，以致身热烦躁、面赤唇红、涕泪俱无、痰壅息促、神志不宁、手指固握、指尖颤动、常作抽搐、便泻不畅，继则头摇口噤、四肢抽掣、两手握固、牙关紧闭、强直反张、两目上视、神识障碍、不省人事、二便俱无、或遗出不知，终则腹部紧张硬固、头项拘急、全身强直反张，直视撮口、呼吸短促、气急鼻扇、手足瘛疭无歇止，瞳孔始则缩小、继则散大，此时已成不治之症。慢惊则多因脾胃虚弱，气血不充，或外邪久羁，化燥动风所致；症见神疲体倦、面色苍白、山根里露青筋、头痛呕吐、眼开神缓、睡则露睛、畏光恶声、惊则搐搦、乍发乍静，甚则意识障碍、昏睡不醒、眼球上窜、拘挛反掣。

又有慢脾风者，乃慢惊风之属于脾虚气弱者，多因吐泻日久引起，症见头摇昏睡、闭目露睛、额汗如珠、面唇青黯、啼声无力、常欲吐泻、抽掣不甚，气弱神怯、四肢厥冷、舌短声哑、有时痰鸣气促，属纯阴无阳的虚寒败象，预后大多不良，往往衰脱而死。

关于惊风的治疗，急惊则可先用卧龙丹取嚏，有嚏者轻，无嚏者重，绝对不能得嚏者难治，治疗原则为清热解表、镇痉息风、化痰开窍。常用成药如牛黄镇惊丹、牛黄抱龙丸、琥珀抱龙丸、定风散、紫雪丹等，牙关紧闭者可用乌梅擦牙。病势进行太骤，可用千金龙胆汤加减治之，其方如下：

龙胆草 1.5g，羚羊片 0.6g，浙贝母 3g，僵蚕 4.5g，生石决明 6g，丹皮 2g，云茯苓 4.5g，黄连 1g，整杏仁 3g，白蒺藜 3g，全瓜蒌 4.5g，生甘草 1.5g，杭菊花 3g，生白芍 4.5g，钩藤 4.5g，酒芩 1.5g。

加减法：舌赤干绛加生地 4.5g，谵语送服西牛黄 0.15g，痰甚者加竹沥 10g，枳壳 2g，苔黄腐、大便不通加生大黄、元明粉各 1.5g，壮热无汗加犀角片 1g，嫩青蒿 3g，恶寒未罢、肢痛加防风 4.5g，秦艽 3g，手指尖冷或四肢冷，加桂枝尖 1g，项强、手足掣动、角弓反张，加蝎尾 0.3g，呕吐加赭石 4.5g，竹茹 3g，泄泻加葛根 3g，赤苓 6g，热甚舌光绛、爪甲色红不活，此热甚津涸，去胆草、川连，倍用白芍，加生地、玄参各 6g，若大便色淡、不甚臭，防转虚证，清热药品宜慎用。

慢惊因脾胃虚弱，气阴不足者，可用庄氏加味理中地黄汤治之，如拘挛搐搦可加用定风散，如痰壅气粗亦可加用抱龙丸。

慢脾风因脾虚气弱，吐泻日久所致，故宜温补，可用温中补脾汤加减。

今举急惊、慢惊验案各一例如下：

病例一　急惊

陈童，男，5 岁，身热鼻干，多啼无泪，咳嗽，手指抽掣，时仰头上视，吐白沫，纹滞，证属急惊，拟方清热息风。

钩藤 9g，酒芩 2.4g，琥珀 0.6g，僵蚕 9g，银花 6g，连翘 6g，菊花 6g，丹皮 2g，前胡 6g，牛蒡子 4.5g，薄荷 3g（后下）。水煎服一剂。另服全蝎末 0.9g，分三次送下。

二诊：昨日服药，症无进退，仍有身热抽搐，改用银花 9g，生甘草 3g，煎汤，送服下药：

朱砂 0.6g，酒芩 0.9g，僵蚕 1.5g，钩藤 1.5g，羚羊角 0.6g，琥珀 0.6g，全蝎 1.5g。共研细末。每服 0.6g，每小时一次，以加强清热息风作用。

三诊：身热见减，下午有仰头握拳，气粗有痰，清热化痰，平肝息风为治。

银花 6g，酒芩 2.4g，菊花 6g，丹皮 2.4g，僵蚕 9g，竹茹 6g，钩藤 6g，陈皮 3g，郁金 2g，菖蒲 4.5g，竹沥水 9g（冲）。水煎服二剂。另以镇惊丹 1.5g，分五次送下。

四诊：身热退，仰头握拳已去，仍有痰，宗前法，前方去镇惊丹及酒芩，加川贝 6g，继服三剂至五剂。

病例二　慢惊

赵童，女，5 岁。不思饮食已数月，近十余日来身热，便泻频频，手足发冷，懒言神疲，目呆唇白，四肢抽搐，乍发乍止，纹淡，症属慢惊，拟方益气助阳。

炒白术 6g，制附子 3g，党参 15g，陈皮 3g，山萸肉 6g，生杭芍 6g，干姜 3g，桂枝 1.5g，炒莲子 9g，赤茯苓 6g，炙甘草 3g。水煎，频服。二剂。

二诊：服药后便泻稍减，四肢仍有抽动，手足渐温，神疲懒言，不思饮食，仍以原方加车前子 9g（包煎），苡米 9g。水煎，频服，二剂。

三诊：便泻基本停止，精神转佳，手足温，已欲言语，唯舌干，纳食不香。阳气已回，胃阴不足。前方去桂、附、姜，加花粉 12g，当归 6g，谷麦芽各 6g。继服三剂。

以上两例，陈案为急惊风，由外感时邪而致邪热内陷，热盛动风，因无表证，故直接清热镇惊、平肝息风，以后痰热内壅，又佐以清心涤痰，故诸症逐渐消失而获痊愈。赵案为慢惊风，由久泄而脾虚肝乘，虚风内动，脾虚则便泄频频，脾阳不足则手足发冷，虚阳外浮而见身热。故以温补脾胃为要，以桂附理中汤加味治之，恐其温燥太过，故佐以萸肉、杭芍、炙甘草，酸甘化阴，后期仍然伤及胃阴，故去桂、附、姜，加入花粉、当归以调理而善后。虽见四肢抽动，并不投重镇息风之剂，而以扶脾治本，肝不来乘，则抽动自止。

三、疳积腹大身瘦　补中寓消

丹溪云："小儿脏腑娇嫩，饱则易伤，如饮食不调，肥甘无节，积食在内。"《医学正传》说："恣食肥甘、生冷、瓜果，小儿胃气未全，渐成积滞胶固，以致身热体瘦，面色萎黄，腹大青筋，虫痛泻痢，诸疳之症作矣。"说明了疳之成因，多由于积，故前人有谓："积乃疳之母，疳由积而成。"虽然钱仲阳有"疳皆脾胃病，亡津液之所作也"，由于脾胃虚弱，必然运化失职，可以导致食积，食积以后，脾胃不运而腹膨，脾胃运化不健而精血不生，以及积滞生热，内耗精血，皆可致面黄身瘦、毛发稀黄、头大颈细、腹大青筋等症，先父认为疳积的病机主要是脾虚，分属五脏者，以脾疳为本，其他皆为兼症。如兼见咳嗽气逆、恶寒发热、肌肤干涩，名曰肺疳；如兼见面部及爪甲色青、眼目红赤、便泻色青，名曰肝疳；如兼见高热神烦、口舌溃烂、咬牙弄舌、溺赤盗汗，名曰心疳；如兼见解颅齿迟、吐逆滑泄、脱肛不收、上热下寒，名曰肾疳。其他还有些是以症状命名者，如形容小儿疳积四肢细小、项长骨露、尻臀无肉、膝大胫小、腹大身瘦，名丁奚疳；兼见颈项疮核，名无辜疳；兼见不能受乳，无时吐出，如瓶之漏不能容受，名哺露疳等是。

疳积既是脾虚，则当重在健脾，唯健脾之中又当消补同用，俾虫积、食积得消,脾胃得健,常用肥儿丸、健脾丸加减。

病例

刘童,男,2岁,近一年来面黄身瘦,腹部膨胀,便泄,纹淡,证属疳积,拟健脾消积为治。

党参 6g,炒白术 6g,茯苓 6g,陈皮 3g,川朴 1.5g,生山楂 3g,建曲 3g,胡连 1.5g,枳实 1.5g,鸡内金 6g,木香 1.5g。水煎服四剂。

二诊:服药后,腹胀大减,唯仍有便泻,仍宗前法。前方加炒苡米 6g,炒莲子 6g,车前子 6g(包煎),水煎服四剂。

三诊:腹胀已消,疳积已化,大便已调,胃纳增加,改用参苓白术散每日二次,每次 4.5g 以平补脾胃。

本例疳积用健脾消积法,补中寓消,消补兼施,以健脾丸加减,终于使症状消失,食纳增加,并以参苓白术散善其后,平补脾胃,可望脾气健运,肌肉自可逐渐丰满。疳积虽以脾虚为主,但已有积滞,则非消不能化积,非补不能使脾健运,故治疗当应消补兼施,至于补重于消,或消重于补,则应视临床表现而定。本例长期便泻,纳运失常,虽有腹部胀满,仍应补多于消,则脾胃功能恢复,诸症皆得平复而可向愈。

四、麻疹伏热内陷　重在辛凉

麻疹又名糠疮,钱仲阳《小儿药证直诀》云:"面红腮赤,目胞亦赤,呵欠顿闷,乍凉乍热,咳嗽喷嚏,手足稍冷,夜卧惊悸,多睡,此天行之病也。"指出了本病的临床特点并具有传染性。一般麻疹顺症易于恢复,可以不药而愈,麻疹伏热内陷则病情危重,可有高热喘促、气粗痰鸣、鼻翼扇动、张口抬肩,甚至昏迷抽搐者;也有热毒聚于胃中,上传牙龈,肿胀疼痛,初为白腐,以后转为黑烂,肉腐血溢,流液恶臭。前者为合并肺炎,后者为合并牙疳。中医认为麻疹之出,愈透愈佳,盖使毒气外泄,不使容留于内。倘出疹之际,误食生冷,或感风寒秽浊,疹粒隐缩,以致热毒内陷,则易引起如此之险恶并发症。

麻疹的治疗,初期以辛凉透达为主,可用下方:

银花 6g,连翘 6g,防风 4.5g,前胡 4.5g,茯苓 6g,生甘草 3g,牛蒡子 3g,薄荷 3g(后下),葱白 3g。水煎服。

凡初起在面部微微见点,面红目赤,咳嗽喷嚏时,即可用上方治疗。如兼见呕吐、便泻,不甚严重者,疹透后自止,如吐泻甚者,必致妨碍疹之透发，宜急止之。因寒者，唇淡、口不渴、脉不甚数，宜加制半夏 3g，灶心土 9g（包煎），生姜 2 片；因热者，唇焦、舌尖红、脉数、口渴心烦、咽痛者，宜加黄芩 1.5g，生赭石 6g；如泻仍未止，而内有积滞者，加山楂 3g，建曲 3g；如热结，便泻不畅或便秘者，加酒军 1.5g；如见点尚未出透，加三春柳 1.5g，琐琐干 9g，并可外用芫荽、三春柳煎汤外洗；如汗多则去防风、薄荷；咳甚加杏仁 3g。

疹已透达，三四日后，身热不退，面赤口渴，汗多纹粗者，属肺胃热盛，宜辛凉清热，可用下方：

生石膏 6g，知母 3g，银花 4.5g，连翘 4.5g，淡竹叶 4.5g，赤苓 6g，桔梗 2g，生甘草 2.4g。水煎服。

如咽喉肿痛加牛蒡子 4.5g，射干 4.5g；热甚加山栀 2.4g，酒芩 2g；鼻衄加白芍 3g，藕节 3g；痰多加陈皮 3g，浙贝 3g；咳嗽加杏仁 3g，麦冬 4.5g；身刺痛加丹皮 1.5g，红花 1.5g。

麻疹已出忽没，身热气促，肢冷嗜睡，喘憋严重，鼻翼扇动，指纹隐伏，急宜辛凉肃肺，可用下方：

银花 6g，连翘 4.5g，生石膏 6g，麦冬 4.5g，杏仁 4.5g，牛蒡子 4.5g，茯苓 6g，陈皮 4.5g，郁金 3g，枇杷叶 4.5g，生甘草 2.4g，白芥子 2g。水煎服。

如神昏谵妄，应加用至宝丹、安宫牛黄丸，可用 1 丸分二次兑服；如热甚动风，可加用羚羊粉每次 0.3～0.6g；痰涎壅甚加葶苈子 1.5g，竹沥 6g；如肢冷汗出，则加人参 3g，麦冬 3g，五味子 3g。

麻疹热毒聚于胃中，上传牙龈肿烂，宜辛凉通腑，可用凉膈散加减。

淡竹叶 3g，银花 6g，连翘 3g，薄荷 2g（后下），生甘草 3g，桔梗 2.4g，山栀 2.4g，黄芩 3g，玄明粉 1.5g，酒军 1.5g。水煎服。

外用珠黄十宝散敷牙龈肿烂处。

麻疹善后调理，亦宜辛凉甘寒之剂，可用下方：

银花 4.5g，连翘 4.5g，淡竹叶 3g，北沙参 6g，生地 4.5g，麦冬 6g，肥玉竹 9g，云茯苓 6g，陈皮 3g，花粉 6g，川贝母 4.5g。水煎服。

总之，麻疹的治疗以辛凉为主，麻疹热毒内陷，或为肺热，或为胃热，亦宜辛凉清透，合清肺清胃之剂，俾疹毒宣透，疹易出顺，肺胃之热得泄，方能得以好转。即使疹已出透，后期因热甚伤阴，亦宜辛凉甘寒之剂，以清余毒而兼育阴生津。

病例

王童，男，5岁，糠疮，面目发赤，身热便泻，身部赤疹未透，又见咳嗽气喘，舌赤苔白，纹滞，拟方清透。

银花4.5g，连翘4.5g，淡竹叶4.5g，黄芩1.5g，青蒿4.5g，桔梗3g，牛蒡子4.5g，前胡3g，车前子12g，炒薏米6g。水煎服一剂。

二诊：昨进清透之剂，糠疮仍未出透，隐没过早，以致疹毒内隐，咳嗽气喘加重，疹毒上攻，口破并下牙床肿，身热有汗，肺胃热盛，仍拟辛凉清透兼清肺胃。

银花6g，连翘3g，生石膏6g，淡竹叶6g，酒芩3g，白前4.5g，牛蒡子4.5g，生甘草3g，射干4.5g，桔梗4.5g，薄荷叶（后下）2.4g，川黄连1.5g，陈皮1.5g，滑石9g。水煎服二剂，频服。

三诊：身热减轻，气喘咳嗽略平，仍口破及下牙床肿，仍以前方加减，去滑石、陈皮，加丹皮4.5g，赤芍6g，蒲公英9g，继服三剂。

四诊：余热未尽，咳喘消失，口破尚未愈合，牙床肿已消，舌淡红无苔，予辛凉甘寒善后。

银花6g，连翘3g，淡竹叶3g，生地6g，麦冬6g，玉竹6g，北沙参6g，白芍6g，炙甘草2.4g，水煎服三剂。调理后痊愈。

本案为麻疹热毒内陷，而致气促喘憋，牙龈肿烂，自始至终均以辛凉清透为主，兼气促喘憋则佐清肺解毒之剂，兼牙龈肿烂则佐清胃通腑之剂，最后则合甘寒养阴之剂以清余热。

五、水痘湿毒夹表　表里同治

水痘因湿毒内蕴，加之感受外邪，内外熏蒸，郁于肌表而致。初时微有恶风发热，发疹时先为赤色圆形丘疹，一二日后形成水疱，浆色淡白，顶无痘眼，根脚散大有红盘，极少化脓，三五日后水痘干枯成痂，水痘连续相生，新旧相接，出者出，回者回，参差不一，是为特征。治疗宜疏散表邪兼清热利湿。

病例

英童，女，3岁，水痘发热发痒，时以手搔，咳嗽，不思饮食，大便泻而不畅，以辛凉宣透为主。

银花6g，连翘6g，淡竹叶3g，薄荷（后下）1.5g，丹皮2.4g，山栀3g，炒牛蒡6g，赤苓9g，建曲9g，厚朴1.5g，广木香1.5g。水煎服，二剂。

二诊：水痘此起彼伏，已无发热，咳嗽有痰，大便泻，日三四次。前方去厚朴、木香之理气，以及淡竹叶、薄荷之宣透，加酒芩1.5g，薏米9g，车前子9g以清热利湿，再服二剂。

三诊：水痘大部分结痂，唯仍有咳嗽有痰，大便正常，前方再加前胡3g，桔梗3g，浙贝4.5g，继服三剂而愈。

本案湿毒夹表，故宜表里同治，以银翘、竹叶、薄荷之辛凉疏风散热，佐以丹栀、茯苓之清热利湿，初有大便泻而不畅，加入理气之品，则症状减轻，以后加强清热利湿，故见水痘结痂而愈。

六、白喉声哑气急　重在清解

白喉咽喉红肿作痛，渐则出现白点、白条，以致形成白膜，白膜不易撕去，强行拭之则可露红肿，并见小出血点，痛如针刺，不久又有新生白膜出现。白膜如发生于喉管者最为严重，可引起窒息死亡。一般白喉发热不高，常兼有头痛、身痛、胸闷烦躁、咽喉白膜，甚则声音嘶哑、呼吸困难、神情倦怠、昏沉烦躁等症，乃热毒内结咽喉所致。一般治疗常于舌下紫筋处，以消毒三棱针刺之，流出黑血少许，症状可见减轻，重者再于中冲、少商、耳上紫筋各处刺之，亦使流出黑血少许，症状亦可立时见轻。中药治疗以清热解毒为主，家父喜用除瘟化毒汤加减，其方如下：

射干15g，山豆根9g，桔梗4.5g，桑叶9g，银花15g，川贝4.5g，薄荷4.5g，竹叶6g，菊花9g，生甘草3g，小生地9g，枇杷叶6g。

加减法：咳嗽加整杏仁9g，橘络4.5g；内热重加生石膏15g，黄芩6g；大便秘加瓜蒌仁15g，郁李仁6g；胸下胀闷者加厚朴、枳壳各4.5g；小便短赤加滑石9g，灯心3g；如呼吸困难、昏沉烦躁可加酒军6g，芒硝6g，并送服雄黄解毒丸（上明雄黄、广郁金、炒僵蚕、玄明粉、巴豆霜，为丸）每服1～1.5g。

因本病初起与普通外感相似，但热度不高，小儿一发即不欲玩笑，甚至卧床不起，经过一二日，咽喉大痛，即发现白膜，如见神志昏沉、气粗喘促、全身青紫，则病邪深入已成燎原之势，故在本病初起时不可忽视之。

病例

郭童，男，10岁，头痛发热、咽部红肿作痛，有黄白色膜，声哑气急，不思食，小便赤，大便干，脉数。白喉危证，急宜清解。以除瘟化毒汤去山豆根，加僵蚕9g，瓜蒌仁9g，水煎内服一剂。

二诊：头痛发热及咽部肿痛略减，出气较匀，仍不思食，大便不利。前方去竹叶、薄荷之表散，加入黄芩 6g，板蓝根 15g，酒军 4.5g，以清内热而导积滞。水煎服二剂。

三诊：服药后已得大便，咽部红肿作痛大减，声音较亮，白膜渐落。仍用前方去酒军，瓜蒌仁增至 15g，再服二剂。

四诊：白膜将落尽，咽部微肿，口干欲饮水，仍不思食。宜养阴清热之剂。

桔梗 4.5g，生甘草 4.5g，银花 9g，山栀 4.5g，丹皮 4.5g。生地 9g，白芍 9g，麦冬 9g，谷麦芽各 9g。水煎服三剂。上方服后，饮食增加，咽痛消失而愈。

本案白喉危证，如病情进一步发展，白膜阻塞气管则可致呼吸困难、声音嘶哑，故急从清解为治。去山豆根是恐其作呕，加入僵蚕以祛风散结，瓜蒌仁以润肠通便。继则加强清热导滞作用，则咽部肿痛大减、白膜渐落，终则以甘桔汤合养阴之剂以善后，使本病得获痊愈。

七、阵咳气呛而顿　法当宣化

顿咳即百日咳，为阵发性发作，咳时气呛而顿，咳后可听到吼声。《本草纲目拾遗·鸬鹚》描述为："顿咳从少腹下，逆上而咳逆，嗽数十声，少住又作，甚或呛甚作呕，牵掣两胁，涕泪皆出，连月不愈……"顿咳轻者，一日约发十余次，剧者可多至四五十次，每次持续十余秒至三四十秒不等。治疗宜宣肺化痰，常用加减外台杏仁煎，其方如下：杏仁 4.5g，白芥子 1.5g，前胡 4.5g，牛蒡子 4.5g，陈皮 4.5g，川郁金 2g，桔梗 2g，枇杷叶 4.5g。

加减法：无汗可加麻黄 1g，热甚加酒芩 1.5g，胸闷加枳壳 1.5g，薤白 3g，呕吐加生赭石 6g，竹茹 3g，痉挛咳甚者加僵蚕 4.5g，钩藤 6g，痰多加莱菔子 4.5g，葶苈子 3g，大便秘加枳实 2.4g，郁李仁 3g，甚则加酒军 1.5g。

治疗中最好不用敛肺收涩之剂，以免留邪不去，白芥子则对痉挛咳嗽发作有良效。

病例

王童，男，9 岁，顿咳连声一月之久，咳后可闻吼声，痰鸣气促，拟方宣肺化痰，以加减外台杏仁煎加莱菔子 3g，葶苈子 3g。水煎服四剂。

二诊：顿咳减轻，仍有痰多，大便稍稀。前方再加入白前 6g，川贝母 4.5g，水煎服三剂。

三诊：顿咳大减，次数亦少，痰亦减少，唯大便仍较稀。仍服前方加车前子 12g，再服三剂。上方服后，症状消失而愈。

本案自始至终均以宣肺降气化痰为治，虽病已月余，仍属外邪为患，咳嗽吼声显属外邪未清，清肃不行，故气粗痰喘，必佐以降气化痰，方能治愈。

八、风水肺气失宣　治宜宣肺

风水与现代医学的急性肾炎相似，《金匮要略》有风水的病名，指有表证及面目浮肿。《医宗金鉴》幼科杂病心法要诀中也提到风水为："上身肿者，头面、肩臂到腰皆肿也。病因外感风邪，法宜发汗则愈。"说明了风水是感受外邪后，肺气失宣，以致通调水道，下输膀胱之功失健，水液停蓄，而面目浮肿，故治以宣肺为主，肺气得宣则水道通利。如夹热毒甚者，佐以清热解毒。一般外感风邪，化热居多，常用于咽喉乳蛾肿痛，故多从宣肺利水、疏风散热为治，方用麻黄连翘赤小豆汤、越婢汤合五皮饮等，如表证已解，肿势不退者，可用大橘皮汤。

病例

王童，男，3 岁，前因外感咽痛咳嗽，近日面部浮肿，眼胞尤甚，食欲不佳，腹胀尿少，舌赤苔稍黄，证属风水，由肺气失宣所致，拟宣肺清利。

麻黄 1.5g，生石膏 12g，生甘草 3g，滑石 9g，陈皮 2g，茯苓皮 4.5g，桑皮 2g，姜皮 1.2g，桔梗 3g，大腹皮 3g，杏仁 4.5g。水煎服四剂。

二诊：上方服后，尿量增多，面部浮肿基本消失，咽不痛，仍稍有咳嗽，纳食增加。前方再加入前胡 4.5g，继服四剂。

三诊：浮肿完全消失，咳嗽已愈，仍舌赤口干，前服清利亦恐耗伤阴液，改服六味地黄丸调理。

本案风水即是以宣肺利水为治，以越婢汤合五皮饮、六一散加味，并具有清咽利肺作用，以利其外感风热之咽痛咳嗽。药后尿量增多，面部浮肿迅速消失，咳嗽尚未痊愈，故再增入前胡之清肺化痰，咳嗽亦能很快好转，最后以六味地黄善后。小儿肾炎阴虚者为多，善后调理不宜用金匮肾气丸。

九、遗尿膀胱不约　固肾为主

小儿遗尿为临床上常见之病证，多由肾气不同所致。或因先天禀赋不足，下无虚冷，或因后天肺脾气虚，皆可导致肾气不固而遗溺。故治疗以固肾为主，一般可用桑螵蛸散、缩泉丸加减。

病例

王童，女，8岁，自幼本无遗尿，上小学后因体育锻炼过量，夜间发生遗尿，因而成习，每晚必遗溺一次，患儿面色萎黄，舌淡苔薄，脉象细数，拟益气固肾。

党参 9g，黄芪 9g，菟丝子 9g，覆盆子 6g，益智仁 6g，补骨脂 6g，乌药 6g。水煎服四剂，每剂煎取量 50mL 左右，晚饭后一次服下。

二诊：上方服药期间未见遗尿，唯停药后有一次晚饭后口渴饮水，当晚又有遗溺，遂又来诊，仍按前方加用柔螵蛸 6g，再服四剂，仍每晚一次顿服。并注意晚饭后不要饮水，以后未见遗溺。

本案即以固肾为主，因属过度劳累，伤及肺脾之气，故在固肾的基础上加入参芪以补益肺脾。故能取效。

十、紫癜血热内壅　治当清凉

紫癜是皮肤有出血斑点，多见于下肢，现代医学可分过敏性与原发性血小板减少性两种，初起多属血热内壅，拖延日久亦可出现虚象，而呈血不归经之病机，以致紫癜长期反复不退。血热内壅则宜清热凉血，可用下方：生地 4.5g，赤芍 4.5g，丹皮 3g，银花 9g，紫草 3g，茜草 3g，白茅根 6g，阿胶 3g（烊化），公英 6g。

加减法：身痒可加白蒺藜 6g，蝉蜕 3g；尿中有红细胞，可加大小蓟各 6g；如面部浮肿可加桑白皮 6g，杏仁 6g，桔梗 6g，茯苓皮 12g；如腹痛可加白芍 12g，炙甘草 3g；如便血可加地榆 6g。

紫癜日久，出现虚象，如果气血两虚者，可用八珍、归脾之类，如果气虚兼寒者，可用黄芪建中汤加阿胶、棕皮炭治之；紫癜日久，气滞血瘀，亦可理气活血，可用血府逐瘀汤之类。

病例

周童，男，9岁，因双下肢反复出现出血点 10 天而来院求治，患儿关节痛，并可见两下肢有出血点，有时腹痛，便血一次，食欲欠佳，咽痛口干，尿黄而少，脉数苔黄，证属外感风热夹湿，湿注关节而痛，热迫血妄行而现紫癜、便血，拟清热凉血为主，佐以散风除湿。

生地 6g，赤芍 4.5g，丹皮 3g，阿胶 6g，白芍 9g，炙甘草 3g，地榆 9g，银花 9g，秦艽 6g，威灵仙 3g，当归 6g，茯苓 9g。水煎服四剂。

二诊：服药四剂后，关节痛消失，无腹痛，未再便血，下肢出血点未再有新的出血点发生。仍按前方加减：上方去威灵仙、秦艽，加茜草 3g，白茅根 6g，继服四剂。结果两下肢出血点完全消失而愈。

本例紫癜即是以清热凉血为主进行治疗，因兼有关节疼痛，故佐以散风除湿，药后诸症均减，二诊加入凉血活血之品以祛瘀生新，故能迅速治愈。

十一、伤食吐泻腐臭　重在导滞

小儿伤食在临床上比较多见，开始可见呕吐，继则腹泻，多因脾胃嫩脆，乳食失节，壅塞脾胃而引起。《小儿卫生总微方论》说："吐泻乳食不化，其吐及粪皆有酸臭气者，此伤食吐泻也。"甚者可以食滞化热，而有身热烦躁、腹部灼热、腹痛拒按、恶心酸臭、不思饮食、苔白而厚腻、纹滞色紫。常用枳实导滞丸、保和丸加减。

病例

蒋童，女，9 个月。今晨呕吐一次，腹泻三次，末次大便稀水样，身热烦啼，出气有酸臭味，舌苔白质润，纹滞。拟方清热导滞。

银花 6g，连翘 3g，枳实 1.5g，炒建曲 3g，茯苓 3g，酒军 1.5g，陈皮 3g，鸡内金 3g，黄连 1.5g，生甘草 1.5g，生赭石 3g，广木香 1g。水煎服一剂。

二诊：身热已退，未再呕吐，昨日共腹泻十余次，仍烦躁啼哭不安，按原方加减：

黄连 1.5g，广木香 1g，炒建曲 3g，鸡内金 3g，白芍 9g，生甘草 1.5g。水煎服一剂。

三诊：昨日共腹泻二次，已无烦躁啼哭。上方再服一剂而愈。

本案即伤乳而致消化不良，先吐后泻，要在吐泻酸臭，初则导滞，使胃肠积滞得去，再则合入芍药甘草汤以缓急止痛，故小儿烦啼得安，腹泻亦止，脾胃功能得以恢复。

由以上所列举的各种病证验案来看，先父对小儿急性病的治疗，多从辛凉宣透、清热解毒、清热凉血为治；对慢性病的治疗，脾虚者则健脾，阳虚者则助阳，阴虚者则养阴，虚中夹实者则消补兼施。要在分析病机，恰中病情，故能获得满意疗效。

释　脉

　　《素问·经脉别论》有："气中成寸，以决死生。"《灵枢·五阅五使》有："脉出于气口，色见于明堂。"指出了寸口是诊脉的重要场所，寸口何以能反映脏腑的虚实？《素问·五脏别论》又有："气口何以独为五脏主？岐伯曰：胃者，水谷之海，六腑之大源也。五味入口，藏于胃以养五脏气，气口亦太阴也，是以五脏六腑之气味，皆出于胃，变见于气口。"指出了气口的部位属太阴经，脉朝百脉，脉之大会聚于此，且反映了胃气的盛衰，故能显示脏腑的虚实。但诊脉需与望、闻、问诊合参，方能详察病情，故《素问·征四失论》特别提出："卒持寸口，何能病中？"认为诊病除了诊脉以外，对于病人贫富贵贱、起居环境、形体寒温、饮食宜忌、性情勇怯等都要详细了解，再根据阴阳逆从之理，施以正确治疗，方不致有误，说明了诊脉虽然重要，但也应四诊合参，予以分析判断，才能做出正确诊断，寸口诊脉，即寸关尺三部之诊法。腕内廉上侧，有骨稍高，曰高骨。从鱼际至高骨，约有一寸，因名曰寸；从尺泽至高骨，约有一尺，因名曰尺；高骨介于尺寸之间，因名曰关。先以中指按定高骨，是谓之关部，前指为寸部，后指为尺部，此寸关尺三部之诊法也。

　　或疑单持寸口，不足以诊察周身之疾患，《内经》尚有三部九候全身诊察之方法，如《素问·三部九候论》说："上部天，两额之动脉；上部地，两颊之动脉；上部人，耳前之动脉；中部天，手太阴也；中部地，手阳明也；中部人，手少阴也；下部天，足厥阴也；下部地，足少阴也；下部人，足太阴也。"即仲景《伤寒论》中亦多数以少阴、趺阳与寸口并重，并以握手不及足，三部不参为遗憾，足证汉代诊脉尚注意全身诊察法，不仅限于寸口。后世因封建礼教的束缚，诊察全身花费时间太多，以及腕部之动脉显露易于诊察，故遵循《难经》以寸口为脉之大会，单持寸口，逐渐废弃全身诊察之方法也。

　　诊脉分类，约有四种：脉形可分大、小、长、短、弦、细等；脉位可分浮、沉、革、牢等；脉数可分迟、数、促、结、代等；脉势可分滑、涩、静、躁、虚、实、洪、弱等。《灵枢·邪气脏腑病形》以缓急大小滑涩立纲，而以微与甚纬之。后世又有以浮沉迟数立纲，则反觉狭而不备，今合两项，共分十纲，仍以微与甚纬之，纵横合并，井然不紊，形状了然。指到脉上，即先拟其位置，是浮是沉；继存其息，为迟为数；又察其形，是大是小，是长是短；再度其势，是滑是涩，是虚是实。审此四者，指下必有定象，再就定象上揣其微甚兼独，于是更察其上下来去至止，以辨别其进退之前后，起伏之高下，动止之静躁与盛衰，即可了然胸中。滑伯仁氏创上下来去至止六象，以分别脉之阴阳，上者为阳，来者为阳，至者为阳；下者为阴，去者为阴，止者为阴。上下以察脉位，如寸尺浮沉等；来去以察脉势，如滑涩迟数等；至止以察脉形及跳动停止状态，如大小长短、洪细芤革、促结代等，故景岳云："至者脉之应，止者脉之息也。"于此分别研究，是资诊断之参考。

诊脉指法，约分十二种，或分用，或全用，如举按，以诊浮沉；上下，以诊长短；推寻，以诊洪细虚实；初持、久持，以诊迟数滑涩；单按、总按，以诊来去断续；俯仰者，三指轻重不同；辗转者，一指左右推寻；操纵者，举按迭用，以诊根气之强弱，《难经》所谓按之软，举之来疾是也；侧指，气口骨肉不平用之；俯指，手腕部不能平置用之；移指，三指总按，空隙处脉形不能正确得知用之；直指，小儿脉位狭小用之。

《素问·脉要精微论》云："诊法常以平旦，阴气未动，阳气未散，饮食未进，经脉未盛，络脉调匀，气血未乱，故乃可诊有过之脉。"此指平旦之际，脉象本当平匀，如出现异常，较易发现病脉。但病情急时，则自当随时诊治，不可延误至平旦再为诊脉。

以下就脉之种种，试释如下：

一、释静躁浮沉迟数缓急之脉

病在表，脉必浮；病在里，脉必沉。轻按显然，重按反隐，如木浮于水面，为浮；重按始得，轻按不见，如物沉于水下，为沉。病在表，气血抵抗外邪，多浮于躯壳之表，故脉应之而浮；病在里，气血凝滞于里，故脉应之而沉。张景岳谓"表病脉沉，里病脉浮"者，指表病在恶寒时期，气血郁遏未伸，脉有沉伏或郁遏之象；里病如郁热上蒸，目赤面红，或痰饮夹胃热上逆，发为呕吐气逆者，气血未能宁静，脉形可浮滑而数，其实非数，乃躁耳。躁与静相反，静则多沉，躁则多浮，所以有静躁浮沉之别，仍当与血行之速度、体温之高低有关，明此理，则能明浮沉脉象之本源。

或以缓急迟数为静躁之互同，其实缓急与静躁并不相同，躁者多急，古人误以数脉呼之；缓与静则有分别，古人训缓脉之义有二，为弛缓松大，为迟缓壅滞；静则有匀和、沉静之态。

二、释迟数大小洪细之脉

一息三至为迟，六至为数。一般以迟则为寒，数则为热。但腑实于内、湿热壅滞，阻碍气血流通者，亦可脉迟；内痛甚者、虚阳外越、汗将出者，亦见脉数。又太阳病，脉及沉迟，每易成痉，必须高度重视，凡痉病热高而脉迟，濒死则脉数，皆是危急重症。

洪与大多兼浮象，细与小多兼沉象。阳明病身热自汗，故脉洪而大；少阴病恶寒蜷卧，故脉细而小。洪大则脉波大起大落，细小则脉波起落不入。热性病极期，脉多洪大；杂病虚损末期，脉多细小，此其常也。

大而有力为实脉，大而兼浮兼数则为洪脉，《内经》云："大则病进"，指邪实而言。又云："男子平人，脉大为劳"，此当以有力无力辨之。小为元气不足及病势已退，小而无力为虚证，小而有力或兼滑象，则又属实热固结；小而兼坚紧为寒邪深入，小而兼涩为气血不足。

三、释滑涩促结代之脉

脉搏迟数不均，为涩脉。情绪波动，可见暂时的涩脉，古医以涩为气虚血少，亡阳津伤所致，故《脉经》有"三五不调，如轻刀刮竹，如细雨沾沙，如病蚕食叶"，或曰"细而迟，往来难，短且散，或一止复来"的描述，亦有因痰食壅滞、七情郁结，或过服补剂，或久坐、久卧，气血不畅引起脉涩者。涩之对待为滑，脉搏匀整流利为滑脉，是平人气血调和之脉。故《素问·玉机真脏论》说："脉弱以滑，是有胃气。"若自尺上趋于寸，流利而见起伏，此种滑脉是为病脉，多因中气郁结，痰食停滞之故。《伤寒论》以滑为实热之脉，曰："脉反滑，当有所去，下之乃愈，脉滑而疾者，小承气汤主之。"曰："脉浮滑……白虎汤主之。"曰："脉滑而厥者，里有热也。"曰："脉滑而数者，有宿食也。"此皆为阳盛实热之象。然虚弱之人，亦有反见滑象者，如平波而无鼓动之力，稍按即无，多为元气外泄之危候，不能误认为滑，临证时宜细辨之。

涩之甚者为促结代，皆是脉搏不匀整之极，显然有歇止之谓。古医以数中有歇止为促，缓中有歇止为结，又或以歇止有定律者为代，无定律者为促结。或疑代为死脉，促结则不死，然按之实际，促结代皆非死脉，仲景治伤寒脉结代，心动悸，用炙甘草汤以救之。促脉则有：伤寒脉促，手足厥逆者，可灸之；太阳病下之后，脉促胸满者，桂枝去芍药汤主之；太阳病桂枝证，医反下之，利遂不止，脉促者，表未解也；太阳病下之，其脉促，不结胸，此为欲解也等可知。《脉经》以促脉为数中一止，但《素问·平人气象论》曰："寸口脉中手促上击者，曰肩背痛。"此促为急促之义，与数中一止不符，两种不同见解，可参合研究之。

四、释紧缓细大之脉

凡紧脉虽指下有力而任按，其波动却不高，凡缓脉虽指下软弱，其波动却有起落。《内经》言紧脉左右弹人手，仲景言如转索无常，皆形容波动不得回旋之状也。紧脉似弦，但无端直挺长之象，寒主收引，脉管为紧束，不能开散涣漫。又陆九芝云"紧脉，古本称为坚脉"，在隋代时，因避杨坚讳，改为紧字，现代通行医书，多为清代缮改，是以皆用紧字。缓脉为放纵之状，纡缓往来和匀，吴山甫说："纵而不振曰缓，与迟不同，迟以至数言，缓以形状言。"缓脉脉形宽大，血行有回旋之余地，故脉搏应指放纵。

细与紧皆脉管收缩，但细为血少，紧则血不少，故紧脉不细，细脉不紧。大与缓皆脉管扩张，但大脉起伏较大，缓脉则略有起伏。

五、释伏散革牢之脉

伏脉之义有二，一为沉之甚者，按之不见，推筋着骨乃得，张介宾云"如有如无，附骨乃得"；一为无脉谓之伏，余意以后者较妥。伏脉有闭脱不同，闭证则有气闭、火闭、痰闭等引起，脱证多因吐泻太过引起。闭证寸口脉伏，必有他处脉搏踊跃应指之象；脱证寸口脉伏，他处脉搏应指亦必无力微弱。

散脉：《脉理求真》说："举之散漫，按之无有，或如吹毛，或如散叶，或如羹上肥，不任寻按，中候沉候皆无。"属浮而无胃气之死候，为元气离根之脉。或谓"浮之甚为散"，其说不妥，浮之甚仍为浮脉，中候沉候皆可摸到，但觉力量微弱而已，非中候沉候皆无也。

革脉：仲景云："寸口脉弦而大……为革。"叶子雨说："中空如按鼓皮，虚而坚者是也。"主亡血失精。

牢脉：李中梓云："沉取大而弦实，浮中二候了不可得"。叶子雨说："沉而有力，牢之位也；沉而弦长，牢之体也。"主癥瘕疝癖、痰气郁积。

以上革牢二脉，一在浮候，一在沉候，特别注明有力，其他部位皆不应指。

六、释数滑动促之脉

《脉经》云：来去急促，一息六七至为数；往来流利，辗转替替然，与数相似为滑。数主热，滑主痰食，滑与数常并见，二脉相兼极甚者为动。《内经》有：妇人手少阴脉动甚者，妊子也。指胚胎孕育期间，妇人血行旺盛所致。促脉则有二义，一为脉经所谓数中一止，一为急促之意，高阳生云："指下寻之，极数，并居寸口为促。"促脉见于暴怒气急、痰食停滞、血瘀发狂等症。

七、释长短弦弱虚实之脉

石顽曰："指下迢迢，上溢鱼际，下连尺泽，过于本位。"为长脉之形状。凡实弦洪脉，皆兼长形，故古人谓长主有余之疾，长而兼实为邪壅气滞，长而兼弦为肝气横逆，长而兼洪为邪热壅甚。另有革脉、牢脉，或在浮候有力，或在沉候有力，虽不常见，亦属长脉之类。《内经》有：长则气治，短则气病。如果长而和缓，则为健旺之脉；长而紧硬则属病脉。老年人两尺沉长滑利，神气充足，多为长寿之征。

长与短是相对的，脉搏应指，不及本位为短。沉迟之脉，必兼短象，其他如参伍不调之涩脉，减于常脉一倍之小脉，神不足之虚脉，力不足之弱脉，皆属短脉之类。寸短头痛，尺短腹痛，短而迟为寒积，短而涩为血少，短而沉为痞积。因时令而短者，春日之脉多长，秋日之脉多短（脉弦故长，脉涩故短）；因病而异者，邪气盛则脉大而长，正气虚则脉弱而短。

实与虚，弦与弱，均为对待，神不足为虚，力不足为弱，与古人所谓浮大无力为虚，沉小无力为弱，可以参考比例观之。实脉以浮中沉三候皆有力，有胃有神，则为元气充实；无胃无神，则为邪气壅滞。弦脉虽挺然指下，端直以长，实际并不充实，与实脉浮中沉三候皆有力，不可混为一谈，此分别之大概也。

八、释妊娠之脉

《内经》云："手少阴脉动甚者，妊子也。"又云："阴搏阳别，谓之有子。"手少阴属心，心主血，手少阴脉动甚为血行旺盛之象，故为有孕所需。寸为阳，尺为阴，尺寸皆搏动有力，亦为有子之征兆。《脉经》以："尺中肾脉，按

之不绝，是妊子也。"崔希范曰："尺脉滑利，妊孕可喜。"《脉诀》云："尺大而旺，有胎可庆。"又云："寸微关滑，尺带数，往来流利，并雀啄"皆孕脉也。冯楚瞻曰："体弱之妇，按尺不绝，即为有子，不必动摇与滑疾，以体弱脉难显也。"综观以上各家见解，以脉搏滑数动者，为妊娠之征候，即使体弱之妇，亦当以按尺不绝为标准。若发现沉细软弱之脉，即非妊娠之象。

近世通行辨孕之法，除脉滑数动外，宗《内经》"身有病，而无邪脉"，即呕吐、经闭等症可见，而脉象正常；"身无病，而有病脉"，即脉虽动摇而无心悸，脉虽滑数但无发热及其他病态，均可比例观之。

九、释微甚兼独之脉

微甚兼独者，变脉之提纲，即体察形势之权衡也。凡物分别轻重，必有微轻甚重介乎其间，故微甚二项，不可不知。如《难经》所论一脉十变，《灵枢》所谓缓急大小滑涩，皆有深义。

每一种脉皆有微甚之分，如浮脉有微浮、甚浮，沉脉有微沉、甚沉之类，况脉不单见，多兼他象，如浮紧、浮数，或浮数兼紧等，对于各种脉象之本体，分别各个了解清楚，再参合观之，方可认识无误。

周学海云："如洪而兼实，以实兼实，是甚实也；细而兼弱，以虚兼虚，是甚虚也；洪而无力，是微实也；弱而兼滑，是微虚也。"兼独之间，必须详细诊察，再将脉之纲领条目，一一为之分析，自能洞见本源矣。

十、释脉之同异

同一脉象，可由种种不同原因而发生，兹分述之：

趾高气扬、或体瘦者，脉多浮；镇静沉潜、或体肥者，脉多沉；性急躁者，脉多数；性宽和者，脉多迟；血管现者，脉长；血管隐者，脉短；六阴脉细小，六阳脉洪大；肉坚实者，脉多实；肉虚浮者，脉多虚；皮肤绷急，或性急者，脉多紧；皮肤宽松，或性缓者，脉多缓。此皆因于禀赋者。

春夏气升则脉浮，秋冬气降则脉沉；天气晴暖则脉数，阴寒则脉迟；肝脉属春，则微弦；肺脉属秋，则微涩；春脉长，秋脉短；时当生长则脉大，时当收敛则脉小；春夏发泄，虽大而有虚象；秋冬收敛，虽小而有实形；天寒收引脉多兼紧；天热弛纵，脉多兼缓。此皆因于时令者。

病在上在表，则脉浮；病在下在里，则脉沉；血气热则脉数，血气寒则脉迟；气血阻滞脉涩，气血流畅脉滑；长则气治，短则气病；邪有余则脉大，正不足则脉小；大而实，小而虚，可验正邪之主病；大而虚、小而实，可验阴阳之偏甚；外感风寒或内伤生冷，寒胜收引，故紧急有力；若湿或温，脉纵弛缓，故软弱无力。此皆因病而见者。

其他如妇女脉濡弱，婴儿脉滑数，酒后脉数大，饭后脉洪缓，久饥脉虚，远行脉疾，更有反关脉，有一手反者，或两手俱反者，寸口正取无脉，必病人覆手诊之方得；还有斜飞脉，有内斜、外斜之别。此皆生理上之特异，临证时须详细研究之。

十一、释真假之脉

《素问·至真要大论》有："脉从而病反者，其诊何如？曰：脉至而从，按之不鼓，诸阳皆然。"脉至而从，为阳证见阳脉，然按之无力，不能鼓指，则脉虽浮大，便非阳证，不可作热。有："诸阴之反，其脉何如？曰：脉至而从，按之鼓甚而盛也。"阴证见阴脉从矣，若鼓指有力，即非阴证，不可作寒。又《素问·平人气象论》"脉从阴阳病易已"，指阳证得阳脉，阴证得阴脉，"若逆阴阳，病难已"，指阴证得阳脉，阳证得阴脉。

浮为在表，沉为在里，数则多热，迟则多寒，弦强为实，虚弱为虚，是固然矣。然疑似之中，尤当辨别，不可不察。如浮虽属表，凡阴虚血少，中气亏损者，必浮而无力，是浮不可以概言表；沉虽属里，凡外邪初感之深者，寒束于外，脉不能达，必有沉象，是沉不可以概言里；数为热，凡阴虚之症，阴阳俱困，气血虚弱，虚甚者，数愈甚，是数不可以概言热；迟为寒，凡温热初退，余热未清，脉多迟滑，是迟不可概言寒；弦强类实，而真阴及胃气大亏者，阴阳关格者，脉中豁大而弦强，不必皆实；细弱类虚，凡痛极气闭，营卫壅滞不通者，脉虽细弱，未必皆虚。由此推之，凡诸脉中，皆有疑似，必须认真辨之。

十二、释新病久病之脉

《素问·平人气象论》说"小弱以涩，谓之久病"，指正气虚损，心血不足；"浮滑而疾，谓之新病"，指体力未亏，正气尚足。凡新病，脉浮洪数实者顺；久病，脉和缓虚弱者顺，反此为逆。久病忌见数脉，新病忌见形脱脉脱。外感之脉多有余，忌见阴脉；内伤之脉多不足，忌见阳脉。若久病脉忽而有力，即属危候。无论新病久病，脉来滑疾，略按即空，无根者，古称元气将脱之兆，《中藏经》以滑为虚，即此意也。

盛启东谓:"新病之死生,系乎右手之脉;久病之死生,系乎左手之脉。"新病右脉应指和缓,是有胃气,治之可愈;即或因邪鼓大,因虚减小,必须至数分明,按之有力,不至浊乱,再参以言语清爽,饮食知味,胃气无伤,虽剧可治;如脉势浊乱,至数不明,神昏错语,此为神识无主,多属危候,其他若口开眼合,手撒喘汗、遗尿者,俱不可治。久病而左脉按之软弱有神,可卜精血未伤,症象虽危,治之可生;若左关尺弦紧急数,按之搏指,或细小弦急,法在不治。

启东又云:"诊得浮脉,要尺内有力,为先天肾水可恃,发表无虞。诊得沉脉,要右关有力,为后天脾胃可凭,攻不无虞。"此以脉象决定汗下之法,对于新病久病诊断上有很大帮助。

中医古说以右主气,左主血,初病在气分,右部脉搏正常,气分未伤,可任汗下;久病入于血分,病情加重难已,左部脉搏出现异常,可资参考。

十三、释必死之脉

《素问·玉机真脏论》说:"形气相失,谓之难治;色夭不泽,谓之难已;脉实以坚,谓之益甚;脉逆四时,为不可治。"形气不能相得,其病难治;面色晦暗枯槁,病亦难愈;脉实且坚,邪甚病重,脉与四时相逆,亦不易治。"必察四难,而明告之",说明此四项概不易治。

《素问·三部九候论》有:"形盛脉细,少气不足以息者危;形瘦脉大,胸中多气者死……三部九候皆相失者死……上下左右相失不可数者死;中部之候虽独调,与众脏相失者死;中部之候相减者死;目内陷者死。"形盛脉细,即形气相失,加之气短、呼吸困难者,病情危重;形瘦脉大,指肌肉已脱,大则病进,加之胸满气逆者,亦多危险;三部九候的脉象与病不相适应,上下左右之脉相差甚大,甚至不可计数;中部之脉虽调,而与其他众脏不协调者;中部之脉衰减,与其他各部不协调者,皆属危险之脉象。且内陷为正气衰竭,亦属死候。"脱肉,身不去者死",说明了形肉已脱的虚损末期,大骨枯槁,大肉陷下,如能饮食,亦只可维持短期之现状,故谓九候虽调犹死,诚确论也。

十四、释冲阳太溪太冲之脉

冲阳者,胃脉也,在足跗上五寸,骨间动脉上,去陷骨三寸,冲阳不衰,胃气犹在,病虽危困,尚有生机,但忌冲阳脉之弦急。

太溪者，肾脉也，在足内踝后根骨上动脉陷中，太溪不衰，肾犹未绝，病虽危困，尚有生机。

太冲者，肝脉也，在足大趾本节后二寸陷中，此脉不衰，生机未绝，女子专以此脉为主。

十五、释古之七诊

《素问·三部九候论》说："察九候，独小者病，独大者病，独疾者病，独迟者病，独热者病，独寒者病，独陷下者病。"

《内经》七诊为全身诊法，如有一部异常，与全身其他各部不协调，即属病态。独疾、独迟不能以快慢理解，各脉在跳动上快慢是一致的，疾迟是有静躁缓急之含义在内，其实非疾非迟也。独寒、独热乃指脉象，丹波元简认为"热乃滑之谓，寒乃紧之谓"可从。陷下者为附骨乃得，当属伏脉。

十六、释古之五候

《难经》云："初持脉如三菽之重，与皮毛相得者，肺部也；如六菽之重，与血脉相得者，心部也；如九菽之重，与肌肉相得者，脾部也；如十二菽之重，与筋平者，肝部也；按之至骨，举指来疾者，肾部也。"

《难经》持脉轻重五候，即浮中沉之意，按《内经》全身诊法分三部九候，后世改用寸口诊法，以寸关尺再分浮中沉，固可自圆其说，但与古义不合，越人另创每部五候，以五脏分属之，未免多此一举，且于临床上也难于应用，附录于此，以供参考。

十七、释古之胃脉

《素问·玉机真脏论》云"脉弱以滑，是有胃气……脉实以坚，谓之益甚，"《素问·平人气象论》又说："人以水谷为本，故人绝水谷则死，脉无胃气亦死，所谓无胃气者，但得真脏脉，不得胃气也。"胃气者，指脉象不大不小，不快不慢，不过于有力及不过于无力，和缓悠扬的自然状态，如脉实以坚，无和缓悠扬之态，则属真脏脉的表现。《针灸甲乙经》云："邪气之来也，紧而急；谷气之来也，徐而缓。"又云："病甚，有胃气而和者，虽病无碍。"又云："五脏者，皆禀于胃，胃者，五脏之本也，脏气不能自至于手太阴，必因于胃气，乃至手太阴也。"也说明了脉有胃气的重要性。

《素问·平人气象论》释四时脉象有胃气，云："春胃微弦曰平，弦多胃少曰肝病,但弦无胃曰死,胃而有毛曰秋病,毛甚曰今病……夏胃微钩曰平,钩多胃少曰心病,但钩无胃曰死,胃而有石曰冬病,石甚曰今病……长夏胃微软弱曰平,弱多胃少曰脾病,但代无胃曰死,软弱有石曰冬病,弱甚曰今病……秋胃微毛曰平,毛多胃少曰肺病,但毛无胃曰死,毛而有弦口春病,弦甚曰今病……冬脉微石曰平,石多胃少曰肾病,但石无胃曰死,石而有钩曰夏病,钩甚曰今病。"《内经》以四时脉象皆有胃气为平脉,如无胃气为真脏脉现必死,但临证时仍须详细诊察,参合全身症状为主。

十八、释古之脉神

滑伯仁曰"脉贵有神",脉搏有神,即为不病,虽病无妨,但滑氏以有力为有神,尚觉不够,脉搏有神包含了:形体柔和、来去从容、来去如一、应指有力四个方面。形体柔和,《内经》称为有胃气,指不大不小,不硬不软,维持自然之状态;来去从容,指不快不慢,不疾不迟,无太过与不及之谓;来去如一,《伤寒论》名为阴阳俱停,亦即阴阳停匀,即无来盛去衰,来不盛去反盛之弊;应指有力,须与前三项同时并见,方得谓之中和。反之,若与前三项脱离,单独发现有力,则为病态,甚则为真脏脉,则为败症不治。察神之法,在其方动之初,与将去之候,其中和自然之状态,方得谓之脉神。

脉神与脉力不同,凡脉之缓滑和匀,不浮不沉,不大不小,不急不徐,有力中不失和缓,柔软中不失有力,应指中和,悠悠扬扬,便谓之脉神,于健康人见之,为生理的脉神,若病时见之,则脉神因之太过与不及,多为邪正相争,随其所发生疾病的虚实寒热,而呈现各种脉象,即病理之脉神也。脉力为脉神中正常的脉力,亦即生理之脉力,脉神可以包括脉力在内,而脉力却不能包括脉神,以此为别。又有所谓举按坚强,搏指有力,或如弹石,或如循刃,所谓单纯之脉力,为"但得真脏脉,不得胃气"之谓也,不是生理之脉力,不可不知。

十九、释古之脉根

《难经》云:"上部有脉,下部无脉,其人当吐,不吐者死;上部无脉,下部有脉,虽困无能为害。所以然者,譬如人之有尺,树之有根,枝叶虽枯槁,根本将自生,脉有根本,人有元气,故知不死。"

此以尺部为根之义,上部有脉,下部无脉,是邪实并于上,即当吐也;上部无脉,下部有脉,如树枝枯槁,其根仍在,唯其有根,可望其生也。

《脉经》云"诸浮脉无根者死"，后世有认为沉部为根，源于沉取候肾之说，可资参考。

二十、释古之真脏脉

四时平脉，以不失胃气为本，缺少胃气，便成病脉，胃气绝无，便成死脉，无胃气多因病邪壅滞，生机已绝。《内经》有真脏脉及各种怪脉，后世有八怪脉，皆属缺少胃气或胃气绝无之象。

《内经》的真脏脉，如浮而无胃气者，如物之浮，如风吹毛（指浮而无力）；洪而无胃气者，如前屈后居，如操带钩（指来盛去衰）；弦而无胃气者，如挽新张弓弦，如循刀刃（指弦劲太过）；缓而无胃气者，如屋之漏，如水之流（指缓慢无神）；沉而无胃气者，如夺索，如弹石（指坚实太过）。

《内经》所载其他怪脉有：

虾游：沉脉中间一浮，如虾之游动也。

转豆：脉来形大，且短且坚而涩也，一名泥丸。

火薪：脉来如火燃薪之状，随起随灭。

散叶：脉来如散落之叶，不常之状也。

横格：脉来横阻，如脉之横格于指下也。

弦缕：脉来细而直也，此亦偃刀之别名。

委土：脉来如委颓之土，顽而虚也，此亦虚甚之别名。

悬雍：脉来如悬赘之痈，左右弹而根不移也。

如舂：脉来极洪极实，如杵之舂也。

如丸：脉来滑不直手，按之不可得也。

如喘：脉来如喘人之息，有出而无入也。

霹雳：脉来静时，忽鼓一动而去，如霹雳之不常也。

后世之八怪脉为：

釜沸：如汤沸之无根。

鱼翔：泛泛欲浮。

弹石：坚硬如石。

夺索：乱如解索之状。

屋漏：一呼吸只跳动一次。

水流：脉搏无收缩跳动之能力。

雀啄：一呼吸跳动七八次以上，跳动慢，又复停止。

偃刀：如循刀刃，毫无和缓之态。

二十一、释古之五脏平脉

《素问·平人气象论》说："平心脉来，累累如连珠，如循琅玕……平肺脉来，厌厌聂聂，如落榆荚……平肝脉来，耎弱招招，如揭长竿末梢……平脾脉来，和柔相离，如鸡践地……平肾脉来，喘喘累累如钩，按之而坚……"琅玕似珠，言其盛满滑利，即微钩之义；厌厌聂聂言浮薄而流利，如落榆荚言轻虚以浮，即微浮之义；迢迢然长竿末梢，最为软弱，即微弦之义；如鸡践地，从容轻缓，即微缓之义；喘喘累累，沉疾滑利，按之有力，即微石之义。

《四言脉诀》云："五脏不同，各有本脉，左寸之心，浮大而散；右寸之肺，浮满而短；肝在左关，沉而弦长；肾在左尺，沉石而濡；右关属脾，脉象和缓；右尺相火，与心同断。"此以左右寸关尺各配五脏，所述五脏平脉，可供临床参考。

二十二、释古之四时平脉

经云："春日浮，如鱼之游在波；夏日在肤，泛泛乎万物有余；秋日下肤，蛰虫将去；冬日在骨，蛰虫周密，君子居室。"春温夏热，秋凉冬寒，四时气候不同，脉象亦随时令变化，所谓春弦、夏洪、秋毛（浮涩）、冬石（沉）是也。四时之寒热温凉，脉搏必起变化，即同一日，同一环境之中，如寒热温凉不同，脉搏亦相应发生变化，体现了人与四时气候的统一。

二十三、释古之四方平脉

我国地方幅员辽阔，四方气候及生活习惯各有不同，所在地居民之体质、脉搏，亦因之而异。东方之地，其气温暖，故脉多弦；南方之地，其气炎热，故脉多洪；西方之地，其气清肃，故脉多浮；北方之地，其气凛冽，故脉多沉。居住高岭，相当于西北；居住卑湿，相当于东南。医者知其有不同之处，亦当知其有类似之处，可参合研究之。

二十四、释古之七表八里九道

按《内经》诊脉，以缓急、大小、滑涩六脉，辨别虚实、寒热、顺逆，即于六脉之中，分对待（如缓与急、滑与涩等）、微甚（如微滑与甚滑、微涩与甚涩等）、悬绝（如太过至三倍、四倍，不及止一至二至，绝无之类）等三项，以察病之进退、顺逆、死生，洵为精约。

《伤寒论》云"凡脉大浮数动滑为阳，沉涩弱弦微为阴"，阴证见阳脉者生，阳证见阴脉者死。阳证忌见阴脉，阴证如见阳脉，尚有向外抗邪之势，假如失血、崩漏、怔忡、盗汗等症，如见阳脉，反为败症，不可不知。

后世《脉诀》分脉象为二十四种，且有所谓七表（浮、芤、滑、实、弦、紧、洪）、八里（微、沉、缓、涩、迟、伏、濡、弱）、九道（细、数、虚、动、促、结、代、革、散），长短大三脉，不在此项范围以内。王叔和《脉经》，并无此项名目，传说《脉诀》为高阳生所伪托，七表以芤为阳，然主亡血失精，则属虚象；弦为阳，仲景以弦为阴；九道以动为阴，仲景以动为阳。显然与仲景背谬，其为后世所伪托可知。

二十五、释古之太素脉

太素脉法，为明·彭用光《太素脉诀》，云为东海冯真人于宋太祖乾德乙丑年，真人出洞，传太素于世。其大要：论贵贱，切脉之清浊；论穷富，切脉之滑涩；论寿夭，以长短；论时运，以生克；论吉凶，以缓急。如："脉形圆净，至数分明，谓之清；脉形散涩，至数模糊，谓之浊；质清脉清，富贵而多喜；质浊脉浊，贫贱而多忧；质清脉浊，此谓清中之浊，外富贵而内贫贱，失意处多，得意处少；质浊脉清，此谓浊中之清，外贫贱而内富贵，得意处多，失意处少；若清不甚清，浊不甚浊，其得失相中，而无大得失也。富贵而寿，脉清而长；贫贱而夭，脉浊而促；清而促者，富贵而夭；浊而长者，贫贱而寿……"可资参考。

二十六、释从脉不从证

表证汗之，此其常也。仲景云："病发热，头痛，脉反沉，身体疼痛，当救其里。"此从脉之沉也。里证下之，此其常也。仲景云："日晡发热，属阳明经，脉浮虚者，宜发汗。"此从脉之浮也。结胸证悉具，当以大小陷胸汤下之，脉浮大者，不可下，下之则死。宜从浮脉，而治其表也。身疼痛者，当以桂枝、麻黄解表，然尺中脉迟，不可发汗，以营血不足故也。宜从脉，而调其营矣。以上诸症，治疗方法，皆从脉不从证也，医者临证，不可忽略脉象也。

二十七、释从证不从脉

脉浮为表，宜汗之，此其常也。亦有宜用下者，如《伤寒论》有："病人无表里证，发热七八日，虽脉浮数者，可下之。"

脉沉为里，不宜发汗，此其常也。亦有宜用汗者，如《伤寒论》有："少阴病，始得之，反发热脉沉者，麻黄细辛附子汤主之。"

脉促为阳，宜清之，但《伤寒论》又有："伤寒，脉促，手足厥逆，可灸之。"此脉促又非阳盛之脉。

脉迟为寒，宜温之，但《伤寒论》又有："阳明病，脉迟，虽汗出不恶寒者，其身必重，短气，腹满而喘，有潮热者，此外欲解，可攻里也。"此又非迟为寒之脉也。

以上四证，皆从证不从脉也，医者临证，必须参合病证，方能诊断确实，恰合病情。

二十八、释脉暴出

《伤寒论》有："少阴病，下利，脉微者，与白通汤；利不止，厥逆无脉，干呕烦者，白通加猪胆汁汤主之。服汤，脉暴出者死，微续者生。"张景岳也说："凡元气虚败之证，脉有微极欲绝者，若用回阳救本等药，脉之徐徐渐出渐复者，乃为佳兆。若陡然暴出，复如复元者，此假复也，必于周日之后复脱如故……"正气衰败，厥逆无脉，宜回阳救逆，则脉可徐徐恢复，如果暴出，是无根之阳气发露无遗，故为死证，或为将绝之阳，得热药之助，勉强回陷，一照而灭。视脉出的情况，以判断病情吉凶，符合临床实际。

辨　舌

一、辨舌质

属于实证者，体胀、质粗、色深；属于虚证者，体松，质嫩或凹陷、色淡。属于寒证者，体薄、质冷、色淡；属于热证者，体胀大满口，边有齿印，质坚实苍老、色红或深紫。大抵舌质以胀大坚实为实，舌色以鲜红、紫绛为热，苔色以苍老为实，实与热常混合发现；如体松质嫩、舌尖或舌心有凹陷为虚，舌色淡为寒，苔色以娇嫩为虚，虚与寒多易混合。然亦有实而寒，虚而热者，则属例外，须以全身症状参合分辨之。

舌质之干润，干者津亏，润者正常。湿热为病，其色黄亮；瘀血内蓄，其色紫黯。苔白而厚，望之若干，摸之却滑，此气滞痰凝；苔白而湿，望之若润，摸之却燥，此气虚伤津；亦有湿邪传入血分，而舌反干燥者；热邪传入血分，而舌反润者。是当以全身症状，详细诊察之。

舌质之荣枯，不论白、黄、灰、黑，刮之其色荣润者，凡病多吉；不拘有苔、无苔，其色枯晦者，凡病皆凶。此外色如朱柿，如镜面，或如去膜之猪腰，或如敛束之荔壳，其外层或洁白如雪花，或呆白如腐渣，或似嚼碎饭粒，或起糜状之点，均为逆证。

舌短囊缩者属热，舌短而囊不缩者属虚。

二、辨无苔

质紫无苔，热在阴分；质红无苔，热邪初入阴分；或者伤食，胃气不能上升；或忧思抑郁，阳气不能上达；亦有属寒者，须以脉证参断。

舌上无苔，质光如镜，为胃气阴两伤，饥不受食之候；亦有顽痰胶滞者，可结合脉证参断，如前者脉必细涩，后者脉必滑大。

舌紫而干，无刺无苔，热伤阴液，舌红而干，气不化津。

中凹如剥去，胃有燥结伤阴，或大肠有燥结，久留不去之候。

中有直沟，如刀背印成，阴液元气皆虚，舌质横裂，素体阴亏；舌成裂纹如冰片纹，老年阴虚常见，少年罕见，有此不吉。

三、辨白舌

薄白，如米饮敷舌，此伤寒、伤风初候也；无表证者，为饮食停滞。

白如豆浆敷舌，此白而滑润，伤寒、伤风、食滞、痰饮等病也。但薄白不润泽，舌质不甚红者，表证伤燥也。

白而厚，如豆腐脑铺舌，痰热证也。

白而疏，如米粉铺舌，伤热伤暑，初传之候也。

白如粟米成颗粒，此乃热邪在气分也。

白如银色，谓光亮如银，此热证误补之变苔也。

白如旱烟灰色，不问润燥，皆热证误补之变苔也。

白如银锭底，谓有孔如银锭底式，此热证误补、误燥，津液已伤，元气欲陷，邪将深入之候也。

白如豆腐渣堆舌，此热证误燥，腐浊积滞，欲作下证也。如中心开裂，则为虚极反似实证之候，当补其气，须以脉证分别之。

白如豆腐筋堆舌，谓白苔厚而有孔，如豆腐煮熟有孔者，曰筋。谓有二三条白者，余则红色，或圆或长，看见舌质，此胃热痰滞，腐浊积聚，误燥，当下不下之候，过此不下，则无下证可见矣。

白如糙石，此燥伤胃津，不能润舌，胃津不能上达之候。亦有气机被抑，不能生津者，当以脉证分别断之。

似白非白，如画工以脂调粉，为雪青色，有深浅两种，浅者如浅雪青湖绉色，此乃热邪入营初候；深者如深雪青杭绸色，此乃暑热二邪，已入血分之候。此苔类似薄白，但舌质红而微青，细看有乳头微点者，罩薄白苔，故以雪青色名之，为血分热证必有之苔，如以白苔视之，多误作寒证，故特提出，以醒眉目，古人但以舌绛二字了之，后学不易了解，故宜细心辨认，详细分别，俾使无误。

舌质深红，如红萝卜干，有盐霜伏，此乃热邪深入久留，误服温燥之药，胃阴大伤之候，温热病末期多有之，如舌质胖嫩，苔作灰白色，为虚寒之候，再以脉症合参，更为确实。

四、辨黄苔

正黄色，为温病始传之候，因内热熏蒸，故由白而黄，亦有由药之染色，当考察之。其为湿热或温热，当以脉之滑滞有力无力，分辨之。

老黄色，为胃中阳气旺盛之候。若腐厚堆起，此胃中腐浊之气上达之故，为湿温化热之始；温热传入阳明，胃中有糟粕堆积者，亦多见之。

黄如炒枳壳色，为内热盛极，阳亢阴虚之候。津液干涸，故苔黄色，如枳壳炒过状，以其干涸不润泽也。

黄黑相间，如锅焦黄色，摸之棘手，看之不泽，为胃中津液焦灼，口燥舌燥之候。然亦有阳气为阴气所阻，不能上蒸，以致津液缺乏者，当以脉症分别断之。脉滞只有往来而无起伏者，痰饮瘀结，抑阻气机不能运化也。

嫩黄色，由白而变为黄，为嫩黄，此为用药适当，胃阳初醒之候；或为饮食消化后，腐浊上升，夹有胃热之象也，可根据脉症分辨之。

牙黄色，胃中腐浊之气初生也，牙黄无孔，谓之腻苔，中焦有痰也。

裱心纸兼青灰色，苔黄滑而兼灰青，此气机不畅，或阳气抑郁，当疏气化郁，属寒属热，以脉症合参。

黄若粟米染着，颗粒分明，此胃阳太旺，胃热之候。

黄如虎斑纹，气血两燔之候，急宜清之。

黄如脂铺舌上，湿温痰滞之候，故苔无孔而腻。

黄腐苔，如豆渣炒黄堆舌，下证也；如中有直裂，气虚也，不可下，当补气，以气不足以运化故也。

水黄苔，如鸡子黄白相间染成，此黄而润滑之苔，为痰饮停滞，是湿温正候；或为温热证而有水饮者；或热入胃腑，误服燥药，变生此苔者，宜以脉症分别断之。

五、辨黑苔

舌上黑苔，有由白而黄，由黄而黑者，顺症也；有由白而灰，由灰而黑，不由黄而黑，此之谓黑陷苔，逆症也，此多因误用温燥之药所致，如已经多日，甚难挽救。亦有脉迟苔黑而润者，此肾阳不足，当温补真火；亦有由食物染成黑色者，但刮之即去，本色即现，故见有黑苔者，必以指刮之，以辨真假，真者刮之不去，方以黑苔断之。其黄黑干燥者，此乃阳明热结之象，清下得法，胃肠浊气得以外出，亦曰顺症，不必疑虑。

六、辨厚腐苔

胃阳夹浊气上苔，故苔发生厚腐（如属寒证即现白滑苔），忌用温燥宣化，尤忌发表，此宜清降导下；若中有直糟，为气虚不能运化之故，宜补气佐以清导，不得因苔色尚白而温表之、宣燥之，误投必致变证，切宜注意。

厚腐与厚腻不同，厚腐者，如腐渣、如腐筋，如豆腐堆铺，其边厚为阳气有余之症，能鼓舞胃中腐化之浊气上升，故有此象；厚腻则中心稍厚，其边则薄，无毛孔，无颗粒，如刷以光滑滑物于上，此为厚腻，为阳气被阴邪所抑，必有湿浊痰饮、食积瘀血，治宜宣化消导。一为阳气有余，一为阳气抑郁，差之毫厘，失之千里，可不慎欤！今人腐腻不分，故特详辨之。

七、苔色变化

受病之后，舌苔由白而黄，由黄而退，由退而复生新薄白苔，此为顺象；无论何证，若误治，则由黄而白，由白而灰，由灰而黑，由活苔变为死苔，此为逆症。骤退骤无，不由渐次，此为陷象。更有气郁苔聚，甚则凝聚而结，气舒则苔化，亦可逐渐散布。假如气结于一边，苔亦结于一边。故气郁之症，苔边整齐，如石阶之起边线，线内有苔，线外无苔，但边红而已，为积滞抑郁之证，若气舒化则散布矣。另有苔上见圆晕，分二三色，津燥而结，燥粪不下之候。阴证，苔见青绿色，必死之候，不治。

八、舌苔骤退

舌苔真退，必由化而退，即舌苔由厚而渐薄，由板而生孔，由密而渐疏，由有而渐无，由舌根外达至舌尖，由尖而渐退疏薄，由退而复生新苔，此皆吉象。若骤然退去，不复生新苔，或如剥去，斑斑剥剥，存留如豆腐屑，铺于舌上，东一点，西一点，散离而不连续，皆逆象也，多因误用攻伐消导之剂，或误表之故，宗气津液俱被残伤，故有此候。

九、辨舌决生死

舌象决生死之法，兹集中各家经验，汇列危险之候如下：

舌如去膜猪腰子者，危。

舌如镜面者，危。

舌糙刺如沙皮，而干枯燥裂者，危。

舌敛束如荔枝壳，而绝无津液者，危。

舌如红柿者，危。

舌如烘糕者，危。

舌光无苔，胃气亏损，危。

舌本强直，转动不能，言语蹇涩者，危。

舌卷而囊缩者，不治。

舌起白苔，如雪花片者，不治。

误服寒凉而出现人字形者，不治。

以上所列，皆属危险证候，然有不必至此而死者，有即属如此，竭力挽救，亦有得生者，不可以其险而诿为不治也。

时氏方剂选录

先父有《时氏处方学》一书，对古方予以化裁，颇合临床实用，其中亦有新订方者，其收载方剂204首、附方53首。今选录56首介绍如下：

一、发汗剂

1. 荆防解表汤（自订方）

荆芥6g，白芷3g，苏叶6g，防风6g，杏仁6g，陈皮6g，赤苓9g，炒建曲9g，生姜3片，葱白6g。

加减法：头痛甚、热重，去白芷，加菊花、僵蚕、川芎；身痛甚，加桑枝、秦艽；恶寒甚，加麻黄；咳甚，加桔梗、前胡、牛蒡子。

适应证：用于外感风寒，头痛、身痛、恶寒、发热、无汗、鼻塞、咳嗽、脉紧者。

方解：风寒之邪，束缚肌表，必现恶寒、发热、无汗等症，方以荆芥、防风、苏叶的辛温解表，辅以杏仁、白芷、陈皮理气化痰，建曲、赤苓和胃利湿，姜葱和其营卫，助其宣达，自能腠理发泄，汗出溱溱矣，本方为辛温解表之通剂。

2. 葱豉桔梗汤（《肘后方》加味）

鲜葱白9g，桔梗4.5g，炒山栀4.5g，生甘草3g，淡豆豉9g，薄荷4.5g，连翘9g，淡竹叶9g。

加减法：汗出不透，加防风；小便少，加赤苓；舌苔白，加陈皮、半夏；咽痛，加射干、牛蒡子；热甚，加银花、酒芩；咳嗽，加前胡、杏仁；胸闷，加枳壳、郁金。

适应证：用于外感风热，头痛发热，微寒无汗，或有汗不多，心烦口渴，舌尖红赤，脉象细数。或兼咳嗽，或兼咽痛，或感胸闷。

方解：肘后葱豉汤，本方辛凉发汗之主方，配合河间桔梗汤，连翘、山栀、竹叶、薄荷之辛凉清热，桔梗、甘草之和中利膈，合成清凉轻散之通剂。对恶寒轻、发热重之表证，确实有效。唯河间原方尚有黄芩一味，此因初起之际，热尚未深，山栀、连翘足以疗治，所以避免病浅药深之弊耳。若内热极重，则不妨随症加入，但最初仍须配合防风宣达，较为妥当。

3. 加减藿香正气汤（《局方》加减）

藿香 6g，陈皮 6g，赤苓 9g，白芷 1.5g，砂壳 3g，炒建曲 9g，半夏 6g，厚朴 1.5g，苏梗 6g，佩兰梗 6g，益元散 9g。

适应证：夏秋杂感，寒湿停滞，中阳不运，瓜果油腻内伤，脉迟滞、苔白腻者。

方解：东南地处卑湿，时值夏秋，湿证十居七八，发为恶寒发热，或汗出而热不解，无汗而热转炽，头痛脘闷，宿滞不化，方以藿朴二陈温中化滞，以运脾阳；白芷、砂壳芳香辟秽，以行滞气而化湿浊；苏梗、佩兰和胃气、宣里滞、通腠理；赤苓、滑石利其小便，建曲助胃消化，此为温化芳淡，泄湿化滞之方。唯病非寒湿停滞者，不可妄用。按藿香正气散原方，有桔梗、甘草、白术、腹皮等，同为粗末，每服三钱，用生姜三片、红枣二枚煎服，治夏秋风寒外伤，食滞内停，或兼感湿邪，或吸秽气，或伤生冷，或不服水土等症，确是良方。故叶氏医案引用甚多，以治湿温寒湿等症。吴鞠通氏于《温病条辨》中，以藿香、广皮、厚朴、茯苓为主，加减正气散有五方：①加神曲、麦芽，升降脾胃之气，茵陈化湿郁，腹皮泻湿满，杏仁利肺与大肠，为苦辛微寒法，治三焦湿郁，升降失司，脘连腹胀，大便不爽等症；②加防己、豆卷，化经络湿郁，通草、苡仁淡渗去湿，为苦辛淡法，治湿郁三焦，脘闷便溏，脉滞苔腻，一身尽痛等症；③加杏仁利肺气，滑石清湿热，为苦辛寒法，治秽湿着里，脘闷苔黄，气机不宣，久则酿热等症；④加草果温燥劫痰，楂曲助胃消化，为苦辛温法，治秽湿着里，脉右缓，舌白滑，邪阻气分等症；⑤加苍术燥寒湿，腹皮泄湿满，麦芽升胃气，治秽湿着里，脘闷便溏等症。治湿温寒湿本证，大端不外乎是。

二、泻下剂

1. 温脾汤（《本事方》）

川朴 4.5g，桂心 4.5g，淡附片 6g，干姜 4.5g，甘草 3g，大黄 6g。

适应证：痼冷在肠胃间，泄泻不畅，腹痛，得温稍止，脘腹胀满，不思饮食，脉沉迟有力，舌淡苔白厚者。

方解：沉寒痼冷凝结于内，以致胀满不食、腹痛喜温，便秘或泄泻不畅，脉迟苔白。《局方》用半硫丸以祛寒行滞，但药性温燥，而通降力缓。故许叔微氏仿仲景温药下之之法，用四逆汤加桂心温通阳气，加川朴行气疏滞，大黄通腑泻下，使沉寒痼冷得散，积滞得以疏通。《千金》温脾汤用人参、附子、干姜、甘草、当归、大黄，亦治沉寒痼冷之凝结者，与本方（《本事方》）比较，去川朴、桂心之温燥，加人参、当归之益气养血，余若四逆之温中，大黄之去积，彼此相同，一则擅温燥之用，一则有滋补之功。用者于气血虚弱及寒湿凝结之间审察之，则各得其宜矣。按仲景用大黄附子为温药下之之法，《千金方》温脾汤及《本事方》温脾汤皆祖述其意。

2. 加减黄龙汤（《陶氏六书》方加减）

生大黄 4.5g，枳实 3g，吉林参 9g，炙甘草 4.5g，元明粉 4.5g（冲），知母 6g，川朴 3g，当归 9g，大枣 3 枚。

适应证：应下失下，大便燥结，十余日未行，神昏肢厥、谵语，甚则循衣摸床。

方解：应下失下，大便燥结，十余日未行，正气反伤，殆至神昏肢厥，正气虚弱已甚，其脉沉弱或细数，必有一部分弦滑应手，苔色干黄起刺，脘腹痞满坚实，矢气频转，为正虚邪实之征。故用大承气汤急攻其积，以去其邪；参归草枣，气血双补，以扶其正；加知母清热润肠。此为补气通腑之法。与吴鞠通新加黄龙汤不同，彼用调胃承气合增液加参归，扶正尚可，攻邪不足，以致不能力挽狂澜，于危急的热厥中拯救生命，而仅勉尽人力云云。

3. 加减济川煎（《新方八阵》方加减）

淡苁蓉 9g，陈皮 4.5g，生地 1.5g，天冬 9g，泽泻 4.5g，炒炽实 3g，北沙参 12g，当归 9g。

适应证：应下失下，口燥作干，心烦不寐，大便燥结，矢气频转，欲下不下，十余日未行。舌色前半红嫩，根部带腐腻苔，阴亏虚结证。

方解：大便秘结一证，有热结，有气滞，有液枯。热结则诸承气为正治。气滞必求其所滞之者，而为之去其滞，如食滞则枳实导滞，痰滞则陷胸承气，瘀滞则桃仁承气，寒滞则厚朴七物，气滞则六磨饮子，热滞则当归龙荟，皆足奏功。液枯兼热结，则养营承气为正治。若液枯兼气滞则五仁橘皮汤及济川煎皆可选用，本方注重在滋液润肠、益气健胃，当归、苁蓉、天冬、生地润肠以通便；枳实、陈皮健胃以行气；沙参补气而不腻，泽泻利湿而不燥，配合用之，有润肠通便之功。张景岳云："病后虚损而大便闭结不通，则硝黄攻击等剂，必不可用。若势有不得不通者，宜此方主之。此用通于补之剂也。"本方与原济川煎比较，去牛膝、升麻，加入沙参、天冬、生地、陈皮组成。

4. 五仁橘皮汤

甜杏仁 9g，桃仁 6g，松子仁 9g，柏子仁 9g，郁李仁 9g，广皮 4.5g。

适应证：肠中燥结，津液干枯，发为大便秘结者。

方解：杏仁配橘皮，通肠中气秘；桃仁配橘皮，通肠中血秘；气血通调，肠燥自除。郁李仁能直达大肠，行滞通便，并有镇痉作用（如热结便秘，兼有抽搐痉挛者，用之尤有捷效），松子仁、柏子仁，滋润多液，以滋其燥，燥结去则大便自通，津液生则燥结自愈，此为脾约肠燥之主剂。欲速通者，加元明粉 3g，白蜜 3g，冲入和服，自能润燥行滞，开闭通肠。

5. 犀连承气汤（俞根初方加减）

犀角 3g，丹皮 6g，赤芍 9g，山栀 9g，黄连 4.5g，大黄 6g，炒枳实 4.5g。

适应证：亢热灼手，无汗，不恶寒但恶热，心烦谵妄，手足躁扰，或痰中带血，或衄血咯血，腹痛拒按，大便六七日至十余日未解，小便赤涩，脉沉弦而滞，按之实。

方解：温热邪传入血分，致亢热灼手，心烦谵妄；热伤血络，多有失血之变；阳明腑实而腹满便秘，为气血两燔之证。川犀角、黄连、丹皮、赤芍、山栀清透血分伏热，并有凉血止血作用，犀角尤有透达血分伏热之特长，再用大黄通腑泄热，枳实疏其气滞，合而为两清气血之剂，有凉血透达、通腑泄热之效。如大便已解，神糊烦躁未减者，须用清热凉营、芳香开窍之剂，如牛黄丸、紫雪丹之类。

三、和解剂

1. 柴芩枳桔汤（陶氏方加减）

柴胡 4.5g，枳壳 4.5g，姜半夏 4.5g，黄芩 4.5g，桔梗 4.5g，陈皮 4.5g，生姜 3 片，葱白 4.5g。

适应证：寒热往来，形如疟状，头昏咽干，胸胁疼痛，或呕或哕，或耳聋目眩，脉弦苔白者。

方解：凡外感之邪，经过相当时日，未曾宣达外解，发现寒热往来，胸膈痞满，两胁作痛等症，可用本方和解之。柴胡疏达腠理，黄芩清泄内热，半夏和胃止呕。再加枳壳、桔梗、陈皮以疏里，生姜、葱白以宣表，合而为和解往来寒热、疏通胸膈、宣表疏里之剂。本方于热病初期，恶寒发热，或无寒但热，或无热但寒，均不宜用。

2. **柴苓双解汤（王肯堂方加减）**

柴胡 4.5g，葛根 6g，防风 6g，甘草 3g，黄芩 6g，生石膏 9g，半夏 6g，茯苓 9g。

适应证：往来寒热，寒则战栗无汗，热则壮热自汗，心烦躁扰，口渴引饮，舌红苔白而燥，脉弦有力，或有胸胁苦满等症。

方解：内热壅遏，外寒束缚，经过相当时日，发现往来寒热，心烦躁扰、口渴引饮者，用本方宣达表邪清泄里热，俾表解热清，自可向愈。柴胡、黄芩、半夏为开达腠理、清泄里热之主药，佐以防风、葛根之解肌宣达，石膏之清热除烦。茯苓化湿浊、利小便，甘草调和诸药，合而为和解表里寒热之剂，因表邪与内热皆重，故为和解重剂。

3. **蒿芩清胆汤（俞氏经验方）**

青蒿 6g，枳壳 4.5g，半夏 6g，赤苓 9g，黄芩 6g，竹茹 9g，广皮 6g，碧玉散 9g。

适应证：往来寒热，寒轻热重，胸痞脘满，心烦作呕，痰涎壅滞，小便赤涩，脉弦滑而数，苔白腻。

方解：《伤寒论》中和解之法，小柴胡之后，即接以大柴胡，一用人参、大枣，一用大黄、枳实，补泻皆嫌太过，余师其法而不拘泥其方，柴芩枳桔（柴胡、枳壳、桔梗、黄芩、半夏、陈皮、生姜、葱白）、柴苓双解（柴胡、葛根、防风、黄芩、生石膏、半夏、茯苓、甘草）二方，依其病势之进退，分别选用轻重之标准。热重便秘，则宜柴芩清膈；如热重无汗、小便不利者，则宜本方。用青蒿清芳透达，以祛邪外出；黄芩散其气血之热结；枳壳、竹茹、橘皮、半夏降胃逆、化痰浊、破滞气；碧玉、赤苓利湿清热。内蕴之热既清，则心烦口渴、往来寒热自愈；气机通顺，自无胸痞脘闷作呕之症矣，此为和解兼利湿之法。功用介于大小柴胡之间，特说明于此，以补古方之缺略。

4. **柴芩清膈汤（陶氏方加减）**

柴胡 4.5g，生大黄 4.5g，枳壳 4.5g，山栀 4.5g，甘草 3g，黄芩 4.5g，桔梗 4.5g，竹叶 9g，连翘 9g，薄荷 4.5g。

适应证：往来寒热，寒轻热重，有汗而热不退，胸膈烦闷，面赤气粗，心烦懊恼，大便秘结，小便赤涩，甚或惊狂躁扰、大声呼叫者。

方解：少阳兼阳明里实，症见往来寒热，寒轻热重，有汗不解，面赤气粗，心烦懊恼，大便秘结，小便赤涩，甚则惊狂躁扰，大声呼叫者，乃内热蕴遏，表气未宣之故。热甚便秘，大柴胡为正治，柴芩清膈亦可用之，即凉膈散法加柴胡、桔枳。方用柴芩和解寒热，山栀、黄芩以清里热，枳壳、桔梗以疏凝滞，薄荷、连翘清宣于上，大黄、竹叶清导于下，为和解兼通腑之法。大柴胡汤用枳实、芍药以通血滞，本方则用竹叶、山栀、连翘、枳、桔以清郁热，此不同之点也。

四、清凉剂

1. 新加白虎汤（《伤寒论》方加味）

生石膏60g，炒山栀9g，淡竹叶9g，知母12g，大玄参15g，泽泻6g，鲜荷叶一角。

适应证：不恶寒但发热，自汗不解，心烦口渴，溺短红赤，脉滑数有力，甚则烦热昏狂、皮肤发现斑疹者。

加减法：如斑疹不能速透者，加丹皮、牛蒡子、蝉衣，甚则加芦根、西河柳（此药虽温，然加入清凉剂内，绝不为害，因其宣发斑疹之力独长，为他药所不及），烦热昏狂者，加紫雪丹1.5g，药汤调服，口渴甚者，加花粉，梨汁一杯冲服；痰多加莱菔汁一瓢，竹沥三瓢，冲服。

方解：热邪入胃，则外而肌腠，内而肝胆，上而心肺，下而小肠膀胱，无不受其熏灼，是以身热自汗，烦渴不解，但尚为散漫之浮热，未曾结实，故不以攻下为事。白虎之证，世传须全四大，即大汗、大热、大渴、脉大是也。余以实际验之，身热自汗大渴为白虎证，脉大与否，尚非绝对，大抵脉象为浮数、弦数、滑数，但以有力为据，再参以身热、自汗、口渴等，然后须用白虎，为救焚之具。石膏配知母以清胃热，佐以山栀、玄参清热生津，竹叶、泽泻清降以泄热，荷叶分消以利水，散漫之浮热既清，则热汗烦渴自解。因内热熏灼所发斑疹亦可自透。《伤寒论》原方仅石膏、知母、甘草、粳米四味，去甘草、粳米者，避其滞也。如斑疹不能速透者，加丹皮、牛蒡子、蝉衣，甚者加芦根，或加西河柳亦佳；烦热昏狂者，加紫雪丹；口渴甚者，加花粉、梨汁（冲服）；痰多，加莱菔汁、竹沥水；津枯气弱者，可加沙参。

2. 犀角清络饮（愈根初方）

犀角3g，丹皮4.5g，赤芍6g，鲜生地15g，竹沥9g，桃仁4.5g，连翘9g，酒芩4.5g，鲜茅根30g，灯心1.5g，鲜石菖蒲6g，姜汁3滴。

适应证：热传于里，不恶寒但发热，无汗，心烦谵语，手足躁扰，舌绛口干，甚则如狂，大便色黑，此属瘀热内结之证。

方解：热传于里与寒传于里不同。寒传于里，发为四肢逆冷、恶寒蜷卧、下利清谷、脉微欲绝等症；热传于里，发为但热无汗、心烦谵语、神识昏蒙、手足躁扰、口干舌绛、脉弦而数等症。大抵寒传于里，乃阳虚所致，中焦之阳不能运化，心肺之阳不能宣达，故现以上寒证；热传于理，多由血热内壅，上扰心神，故现以上热证。治寒之药，宜回阳救逆；治热之药，宜清热宣达。必知此理，而后方能知用凉用温之本源。热传于里之证，在气分则凝津为痰，蒙蔽清窍，宜用菖蒲郁金汤，以透达而清导之；在血分则血热内壅而瘀阻血络，宜用本方清热而化解之。瘀热内停，必用清热行瘀之品，方能药证相符。本方以《千金》犀角地黄汤为主药，取犀角清热宣达，以安脑府，且能透热外达；鲜地黄清热生津，以安心营；赤芍、丹皮凉血活血，配以菖蒲之开窍化痰，桃仁之去瘀化滞，茅根、连翘之清热，灯心之渗利，姜汁、竹沥辛润以涤痰，故为轻清透络，通泄瘀热之剂。如服后三时许不效者，二煎中冲入牛黄 0.3～0.6g 以奏速效。

3. 菖蒲郁金汤（加减俞氏方）

鲜石菖蒲 9g，广郁金 4.5g，炒山栀 9g，连翘 9g，卷心竹叶 9g，木通 4.5g，丹皮 4.5g，竹沥水二瓢（冲），灯心 1.5g，生姜汁 3 滴，紫金片（玉枢丹）1.5g（冲）。

加减法：如痰涎壅盛者，去木通，加银花 12g，菊花 9g，牛蒡子 9g，滑石 9g。

适应证：热邪内陷，神识昏蒙，似清似昧，妄言妄见，心烦躁扰，舌绛而苔黄腻，脉弦细滑数。因湿热或痰热蒙蔽心包者可以用之。

方解：本方早于 1930 年载于先父所著《中国时令病学》伏邪风温证；1933 年又收载于先父所著《中国急性传染病学》中的肠热证；同年亦载于《温病全书》的伏邪风温证；新中国成立后，中医院校教材《温病学》湿温篇亦收载之，为治疗湿热或痰热蒙蔽心包、神识昏蒙的有效方剂。本方以山栀、连翘、竹叶以清泄湿中之蕴热；菖蒲、郁金、竹沥水以化湿豁痰、开窍醒神，丹皮凉血护阴；紫金片辟秽化浊以开窍；木通、灯心导湿热下行，合而为清化开蔽之剂，使内陷之热邪痰结，一举而肃清之。服此方后，如神识狂乱不安，胸闷气急，壮热烦渴，此内陷之热邪，欲达而未达，因病重药轻之故，可再加牛黄、犀羚之类。

4. 连翘栀豉汤（《伤寒论》方加味）

连翘 9g，香豉 9g，枳壳 4.5g，山栀 9g，橘络 4.5g，没药 3g，茯神 9g，

广郁金 4.5g，桔梗 4.5g，白蔻仁 1.5g。

适应证：外感病，经汗吐下后，轻则虚烦不寐，重则心中懊恼，反覆颠倒，胸脘苦闷，或心下结痛，起卧不安，舌上苔滑者，皆上焦郁热之症。

方解：外感之邪，经汗吐下后，或病重药轻，去邪未尽，或正气虚弱，余羌未清，陷于胸膈之间，以致胸脘痞闷，或心下结痛，或虚烦不眠，或心中懊恼。用山栀、连翘清芳宣上，以去虚烦，俾热邪之郁结于内者，得以宣达；没药、郁金，开郁止痛；佐以桔梗开提于上，枳壳降泄于下，橘络疏通经络，蔻仁开肺胃之气，茯神安神利水，使气机郁结者得以清导，此为清宣疏畅气机之剂也。

5. 加味凉膈散（河间方加味）

黄芩 6g，炒山栀 4.5g，薄荷 4.5g，滑石 9g，连翘 9g，甘草 3g，竹叶 9g，通草 3g。

加减法：如便秘、腹胀，加大黄 6g，芒硝 6g。

适应证：血热上壅、心烦口渴、目赤头痛、口疮唇裂、大便秘结、尿少赤涩。

方解：膈上有热，发为口疮唇烂、目赤头痛、心烦口渴，乃热邪与肠胃糟粕相搏。其甚者，则大便秘结、腹胀腹痛。因热邪之为患，连翘、薄荷轻宣于上，山栀、竹叶清导于下，黄芩清热而散结，滑石清热而导浊，通草分利小便，甘草调中和胃，去白蜜之壅滞，加滑石通草之降泄，方合凉膈之旨。大便秘而腹胀满者，加大黄、芒硝以疏逐之，俾结滞疏通，自无便秘胀满之患，此为清热降泄之通剂。本方加黄连、黄柏、菊花、玄参、归尾、桔梗、葛根、花粉、川芎，名黄连上清丸，清利上焦实火，即从本方加味而成。

6. 加味玉女煎（景岳方加味）

生石膏 24g，生熟地各 12g，知母 9g，怀牛膝 9g，生石决明 15g，麦冬 12g，灵磁石 12g，生白芍 12g，生牡蛎 12g。

适应证：血热上壅或肝阳上亢，头痛面赤、舌干口渴、心烦失血、牙龈肿痛，甚则发为晕厥。

方解：《内经》以冲为血海，后之医者于气之上逆诸症，曰肺气不降、胃气不降、肝气不降，而尤必谓之冲气上逆，是误会冲脉为上冲之故，今特正之。古医以上升之病，为肝所司，非但呃逆晕厥为上升之太过，即头痛、面赤、牙痛、失血等症，亦有肝火上升之为害者，则本方诚为正当之治法。石膏、知母寒以清热，磁石、牡蛎重以镇逆，地、麦、白芍滋以生津，牛膝引诸药下达。俾火逆于上者，折而下之；阴虚于内者，填而补之。修园氏以石膏配牛膝为奇异，不思肝阳上逆者，虽有牛膝之下达，且不足戢其上亢之热，必佐以磁石、牡蛎，方能奏功。唯于石膏必配粳米者，实不足以语此也。

7. 加味泻白汤（钱乙方加减）

桑白皮 9g，地骨皮 9g，桔梗 4.5g，没药 3g，炒建曲 6g，前胡 6g，生白芍 9g，茯苓 9g，金橘饼 2 枚（去瓤），大寸冬 12g，甜杏仁 4.5g。

加减法：痰中带血，加三七末 1g（冲），阿胶 9g，干藕节 9g；痰多而黏，加牛蒡子 6g，玄参 6g；咳甚，加紫菀 6g，橘络 4.5g；盗汗不寐，加炒枣仁 9g，浮小麦 12g，麻黄根 15g；颧红骨蒸，加生地 9g，生龟板 9g；热甚者，加酒芩 6g。

适应证：血热内壅而致津液亏耗，发为干咳，甚则咳血，或有颧红骨蒸，盗汗不寐，胸中甲错，脉弦而数，舌红无苔。

肝火灼肺，木火刑金，血热内壅，而致津液消亡，发为干咳不已，咳时胁痛，不能转侧，甚则咳血，颧红骨蒸，盗汗不寐，胸中甲错，脉弦而数。因津液亏耗，而致血热愈炽。不清其热，唯恃滋阴，则滞腻助邪，适助为病树帜。本方重用桑皮、地骨，泄肝清肺，以除血热之壅。白芍、没药活血止痛，桔梗、前胡宣肺豁痰，建曲、茯苓培中健脾，橘、枣、麦、杏畅肺气以养肝液，缓肝急而和胃气，合为清肝泻肺、祛痰调中之剂，唯火郁生热，液凝为痰，因而肺气不降，上壅为喘为咳者，始为相宜。若外有恶寒发热之表证，病状虽有相似之点，以脉紧苔白为断，不可误服。

8. 加味白头翁汤（《伤寒论》方加味）

白头翁 9g，川柏 4.5g，秦皮 4.5g（醋炒），青子芩 4.5g，小川连 4.5g，焦楂炭 9g，赤苓 9g，生白芍 9g。

适应证：热痢下重，心烦口渴。

方解：痢疾，古称滞下，多因湿热壅滞，不免脓血糟粕杂下。若纯下脓血，其证较重；若发热不休，水浆不下，即属危证。唯在湿热壅遏之时，大剂清热导浊，俾邪热无存留之机，自不致发生危急之重证。白头翁、秦皮、黄连、黄柏、黄芩，皆苦寒清热之品，唯白头翁擅疏达之长，秦皮、连、柏有固涩之性，故《本经》称其厚肠胃、固肾气。郁而不舒者，宜达之于上；滑脱于下者，宜涩之于内。以此为治疗热痢之主药。周氏称仲景用黄芩有三偶，湿热郁遏气分者，与柴胡为偶；湿热壅遏血分者，与芍药为偶；湿热壅遏重者，与黄连为偶。是方用白头翁之宣达，是代表柴胡之用，而黄芩、黄连、芍药并用，是真能得仲景湿热郁遏之心法者，佐以焦楂炭疏通肠中垢腻，从大便而泄，赤苓利湿浊从小便而解，此为清热固肠止痢之剂。

9. 导赤清心汤（钱乙方加减）

鲜生地 15g，南沙参 6g，灯心 3g，莲心 6g，茯苓 9g，通草 6g，麦冬 9g，益元散 9g，竹叶 9g，丹皮 4.5g，玄参 9g。

适应证：热邪陷入血分，心烦谵语，舌赤而干，小便短涩赤热，或有血尿，脉虚神倦，中医辨证属虚热者。

热邪陷入血分，心烦谵语，舌赤而干，但神倦脉虚，气弱懒言，乃虚热非实热也，故不用至宝、紫雪之开窍，复不用泻心、陷胸之泄浊。因本属阴虚，故以滋阴为主，热邪不甚，故以清热佐之。生地、玄参、麦冬，滋阴以生津液；茯神、莲心，清热以安心神；沙参补肺气，丹皮行血滞，益元、灯心、通草、竹叶，引其热从小便而出，服后小便清通，内热下达，则心烦谵语自止，此为清热滋阴利溺之剂。若服后 2～3 时许，神识仍不清爽，烦而谵语，可调入西牛黄 1～2 分，以清神识。本方亦可用于心火下移小肠而有血尿者，效佳。

10. 加减龙胆汤（《千金方》加减）

龙胆草 4.5g，羚羊片 3g，浙贝 6g，僵蚕 9g，生石决明 9g，丹皮 4.5g，茯苓 9g，川连 6g，白蒺藜 4.5g，杏仁 9g，嫩钩藤 9g，全瓜蒌 9g，酒芩 4.5g，杭菊花 9g，生甘草 3g，生白芍 9g。

加减法：如牙关紧闭者，可外用乌梅擦之；多睡，用卧龙丹取嚏；舌赤干绛，加生地；谵语，加西牛黄；痰甚，加竹沥、芡实；苔黄不大便，加生大黄、元明粉；胸满有停水，加赤猪苓、木通；壮热无汗，加淡豆豉、犀角；恶寒未罢、肢痛，加防风、秦艽；手指尖冷、四肢亦冷，加桂枝尖；角弓反张，加蝎尾；气虚，加西洋参；呕吐，加赭石、竹茹；泄泻，加葛根、苡米、赤苓；热甚舌尖绛，爪甲色红不活，此热甚津涸，去胆草、川连、黄芩，倍白芍，加生地、玄参。若大便色淡黄，不甚臭，防转虚证，清热药品即宜慎用。

适应证：壮热惊悸、头摇或头仰，牙关紧闭，项强，四肢抽搐，目上视或斜视，面色发青，昏睡谵语，有时烦躁，身反折强直，时轻时重，属急惊风者。

方解：热极生风，温热病而见壮热惊悸、头摇头仰、牙关紧闭、四肢抽搐、目上视或斜视、面色发青、昏睡谵语、身反折强直者，皆可用之；胆草、黄连、黄芩、菊花，均有清热之效，羚羊角、钩藤、僵蚕、白蒺藜，皆可清热息风，贝母、茯神、瓜蒌、杏仁，则为化痰之用，白芍、甘草和缓拘急，生石决明用以平肝，丹皮则凉血，合而为清热息风之剂。

五、消导剂

1. 加减沉香化滞丸（《局方》加减）

沉香、陈皮、川朴、茯苓、木香、制半夏、枳实、黄郁金、炒赤白芍，为丸。

适应证：胸膈不畅，有似痞结，噫气吐酸，胁下疼痛，脘腹微满，或作呕吐，脉象弦滞，舌苔白腻者。

方解：汤者，鼓荡而行速；散者，分散而四达；丸者，和缓以留中。此中药制剂之妙用。究者何以鼓荡，何以四达，何以留中，必须分析而详明之，方足以尽医者之责任。汤为煎液，入胃肠易于吸收，其效最速；散为药末，入胃腐熟熏蒸，其性发露尚易；作丸之后，药末凝结，不易溶解，发生效用较迟，此丸缓留中之旨也。停滞之病，成之以渐，无腹满硬秘之承气证，无心下硬满之陷胸证，唯胸膈不畅，有似痞结而已，痰饮停滞，脘腹微满，以气滞不舒为主，无急攻之必要，颟顸者辄投攻下，反致误事。本方用沉香、木香以行气化浊，川朴、枳实以泄满泻痞，陈皮、半夏燥湿除痰，郁金、赤白芍以行气活血，再加茯苓渗湿，合而为消导气滞之剂。内热者，可加山栀、黄芩以清热；阳虚者，可加干姜、桂心以温中。饮滞者，分消之中佐以健运；食滞者，消化之中参以疏泄。局方原方中用人参、白术、莪术、大黄，补泻皆失其当，所当代为修正。本方与六磨饮子，皆主治气机壅滞之证，彼因脘腹满闷，上气喘气，来势太急，故用大黄、槟榔之急攻，磨汁冲服，气味纯全，见效尤捷；此为胸膈不畅，脘腹微满，非属纯粹之实证，故当以消导为治也。

2. 健脾丸（东垣方加味）

党参、广皮、炙甘草、制半夏、炒白术、川朴、茯苓、炒建曲、生山楂、枳实、生姜，为丸。

适应证：脾胃虚弱，食不消化。胸膈虚痞，便溏泄泻，脉弱无力，舌苔薄白根厚腻者。

方解：胃司纳谷，脾司运化。本方以山楂、建曲以助消化，白术、川朴以助健运，枳实、茯苓以行其滞，广皮、半夏以调其中，甘草、生姜和药温胃，脉弱无力故加党参以扶正，舌苔如根不厚腻，枳实亦在可去之列，此为补泻合用、消导虚痞之剂。以东垣方去麦芽，合仲景厚朴生姜半夏甘草人参汤，及小半夏加茯苓汤，三方复而为剂，则补正气、化虚痞，方足以面面周到。后世单用枳术二味，做丸，通补并用，乃仲景治水饮之枳术汤，专为泻水饮而设，补力更微，因白术之健脾，不能敌枳实之降泄也，做丸常服，实为不妥。

3. 加减保和丸（《古方选粹》）

山楂、炒建曲、茯苓、制半夏、连翘、炒麦芽、莱菔子、鸡内金，为丸。

适应证：饮食停滞，宿食不化，脘腹饱闷，不思饮食，或呕吐酸水，或大便泻而不畅，脉滑苔腻者。

方解：宿食停滞之证，《金匮要略》中曾有明文："宿食在上脘，当吐之，宜瓜蒂散"、"脉数而滑者，实也，此有宿食，下之愈，宜大承气汤。"不善读古人书者，以为宿食之治法，非吐下莫属矣。不知应吐之证，方可言吐；应下之证，方可言下。若仅脘腹饱闷，饮食减少，或吞酸泄泻，便以吐下为治，必不能合拍。因食滞而消化不良，为本方之适应证。山楂、建曲、麦芽、鸡内金，以行其积而助消化，莱菔子降痰以疏滞，茯苓除湿以利水，半夏通降泄浊，连翘清热以散结，合为行气泄浊、消导食滞之剂。或于方中加白术，易名大安丸，谓消补并行。余以保和丸之主治，在食滞消化不良，白术主治在于促进吸收，性质功用完全不同，识者得当能辨别也。

六、祛痰剂

1. 五子导痰汤（仿子和方加味）

苏子 6g，莱菔子 9g，葶苈子 4.5g，白芥子 3g，牛蒡子 9g，陈皮 6g，半夏 9g，茯苓 9g，南星 6g，枳壳 4.5g。

适应证：痰涎阻壅、呼吸不利、胸满气喘、苔白厚腻、脉弦滑者。

方解：痰多不利，呼吸阻塞，俗称喘息抬肩，痰声如锯，苔白厚腻者，可用本方以资救济。本方汇集多数化痰、降逆、宽胸、顺气、导浊之品，使痰浊有排泄之去路，则胸膈宽畅，痰喘自平，如气虚者，可加台党参；畏寒者，可加桂枝；咯血者，可加阿胶珠；不思饮食，酌加砂仁、蔻仁。

2. 温肺汤（经验方）

麻黄 3g，桂枝 4.5g，细辛 1.5g，干姜 4.5g，白芥子 3g，白附子 3g，瓜蒌 9g，枳壳 4.5g，牛蒡子 6g，制南星 3g，制半夏 6g。

加减法：神昏加石菖蒲 6g，外用卧龙丹取嚏；咳甚痉挛者，加僵蚕、钩藤；痰壅喘急，加磁石、葶苈子。

适应证：用于咳喘因寒所致，呼吸迫促，咯痰不爽，脉紧苔白。

方解：以麻黄、桂枝辛温散表，细辛、干姜温肺祛寒，白附、白芥子、半夏、南星、瓜蒌、枳壳排泄痰浊，牛蒡尤有滑痰之专长，合为温肺化痰之剂。又三因白散方，用附子、滑石、半夏，温中降逆化痰，可为本方补助之用。华元化加味五嗽丸，用桂心、皂角、干姜、葶苈子、白芥子、陈皮、半夏、赤苓各一两，共研末，竹沥膏为丸，每服一钱，开水下，亦属温中散寒化痰之剂。

3. 加减清肺汤（经验方）

黄芩 6g，马兜铃 9g，浙贝 9g，麦冬 9g，生甘草 4.5g，薄荷 3g，滑石 9g，炒枳壳 4.5g，山栀 4.5g，瓜蒌皮 9g，杏仁 6g，酒军 4.5g，小生地 4.5g。

适应证：咳嗽痰多，咽痛咽干，身热烦渴，舌苔黄腻，脉象细数。

方解：内热壅肺，发为咳嗽咽痛，身热胸闷等症，方以黄芩、兜铃、山栀、滑石清肺泄浊，麦冬、生地清热生津，生甘草、薄荷、枳壳、贝母、蒌皮利咽化痰，另加酒军泻热以肃肺，合而为清肺化痰之剂。本方服后，以腻苔退，痰涎减，大便色现嫩黄色为度，如大便色如败酱或灰黑色，或红色，仍须照原方煎服，待大便色黄方可除去酒军，盖通下之剂，去邪务尽，以免留邪复发也。

4. 茯苓指迷丸（《指迷方》）

白茯苓、制半夏、炒枳壳、芒硝，为丸。

适应证：痰涎停滞，胸膈痞满，以及臂痛肢肿，脉象弦滑，舌苔白腻者。

方解：本方以茯苓化湿利水，半夏燥湿除痰，枳壳利气宽膈，芒硝软坚通便，胸脘痞满，臂痛肢肿，必证明因于痰饮者，当以舌苔白腻，脉弦而滑为断。此为化湿泄浊、消导痰涎之剂。凌饲鹤云："方极和平，义精效速。"喻昌曰："痰药虽多，此方甚效。"柯慈溪曰："苓夏硝枳而用之，别于二陈之甘缓，磁石之峻悍，殆攻剂中之平剂，由是可知良方之重见于世也久矣。"附礞石滚痰丸及控涎丹的方义说明如下：隐君之滚痰丸，用礞石、酒蒸大黄以劫痰通便，黄芩以清其热，沉香以行其滞，合为治湿热老痰之良方。后世医者以小儿易于伤食，遇有痰食互结，辄投此方，不知小儿科本有回春、抱龙、保赤诸方，各随其证而用之，非滚痰丸所可漫试。世有于原方中加入巴豆之猛攻者，便失却滚痰丸之方意。或疑白散中，曾用巴霜，治痰颇为合法，何一物之宜于彼，而不宜于此，不知彼作散剂，配合桔梗、贝母，研末调下，痰实结胸，盘踞膈上者，自能得吐而外出，既吐之后，又能通降于下，一法而兼吐下之用，唯滚痰丸中，取其和缓作用，实不必再增巴霜明矣。《三因极一病证方论》用大戟、甘遂、白芥子为丸，名控涎丹，注重在攻逐痰涎之凝滞，仿十枣汤意，凡胸胁痰滞停水者，服之有效。

七、利湿剂

1. 八正散（罗天益方）

滑石、甘草、酒军、山栀、木通、车前子、萹蓄、瞿麦各等分，研末，每次 9g，布包同煎。

适应证：膀胱结热，小便不利，大便不畅，心烦目赤，唇焦鼻衄，口舌生疮，或肛门热痛，脉数舌赤等症。

方解：膀胱结热，小便不利，大便不畅，心烦目赤，唇焦鼻衄，口舌生疮，或肛门热痛，脉数舌赤，宜用清导之法，方能奏效。木通、萹蓄、瞿麦、滑石、车前以行滞利尿，加大黄、山栀、甘草以清热和中，合为清热利湿之剂。明代吴鹤皋加木香、滑石行气，如兼气滞脘闷者，亦在可用之例。内热甚者，可加知母、黄柏。治下焦湿热便不通，吴鹤皋于《医方考》中曾载有，用大田螺一只，和壳生捣，加盐少许敷脐下云甚有效。

2. 肾气丸（《金匮要略》方）

地黄、山萸肉、丹皮、山药、茯苓、泽泻、肉桂、附子，为丸。

适应证：肾阳不足，小便不利。

方解：金匮肾气丸治消渴，小便虽多，仍有停水，盖肾阳不足，虚火上泛，虽渴欲饮水，而实不能消，故饮一斗溲一斗，仲景用肾气丸治之，温养肾阳，则虚火不致上泛，消渴自愈。桂附以温肾阳，地黄以补肝肾，山药和中涩肠，丹皮清泻肝热，茯苓、泽泻淡渗利湿，补中寓泻，以使补而不腻，为温肾利水之剂。崔氏附方，治脚气上入，少腹不仁，亦是取其温肾利水，以消脚气之寒湿。宋代钱仲阳去桂附，名六味地黄丸，成为小儿平补之通剂，已脱离疾医之范围，而有食医之倾向。六味丸中加五味子，名都气丸，治肾虚气喘。严用和《济生方》加牛膝、车前子，为治虚人水肿之通剂，颇合仲景温肾利水之方意，宜加入沉香等，以助气化，效更佳。唯后人将济生肾气丸，改为金匮肾气丸，虽有根据原本之雅，确有冒名假托之嫌，所当代为更正。

3. 独圣散（王肯堂方）

蔓荆子9g，研细末分三次开水送下。

适应证：小便不利，肺气壅塞。

古代医家认为动物有肺者有尿，无肺者无尿，认为尿之排泄，有关乎肺，如肺气壅塞，确可见尿少浮肿者，此项学理，确有研究之价值。王肯堂用蔓荆子一味，名独圣散，研末内服，对肺气壅塞而小便不利者，有宣畅肺气，通利水道的作用。然发汗药中，如麻黄、香薷、浮萍、木贼草等，皆兼有利水功能，或于宣肺药中加入牛蒡子、枇杷叶、桔梗、薄荷等，皆合于宣肺利水之原则也。

4. 大橘皮汤（《局方》加减）

广皮6g，赤苓12g，滑石9g，槟榔4.5g，桂枝4.5g，苍术9g，猪苓6g，泽泻6g，木香3g。

加减法：腿部作肿，有热，加银花、黄柏；有寒，加附片、干姜；身发寒热，去木香，加藿香、苏叶、银花；泄泻，去槟榔，加山楂、建曲；内热重，去桂枝、木香，加黄芩、藿香。

适应证：脘腹痞满，大便不畅，腿脚浮肿，小便不利，舌苔厚腻，脉象弦滞者。

方解：中焦阳气不运，湿浊凝滞在内，故有痞满肿胀；其外有表邪者，乃有恶寒发热之现象，宜佐透表清达之品。唯气滞湿浊不化者，本方行气导湿，最为合法。猪苓、赤苓、滑石、泽泻，通水道以利小便，湿浊自化；橘皮、桂枝、木香、苍术，宣中阳以行滞气，痞满自除，加槟榔以舒通其积滞，凡湿浊停滞，为痞满肿胀等症，服之皆效。

八、理气剂

1. 加减逍遥散（张石顽方加味）

细生地12g，归须9g，橘白6g，薄荷3g，生白芍9g，炙甘草4.5g，柴胡3g，玫瑰花1g，竹沥水2瓢（冲），陈饴酒2匙（冲），茯苓9g。

适应证：忧愁抑郁过度，精神困倦，脘胁窜痛，饮食不旺，肺气不舒，时作太息，脉细数而无力。

方解：古之医者，以逍遥散一方，统治诸郁，谓木郁达之，木郁解而诸郁皆解也。独吴鞠通谓逍遥散之主治，唯郁遏不舒为宜，愤怒则上升太过，复用逍遥真是助桀为虐，此说有一定道理。石顽谓气郁凝滞为痰，血郁络瘀作痛。窃以忧愁抑郁之人，血多虚而气多滞，先以调气，继以活络，最忌辛燥克削，重伤气血，故以归地芍草，养血滋液为主，佐以橘白柴荷之辛香疏达、茯苓竹沥陈酒之涤痰行血，玫瑰花红可活血，香能疏气，足为诸药之先导，此为滋阴养血、调气疏郁之剂。

2. 增减旋覆代赭石汤（《伤寒论》方加减）

旋覆花6g（布包），吴茱萸1.5g，川连3g，制香附4.5g，代赭石9g（打），制半夏4.5g，陈皮4.5g，沉香15g，炒枳壳4.5g，赤苓9g，竹茹10g，鲜枇杷叶15g（去毛包），白芍、牡蛎、郁金亦可酌情加入。

加减法：呃逆甚者，加公丁香2g，柿蒂9g；痞胀甚者，加川朴3g，槟榔4.5g；因于食滞者，加莱菔子9g，砂仁3g；如大便秘结、脘胀腹满者，加郁李仁6g。

适应证：痰涎壅甚，心下痞硬，呕吐不止。胁下胀痛，气逆不降诸症。凡气逆填胸，干呕哕噫，以此方治之最佳。

方解：气闷不舒，或郁怒太过，或为痰涎停滞，发为呕吐痰涎、不思饮食，轻则噫气胸痞，重则呃逆胃胀，均属肝气横逆之故。本方以赭石降气镇逆，旋覆化痰通结；以萸连橘半，苦辛通降以清肝和胃；沉香、香附，辛香利气以疏气平逆；竹茹疏通，杷叶、赤苓降气利湿，共为清肝镇逆之法。唯病初在气，气盛而血尚不亏，脉弦苔腻者，始为相宜。

3. 加味越鞠汤（丹溪方加味）

香附6g，苍术4.5g，川芎3g，山栀6g，神曲6g，苏梗6g，厚朴3g，陈皮4.5g，半夏6g，茯苓6g，砂壳3g，郁金3g，炒枳壳4.5g，鸡内金4.5g。

适应证：治一切湿、痰、火、气、血诸郁，胸闷脘满，胁痛腹胀，吞酸噫气，妇女经病带下，小儿食滞等症。

方解：一切湿、痰、食、火、气、血诸郁，宜求其原因而治之，如由环境形成，则宜更换环境，此非医者能力所能胜。他如情绪影响者，心理治疗配合药物治疗，更有较好疗效。丹溪氏谓：香附开气，苍术除湿，川芎行血，山栀清火，神曲消食，为治五郁之良法，究其实际，苏梗、砂壳、香附以行其气，川朴、枳壳、苍术以疏通其湿浊，陈皮、半夏、茯苓以化痰除湿，内金、建曲以助其消化，川芎、郁金以活其血，山栀以清其热，胸脘满闷、胁痛腹胀等皆可用以疗治，不必纠缠于郁也。

九、理血剂

1. 生化汤（《达生篇》方）

桃仁 4.5g，归尾 9g，炙甘草 3g，干姜 3g，川芎 4.5g，陈酒 2 瓢（冲）。

加减法：腹痛加山楂炭、台乌、艾叶，瘀行不畅加桃仁、丹参，发热加酒芩，恶寒重加桂枝，口干加花粉，腰痛加杜仲、桑寄生，自汗加浮小麦，头晕加僵蚕，大便难加天冬、火麻仁，消化不良加建曲，腹胀加川朴。

适应证：产后瘀行不畅，腹痛发热，或有恶心自汗，头晕便难者。

方解：治产后病证，以行瘀为主，生化汤为产后病之良方，芎归桃仁以行其瘀积，陈酒以促进血脉流通，干姜、炙甘草温中和胃，合为温中行血之剂，用方所以治病，《达生篇》劝人产后无病多服此方，未免不合。

按生化汤为温中行血之剂，若阴虚火旺者大非所宜，王孟英、吴鞠通竭力攻之诚是也。石芾南有新生化汤，用益母草、丹参、童便、当归、益元散、桃仁、藕汁等，于活血行血药中，加入童便、益元散之清热利小便，不可谓非石氏之巧思神悟，唯皆用以治产后瘀停之病，无故不可服也。产后病症中，以阳虚者较多，如脘闷恶心、肢凉自汗、身热恶寒，瘀行不畅，旧方生化汤，加化痰顺气退热和胃之品，大有殊功，非石氏新定之方所能及，唯热甚烦躁，不欲近衣，瘀热内结者，又宜新生化汤治之，非旧方所可侥幸也。

2. 胶艾汤（《金匮要略》方）

阿胶 9g，艾叶 6g，炙甘草 6g，当归 9g，白芍 12g，生地 18g，川芎 3g。

适应证：妊娠下血腹痛。

方解：妊娠其中，发现下血腹痛，当然以止血止痛为主要治法，阿胶、艾叶止血止痛，故举以方名。阿胶养血止血，艾叶、甘草暖子宫和胃，归地白芍补血养营，川芎少用活血多用破血，妊娠期宜慎用为是。《和剂局方》将本方去阿胶、艾叶、甘草，名四物汤，为补血之专剂；后人将四物汤加人参、黄芪，名圣愈汤；单用黄芪、当归为当归补血汤，皆治失血后血虚发热，脉虚大无力，烦满自汗者。按泄泻脉迟，不宜用芍药；胸满脘痞，不宜用地黄；大便泄泻，不宜用当归；头晕发胀，不宜用川芎；若无失血，可去阿胶；子宫无寒痛征象，可去艾叶，临证适宜加减之可也。

3. 代抵当丸（元戎方加减）

桃仁、生地、桂枝、穿山甲、归尾、大黄、芒硝，为丸。

适应证：少腹硬满，腹中刺痛，大便色黑，小便自利，脉沉而滞者。

方解：瘀血停积，当以攻下为要。抵当汤及丸、下瘀血汤、桃仁承气汤，皆为行瘀之用，投其所当，无所顾虑。后世医者，欲用抵当而不敢用，乃思别立一名以代替之，此唐宋医家之惯技也，不知所筹代替抵当之方，仍为加减之桃仁承气汤，何不用桃仁承气汤加减以名方，盖亦拙于作伪者。抵当汤之主治，表证仍在，其人发狂，少腹硬满，小便自利；桃仁承气汤之主治，少腹急结，小便自利，或作如狂。抵当汤以猛峻之虻虫、水蛭，得大黄以推荡之，则瘀血得以扫除；桃仁承气汤用调胃承气以清热泻火，加桃仁、桂枝以活血疏逐，则少腹急结可解。后世医者改用肉桂，增加大黄，则古人制方之义荡然无存。余意本方已用归尾活血行瘀，山甲攻坚走窜，合桂枝之宣通，桃仁、生地之凉血，大黄、芒硝之通降停积，较原方已觉峻利，但作丸缓以图之，尚觉峻而不猛，然必少腹硬满、刺痛，方可试用，否则仍以用桃仁承气汤为妥。

十、温热剂

1. 真武汤（《伤寒论》方）

制附块 15g，炒白芍 15g，生姜 5 片，白术 12g，茯苓 12g。

适应证：伤寒发汗过多，漏汗不止，心悸头眩，筋惕肉瞤，怯寒肢冷，小便不利，舌白不渴，脉象沉弱者。

方解：伤寒发汗过多，漏汗不止，筋失所养而惕惕跳动，肉失所养而瞤然蠕动，头眩心悸，振振欲擗地者，此为亡阳停水之症，故用附块温阳祛寒，佐以白术培中，茯苓利水，生姜散寒，芍药敛阴，此为温阳利水之剂。若腹痛下利，宜重用茯苓以泄其停水；兼咳者，加干姜、五味，以温肺散寒；下利者，去白芍，加干姜以温中；呕者，加半夏以降呕逆。此仲景用真武汤加减之成法也。何氏印岩曰："真武汤加减得法，用处甚多，如俞东扶氏盛暑时，用本方治寒霍乱证，吐泻腹痛，恶寒不渴，腹冷脉微等症。王孟英氏治痰喘脘痛，不思饮食，肢冷便溏面红汗冷，脉软弱无神，苔白不渴，本方加干姜五味人参杏仁川朴等，一服即效。叶香岩氏治脾阳伤极，由误攻寒痞，变成单腹胀，以本方加川朴；又治痰饮停滞，脾阳受伤，腹胀足肿，以本方去姜芍，加川朴、草蔻、泽泻；又治肿胀由足入腹，食谷不能消化，脉细软无神，以本方去芍者，加厚朴、荜茇；又治脾肾虚寒，泻多腹满，小便不利，以本方去芍姜，加人参、益智仁、菟丝子，皆善用古方者。"

2. **四逆汤**（《伤寒论》方）

制附块 15g，干姜 9g，炙甘草 6g。

适应证：猝中阴寒，吐泻腹痛，手足逆冷，冷汗自出，神怯气弱，战栗踡卧，脉沉或伏。

方解：猝中阴寒，四肢逆冷，冷汗自出，或大汗亡阳，头项若冰，肢厥脉伏，急宜回阳祛寒，以姜附温肾回阳，佐以炙甘草和中，辛得甘助，则有温阳之力，甘与辛合，更擅调济之长，此为回阳救逆之主方。呕多者，加生姜汁两匙冲；泻多者，加炒白术、煨肉果；小腹绞痛，加吴茱萸、木瓜；面赤阳格于上者，加葱白；腹痛，加台乌；利止脉不出者，加吉林参。本方加葱白，除甘草，名白通汤，可通脉回阳；除甘草，名干姜附子汤，治阴盛烦躁；去干姜，加芍药，名芍药甘草附子汤，治汗后阳虚怯寒，卫气不固而自汗；去附子，名甘草干姜汤，为温肺胃之通剂；加官桂、半夏，名浆水散，治虚寒泄泻，呕吐腹痛。

3. **回阳急救汤**（陶节庵方加减）

制附片 9g，上安桂 4.5g，吉林参 9g，广皮 9g，干姜 9g，制半夏 9g，炒于术 9g，北五味 3g，炙甘草 6g，麝香 0.15g（冲）。

加减法：无脉加猪胆汁一瓢（冲），呕吐痰涎，加姜汁一瓢，吴茱萸 3g。

适应证：寒中三阴，吐泻腹痛，四肢厥冷，或指甲口唇青黑，脉沉迟无力或脉伏。

方解：本方为明代陶节庵得意之剂，寒中三阴诸证，发为吐泻腹痛，干呕肢冷，加减用之，随手取效。凡少阴中寒，夹阴伤寒，阳气亏耗，或温热病凉泻太过，克罚元阳，以致阳虚气散者多效。用四逆汤温补回阳为主，佐人参合五味，以参能益气，五味收敛阳气之外散故也。又加安桂、于术，以温补中焦之阳气，陈皮、半夏，以疏中焦之滞，俾阳气回，滞气去，则干呕能止，泻利腹痛蠲除。麝香兴奋壮阳，助参附姜桂之用，以速建殊功。或谓麝香为散气通窍之药，岂能用于寒中三阴？其实麝香与冰片、樟脑诸香合用，可能具有散气作用，但同参术桂附姜五味等温补收敛之品合用，但显其助气之功，绝无散气之害，此为回阳固脱、益气生脉之剂。

4. **加减桂附地黄汤**（《古方新参》）

制附块 9g，大熟地 18g，牡蛎 18g，茯苓 9g，紫猺桂 4.5g，怀山药 9g，杭白芍 12g，磁石 12g，气喘甚者，加黑锡丹 3g（包煎）。

适应证：肾虚气喘，动作更甚，腰痛足冷，小便不利，虚火上炎，面赤耳鸣，但以足冷脉沉细无力为断。

方解：肾阳不足，命门火衰，虚阳上浮，气逆作喘，动作更甚，腰痛足冷，脉沉细无力，此为元气不能归根，阳浮于外，阴浊上逆，津液化为痰浊，如大汗出则阴阳脱离，危及生命；即不出汗，阴浊上逆日甚，呕呃肢厥之变，可立而得。故用桂附以壮其阳，地芍、牡蛎以益其阴；山药、茯苓扶其胃，以助其脾；磁石、黑锡以降其上逆之热；熟地先煎代水，避其滞也。黑锡丹用其速降，以镇纳气喘，收敛浮阳，气虚自汗者，可加吉林参、五味子同煎。按：黑锡丹的制法，应先将锡溶化，投入硫黄少许，急炒成砂，再投再炒，以完全成砂为度，倾地上去火气，研成细末，再与肉果、附片、沉香、破故纸、肉桂、胡芦巴、木香、川楝肉、小茴香、阳起石等药末为丸，有温阳纳气、镇摄浮阳的作用。加减桂附地黄汤则为温补命火，镇纳气喘之良方。

5. **神香圣术煎**（《新方八阵》）

冬白术 9g，上安桂 4.5g，公丁香 3g，干姜 6g，广皮 6g，白蔻仁 3g，赤苓 9g，厚朴 3g。

适应证：脾阳不足，腹胀便溏，饮食不香，脘闷口淡，甚或吐泻肢冷，脉微似绝。

方解：中阳虚弱，气怯神倦，饮食减少，或大便溏泄，或上吐下泻，或脘腹闷胀，肾阳虚衰，四肢逆冷，吐泻不止，畏寒蜷卧，迫至脉微似绝，身体不克自持，则证转危。故宜及早治疗。本方重用白术、干姜，温补脾阳，肉桂温肾，广皮和中，佐以丁香、蔻仁，兴发气机，赤苓、川朴，疏通导浊，故为温补脾肾，祛寒除湿之剂。可用于寒湿霍乱，或寒湿困遏，中阳不运之胀满。呕甚者，加生姜汁冲服；筋转者，加酒炒木瓜、络石藤。但必辨其舌苔白滑，或黑润胖大，小便清白，大便有生菜汁腥气者，始可用此方急救。

十一、补益剂

1. **参苓白术散**（《局方》）

党参 9g，茯苓 9g，白术 9g，扁豆 9g，广皮 6g，山药 12g，莲子肉 12g，炙甘草 4.5g，砂仁 4.5g，苡米 12g，桔梗 6g，大枣 6 枚。

适应证：中气虚弱，消化不良，大便泄泻，脉弱无力。

方解：脾虚气弱，消化不良，大便泄泻，脉弱无力，与属于积滞者不同，故脉必无力，粪色必淡白。山药、大枣、苡仁、莲子、扁豆，多数补脾养胃之品，与参苓术草之四君子的和中补气专药，配合成方，则补脾之力更大；

砂仁、桔梗宣肺行气，免其壅滞，合为健脾止泻之剂。明·缪仲淳有资生丸，用本方去桔梗、大枣，加藿香、黄连、芡实、山楂、麦芽、神曲、蔻仁等，处方配合法度完全相同，增加山楂、神曲、麦芽之健脾开胃，黄连之苦寒清热，芡实之固涩止泻，藿香之芳香和中，用治妊娠三月，脾虚呕吐，或胎滑不固者，徐洄溪云其消补并行，义亦可取。余意以为，用治胎滑不固，方中并无固胎之药，亦属缺点，且苡米、麦芽尚属胎前忌药，亦不可不知，现在药肆中将资生丸中黄连减去，名减连资生丸，治一切消化不良。

2. 补中益气汤（东垣方）

黄芪 9g，人参 4.5g，甘草 3g，当归身 9g，橘皮 4.5g，升麻 1g，柴胡 1g，白术 4.5g，生姜 3 片，大枣 2 枚。

适应证：气虚血少，内伤疲劳，中虚发热，头痛自汗，畏风体倦，食少无味，脉大无力。

方解：劳累懈倦、饥饱内伤，发为中虚气弱，自汗恶风，食少无味，体倦乏力，脉大无力。以人参、黄芪健脾益气，升麻、柴胡升达气机，当归、白术补脾补血，橘皮、甘草和中健胃，生姜、大枣调和营卫，合为补中益气之剂，举以名方，确能符实。盖参芪得归术，补脾生血，以资其源，得升柴鼓舞中气，以竟其用。凡脾胃饥饱内伤，疲劳体倦之发热，宜补忌攻，宜温忌寒，宜升忌降，宜通忌滞，此方甚觉相宜。若阴虚液涸，喉干少津，或阴亏火旺，盗汗失眠，吐血失血，皆不可误用，以免增剧。

3. 人参养营丸（《局方》）

人参、白术、茯苓、甘草、黄芪、陈皮、当归、熟地、白芍、桂心、远志、五味子，为丸。

适应证：惊悸健忘、虚热自汗，体倦肢瘦，色枯气短，脉象无力者。

方解：古人补气用四君，补血用四物，气血俱虚者，四君合四物名八珍，再加黄芪、肉桂即名十全大补，此医者之定法也。柯韵伯云："补气药品宜加行气药，则其效益佳，补血药品宜去行气药，则其效益宏。"四君加陈皮，则补气之力更大，四物去川芎，则补血之力较专，一切加减之间，便觉有旋转造化之妙。本方即四君加陈皮、四物去川芎，再加黄芪、肉桂、远志、五味所构成。五味子收敛固涩，佐参芪止汗，则中气愈见充盈，远志有化痰安神之功效，佐参芪安神，则惊悸健忘可止，此为补气养血之通剂。如惊悸甚者，亦可加入琥珀、朱砂、茯神之类。

4.加减琼玉膏（《局方》加味）

生地、白蜜、茯苓、人参、白芍、沉香、琥珀末、阿胶、藕节、白及，熬膏。

适应证：虚劳干咳，咳血咯血者。

方解：气血虚弱，肺不能清肃下行，血热肝旺，迫而上亢，故作咳嗽，甚则咳血咯血，治宜滋阴降火；津液充足，肺气自能清肃下行，火降热清，肝阳自不上扰为害。生地、白芍、白蜜，滋阴润燥，力有专长；阿胶、藕节，止血凉血，功效最著；人参益气而生津，所以治其本；茯苓除痰而利水，所以治其标。因虚劳病，在干咳时多无痰涎，而在不咳时则稀痰白沫极多，肺虚不能敷布，津液停滞，乃成痰浊，茯苓利水除痰，故用之有效。臞仙加沉香、西琥，余更加白芍、白及、阿胶、藕节，降逆行瘀止血，尤有特效，故为阴虚内热，咳血干咳之专剂。

5.清燥养营汤（吴又可方）

鲜生地24g，知母9g，花粉9g，广皮6g，北沙参9g，生白芍9g，当归身9g，生甘草2.4g，梨汁3瓢（冲）。

适应证：服攻下剂，大便通解之后，津液消亡，两目涩滞，舌肉干枯，唇口燥裂，咽燥口渴，脉象沉细。

方解：吴又可喜用攻下，治湿浊凝滞之疫疠，经用下夺燥湿之法甚觉相宜。吴氏私心自用，欲以个人之见，推翻古今医学之成案，谓温疫一证，可包括伤寒温病，谓达原饮一方，可通治伤寒温病。以其攻下温燥之过剂，致病人津液消亡，而致两目涩滞，舌肉枯干，唇口燥裂，咽燥而饮水不解，脉弱而涩，虽制清燥养营汤力图补救，不免为焦头烂额之客。本方重用地芍归甘，养营滋液；佐以知母、花粉，生津润燥；辅以广皮行滞气以防清滋诸药碍胃滞气；并用梨汁，性凉而润，所以清胃热而生津液。此为滋营养液、润燥清热之剂。如肺气虚、寸脉弱者，加西洋参以补肺气；心烦者，加山栀、麦冬以清心涤烦，则奏效尤佳。

6.加味一贯煎（魏玉璜方加味）

空沙参9g，大麦冬9g，小生地9g，川楝子4.5g，全当归9g，枸杞9g，生白芍9g，女贞子9g。

加减法：肝阳上亢，加牡蛎15g；脘胀，加枳壳4.5g，广郁金3g。

适应证：肝肾阴亏，气滞不适，而胁疼痛，脘腹作胀，咽嗌干燥，脉细数或虚弦，舌上无苔津少者。

方解：两胁作痛，脘腹作胀，如属痰涎湿浊，用辛香行气、化痰燥湿诸药，如木香、砂仁、枳壳、郁金、蔻仁、香附、青陈皮、川朴、苍术等；如果肝肾阴虚，而致气滞不运，现证虽同，以舌无津液，咽嗌干燥，脉细数或虚弱，其为津液枯竭可知，倘误用辛温香燥之剂，燥必伤阴，液愈虚而气愈滞，热必渐发渐剧，及至不救。故选用地芍、归杞、参麦、女贞等，大剂生津养血滋阴潜降之品，以增助津液，滋润肝肾，则气逆自平，为滋养肝阴之第一良方。凡阴液不充，肝阳太旺，气逆气痛诸症，皆可用之，苟无停痰积饮，此方最有奇效。口苦而燥，属血热壅遏于上，故用黄连，以清泄郁热，黄连虽为苦燥，加入大剂滋阴养液之中，反为润燥之用，是乃用药之精义，治肝之病，知此滋阴润燥、疏气化郁之法，与辛温刚燥，成对待之义，必能增加临证之巧思神悟也。

7. 阿胶鸡子黄汤（仿定风珠方加减）

阿胶 9g（烊化），生白芍 12g，石决明 15g，嫩钩藤 9g，鲜生地 18g，炙甘草 3g，生牡蛎 15g，茯神 9g，鸡子黄 2 枚打匀（另冲）。

适应证：热邪伤阴，唇焦舌燥，心烦不寐，手足蠕动，筋脉拘急，脉濡而细数。

方解：本方可用于热邪伤阴，血虚生风，乃血络燥结，筋脉拘挛，抽掣牵引，致伸缩不能自如，或为角弓反张之急痉，或为瘛疭蠕动之柔痉。在产后及亡血家，以及温热病中，多有此象。方以阿胶、鸡子黄为君，取其液多质重以滋养津液而濡润血络；佐以生地、白芍之滋液养阴，决明、钩藤之清热镇痉，辅以甘草之和胃，牡蛎之潜降，茯神之和中，合为滋养阴血、柔肝镇痉之剂。心烦甚、血热重者，加入川连，奏效尤捷。赵晴初《存存斋医话稿》，载族中有患肝风证，周身筋脉拘挛，神识不清，用鸡子黄、阿胶、鲜生地、首乌、女贞子、白芍、甘草、麦冬、茯神、牡蛎、木瓜、钩藤、络石藤、天仙藤、丝瓜络等，出入为方，八服痉愈。病人自述：发病时周身如入罗网，内外筋脉，牵绊拘急，痛苦异常，服药后辄觉渐松，迨后尚不时举发，觉面上肌肉蠕动，即手足筋脉抽紧，疼痛难伸，只用鸡子黄二枚，煎汤代水，烊入真阿胶三钱服下，当即痛缓，筋脉宽大，不必再服他药，旋发旋轻，两月后竟不复发，霍然而愈。盖二味质重味厚，能育阴镇痉，增加津液，濡润经络，故效验若斯。吴鞠通用阿胶鸡子黄为定风珠，立有大小定风珠方，与赵氏所见略同。

8. 附姜归桂汤（喻昌方加味）

制附片 9g，干姜 6g，紫猺桂 6g，当归 9g，茯苓 9g，白芍 6g。

适应证：中寒暴病，阳气已回，但仍神倦肢冷，脉象无力者。

方解：中寒暴病用附姜回阳后，随即用此方继之，因附姜专主回阳，而其所中寒邪，必伤荣血，故加归桂驱荣分之寒，才得药病相当，原方仅附姜归桂四味，今加入白芍，以防温燥太过，亦可与白蜜和服，以柔和之。若本方中加入吉林参、炙甘草、红枣，名附姜归桂参甘汤，乃温阳兼补气血法，治中寒证，阴寒渐回，加入参、枣之甘温，补气益血，以调和营卫。若阳已回，身温色活，手足不冷，吐利渐除者，本方附姜可去，加黄芪，合归芪建中方意，温和平补，不致有药偏之害。

9. 加味集灵煎（缪仲淳方加减）

吉林参 9g，天麦冬各 9g，生熟地各 9g，枸杞 9g，川牛膝 9g，仙灵脾 9g，生白芍 12g，生牡蛎 18g，石决明 18g。

适应证：右脉浮大而虚，左脉沉细或濡，心悸舌绛，气喘懒言，面赤足冷，自汗虚烦，手足躁扰。

方解：古代医家云：肾中真阳，寄于命门，命门为生存之根本，真阳如不归根，即发生龙雷之火。本证乃肾中阴虚，阳无所附，飞越而升腾于上，与阳虚外浮者不同。一则宜温肾回阳，一则宜滋阴潜降，临证处方，所当分别。古医谓阴下竭，阳上厥，欲潜其阳，须滋其液，正为此证而说。症见右脉浮大而虚，左脉细数而濡，心悸气短，气喘懒言，面赤虚烦，手足躁扰，舌质红绛。二冬、二地、白芍、枸杞、仙灵脾等，大剂质重味厚之品，以填补阴液之亏损，使阴平阳秘，虚火自戢，佐以决明、牡蛎、牛膝、白芍等，重坠镇逆、清热凉肝、滋阴潜降之品，阳得所附，自不上扰。因若脉浮大而虚，有外脱之象，加吉林参以扶宗气，此为滋阴潜阳、降纳浮火之剂，若脉细如丝，四肢冷过肘膝，额汗如油，气喘不休，两目直视，此属亡阳危证，非本证也。按：本方去白芍、牡蛎、决明，共熬成膏，名集灵膏，载缪仲淳《先醒斋广笔记》，云出内典，补心肾，益气血，滋养津液，柔和筋骨，老年阴亏者服之最宜。亦治肺痨虚热，方仅七味，无仙灵脾。又张三锡《治法汇》亦载之，则更无牛膝，云治气血两虚，身弱咳嗽，罔不获效，凡气弱倦怠，津液衰少，虚火上炎，得滋阴养液之药，亦随之而降矣。故牛膝以加入为是。唯下元虚弱，二便不禁者忌之。世俗治阴虚阳亢之病，惯用知柏、地黄等，弃置本方不用，未免所见不广。集灵膏乃人参固本丸（人参、五味子、生地、熟地、天冬、麦冬）加减。

10. 炙甘草汤（《伤寒论》方）

炙甘草9g，阿胶9g（烊化），吉林参4.5g，胡麻仁9g，大生地30g，麦冬15g，桂枝尖3g，陈绍酒2瓢（冲），大枣4枚，生姜3片。

适应证：伤寒脉结代、心动悸。《千金》用以治疗虚劳、惊悸、怔忡、脉弱无力，少气不足以息者。《外台》用以治疗肺痿咳嗽，涎沫多，心中温温液液者。

方解：伤寒末期，经汗吐下后，阴血必伤；虚劳已成，气血必然虚弱；肺痿之候，津液必然干枯。故《千金翼方》用本方治虚劳、惊悸、怔忡、脉弱无力、少气不足以息者；《外台》用治肺痿咳嗽，涎沫多，心中温温液液者，但用此方之特征，必然以脉结代，心动悸为主体，为心血不足，心气亏损的表现，故当大补气血为要务。胶地草枣、麦冬麻仁，以养阴血；姜桂参酒，以益气通脉；且人参可助宗气，姜枣调和营卫，心营充足，心气恢复，则动悸可愈，自无结代脉之现象。甘润滋补以生血之源，辛温流利以导血之行，助其无形之气机，充其有形之血脉，而以甘草为主者，正赖其坐镇雍容，为善后调补之意耳，此为滋阴补血、益气复脉的第一良方。吴鞠通氏去桂枝参姜陈酒，便失复脉汤之本意。后之医者，知八珍十全养营归脾之补益，奉六味八味左归右归为良方，适成其为市医而已。《千金翼方》用本方治虚劳心悸怔忡，脉弱无力，少气不足以息者，深知其补益之效也。《外台》用治肺痿，咳嗽涎沫多，心中温温液液者，以肺气虚而成痿，仲景用甘草干姜汤以温之，肺气不宣，津液化为痰浊，血液内虚，心失所养，故外为咳唾涎沫多，内则心中温温液液，其虚弱之状，显然可见，取用此方，甘以润之，辛以散之，温以助之，恰合病情，是诚善用古方者也。

十二、解毒剂

1. 紫金锭（通行方）

山慈菇、辰砂、雄黄、红芽大戟、千金霜、苏合香、冰片、麝香、文蛤，为丸。

适应证：暑温热毒太甚，发热胸闷，烦躁不安，或兼昏厥，呕吐肢冷，神识昏糊，或有腹满肠鸣，舌苔厚腻，以及类霍乱痧胀，肠部绞痛，四肢厥冷发麻者。

方解：徐洄溪云："本方比苏合丸而无热，较至宝丹而不凉，备二方之开闭，兼至枢之解毒，洵为济生之仙品。"冰片、麝香有开窍醒脑作用，苏合香开窍化痰，千金霜、红芽大戟，内服逐水，外敷消肿，山慈菇、雄黄、朱砂、文蛤皆清热解毒，故合为清热解毒之专剂，内服外敷皆有卓效。

2. 行军散（通行方）

牛黄、麝香、雄黄、火硝、冰片、珍珠各 3g，硼砂 6g，飞金 20 页，共研末，每用 0.1～0.3g，开水送下。

适应证：肢冷脉伏，神情烦躁，喜冷恶热，或湿热遏伏之霍乱，舌苔黄厚而腻，舌尖鲜赤或绛。以及温热病灼热自汗，烦躁不寐，神识时昏时清，夜多谵语，肢厥脉陷者。

方解：本方汇集多数芳香开窍、解毒辟秽、安脑透邪之品，使神清脑安，则热毒秽浊等即有排泄之机转矣。本方加朱砂，去牛黄、珍珠、麝香，名人马平安散，主治略同，功效较弱；去牛黄、珍珠，加礞石、朱砂，名红灵丹，有清脑化痰之效；去牛黄、珍珠，加白矾、荜茇、朱砂，名急救丹，治霍乱初起，腹满肠鸣，胸闷脘满，心烦躁扰，四肢厥冷发麻，或上吐下泻，色如米泔，四肢厥冷，冷汗外出，脉象细小而数，腿肚转筋，亦属解毒秽浊之剂。

记时逸人先生

20 世纪 30 年代至 50 年代的中医界，如果对中医学术关心的话，对于时逸人先生的大名，相信不会陌生。时老是当代中医学界一员健将，他与叶橘泉先生一样，同样对致力中医科学化作出积极的贡献。在那个年代的中医，大部分仍然抱残守缺，纠缠玄说，妨碍本身的进步。西洋医学传入中国后，中国自身在"改良主义的运动"和"洋务运动"的影响下，也极力办理医院、医校，翻译西洋和日本医学书籍。辛亥革命以后，此种情况更加发展，于是中西医门户之见日益加深。

民国以后，日本汉医书籍在中国亦颇盛行，如《皇汉医学》，《汉医学真髓》和《汉方医学解说》等书，都有译本。而中文本的《皇汉医学丛书》《聿修堂医学丛书》等，都盛行一时。追踪此路线的，恽铁樵作《伤寒论辑义按》倡于前，陆渊雷《伤寒论今释》《金匮要略今释》继其后。随着思想风气的转变，若干医家如张寿甫、唐容川、丁福保等都有心致力寻求中医的改进，他们非常热心在沟通中西医学方面做工夫，如《中西汇通》《医学衷中参西录》，丁福保译的《中西医方会通》《中外医通》，以及其他日本医书亦于这个时候刊行。在广东方面，在治学上最早引参新说的，有卢觉愚、谭次仲两先生。至于针灸学的研究，也多采用日本书籍，在表面上看来似乎有点革新，勉强或可称之为"中医科学化"的先声。但改进中医是一项非常繁重的工作，单靠少数人的精力去钻研，没有国家支持，没有其他方面专家的协助，囿于条件，其成就实有限度。

时老毕生致力中医改进工作，其成就在于医学教育方面。时老编写的教材，在当时条件来说，有不少突破和创新，把传统固有医学引进科学的道理。时老的《时氏医书丛刊》，很多中医学院采用为教材，对改良中医学产生一定的影响。时老后来还在上海、南京两地设办中医专科学校，教育英才，春风所被，桃李满布大江南北，远及海外，笔者当年就是他门下弟子之一。

从时老以前在医学杂志发表的论著，可以窥知他的治学态度和学术思想。民国三十年（1941年）三月份刊行的《复兴中医》杂志，有时逸人先生所写以《中西医学之改进》为题的文章，意旨极佳。文章指出："盖学术犹一海之水也，非个人之腹所能尽其量，故当以公言，而不当以私言。""中医学说，以医为主。医生以自夸渊博为能，上古以卦文支配一切，故医药理论，每多引用易象；中古好谈哲学，故医学理论，富含哲学意味；近古文学，崇尚典丽，于是医药理论，竞以文学相标榜，因其中文学之毒甚深，故以医学为文学之观念亦重。此中医学说在经过上愈改而愈形紊乱也……"

又在民国廿九年（1940年），时老有一篇文稿，对今天研习中医者仍有一定的启发和指导作用，现摘录如下："昔时医书，其编辑方法，亦有相当之错误：一为环境风土所限制，其诊治病人，不出百里之外，以个人耳闻目见之所及，便以为天下事，无不如是。此种推测，实系错误。二因交通不便，书籍邮寄为难，参考之材料不多，自是及盲从之弊，在所难免。三是个人之知识有限，事理研究无穷，以个人知识包括全部经验，非但为事实所不许，亦且为事实上所不能。在医学上，有相当贡献者，不在大部类书，如《六科准绳》《医部全录》等，此项类书，成之匪易，后学得益甚鲜。又以医学为文学，所误与此相等。昔苏东坡表彰圣子方，后人信其言文者，转信其言医，殆误用害人，始知医学与文学，有不同之点。研究医学，当以实质之考察，